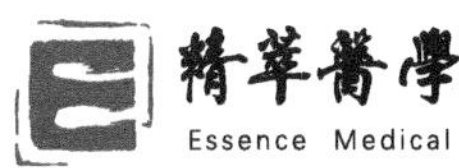

医学精萃系列

手术室护理学

NURSING OF OPERATING ROOM

魏 革　刘苏君　王 方　主编

化学工业出版社

·北京·

本书由长期从事手术室护理和感染管理的专家、学者编写而成。全书共两篇26章。第一篇为总论，主要介绍了最新手术室专科护士培训、手术安全管理、手术室护理质量控制和不良事件管理，增加了手术室护理的形成和发展、手术室优质护理服务措施、专科护理技术操作流程和质量评价标准、高危药品管理等新内容，介绍了术中移动CT、术中磁共振、机器人手术、一体化手术室等新要求、新设备。第二篇为各论，详细介绍了各专科手术护理步骤与手术护理配合，精简了部分手术护理步骤，增加了腔镜手术和整形手术等护理配合。本书紧扣当前医学发展形势和客观要求，内容丰富、翔实，图文并茂，有较强的实用性和可操作性，可作为手术室护理工作规范和标准的参考书，也可供手术室护士和低年资外科医生培训教学参考。

图书在版编目(CIP)数据

手术室护理学/魏革，刘苏君，王方主编．—北京：化学工业出版社，2019.11(2024.2重印)

ISBN 978-7-122-35214-9

Ⅰ.①手… Ⅱ.①魏…②刘…③王… Ⅲ.①手术室-护理学 Ⅳ.①R472.3

中国版本图书馆CIP数据核字(2019)第202965号

责任编辑：杨燕玲

责任校对：边　涛　　　　装帧设计：史利平

出版发行：化学工业出版社(北京市东城区青年湖南街13号　邮政编码100011)

印　　装：北京建宏印刷有限公司

880mm×1230mm　1/16　印张46½　字数1605千字　2024年2月北京第1版第4次印刷

购书咨询：010-64518888　售后服务：010-64518899

网　　址：http://www.cip.com.cn

凡购买本书，如有缺损质量问题，本社销售中心负责调换。

定　　价：198.00元

编写人员名单

主　编　魏　革　刘苏君　王　方

副主编　马育璇　马晓军　张石红

编著者　（以姓氏笔画为序）

马向红　广州医学院第一附属医院

马育璇　中山大学第一附属医院

马晓军　南方医科大学附属珠江医院

王　方　北京大学第一医院

王　东　中山大学第一附属医院

王　玫　广州医学院第二附属医院

王　尉　中国人民解放军南部战区总医院

王洪刚　中山大学第一附属医院

尤　慧　北京积水潭医院

毛晓萍　广东省人民医院

刘苏君　中华护理学会教育部

齐凤美　北京协和医学院整形外科医院

孙建荷　中国人民解放军总医院

李　平　中山大学第一附属医院

李文红　中国人民解放军南部战区总医院

李双梅　广东省人民医院

李圣杰　中国人民解放军南部战区总医院

李柳英　广东省人民医院

吴　敏　中山大学第一附属医院

吴　鹏　中国人民解放军南部战区总医院

吴晓舟　北京大学人民医院

吴展华　广东省人民医院

何恢绪　中国人民解放军南部战区总医院

宋　玲　首都医科大学附属北京安贞医院

宋　烽　中国人民解放军总医院

张　捷　北京协和医院

张石红　广东省人民医院
陈　思　广东省人民医院
陈雅琴　上海瑞金医院
林　岩　广东省东莞康华医院
周　力　北京协和医院
周　健　常州市第一人民医院
周　萍　南方医科大学附属珠江医院
郑　颖　中国人民解放军南部战区总医院
单云青　南方医科大学附属南方医院
赵　悦　中国人民解放军总医院
赵军霞　北京协和医学院整形外科医院
胡　玲　中国人民解放军南部战区总医院
钱玲东　常州市第一人民医院
徐淑娟　中国人民解放军总医院
高建萍　中国人民解放军总医院
黄佩华　香港雅丽氏何妙龄那打素医院
曹艳冰　广东省人民医院
龚　珊　中国人民解放军总医院
常后婵　广东省人民医院
康卫平　南方医科大学附属南方医院
谢　庆　广东省人民医院
雷庆绯　首都医科大学附属北京儿童医院
谭淑芳　中山大学附属孙逸仙纪念医院
潘丽芬　中山大学附属孙逸仙纪念医院
魏　革　中国人民解放军南部战区总医院

序

19世纪90年代，手术室护理作为独立学科从外科护理发展而来。随着麻醉技术、消毒学、蒸汽灭菌法的发明与发展，手术室已成为创伤救治和外科治疗的重要场所。现代手术室的建立和发展伴随着外科新技术、新方法、新医药、新设备的发现和创造。魏革、刘苏君、王方三位同志紧密结合新的医院管理标准、手术室建设规范和手术安全目标管理等新内容进行了积极思考和有益探索，在此基础上对《手术室护理学》进行修改、补充、完善，对手术室专科事业的发展将起到积极的推进作用。

笔者在原人民军医版《手术室护理学》基础上，保留了前3版的特色和优势，结合医院管理标准、手术安全目标、护理质量建设、新理论、新技术和新术式等做了较大篇幅的修订与完善。阅读此书，其内容新颖、系统、具体、实用。如对优质护理服务、高危药品管理、手术安全护理规范、手术安全目标管理等进行详尽、细致和准确的阐述，其内容涵盖了现代手术室质量改进和不良事件管理等新理念和标准；介绍了术中移动CT、磁共振、机器人手术等最新设备和技术；结合专科护士核心能力培训制定了具体项目和内容等。这些都有利于指导护士的临床实践。该书对现代手术室规范化、标准化管理有较好的参考和借鉴作用，对提升国际化手术室管理水平具有指导意义。

本书汇集了本专业知名专家、学者50余人，撰写内容体现了各自从事专业的优势和特长，一定程度上代表了国内目前手术室最新的管理理念和实践水平，是广大手术室护士的必备工具书和培训教材之一。

希望作者在手术室专业建设和发展过程中继续探索、总结经验，介绍给同行。谨向医院手术室护士和低年资外科医生推荐本书。

刘华平

2019年10月

前　言

《手术室护理学》于 2002 年由人民军医出版社出版，至今已有 16 年，受到广大同行欢迎和认可。由于该书的学术性、实用性较强，多次被国内专著及论著引用，在一定程度上推动了我国手术室护理工作的发展，并于 2004 年获得“第五届中国人民解放军图书奖提名奖”。2005 年、2014 年先后两次进行了再版，为手术室规范化管理提供了专业标准。书中介绍的许多操作方法和监控措施，已被广大手术室护士在工作中实施。该书已成为手术室护士的必备工具书和培训教材之一。

近年来，国家出台了医疗护理工作新规范，伴随着外科技术的飞速发展和新设备的更新换代，对手术室护理管理提出了更新、更高的要求。前 3 版中有的内容欠缺，或阐述深度、广度不足，有的术式及配合显得陈旧，为此，作者组织修订了本书。

修订后的《手术室护理学》保持原有内容的整体性和连贯性，遵循前 3 版的书写格式，结合医院管理标准（JCI）、手术安全目标和护理质量持续改进等客观要求做了较大的修改：如总论部分重点修订了手术室持续质量改进的方法和措施，制订了专业护士能力培训，完善了手术安全核查、手术风险评估和患者身份识别的管理，增加了手术室护理形成和发展、优质护理服务措施、术中移动 CT、磁共振和机器人、一体化手术室使用等内容；各论部分则丰富了腔镜手术、整形美容手术等内容；修改或删除了一些陈旧术式和手术配合，使得手术室护理管理与操作更先进、全面、规范、具体和实用。

本书的编著者都来自临床工作一线，有着先进的学术思想、科学的管理理念和丰富的临床经验，参与相应章节的撰写不仅为本书的科学性、规范性提供理论和实践基础，更为本书的可操作性、可推广性提供服务和技术保障。

衷心感谢北京大学协和护理学院院长刘华平教授关心支持本书的出版并为之作序，衷心感谢中国人民解放军南部战区总医院领导及护理部对本书编辑工作给予诸多支持。

在全体撰写者的共同努力下，最新版的《手术室护理学》即将与广大读者见面。由于编者能力有限，对本领域的新进展的掌握和运用尚有待进一步提高，新版中仍有疏漏和不足之处，敬请专家和同仁不吝赐教。

魏　革

2019 年 10 月

原第1版序

近代护理科学及外科技术的发展，对手术室护理工作和技术产生了深刻的影响。近年来，新手术、新技术、新器械不断涌现，手术室在建设布局、规范化管理、技术培训等方面发生了很大变化。手术室护理人员必须不断学习、更新知识、交流护理经验，才能跟上科技发展的步伐，掌握现代手术室新理论、新方法，提高护理技术及管理水平，更好地为病人服务。

魏革、刘苏君等几位同志，在总结自己经验的基础上，组织了全国32位手术室护理管理专家及中青年手术室护士长分别撰写各自专长的章节，编写了这本《手术室护理学》。此书不仅汇集了她们的理论学识和丰富的临床经验，而且是国内近年来这方面经验的总结和知识的汇集，在一定程度上代表了当前我国手术室护理的水平。

《手术室护理学》分总论、各论两篇，共26章。从手术室的历史沿革到现代化手术室的特点；从手术体位、麻醉到手术配合步骤进行阐述，该书全面、系统，图文并茂，更为直观，实用性强。本书除重点介绍了国内外新手术、新设备以及手术室建设、管理的新理论、新经验外，还详细介绍了50余种手术入路和500余种手术配合，采用手术步骤与手术配合相对应的方式撰写，使读者易于掌握。相信本书将有助于手术室护理的发展和水平的进一步提高。

衷心祝贺本书的出版。

林菊英

2001年8月于北京

原第2版序

《手术室护理学》（第1版）于2002年正式出版，当时该书分两篇，共26章，介绍了外科、妇产科、眼科、耳鼻咽喉科、口腔科50余种手术入路及500余种手术方法的护理配合，配有插图350余幅。全书集护理理论、管理操作、手术配合于一体，内容全面、易于阅读、实用性强，受到普遍欢迎，并荣获“第五届中国人民解放军图书奖提名奖”。

近年来，科学技术不断创新，新理论、新技术层出不穷，促进了医学科学的发展。从理论、医疗策略到手术方式，从手术器械到操作技术都有了很大进步，手术室护理学也随之有较大的发展。为使本书内容与时俱进、满足广大读者学习和工作参考的需要，魏革、刘苏君二位同志再次组织了原版作者，并邀请新的专家或同道共30余位，对初版进行修订。《手术室护理学》第2版，保留了原版“内容全面、实用，图文并茂”的特色，增添了新的内容，删除了一些不太适用的手术方法和手术配合，对近年来的新术式、新设备及手术室管理的新理论、新方法做了更全面、更系统的阐述，其中包括专科基本操作技术流程和评价标准、安全防护预案、护士长管理技巧、麻醉安全的护理管理，以及医疗废物处理条例和内镜手术器械的清洁和灭菌等。本书全面反映了当代手术室护理技术的新水平，是广大手术室护理工作者提高护理技能、指导临床工作的重要参考书，将促进手术室护理工作上一个新的台阶。

衷心祝贺本书再版，并向手术室护理工作者推荐此书。

林菊英

2005年2月于北京

目　　录

第一篇　总　论

第二篇　各　论

第一篇　总　论

第一章

手术室的历史沿革

第一节　手术室的形成与发展

现代的手术室源于16世纪的意大利和法国，在那之前的医学史上，很少提到手术室。最早建立的永久性手术室是Fabricius(ab Aquapendente)的圆形剧场(图1-1-1)。这个圆形剧场不是为活着的人做手术，而是为了尸体解剖。实际上，当时的手术室主要是为了建立一个更加安静的工作环境。

一个世纪以前的手术并不是在固定的地方施行，而是在病房、患者家中或医生的诊所中施行。1830年，外科手术多用于处理伤口、骨折、脓肿或某些紧急的情况，如绞窄性疝或气管阻塞。1864年，Willard Parker做第一例阑尾切除术前，还没有胆囊、肝、脾和肾的手术。甚至到了19世纪80年代，切除各种表皮脓肿的手术仍然被认为是大手术，脓肿引流、创伤外科、膀胱结石取出、头面部手术及胸腹腔的手术更是闻所未闻。但是，随着解剖学的建立和发展，以及外科技术的提高，外科医生萌生了开展更多手术的愿望，越来越多的手术在圆形剧场实施。外科用的圆形剧场也被建筑得更大且日渐华丽。通常它们被建在邻近公共地区和市场的地方，这样，外科手术变成了一种公开的活动。当然，由于缺少麻醉和好的止血方法，每一台手术都是一场可怕的表演。在没有麻醉、没有较好的止血技术的时代，手术中身手敏捷的医生开始扬名，通过媒体吸引更多的观众，并在看台前传播他们的影响力。例如1860年，由著名的外科医生Syme做的股动脉瘤手术有800人观看，热烈的掌声伴随着手术，整个过程只持续了几分钟。

与现代手术室相比，传统的手术室是外科教授的个人领域，是传授外科技术的地方，通常位于大的福利医院里。比如Jefferson医学院，虽然没有医院，但是有手术室。传统手术室的共同特点是一个玻璃聚光灯、木质的地板和墙壁，一个小小的手术空间，周围挤放着观众席的种种设施，其中包括阶梯看台。旁观者站着，或人挤人地挨坐在看台上，或者坐在桌子上，听着外科医生一边做手术一边讲解(图1-1-2)。手术室的价值主要在于其规模——它能够容纳观众的数量。

在手术室中，最好的座位是最接近手术台的，有时会在手术台周围摆放临时的椅子，留给到场的教授们。外科医生们毫不关心手术的患者，在满是鲜血的围裙下穿着平时上街穿的衣服；在术后洗手，而不是在术前洗手；缝线和外科用针就吊在衣服的翻领上或放在衣服口袋中；手术用的海绵洗后再用。在这些又

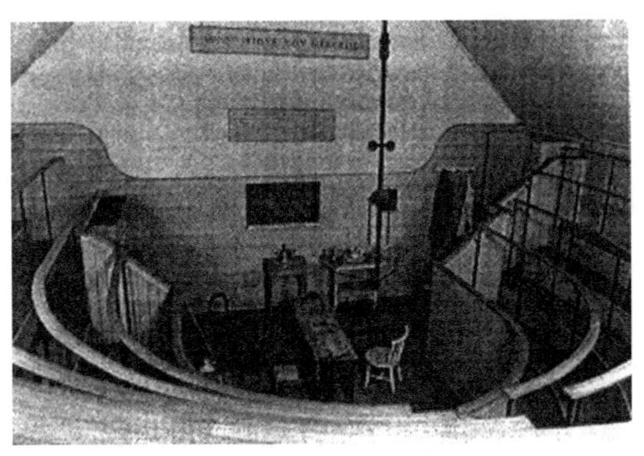

图1-1-1　圆形剧场式手术室

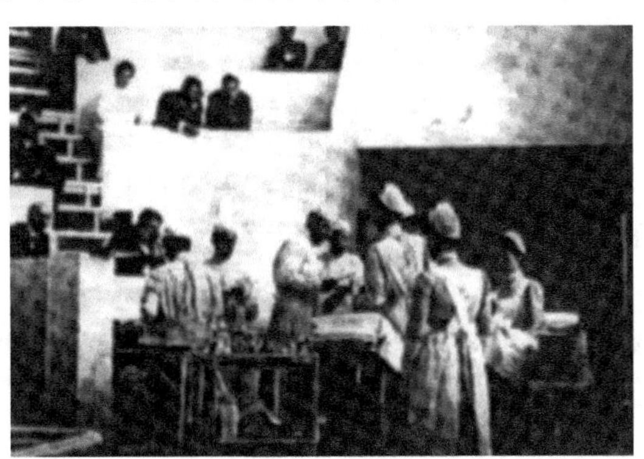

图1-1-2　阶梯看台

霉又旧的手术室里，地板上铺满了被掀起的木屑，因为无法清洁这些旧的木质地板，所以地面上布满了塞着各种污垢的裂缝。当伤口大量出血的时候，地板上还淌着血液，学生的任务是拿着一瓶苯酚（石炭酸）绕着木质的手术台走来走去，以处理那些呛鼻的味道。那时的手术室在医院中是一个危险的地方——一个木质的、没有清洗的、用来安排观众的地方。德国的Gustav Neuber医生，他曾是拿着苯酚绕着木质手术台走来走去处理味道的学生中的一员，但他意识到了患者的危险，1885年，他设计并建造了第一个消毒灭菌的手术室；他大胆地引进了一个新的概念——感染控制，所以在手术室的发展史中，无论如何都不能忽视德国医生Gustav Neuber的作用。

Gustav Neuber认为手术的区域也属防止感染的范围。1883年，他在医院的3个手术间轮流手术，但都缺少适当的隔离来预防感染。1885年，他在德国的基尔（Kiel）建立了一个小型私人医院，其中包括他设计的共5个房间的消毒手术室。每一个房间都有它专门的用途，一个房间专门用来清洗，另一个房间用来处理污物，其他3个房间是手术间。观众只被允许进入最大的一个手术间，该手术间是用于教学的圆形剧场形式。

在Gustav Neuber的感染控制理念中，包括了可清洗的、无渗透性的墙和地板，尽量少的设施，柜子和桌子都用金属和玻璃做成的。在3个手术间中，每一个房间都有一个热消毒器。Gustav Neuber的建筑设计出现在1886年的书中，1887年，他在柏林的国际外科大会上做了报告。年轻的Gustav Neuber谴责木质的手术室旧得都不可能清洗了，他批评了装饰性的挂件和窗帘，并认为墙角是积灰的地方；他指出了木质的手术台和破碎的地板会使脓汁难以洗去而对患者造成危害；他批评了不对手术器械进行消毒的行为。虽然Gustav Neuber树立了许多敌人，但他的思想引起了美国医生的注意，一些出差来到德国的先进学者吸收了他的革命思想。

Willian S Halsted博士从德国学习归来后，拒绝在Bellevue陈旧的手术室中工作。1884年，他建立了一个手术室，有像保龄球馆一样的硬木地板，并配有暖炉来消毒器具。

美国第一个体现Neuber理念的手术室是Charles McBurney博士于1891年在纽约市的Roosevelt医院建立的William J Syms手术室。在建筑师W Wheeler Smith的帮助下，McBurney博士开始实施计划。3个手术间，中间一个位于圆形剧场中央，并配有供患者麻醉用的小房间；其中一个手术间离入口较近，一般用来做有脓毒污染的手术。工程耗资巨大，意大利大理石护墙板有1.52m（5英尺）高，门有2.5cm（1英寸）厚，地板由大理石镶嵌物的材料制成。圆形剧场手术间在北面有一个大玻璃窗，整个建筑物装了电灯和气体灯，以保证永远不会没有光线。辅助性的房间包括一个护士的更衣室、一个医生的更衣室、一个消毒室、一个专门放器材的房间，所有的外科器具放在由金属和玻璃制成的橱柜中。一条斜坡通向2楼，第3层则专为护士休息的地方。

疼痛、出血和感染是限制手术发展的三个主要障碍。在19世纪后期，这三个问题都因麻醉术和无菌技术的发明而解决，从而使精细的手术和止血法可以实施。这标志着外科圆形剧场不再作为一个公共表演的地方。由于Gustav Neuber的努力，木质的剧场式的手术室被弃用，更安全的手术室套间经过一个世纪的转变沿用至今。

进入20世纪，手术室建设取得了更加瞩目的进步。1991年，医学专家对集中消毒外科器材给予肯定，许多医院成立了中央消毒供应部（CSSD），一般器具和专门器具用消毒包包裹存放在消毒间。为了预防感染，手术室的设计也有了很大的变化，主要是将干净的物流和污染的物流分开，以防止交叉感染（图1-1-3）。这个概念已被广泛接受。

跨入21世纪，随着数字化、信息技术的飞跃发展，在外科手术技术发展需要的基础上诞生了数字化手术室（图1-1-4）。数字化手术室是通过将先进的数字化技术运用到手术室的特定环境中，实时数据监测、查询，同时与远程医学影像技术相结合，使得医生能够实时获得大量与患者相关的重要信息，从而便于手术操作，提高手术安全性和手术效果，提高医疗设备资源利用率等。目标是通过数字网络，运用信息化技术整合手术室中的各种设备[如数字内镜腔镜系统、数字显微镜、数字X线机、数字导航、动力系统、医院的信息管理系统、影像归档和通信系统（PACS）

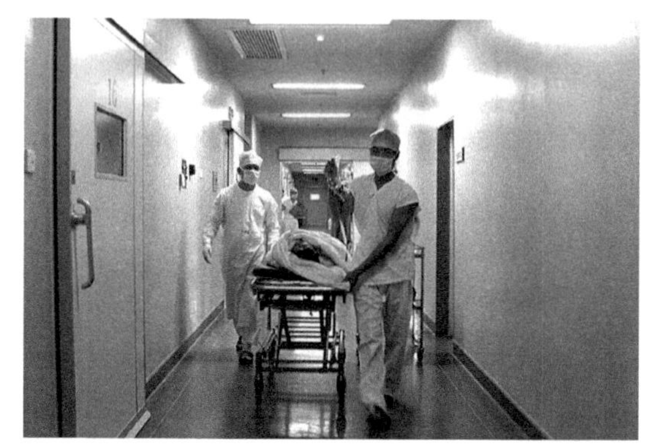

图1-1-3 限制区内走廊

网络等]对手术室内的各种信息实施集中管理，其主要作用表现在：

①将手术室术野视频信号、腔镜信号、专用医学成像设备信号、术中术者语音信号等同步进行数字化采集和集成；

②整合医疗信息、建立数字化平台，方便手术医生在手术室调阅患者各项资料；

③实现高清双向音视频通信，将双方或多方的音视频进行共享，并可控制各方摄像机的角度和焦距；

④对不同用途的手术室给出不同的数字化建设规划，并结合工程图纸给出布线方案，方便前期建设之用；

⑤建立手术音视频互动教学系统，方便实现远程医疗与视频学术会议；

⑥实现手术过程数据的海量存储和管理，方便音视频教材的制作和科研工作的开展；

⑦利用计算机网络的计算机终端，上级医生可以轻松实现手术监管和指导。

数字化手术室涉及的应用技术主要有：数字信号接入、模拟信号接入、信息系统接入、网络通信、网络嗅探、视音频编解码、视频压缩、数据存储和非线性编辑等。数字化手术室的主要设备有(图 1-1-5)：

①内置摄像头式手术照明灯；

②中央控制的触屏编程；

③触屏控制的可调性手术台；

④档案管理器；

⑤视频转播；

⑥视频会议；

⑦吊臂；

⑧液晶显示器；

⑨触屏监控器；

⑩护士工作站。

同时，设备具有全高清、可拓展和兼容性。因此，数字化手术室是现代化手术室的发展方向。

另外，数字化手术室还是实现医用机器人手术的基本支撑平台。随着利用智能设备制造的微创外科手术机器人逐步走向临床(图 1-1-6)，数字化手术室的建设和发展将更好、更快。

随着科学技术、腔镜外科和介入技术的发展，手术室建设的着眼点也从专注手术室建筑设计投向更加广阔的空间。许多以前在手术室做的手术都改在其他地方做，如内镜手术在内镜室进行，血管支架置入术在放射科进行。在高等级的层流病房如重症监护治疗病房(ICU)中，已可以在病床旁实施手术了。

总之，无论手术室如何发展变化，其基本功能都是为手术创造一个安全、洁净的环境，这个宗旨不会改变。

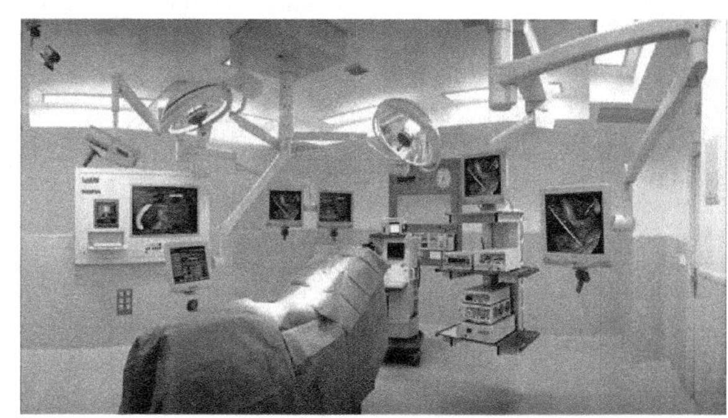

图 1-1-4　数字化手术室

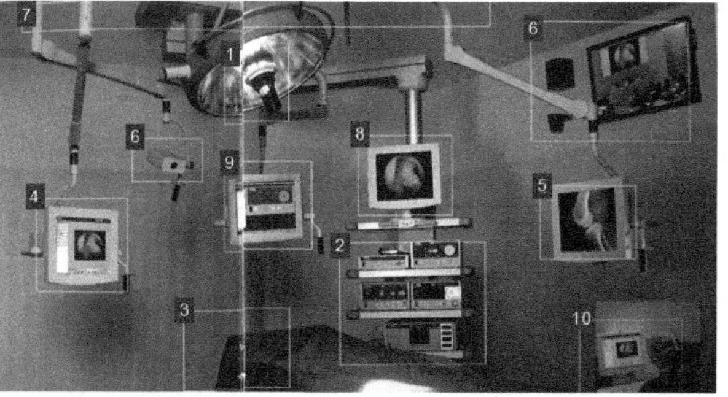

图 1-1-5　数字化手术室设备系统

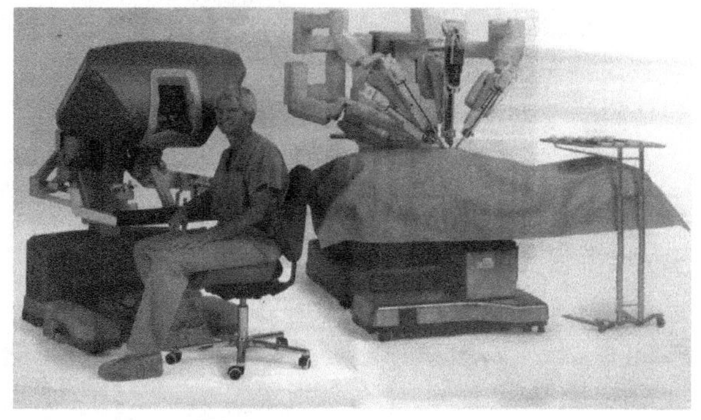

图 1-1-6　达・芬奇医用机器人手术系统

(康卫平　刘苏君)

第二节　手术室护理的形成和发展

外科护理伴随战争由来已久。古代，受伤的战士通常由他的妻子、母亲、女性亲属、宗教团体的修女来照顾。直到19世纪90年代，手术室护理才作为一个独立的学科从外科护理中发展出来，1901年第一个手术室护士被任命。

一、19世纪中期以前的手术与护理

1700年(300多年前)，手术是在病房、患者家或医生诊所中进行的。1751年，不断进步的外科解剖学，外科演示教学变得非常重要。伦敦St. Thomas's医院在旧解剖室的基础上建立了第一个手术室。手术室被设计成剧院式，周围是阶梯式观众看台，主要用于外科演示公共教学(图1-2-1)。

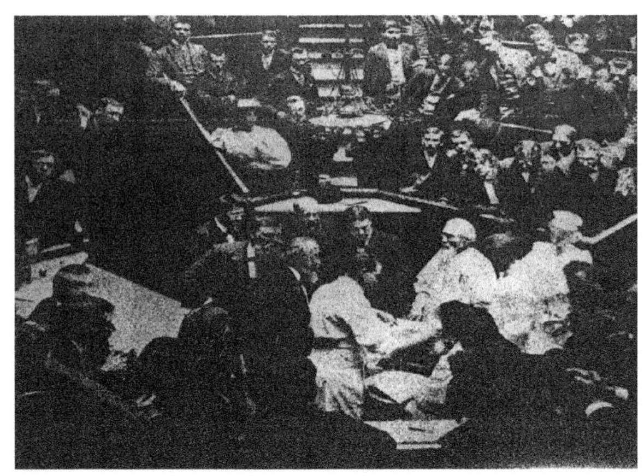

图1-2-1　1893年旧金山手术室

在开放式的手术环境下，医生不戴手套，穿着自身衣服进行操作。木质的手术室中常有许多教授和学生观摩学习，参观者可达800人。由于缺少麻醉和止血方法，加之对细菌认识的局限，当时疼痛、出血和感染(如丹毒、败血症、坏疽)严重限制手术发展，手术死亡率很高。1830年，外科手术主要处理伤口、骨折、脓肿或紧急情况。

这个时期，护士在手术室扮演的角色是默默地准备、提供所需的物品，然后站在那里观看手术(图1-2-2)。

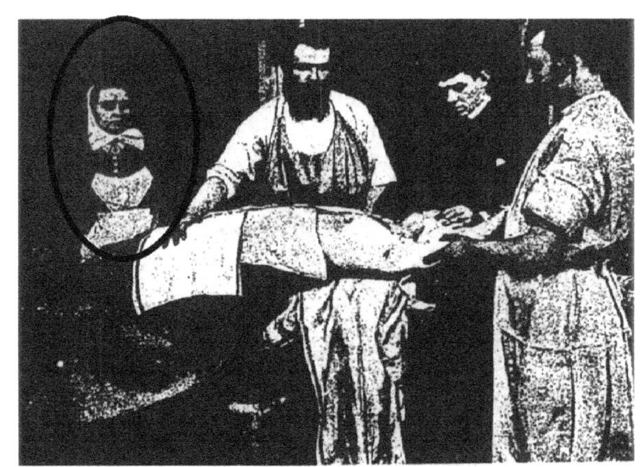

图1-2-2　护士观看手术

二、19世纪中后期的手术与护理

1867年，Joseph Lister实践巴斯德理论，用石炭酸海绵处理伤口(图1-2-3)、浸泡手术衣、在手术间进行喷雾、限制参观人数，成功降低了伤口术后感染率。1885年，Gustav Neuber认为用石炭酸浸泡衣物、器材对伤口刺激太大，并认为在同一间手术室里进行所有的手术是一种错误，于是设计了5间式手术室(5-room operating suite)(图1-2-4)。每个房间用途不同，干净手术与污染手术分室进行，手术室不再作为公共表演的地方，被认为是世界上第一个无菌设计手术室。1880～1886年正值细菌学、解剖学、胚胎学和组织学蓬勃发展，加之麻醉术(1846)和无菌处理(1893)的发现和解决，19世纪后期开始实施精细手术、止血法，器材使用前进行高温消毒，穿棉或亚麻手术服装，手术间固定石炭酸浸泡海绵，接触脓汁后不

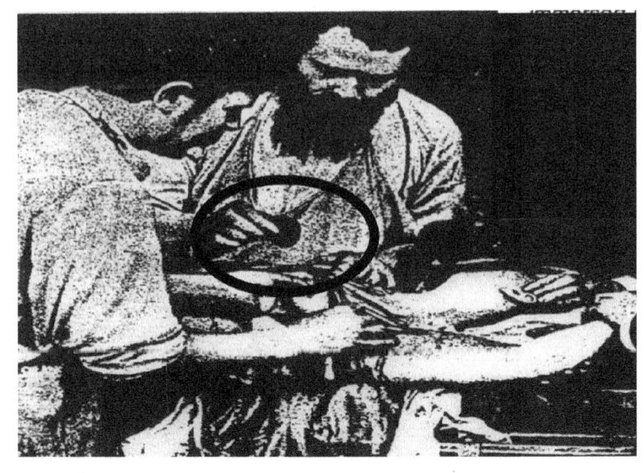

图1-2-3　石炭酸海绵处理伤口

再用，从此开腹手术第一次成为医院里一项安全的任务，手术量成几何数增加。

这个时期(1887—1888 年)，手术室还没有固定的护士，手术工具和仪器仍由住院医生或仪器专管员负责管理。手术配合的护士往往是由陪同患者进入手术室的病房护士协助完成，手术结束之后又随患者回到病房。护士穿一件棉或亚麻长衣在她们的制服外，进行清洗工作。当时，还没有换衣、戴帽和口罩之说。因此，护士最重要的职责是负责将浸在冰水或石炭酸中的海绵拧干，然后递给手术医生(图 1-2-5)。与此同时，护士也陆续开始承担更多的角色，如将手术器具取给医生使用，在床单下铺上防水布或橡胶床单，用毛巾盖在手术器具上以免患者看到，按医生的习惯整理手术台和衣柜，准备一个小枕头固定肢体，准备各种尺寸的海绵、棉织物、注射针头、胶带、冰/热水、空的盛器(装呕吐物)等。随着外科内容的不断丰富，护士更被期望能够“穿针引线”；人们认为必须对护士进行培训(尤其是一些重要的外科病例和手术)，并要求她们必须向资深的护士或工作人员学习，甚至从医生那里得到重要提示。至此，手术室护理的雏形开始显现。

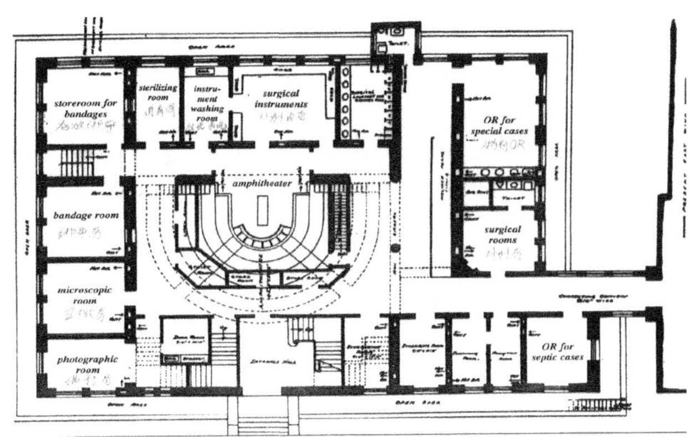

图 1-2-4　5 间式手术室平面图

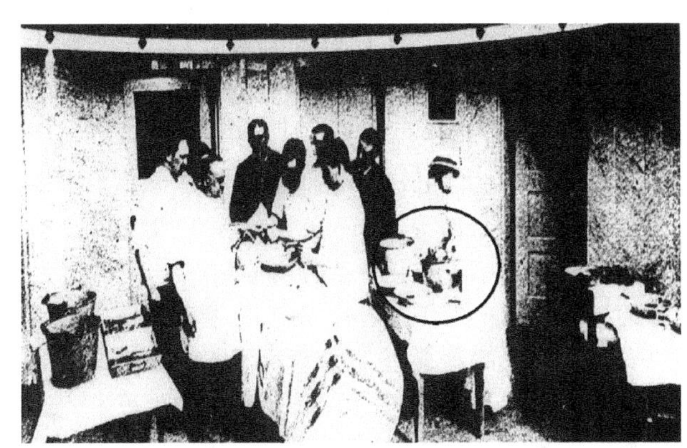

图 1-2-5　护士正在洗海绵

三、19 世纪后期至 20 世纪初的手术与护理

19 世纪 90 年代，随着越来越多的医院采用 5 间式手术室结构，无菌技术得到升华，隔离成为主要议题。手术室为非木质结构(图 1-2-6)，所有外科器具放在金属和玻璃橱柜中，地板和墙为可清洗的无渗透大理石材料，窗框门与墙平齐，墙角成弧形，房间不用装饰性挂件和窗帘，每个房间配备热消毒或蒸汽设备，手术器具使用前进行高温消毒等。禁止医生穿着上街的衣服上手术台，每个人都穿消毒过的棉制衣服和可以清洗的帆布网球鞋，以纱布取代海绵，1894 年橡胶手套开始在所有手术中应用(图 1-2-7)。此时，手术患者术前准备也有进步，要洗澡、剃体毛、脱掉上街穿的衣服和睡衣等，也开展了胃肠、甲状腺、疝气、肺、胆管、血管手术，手术感染率明显降低。

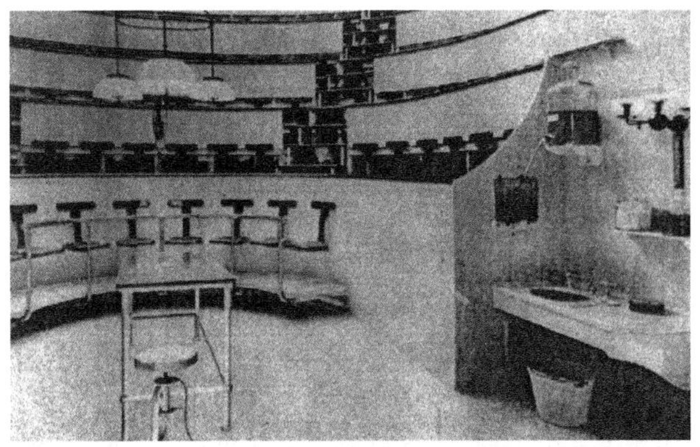

图 1-2-6　非木质结构的手术室

这个时期，虽然手术室护士的工作范围还很有限，主要还是负责患者准备、帮助医生穿手术衣、辅助手术等，但外科教育模式发生了根本性改变。一是 1889 年 William Stewart Halsted 建立了一个年轻医生培训系统，从此结束了过去外科医生靠自学或学徒式学习的历史，它也演变成了今天的外科住院医师

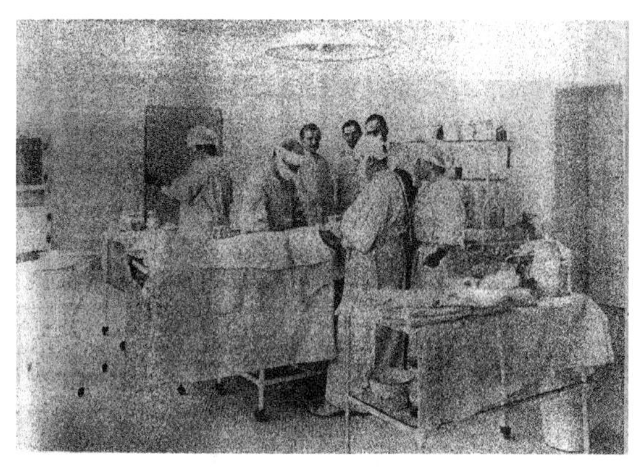
(a)

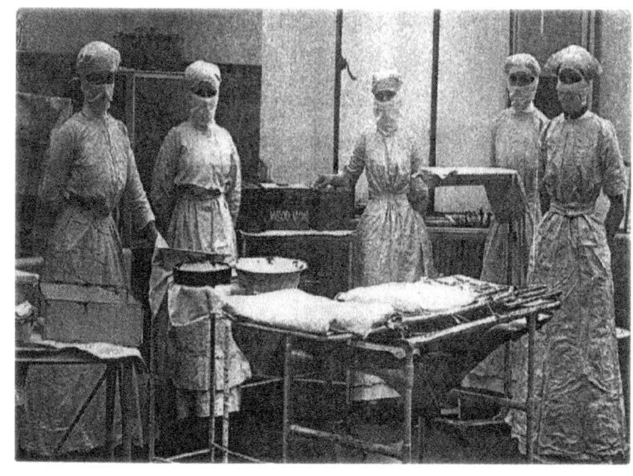
(b)

图 1-2-7 手术人员着装

培训计划；二是 1888 年巴尔的摩约翰霍普金斯医院当时的护理部主任 Isabel 和外科护士 Caroline 创建了手术室护理学科，1890 年毕业的护士开始在手术室工作；三是 1894 年约翰霍普金斯医院的外科医生 Hunter Robb 认识到手术配合的重要性，首次提出“手术团队”概念，要求器械配合由资深护士担任；1896 年 Gerster 博士提出改变外科工具的处理方法，并建议为护士提供更好的培训，使她们能够为手术提供最大程度的帮助等；1901 年第一个手术室护士被任命；1910 年美国护士协会明确巡回护士需由有经验的护理人员来担任。这些，对于手术室护理学科来讲具有划时代的意义，它标志着手术室护理正式成为一门独立学科，标志着手术室护士正式作为手术团队的专业技术人员，也标志着手术室工作任务和服务范围进入了一个新的开端。

四、现代手术室护理

1895 年后的 100 年中，随着外科技术的进步，止血技术、预防感染理论、麻醉技术的发展，现代手术室的形式和作用发生了重大变化。1957 年以后，手术室由分散在医院的各处逐渐集合在一起；20 世纪 50 年代，口罩、隔离鞋开始使用；1960 年，手术室建立看台；1961 年，手术室设员工内部交换区；1962 年，提出了手术仪器供应部（TSSU）和消毒供应中心（CSSD）；1963 年，国民健康服务（National Health Service，NKS）的新医院第一次报道手术室建筑集中格局；1966 年，美国建成世界第一个空气净化手术间；1991 年，美国出台手术建筑条例；2002 年，我国出版医院洁净手术室建筑技术规范；现在，手术教学被闭路电视所取代，数字化一体式手术室也正向我们迈步走来。

1984 年，美国手术室注册护士协会（Association of Perioprative Registered Nurses，AORN）确定手术室护理服务范围包括术前、术中和术后三个阶段。现今，美国的巡回护士、器械护士由注册护士担任。2010 年，我国卫生部启动专科护理重点学科建设项目；2011 年 3 月 8 日，国务院学位委员会发布《学位授予与人才培养学科目录》，正式将护理学确立为一级学科。手术室护理学科的专业领域，将逐步形成一套完整的基础、临床、教育和研究体系。

手术室专科护士的培养：20 世纪 20 年代，美国开始专科护士的培训和临床实践，随后于 60 年代在北美和欧洲，90 年代在亚洲的日本、新加坡和我国香港等地区展开，并有规范化的培训、认证和立法等一系列配套措施。2000 年起，我国引进专科护士概念，相继在北京、广州、上海等城市开展了如造口、重症监护治疗病房、急救、手术室和感染控制等专科护士培训和使用的尝试；《中国护理事业发展规划纲要（2005—2010 年）》提出要根据临床工作需要，分步骤在重点临床专科护理领域开展专业护士培训，培养一批临床专业化护理骨干，以提高护士在临床专科护理领域的专业技术水平，促进护理工作与临床诊疗技术的同步发展。2007 年，广东省卫生厅与香港医院管理局联合培养了首批手术室专科护士，它标志着我国护理专业化发展进入了新的时期。“十二五”期间，随着手术室护理专业培训基地的逐渐增多和优质护理服务的不断深化，手术室专科护士培养和岗位管理将得到快速发展，手术室专业理论的内涵建设将得到进一步提升，手术室服务质量和水平将得到更大提高，实现为手术患者提供连续、全程、全面、专业、人性化的服务，让患者满意。

手术室护理学术组织：美国手术室注册护士协会（AORN）于 1949～1954 年成立，目前拥有分会 351 个、专业委员会 23 个、州委员会 30 个。全球范围内注册护士超过 4 万人，分布于 6700 家医院及 3500 家流动外科中心。协会每年组织年会1次、每两年举行国际性学术交流1次。中华护理学会手术室专业委员会于1997年成立，各省、市、县和特殊团体均设立相应分会，每年组织学术交流会1次。其宗旨是加强专业技术的交流与协作，建立密切业务指导关系，规范质量管理标准，开展专科护理教育，提高专业技术水平，促进学科可持续发展等。

在几个世纪中，手术室从医生的演示教学发展成诊疗救治的重要场所经历了巨大的变化；手术室护理学科从无到有，手术护士从单纯看护发展成为专科护士也经历发生了巨大变化。随着社会的进步，外科技术的发展，信息化数字化建设，药品、器材换代更新，新理论、新技术、新方法层出不穷，手术室护理学和手术室护士的职能也将随之发展和变化。

（魏　革）

参考文献

[1] 韩乾.我院数字化手术室音视频通讯网络及应用.中国医疗设备，2012，27(1)：33-35.

[2] 刘双庆.简析数字化手术室系统功能构建.科技传播，2012，6：170.

[3] 于京杰，马锡坤，杨霜英，等.论数字化手术室建设.中国医院建筑与装备，2012，4：84-87.

[4] Cooper M，O'Leary J P.The use of surgical gloves in the operating room.Am Surg，1999，65：90-91.

[5] 魏革，黎蔚华.临床专科护士培养问题的思考与对策.护理研究，2006，20(9B)：2424-2425.

第 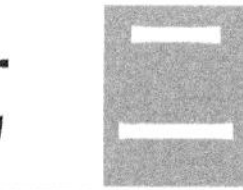 章

手术室布局与净化

手术室是外科诊治和抢救患者的重要场所，是医院的重要技术部门。随着临床医学科学的迅猛发展，外科手术越来越细微、难度越来越大，对手术室的要求也越来越高，这也促使手术室学科向更专业、更现代化的方向发展。

第一节　手术室布局与设备

手术室包括手术区(又称手术部或限制区)和非手术区两部分，手术区又分为手术间和辅助用房两部分。通常所说的手术室布局，主要指的是手术区布局。因此，根据不同的内部装修、设备及空调系统，可将手术室分为洁净手术室和普通手术室两类，即Ⅰ类手术室、Ⅱ类手术室。

手术室的大小、数量、净化级别要视医院规模和经济状况而定。一般情况下，手术间与手术科室床位的比例为1∶(30～40)。

手术室的平面布局应符合便于疏散、功能流程短捷和洁污分明的原则。

一、普通手术室

手术室应有较好的无菌条件，宜设在安静、清洁，且与外科病房、监护室、血库等邻近的地方。一般设在低层建筑的中上层或顶层、高层建筑的2～4层，这样既可以获得较好的大气环境，又方便使用。普通手术室一般采用通风换气空调系统，有中央式、分体式、柜式3种；门窗关闭紧密，防止尘埃或飞虫进入；地面和墙壁应光滑、无孔隙、易清洗、不易受化学消毒剂侵蚀；墙面最好用油漆或用瓷砖涂砌，不宜有凹凸；地面可采用水磨石材料，可设地漏；墙面、地面、天花板交界处呈弧形，防积尘埃；一般大手术室面积为50～60m^2，中手术室面积为30～40m^2，小手术室面积为20～30m^2，室内净高为2.8～3m，内走廊宽为2.2～2.5m；保持温度在22～25℃，相对湿度为50%～60%。

二、洁净手术室

洁净手术室是指采用空气净化技术，把手术环境空气中的微生物粒子及微粒总量降到允许水平的手术室。创建洁净手术环境、降低手术感染率、提高手术质量，是外科手术发展的需要。

洁净手术室除具有普通手术室的一般条件外，还有如下要求。

1. 环境要求

手术室宜选择在大气含尘浓度较低、自然环境较好的地方，避免严重空气污染、交通频繁、人流集中的环境，以创造有利于满足室内空气洁净度的要求，并节约能源，降低投资与运转费用的良好外部环境。

洁净手术部在手术室的平面位置形式有尽端布置、侧面布置、核心布置、环行布置4种。设内走廊和外走廊，内走廊又称洁净走廊，为医务人员、患者、洁净物品的通道，要求做到洁污分流，减少交叉感染；外走廊又称清洁通道或污物通道，为术后手术器械、敷料、污物的通道，也作为参观廊，以减少进出手术间的人数和对手术间空气洁净度的影响。洁净手术间全貌(图2-1-1)。

2. 室内分区

手术室分为三个区，即限制区、半限制区、非限制区。限制区包括手术间、洗手间、手术间内走廊、无菌物品间、储药室、麻醉预备室等；半限制区包括麻醉医生办公室、护士办公室、器械室、敷料室、洗涤室、消毒室、手术间外走廊、复苏室、石膏室、标本室、污物室

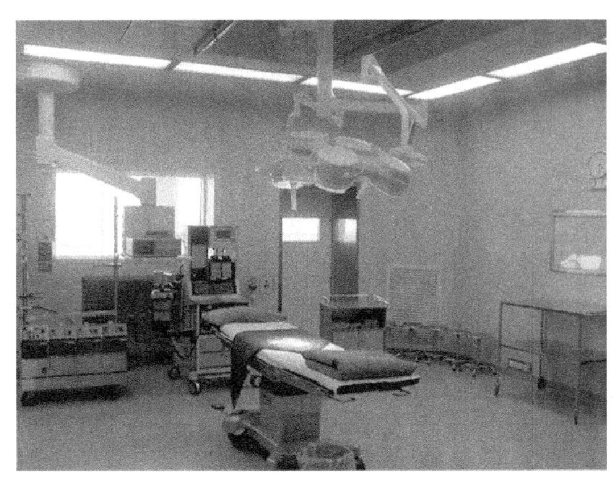

图 2-1-1　洁净手术间全貌

等;非限制区包括会议室、实验室、资料室、电视教学室、值班室、更衣室、更鞋室、医护人员休息室、手术患者家属等候室等。三个区必须严格区分。

3. 工作流程

洁净手术室的人、物流动是影响室内空气洁净度的重要媒介。因此,划分洁污流线是洁净手术室平面组合的重要原则之一。手术人员、手术患者、手术用品(敷料、器械等)进出洁净手术室必须受到严格控制,并采取适宜的隔离程序。

根据国外发达国家的资料,洁净手术室的流线组织有 5 种类型。

(1)英国方案(A)

①无菌手术通道:医护人员、患者、洁净物品;

②非洁净处置通道:术后手术器械、敷料、污物。

(2)美国方案(B)

①无菌手术通道:洁净手术器械、敷料等无菌物品;

②非洁净处置通道:医护人员、术后手术器械、敷料、污物。

(3)德国方案(C)　基本上同 B。

(4)双走道方案(D1)

①无菌手术通道:医护人员、术前患者、洁净物品的供应流线;

②非洁净处置通道:术后患者、术后手术器械、敷料的污物流线。

(5)双走道方案(D2)

①无菌手术通道:医护人员、患者、洁净物品的供应流线;

②非洁净处置通道:术后手术器械、敷料的污物流线。

目前我国洁净手术室常采用 D2 方案。

手术室还应设三个出入口,即患者出入口、工作人员出入口、污物出口。尽量做到有效隔离、洁污分流,避免交叉感染。

4. 主要房间配置

(1)手术间　洁净手术间大致分为四级,即Ⅰ级、Ⅱ级、Ⅲ级、Ⅳ级洁净等级。同时,宜设立急诊手术间和感染手术间。急诊手术由于患者时间紧迫、术前准备不充分、创口清洁度差等原因,应设在限制区的最外面;感染手术具有污染性或传染性,宜设在最接近外走廊的一端,尽量减少对其他手术室的污染。

(2)刷手间　宜采取分散布置的方式,以便手消毒后的手术人员通过最近的距离进入手术间。通常每 2～4 个手术间设洗手间 1 个,刷手间不应设门。洗手间具有自动出水龙头、洗手液、擦手液、无菌毛巾或纸巾、消毒毛刷、计时钟。洗手间水龙头的数量,以每个手术间配 1～2 个为标准。

(3)无菌物品间　无菌手术器械、敷料、一次性手术用品等均放置此间。室内物品架应距墙壁≥5cm、离房顶≥50cm、离地面≥20cm。若无空气净化系统,须备空气消毒装置,使用有门的物品柜,定期消毒。

(4)储药间　室内备有各种注射液、常用药物、急救药物、麻醉药物、外用药物、消毒液等。备有冰箱,存放药品。

(5)麻醉预备室　备有各种麻醉插管用具、导管、呼吸囊、急救箱等。

(6)消毒室　设高温蒸汽灭菌器、低温蒸汽灭菌器等。备有排气、排毒通道,以及计时钟。原则上,手术器械物品包的灭菌应实施归纳管理,统一由中心供应室负责。手术室只备小型灭菌器,作为术中临时器械的灭菌。

(7)器械准备室　采用玻璃器械柜,按专科分类存放手术器械,便于使用、清点和包装。备有长方形不锈钢桌,用于准备器械包。有的医院部分手术医生拥有自己的手术器械,应设“私人手术器械专柜”,在手术室立账,钥匙本人保管,备份钥匙由护士长保存,以限制手术器械随意进出手术室。

(8)敷料准备室　设壁柜式放物柜。柜的大小应按敷料相应尺寸、类别进行设计,以方便存放。室内备有不锈钢长方形桌,供小件敷料折叠、包扎。常规手术敷料的折叠、包扎,最好由指定的专业服务中心负责准备。

(9)污物间　理想的污物运送是通过楼层专用污梯进行,防止污染扩散。

(10)洗涤室　洗涤室有多个水池,有利器械工程处理;排水口要够大,排水管要利于拆卸,便于清除堵塞物。有一次性物品初步处理回收容器,有多个挂钩悬挂抹布、拖把,有器械烤干箱等。水池、清洁工具应严格按用途分类使用。有条件可安装腔镜器械清洗槽。

(11)麻醉复苏室　有交换车或病床、氧气、负压吸引器、监护仪、呼吸机、起搏器、除颤器、输液泵及各种药品等。供复杂、病危手术患者术后呼吸、循环的继续监护,术后麻醉效应未能消失以及主要生理功能未能恢复的患者急需时使用。手术床与复苏床的比例是 3∶1。

(12)电视教学室　设在手术室非限制区内,与手术室在同层或高一层,有闭路电视转播手术实况。备有电视机、录像机、音响、桌椅等,供参观手术者使用,可避免非手术人员到现场参观手术,有利于防止交叉感染,也可作为教学、培训的场地。

5. 缓冲室

负压洁净手术间和产生污染的房间与其相邻区域之间应设缓冲室,目的是防止人、物出入时外部污染空气流入洁净室,可起到"气闸作用",还有补偿压差的作用。所以,在人、物出入处,以及不同洁净级别之间应设缓冲室,其面积不应小于 $3m^2$,并与洁净度高的一侧同级,最高达到 6 级(相当于原洁净级别 1000 级)。

6. 室内设置要求

手术室建筑装饰材料应遵循不产尘、不积尘、耐腐蚀、防潮防霉、容易清洁和符合防火要求的总原则。

(1)墙面、吊顶　应采用具备光滑、少缝、抗菌、易清洁、易消毒、耐腐蚀、保温、隔声、防火、耐碰撞的材料。颜色采用浅绿、淡蓝为佳,也可采用大理石暗纹,能消除术者视觉疲劳。墙面安装阅片灯及自动或手动温、湿度调节开关。

(2)地面　采用具有弹性、防滑耐磨、抗菌、抗酸碱腐蚀、保温、隔声、防火、抗静电、撞击声小、易刷洗特点的塑胶地板,因其具有弹性,步感舒适而可减轻长时间手术人员的足部疲劳。Ⅰ类手术间不设地漏。墙面与地面、天花板交界处呈弧形($R \geqslant 30mm$ 的圆角),防积尘埃,便于清洁。

(3)门　采用滑动密闭推拉门或电动门、感应门,具有移动轻快、隔声、密闭、坚固、耐用等特点,并可维护房间正压。门净宽≥1.4m,门上宜开玻璃小窗,有利于观察和采光。手术间设前、后门,前门通向内走廊,后门通向外走廊,不设边门。

(4)窗　采用双层固定密闭玻璃窗,与墙面齐平,不留窗台,避免积灰,有利于采光和从外走廊向内观察,也避免室内人员产生心理压抑。两层玻璃之间可安有电控或手摇的百叶帘,以便内镜及眼科手术时遮光。

(5)医用供气系统　手术间有氧气、氧化亚氮(笑气)、二氧化碳气体、压缩空气、麻醉废气的排出管道及负压吸引等终端,一式两套,分别安装在吊塔和墙上。吊塔分旋转吊塔、固定吊塔两种。旋转吊塔移动方便、随意取向,便于麻醉机调整位置,不妨碍手术操作,尤其适用于颅脑、颜面部手术,但造价高。在使用固定吊塔时,吊塔与墙上的气体终端要错开,即当吊塔安装在手术床左侧时,墙上的终端尽量安装在右侧,以便在头部手术时,麻醉机及其管道能有效避开手术野。每个终端要有明显标记,并有不同的颜色区别,以防误插。

(6)供电系统　每个手术间至少设 3 组电插座,最好每侧墙 1 组。每组插座上有 4 个多用插口(能插不同规格大小的插头)。安装插座时,注意平齐手术床的中后部,以便在使用高频电刀等仪器时近距离连接。手术时尽量使用吊塔上的插座,不用接线板,避免地面拉线过多。有备用供电系统,每个手术间有独立的配电箱,带保险管电源插座,以防一个手术间故障影响整个手术室运作。

(7)数据、通信系统　每个手术间有温度、湿度表,温度调节开关,医用数据通信系统,内部电话系统接口,电脑联网插口等。手术室具有对讲、群呼等功能系统,以便迅速、及时沟通信息或紧急呼叫,争取抢救时机。有条件最好备有背景音乐系统,以创造一个轻松的手术环境,减轻患者的恐惧感。

(8)电视教学系统　在无影灯上安装正中式、旁置式或单悬臂可移动摄像头,建立图像传出系统,减少进入手术间的观摩人员。

(9)壁柜的设计　室内设计时,尽量利用墙面空位安装与墙壁厚度一致的不同规格与用途的壁柜,如物品柜、液体柜、踏脚凳柜、体位垫柜、吸引瓶柜、除颤器柜等,使手术间物品密闭化、定位化,有利于保持整齐,减少手术用房,减少物品积灰;同时,避免手术间频繁开门取物扰乱空气流层,确保护士在位率高等优点。

三、门急诊手术室

门诊手术室主要用于手术创伤小、麻醉要求低、无须住院治疗的小手术,如乳腺结节切除术、包皮环切术、拔甲术、清创术、切开排脓、膀胱镜检查等。宜设在与外科诊室邻近,便于患者预约和手术的地方。虽然其规模小、手术简单,但建设布局、无菌要求和普通手术室相同。

急诊手术室是负责院内门诊、院前急诊、急救手术,设在急诊科,作为相对独立的部门场所,建筑布局符合Ⅱ

类手术室环境，并具备急救绿色通道的功能要求。

四、手术间常用设备要求

手术间设备力求简单、实用，避免堆积过多、灰尘积聚。常用设备有：手术床，无影灯，器械车，气体终端麻醉机，监护仪，麻醉桌，转椅，高频电刀，计时钟，温、湿度表，污物桶等。特殊手术间还有显微镜、X线机、体外循环机、除颤仪、血压分析仪等。

第二节　手术室空气净化

近年来，大量医学实践与研究认为，手术部位感染的风险是个复杂、多变量的综合结果。但创造洁净的空气环境、控制手术间人数、预防性使用抗生素，无疑是有效降低手术部位感染（SSI）率发生的重要手段。随着器官联合移植、心脏血管术、人工关节置换术、整形移植术，以及机械人手术等高新技术的迅猛发展，洁净手术室是最理想、最高效的选择。

一、手术室净化空调设备

净化空调系统主要由空气处理器，初、中、高效过滤器，加压风机，空气加温器，回风口及送风口等组成。净化空调系统大致可分为独立净化空调系统和合用净化空调系统两大类，前者是指一台净化空调机与一台新风送风机相组合，混合风对应一个固定的手术间（俗称“一拖一”）；后者是指一台净化空调机与一台新风送风机相组合，混合风对应多个（2～3个）固定的手术间（俗称“一拖二”“一拖三”）。

“一拖一”的优点是净化系统独立组合，有手术则运行，无手术可关闭，起到良好的节能作用；手术间单独使用混合风，增加了手术安排的随意性，接台手术也只需要遵循先无菌后有菌的原则即可，有效控制交叉感染。其缺点是初始造价的成本较高。

“一拖二”“一拖三”的主要优点是初始造价的成本相对较低，医院容易承受。但其缺点是净化机组是多个手术间共用的，只要本组手术间中有一个手术未完，其余手术间的机组照常运行，造成了能源浪费；本组手术间共用混合风，接台手术除遵循先无菌后有菌的原则外，在同时开展手术时必须是同一类的，若一个是无菌、另一个为有菌手术，则容易造成交叉感染，因此在手术安排上有一定限制（图2-2-1）。

净化设备维持保养：

①新型机组粗效过滤网宜每2天清洁1次；粗效过滤器宜1～2月交换1次；中效过滤器宜每周检查，3个月交换1次；高效过滤器宜每年交换，发现污染和堵塞及时更换。

②末端高效过滤器宜每年检查1次，当阻力超过设计初阻力160Pa或已经经使用3年以上时宜更换。

③排水机组中的中效过滤器宜每年更换，发现污染和堵塞及时更换。

④回风口过滤网宜每周清洁1次，每年更换1次；如遇特殊污染及时更换，并用消毒剂擦拭回风口内表面。

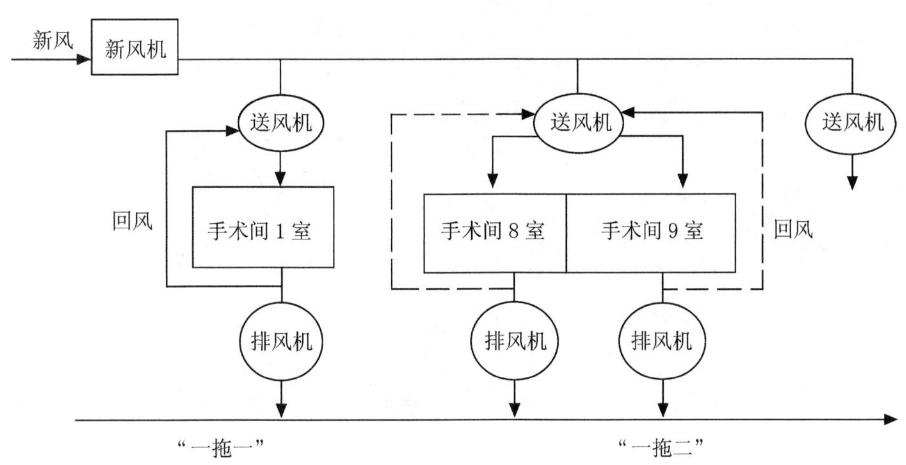

图2-2-1　循环风示意图

二、手术室净化技术

空气净化技术是利用空调系统中装置多级空气过滤设备，使进入房间的空气在温度和湿度调节的同时除去空气中的细菌。净化空调系统至少设置三级空气过滤。

(1)第一级　设在新风口或紧靠新风口处，为粗、中、亚高效3级过滤器。对大气尘的去除率要求：≥5μm尘粒粗效过滤率≥50%，≥1μm中效过滤率≥50%，≥0.5μm亚高效过滤率≥95%。

(2)第二级　设在系统正压段(净化机组内的风机—送风口)，为中效过滤器。对大气尘≥1μm尘粒过滤率≥50%。

(3)第三级　设在系统末端(送风口)或紧靠末端的静压箱附近，为高效或超高效过滤器。对大气尘的去除率要求：≥0.5μm尘粒高效过滤率≥99.9%、超高效过滤率≥99.99%。高效过滤器又可分型为H10～H14，超高效过滤器分型为U15～U16；数字越大，过滤效率越高。

手术室空气净化的分型方法有两种。

1. 按气流分型

(1)乱流型　依据扩散稀释原理使手术室达到净化要求，流线不平行、流速不均匀、方向不单一而且时有交叉回旋的气流流过工作区整个截面。

(2)层流型　流线平行、流速均匀、方向单一的气流流过房间工作区整个截面的洁净室。又分为垂直层流和水平层流。气流垂直于地面的为垂直单向流洁净室；气流平行于地面的为水平单向流洁净室。水平空气流时，手术者身体或铺巾对气流的阻挡，影响了手术区空气的洁净度；垂直空气流时，切口在手术者头部的上风向，也会增加细菌的污染机会，而且初投资及运行费约为水平空气流的1.7倍。由于重力作用，菌尘微粒容易沉降在水平表面，但很难在垂直面上聚集，垂直表面的菌落污染为水平表面的1/25左右；当一定风速(0.3～0.4m/s)时，水平层流空气流型的含菌浓度要大于垂直层流空气流型。故垂直表面容易保持清洁。目前我国手术室多采用垂直空气流型。

(3)辅流型　气流流线拟向一个方向流动，性能接近水平单向流。

(4)混流型　又称局部单向流，用满布比来区分。垂直流满布比<60%，水平流满布比<40%，均属局部单向流。

2. 按净化空间分型

(1)全室净化　采用天花板或单侧墙全部送风，使整个手术间都达到所要求的洁净度。这是一种较高级的净化方式，但由于术野以外区域空气洁净度对手术切口感染影响不大，而全室空气净化室造价高，因而建造受到一定限制。

(2)局部净化　仅对手术区采用局部顶部送风或侧送风，只使手术区达到所要求的洁净度。一般认为，以手术床为中心的2.6m×1.4m的范围是手术室无菌要求最严格的部位。因此，局部净化是我国手术室空气净化的主要类型(图2-2-2)。

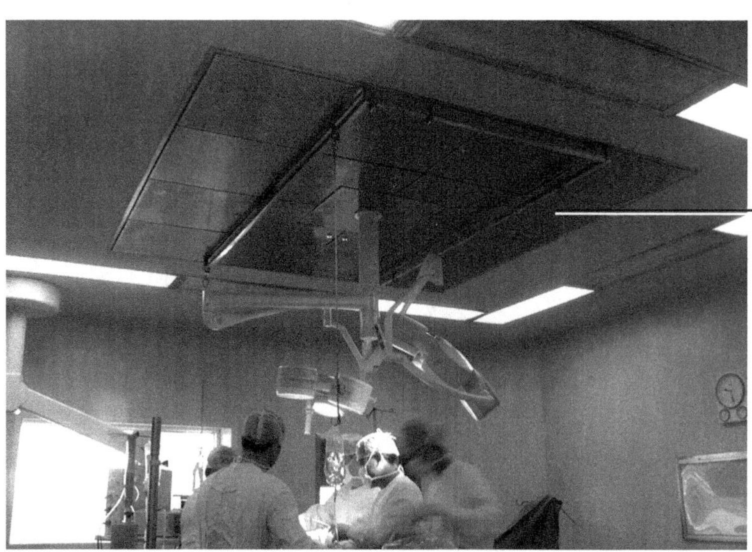

图2-2-2　局部净化

三、手术室净化级别

空气洁净的程度是以含尘浓度来衡量的。含尘浓度越高则洁净度越低，反之则越高。空气洁净手术室指空气洁净度不低于8级的手术室。根据每立方米中粒径≥0.5μm空气灰尘粒子数的多少，洁净手术室可分为5级、6级、7级、8级、8.5级5种(表2-2-1)。其中，数字越高，净化级别越低。

(1)5级　粒径≥0.5μm的尘粒数为0.35～3.5个/L。相当于原100级。

(2)6级　粒径≥0.5μm的尘粒数为3.5～35.2个/L。相当于原1000级。

(3)7级　粒径≥0.5μm的尘粒数为35.2～352个/L。相当于原10000级。

(4)8级　粒径≥0.5μm的尘粒数为352～3 520个/L。相当于原100000级。

四、洁净手术室的用途

根据手术室净化级别的不同，其用途各有不同(表2-2-2)。

表2-2-1　4种洁净手术室参数表

洁净级别③	含尘量/(个/L)		细菌浓度		温度/℃	相对湿度/%
	0.3μm	0.5μm	浮游菌①/(cfu/m³)	沉降菌②/(cfu/φ90)		
5级　100	≤10	≤3.5	≤5	≤0.2	21～25	30～60
6级　1000	—	≤35.2	≤25	≤0.75	21～25	30～60
7级　10000	—	≤352	≤150	≤2	21～25	30～60
8级　100000	—	≤3520	≤150	≤4	21～25	30～60

洁净级别③	噪声/[dB(A)]	光照度/lx	最小静压/Pa	最小换气次数/(次/h)	最小新风量/[m³/(h·人)]	风速/(m/s)	最小术间自净时间/min
5级　100	≤51	≥350	+5	—	60	0.25～0.3	10
6级　1000	≤49	≥350	+5	24	60	0.25～0.3	20
7级　10000	≤49	≥350	+5	18	60	0.25～0.3	20
8级　100000	≤49	≥350	+5	12	60	0.25～0.3	30

①浮游菌指手术区经过培养得出的单位体积空气中的菌落数，单位为cfu/m³。
②沉降菌指手术区用直径90mm培养皿静置室内30min，然后培养得出的每个皿的菌落数。
③5级、6级、7级、8级相当于原洁净级别的100级、1000级、10000级和100000级。

表2-2-2　不同净化级别手术室的用途

洁净环境	洁净等级	参考手术种类	参考用房安排
Ⅰ	5级(特别洁净)	瓣膜置换术、心脏手术、大型器官移植、人工关节置换术、假体植入术、复杂肉眼手术等	手术间
Ⅱ	6级(标准洁净)	眼外科、整形外科、骨科、普外科中的Ⅰ类手术，肝胆胰外科、神经外科等涉及深部组织，以及生命主要器官的大型手术	手术间、体外循环灌注准备室
Ⅱ	7级(标准洁净)	胸外科、泌尿外科、妇产科、耳鼻咽喉科、普外科(除去Ⅰ类手术)等	手术间、无菌物品室
Ⅲ	8级(一般洁净)	门诊、急诊、感染手术	手术间、刷手间、麻醉预备室限制区内走廊
Ⅳ	8.5级(准洁净)	感染和重度污染手术	限制区外走廊、麻醉复苏室

(魏　革)

参考文献

[1] 中华人民共和国住房和城乡建设部，中华人民共和国国家质量监督检验检疫总局联合发布.医院洁净手术部建筑技术规范.北京：中国建筑工业出版社，2013：2-48.

[2] 中华人民共和国卫生部.医院空气净化管理规范(WS/T 368—2012)，2012.8.1实施.

[3] 魏革，马育璇.手术室护理必备.北京：北京大学医学出版社，2011：3-9.

第三章

手术室基础护理技术

手术是一项集体劳动。无论手术是简单还是复杂，都离不开手术室护士的协作和参与。手术配合的好坏取决于护理人员对基本技术、组织解剖及手术步骤的掌握程度。每例手术因所处的解剖部位、手术步骤的不同而有所差异，但穿针引线、物品传递、无菌技术、体位摆放、器械处理等技术基本是相同的。因此，手术室护士应加强平时练习，并通过手术配合反复实践、深入学习，不断完善手术配合技巧，实现配合行为的主动、快速和准确。

第一节　手术野皮肤(黏膜)的消毒

皮肤表面常有各种微生物，包括暂居菌群和常居菌群。特别是当术前备皮不慎损伤皮肤时，更易造成暂居菌寄居而繁殖，成为术后切口感染的因素之一。皮肤消毒的目的主要就是杀灭暂居菌，最大限度地杀灭或减少常居菌，避免术后切口感染。因此，严格进行手术区皮肤消毒是降低切口感染的重要环节。

一、常用消毒剂

常用皮肤(黏膜)消毒剂见表 3-1-1。

目前，手术部位皮肤消毒、静脉穿刺等操作皮肤消毒均采用 0.5%碘伏原液均匀涂搽两遍，作用 3min。

表 3-1-1　常用皮肤(黏膜)消毒剂

药名	主要用途	特点
2%～3%碘酊	皮肤消毒	杀菌谱广、作用力强，能杀灭芽孢； 常温下可挥发，应密闭保存； 若消毒部位有脓血，可降低消毒效果； 对伤口黏膜有刺激性
0.5%碘伏	手术部位皮肤消毒、皮肤穿刺前消毒	杀菌力较碘酊弱，可杀灭肠道致病菌、化脓性球菌等，不能杀灭芽孢。无须脱碘
0.02%～0.05%碘伏	黏膜、伤口的冲洗	杀菌力较弱，腐蚀性小
70%～75%乙醇	颜面部、取皮区消毒，脱碘	杀灭细菌、病毒、真菌，对芽孢无效； 对乙肝病毒等部分亲水病毒无效
0.5%氯己定-乙醇	皮肤消毒	效力与碘酊相当，但无皮肤刺激性； 杀灭细菌，对抗酸杆菌、芽孢有抑制作用
0.05%～0.1%氯己定	创面、颜面部、会阴、阴道、膀胱冲洗	杀菌力弱
0.1%苯扎氯铵	皮肤消毒	双链季铵盐，杀菌力强； 杀灭细菌繁殖体和某些病毒、真菌； 对皮肤和组织无刺激性； 适用于对碘、乙醇过敏者

注：含有效碘 0.5%=5000mg/L。

二、消毒方法

1. 消毒原则

①充分暴露消毒区域。尽量将患者的衣服脱去，充分显露消毒范围，以免影响消毒效果。

②消毒顺序以手术切口为中心，由内向外、从上到下。若为感染伤口或肛门区消毒，则应由外向内。已接触边缘的消毒纱球，不得返回中央涂擦。

③消毒范围以切口为中心向外 20cm。

④消毒液干燥后，方可铺巾或贴膜。

2. 操作方法

①巡回护士检查皮肤清洁情况，如油垢较多或粘有胶布痕迹者，应用松节油擦净。若发现术前毛发较长者，应剪除。

②器械护士将盛有碘伏纱球杯及敷料钳递给医生。

③医生夹取碘伏纱球，按顺序涂擦皮肤 1 遍，更换消毒钳后再涂擦碘伏 1 遍。

3. 注意事项

①使用消毒液擦拭皮肤时，需稍用力涂擦。

②碘伏液不可浸蘸过多，以免消毒时药液流向患者其他部位造成皮肤烧伤。

③皮肤消毒时，应用两把无菌敷料钳分别夹持碘伏纱球，以免消毒过程中污染。使用后的敷料钳不可放回器械台上。

④碘伏皮肤消毒，应涂擦 2 遍，作用时间 3min。

⑤在消毒过程中，消毒者双手不可触碰手术区或其他物品。

⑥消毒过程中床单明显浸湿，应更换床单或加铺一层干的布单后再铺无菌巾，以免术中患者皮肤长时间接触浸有消毒液的床单，造成皮肤灼伤。婴幼儿手术尤应注意。

⑦注意脐、腋下、会阴等皮肤皱褶处的消毒。

⑧实施头面部、颈后入路手术时，应在皮肤消毒前用防水眼贴（眼保护垫）保护双眼，防止消毒液流入眼内，损伤角膜。

三、消毒范围

（1）头部手术　头部及前额（图 3-1-1）。

（2）口、颊面部手术　面、唇及颈部（图 3-1-2）。

（3）耳部手术　术侧头、面颊及颈部（图 3-1-3）。

（4）颈部手术　见图 3-1-4。

①颈前部手术：上至下唇，下至乳头，两侧至斜方肌前缘。

②颈椎手术：上至颅顶，下至两腋窝连线。

（5）锁骨部手术　上至颈部上缘，下至上臂上 1/3 处和乳头上缘，两侧过腋中线（图 3-1-5）。

（6）胸部手术　见图 3-1-6。

①侧卧位：前后过中线，上至肩及上臂上 1/3，下过肋缘，包括同侧腋窝。

②仰卧位：前后过腋中线，上至锁骨及上臂，下过脐平行线。

（7）乳癌根治手术　前至对侧锁骨中线，后至腋后线，上过锁骨及上臂，下过脐平行线（图 3-1-7）。如大腿取皮，大腿过膝，周围消毒。

（8）腹部手术　上腹部、下腹部消毒范围（图 3-1-8）。

①上腹部手术：上至乳头，下至耻骨联合，两侧至腋中线。

②下腹部手术：上至剑突，下至大腿上 1/3，两侧至腋中线。

（9）腹股沟区及阴囊部手术　上至脐平行线，下至大腿上 1/3，两侧至腋中线。

（10）胸椎手术　上至肩，下至髂嵴连线，两侧至腋中线（图 3-1-9）。

（11）腰椎手术　上至两腋窝连线，下过臀部，两侧至腋中线（图 3-1-10）。

（12）肾脏手术　前后过腋中线，上至腋窝，下至腹股沟（图 3-1-11）。

（13）会阴部手术　耻骨联合、肛门周围及臀、大腿上 1/3 内侧（图 3-1-12）。

（14）髋部手术　前后过正中线，上至剑突，下过膝关节，周围消毒（图 3-1-13）。

（15）四肢手术　周围消毒，上下各超过一个关节（图 3-1-14）。

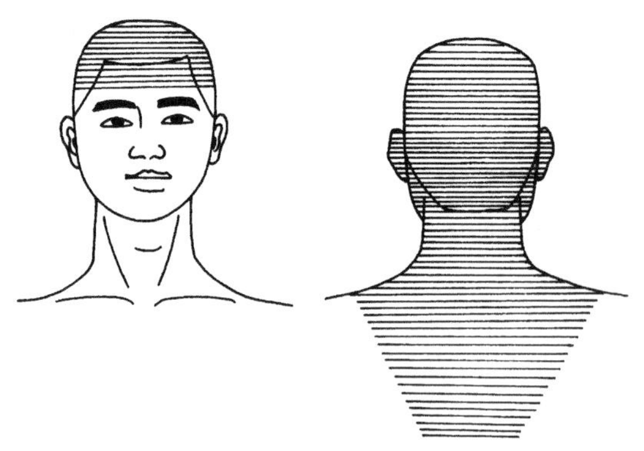

图 3-1-1　头部手术消毒范围

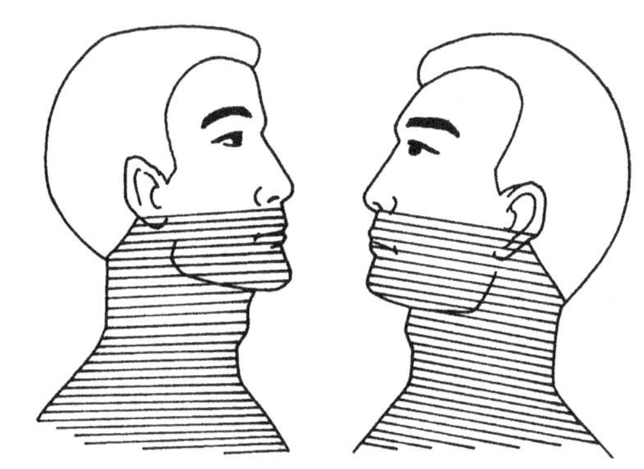

图 3-1-2　口、颊面部手术消毒范围

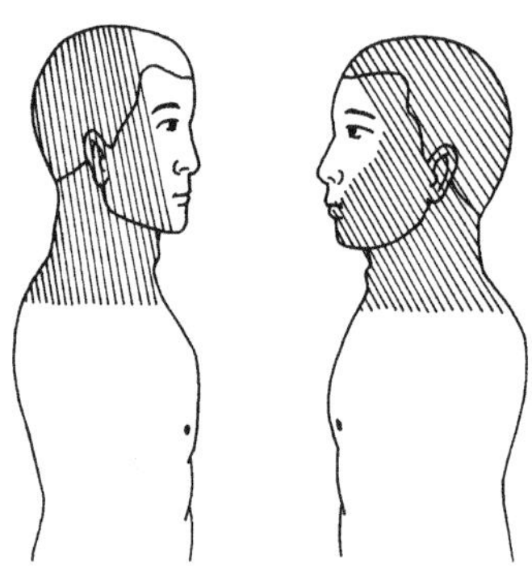

图 3-1-3　耳部手术消毒范围

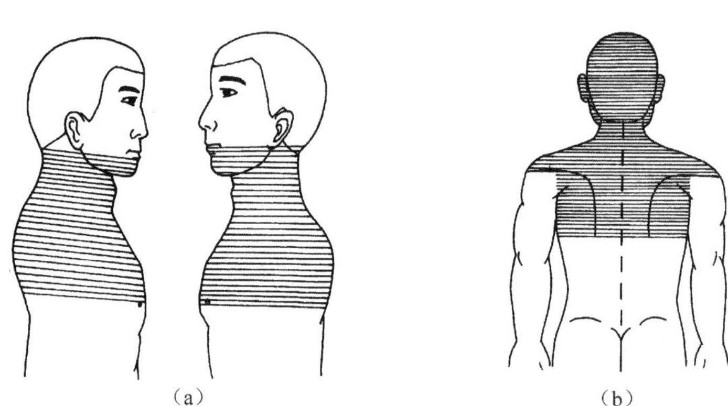

(a)　　(b)

图 3-1-4　颈部手术消毒范围

(a)颈前部手术;(b)颈椎手术

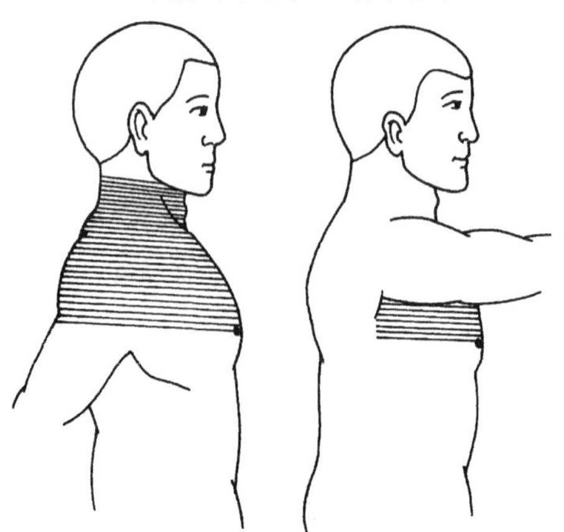

图 3-1-5　锁骨部手术消毒范围

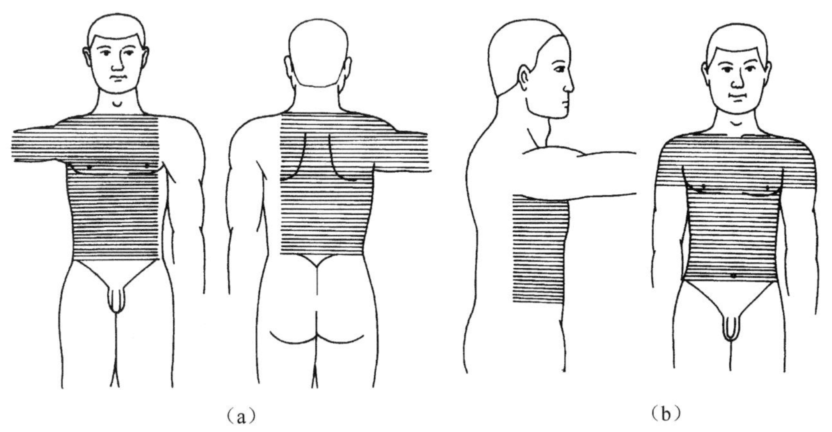

（a）　（b）

图 3-1-6　胸部手术消毒范围

（a）侧卧位；（b）仰卧位

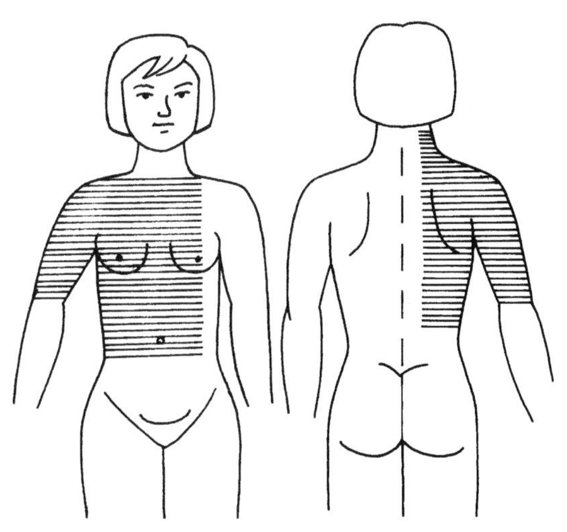

图 3-1-7　乳癌根治手术消毒范围

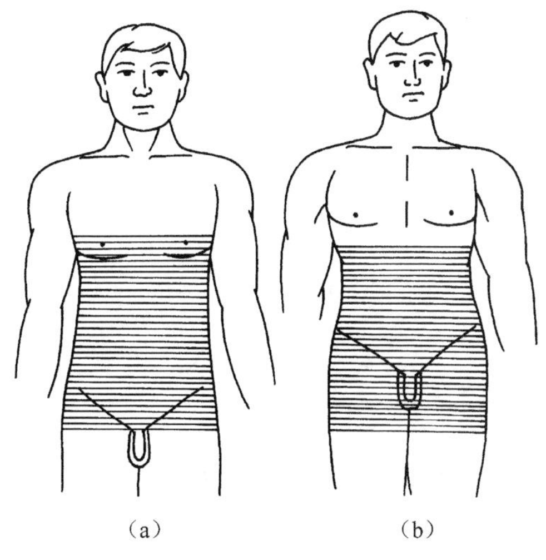

（a）　（b）

图 3-1-8　腹部手术消毒范围

（a）上腹部手术；（b）下腹部手术

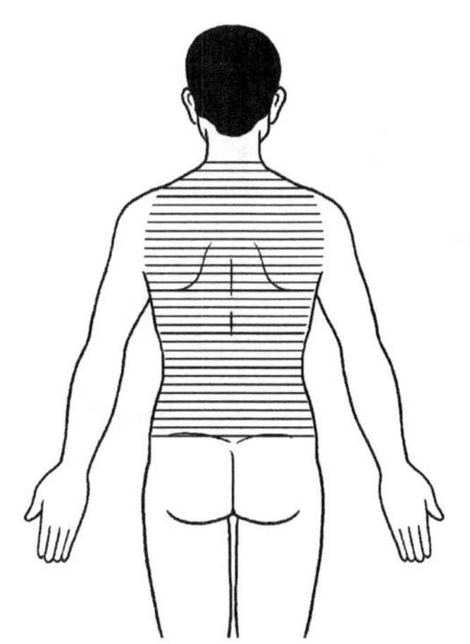

图 3-1-9　胸椎手术消毒范围

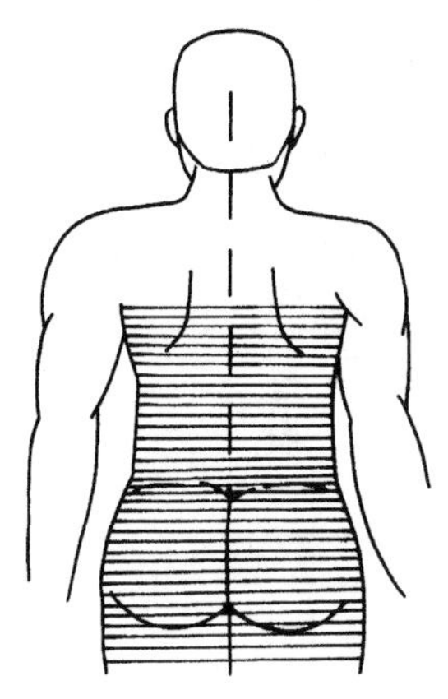

图 3-1-10　腰椎手术消毒范围

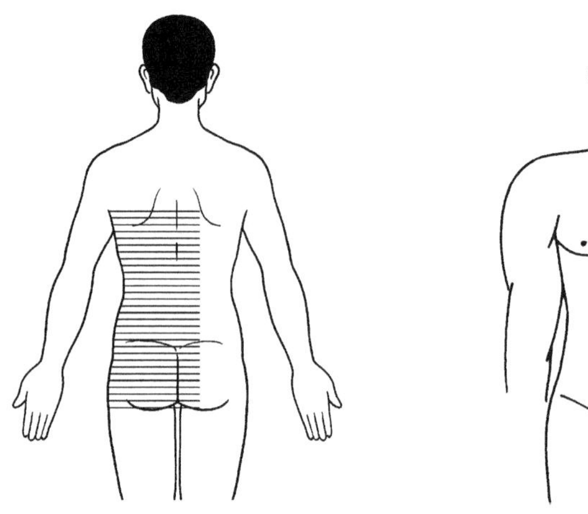

图 3-1-11　肾脏手术消毒范围

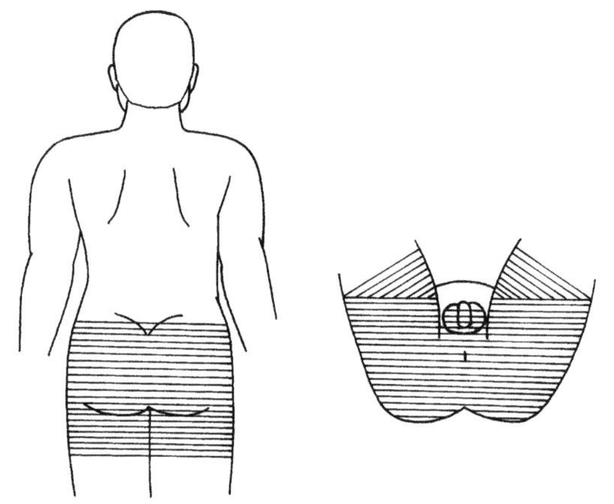

图 3-1-12　会阴部手术消毒范围

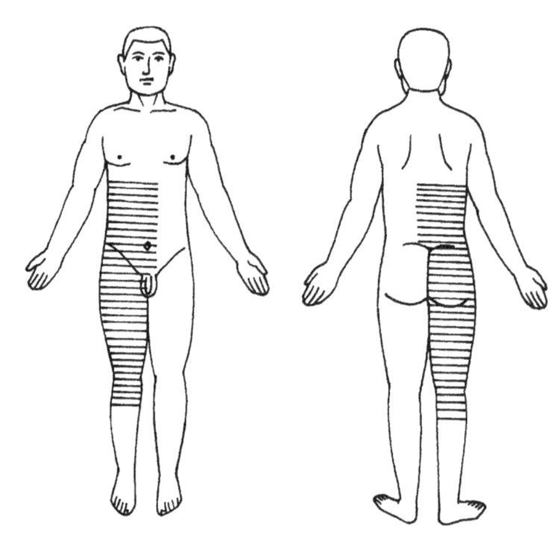

图 3-1-13　髋部手术消毒范围

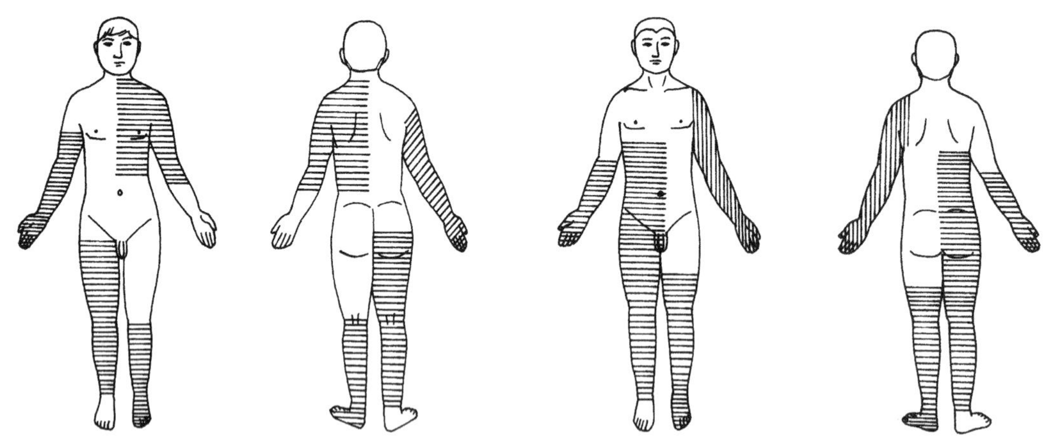

图 3-1-14　四肢手术消毒范围

第二节　无　菌　术

无菌技术是外科治疗的基本原则，是手术室护士的基本护理操作，是预防手术感染的关键环节之一。因此，做好无菌技术操作十分重要。

手术室常用的无菌术有：

①物品灭菌技术(见第八章第三节)；

②外科手消毒(含外科刷手术)；

③穿无菌手术衣；

④戴无菌手套；

⑤铺无菌巾；

⑥无菌持物钳的使用；

⑦术中无菌要求。

一、外科手消毒

手卫生是医务人员洗手、卫生手消毒和外科手消毒的总称。按照手卫生规范要求，参加手术的人员必须执行外科手消毒，以祛除污垢、清除或者杀灭手部暂居菌和减少常居菌，有效防止细菌从工作人员手转移至患者手术部位，是外科手术医生、麻醉医生和手术室护士必须遵守的制度。

1. 消毒前的物品准备

①穿洗手衣裤、隔离鞋时，最好脱去本人衣衫；或将衣领、衣袖卷入洗手衣内，不可外露。

②戴口罩、帽子时，头发、口鼻不外露。轻度上呼吸道感染者戴双层口罩，严重者不参加手术。

③剪短指甲（长度应不超过指尖），使指甲平整、光滑；去除指甲油和指甲内污垢；去除手上饰物。

④双手及前臂无疖肿和破溃。

⑤用皂液洗手，清除手上的脏物或污垢。

⑥选择刺激性小、有较好持续抗菌活性和护肤性能的皮肤洗手液和消毒剂，如氯己定-乙醇洗手液和消毒凝胶。

2. 步骤与方法

①普通皂液洗手＋流动水冲洗——清除手上的脏物或污垢。

②抗菌皂液七步法洗手＋流动水冲洗——清除或者杀灭手部暂居菌和减少常居菌。

③手消毒，再用手消毒剂——清除或者杀灭手部暂居菌和减少常居菌。

● 第一步 清洁双手（普通洗手）。在流动水下充分淋湿双手，取适量皂液洗手，去除手部肉眼可见的污染及油垢，用流动水彻底冲净泡沫。

● 第二步 七步法揉搓洗手（图 3-2-1）。取适量抗菌洗手液，均匀涂抹至双手的每个部位、腕、前臂和上臂下 1/2，认真揉搓 2～6min，注意指甲下、手掌、指背、指尖、指缝和腕、肘皱褶处污垢；然后，用流动水从双手、上臂淋至肘下，冲净双手、前臂和上臂下 1/2 的泡沫，清除或者杀灭手部暂居菌和减少常居菌。具体方法：a. 掌心对掌心，手指并拢、伸直不要交叉，相互揉搓[图 3-2-1(a)]；b. 掌心相对，双手交叉指缝相互揉搓[图 3-2-1(b)]；c. 掌心对手背，双手交叉指缝相互揉搓，交换进行[图 3-2-1(c)]；d. 指端在掌心上搓揉，交换进行[图 3-2-1(d)]；e. 弯曲手指关节在另一手掌心旋转揉搓，交换进行[图 3-2-1(e)]；f. 右手握住左手大拇指旋转揉搓，交换进行[图 3-2-1(f)]；g. 旋转揉搓前臂、肘和上臂下1/2[图 3-2-1(g)]。

● 第三步 擦干双手、前臂和上臂下 1/2。取无菌毛巾或纸巾擦拭，先擦双手，然后将毛巾折成三角形（斜对角）搭在一侧手背上，对侧手持毛巾的两个角从手向肘上顺势移动擦干水迹，不得回擦。以同样的方法，翻转毛巾将未接触皮肤的一面拭干另一手臂。

● 第四步 消毒手及手臂。取适量的手消毒凝胶（6～8mL），均匀涂抹至双手的每个部位、前臂和上臂下 1/3，并认真揉搓（约 3min）直至消毒剂干燥（图 3-2-2）。手消毒剂的取液量，揉搓时间及使用方法遵循产品的使用说明。

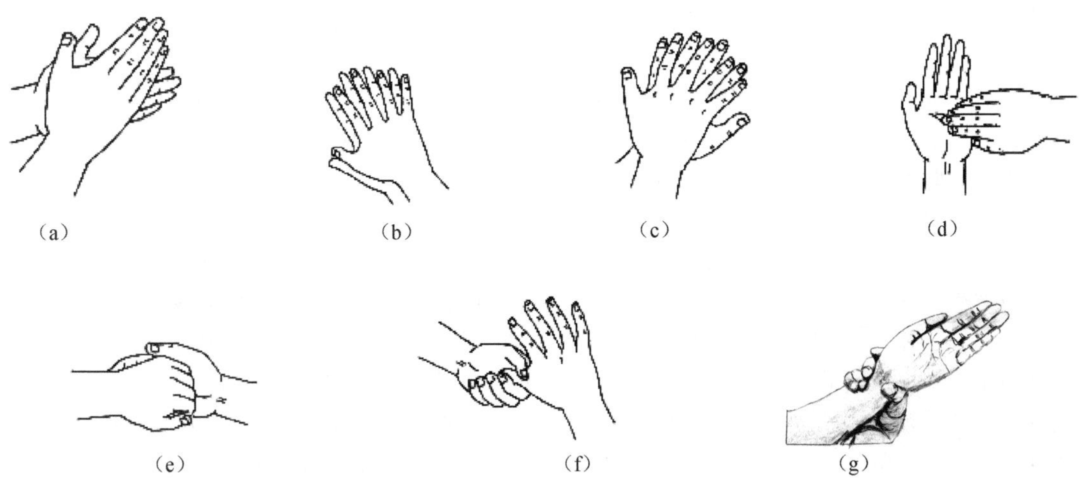

图 3-2-1 七步法揉搓洗手

(a)掌心相对揉搓；(b)手指交叉，掌心相对揉搓；(c)手指交叉，掌心对手背揉搓；(d)指尖在掌心中揉搓；(e)弯曲手指关节在掌心揉搓；(f)拇指在掌中揉搓；(g)腕部和上臂下 1/2 揉搓

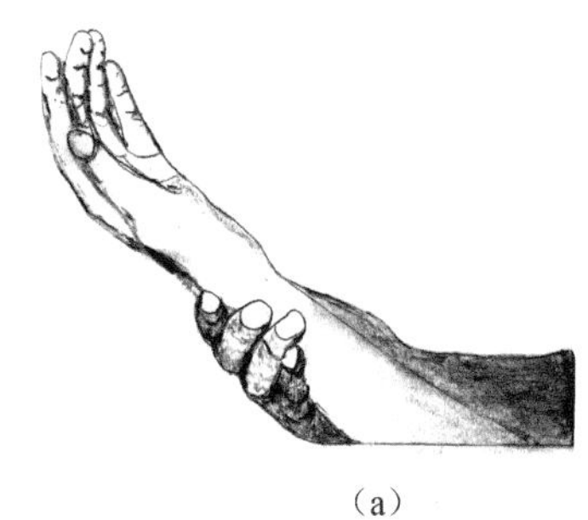

(a)

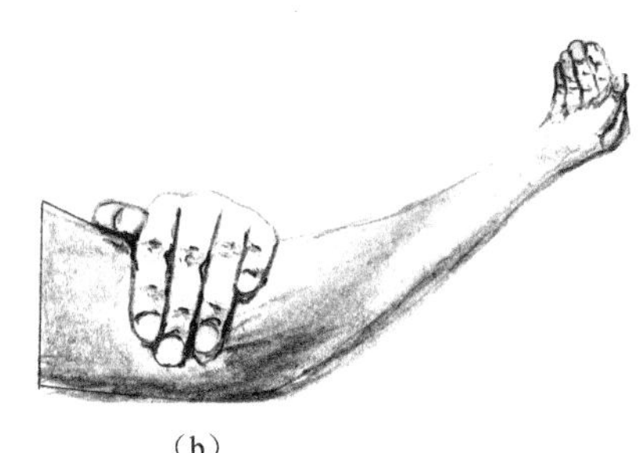

(b)

图 3-2-2 消毒手及手臂

(a)涂抹前臂;(b)涂抹上臂下 1/3

说明:在揉搓洗手和无菌巾擦干手、臂的两个步骤中,国标(WS/T 313—2019)规定为上臂下 1/3,但笔者认为范围应界定在上臂下 1/2 比较合适。这样,上臂清洁的范围大于消毒范围,避免涂抹免洗手消毒剂时双手不慎被污染。

● 第五步 自然干燥后,穿无菌手术衣、戴手套。

3. 外科刷手术

外科刷手术是指手术人员通过机械刷洗和化学药物作用以祛除并杀灭手部皮肤表面上的油垢和附着的细菌而达到消毒手的目的,它包括手的机械刷洗和化学药物作用两个过程。虽然使用毛刷进行机械刷手可能造成皮肤损伤,《WS/T 313—2019 医务人员手卫生规范》也没有作明确要求。笔者认为,考虑到一些洁净度要求高的手术(如关节置换术、器官移植等)或缺乏抗菌洗手液时,采取机械刷手仍不失为预防医院感染的一种有效方法。

(1)机械刷手

①取灭菌毛刷。

②用毛刷取刷手液 5～10mL,刷洗手及上臂。顺序为:指尖→指蹼→甲沟→指缝→腕→前臂→肘部→上臂。刷手时稍用力,速度稍快,范围包括双手、前臂、肘关节上 10cm(上臂下 1/2)处的皮肤,时间约 3min。

③刷手毕,用流动水冲去泡沫。冲洗时,双手抬高,让水由手、臂至肘部方向淋下,手不要放在最低位,避免臂部的水流向手部,造成污染[图 3-2-3(a)]。

(2)擦干手臂 用消毒毛巾或一次性纸巾依次擦干手、臂、肘。擦拭时,先擦双手,然后将毛巾折成三角形,搭在一侧手背上,对侧手持住毛巾的两个角,由手向肘顺势移动,擦去水迹,不得回擦;擦对侧时,将毛巾翻转,方法相同[图 3-2-3(b)]。

(3)消毒手臂 取消毒凝胶 5mL,搓揉双手至肘部,待药液自行挥发至干燥。

4. 注意事项

①保持指甲和指甲周围组织的清洁,不可戴假指甲。

②在整个手消毒过程中应保持双手位于胸前并高于肘部,使水由手部和上臂流向肘部。

③手消毒后,双手、臂、肘部不可触及他物,若误触他物视为污染,必须重新搓揉洗手。消毒后的双手应置于胸前,抬高肘部,远离身体,迅速进入手术间,避免受污染。

④用后的清洁指甲用具、揉搓用品(如海绵、手刷等),应放到指定的容器中;揉搓用品应每人使用后消毒或者一次性使用;清洁指甲用品应每日清洁与消毒。

⑤洗手可使用海绵、其他揉搓用品或双手相互揉搓。若使用毛刷,应选用耐高温的柔软毛刷,用后彻底清洗、晾干,然后采用高压灭菌备用。

⑥连台手术、不同患者手术之间、手套破损或手被污染时,应重新进行外科手消毒。

二、穿手术衣

常用的手术衣有两种式样:一种是对开式手术衣,另一种是折叠式手术衣。它们的穿法不同,无菌范围也不相同。

1. 穿手术衣法

(1)穿对开式手术衣法(图 3-2-4)

①洗手后,取手术衣,将衣领提起轻轻抖开。

②将手术衣轻掷向上的同时,顺势将双手和前臂伸入衣袖内,并向前平行伸展。

③巡回护士在其身后协助向后拉衣、系带,然后在手术衣的下摆稍用力拉平,轻推穿衣者的腰背部提示穿衣完毕。

④手术衣无菌区域为:颈以下,腰以上的胸前、双手、前臂,腋中线的侧胸。

(2)穿折叠式手术衣法(图 3-2-5)

①同“穿对开式手术衣法①”。

②同“穿对开式手术衣法②”。

③巡回护士在其身后系背部系带。

④戴无菌手套。

⑤将前襟的腰带递给已戴好手套的手术医生,或由巡回护士用无菌持物钳夹持腰带绕穿衣者 1 周后交穿衣者自行系于腰间。

⑥无菌区域为:颈以下,腰以上的胸前、双手、前臂、侧胸及手术衣后背。

2. 注意事项

①穿手术衣必须在手术间进行,四周有足够的空间,穿衣者面向无菌区。

②选择手术衣大小、长短合适,无污染、潮湿、破损。

③穿衣时,两臂不可举过肩,也不可向左右侧撒开。不要让手术衣触及地面或周围的人或物,若不慎接触或被污染,应立即更换。巡回护士向后拉衣领、衣袖时,双手均不可触及手术衣外面。

④穿折叠式手术衣时,穿衣人员必须戴好手套,方可接取腰带。

⑤穿好手术衣、戴好手套,在等待手术开始前,应将双手放在手术衣胸前的夹层或双手互握置于胸前。双手不可高举过肩、垂于腰下或双手交叉放于腋下。

3. 连台手术衣的更换方法

手术完毕,若需进行连台手术时,必须更换手术衣及手套。可由巡回护士松解背部系带,再由他人帮助或自行脱下手术衣,最后脱去手套。

4. 脱手术衣的方法

(1)他人帮助脱衣法　自己双手向前微屈肘,巡回护士面对脱衣者,握住衣领将手术衣向肘部、手的方向顺势翻转、扯脱。此时手套的腕部正好翻于手上(图 3-2-6)。

(2)个人脱衣法　脱衣者左手抓住右肩手术衣外面,自上拉下,使衣袖由里外翻。同样方法拉下左肩,然后脱下手术衣,并使衣里外翻,保护手臂及洗手衣裤不被手术衣外面所污染,将手术衣扔于污物袋内(图 3-2-7)。

三、戴无菌手套

由于手的刷洗消毒仅能祛除、杀灭皮肤表面的暂居菌,对深部常居菌无效。在手术过程中,皮肤深部的细菌会随术者汗液带到手的表面。因此,参加手术的人员必须戴手套。

1. 戴手套法

(1)戴干手套法(图 3-2-8)

①先穿手术衣,后戴手套。

②打开手套包布,显露无粉手套。

③右手持住手套反折部(手套的内面),移向手套包布中央后取出,避免污染。

④戴左手,右手持住手套反折部,对准手套五指,插入左手。

⑤戴右手,左手指插入右手套的反折部内面(手套的外面)托住手套,插入右手。

⑥将反折部分翻向上,盖住手术衣袖口。

(2)无接触式戴手套法(图 3-2-9)

①取无菌手术衣,双手平行向前同时伸进袖内,手不出袖口。

②右手隔着衣袖取左手套,放于左手的袖口处,手套的手指向前向上(注意与各手指相对)。

③左手隔着衣袖将手套的反折边抓住,右手隔着衣袖拿另一侧反折边将手套翻于袖口上,手迅速伸入手套内。

④同法戴右手套。

(3)协助术者戴手套法(图 3-2-10)

①器械护士双手手指(拇指除外)插入手套反折口内面的两侧,四指用力稍向外拉开,手套拇指朝外上,小指朝内下,呈“外八字”形,扩大手套入口,有利于术者穿戴。

②术者左手对准手套,五指向下,护士向上提;同法戴右手。

③术者自行将手套反折翻转压住手术衣袖口。

2. 注意事项

①持手套时,手稍向前伸,不要紧贴手术衣。

②戴手套时,未戴手套的手不可触及手套外面,戴第一只手套时应特别注意。

③戴好手套后,应将翻边的手套口翻转过来压住袖口,不可将腕部裸露;翻转时,戴手套的手指不可触及皮肤。

④若戴手套时使用了滑石粉,应在参加手术前用无菌盐水冲净手套上的滑石粉。

⑤协助术者戴手套时,器械护士应戴好手套,并避免触及术者皮肤。

3. 脱手套法

首先脱去手术衣,将戴手套的右手插入左手手套外面脱去手套,注意手套不可触及左手皮肤;然后左手拇指伸入右手鱼际肌之间,向下脱去右手套。此时注意右手不可触及手套外面,以确保手不被手套外的细菌污染(图3-2-11)。脱去手套后,应重新外科手消

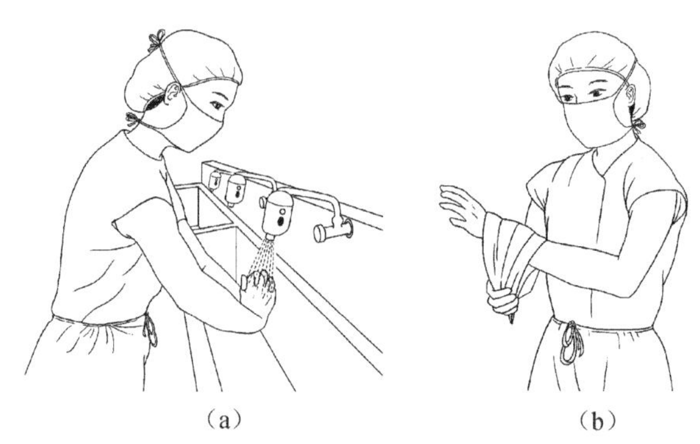

(a)　　(b)

图 3-2-3 机械刷手法

(a)洗手;(b)擦手

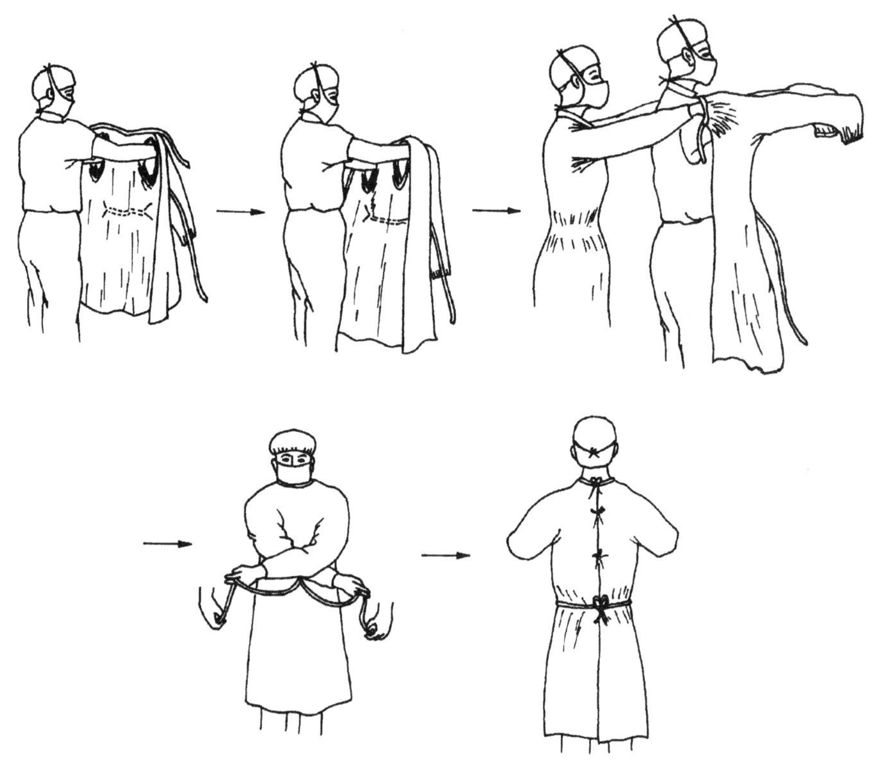

图 3-2-4 穿对开式手术衣法

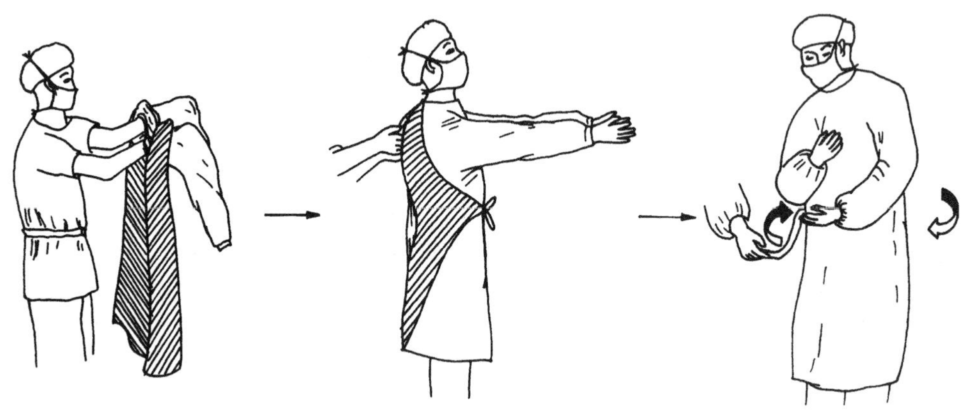

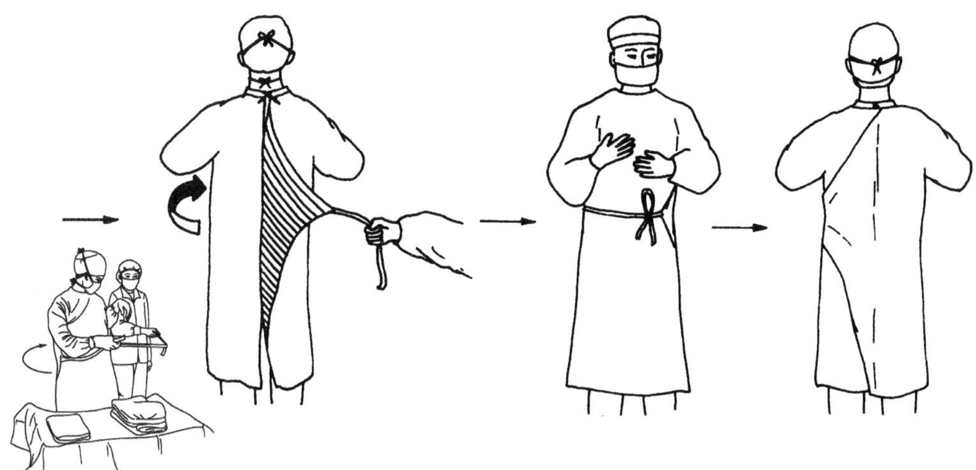

图 3-2-5　穿折叠式手术衣法

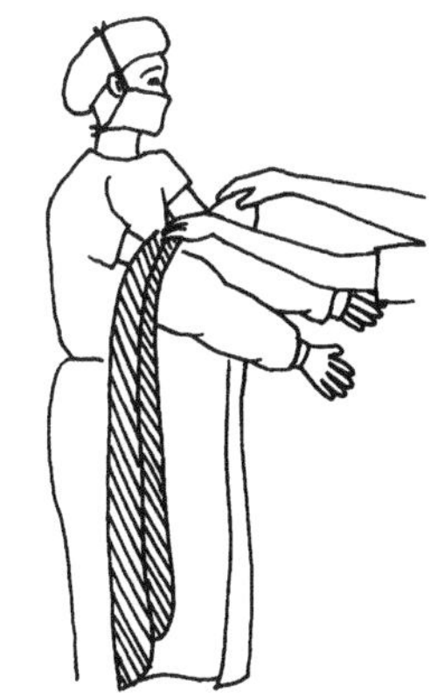

图 3-2-6　他人帮助脱衣法

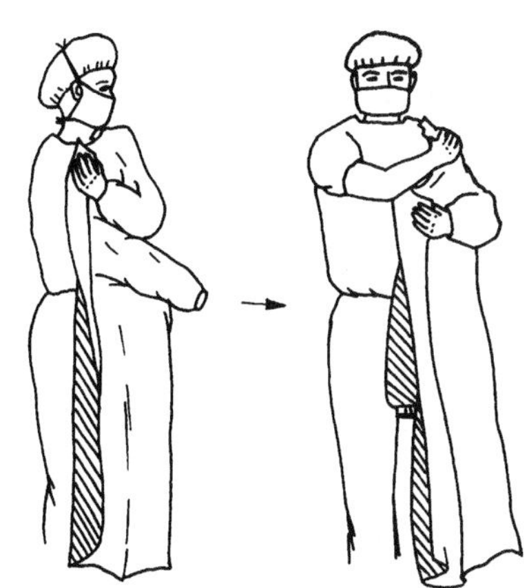

图 3-2-7　个人脱衣法

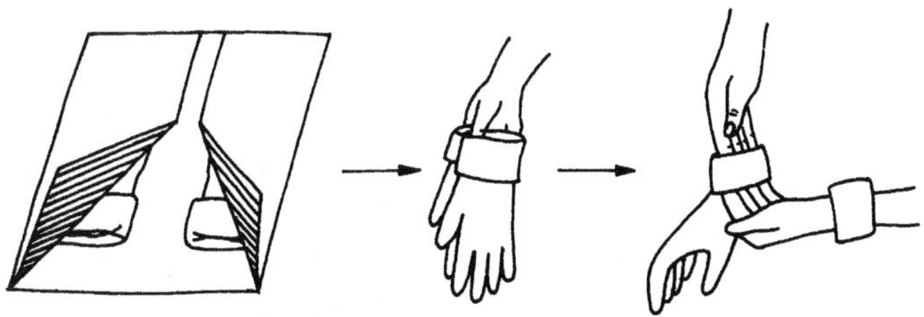

图 3-2-8　戴干手套法

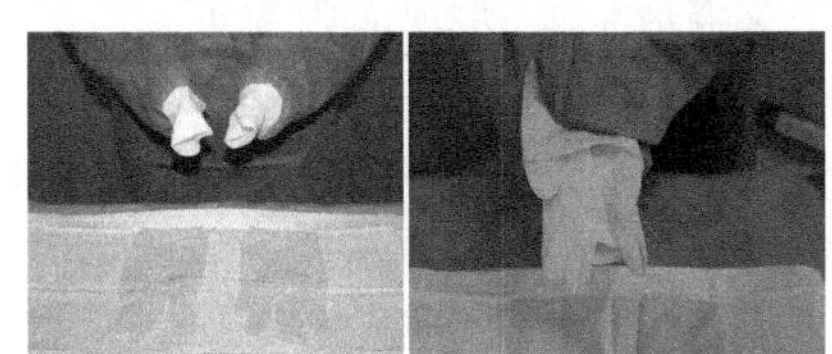
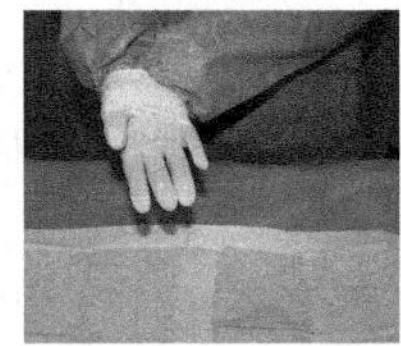
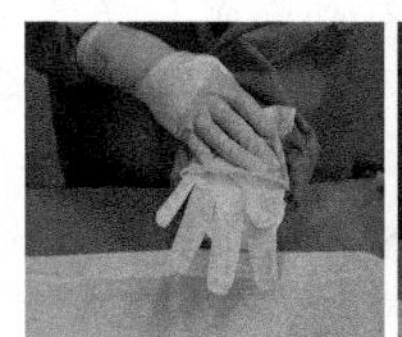
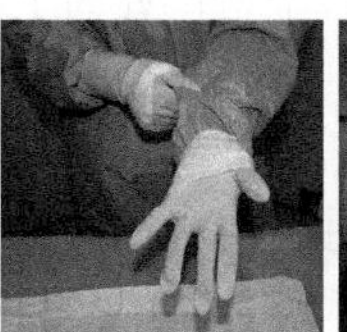
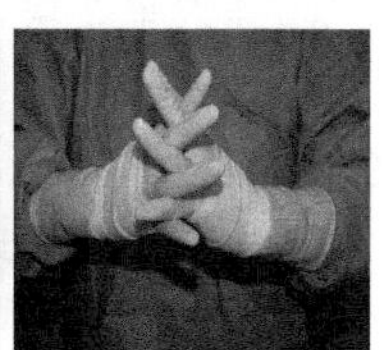

图 3-2-9　无接触式戴手套法

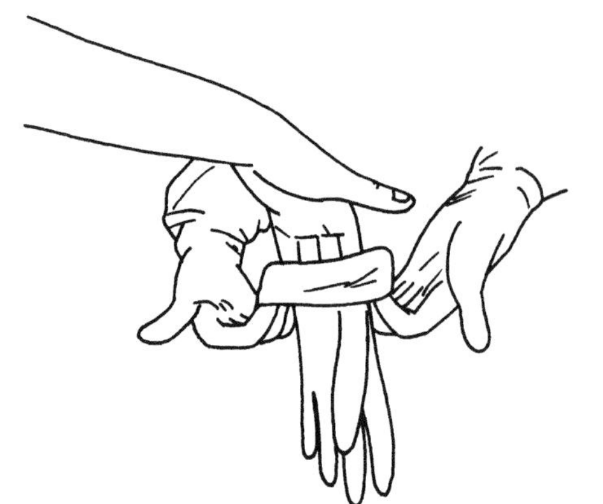

图 3-2-10 协助术者戴手套法

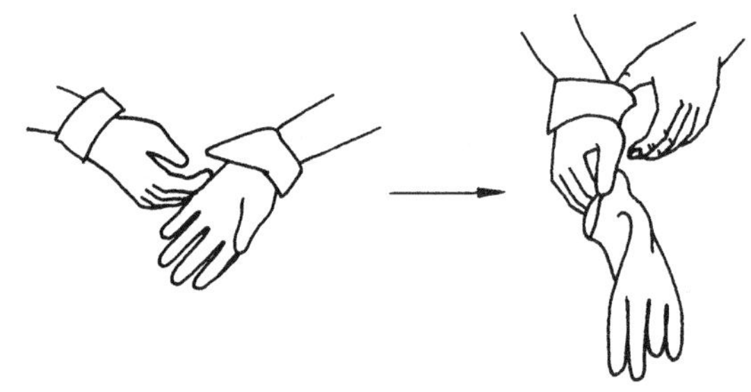

图 3-2-11 脱手套法

毒后方可参加下一台手术。

四、铺无菌巾

手术野铺无菌巾的目的是防止细菌进入切口。因此，应保持无菌巾干燥。

1. 铺巾原则

①铺无菌巾由器械护士和手术医生共同完成。

②铺巾前，器械护士应穿戴手术衣、手套。手术医生操作分两步：a. 未穿手术衣、未戴手套，直接铺第 1 层切口单；b. 双手臂重新消毒 1 次，穿戴好手术衣、手套，方可铺其他层单。

③铺无菌巾时，距离切口 2～3cm，悬垂至床缘 30cm 以下，至少 4 层。

④无菌巾一旦放下，不要移动，必须移动时，只能由内向外，不得由外向内。

⑤严格遵循铺巾顺序。方法视手术切口而定，原则上第 1 层无菌巾按从相对干净到较干净、先远侧后近侧的方向进行遮盖。如腹部治疗巾的铺巾顺序为：先下后上，先对侧后同侧。

2. 常见手术铺巾

(1)腹部手术

①器械护士递第 1 块、第 2 块、第 3 块治疗巾，折边对向助手，依次铺盖切口的下方、对方、上方。

②第 4 块治疗巾，折边对向自己，铺盖切口的同侧，用 4 把布巾钳固定(图 3-2-12)。

③铺大单 2 块，于切口处向上外翻遮盖上身及头架、向下外翻遮盖下身及托盘，保护双手不被污染(图 3-2-13)。

④铺直孔巾 1 块，切口处的箭头朝上，遮盖全身、头架及托盘(图 3-2-14)。

⑤对折中单 1 块，铺于托盘面上。

若为肝、脾、胰、髂窝、肾移植等手术，宜先在术侧身体下方铺对折中单 1 块。

(2)甲状腺手术(图 3-2-15)

①对折中单 1 块，铺于头、肩下方，巡回护士协助患者抬头，上托盘架。

②中单 1 块，横铺于胸前。

③将治疗巾 2 块揉成团形，填塞颈部两侧空隙。

④铺治疗巾 4 块，以及上、下单，铺领式单 1 块，与助手握住布单两侧固定于患者下颏，巡回护士将带子系于耳后，外翻遮盖面部上方的托盘。

⑤铺盖大单 2 块及孔巾，托盘上铺对折中单 1 块。

(3)胸部(侧卧位)、脊椎(胸段以下)、腰部手术

①对折中单 2 块，分别铺盖切口两侧身体的下方(图 3-2-16)。

②切口铺巾同腹部手术，但侧胸、腰部手术为斜孔巾。若为颈椎后路手术，手术铺巾同“头部手术②～⑥”，但孔巾为直孔巾。

(4)食管-颈吻合手术

①对折中单 2 块，铺盖切口两侧身体下方。

②治疗巾 4 块，铺盖胸部切口周围，用 4 把布巾钳固定。

③铺领式单，颈部两侧填塞球形治疗巾 2 块。

④治疗巾 4 块，铺盖颈部切口周围，用 4 把布巾钳固定。

⑤铺大单 3 块，第 1 块对折外翻铺盖颈及头架，第 2 块铺盖颈、胸切口之间，第 3 块铺盖下身及托盘。

⑥铺双孔巾，遮盖全身、头架及托盘，托盘上铺对折中单 1 块，术侧头架横铺中单 1 块，用 2 把布巾钳分别固定于头架及输液架上，形成无菌障帘。

(5)头部(额、颞、顶)手术(图 3-2-17)

①对折中单 1 块，铺于头、颈下方，巡回护士协助患者抬头。

②治疗巾 4 块，铺盖切口周围，用 9×28 角针 4 号丝线将布单固定于皮肤上。

③折合中单 1 块，1/3 搭于胸前托盘架上，巡回护士放上托盘压住中单，将剩余 2/3 布单外翻盖住托盘。

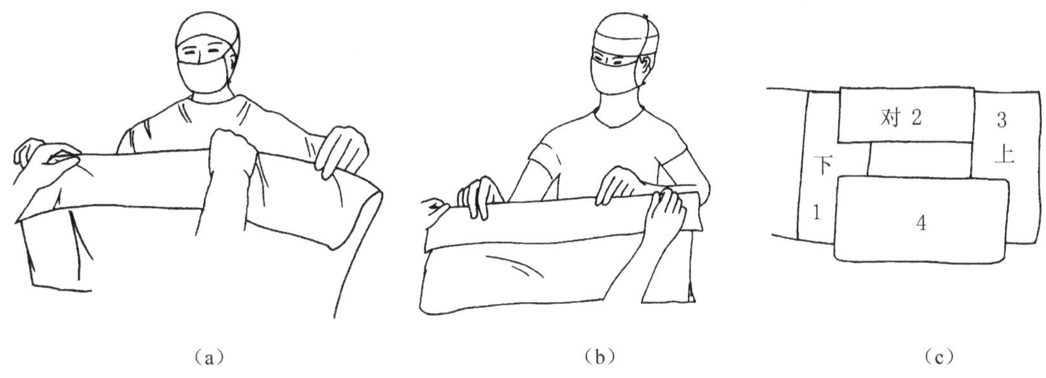

图 3-2-12　铺治疗巾法

(a)第 1 块、第 2 块、第 3 块治疗巾传递法;(b)第 4 块治疗巾传递法;(c)四块治疗巾摆放顺序

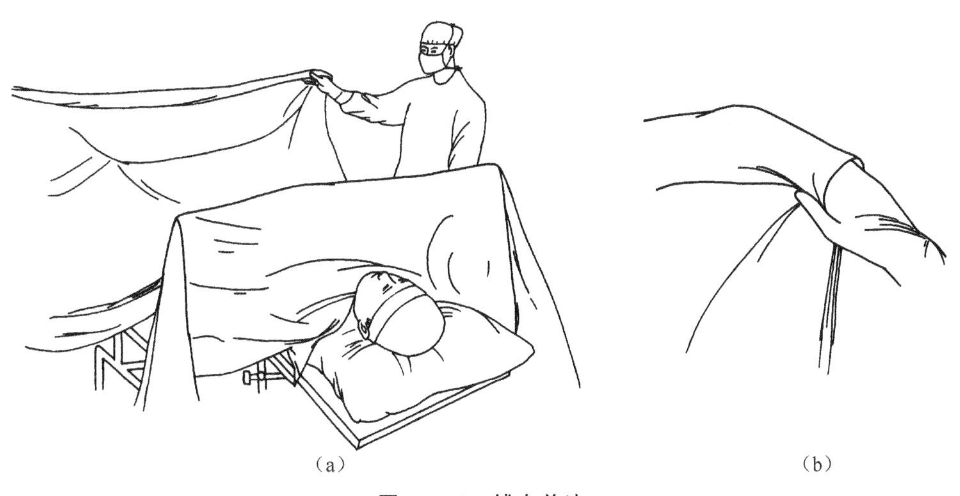

图 3-2-13　铺大单法

(a)铺大单;(b)铺大单手部动作

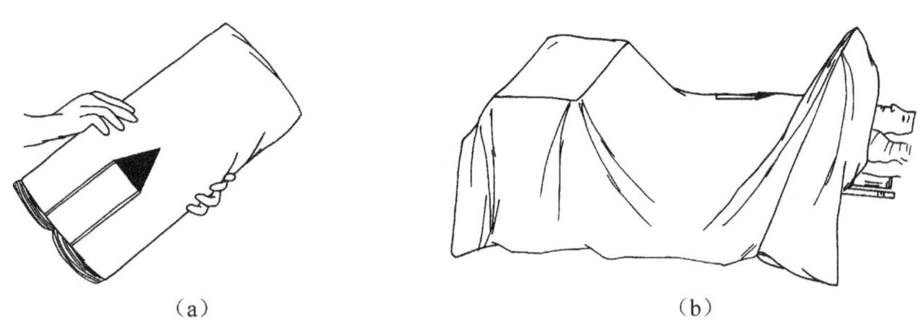

图 3-2-14　铺直孔巾法

(a)铺直孔巾朝向;(b)铺直孔巾

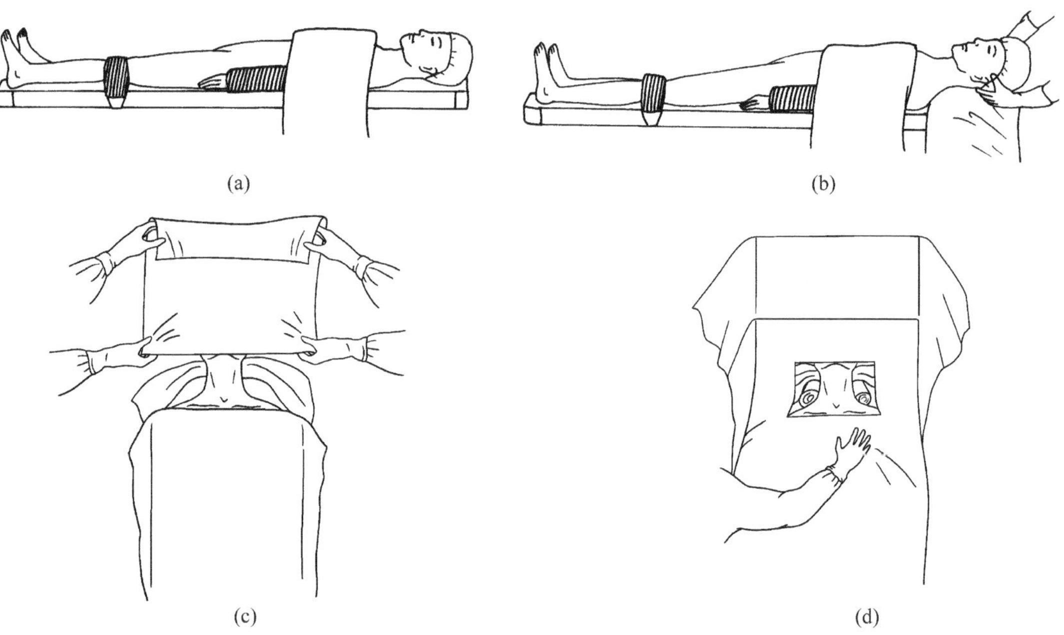

图 3-2-15 甲状腺手术铺巾

(a)中单横铺胸前;(b)对折中单铺于头、肩下方;(c)铺上单;(d)填塞颈部空隙

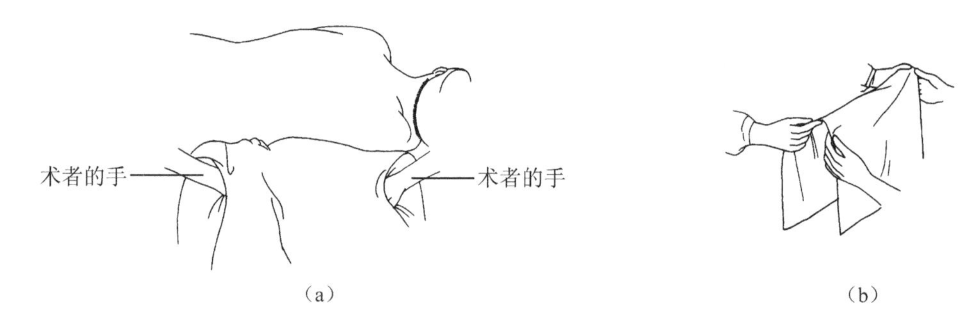

图 3-2-16 胸部、脊椎、腰部手术铺巾

(a)铺身体两侧下方中单(侧卧位);(b)中单传递法

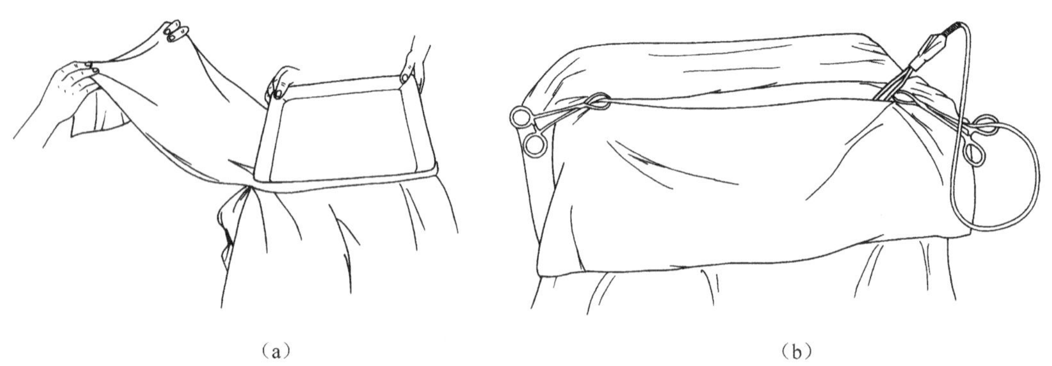

图 3-2-17 头部手术铺巾

(a)铺盖托盘;(b)器械袋

④铺大单2块，铺盖头部、胸前托盘及上身，用2把布巾钳固定连接处布单。

⑤铺圆孔巾，显露术野。

⑥对折治疗巾1块，用2把组织钳固定于托盘下方与切口之间的布单上，形成器械袋。

若为枕部手术，铺巾方法同“头部手术②～⑥”。

(6)眼部手术

①将双层治疗巾铺于头下，巡回护士协助患者抬头。

②将面上一侧治疗巾包裹头部及健眼，用1把布巾钳固定(图3-2-18)。

③铺眼孔巾，铺盖头部、胸部及托盘。

④托盘上铺对折中单1块。

(7)耳部手术

①治疗巾3块，前2块折边向助手，第3块向自己，用3把布巾钳固定。

②治疗巾1块，1/3搭于托盘架上，巡回护士放回托盘压住，2/3布单外翻铺盖托盘，托盘置于面部、平行于下颌角(图3-2-19)。

③铺耳孔巾，铺盖头部、托盘及上身。

④托盘上铺对折中单1块。

(8)乳腺癌根治手术(图3-2-20)

①对折中单1块，铺于胸壁下方及肩下。

②台布1块，横铺于腋下及上肢。

③大单1块，铺于台布面上。

④折合中单1块，包裹前臂，用绷带包扎固定。

⑤治疗巾5块，交叉铺盖切口周围，用5把布巾钳固定。

⑥大单2块，向上铺盖身体上部、头架，向下铺盖肋缘以下、托盘及下肢。

⑦铺孔巾，托盘上铺对折中单1块。

⑧中单1块，横铺于术侧头架一方，用2把布巾钳固定于头架及输液架上，形成无菌障帘。

若需大腿取皮时，取皮区铺巾步骤①～②同“四肢手术①～②”；③递大单2块，向上铺盖胸腹部与取皮区之间，向下铺盖取皮区以下肢体；④治疗巾1块，铺盖供皮区。

(9)会阴部手术(图3-2-21)

①台布1块，铺于臀下，巡回护士协助抬高患者臀部。

②治疗巾4块，铺盖切口周围。

③铺肛单，铺盖双下肢、会阴部及耻骨联合以上身体。

④套托盘套，巡回护士协助将托盘置于患者右膝上方。

若无肛单，可用腿套代替，即腿套2个，罩住双腿，然后再铺盖普通孔巾。

(10)四肢手术(以下肢为例)(图3-2-22)

①台布1块，铺于术侧肢体下方。

②对折治疗巾1块，由下至上围绕上臂或大腿根部及止血带，用1把布巾钳固定。

③大单1块，铺盖台布上。

④折合中单1块，包裹术侧肢体末端，用无菌绷带包扎固定。

⑤大单1块，铺盖上身及头架，在2块大单连接处用2把布巾钳固定。

⑥铺孔巾1块，将术侧肢体从孔中穿出。

(11)髋关节手术(图3-2-23)

①对折中单1块，铺于术侧髋部侧下方。

②台布1块，铺于术侧肢体下方。

③治疗巾3块，第1块折边向术者由患者大腿根部向上围绕，第2块折边向助手铺于切口对侧，第3块折边向术者铺于同侧，用3把布巾钳固定。

④铺大单、包裹术侧肢体末端、铺孔巾，同“四肢手术④～⑥”。

(12)肩部手术

①台布1块，铺于术侧患者肩下方。

②大单1块，横铺于胸前。

③对折治疗巾2块，一块由腋下向上绕至肩，另一块由肩向下与之汇合并交叉，用2把布巾钳固定(图3-2-24)。

④大单1块，铺盖台布上。

⑤折合中单1块，包裹上肢，用绷带包扎固定。

⑥套托盘套。

⑦大单1块，铺盖头部及托盘。

⑧铺孔巾，将术侧肢体从孔中穿出。

五、无菌持物钳的使用

在手术室，无菌持物钳使用频率较高，主要用于开无菌包、夹取无菌物品等。使用时应保持持物钳的无菌，用后及时放回容器内。拿、放持物钳不要触碰容器口的边缘。若为浸泡的无菌持物钳，应始终保持钳端向下，不可夹持油性敷料。手术器械开包后，持物钳尽量不再夹取手术台上的器械物品，以免污染。

使用中的无菌持物钳，分干缸、湿缸两种。干缸每台一套、每台一换，若手术历时长，每4小时一换；湿缸采用2%强化戊二醛溶液浸泡，应使用带盖盛器，持物钳及盛器应先行高压灭菌，然后做到持物钳每天、盛器每周更换并灭菌，以确保无菌。

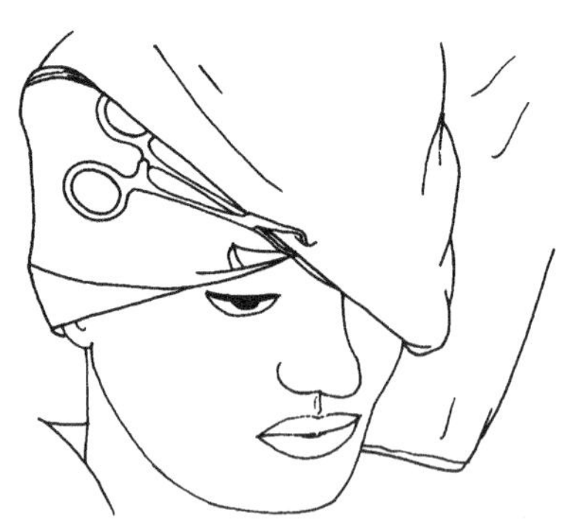

图 3-2-18 眼部手术铺巾

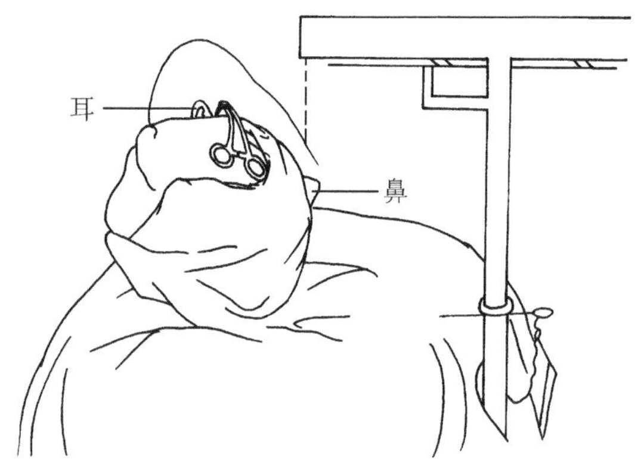

图 3-2-19 耳部手术铺巾

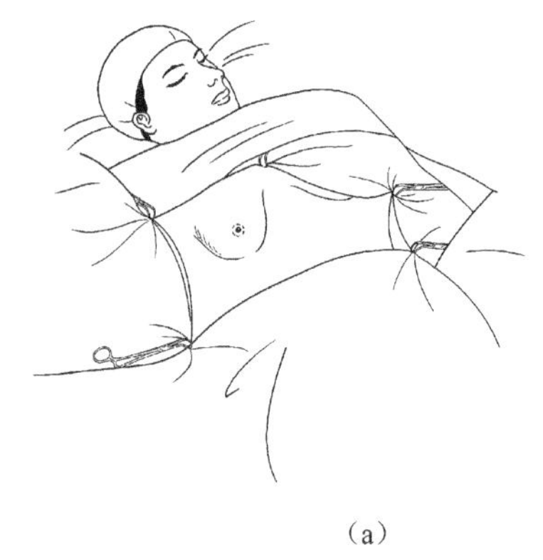

(a)

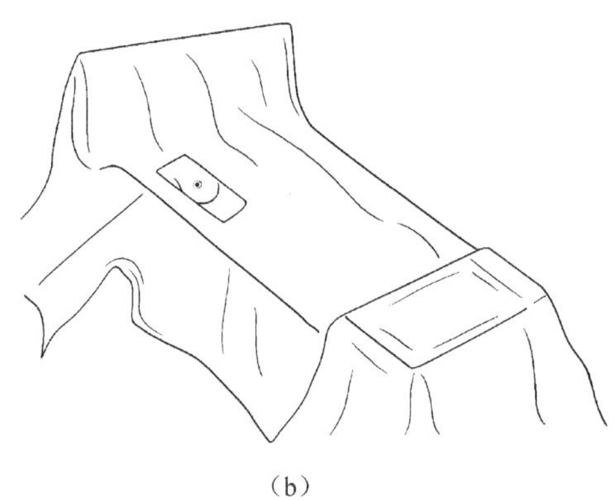

(b)

图 3-2-20 乳腺癌根治手术铺巾

(a)5 把布巾钳固定;(b)固定头侧中单

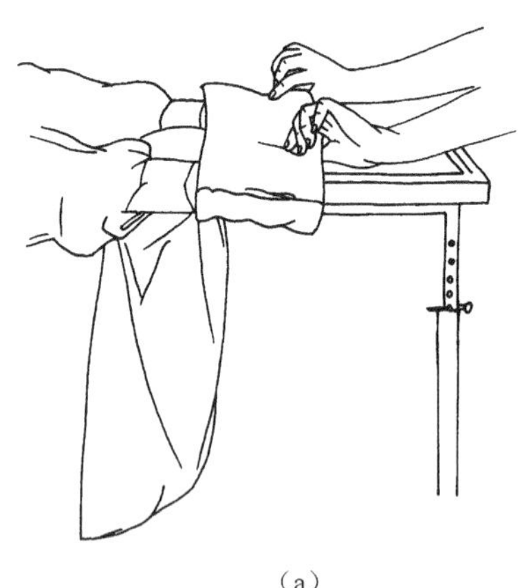

(a)

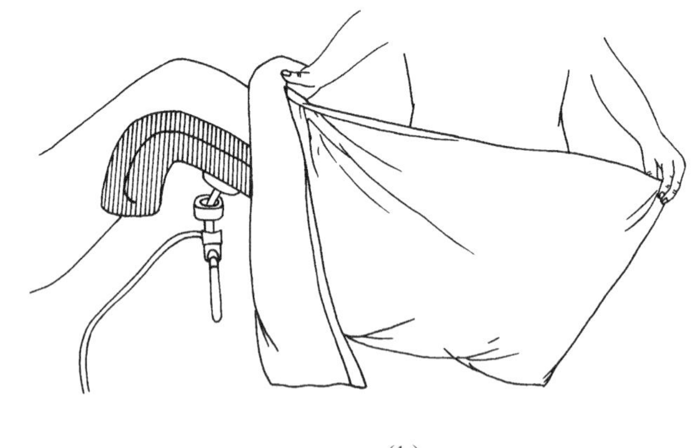

(b)

图 3-2-21 会阴部手术铺巾

(a)铺托盘套;(b)铺腿套

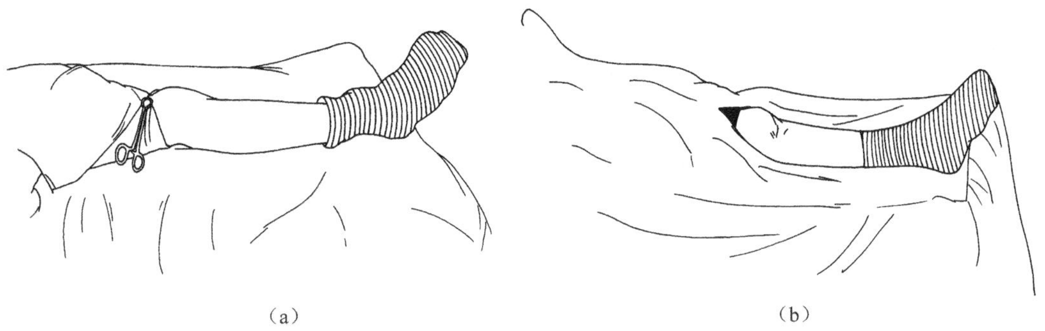

(a)　　(b)

图 3-2-22 四肢手术铺巾(以下肢为例)

(a)固定折合治疗巾;(b)铺孔巾

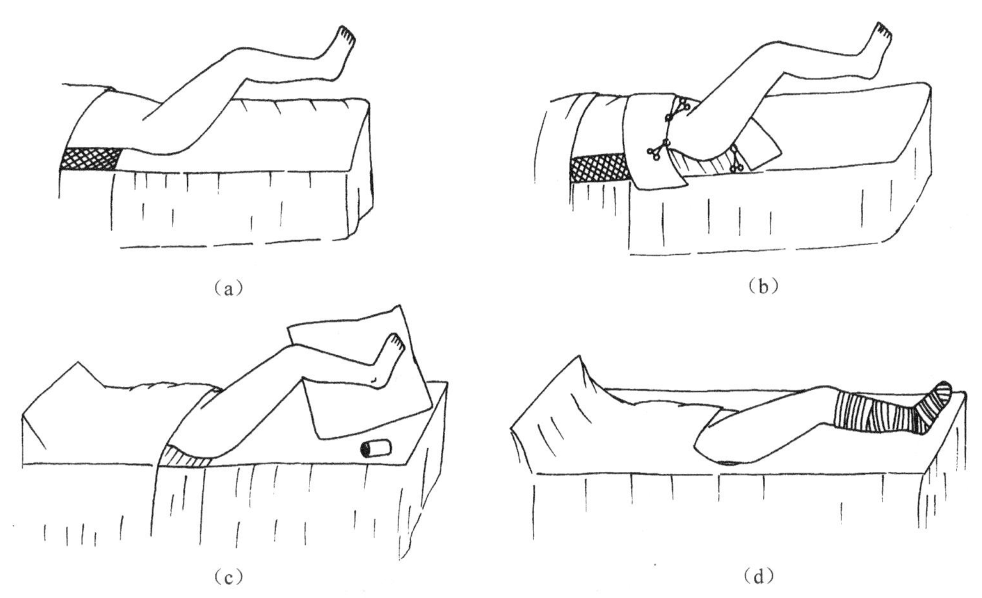

(a)　　(b)

(c)　　(d)

图 3-2-23 髋关节手术铺巾

(a)铺台布;(b)固定治疗巾;(c)包裹术侧肢体末端;(d)铺孔巾

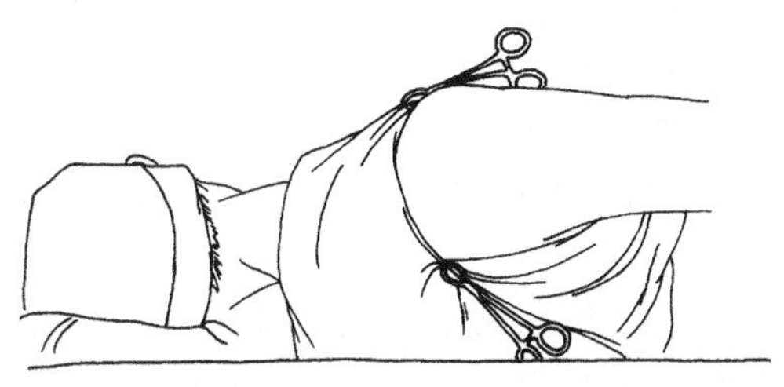

图 3-2-24 肩部手术铺巾

六、术中无菌要求

术中无菌技术是整个手术无菌术的核心。手术时间长、环节多、人员杂，特别是在手术紧张时，稍有不慎，即可使无菌技术遭到破坏。因此，所有参加手术的人员必须认真对待，互相监督，并遵守以下规则。

①穿戴好无菌手术衣、手套的手术人员的无菌区域，以及无菌单的无菌范围，应保持不被污染。手术台面以下视为有菌，手术人员的手、器械物品不可放到该平面以下，否则视为被污染。

②开无菌包内层包布应用无菌钳打开。手术医生铺毕第1层无菌巾后，必须重新消毒双手1次。

③器械应从手术人员的胸前传递，不可从术者身后或头部传递，必要时可从术者手臂下传递，但不得低于手术台的边缘；手术者不可随意伸臂横过手术区取器械。

④手术人员的手不要接触切口周围皮肤。切皮后，应更换手术刀片和盐水垫，铺皮肤保护巾。处理空腔脏器残端时，应用盐水垫保护周围组织，并用苯酚(石炭酸)或碘酊消毒切口部位。已污染的刀剪、敷料等，必须另放于弯盆中，不能放回无菌区。缝皮前，应冲洗切口、洗净手套上的血迹、去除皮肤保护巾或手术薄膜，用75%乙醇消毒周围组织后，再行缝合。

⑤术中因故暂停，如进行X线摄片时，应用无菌单将切口及手术区遮盖，防止污染。

⑥无菌物品一经取出，虽未使用，不能放回无菌容器内，必须重新灭菌后再使用。无菌包打开后未被污染，超过24h不可使用。一次性物品应由巡回护士打开外包装后，由器械护士用镊子夹取，不宜直接在无菌桌面上撕开。

⑦利用包布铺无菌区时，包布的内面是无菌的，而包布的外面、边缘视为有菌。临时打开无菌包拿取物品时，应使用无菌持物钳夹持；或将包布4角翻转并用手握住4角，由器械护士接取无菌物品。

⑧保持无菌巾干燥，取用无菌溶液时防止液体外溅，无菌巾一旦被浸湿，应立即更换或加层。软包装的无菌溶液打开后，应一次用完不保留；若为瓶装溶液必须保留时，应注明开启的时间，并及时盖好瓶盖避免污染，2h内有效。无菌包坠落地面、无菌区建立超过24h，不可使用。手套破口，及时更换。未经消毒的手不要跨越无菌区。

⑨手术人员更换位置时，如两人邻近，先由一人双手放于胸前，与交换者采用背靠背形式交换；如非邻近，则由双方先面向手术台退出，然后交换。

⑩术中关闭门窗，尽量减少开关门的次数。限制非手术人员进入手术间，减少人员走动，参观者距离手术人员30cm以上。

⑪口罩潮湿后，及时更换。手术人员咳嗽、打喷嚏时，应将头转离无菌区。及时擦拭手术者的汗液，避免滴落在手术台上。

⑫外科手消毒应遵循先洗手、后消毒。不同患者手术之间、手套破损或被污染时应重新进行外科手消毒。

(魏 革)

第三节 常用手术体位

手术体位是指术中患者的位式，由患者的卧姿、体位垫的使用、手术床的操纵3部分组成。正确的手术体位，可获得良好的术野显露(尤其是深部手术)，防止神经、肢体等意外损伤的发生，缩短手术时间；反之，则可造成手术操作困难，可能导致重要器官的损伤、大出血或神经损伤导致机体功能障碍。因此，必须熟练掌握手术体位的摆放。

手术体位摆放的总体要求是：患者舒适、安全、无并发症(如拉伤、压疮、扭伤等)；充分显露术野、便于医生操作；固定牢靠、不易移动；不影响呼吸循环功能。

一、仰卧位

仰卧位是最常见的手术体位。包括水平仰卧位、垂头仰卧位、侧头仰卧位、上肢外展仰卧位等。

(1)水平仰卧位(图3-3-1) 适用于胸、腹部、下肢等部位的手术。

①物品准备：软垫1个、约束带1条。

②方法及步骤：患者仰卧于手术床上；双上肢自然放于身体两侧，用中单固定肘关节部位；双下肢伸直，双膝下放一软垫，以免双下肢伸直时间过长引起神经损伤；用约束带轻轻固定膝部。

肝、胆、脾手术，在术侧垫一小软垫，摇手术床使患侧抬高15°，使术野显露更充分；前列腺摘除术，在骶尾部下面垫一软垫，将臀部稍抬高，利于手术操作；子宫癌广泛切除术，在臀下垫一软垫，摇低手术床头背板20°，腿部下垂30°，肩部置肩托并用软垫垫好，防止滑动，充分显露术野。

(2)垂头仰卧位(图 3-3-2) 适用于甲状腺、颈前路、腭裂修补、全麻扁桃体摘除、气管异物、食管异物手术等。

①物品准备:肩垫 1 个、圆枕 1 个、小沙袋 2 个或头圈 1 个、约束带 1 条。

②方法及步骤:在双肩下垫一肩垫(平肩峰),抬高肩部 20°,头后仰达到颈部充分显露即可,不宜过度后仰,以免术后患者有强烈肩背部疼痛感;在颈下垫一圆枕,防止颈部悬空;头两侧置小沙袋或头圈,固定头部,避免晃动,术中保持头颈部正中过伸位,利于手术操作;放置器械升降托盘(代替头架)。其余同"水平仰卧位"。

颈椎前路手术,头稍偏向手术对侧,以便手术操作;全麻扁桃体摘除手术,床头摇低 5°～10°。

(3)斜仰卧位 45°(图 3-3-3) 适用前外侧入路、侧胸前壁、腋窝等部位的手术。

①物品准备:棉垫 4 块、小软垫 1 个、长沙袋 1 个、托手板 1 个、束臂带 1 条、绷带 1 卷、约束带 1 条。

②方法及步骤:在手术部位下垫一软垫,抬高患侧胸部,利于术野显露;患侧手臂自然屈肘、上举,用棉垫包好,用绷带将患侧上肢悬吊固定在麻醉头架上(注意绷带不要缠绕过紧;不要将肢体裸露在麻醉头架上,以免在使用电灼器时烧伤);在健侧置一长沙袋,用中单固定,防止身体滑动。其余同"水平仰卧位"。

(4)侧头仰卧位(图 3-3-4) 适用耳部、颌面部、侧颈部、头部等部位的手术。

①物品准备:软垫 1 个、头圈 1 个或头架 1 个、约束带 1 条。

②方法及步骤:患者仰卧,患侧在上,在健侧头下垫一头圈,避免压伤耳郭;在肩下垫一软垫,头转向对侧(侧偏程度视手术部位而定)。其余同"水平仰卧位"。

颅脑翼点入路、凸面肿瘤摘除术,上头架,将头架各螺钉旋紧,防止头架零件滑脱,影响固定效果;同时,抬高手术床头 10°～15°。

(5)上肢外展仰卧位(图 3-3-5) 适用于上肢、乳房手术。

①物品准备:托手器械台 1 个或托手板,并调整其高度与手术床高度一致。

②方法及步骤:患侧上肢外展置于托手器械台上,外展不得超过 90°,以免拉伤臂丛神经。其余同"水平仰卧位"。

(6)骨科牵引床的应用(图 3-3-6) 适用于股骨粗隆间骨折、对位困难的股骨干骨折、髋关节镜手术等。

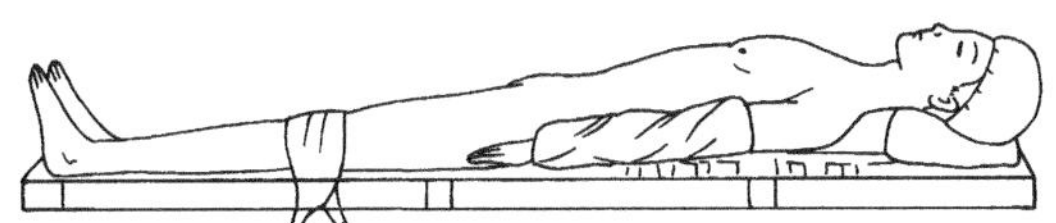

图 3-3-1 水平仰卧位

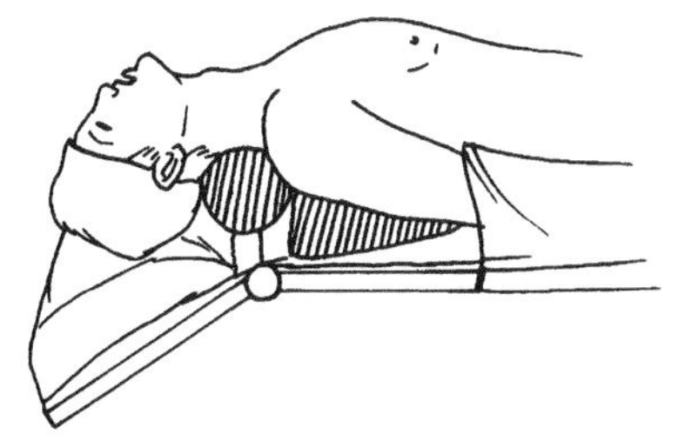

图 3-3-2 垂头仰卧位

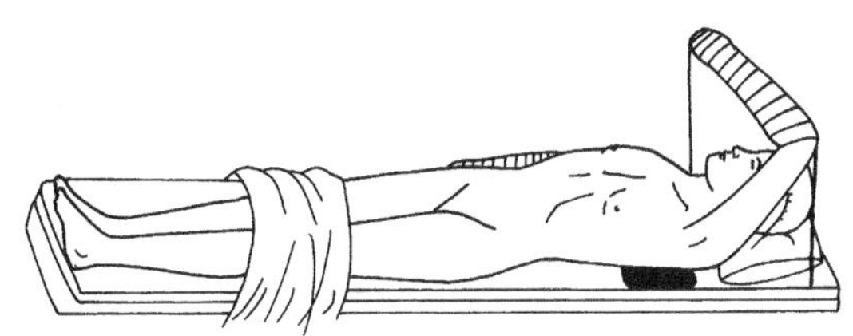

图 3-3-3 斜仰卧位 45°

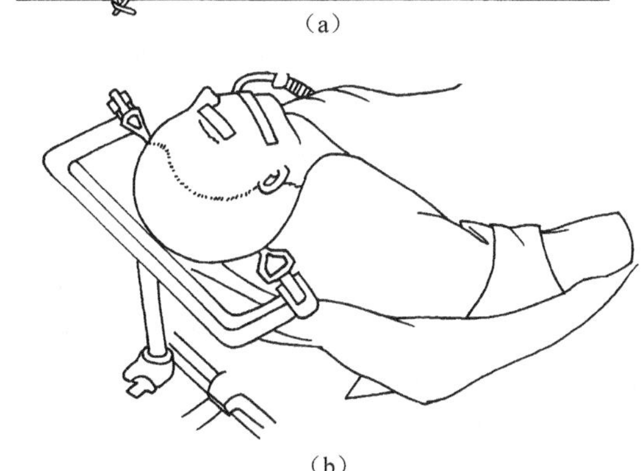

(a)

(b)

图 3-3-4 侧头仰卧位

(a)侧头仰卧位;(b)头架固定

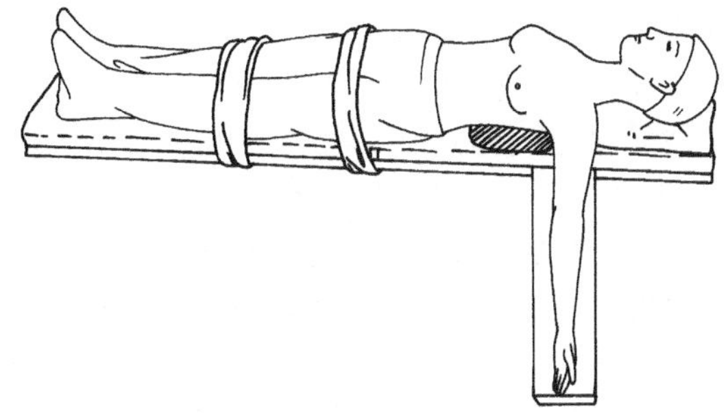

图 3-3-5 上肢外展仰卧位

①物品准备：棉垫4块、布套1个、牵引床有关配件（会阴柱、牵引臂、延长臂或缩短臂、牵引架、腿架、双侧足托架等）。

②方法及步骤：将患者向床尾方向移动至会阴柱；将附着于骨科床两侧的牵引臂拉出，分开约45°；根据患者身高安装长或短可活动牵引臂，必要时可装延长或缩短牵引臂；在术侧牵引臂上装牵引架，对侧安装足托架；将患者双足置于足托架上，妥善固定；卸去手术床腿板，调整患者双足及牵引架位置，保持距小腿关节的自然生理位置，不过于跖屈或背屈；将术侧上肢置于胸前固定，对侧外展。

③注意事项：此操作须待患者麻醉满意后方可进行；应注意保护患者会阴部，会阴柱上加套软布套，与患者会阴部皮肤隔开，同时会阴部与会阴柱之间须留少许间隙，以免过度牵引时压伤患者会阴部；保护足跟及距小腿关节，于患者足跟、足背、距小腿关节与足托之间垫棉垫或抗压凝胶垫，防止压伤皮肤；熟悉牵引架紧与松的调节方向，避免弄错，影响手术进行；牵引床各个关节要牢靠固定，避免手术过程中松动造成不良后果。

二、侧卧位

(1)脑科侧卧位（图3-3-7） 适用于颅后窝（包括小脑、四脑室、天幕顶）、枕骨大孔区、肿瘤斜坡脊索瘤手术等。

①物品准备：腋垫1个、大软垫1个、方垫4个、挡板3个、头圈1个、约束带1条、束臂带2条、支臂架2个。

②方法及步骤：患者侧卧90°，背侧近床缘；头下垫头圈、一次性胶单，下耳郭置于圈中防止受压，上耳孔塞棉花防止进水；在腋下垫一腋垫，距腋窝约10cm，防止下臂受压，损伤腋神经；用束臂带固定双上肢于支臂架上；于背侧的背部、臀部，腹侧的胸部、腹部各上一个挡板固定身体（挡板与患者之间置小方垫，缓冲对患者的压力）；上侧下肢屈曲、下侧下肢向后伸直，有利于放松腹部；在两腿之间夹一个大软垫，保护膝部骨隆突处；用约束带固定髋部。

(2)一般侧卧位（图3-3-8） 适用于肺、食管、侧胸壁、侧腰部（肾，输尿管中、上段）手术等。

①物品准备：腋垫1个、枕头1个、双层托手架1个、长沙袋2个、骨盆挡板2个、约束带1条、束臂带2条。

②方法及步骤：患者健侧卧90°；两手臂向前伸展置于双层托手架上；在腋下垫一腋垫，距腋窝约10cm，防止上臂受压损伤腋神经；用束臂带固定双上肢；头下枕一25cm高的枕垫，使下臂三角肌群下留有空隙，防止三角肌受压引起挤压综合征；在胸背部两侧各垫一个长沙袋置于中单下固定（必要时加骨盆挡板，在骨盆挡板与患者之间各置一小软垫，缓冲骨盆挡板对患者身体的压力），女性患者应考虑勿压伤乳房；下侧下肢伸直、上侧下肢屈曲90°，有利于固定和放松腹部，并在两腿之间夹一大软垫，保护膝部骨隆突处；用约束带固定髋部。

肾及输尿管中、上段手术，使患者肾区（肋缘下3cm）对准腰桥。若无腰桥，用软垫垫高或将手术床的头、尾端同时摇低——“折床”；上侧下肢伸直、下侧下肢屈曲90°，抬高腰部使腰部平直舒展，充分显露术野；大腿上1/3处用约束带固定；铺无菌巾后，升高腰桥。

(3)髋部手术侧卧位（图3-3-9） 适用于髋臼骨折合并髋关节后脱位、人工髋关节置换术、股方肌骨瓣转位治疗股骨头无菌性坏死、股骨干骨折切开复位内固定、股骨肿瘤、股骨颈骨折或股骨粗隆间骨折内固定和股骨上端截骨术等。

①物品准备：腋垫1个、方垫2个、大软垫1个、长沙袋2个、挡板（肩托）2个、骨盆挡板2个、双层托手架1个、约束带1条、束臂带2条。

②方法及步骤：患者侧卧90°，患侧向上；在腋下垫一腋垫；用束臂带固定双上肢于托手架上；骨盆两侧上骨盆挡板或各垫一长沙袋，固定牢靠，以免术中体位变动，影响复位效果；胸背部两侧各上肩托挡板一个，挡板与患者之间用方垫隔开，保持身体稳定并防止受压；在头下垫一软枕；在两腿之间夹一大软垫，用约束带将大软垫与下侧下肢一并固定（切口在髋部，上侧下肢不约束）。

三、侧俯卧位

侧俯卧位（45°）适用于胸腹联合切口的手术、胸腰段椎体肿瘤、植骨术或人工椎体置换术、胸腰段结核病灶清除术；侧俯卧位（60°）适用于胸椎及腰椎部后外侧入路的手术、胸椎骨折伴截瘫侧前方椎管减压术、胸椎结核肋骨横突切除、病灶清除术等。（图3-3-10）

(1)物品准备 腋垫1个、大软垫1个、方垫2个、长沙袋2个、双层托手架1个、骨盆挡板2个、约束带1条、束臂带2条。

(2)方法及步骤 术侧向上，身体呈半俯卧位（45°或60°）；在腋下垫一腋垫；双上肢向前放在双层托手架上，用束臂带固定；下侧下肢伸直、上侧下肢屈

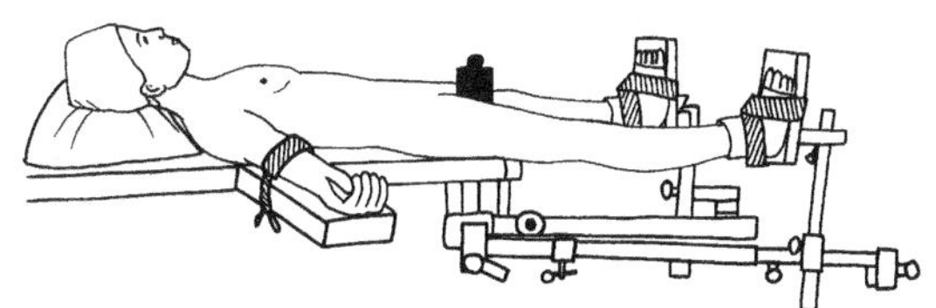

图 3-3-6　骨科牵引床

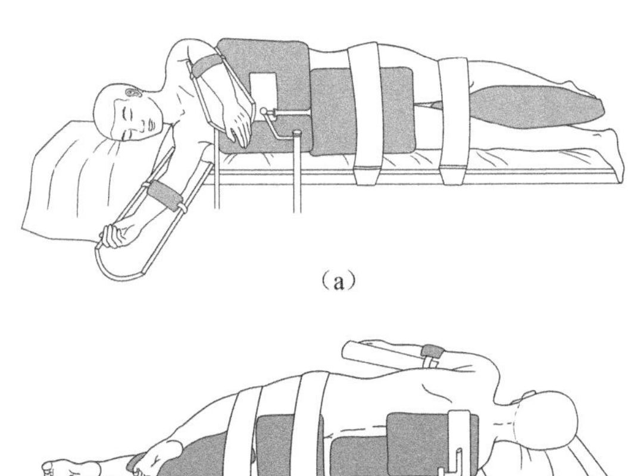

(a)

(b)

图 3-3-7　脑科侧卧位

(a)前面;(b)背面

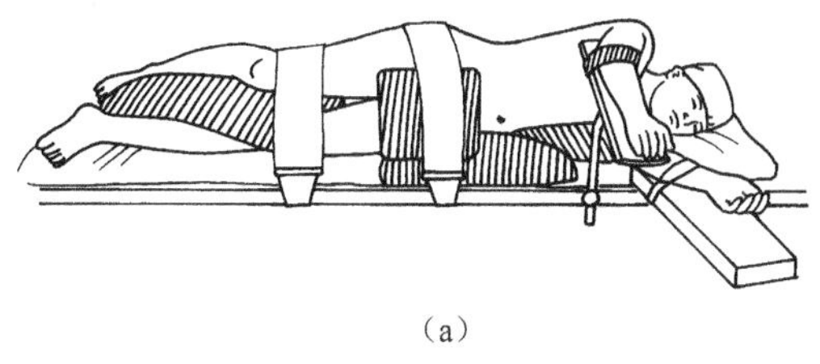

(a)

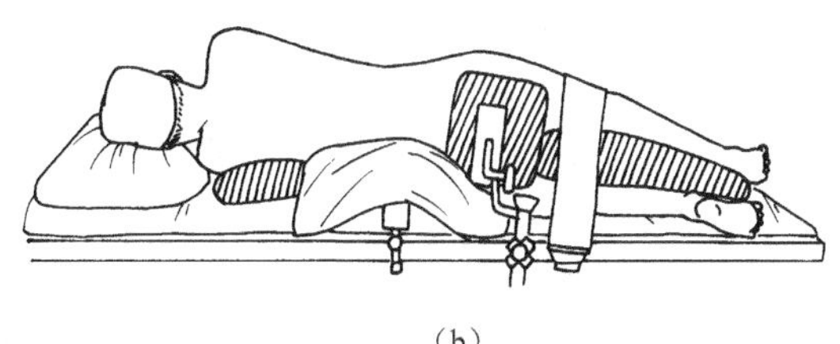

(b)

图 3-3-8　一般侧卧位

(a)侧胸壁手术;(b)肾脏手术

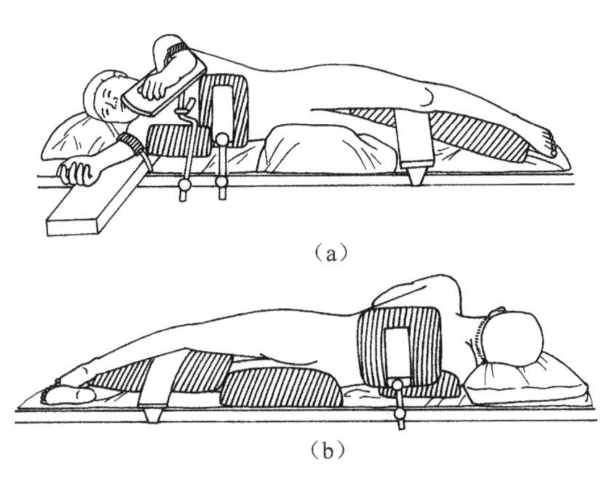

(a)

(b)

图 3-3-9　髋部手术侧卧位

(a)前面;(b)背面

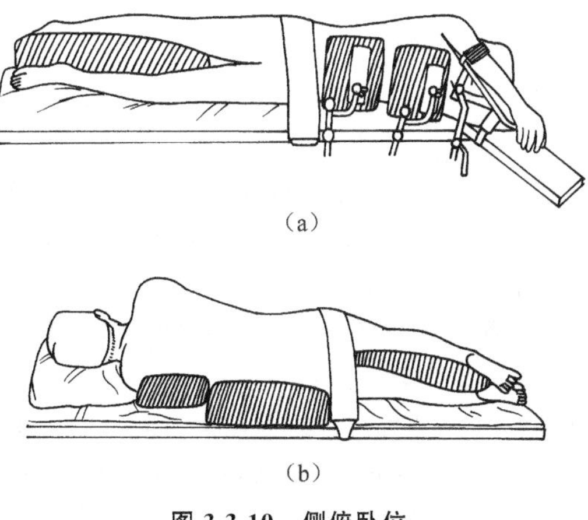

(a)

(b)

图 3-3-10　侧俯卧位

(a)前面;(b)背面

曲 90°自然放松，在两膝下放一大软垫；骨盆挡板 2 个，均放于患者腹侧的胸部、下腹部，挡板与患者之间加放方垫挡住患者，保持体位不移动；患者背侧的腰部、臀部各垫一长沙袋固定；用约束带固定髋部。

四、俯卧位

适用于颅后窝、颈椎后路、脊柱后入路、骶尾部、背部、痔等手术(图 3-3-11)。

(1)物品准备 大软垫 2 个、方垫 2 个、小软圈 2 个、约束带 1 条、束臂带 2 条。

(2)方法及步骤 患者俯卧，头转向一侧或支撑于头架上(颅后窝、颈椎后入路手术)；胸部垫一个大软垫，尽量靠上，髂嵴两侧各垫一个方垫，使胸腹部呈悬空状，保持胸腹部呼吸运动不受限制，同时避免因压迫下腔静脉至回流不畅而引起低血压；双上肢平放、置于身体两侧，用中单固定，或自然弯曲置于头两侧，用束臂带固定；双足部垫一大软垫，使距小腿关节自然弯曲下垂，防止足背过伸，引起足背神经拉伤。

较瘦弱的患者，双膝下各垫一小软圈，防止压伤膝关节部皮肤；骶尾部手术、痔手术，摇低手术床尾约 60°，分开两腿，以便充分显露术野；男性患者，防止阴茎、阴囊受压。

五、膀胱截石位

适用于肛门、尿道、会阴部、经腹会阴联合切口、阴道手术、经阴道子宫切除、膀胱镜检查、经尿道前列腺电切割手术等(图 3-3-12)。

(1)物品准备 腿架 2 个、棉垫 2 块、绷带 2 卷、小软垫 1 个。

(2)方法及步骤 患者仰卧；两腿屈髋屈膝放于腿架上，腿与腿架之间垫一棉垫，保持平整，防止皮肤压伤，用绷带缠绕固定，不宜过紧(以双腿不下滑为度)；两腿高度为仰卧时屈髋的高度，腘窝自然弯曲下垂；两腿宽度为生理跨度(45°)，过大可引起大腿内收肌拉伤；将膝关节摆正，不要压迫腓骨小头，以免引起腓骨神经损伤，致足下垂；取下或摇下手术床尾，将臀部移至手术床缘，腰臀下垫一小软垫或将手术床后仰 15°，有利手术操作；在臀下垫一胶单，以防冲洗液浸湿手术床；一侧手臂置于身旁，用中单固定于床垫下，另一侧手臂可固定于托手板上供静脉输液。

(3)注意事项 注意观察患者下肢的血供、皮温；术中提醒医生不要将双手或身体压在患者的下肢；发现体位松动及时纠正。

六、坐位

1. 局部麻醉坐位手术

适用于鼻中隔矫正、鼻息肉摘除、局麻扁桃体手术等(图 3-3-13)。

(1)物品准备 手术座椅或使用手术床的座位功能、立式手术灯。

(2)方法及步骤

①方法一：患者坐在手术椅上；调整好头架位置，头置于头架上，保持固定；两手扶住手术椅把手。

②方法二：患者坐在手术床上；将手术床头端摇高 75°，床尾摇低 45°，整个手术床后仰 15°，使患者屈膝半坐在手术床上；双上肢自然下垂，用中单固定。

2. 全身麻醉坐位手术

适用于颅后窝、颈椎后路手术(图 3-3-14)。

(1)物品准备 脑科专用手术床及脑科头架、弹力绷带 2 卷、绷带 2 卷、棉垫数个、腹带 1 条(宽 20cm，长 200cm，腹带正中内置一条宽 18cm、长 45cm、厚 3cm 的海绵)。

(2)方法及步骤 于患者右上肢建立静脉通道；于肋缘下方缚腹带，并缚于手术床背板上，松紧以勉强伸进 4 个手指为宜，可防止摆放体位时左右摇动及减少内脏血液流动，保证患者坐起后回心血量的供应；用弹力绷带缠绕双下肢，减少双下肢血流，防止因回流不畅致肿胀，同时增加回心血量、维持患者的血压；双耳塞棉花，双眼涂金霉素眼药膏，并用纱布遮盖；缓慢升起手术床背板 80°，约 20min 完全坐起；前额颞部上头架，呈低头、前屈，伸直枕颈部；双上肢向前自然弯曲，用棉垫、绷带固定。

(3)注意事项 升手术床背板，每升起 15°注意监护生命体征变化，随时调整手术床角度；安装头架，注意避免气管、颈部血管受压或扭曲，头部前屈及旋转程度根据具体部位而定。

(胡 玲 马晓军)

七、小儿手术体位

1. 婴幼儿仰卧位

(1)物品准备 大字架 1 个、四头带 4 根、约束带 1 条、中单 2 块、棉垫 4 块、背垫 1 个。

(2)方法及步骤

①1 个月以内的婴儿：

a. 方法一：“大”字架固定法。患儿平躺在大字架上；腕关节、距小腿关节分别用四头带约束，并固定在大字架上。

b. 方法二：患儿平躺在手术床上，双腿稍分开；腕关节、距小腿关节用棉垫包裹，用约束带分别将四肢固定于床缘。若行心脏手术，背部应垫一小软垫抬高胸部。

c. 方法三：襁褓固定法(图 3-3-15)。用类似包裹新生儿的方法，用中单将患儿身体及双上肢包裹；用中单包裹双下肢，用约束带固定于床缘。这种方法，主要用于婴幼儿行气管镜、喉镜、食管镜检查。

②1 岁以上的幼儿：同“1 个月以内婴儿的方法二”。

2. 小儿俯卧位

(1)物品准备　小儿头托或硅胶凝胶垫 1 个、腋垫 1 个、小方垫 2 个、四头带 2 条、约束带 1 条。

(2)方法及步骤　麻醉后，将患儿翻身置于手术床上；将额面部置于头托上，协助调整好麻醉插管位置；在胸部置一个长软垫(可用小儿腋垫或折叠的包布代替)，两侧髂部分垫一个小方垫(也可用折叠包布代替)；在足背部垫一软垫，保持体位舒适，足趾不受压；臀部上约束带，固定身体；用四头带固定双手，整理固定之布单，保持平整。男婴手术，检查会阴部，防止外生殖器受压。

3. 注意事项

①根据婴幼儿身材大小，选择合适的体位垫尺寸，并提前将用物备好。

②体位垫应柔软、平滑、富于弹性，避免对皮肤刺激和压伤，尤其是肩胛、骶尾部。最好选择硅胶凝胶体体位垫(又称抗压体位垫，如图 3-3-16)，安全、方便、牢固。

③调整患儿体位时，注意保护各种管道及麻醉插管通畅，避免脱出、扭曲或受压。

④俯卧位时，保证患儿腹部悬空。婴幼儿胸腹之间的距离应>8cm，小儿应>10cm。臀部约束带要牢固，防术中变动体位，造成患儿下滑。

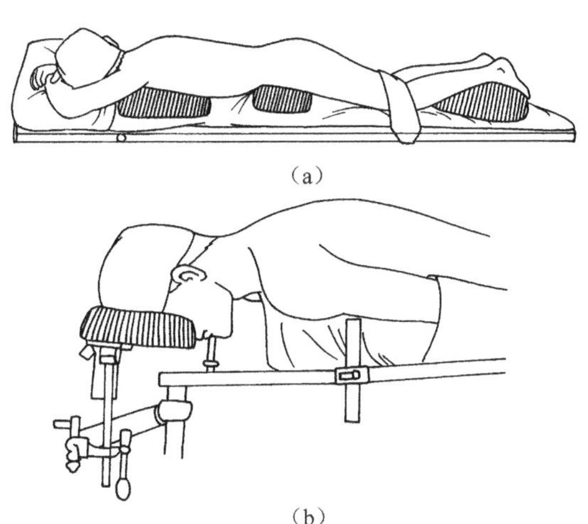

图 3-3-11　俯卧位

(a)基本姿势；(b)头架支撑

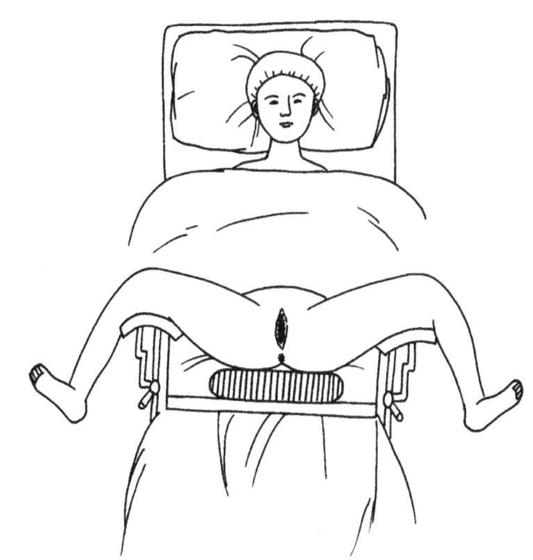

图 3-3-12　膀胱截石位

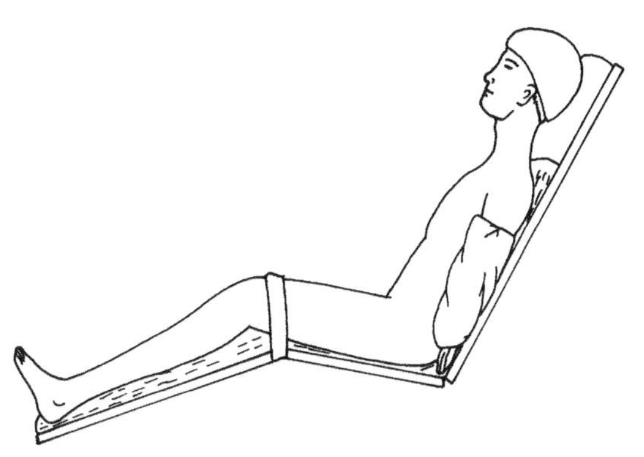

图 3-3-13　坐位

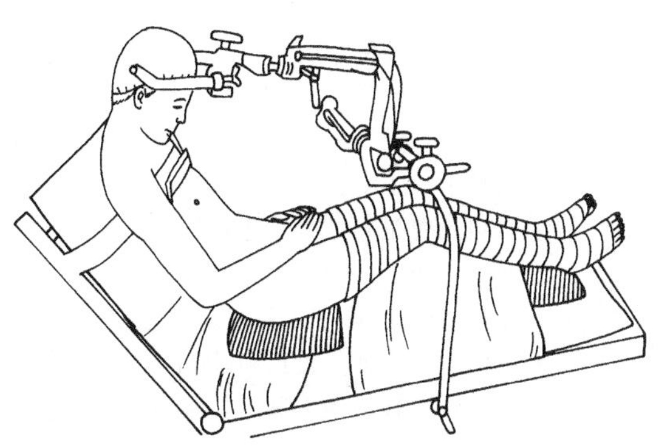

图 3-3-14　全身麻醉坐位

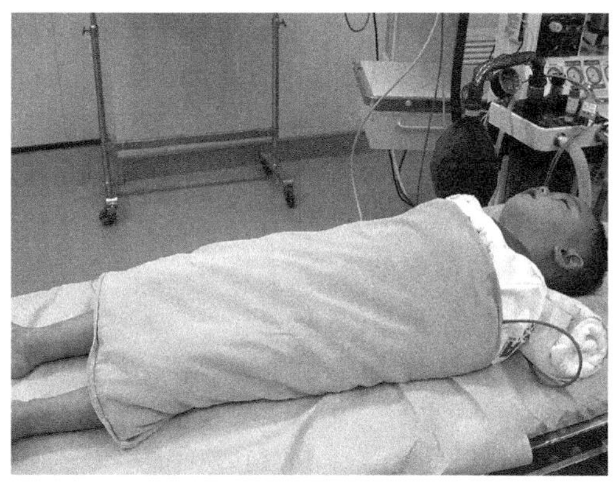

图 3-3-15　襁褓固定法

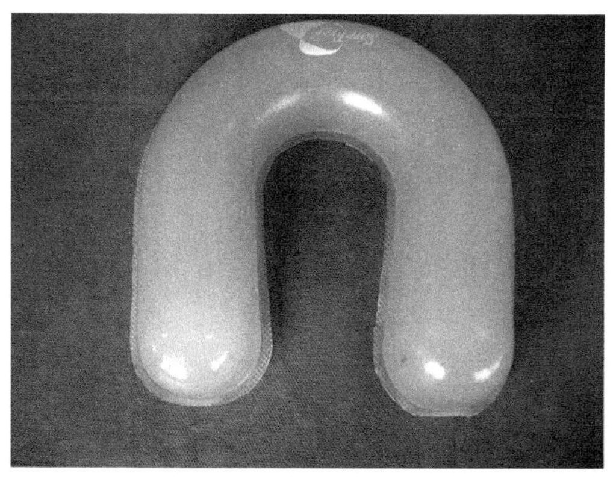

图 3-3-16　抗压体位垫

（周　萍　马晓军）

附 3A　常用手术体位摆放流程及评价标准

1. 垂头仰卧位摆放流程（附图 3A-1）及评价标准（附表 3A-1）。

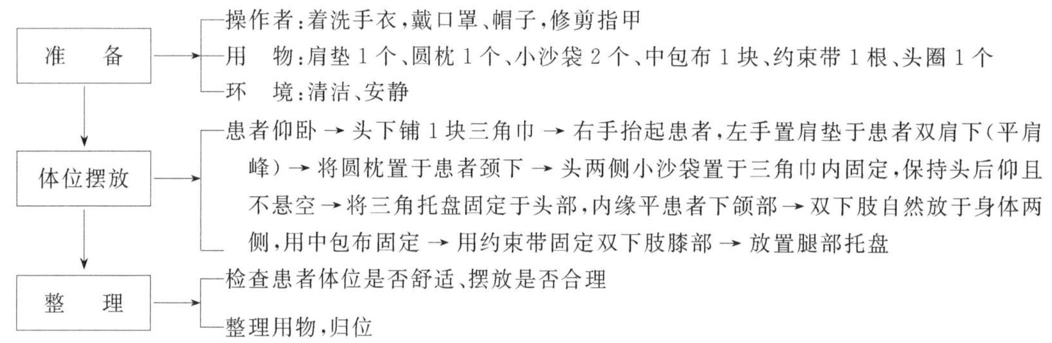

附图 3A-1　垂头仰卧位摆放流程

附表 3A-1　垂头仰卧位摆放评价标准

项目	质量标准	分值	扣分细则	扣分
准备	操作者着装整齐，发不外露	8	一项不合格	各－2
	物品准备齐全	6	用物不齐	各－1
	物品放置合理	2	放置不合理	－2
体位摆放	三角巾放置平整	6	放置不平整或未放置	－6
	肩垫放置正确且大小适宜	8	放置不当且大小不适	各－4
	圆枕大小合适	8	大小不合适	－8
	沙袋放置正确，固定稳且头不悬空	9	放置不当，固定不稳，头部悬空	各－3
	两侧沙袋放置位置正确，固定妥当	8	沙袋放置不当，固定不稳	各－4
	体位垫放置手法正确	6	手法不正确	－6
	托盘放置正确，固定妥当	8	放置不当，未固定	各－4
	手术区域暴露清楚	6	暴露不充分或过渡后仰	－6
	约束带固定妥当，松紧适宜	5	约束带固定不当	－5

续表

项目	质量标准	分值	扣分细则	扣分
整理	妥善整理用物	6	用物不归位	−6
整体印象	精神饱满，爱伤观念强 操作熟练，摆放有序 注意保暖	4 5 5	精神不振、怠慢，动作粗鲁 动作生疏，不符合规范 忽略保暖	各−2 −5 −5

注：操作全过程 3min，超时 1min 扣 1 分。

2. 侧卧位摆放流程（附图 3A-2）及评价标准（附表 3A-2）。

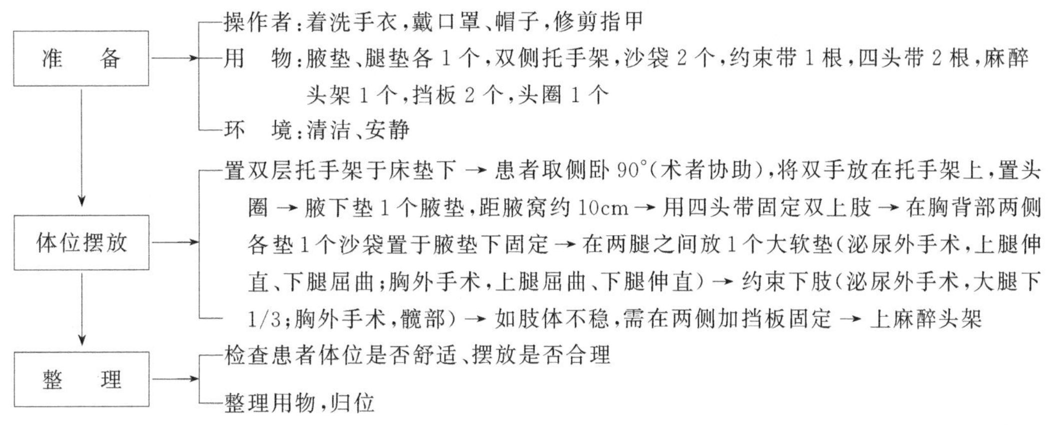

附图 3A-2　侧卧位摆放流程

附表 3A-2　侧卧位摆放评价标准

项目	质量标准	分值	扣分细则	扣分
准备	操作者着装整齐，发不外露 物品准备齐全 物品放置合理	8 8 2	一项不合格 用物不齐 放置不合理	各−2 各−1 −2
体位摆放	正确放置双层托手架 健侧卧 90°（术侧在上） 正确放置腋垫 双手臂放于托手架，并妥善固定 放置两侧沙袋位置正确，妥善固定 挡板固定正确 腿垫放置舒适，两腿伸屈摆放正确 约束带固定妥当，松紧适宜 体位正，必要时对准腰桥 上麻醉头架	6 6 8 4 10 6 10 6 6 4	放置不正确 方向不对 位置放置不妥 手臂伸展不到位，固定不妥当 沙袋放置不当，固定不稳 固定不正确 放置不当，两腿摆放错误 约束带固定不当 体位不正 未上头架	−6 −6 −8 各−2 各−5 −6 各−5 −6 −6 −4
整理	妥善整理用物	6	用物不归位	−6
整体印象	精神饱满，爱伤观念强 操作熟练，摆放有序 注意保暖	4 5 5	精神不振、怠慢，动作粗鲁 动作生疏，不符合规范 忽略保暖	各−2 −5 −5

注：操作全过程 5min，超时 1min 扣 1 分。

3. 俯卧位摆放流程(附图 3A-3)及评价标准(附表 3A-3)。

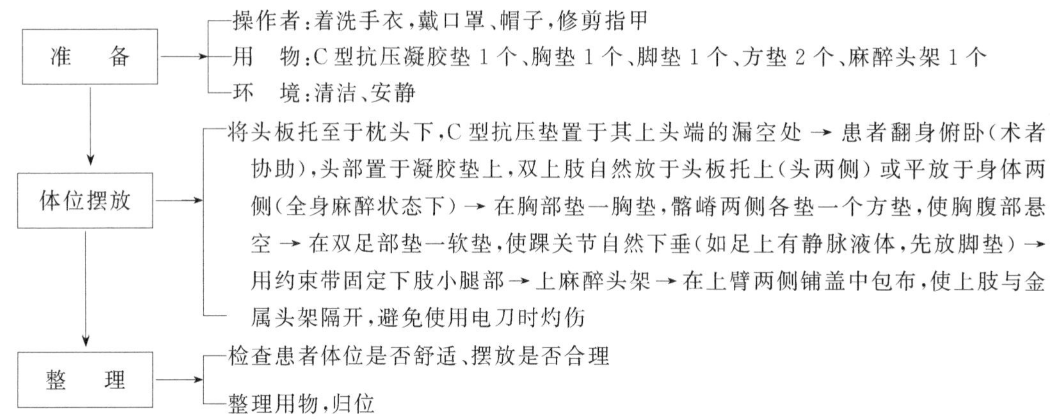

附图 3A-3 俯卧位摆放流程

附表 3A-3 俯卧位摆放评价标准

项目	质量标准	分值	扣分细则	扣分
准备	操作者着装整齐,发不外露	8	一项不合格	各−2
	物品准备齐全	4	用物不齐	各−1
	物品放置合理	2	放置不合理	−2
体位摆放	正确放置头板托	8	放置不正确	−8
	C 型抗压垫放置适当,眼部、下颌不受压	6	眼部、下颌受压	−6
	胸垫放置适当,腹部悬空	8	位置放置不妥或腹部未悬空	各−4
	髂嵴垫固定妥当,位置正确	8	髂嵴垫固定不妥,位置不正确	各−4
	腿垫放置妥当,距小腿关节自然下垂	8	放置不当或踝关节未自然下垂	各−4
	体位垫放置手法正确	6	手法不正确	−6
	约束带固定位置妥当,松紧适宜	8	固定位置不妥当,松紧不宜	各−4
	手术区域暴露清楚	10	手术区域暴露不充分	−10
	上麻醉头架	4	未上头架	−4
整理	妥善整理用物	6	用物不归位	−6
整体印象	精神饱满,爱伤观念强	4	精神不振、怠慢,动作粗鲁	各−2
	操作熟练,摆放有序	5	动作生疏,不符合规范	−5
	注意保暖	5	忽略保暖	−5

注:操作全过程 3min,超时 1min 扣 1 分。

4．截石位摆放流程(附图 3A-4)及评价标准(附表 3A-4)。

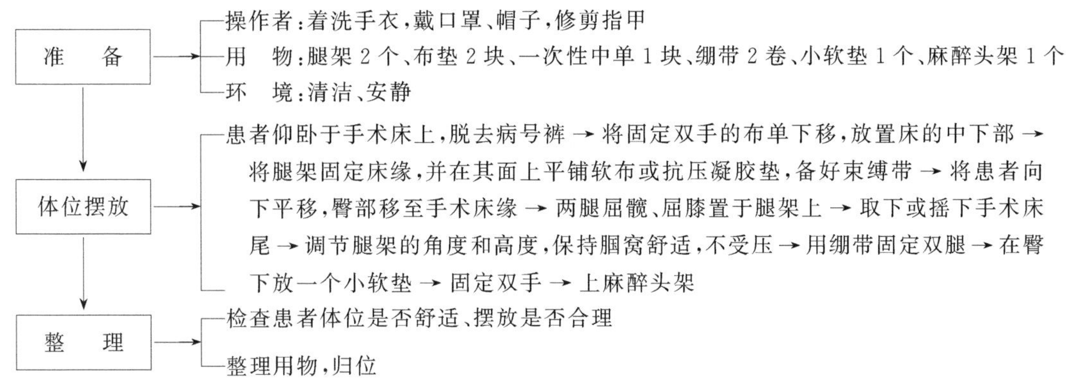

附图 3A-4　截石位摆放流程

附表 3A-4　截石位摆放评价标准

项目	质量标准	分值	扣分细则	扣分
准备	操作者着装整齐，发不外露	8	一项不合格	各－2
	物品准备齐全	6	用物不齐	各－1
	物品放置合理	2	放置不合理	－2
体位摆放	正确放置固定双手的布单	2	放置不正确或固定不稳	－8
	正确安置两侧腿架(高度、角度、布垫、绷带)	16	腿架安置不当(高度、角度、布垫、绷带)	各－2
	患者下移位置准确(臀至床缘)	4	下移位置不当	－4
	两腿自然弯曲，贴合于腿架，妥善固定	18	两腿位置不适，贴合不好，固定不稳	各－3
	双腿髋关节外展 45°～60°	6	髋关节外展角度过大或过小	－6
	正确放置小软垫	4	放置不正确	－4
	一次性中单平整	4	一次性中单不平整	－4
	双上肢固定妥当	6	双上肢固定不妥当	－6
	上麻醉头架	4	未上头架	－4
整理	妥善整理用物	6	用物不归位	－6
整体印象	精神饱满，爱伤观念强	4	精神不振、怠慢，动作粗鲁	各－2
	操作熟练，摆放有序	5	动作生疏，不符合规范	－5
	注意保暖	5	忽略保暖	－5

注：操作全过程 5min，超时 1min 扣 1 分。

（魏　革）

附 3B　常用手术体位垫规格

常见手术体位垫规格见附表 3B-1。

附表 3B-1　常用手术体位垫规格

名　称	长/cm	宽/cm	厚/cm
大软垫	56	35	10
小软垫	32	18	8
肩　垫	35	22	10

续表

名称		长/cm	宽/cm	厚/cm
腋垫	成年人	35	20	10
	小儿	26	12	4
方垫		20	20	8
圆枕		34	直径 6	
长沙袋		38	20	8
方沙袋	成年人	20	18	4
	小儿	15	15	4
头圈	成年人	外径 23,内径 9		
	小儿	外径 15,内径 6		

（胡 玲）

第四节 常用外科手术器械

手术器械是外科手术操作的必备工具,多选用碳钢材料镀铬或镍制成,具有精致轻便、易于把持、刀刃锋利、结构圆滑、弹性好、韧性强、不生锈、耐高温等特点。手术器械种类多、用途广、更新快,可分为普通手术器械和专科手术器械两大类,而普通手术器械又是一切手术操作的基础。因此,正确了解各种手术器械的结构特点、基本性能是正确使用和灵活应用器械的前提和保证。

下面重点介绍普通和专科手术器械中的常用器械。

一、手术刀

手术刀用于切割和解剖组织,由刀柄、刀片构成(图 3-4-1)。刀柄有长短之分,有 7、4、3 三种号码。刀片分活动和固定两种,活动刀片有 15 号小圆刀、10 号中圆刀、20～24 号大圆刀、11 号尖刀、12 号镰状刀以及双面刀片、植皮刀片等型号。一般情况下,中圆、大圆刀用于切开皮肤、皮下、肌肉、骨膜等组织;小圆刀用于深部组织及眼科、冠状动脉旁路移植术(冠状动脉搭桥)等组织切割;尖刀用于切开血管、神经、胃肠道及心脏组织;镰状刀用于膝部、五官科手术;双面刀片可用于眼科手术;植皮刀片用于取皮术。4 号刀柄安装 20～24 号刀片;3 号和 7 号刀柄安装的刀片相同,均为 10、11、12、15 号刀片。刀柄的选择取决于切割组织的深浅。固定刀片目前使用较少,如截肢刀、半月板刀等。

二、手术剪

手术剪(图 3-4-2)用于剪开组织、缝线或特殊材料。主要分为组织剪(简称弯剪)、线剪(简称直剪)、骨剪和钢丝剪四大类。有长、短、直、弯、尖、钝、薄刃、厚刃、一页尖、一页钝之分(通常厚刃称组织剪,薄刃称梅氏剪)。根据其形状、用途不同有不同命名,如血管剪、眼科剪、整形剪、扁桃体剪、子宫剪、膝状剪等。一般情况下,游离、剪开深部组织用长、薄刃、尖弯剪;游离、剪开浅部组织用短、厚刃、钝弯剪;剪线、敷料用直剪或一页尖头、一页钝头直剪;剪断骨性组织用骨剪;剪截钢丝、克氏针等钢质材料用钢丝剪。使用时,不宜用组织剪剪线或其他物品,以免刃面变钝。

三、手术镊

手术镊(图 3-4-3)用于夹持、辅助解剖及缝合组织。镊的尖端分为有齿和无齿两类,有长短、粗细齿、凹凸齿、尖钝头之分。根据形状、用途不同有不同命名,如有齿镊、无齿镊、眼科镊、整形镊、血管镊、熊掌镊、动脉瘤镊等。长镊(26cm)用于深部操作,中镊(20cm)、短镊(12.5cm)用于浅部操作。有齿镊夹持力强,对组织损伤较大,仅用于夹持较硬的组织,如皮肤、筋膜、瘢痕等;无齿镊用途最广,用于夹持所有组织及脏器;精细、尖头镊对组织损伤较轻,多用于血管、神经、整形美容等手术操作。

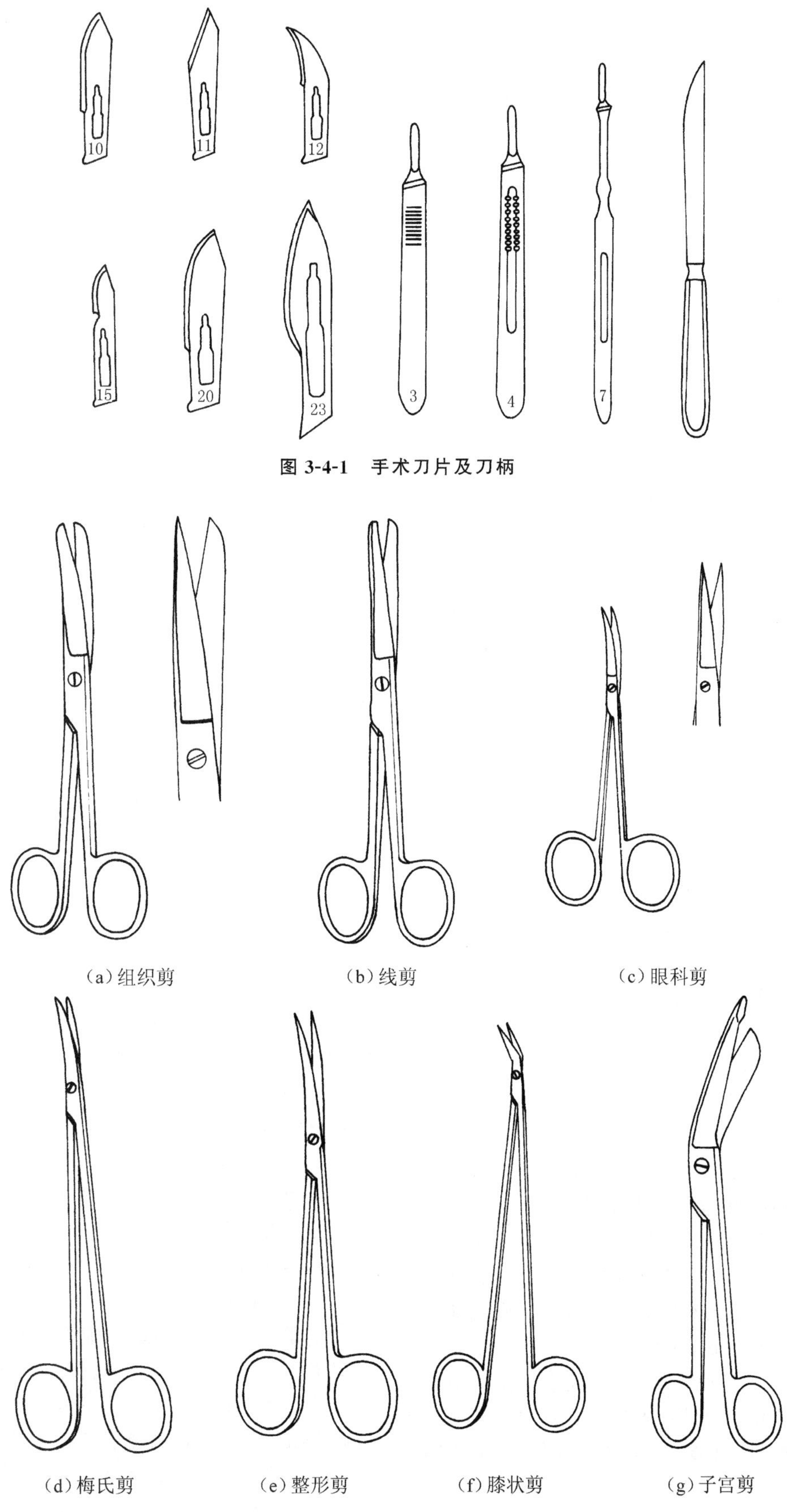

图 3-4-1　手术刀片及刀柄

(a)组织剪　(b)线剪　(c)眼科剪

(d)梅氏剪　(e)整形剪　(f)膝状剪　(g)子宫剪

图 3-4-2　手术剪

四、持针器

持针器(图 3-4-4)用于夹持缝合针、协助缝线打结,有不同的长度。持针器的前端有粗、细、带磁性、不带磁性之分。粗头持力大,固定缝针稳,术中最常用;尖头持力相对小,缝合操作范围也较小,故多用于夹持小缝针或缝合显露不充分的深部组织。一般持针器不带磁性,带磁性的持针器主要用于缝合深部体腔或重要器官(如心脏),防止缝针丢失。持针器柄有直、弯两种,一般情况下都用直的,在特殊部位操作如心脏、肝门、肾门等处缝合时可用弯的,以适应缝合角度。

五、外科缝合针、线

外科缝合针简称缝针,用于引导缝合线穿过组织,实现缝合组织的目的。一般由不锈钢、不锈钢合金制成。不锈钢合金缝针的表面通常包含一层铬,形成氧化铬保护膜,使其具有良好的抗腐蚀性;也有的制成含镍、含钛不锈钢针,高镍不锈钢缝针具有极强的抗弯曲和折断的抵抗力。

1. 缝针特性

①足够锋利,以最小阻力穿透组织。

②抗弯折力强。

③柔顺性好,对折断有一定的抵抗力。

④针体稍微呈扁圆状,便于持针夹持牢固。

⑤若为带线缝线,针尾与缝线相连牢固,针与线接合处光滑、粗细均匀且不易脱落。

2. 缝针构成

每一个外科缝合针都有三个基本构成:锻模或针眼、针体、针尖。

(1)锻模 锻模是缝合线附着缝合针的部位。可分为 2 种,一种有针眼,另一种无针眼(即锻模)。有针眼缝针,类似缝纫针,在末端有缝合线穿过的针眼,针眼的直径常比针的其他部分宽大(图 3-4-5),缝针越大,针眼越大;锻模是用激光或机械钻孔在缝合针的末端形成洞,通过向缝合线均匀地挤压锻模壁,使缝合针和缝合线附着在一起,产生很强的附着力,为缝合针和缝合线提供平滑的结合点(图 3-4-6),比有针眼的穿线缝针对组织牵拉小、创伤轻(图 3-4-7)。

(2)针体 针体是持针器夹持的部分。按其横截面形状可分为圆形、三角形、矩形和梯形(图 3-4-8)。针体按照不同曲度(弧度)可分为 1/4 圆周、1/2 圆周、3/8 圆周、5/8 圆周直针和符合曲线 5 种(图 3-4-9),也可描述为弦长、针直径和针长。不同编号的缝针,针体长短、粗细或形状各不相同(图 3-4-10)。

(3)针尖 针尖是指从缝合针的尖端直至针体最大横截面之间的部分。根据针尖穿透组织类型的不同,一般来说可将缝针分为锋利刃形、铲刀形、锥形和钝形 4 种(表 3-4-1)。

在眼科前房手术中,将三角形缝针改为梯形或铲刀形,外凸面变平,在分开纤薄的角膜面和巩膜时减少侧刃对组织的损伤;锥形缝合针的针尖逐渐变细成为一个尖利的尖,在穿透组织时不会对组织产生切割,用于不能抵抗针穿行的柔软组织,如血管、腹腔内脏和筋膜等;钝形针尖缝合针有锥形的针体和圆形的针尖,但没有锋利的刃,避免针尖刺穿血管,主要用于肝脏修复、高度血管化的组织部分或其他易碎组织,也可用于胸骨旁闭合;锋利锥形缝合针结合了锥形针尖和锋利刃形针尖的特点,其锋利刃仅从针尖延伸出非常短的距离[(1/32)″]即与针体形成一体,常用于钙化和纤维化血管侧支修复吻合和口腔黏膜伤口的闭合。

原则上,缝合针的大小、弧度与缝合组织的宽度、深度成正比,当缝针短时,弧度越大越适合于缝合深部组织。脆弱、精细的组织,如血管、神经、心脏、肠壁等,应选用针径较细的缝针。角针前端为三棱形,锋利、穿透力强,但对组织损伤较大,主要用于缝合皮肤、肌腱、韧带、筋膜等坚韧组织,其他部位的组织用圆针缝合,以减少组织损伤。直针分圆针、角针,目前少用,圆针可用于肠襻、肝截面的缝合。常用国产缝针有 3/8 圆周 5×14、6×17、9×28,1/2 圆周 12×20、9×24、眼科缝针 3×8、3×10、4×6、4×8、4×10,整形缝针 3×14、4×10、4×14 等。数字越大、针越大。进口缝针与国产缝针对照如图 3-4-11。

3. 缝合线

外科手术缝合线简称缝线,用于各种组织缝扎止血、组织对合、牵引、残腔闭缩及管道固定等。

(1)根据缝线的组织特性,分为可吸收缝线、不可吸收缝线两大类。

①不可吸收缝线:

a. 有机不可吸收材料,如棉、亚麻、丝。目前只有丝仍作为缝合材料在应用。

b. 合成不可吸收材料,如聚酯(涤纶)、聚酰胺(尼龙)、聚丙烯、聚丁酯。

c. 不锈钢金属缝线,如钢丝。单根金属丝或多根缠绕金属丝,主要用途是硬固定(如骨-胸骨闭合)。组织对不锈钢的反应很小。不锈钢坚硬而难于操作,包埋在组织中的缝线可能引起患者不适。

d. 其他,如马尾线,基本不用。

②可吸收缝线:植入组织后,通过酶解或水解过程吸收。随着强度消失,这些材料也逐渐从组织中消失。

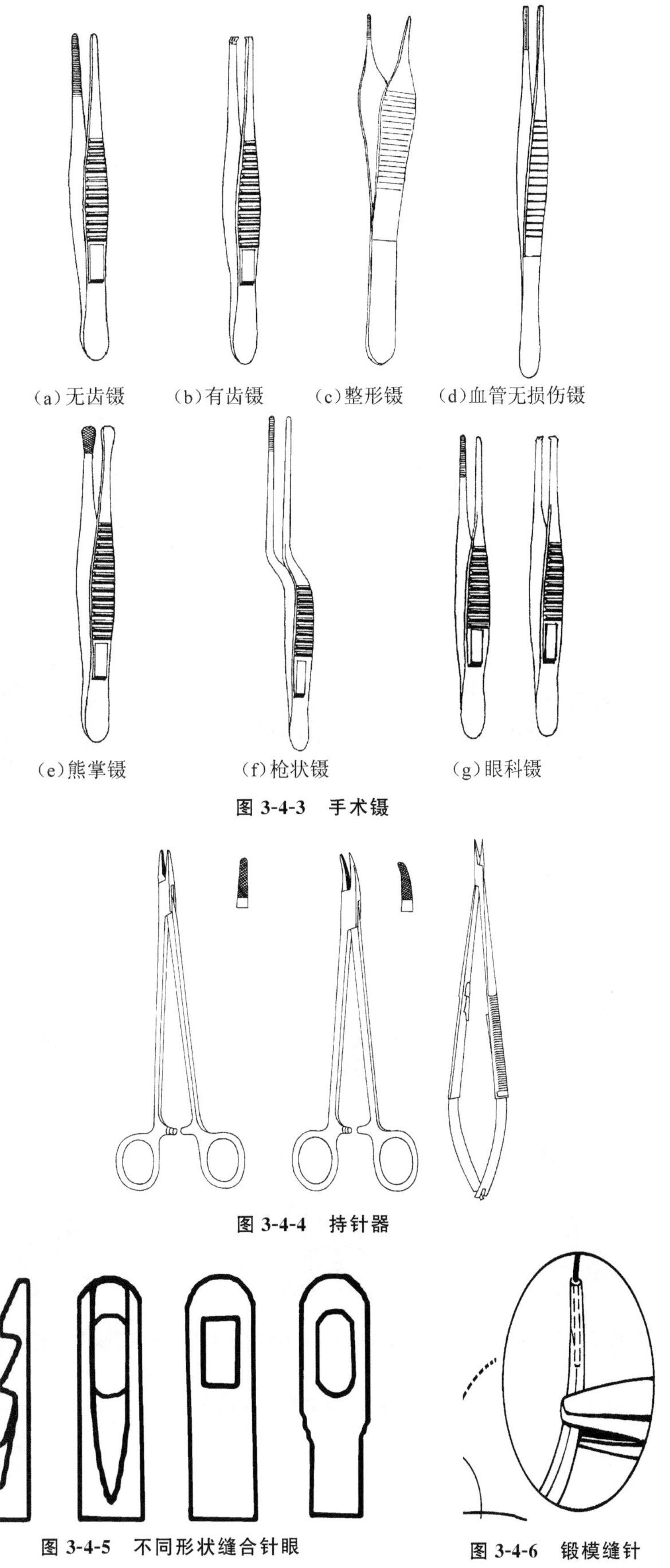

图 3-4-3　手术镊

图 3-4-4　持针器

图 3-4-5　不同形状缝合针眼

图 3-4-6　锻模缝针

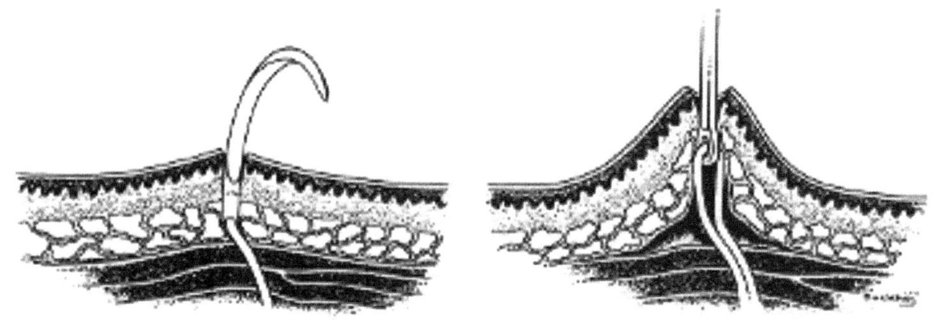

（a）“无针眼”缝合针　　（b）“有针眼”缝合针

图 3-4-7　缝合针穿过组织比较

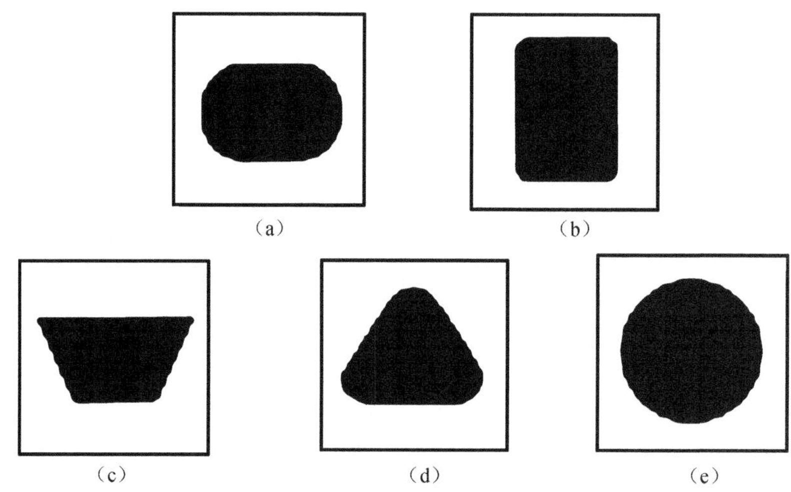

（a）　（b）　（c）　（d）　（e）

图 3-4-8　针体的横截面

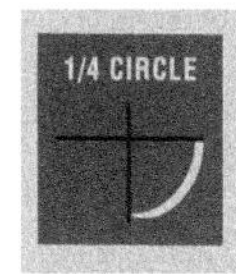

（a）眼科和显微外科手术

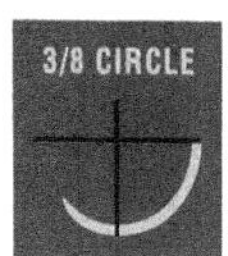

（b）心血管、肺血管、皮肤眼科

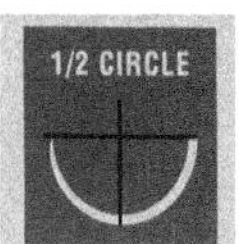

（c）胃肠、肌腱、肌肉、心／肺血管

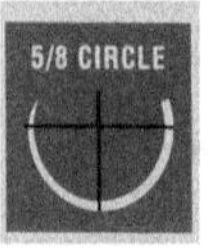

（d）泌尿生殖道、心血管、盆腔

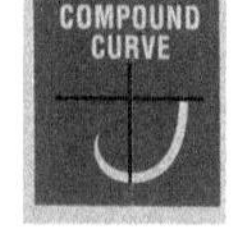

（e）眼科（前房）

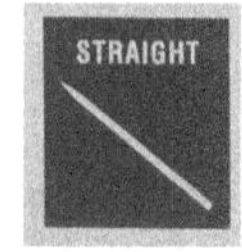

（f）胃肠道、肌腱、皮肤

图 3-4-9　缝针曲率与用途

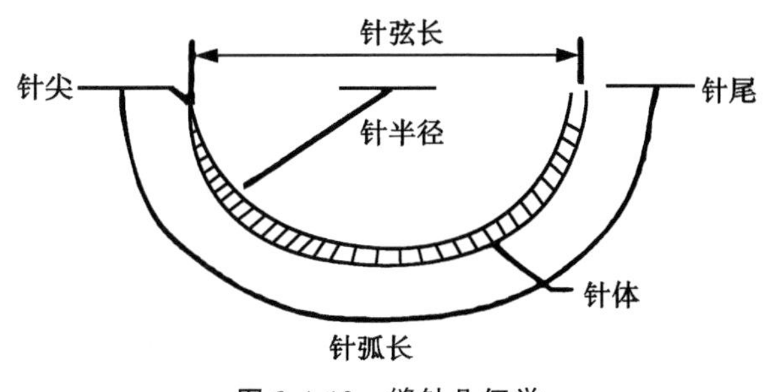

图 3-4-10　缝针几何学

表 3-4-1　各形缝针

缝针规格	针形符号	缝针形状	用　途
锋利刃形缝针	▲		韧带、皮肤、肌腱
反向锋利刃形缝针	▼		筋膜、韧带、皮肤、腱鞘
超级反向锋利刃形缝针	▼		美容整形手术、皮肤；常用于缝韧难以穿透的组织
超级铲刀形缝针			眼睛；主要用于显微外科手术
铲刀形缝针			主要用于眼睛
锋利锥形缝针	⊕		支气管、肌腱、钙化组织、气管、筋膜、子宫、韧带血管、卵巢
锥形缝针	⊙		胆道、神经、硬脑膜、腹膜、筋膜、胸膜、胃肠道、皮下脂肪、肌肉、泌尿生殖道、心肌血管
钝形缝针	●		易碎组织的钝性分离

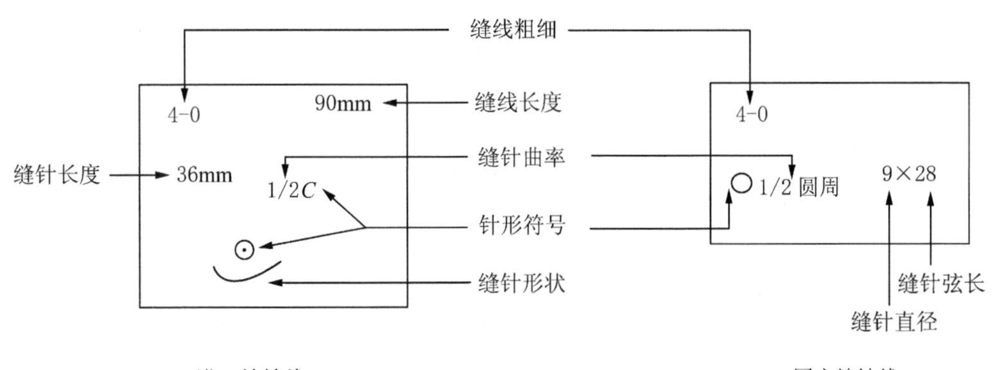

图 3-4-11　进口与国产缝针对照

a. 有机可吸收材料，如肠线。外科肠线，是使用羊小肠黏膜下层或牛小肠浆膜层制成的，约90%为胶原质。在组织中，抗张强度保持1周或3～4周，60～90d由蛋白水解或酶解过程分解吸收，可引起明显的炎性反应。镀铬肠线是用铬盐暴露的方法鞣制原料，可延长吸收过程。原则上，鞣制越重意味着强度持续时间越长，组织反应程度越低。可用于缝合皮下及愈合快的组织，不宜用于缝合愈合慢或承受张力的组织。

b. 合成可吸收材料。合成可吸收材料是一个甘醇酸共聚体，如聚对二氧环己酮、聚甘醇酸、聚甘醇酸和聚乳酸、聚葡萄糖酸。这类产品通过使用新的编织技术、覆膜技术，具有线体平滑、记忆性小、组织创伤小、维持张力强度持久等特点。在组织中，2周被吸收30%～40%，3～4周50%～60%，1～2个月或5～6个月被完全吸收。合成可吸收缝线有带圆针、带角针、带圆体角针、带纽扣角针等。

(2)按照组织构造，可分为单纤维缝线、多纤维缝线。

①单纤维(单股)缝线：一般来说，单股缝线为单一物理结构，有均匀一致的外表面和横截面，光滑、摩擦力小、组织反应小。

②多纤维缝线：多纤维缝线由小的单纤维线编织或缠绕而成，有较高的强度和弹性。据有关报道，编织的、无覆膜的缝线的摩擦力比单纤维缝线高10～20倍。因此，为了增强编织缝线表面的光滑度和减少毛细现象，常将缝线进行硅覆膜的处理。

(3)按照缝线植入组织后的分解、吸收时间的不同，可分为快吸收合成缝线、慢吸收合成缝线2种。

①快吸收合成缝线：为单股合成的可吸收缝线，线体柔韧、组织拖曳极小，最大的优点就是吸收快、不需要拆线，缝合后维持的初始张力5d为50%～60%、10d为20%～30%、56d内被完全吸收。正是这一点，可避免婴幼儿手术后拆线须再次入手术室带来的痛苦，同时也大大降低了治疗费用。可适用于整形外科、泌尿外科、妇产科、耳鼻咽喉科及婴幼儿的手术。

②慢吸收合成缝线：常为编织缝线。单纤维缝线和覆膜的多纤维缝线，线体滑，打结相对不牢，常需打5个结；有的缝线产品，不覆膜，避免结滑脱，以增加打结安全性，打3个结即可。因此，临床上可根据手术切口的缝合要求合理选择。

(4)根据缝针是否锻模，可分为不带针缝线、带针缝线2种。

①不带针缝线：通常为普通黑色丝线，有0、1、4、7、10、3-0、5-0共7种。

②带针缝线(锻模针缝线)：进口缝线、无损伤缝线均为带针缝线。缝线有不同型号，针有圆针、角针、铲针、钝针等。目前广泛应用于手术缝合中。

缝线有不同染色，丝线以黑色为主，吸收线以冷色为主。由于任何一种缝线对人体而言都是一种异物，都会产生不同程度的组织反应。因此，术中应根据组织缝合需要、患者经济能力恰当选择。

理想缝线应具备：打结牢、不易滑脱；直径小、拉力大；组织反应最轻微；能被组织吸收；价廉等特点。

常用缝线及其比较(表3-4-2)，可吸收缝线比较(表3-4-3)，不可吸收缝线比较(表3-4-4)，手术缝线接着拉力标准(表3-4-5)。

表3-4-2　常用缝线及其比较

<table>
<tr><th colspan="3">类　型</th><th colspan="2">特　性</th><th>型　号</th><th>用　途</th></tr>
<tr><td rowspan="8">不可吸收缝线</td><td colspan="2">丝　线</td><td colspan="2">质地柔软、打结牢、不易滑脱、拉力大、价廉。不被吸收、组织反应大</td><td>5-0、3-0、0、1、4、7、10</td><td>组织缝合</td></tr>
<tr><td rowspan="5">无损伤缝线(带缝针)</td><td>聚酯缝线(涤纶线)</td><td rowspan="3">质地柔软、平滑、抗张力强、组织反应小、使用方便。不被吸收、打结易滑脱、价格较贵</td><td>多股编织</td><td>5-0～0</td><td>心血管、整形手术缝合</td></tr>
<tr><td>聚丙烯缝线</td><td>单股聚合</td><td>9-0～0</td><td>心血管、神经缝合</td></tr>
<tr><td>涤纶线</td><td>单股聚合、张力小、易断</td><td>12-0～5-0</td><td>血管、神经、眼睛、心脏瓣膜缝合</td></tr>
<tr><td>聚偏二氟乙酰线</td><td colspan="2">单股聚合。良好的伸展性及较少的蠕动性，极佳的生物相容性，长时间滞留体内仍能保持原有的机械和化学性能，记忆性小，线体平滑且易打结</td><td>7-0～0</td><td>血管、瓣膜及整形外科等手术的缝合</td></tr>
<tr><td>聚酰胺缝线(尼龙线)</td><td colspan="2">人造纤维制成，抗张力、韧性均强过丝线，组织反应小，表面光滑</td><td>11-0～0</td><td>皮肤、小血管吻合、显微手术</td></tr>
<tr><td colspan="2">金属丝线</td><td colspan="2">有不锈钢丝、合金丝及银丝。组织反应最小、拉力大。不易打结、可损伤软组织、价格较丝线贵</td><td>11-0～4-0</td><td>筋膜、肌腱及骨折接合。带针钢丝线缝合胸骨</td></tr>
<tr><td colspan="2">马尾线</td><td colspan="2">减少瘢痕</td><td></td><td>唇裂修复</td></tr>
</table>

续表

<table>
<tr><th colspan="3">类　型</th><th colspan="2">特　　性</th><th>型　号</th><th>用　途</th></tr>
<tr><td rowspan="4">可吸收缝线</td><td rowspan="2">羊肠线</td><td>平制</td><td>羊肠黏膜下层组织制成的胶原蛋白缝合线。6～10d可被组织吸收,组织反应轻微</td><td rowspan="2">吸收过程易出现继发出血,可造成切口裂开,可被消化液溶化</td><td rowspan="2">7-0～2</td><td rowspan="2">子宫、膀胱、输尿管、胆道、尿道等黏膜和肌层</td></tr>
<tr><td>铬制</td><td>经铬酸处理而成,可减慢吸收速率,组织反应较平制肠线小,10～20d可被组织吸收</td></tr>
<tr><td rowspan="2">化学合成线</td><td>慢吸收</td><td colspan="2" rowspan="2">由高聚物制成。组织反应小、抗张力强、质地平滑、打结容易、使用方便(针带线)、缝合皮肤不需拆线,但价格较贵</td><td rowspan="2">6-0～2</td><td rowspan="2">皮内缝合。其余同“羊肠线”</td></tr>
<tr><td>快吸收</td></tr>
</table>

注:1. 羊肠线为生物制品,能被消化液溶化,不宜缝合胰腺组织。同时,浸泡后极易膨胀、韧性降低、易折断。使用前,浸湿、软化即可,不宜长时间或用热水浸泡。

2. 化学合成线由乙交酯与内交酯聚合而成的聚醇酸材料制成,在体内分解为乙二醇与乳酸,最终分解成二氧化碳和水。可缝合胰腺组织。

3. 1-0(含1-0)号以上缝合线,数字越大,线越粗;1-0号以下缝合线,数字越大,线越细。

4. 无损伤线,9-0适用于直径为1.0mm以上血管的吻合,11-0适用于直径为1.0mm以下血管、淋巴管的吻合。

表3-4-3　可吸收缝线比较

缝线标准			缝线的直径/mm				结节抗张力(最小平均值)/kg	
《美国药典》	《英国药典》(Gauge No.)		化学合成线		羊肠线			
	化学合成线	羊肠线	最小	最大	最小	最大	化学合成线	羊肠线
12-0	0.01	—	0.001	0.009	—	—	—	—
11-0	0.1	—	0.010	0.019	—	—	—	—
10-0	0.2	—	0.020	0.029	—	—	0.025	—
9-0	0.3	0.4	0.030	0.039	0.040	0.049	0.050	—
8-0	0.4	0.5	0.040	0.049	0.050	0.069	0.07	0.045
7-0	0.5	0.7	0.050	0.069	0.070	0.099	0.14	0.07
6-0	0.7	1	0.070	0.099	0.10	0.149	0.25	0.18
5-0	1	1.5	0.10	0.149	0.15	0.199	0.68	0.38
4-0	1.5	2	0.15	0.199	0.20	0.249	0.95	0.77
3-0	2	3	0.20	0.249	0.30	0.339	1.77	1.25
2-0	3	3.5	0.30	0.339	0.35	0.399	2.68	2.00
0	3.5	4	0.35	0.399	0.40	0.499	3.90	2.77
1	4	5	0.40	0.499	0.50	0.599	5.08	3.80
2	5	6	0.50	0.599	0.60	0.699	6.35	4.51
3	6	7	0.60	0.699	0.70	0.799	7.29	5.90
4	6	8	0.60	0.699	0.80	0.899	7.29	7.00
5	7	—	0.70	0.799	—	—	—	—

注:1. 结节抗张力,是指拉断一个方结的强度,临床用以评估结节的安全性。

2. 以上数据均来自2000年出版的《美国药典》(USP)。

表 3-4-4　不可吸收缝线比较

缝线标准		缝线的直径/mm		结节抗张力(最小平均值)/kg		
《美国药典》	《英国药典》(Gauge No.)	最小	最大	丝线、合成纤维	棉线、麻线等	单股与多股金属线
12-0	0.01	0.001	0.009	0.001	—	0.002
11-0	0.1	0.010	0.019	0.006	0.005	0.02
10-0	0.2	0.020	0.029	0.019	0.014	0.06
9-0	0.3	0.030	0.039	0.043	0.029	0.07
8-0	0.4	0.040	0.049	0.06	0.04	0.11
7-0	0.5	0.050	0.069	0.11	0.06	0.16
6-0	0.7	0.070	0.099	0.20	0.11	0.27
5-0	1	0.10	0.149	0.40	0.23	0.54
4-0	1.5	0.15	0.199	0.60	0.46	0.82
3-0	2	0.20	0.249	0.96	0.66	1.36
2-0	3	0.30	0.339	1.44	1.02	1.80
0	3.5	0.35	0.399	2.16	1.45	3.40
1	4	0.40	0.499	2.72	1.81	4.76
2	5	0.50	0.599	3.52	2.54	5.90
3、4	6	0.60	0.699	4.88	3.68	9.11
5	7	0.70	0.799	6.16	—	11.4
6	8	0.80	0.899	7.28	—	13.6
7	9	0.90	0.999	9.04	—	15.9
8	10	1.00	1.099	—	—	18.2
9	11	1.100	1.199	—	—	20.5
10	12	1.200	1.299	—	—	22.8

注:以上数据均来自 2000 年出版的《美国药典》。

表 3-4-5　可吸收缝线和不可吸收缝线与缝针接着拉力标准

缝线标准			接着拉力标准(平均最小拉力值)/kg
《美国药典》	《英国药典》(Gauge No.)		
	羊肠线	可吸收缝线或不可吸收缝线	
11-0	—	0.1	0.007
10-0	—	0.2	0.014
9-0	0.4	0.3	0.021
8-0	0.5	0.4	0.050
7-0	0.7	0.5	0.080
6-0	1	0.7	0.17
5-0	1.5	1	0.23
4-0	2	1.5	0.45
3-0	3	2	0.68
2-0	3.5	3	1.10

续表

缝线标准			接着拉力标准（平均最小拉力值）/kg
《美国药典》	《英国药典》(Gauge No.)		
	羊肠线	可吸收缝线或不可吸收缝线	
0	4	3.5	1.50
1	5	4	1.80
2 and larger	6 and larger	5 and larger	1.80

注：以上数据均来自2000年出版的《美国药典》。

六、血管钳

血管钳又称止血钳，用于分离、钳夹组织和止血，协助持针、夹持敷料等，有不同类型（图3-4-12）。

1. 按齿槽床可分为直、弯、直角、弧形

直血管钳分为有齿、无齿两种。直有齿钳夹持力强、对组织损伤大，多用于夹持较厚的坚韧组织或离断的组织残端（如断胃、断肠），防止滑脱；直无齿钳则用于皮下组织止血；弯血管钳用于分离、夹持组织或血管止血，以及协助缝合；直角钳用于游离血管、神经、输尿管、胆道等组织，以及牵引物的引导，前端齿槽有横纹和直纹两种，直纹（又称密克脱钳）对组织损伤较轻；弧形钳（如肾蒂钳、心耳钳）用于夹持相应部位组织或集束钳夹、部分钳夹等。

2. 按齿槽可分为半齿、全齿

绝大多数血管钳均为全齿钳。全齿钳根据长度、粗细、形状的不同有不同命名，如弯钳可分为蚊式钳（12.5cm）、小弯钳（14cm）、中弯钳（16cm、18cm）、大弯钳（20cm、22cm）、长弯钳（24cm、26cm）、直角钳（18cm、22cm）。大弯钳头钝、弧度稍大，长弯钳头尖、微弯。由于血管钳对组织都有不同程度的压榨作用，故不宜直接钳夹皮肤、脏器及脆弱组织。无损伤血管钳为全齿钳的一种，因齿槽较细、较浅，两叶对合时齿尖相互错开，夹闭时仍留有一排齿状缝隙（又称凹凸齿），不但夹持稳，也不易造成损伤，主要用于夹持血管、神经及脏器组织。半齿钳的齿槽一般较粗、较深，夹持力量大，但损伤也较大，且后半部无齿，横夹组织时易滑脱，目前使用较少。钳柄一般为直的。

七、其他器械

其他器械（图3-4-13）。

（1）海绵钳　又称卵圆钳，分有齿、无齿两种。有齿海绵钳主要用于夹持敷料、物品；无齿海绵钳可用于提持脆弱组织，如肠管、肺叶，或夹持子宫等。

（2）布巾钳　用于固定敷料、保护切口，有大小之分，大的为16cm，小的为12cm。

（3）组织钳　用于夹持组织或皮瓣，协助剥离时提夹组织。有不同长度，前端分粗、细齿。细齿又称胸科组织钳、软组织钳，长20cm。粗齿夹持力大，对组织损伤相对大；细齿则相反。

（4）有齿直钳　又称可可钳，有直、弯、长短之分，长的为22cm，短的为16cm。

（5）KD钳　也称“花生米”钳，用于钳夹KD粒（俗称花生米）进行组织的钝性剥离。

（6）气管钳　也称大直角钳，用于离断气管、支气管及其他腔道（如食管）组织。前端齿槽为直纹，对组织损伤较轻。

（7）肺叶钳　用于提夹、牵引肺叶，以显露手术野。前端呈三角形，齿槽为直纹，对组织损伤较轻。

（8）胃钳　又称胃幽门钳，专用于钳夹胃或结肠残端。轴为多关节，力量大，压榨力强，组织不易滑脱。

（9）取石钳（勺）　用于夹取结石，为弧形，有100°、120°、135°、160° 4种弧度，一式4把。

（10）取石勺　主要用于剜除泥沙样结石，有不同大小。

（11）肠钳　用于夹持肠管，齿槽薄、细，对组织压榨作用小，分直、弯两种。使用时，于钳端外套胶管，使对肠壁的损伤降至最低。

（12）胆管钳　用于深部组织的贯穿分离、钳夹和止血，为弧形。

（13）骨凿　用于去除骨痂、截除骨块，分为平凿、圆凿、铲凿、娥眉凿4类。平凿前端有扁平面（又称骨刀）、斜坡面两种，后者目前少用。

（14）骨锉　用于锉平骨断端，使之变钝，避免刺破组织，导致出血。

（15）骨锤　用于协助骨凿截骨及物体的置入或取出。常用的有450g、270g、100g 3种重量，前者多用于骨科，后者多用于口腔科和耳鼻咽喉科。

（16）咬骨钳（图3-4-14）　用于咬除、修整骨组织，分单关节、双关节两大类。按咬骨钳的前端形状分为尖嘴、鹰嘴、圆头、方头4种。

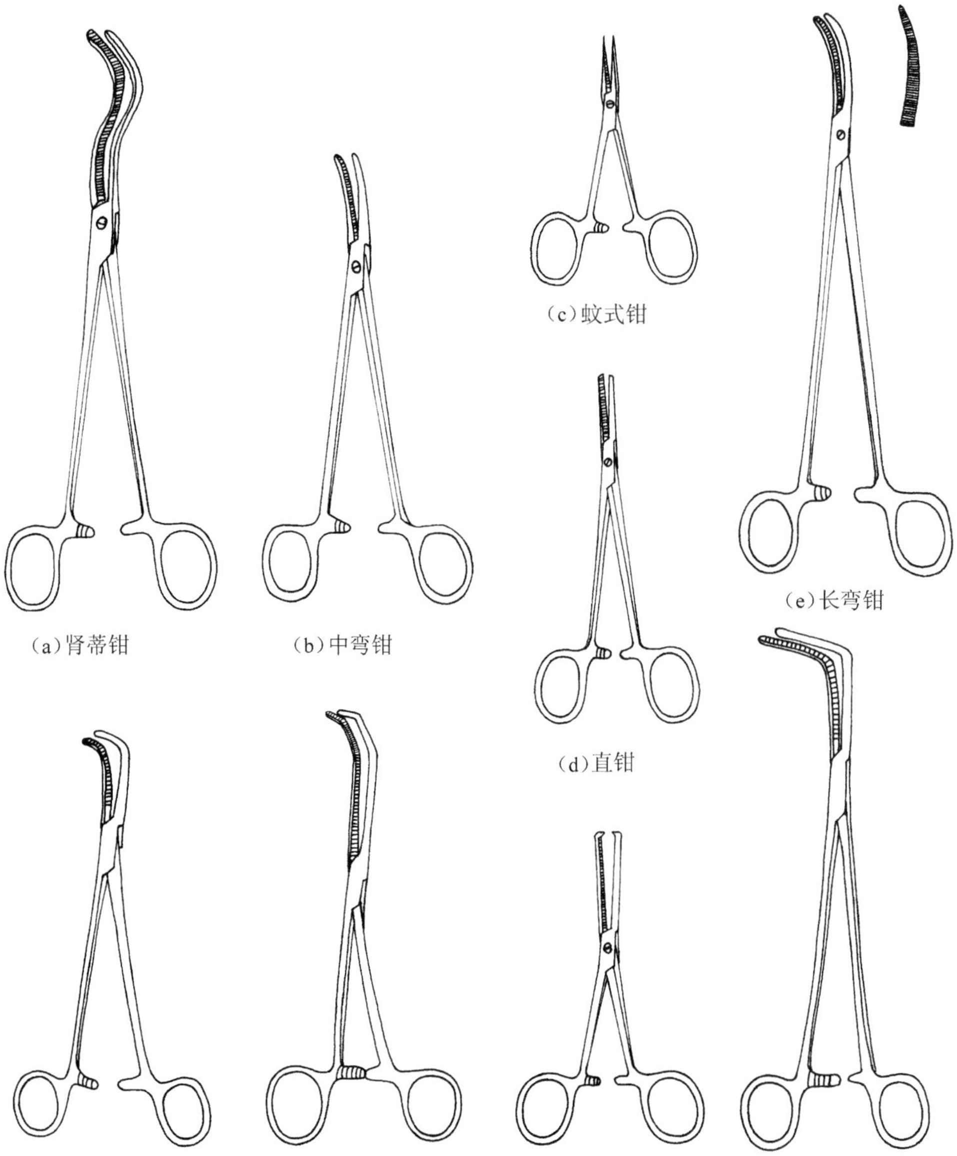

(a)肾蒂钳　(b)中弯钳　(c)蚊式钳　(d)直钳　(e)长弯钳

(f)小直角钳　(g)无损伤血管钳　(h)有齿直钳　(i)大直角钳

图 3-4-12　血管钳

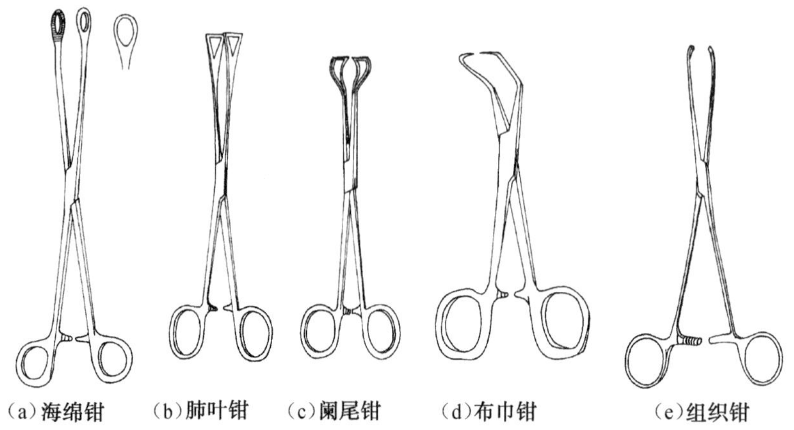

(a)海绵钳　(b)肺叶钳　(c)阑尾钳　(d)布巾钳　(e)组织钳

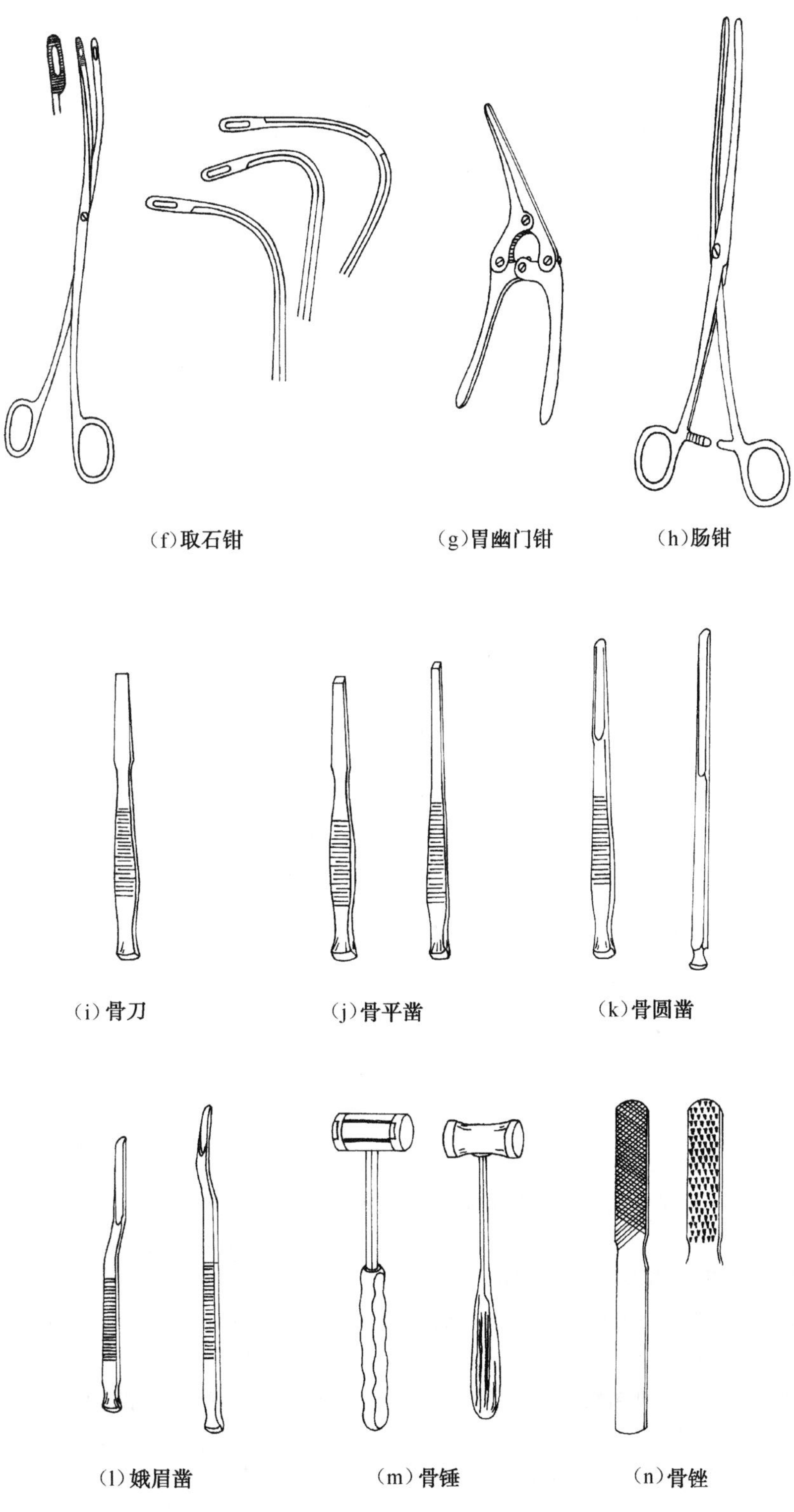

图 3-4-13　其他器械

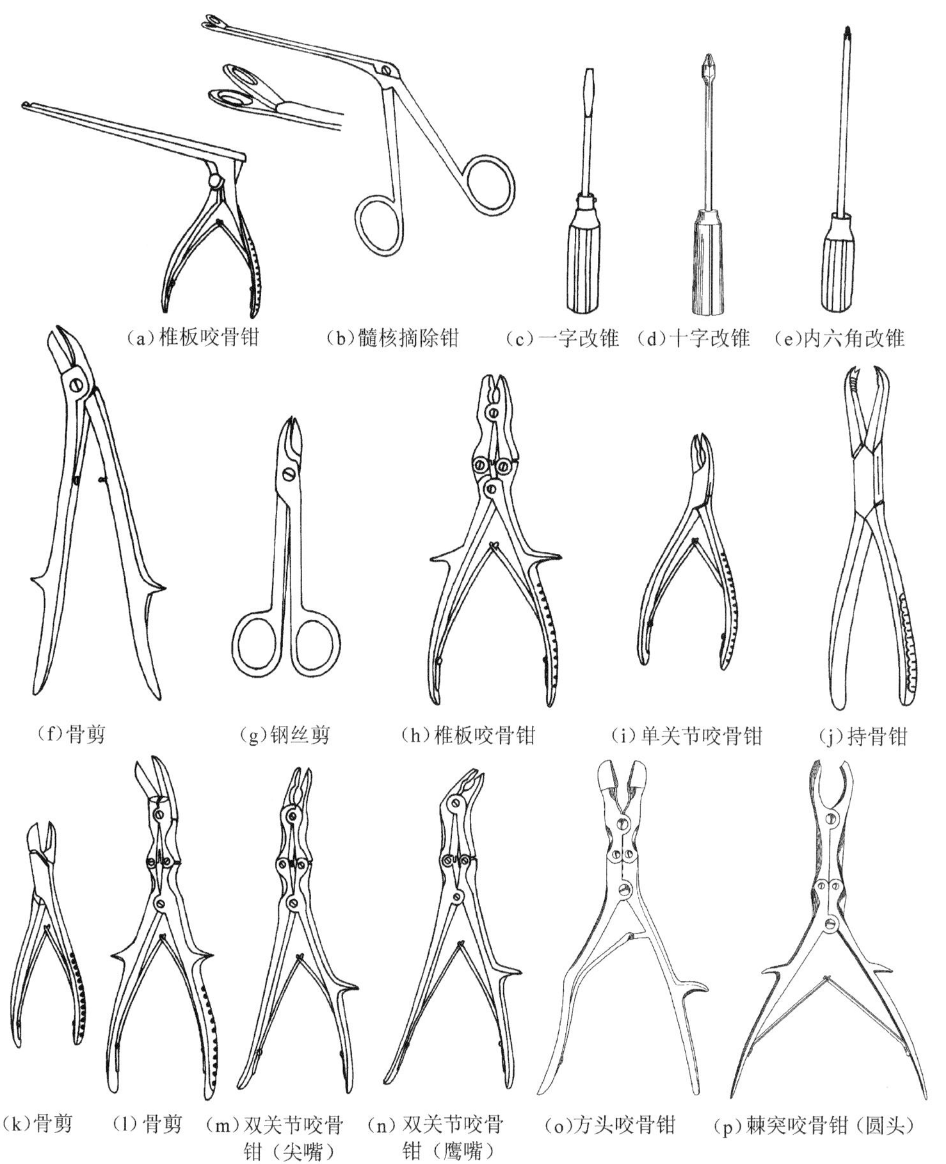

图 3-4-14 咬骨钳

(17)骨钩 用于提起、暴露骨断端,有利于矫形与固定,有大小之分。

(18)持骨器 用于固定骨断端、协助内固定,分持骨钳、骨把持器两种。持骨钳一般用于固定长骨骨折的远端;骨把持器则用于固定骨折处。

(19)螺丝刀 用于安装各种螺钉,分一字螺丝刀、十字螺丝刀、内六角螺丝刀。

(20)骨钻 用于骨钻孔,分手摇钻、电钻、气钻和高速磨钻4种。

(21)椎板咬骨钳 也称枪状咬骨钳,用于咬除椎体组织、椎管周围韧带,前端分直面90°、斜面110°和130°。头径有2.5mm、3.0mm、3.5mm、4.0mm。

(22)髓核摘除钳 有直头和翘头两种,用于摘除椎间盘或软组织肿瘤,有大小之分。

(23)心耳钳 用于夹持心耳、肠道壁组织,持力大,对组织损伤小,有大、中、小3种。

(24)阑尾钳 用于夹提或固定阑尾或输尿管等组织,对组织损伤小。

(25)取瘤钳 用于夹取瘤组织,多用于颅内肿瘤手术。有大小、长短之分。

(26)银夹钳 夹银夹,用于脑科、胸科手术的止血,定位。

(27)鼻息肉钳 用于夹取鼻息肉。

(28)鼻甲钳 用于夹取、咬除鼻甲,分上、中、下鼻甲钳3种。

八、拉钩

拉钩(图 3-4-15)又称牵开器，有不同形状、大小，用于牵开切口、显露术野。拉钩种类繁多，大小、形状不一，宜根据手术部位、深浅进行选择。甲状腺拉钩用于浅部切口牵开显露；双头腹部拉钩、创缘钩用于牵开腹壁；直角拉钩用于牵开腹壁及腹腔脏器；肝钩用于牵开肝；膀胱拉钩用于牵开膀胱；S 拉钩用于深部切口牵开显露；静脉肾盂拉钩用于牵开血管、肾盂；腹腔自动牵开器用于固定、牵开腹腔，盆腔，分二翼、三翼两种；悬吊拉钩用于牵开上腹腹壁，暴露上腹内脏(主要是肝)；胸腔自动牵开器用于胸腔、腰部切口的牵开显露；肋骨合拢器用于固定、闭合肋骨；颅后窝牵开器用于颅后窝、脊柱的牵开显露；爪钩用于牵开肌肉，分二爪、三爪、四爪 3 种，有大小、深浅之分；骨拉钩用于提拉长骨断端，分单钩、双钩两种；乳突牵开器用于撑开显露乳突、牵开头皮；开睑器用于撑开眼睑。

注意：拉钩浸湿后方可使用，防止拉钩面磨损组织；自动牵开器使用前、后应检查螺钉是否有松脱，防止异物残留体腔。使用时应用湿纱垫将拉钩与组织间隔开，缓解长时间压迫造成的组织损伤。

九、吸引器头

吸引器(图 3-4-16)头用于吸出术野的血液，以及脑、胸、腹腔内的液体。有不同的长度及口径。有直、弯两型。分为单管吸引头、侧孔单管吸引头、套管吸引头 3 种。侧孔单管吸引头多用于脑外科和耳鼻喉科(ENT)手术，其管壁中段有一小孔，可通过术者指腹按压调节负压吸引力量的大小；套管吸引头主要用于腹腔手术，其结构是在单孔吸引管基础上配多侧孔外套，可避免大网膜、肠壁等组织被吸附，堵塞吸引口。

十、刮匙(勺)

刮匙(勺)(图 3-4-17)用于刮除切口坏死组织、肉芽组织、死骨，或取松质骨块。有大小、锐钝之分，有直、弯两型。

十一、探针

探针(图 3-4-18)又称探条，有普通探针、专用探针两类。普通探针用于探查窦道、瘘管的深浅和方向，又分为圆探针、有槽探针两种。圆探针还可细分为可弯压和不可弯压，前者可任意调整形状，适应窦道走向，引导切开；后者多用于脓肿切开。专用探针一般指胆道探条、子宫颈探条、尿道探条、髓腔探条等，用于相应部位的探查或扩张，有不同大小型号。

十二、剥离子

剥离子(图 3-4-19)种类很多，主要用于骨膜剥离。可分为脑膜剥离子、骨膜剥离子、神经根剥离子 3 大类。各类均有大小、长短之分。按其命名，剥离相应组织。脑膜剥离子两端扁平、薄，质地硬，还可用于肾窦粘连组织的剥离，如剥离肾结石粘连边缘；骨膜剥离子又可细分为肋骨骨膜剥离子、骨膜剥离子两种，前者分左右侧、一式两把，后者前端分平头、尖头两种；神经根剥离子一端扁平、另一端为直角钩，主要用于神经根的剥离、分离，以及截骨时的神经保护。

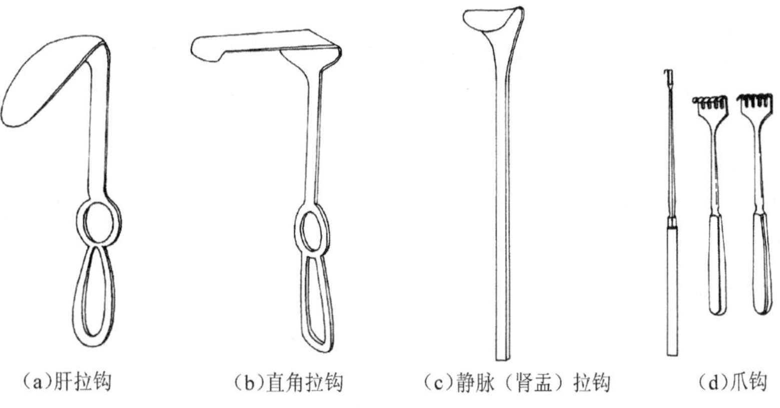

(a)肝拉钩　(b)直角拉钩　(c)静脉（肾盂）拉钩　(d)爪钩

图 3-4-15

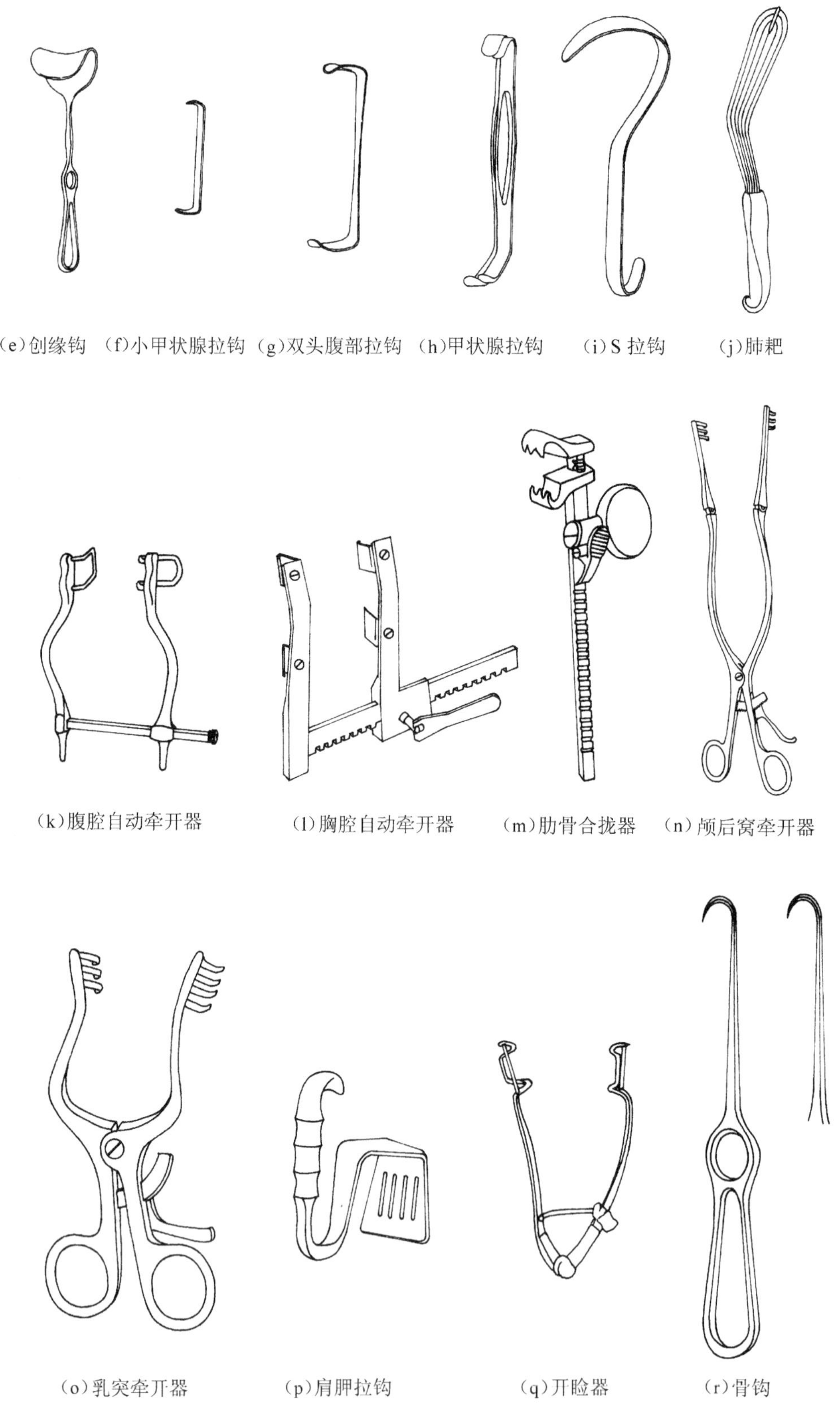

图 3-4-15　各种类型拉钩

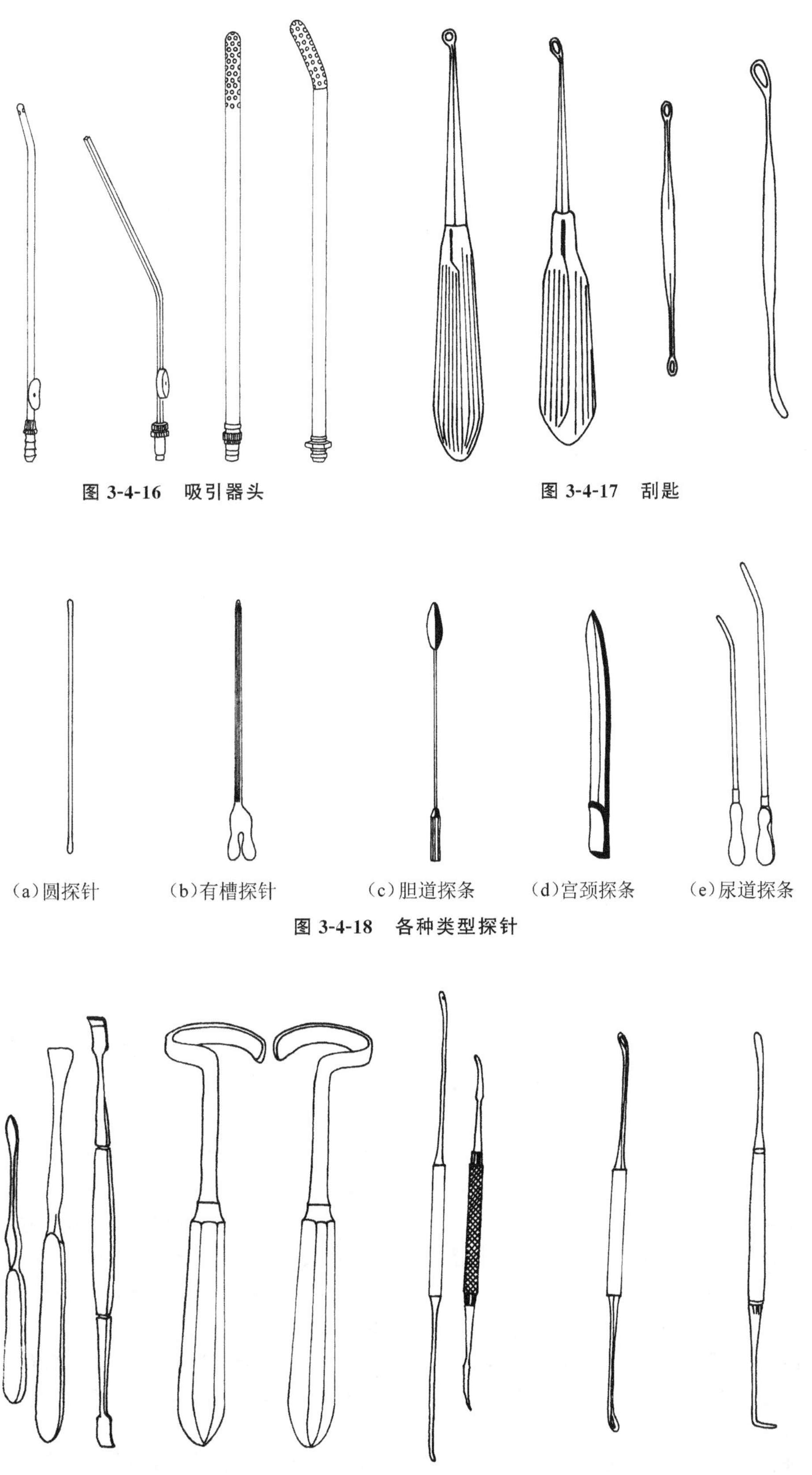

图 3-4-16 吸引器头

图 3-4-17 刮匙

图 3-4-18 各种类型探针

图 3-4-19 各种类型剥离子

第五节 器械护士的基本技术操作

器械护士的基本技术操作是手术配合的基础，是质量与效率的基本保证。器械护士常用的基本技术操作有穿针引线、器械传递、敷料传递、无菌器械台的准备等。

一、安、取刀片法

刀片安装宜采用持针器夹持，避免割伤手指。安装时，用持针器夹持刀片前端背侧，将刀片与刀柄槽对合，向下嵌入；取下时，再以持针器夹持刀片尾端背侧，稍稍提起刀片，向上顺势推下(图 3-5-1)。

二、穿针引线法

术中对血管破裂出血或预防性止血常常需要进行组织结扎或缝扎。按不同部位的血管大小可采用不同的缝针、缝线，但穿针引线的技巧却是相同的。准确、快速地穿针引线，既方便术者操作，又缩短手术配合时间。因此，护士必须加强练习。常用的穿针引线法包括 3 种：穿针带线法、血管钳带线法、徒手递线法。

1. 穿针带线法(图 3-5-2)

(1)标准　穿针带线过程中要求做到 3 个 1/3，即缝线的返回线占总线长的 1/3；持针器夹持缝针在针尾的后 1/3 处，并稍向外上；持针器开口前端的1/3夹持缝针。这样，术者在缝扎时有利于进针、不易掉线。传递时，将缝线绕到手背或用环指、小指将缝线夹住，使术者接钳时不致抓住缝线影响操作。常用于血管组织的结扎。

(2)方法

①右手拿持针器，用持针器开口端的前 1/3 夹住缝针的后 1/3 处。

②左手接过持针器，握住中部，右手拇指、示指或中指捏住缝线前端穿入针孔。

③线头穿过针孔后，右手拇指顶住针尾孔，示指顺势将线头拉出针孔。

④拉线过针孔 1/3 后，右拇指、示指将线反折，合并缝线后卡入持针器的头部。

⑤若为线轴，右手拇指、示指捏住线尾，中指向下用力弹断线尾。

2. 血管钳带线法(图 3-5-3)

(1)标准　血管钳尖端夹持缝线要紧，以结扎时不滑脱、不移位为准。一般钳尖端夹持缝线 2mm 为宜，过多较易造成钳端的线移位，缝线挂不住组织而失去带线作用。传递方法同“穿针带线法”。常用于深部组织的结扎。

(2)方法

①右手握 18cm 血管钳，左手拇指、示指持缝线一端。

②张开钳端，夹住线头约 2mm。

3. 徒手递线法(图 3-5-4)

(1)标准　术者接线的手持缝线的中后 1/3 交界处，轻甩线尾后恰好留出线的前端给对侧手握持。尽量避免术者在线的中前部位接线，否则结扎时前端的缝线不够长，术者需倒手一次，增加操作步骤。

(2)方法

①拉出缝线，护士右手握住线的前 1/3 处，左手持线尾端。

②术者的手在中后 1/3 交界处接线。

③当术者接线时，护士双手稍用力绷线，以增加术者的手感。

三、器械传递法

1. 器械传递的原则

①速度快、方法准、器械对，术者接过后无须调整方向即可使用。

②力度适当，以达到提醒术者的注意力为度。

③根据手术部位，及时调整手术器械。一般而言，切皮前、缝合皮下时，递海绵钳夹持乙醇纱球消毒皮肤；切开、提夹皮肤，切除瘢痕、粘连组织时，递有齿镊，其他情况均递无齿镊；提夹血管壁、神经时，递无损伤镊；手术部位浅递短器械、徒手递结扎线，反之递长器械、血管钳带线结扎；夹持牵引线时，递蚊式钳。

④及时收回切口周围的器械，避免堆积，防止掉地。

⑤把持器械时，有弧度的弯侧向上；有手柄的朝向术者；单面器械垂直递；锐利器械的刃口向下水平递。

⑥切开或切除腔道组织前，递长镊、湿纱垫数块以保护周围组织，切口下方铺一块治疗巾来放置污染器械；切除后，递 0.5%碘伏纱球消毒创面，接触创缘的器械视为污染，放入指定盛器；残端缝合完毕，递长

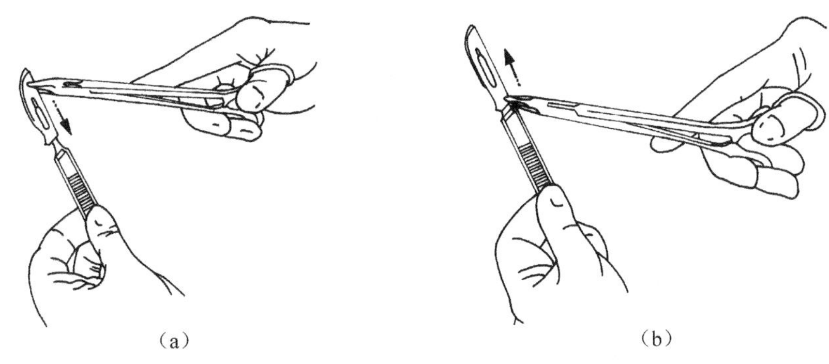

图 3-5-1　手术刀片安、取法
(a)安法;(b)取法

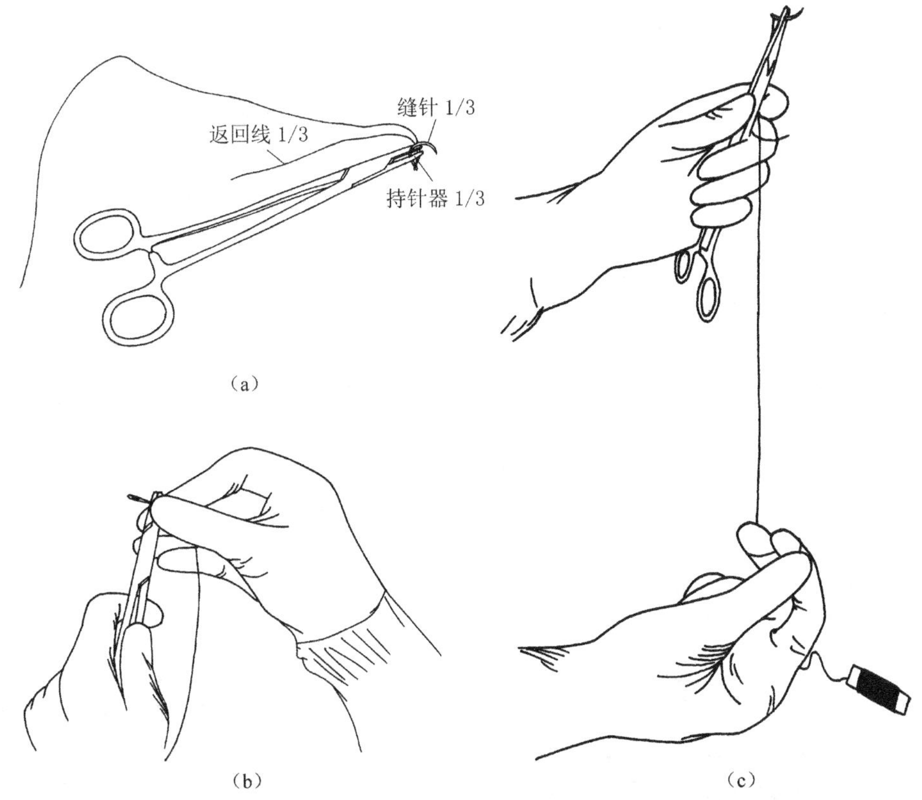

图 3-5-2　穿针带线法
(a)穿针带线标准;(b)穿针引线;(c)弹线法

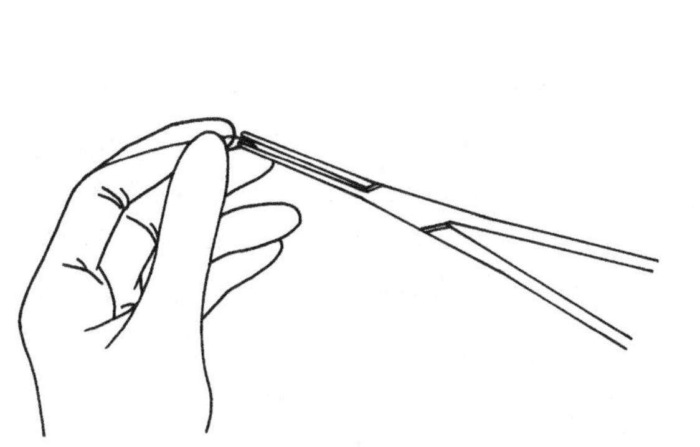

图 3-5-3　血管钳带线法

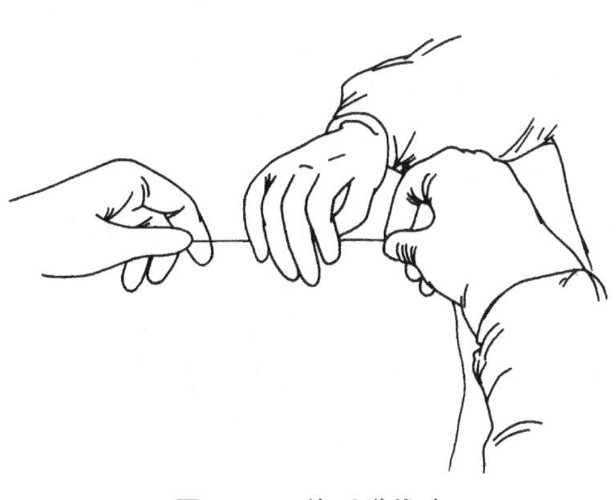

图 3-5-4　徒手递线法

镊撤除切口周围保护纱垫，不宜徒手拿取，否则应更换手套；处理阑尾、窦道创缘或残端时，应递0.5%碘伏消毒。

2. 传递方法

(1)手术刀传递法(图3-5-5) 注意勿伤及自己或术者，递刀方法有三种。

①手持刀背，刀刃面向下、尖端向后呈水平传递。

②同侧、对侧传递法。

③无接触式传递法 通过弯盘对器械进行传递、收回、交提，避免发生锐器伤。

(2)弯剪刀、血管钳传递法(图3-5-6) 传递器械常用拇指和其余四指的合力来实现。若为小器械，也可以通过拇指、中指和示指的合力来传递。传递过程应灵活应用，以快、准为前提。常用的传递法有3种。

①对侧传递法：右手拇指握凸侧上1/3处，其余四指握凹侧中部，通过腕部的适力运动，将器械的柄环部拍打在术者掌心上。

②同侧传递法：右手拇指、环指握凹侧，示指、中指握凸侧上1/3处，通过腕下传递；左手则相反。

③交叉传递法：同时递两把器械时，递对侧器械的手在上，同侧的手在下，不可从术者肩或背后传递。

(3)镊子传递法(图3-5-7)

①手握镊尖端、闭合开口，直立式传递。

②术中紧急时，可用拇指、示指、中指握镊尾部，以三指的合力关闭镊开口端，让术者持住镊的中部。

(4)持针器传递法(图3-5-8) 传递时要避免术者同时将持针钳和缝线握住。缝针的尖端朝向手心、针弧朝背、缝线搭在手背或用手夹持。

(5)拉钩传递法(图3-5-9) 递拉钩前应用盐水浸湿。握住拉钩前端，将柄端平行传递。

(6)咬骨钳传递法(图3-5-10) 枪状咬骨钳握轴部传递，手接柄；双关节咬骨钳传递，握头端，手接柄。

(7)锤、凿传递法(图3-5-11) 左手握凿端，柄递给术者左手；右手握锤，手柄水平递术者右手。

四、敷料传递法

1. 敷料传递的原则

①速度快、方法准、物品对，不带碎屑、杂物。

②及时更换切口敷料，避免堆积。

③纱布类敷料应打开、浸湿、成角传递，固定带或纱布应留有一端在切口外，不可全部塞入体腔，以免遗留在组织中。

2. 传递方法

(1)纱布传递法 打开纱布，成角传递。由于纱布被血迹浸湿后体积小而不易被发现，不主张在切口深、视野窄、体腔或深部手术时拭血。必须使用时，应特别注意进出的数目，做到心中有数。目前均采用致密纱编织的显影纱布，可透过X线，增加了体腔手术敷料使用的安全性。

(2)纱垫传递法 成角传递。纱垫要求缝有20cm长的布带，夹层中含有显影钡线，使用时，将布带留在切口外，防止误入体腔。

(3)其他敷料的传递法 用前必须浸湿。

①带子传递法：传递同“血管钳带线法”。常用于结扎残端组织，或对组织进行悬吊、牵引。

②引流管传递法：常用于组织保护性牵引，多用8F导尿管。用18cm弯血管钳夹住头端递给术者。反折引流管后，用12.5cm蚊式钳固定。

③橡皮筋传递法(图3-5-12)：手指撑开胶圈，套在术者右手上。用于多把血管钳的集束固定。

④KD粒(花生米)传递法(图3-5-13)：常用于深部组织的钝性分离。用18～22cm弯血管钳夹持递给术者。

⑤脑棉片传递法(图3-5-14)：多用于开颅手术时，将棉片贴放于组织表面进行保护性吸引。脑棉片一端要求带有黑色丝线，以免遗留。稍用力拉，检查脑棉片质量。浸湿后示指依托，术者用枪状镊夹持棉片的一端。

五、手术器械台的准备

1. 无菌台的使用原则

①选择范围较为宽敞的区域开台。

②徒手打开外层包布，用无菌持物钳开内层包布，顺序为：先对侧、后近侧。

③无菌包打开后未被污染又重新包裹，有效期不超过24h。

④无菌巾打开并暴露于无菌环境中超过6h，应重新更换或加盖无菌巾。

2. 开台方法与要求

(1)无菌器械物品桌 为了便于器械护士了解手术步骤，迅速、准确、有效地传递手术用品，缩短手术时间，避免差错，要特别注意器械护士配合手术时所站立的位置和手术器械分类摆放顺序的协调一致。一般情况下，器械护士与术者位置的取向关系是：护士站在术者的对侧；若为坐位正面手术，站其右侧(两者同向)；坐位背面手术，站其左侧(两者相向)。器械护士与患者位置的取向关系是：仰卧位时站其左侧(盆腔手术站其右侧)；侧卧位时站其腹侧；俯卧位时

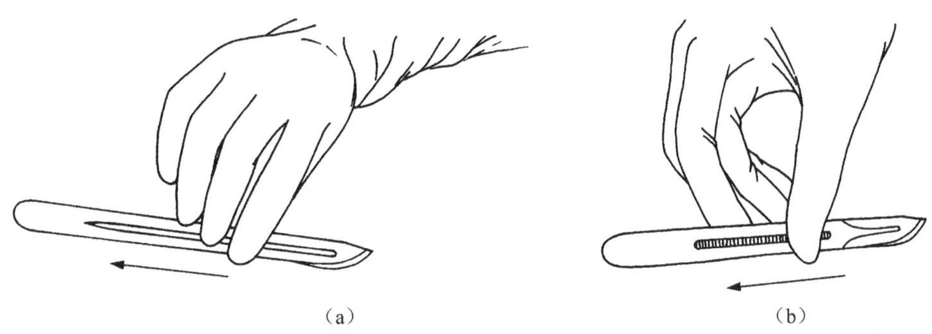

图 3-5-5　手术刀传递法

（a）同侧；（b）对侧

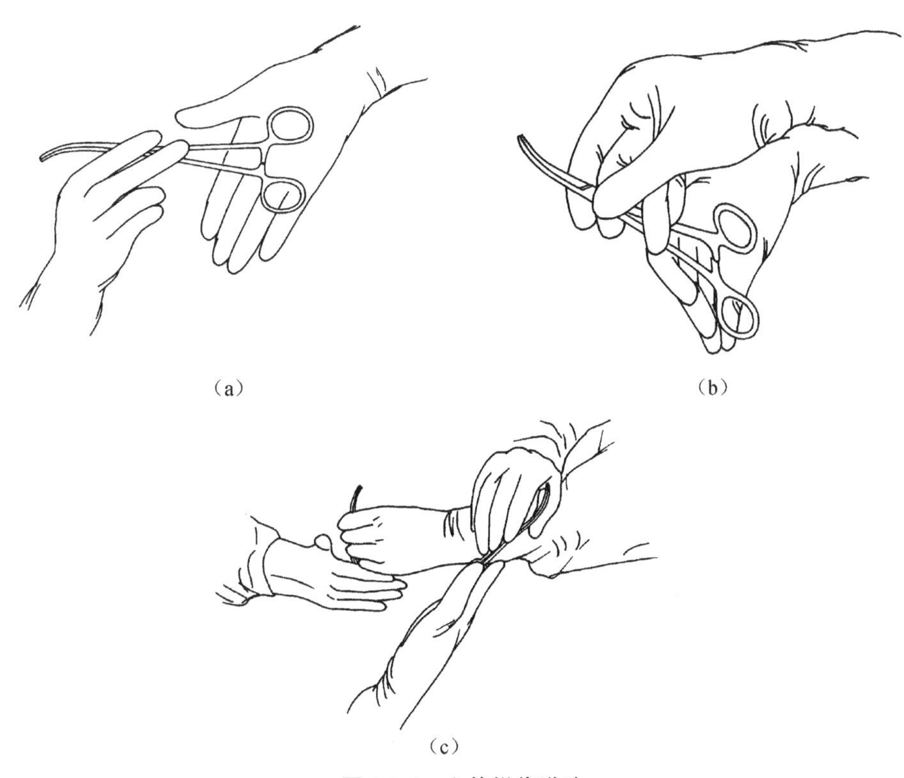

图 3-5-6　血管钳传递法

（a）对侧；（b）同侧；（c）交叉

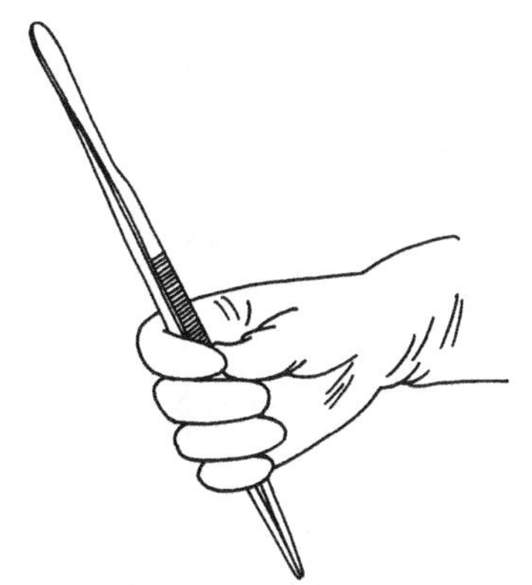

图 3-5-7　镊子传递法

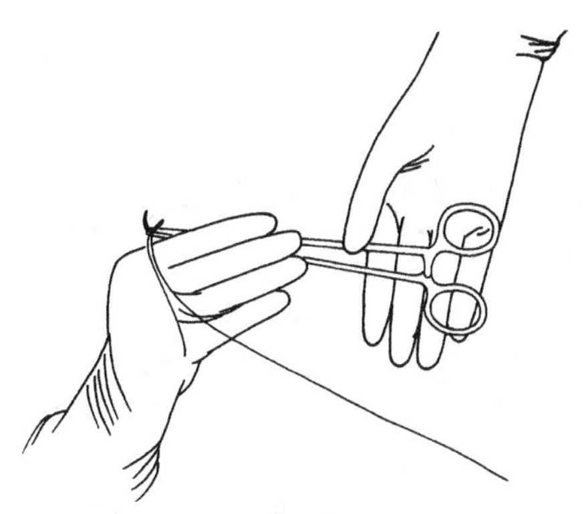

图 3-5-8　持针器传递法

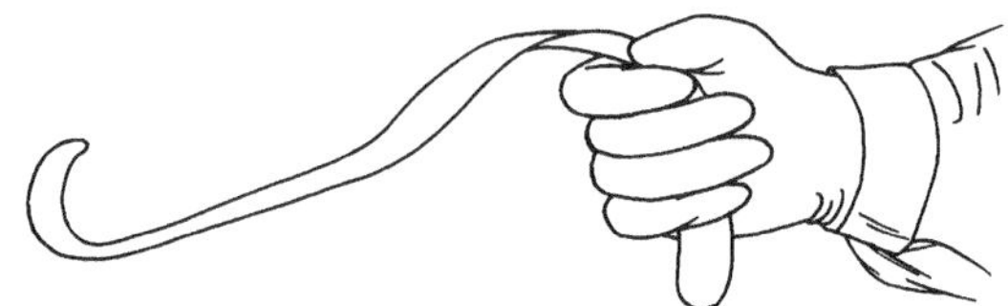

图 3-5-9 拉钩传递法

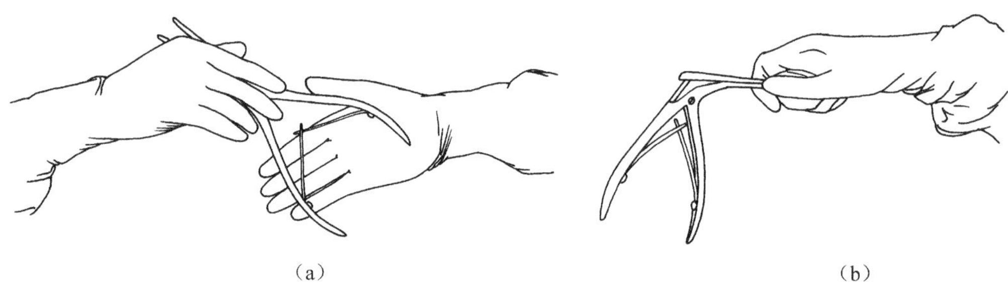

(a) (b)

图 3-5-10 咬骨钳传递法

(a)枪状咬骨钳传递;(b)双关节咬骨钳传递

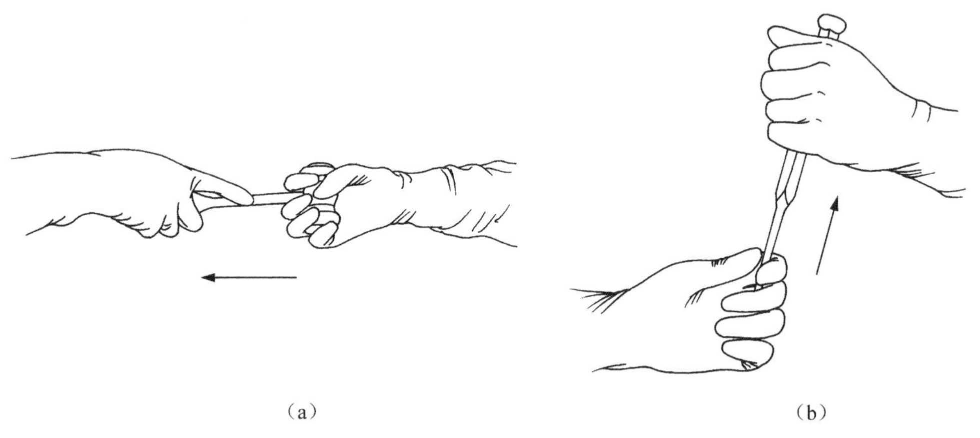

(a) (b)

图 3-5-11 锤、凿传递法

(a)锤传递;(b)凿传递

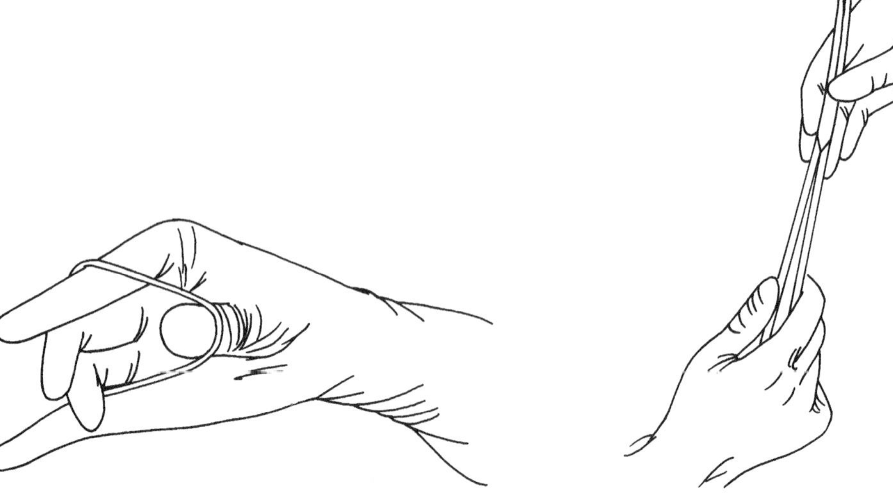

图 3-5-12 橡皮筋传递法

图 3-5-13 KD 粒传递法

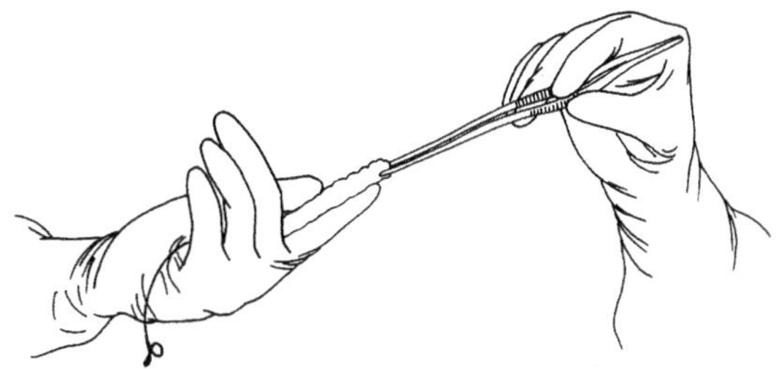

图 3-5-14　脑棉片传递法

站其右侧。

①器械桌的分区(图 3-5-15):将器械桌面分 4 区,按器械物品使用顺序、频率分类摆放,以方便器械护士拿取物品。

各区放置的物品有:Ⅰ区为碗、弯盘、杯、缝针盒、刀片、线轴、消毒纱球、KD 粒、注射器等,碗在上、弯盘在下,小件物品放于弯盘或杯中;Ⅱ区为刀、剪、镊、持针钳;Ⅲ区为各种止血钳、消毒钳;Ⅳ区为各种拉钩、探针、咬骨钳、纱布、纱垫,皮肤保护巾等。拉钩等零散器械最好用长方形不锈钢盆盛装,保持整齐,不易丢失。

②无菌桌的建立:无菌桌的铺巾≥4 层,四周垂于桌缘下 30cm。无菌巾一旦浸湿,应立即更换或加铺无菌巾,以防细菌通过潮湿的无菌单进入切口。有条件的医院,宜在无菌桌面加铺 1 层防水无菌巾,保持无菌桌在使用过程中不被水浸湿。

无菌桌的建立有两种方法,一是直接利用无菌器械包的包布打开后建立无菌桌;二是用无菌敷料重新铺盖建立无菌桌。前者是临床上最常用、最简单、最经济、最快的方法,开台时不仅占地小,还节约用物。若采用后者铺设无菌桌,则在已打开的无菌敷料中用两把无菌持物钳(或由穿戴好手术衣、手套的护士执行)夹住双层包布的两端后抖开,然后由远到近平铺于器械车桌面上,同法再铺一块无菌巾,使之达到 4 层。铺巾时应选择四周范围较宽的区域,无菌巾不要过度打开,无菌物品不要触及他物,以确保无菌桌不被污染。

同时摆放两个器械桌时,宜将专科器械和公共器械分开。器械桌可采用直角形或平行放置,公共器械桌靠近器械护士侧。当呈直角形放置时,手术人员最好穿折叠式手术衣或在其后背加铺无菌巾,避免手术衣后襟触碰器械桌造成污染。

(2)托盘　托盘是器械桌的补充形式,摆放正在使用或即将使用的物品,以协助护士快速传递物品。因此,应按照手术步骤放置物品种类和数量,及时更换,不可大量堆积,以免影响操作。托盘可分为单托盘和双托盘两种。

①托盘的分区(图 3-5-16):托盘可分 4 区。若为单托Ⅰ区为缝合线束,将 1、7、4 号丝线备于治疗巾夹层,线头露出 1～2cm,朝向切口,巾上压弯盘,盘中放浸湿或备用的纱布(垫);Ⅱ区为血管钳,卡在托盘近切口端边缘,弧边向近侧;Ⅲ区为刀、剪、镊、持针钳;Ⅳ区为拉钩、皮肤保护巾等。其中Ⅰ区物品相对固定,Ⅱ、Ⅲ、Ⅳ区物品按手术进展随时更换。若为双托盘,血管钳卡在两盘衔接处边缘上,Ⅱ区留做机动,如放心脏血管手术专用器械、物品等,其他区物品基本不变。

②无菌托盘的建立:托盘的铺垫有 3 种解决方法。第一种是直接将手术衣或敷料包展开在托盘上,利用原有的双层外包布;第二种是使用双层托盘套;第三种是在托盘上铺双层无菌巾。第一种方法简便、节约、实用,经过大单、孔巾的铺设后,盘上铺巾能达到 4～6 层。若铺双托盘,可用前两种方法铺设单托盘,在此基础上再加盖一层布巾,使托盘衔接紧密。临床上单托盘使用较多,双托盘多用于心脏外科手术。

3. 手术野基本物品准备

手术野基本物品指的是手术切皮前切口周围的物品准备。器械护士应在整理器械桌后,迅速备齐切皮时所用物品,加快手术进程。

(1)准备干纱垫　在切口两侧各放 1 块干纱垫,一是为了在切皮时拭血;二是将皮缘外翻,协助术者对组织的切割。因手套直接接触皮肤,比较滑,固定不稳,皮缘易致电灼伤,影响切口愈合。

(2)固定吸引胶管　一般吸引管长 100～120cm,将吸引管中部盘一个约 10cm 环,用组织钳提起布巾,将其固定在切口的上方,接上吸引头。此环既可防止术中吸引管滑落,又方便术中延长吸管,进行吸引。

(3)固定高频电刀　高频电刀线固定在切口下方,固定端到电刀头端留有约 50cm。一是方便术者操作;二是不用时,电刀头能放回托盘上,以免术中手术人员误踩踏或误按手控开关造成患者皮肤灼伤。

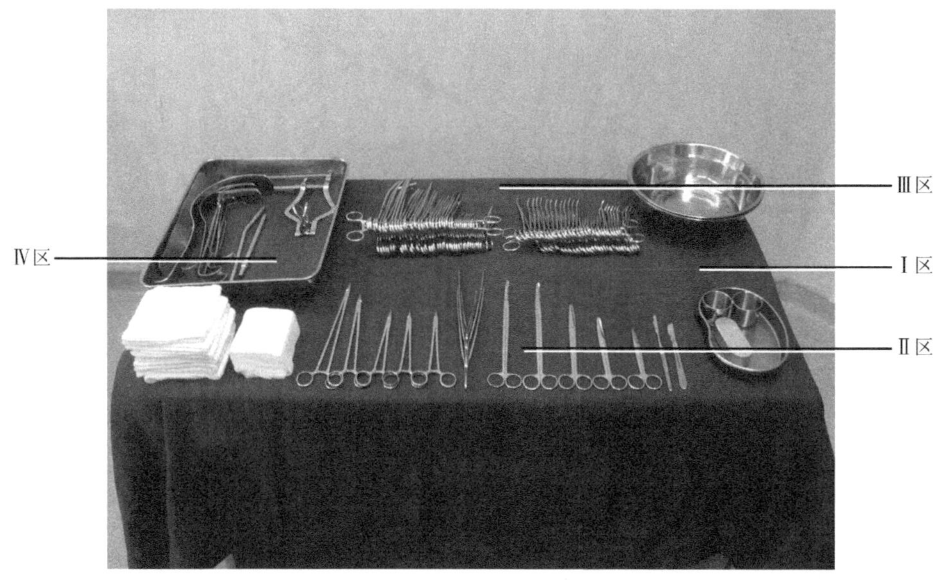

图 3-5-15　器械桌的分区

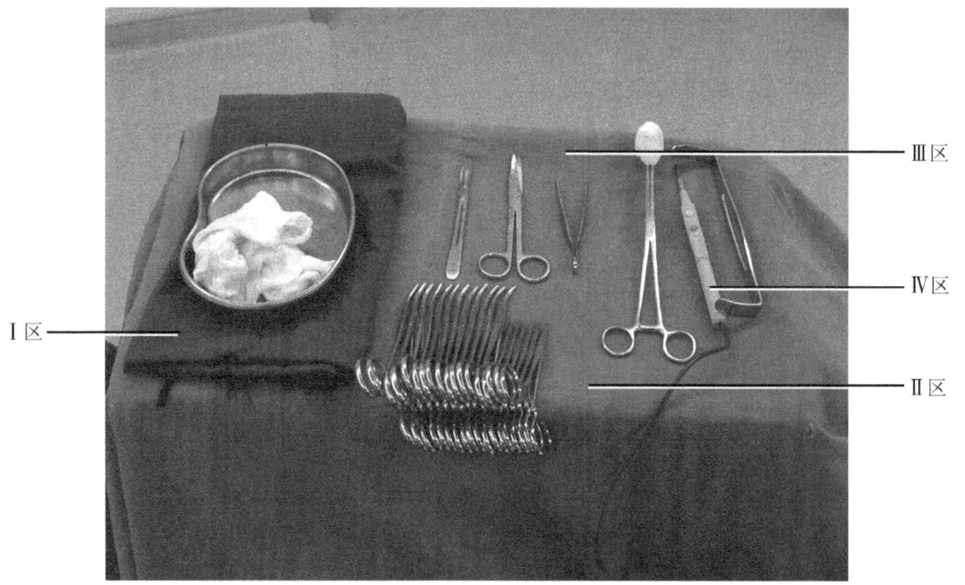

图 3-5-16　单托盘的分区

4. 使用注意事项

①器械护士穿无菌手术衣、戴无菌手套后，方可进行器械桌整理。

②器械桌、托盘的无菌区域仅限于桌面，桌缘外或垂于器械桌缘下视为污染区，不可将器械物品置于其外侧缘。

③器械物品的摆放顺序是以器械护士为中心分近、远侧，以切口为中心分近心端、远心端。

④小件物品应放弯盘里，如刀片、线轴、针盒、注射器等，一方面保持器械桌整齐，另一方面避免丢失。

⑤妥善保管缝针。缝针细小，术中极易被手套、敷料黏附而丢失，导致物品清点不清。因此，缝针应放在针盒内或别在专用布巾上，不可随意摆放在器械桌面上，以免丢失。若缝针离开针盒，必须保持针不离钳。

⑥手术人员不能接触桌缘平面以下。凡垂落于桌缘平面以下的物品视为污染，不可再用或向上拉提，必须重新更换。

（魏　革）

参 考 文 献

[1] 陈新谦，金有豫，汤光.新编药物学.16 版.北京：人民卫生出版社，2007：827，832-834.

[2] 魏革，马育璇.手术室护理必备.北京：北京大学医学出版社，2011：190，295-296.

[3] 中华人民共和国卫生部.医务人员手卫生规范（WS/T 313—2019）.

[4] 曹伟新，李乐之.外科护理学.4 版.北京：人民卫生出版社，2010：66-68.

[5] United States Pharmacopeial Convention，Inc. USP 24-NF 19. Asian Edition，2000：1584-1586，1997-1999.

[6] Parienti J J，Thibon P，Heller R，et al. Hand-rubbing with an aqueous alcoholic solution vs traditional surgical hand-scrubbing and 30-day surgical site infection rates：a randomized equivalence study. JAMA，2002，14(6)：722-727.

[7] Bryce E A，Spence D，Roberts F J. An in-use evaluation of an alcohol-based pre-surgical hand disinfectant. Infect-Control-Hosp-Epidemiol，2001，22(10)：635-639.

[8] Larson E L，Aiello A E，Heilman J M，et al. Comparison of different regimens for surgical hand prepara-tion. AORN-J，2001，73(2)：412-414，417-418，420.

第四章

手术室人员管理

人是诸多因素中最活跃、最宝贵、最具有决定意义的因素。要把手术室各项工作做好关键在人，管理者要将人作为一种特殊资源来发掘和管理，最大限度调动其积极性和创造性，以保持生机与活力，提高竞争力，才能提高工作效率及质量。因此，手术室护理管理的核心是管人，人员素质及管理的好坏直接影响到工作成效和安全。

第一节　手术室人员配置

人员配置的目的是为了配备合适的人员以完成各项工作任务，保证医疗护理工作的正常进行，实现手术室综合目标。因此，合理配置人员，可以减少劳动力，提高工作效率。

人员配置要符合医院的工作目标，根据外科病床数、手术台使用率、急诊手术数、大手术多少以及科研、教学任务的不同而定。一般情况下，综合性大医院手术间与手术科室床位比为1∶(30～40)，手术室护士与手术台比为≥2.5(2.5～3)∶1；教学医院的手术室护士与手术台的比例宜相对提高，可达3.5∶1。

随着外科学的迅猛发展，对手术室工作技术含量尤其是人员素质的要求也越来越高。而目前不少医院还有较大的差距，表现在：手术室护士在人员组成上“兵”多“将”少，即资历浅、工作经验少的新成分相对多，资历深的技术骨干相对少；在工作性质上“散”多“聚”少，即分散工作多，集中一起操作训练机会少，影响了护士质量的提高。另外，手术室工作繁忙，上班时“站”多“坐”少，常常连续作战体能消耗大，对护士身体素质要求高。

因此，在人员配置上应做到两个合理。一是人才梯次合理。各级职称人员应按一定比例构成一个较完整的人才知识结构，并随学科的发展进行不断调整，做到能级对称，各尽其能，促进人才培养和发展。一般医院手术室护士的高、中、低级职称比例为(0～1)∶4∶8；800张以上床位医院或教学医院其比例为1∶3∶6。二是年龄结构合理。根据手术室护理工作特点，按从事手术室工作护龄的长短，可将手术室护士划分为高、中、低年资3个年龄层次。高年资护士通常指在手术室工作10年以上的护士，她们有丰富的临床经验，阅历丰富、观察敏捷，可从事培训、科研和协助护士长进行管理工作；中年资护士指工作5～10年的护士，她们是临床一线工作的主要参与者，年富力强、有开拓精神，是护理骨干，可从事带教及安全管理工作；低年资护士指工作5年以下的护士，他们有朝气，精力充沛、思想活跃、行动敏捷、接受能力强，应多加引导和培养。因此，在人员配置的年龄结构上注意新老搭配，一般高、中、低年资护士比例为1∶5∶10，有利于手术配合和人才培养，确保手术安全。

第二节　专科分组需要

手术技术不断向更细微、更复杂的方向发展，各种新器械层出不穷以及无菌技术要求越来越高等原因，促使护理人员专科技术向更专业化或一专多能方向发展，护士配合手术的方式已从过去的随意性全面参与型向专科性定人参与型转变，以适应外科技术不断深入发展的需要。因此，根据手术科室的手术种类及数量，将手术室护理人员按业务水平、身体状况、年龄差别进行专科分组、定人配合，确保配合工作有序，忙而不乱。

将护士进行专科分组的好处有三个：一是人尽其才，充分发挥各级人员的主观能动性、创造性，最大限度地发挥她们的潜能，实现护士的自我价值，协助护士长进行二级管理；二是护士相对固定在一个组，每天安排该组手术配合，增加护士的实践机会，缩短专科业务培训周期，促进护士岗位速成，提高手术配合的效率和质量，提高服务满意率；三是增强护士工作责任心，有利于手术器械的维护保养，既确保术中器械好用、够用，又不造成浪费。

一、专科手术配合组

根据临床科室编制序列、规模，手术种类及数量，可将护士分成若干个小组，如普外科手术配合组、骨外科手术配合组、泌尿外科手术配合组、心脏外科手术配合组、胸外科手术配合组、神经外科手术配合组、眼科手术配合组、口腔科手术配合组、妇产科手术配合组、整形美容科手术配合组以及腔镜手术配合组等，每组设一名组长、若干组员。

二、辅助手术工作组

手术室的后勤保障直接影响手术的顺利开展。辅助手术工作组可分为药物准备组、器械准备组、敷料准备组、贵重仪器管理组、感染监控组、教学培训组及卫生保洁组等，每组也设一名组长、若干组员。

实施手术间相对固定，不仅有利于物品定位、减少护士频繁外出拿取物品、提高护士在位率，而且还可以减少频繁开、关门对空气造成的扰动，充分保持手术间空气洁净，避免手术感染。每个手术间设房长1名，巡回护士、值班护士参与手术间管理。

进行专科分组要注意：

①各组组长、组员只负责一个组的工作，以便专心致志地工作，尽量不要身兼多职，以免工作不到位、走过场。

②应按工作责任的大小、技术含量的高低确定组长人选。组长多由业务强，经验多，有责任感的中、高年资护士担任。

③每个专科组组长相对固定，原则上不轮换，这样既有利于保持护士的技术优势，又有利于低年资护士带教和协调科间关系。组员每3～6个月更换1次，力求在全面发展的基础上进行专长培养。若组长不在位时，应指定临时负责人，以确保工作的连贯性。

④制定各级人员职责和工作标准，做到工作明确、权责分明、科学管理。

⑤各组长均在护士长的领导下进行工作。

第三节　各级人员工作职责

一、手术室护士长职责

①在护理部主任的指导下，负责手术室业务、教学、科研和管理工作。

②负责手术室工作计划和质量监控方案的制订、实施、检查、总结，持续质量改进以及绩效考核。

③负责手术室护理人员排班，科学分工，密切配合医生完成手术。督促检查进入手术室人员认真执行各项规章制度和技术操作常规，严格无菌技术、查对制度和交接班制度，预防事故、差错。

④负责手术安全目标的监督管理，认真指导护理人员做好各种手术配合和抢救工作。

⑤负责组织专科业务学习和技能考核，组织开展新业务、新技术和科研工作。

⑥每天进行护理跟班、护理查房，改进护理工作质量；每月进行护理安全形势分析，确保护理安全。

⑦检查督促所属人员做好消毒、灭菌工作，每季（月）度进行空气、物品表面及手术人员手部的细菌培养，监测消毒、灭菌效果，预防医院感染。

⑧负责手术室日常管理，保持各手术间清洁、整齐、肃静和正常工作秩序。

⑨负责安排进修、实习护士的培训。

⑩掌握本室人员的思想、业务能力和工作表现，提出考核、晋升、奖惩和培养使用意见。

⑪负责对外联系、科间协调和接待参观事宜。

二、手术室主任护师、副主任护师职责

①在护理部领导下和手术室护士长指导下进行护理理论、技术及科研和教学工作。

②协助、指导本科室组织的护理查房，了解国内外专科护理的发展动态，努力引进新业务、新技

术，担任提高护理质量、提高手术室业务技术水平的任务。

③组织主管护师、进修护师的业务学习，拟订教学计划、编写教材，并负责讲授。

④组织护理学术讲座，检查围术期护理的质量，参加指导重大手术、抢救工作，以及护理问题讨论。

⑤组织开展护理科研和技术革新，进行护理经验总结，撰写护理专著和论文。

⑥负责护理系和专科学生临床实习的教学。

三、手术室主管护师职责

①在护士长领导和上级护师指导下进行工作。

②负责完成担负的各项护理工作，承担难度较大的护理技术操作，解决护理疑难问题，协助护士长进行护理管理。

③担任重大手术的配合工作，参加疑难手术病例讨论，实施手术护理计划。

④协助常用药品，器材的准备、检查和管理；检查各种急救设备的性能。

⑤担任教学组长，协助护士长对本室护理人员进行业务技术培训、考核，担任本科生、大专生临床教学和实习指导，带教指导进修、实习护士。

⑥了解本学科的发展动态，学习、运用护理先进技术，开展新业务、新技术和护理科研，总结经验，撰写学术论文。

⑦对本科发生的护理缺陷，参与调查，分析、总结经验教训，并提出整改措施。

四、手术室护师职责

①在护士长领导和上级护师指导下进行工作。

②参加临床护理实践，熟悉专科护理理论，掌握操作技术，负责完成较大手术的配合工作。

③担任专科手术配合组组长，负责该组的行政、业务、协调、供应和改进工作，不断提高手术配合质量。

④参与护理技术管理和安全管理工作；严格落实无菌技术操作和查对制度；参与科室护理查房；协助参与护理缺陷的原因分析，总结教训，提出改进措施；预防事故、差错和医院感染的发生。

⑤协助护士长抓好在职初级人员的业务培训与考核，担任进修、实习护士带教任务，指导护理员进行手术间的清洁、整理工作。

⑥了解本专业的发展动态，担任新业务、新技术的手术配合，参与科研工作，撰写护理论文或经验总结。

⑦参加手术室值班。

五、手术室护士职责

①在护士长领导和上级护师指导下进行工作。

②认真执行术前访视、术后回访制度，开展心理护理，帮助患者适应手术需要。

③掌握患者的疾病特点和手术相关信息，严格落实手术安全目标，积极协助医生进行各种手术治疗。

④担任器械护士或巡回护士，负责术前准备、术中配合和术后整理，以及手术标本的留取、保管和送检等工作。

⑤严格落实手术安全核查、手术风险评估制度，落实无菌技术操作和查对制度，预防事故、差错和医院感染的发生。

⑥负责管理手术间，及时检查、清理、补充各种物品，并做好登记。

⑦负责监督手术人员的无菌技术操作，认真管理手术间的工作环境。

⑧学习、运用护理先进技术和方法开展新业务、新技术，参与护理革新，认真撰写学习笔记和经验总结。

⑨担任实习护士带教，指导护理员进行手术间的清洁、整理工作。

⑩参加手术室值班。

六、手术室护理员职责

①在手术室护士长领导和护士指导下进行工作。

②负责手术室卫生的清洁整理。保持室内干净，无血迹、无污迹、无积灰等现象。

③负责手术患者的接送，做到及时、准确、安全，无接错或误伤患者的现象。

④负责病理、检验标本的送检。

⑤负责手术室被服的更换、隔离鞋的清洗，保持清洁。

⑥负责外出请领物品的运送工作，并做好登记及交接。

⑦协助护士进行手术人员的管理和完成手术敷料的准备工作。

附：门卫职责

①负责管理手术室门户，严禁非手术人员或非本室工作人员进入。

②坚守岗位、严格管理，并严格执行手术室的各项规章制度。

③负责准备、发放手术人员的洗手衣裤、口罩、帽子及隔离鞋。

④负责发放参观人员的参观卡、参观服。

⑤监督所有进入手术室人员的着装，正确区分清洁区及污染区。

⑥负责接电话及传呼。

⑦负责清洗隔离鞋，保持清洁、干燥。

⑧负责卫生清洁工作，保持工作区整齐、有序。

说明：目前许多医院的保洁工作交由专职的清洁公司负责，但由于手术室环境特殊、消毒隔离程度要求高。因此，应加强对保洁员的培训和业务指导，加强对环境物品卫生质量的监督和控制。

七、器械护士职责

①术前1d了解患者病情，复习手术的有关解剖、手术步骤、配合要点和特殊准备，做到心中有数、熟练配合。

②术日提前15～30min上班，再次检查手术间物品准备是否齐全、正确，发现遗漏，及时补充。

③工作严谨、细致、责任心强。严格落实查对制度和无菌技术操作规程；认真核对无菌器械，敷料包的灭菌日期、灭菌效果；化学指示卡、变色指示胶带交由巡回护士粘贴在点数登记本上，以便随时核查。

④打开无菌器械、敷料包，准备术中用物。

⑤提前20min刷手，整理器械台，物品定位放置；检查器械零件是否齐全、关节性能是否良好；协助医生铺无菌巾。

⑥与巡回护士、第二助手共同清点器械及敷料名称、数量，每次2遍，并由巡回护士详细记录在点数本上；当关闭体腔或深部组织以及缝合至皮下组织时，分别进行清点、复核，保证与手术前的物品数目相符，严防异物遗留在体腔或组织内。

⑦术中严密注意手术的进展及需要，主动、迅速、正确地传递所需要的器械物品，及时收回用过的器械，擦拭血迹，不要堆积于切口周围。新开展或重大的手术，参加术前讨论会，以熟悉手术步骤及特殊准备。

⑧保持无菌器械台及手术区整洁、干燥。无菌巾一经浸湿，应及时更换或重新加盖无菌巾。

⑨负责保管切下的组织、标本，术毕交由手术医生妥善处理，防止遗失。

⑩负责手术器械的清洗、烤干和上油(若为集中供应，可直接交供应点处理)。精细器械、显微器械应分别处理，防止损坏；带腔道的器械要用通芯捅洗，不可留有血迹；如为感染手术，器械、敷料等物品应按有关规定处理。

清点物品注意事项：a. 点一项、复述一项、登记一项，点数登记本做到专室专用，以便复查；b. 手术中途换人，应重新清点，经共同核对无误后，双方签名。c. 声音干脆、清晰，语速适中。

八、巡回护士职责

①术前1d实施术前访视，了解患者疾病或并存疾病、身体、心理状况，以及静脉充盈情况；主动要求患者或其家属陈述其姓名、性别，并共同核对手术部位标记；简单介绍手术环境、手术流程，给予心理支持；落实压疮危险因素评估，概括评分等级并实施护理干预。

②了解患者手术名称、手术关键、术中要求及特殊准备等，并做好手术间物品准备。

③患者入室后，给予戴隔离帽，主动安慰患者，减轻其心理恐惧；根据手术通知单逐项核对患者姓名、科别、年龄、床号、住院号、X线片、手术名称(何侧)及手术时间。清点病室带来物品，检查术前医嘱是否执行(重点是药物过敏试验、术前用药、禁食、禁水、备皮、灌肠等情况)，如有遗漏，应报告医生妥善处理；发现患者携带贵重或特殊物品(戒指、项链、义齿及其他钱物等)，应取下交有关人员保管。

④执行手术三方核查和手术风险评估制度，与麻醉医生、手术医生共同核对患者身份、手术部位、手术方式、手术部位标记等内容；根据医嘱进行输液、用药；协助麻醉医生工作；负责摆放手术体位、固定肢体。

⑤正确使用高频电刀，将负极板放于肌肉丰厚处(如大腿、臀部)。患者的皮肤不能直接接触手术床的金属部分，防止灼伤。

⑥手术开始前，与器械护士、第二助手共同清点器械、敷料等数目，并记录在点数本上；关闭体腔或深部组织以及缝合至皮下时，再次清点复核。

⑦连接各种仪器电源、吸引器，帮助手术人员穿

手术衣、摆踏脚凳，安排手术人员就位，调节灯光，清理污物桶。

⑧坚守岗位、履行职责，严格查对制度，术中执行口头医嘱前要复述一遍，防止用错药。重大手术应及时估计术中可能发生的意外，做好应急准备工作，及时配合抢救。

⑨保持手术间安静、有序，监督手术人员的无菌操作；管理参观人员，嘱其不要随意走动或进入非参观手术间；发现参观人员距无菌手术台、器械台＜30cm，或影响手术操作时，应立即纠正。

⑩严密观察患者病情变化，保持输液通畅、体位正确、肢体不受压，定时观察驱血带效果，随时调节室内温度等；必要时帮助术者擦汗。

⑪树立爱伤观念，操作时动作要轻；术中要关心爱护患者，保护隐私，注意保暖；术毕清洁患者皮肤，保持干净，酌情穿病号服；对非全身麻醉的患者，应加强言语沟通，安抚患者。

⑫负责手术切口包扎；若须护送患者回病房时，与病房护士交接注意事项。

⑬负责整理手术间、补充所需物品、更换手术床被服；若为特殊感染手术，按有关要求处理。

⑭术中更换巡回护士时，需与接班护士共同清点物品数目，交代病情及医嘱执行情况及病区随带物品等，并在点数本上签名，必要时通知术者。

⑮无器械护士参与手术时，负责手术器械的清洁整理工作。

九、值班护士职责

①负责值班期间手术室的管理工作，坚守岗位，履行职责，不可私自换班、替班，严禁脱班；遇有重大问题，及时向上级或医院总值班报告，保证科室安全。

②每天清点并登记交班的器械、急救物品、贵重仪器以及各手术间基数物品，做到数量相符、定位放置并签名。

③负责核对所有术中留取的病理标本，保证标本容器、病理送检单、标本送检登记本书写内容一致；如有疑问，及时与有关科室联系，不可帮助填写，以免出错。

④完成夜间或节假日急诊手术配合及抢救工作，严格执行无菌技术操作规程。

⑤负责检查灭菌包的灭菌效果、无菌室无菌物品的摆放顺序及次日手术物品的准备情况，发现问题，及时处理。

⑥负责手术间空气消毒。

⑦负责检查各室门、窗、水、电、中心吸引、中心供气等开关的关闭情况；罐装气体标志明显、定位放置，确保安全。

⑧下班前负责补充洗手液、洗手毛刷、擦手毛巾，准备热盐水等；撤出已开包的无菌物品；负责清洁整理办公区卫生。

⑨每周六、日负责清理器械车、高频电刀车轮子上的线头，并上油；清洁各壁柜内的物品，保持清洁整齐。

⑩负责填写值班日志。

附：副班护士职责

①参加日间手术工作，协助值班护士完成急诊手术及抢救工作。

②非正班时间应在院内活动，接到传呼后，15min内到位工作。

十、总务护士职责

①完成护士长安排的手术工作。

②指导、监督护理员做好卫生清洁工作，每周检查、每月讲评卫生工作的落实情况，确保卫生合格。

③负责保管库存的医疗器械、护理用具和被服，做到账物相符，每6个月清点1次。

④保持仓库整齐、干净，物品定位放置；定期通风，防止物品霉烂和损坏。

⑤负责本室药品、器材、敷料、布类等物品的请领、保管、报销和各种登记统计工作，做到物品数量充足、无堆积、无过期、不浪费。

⑥爱护公物、厉行节约，随时检查水、电节约情况，避免长明灯、长流水现象。

⑦负责对外联系维修业务，呈送报表单据等工作。

⑧护士长不在位时，代理护士长工作。

十一、器械准备组护士职责

①负责手术器械的准备和保管，保证器械实用、够用、好用。

②负责整理、补充各种手术打包用的器械和用物，以及术中用的单包小件器械类的灭菌物品。

③负责对手术人员进行爱护公物、爱护手术器械的教育，避免器械撞、压、摔等现象。

④负责检查、监督手术器械的正确使用，禁止用手术器械从事非功能范围的工作。

⑤负责对损坏器械进行更换或及时送修理。

⑥负责整理器械柜，做到定位放置、清洁整齐，每周1次。

⑦负责协助修理技师对手术间所有电器进行全面检查，每月1次，确保术中安全。

⑧负责所有常规手术器械的保养、清点工作，每6个月1次。

⑨负责小型压力灭菌器的使用管理及维护。

⑩贵重仪器专人管理。

附：器械打包护士职责

①负责择期手术、急诊手术、节假日备用手术的器械包，敷料包，用物的准备工作。

②负责每天手术器械使用后的清点、检查和整理工作，保证手术器械清洁、配套、零件齐全、关节衔接紧密，避免术中松动或丢失。

③负责了解手术人员对手术器械的准备、使用意见，定期收集意见，及时整改，保障供应。

④负责指导护理人员对无菌包进行正确包扎，确保灭菌合格率为100%。

⑤负责手术器械的借物管理，严格履行借用手续。贵重物品、手术抢救器材原则上不外借；特殊情况，必须征得护士长同意。

⑥不参加值班工作。

十二、敷料准备组护士职责

①负责手术敷料的计划、制作和补充，负责特殊体位垫的制作，保证供应。

②负责补充各种手术中用的单包小件敷料类无菌物品。

③保持敷料柜整洁、物品定位放置、标签醒目，每周清洁整理1次。

④负责检查手术床单、被服、托手板套、体位垫套的清洁整齐情况，保持干净、无血(污)迹，每周1次。

十三、药物准备组护士职责

①负责药品计划、请领、保管工作，保持药品柜清洁整齐。

②负责检查科室小药房药品数量、质量、有效期及药名标签，做到分类放置，标识醒目，无失效、变质、混放现象，每周检查1次。

③负责无菌容器(如消毒缸、瓶)的清洗、灭菌和更换工作，每周1次。

④负责医用冰箱的清洁整理工作。

⑤必要时，负责消毒液浓度的测定和洗液的配制等工作。

十四、贵重仪器管理组护士职责

①负责所有专管共用贵重仪器的管理，做到造账立册、账物相符、定期清点。

②负责建立健全设备的使用登记制度、操作方法指引(步骤图)，对有故障的设备及时送修。

③负责对护理人员进行操作培训，杜绝违章操作。

④负责贵重仪器的清洁，定期联系专业技师对仪器进行检测、保养和维护，每月1次。

⑤负责清洁、整理仪器室内卫生，保持整齐、干净、放置有序，每周1次。

十五、感染监控组护士职责

①全面负责手术室感染监控工作及医院感染知识的宣传教育工作。

②监督、检查手术室消毒隔离措施及手术人员的无菌技术操作，对违反操作规程或可疑污染环节及时纠正，并采取有效防范措施。

③每月对手术室空气、手术人员的手、物品表面以及无菌物品进行细菌培养，定期对空气尘埃粒子数、温湿度、紫外线灯管强度进行检测，合格率达到100%。

④负责收集、整理、分析有关监测结果，并将化验报告单按时间顺序粘贴在登记本上，资料汇总每月1次，保存3年以上。凡细菌培养不合格，应查明原因，采取有效措施，直至培养合格。

⑤负责将监测结果报告护士长及医院感染控制科，每月1次。

十六、专科组长职责

①完成本专科的日常手术工作，协助护士长对组内人员及护理工作进行二级管理。

②担任本专科组手术配合及抢救工作，了解本专科手术进展及新业务的开展情况。

③指导本专科组护士的技术培训，参与考核

工作。

④负责本专科组手术器械、手术用品的调整和补充，以适应手术发展的需要。

⑤负责协调本专科组与手术科室的关系，定期征求科室意见；定期召开组务会，分析护理形势。

⑥参加科室护理新业务、新技术的实施，参与护理科研工作。

十七、手术间房长职责

①负责手术间的物品和药品的定位、定量，以及质量检查、环境管理工作。

②负责监督、检查巡回护士工作完成的质量；定期清点手术间物品种类、数量和物品定位放置情况，及时指出和纠正存在问题，确保手术间物品保障。

③负责本手术间手术床、无影灯、高频电刀等仪器的质量保障和性能维护，定期请专管技师保养及维修。

④房长不在位时，指定临时人员代替工作。

十八、教学组长职责

①负责专科业务的训练，以及实习、进修护士的教学管理和教学工作。

②负责制订业务学习计划、带教计划，协助护士长组织专科业务学习、护理查房及护理问题讨论。

③负责检查、监督带教老师的教学质量，定期召开带教老师碰头会、师生学习研讨会，确保带教质量和效果。

④定期对新护士进行临床跟班，了解其工作完成的质量、存在的问题，并提出改进意见，以协助护士长做好低年资护士的技术管理。

⑤负责组织实习生专业理论、专科技术操作考核，填写“实习、进修生带教登记本”。

⑥负责召开实习生座谈会，征求对护理教学及管理的意见，提出整改措施。

⑦负责向护士长反映护士带教及实习生实习的情况。

十九、带教老师职责

①在护士长及教学组长指导下完成带教工作。

②严格自律，自觉遵守各项管理规定和操作流程，正规带教，做学生的表率。

③勤奋学习，不断提高理论水平和操作技能，正确解答学生的提问，满足学习要求。

④负责对实习、进修生进行专科理论及技术教育，达到实习、进修大纲的要求。

⑤严格要求、大胆管理，放手不放眼，防止发生差错、事故。

⑥负责填写“实习、进修鉴定意见”，如实反映学员的专业思想、服务态度、工作能力以及作风纪律等情况。

⑦及时向护士长、带教组长反映学员的实习情况和存在的问题。

（魏 革）

第四节 手术室人员专业培训

护理工作作为医疗卫生事业的重要组成部分，直接关乎人民群众的健康利益和生命安全。随着人们日益增长的健康需求和医学技术进步的形势，培养专业护士，提高护理人员的能力和素质，提高护理水平和服务能力，是护理事业可持续发展的重要保证。依据卫生部《中国护理事业发展规划纲要（2005—2010年）》和广东省卫生厅编印的《专业护士核心能力建设指南》，开展手术室专业护士层级培训与管理，是时代发展和专业化发展的必然要求。

手术室护士专业培训，可按其准入条件和级别设置标准分为N1a～N4五级，包括：岗前护士（N1a级初级责任护士），初级手术护士（N1b级初级责任护士），中级手术护士（N2级初级责任护士），高级手术护士（N3级高级责任护士），责任组长（N4级责任组长）。不同层级手术室专业护士有明确的准入条件、级别设置标准、相应培训内容、学习方式及评价体系，力求通过规范化、阶梯式的培训，使得各层级手术室护士达到相应的专业理论水平和手术配合能力。这种培训方式的意义在于：按照核心能力逐级递增定级，结合部门的人员配置情况定岗，根据医院管理部门的要求定职责，打破以往按年资、职称、学历评价和使用护士的模式，从而达到科学培养人才、合理使用人力、有效激励人才的目的，促进手术室护理事业的可持续发展。

一、手术室护士的准入与培训管理

1. 手术室护士准入的基本条件

①具有护士执照，护理专业大专或以上学历，具有1年以上手术室工作经验。

②完成医院轮科培训1年以上，其中至少包括重症监护治疗病房（ICU）3个月、急诊科3个月、普外科6个月的培训。

③完成手术室护理初级培训的学习，考核合格。

④通过手术室N1a级护士临床培训考核。

2. 手术室护士培训管理

（1）培训原则

①学用一致：紧密结合临床设置教学内容，把重点放在学习后知晓率和工作执行力上。

②分级培训：根据不同等级要求，完成本级培训内容。

③形式多样：授课形式有自学、听讲、观摩和参加培训班等，每种类型应有明确的课时要求、培训机构级别和达到的目标。如参加“培训班”学习，要明确哪一级的培训班、获得怎样的培训证书等。

④验收考核：根据培训计划、评价标准，对培训内容进行考核或评价，获得通过后方可进入下一级培训。

（2）培训内容　美国手术室护士的专业培训由美国手术室注册护士协会（Association of Periopratice Registered Nurses，AORN）及斯坦福大学提供标准化课程。德国、新加坡等国家，以及中国香港、澳门均设有2年的手术室专科证书培训课程，为培养手术室专科人才奠定了良好基础。目前，我国尚无统一的手术室护理专业培训系统及教程，各级护士培训内容主要涉及专业知识与技能的培养和训练，体现在7个方面：①掌握与应用专业基础知识与技能的能力；②消毒隔离管理能力；③安全管理能力；④专科理论与实践能力；⑤应急与协调能力；⑥围术期患者管理能力；⑦教育培训、科研与质量监控能力。

（3）培训教学的组织架构　成立由护士长或分管教学的护士长/组长负责临床教学师资队伍，包括总带教1名，带教组长及带教老师若干。其中，总带教及带教组长要求为各专科责任组长或专科护士，具有N4级手术室护士资质；带教老师要求具有N3级手术室护士资质，有3年以上的临床教学经验。各级带教老师的资格要求及架构如图4-4-1。

二、手术室护士任职资格与培训周期

手术室护士任职资格与培训周期，见表4-4-1。

三、各级别护士能力训练重点

各级别护士能力训练重点与范围，见表4-4-2。

四、各级别护士核心能力培训的内容

1. N0级护士（通科护士）

新毕业护士进行通科培训1年，学习和掌握相关护理理论和操作技能（表4-4-3），通过考核后方可进入手术室进行专科护士的专业培训。

（1）培训内容与主要目标

①第一阶段：急诊科3个月，有条件的医院可在急诊科的观察区、急救区、接诊区分别轮转1个月。通过培训，了解急诊科的环境布局和工作特点，了解急诊患者接诊与分诊的原则和程序，了解急危重症患者的病情特点及急救护理要求，掌握并应用徒手心肺复苏术、吸氧术、吸痰术等急救技术，掌握患者安全护理技术等，为急诊和急救手术的应急处理打下基础。

②第二阶段：ICU（重症监护室）3个月。通过培训，了解心电监护参数的临床意义和心律失常特征判断，了解血气分析、血尿检验的正常值和临床意义，了解简易呼吸气囊面罩使用和气道护理技术，掌握危重患者围术期护理要点和舒适护理照顾要求等，增强对危重症患者病情的综合判断和处置能力。

③第三阶段：手术科室6个月，每个科2～3个月，宜选择基础外科（如普通外科、骨科、妇产科、口腔科等）。通过培训，了解外科患者疾病护理常规和术前护理评估方法，了解健康宣教和术后早期康复训练的基本内容、操作要求，掌握输液、输血、注射、留置胃管、留置导尿等技术，掌握伤口换药原则和引流管的护理方法，掌握术前准备内容与护理目标，为术中手术配合提供理论和技能支撑，实现岗位成才。

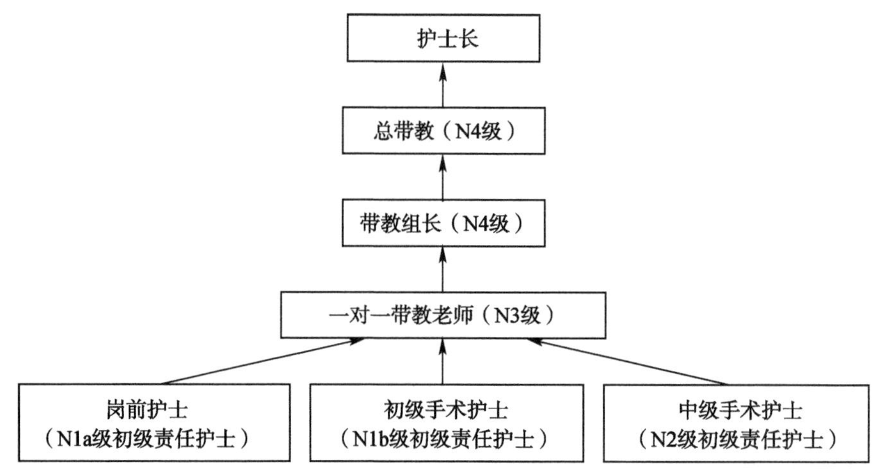

图 4-4-1 各级带教老师的资格要求及架构

表 4-4-1 手术室护士任职资格与培训周期

岗位名称	对象	任职资格与培训周期
通科护士（N0 级）	新毕业护士	具有护士执照，护理专业中专或以上学历，完成医院轮科培训≥1 年(其中在ICU、急诊科≥3 个月，普外科 6 个月)，培训周期为 1 年
岗前护士（N1a 级）	手术室工作 3～6 个月	具有 1 年以上临床工作经验，完成 N0 级护士核心能力培训模块并考核达标者，培训周期为 6 个月
初级手术护士（N1b 级）	手术室工作 7 个月至 3 年	完成 N1a 级护士核心能力培训模块并考核达标者，培训周期为 3 年(优秀者可放宽至 2 年)
中级手术护士（N2 级）	手术室工作 4～5 年	完成 N1b 级护士核心能力培训模块，3 个专科手术核心能力评定达标且取得护师资格、具备大专以上学历、手术室工作经验≥2.5～3 年者，培训周期为 2 年
高级手术护士（N3 级）	手术室工作 6～8 年	完成 N2 级护士核心能力培训模块及 6 个专科手术核心能力评定达标，其中至少 3 个专科手术配合技能和专科综合技能达优秀，手术室工作经验≥5 年者，培训周期为 3 年
责任组长（N4 级）	手术室工作 9～10 年	具备 N3 资质，本科以上学历，8 年以上手术室工作经验，能胜任本院开展的各专科手术配合者，有 1～2 个专业发展方向。若参加省级卫生行政主管部门组织或委托的专科护士培训，考核合格且具有省级卫生行政主管部门认可的专科护士资格证书者可适当放宽工作年限

注：1. 高级手术护士以上的岗位，若科室内符合条件的人数不能满足科室需要时，可通过医院或科室的综合考评进行补缺。
2. 手术室护士准入前的轮科可根据自身情况做适当调整，但应以手术科室、ICU 及急诊科为基准。

表 4-4-2 各级别护士能力训练重点与范围

能力重点	N1a	N1b	N2	N3	N4
专业基础知识与技能的掌握和应用能力	■	■			
消毒隔离管理能力	■	■			
安全管理能力	■	■			
专科理论与实践的能力			■		
应急与协调能力				■	
围术期患者管理能力					■
教育、培训、科研与质量监控能力				■	■

注：阴影部分为培训重点。

表 4-4-3　N0 级护士护理理论与技能培训

护理理论	技能操作
急诊科	
急诊科环境布局、工作制度和管理要求	熟悉环境布局与分区、工作流程
急诊留观患者的病情特点、观察重点、急救要点以及护理记录方法	掌握急症病情的评估、观察与基本处理方法，规范落实护理记录
急救操作技术的种类、方法及质量评价标准	掌握心肺复苏术、吸氧术、吸痰术、留置胃管/尿管技术、简易呼吸气囊的使用、气管插管/气管切开的配合、除颤仪的使用等
患者安全护理技术操作的质量标准和评价细则	患者安全护理技术，如气道护理、管道护理、体位护理等
常用急救物品的名称、种类、药理作用，急救器材的性能、用途、维护保养	掌握急救医嘱的执行程序，常用药物剂量的换算方法，熟练急救器械的操作步骤和注意事项
院前急救网络与救治绿色通道的建设、管理意义，急诊接诊、分诊原则，急救目标和评价指标	掌握院前急救的基本处理流程和要求，急诊患者接诊、分诊流程
ICU	
ICU 的环境布局、工作制度，环境卫生学标准和医院感染管理规范	熟悉环境布局与分区、工作流程，重点是探视制度、消毒隔离措施
高危患者的护理风险评估制度、流程与预案	掌握压疮、导管滑脱、坠床、烫伤等的护理措施和处理流程；掌握导管相关性肺炎、导管相关性血流感染的预防措施；掌握气道护理的操作方法；掌握深静脉血栓的预防措施等
病情的监测项目及临床意义	实验室检查结果的判断与分析（如血气分析、电解质、酸碱平衡等）；心电图特征的使用操作和基本图形的判断；呼吸机模式的调节与常见故障的判断等
监护设备的性能、用途、维护和保养	掌握设备（如监护仪、呼吸机）使用的适应证和操作规程，熟悉设备参数的正常值和意见
重症患者的基础护理与舒适护理	掌握分级护理措施、基础护理操作
重症患者的评估与专科病情的观察要点	掌握病情评估方法、单病种护理记录要求
急救器材和急救技术	掌握心肺复苏术、吸氧术、吸痰术、简易呼吸气囊的使用、气管插管/气管切开的配合、除颤仪的使用、输液/注射泵的使用等
手术科室	
病房的环境布局，各班次的工作内容及各项规章制度	环境布局的熟悉度及各班次的工作内容，医嘱执行
护理评估的内容与要求	掌握护理体检操作技术（如视、触、叩、听、常见阳性体征的判断等）
各种注射/给药原则、操作方法、注意事项	掌握基本操作，如药敏试验、肌内注射、静脉留置针穿刺、标本采集等；掌握常用药物性质、给药途径、常用剂量、不良反应和中毒症状；掌握查对内容和方法；掌握输血、输液反应，药物过敏反应的处理等
围术期的护理要点（术前、术后）	正确识别患者身份；掌握健康教育的内容和方法；掌握胃管/尿管留置技术、肠道准备的要求、心理护理的方法、引流管的标识与观察、镇痛泵的使用与指导、完全胃肠外营养护理的方法等
常见症状的护理，以及护理并发症的种类、原因和控制	术后常见症状的护理（如咽喉疼痛、伤口疼痛、术后热、呃逆等）；早期并发症的预防处理措施（如坠积性肺炎、尿路感染、深静脉血栓）等

(2)带教形式与考核评价　培训方式采取自学、授课及临床带教三种方法。本级采用一对一导师制及带教组长负责制。临床带教老师应具有熟练的专业技能、较高的责任心、3 年以上临床教学经验的 N2 级或以上资质的护士,带教组长则应具有 N3 级或以上资质。

当 N0 级护士完成三个阶段的培训后,可参加设定的理论和技能考试。考核方法为笔试及技能操作考试。最终根据护士的综合表现得出成绩,90 分及以上为优秀,80 分及以上为良好,70 分及以上为达标,70 分以下为不达标。

2. N1 级护士

新毕业护士经过 1 年的通科培训后,通过各项考核,进入手术室开始手术室专业护士的工作及培训。手术室专业护士培训从 N1 级开始,N1 级分为 N1a(岗前护士)、N1b(初级手术护士)两个培训阶段。

①N1a 级:培训时间为 6 个月。原则上整个培训期间集中接受手术室相关理论培训,尚不进入手术护理临床实践。目的是通过培训学习,提高护士对手术室专业素质的要求及人文知识的认识,了解手术室的规章制度、岗位职责及工作流程,掌握消毒隔离、患者安全、职业安全等相关理论知识,为往后的培训打下扎实的理论基础,顺利通过手术室护士岗位准入考核(表 4-4-4)。

②N1b 级:在 N1a 级培训基础上进行的高一层次的培训,培训时间为 1.5～2 年,在 3～4 个专科轮转学习。原则上轮转专科从普外、妇产科、泌外科、骨科等一、二级手术开始,至少掌握 3 个专科手术配合技能(表 4-4-5)。不同医院,可根据自身特点进行调整。

某医院手术室初级护士工作质量问卷调查表见表 4-4-6,供参考。

表 4-4-4　N1a 级护士核心能力培训与评估内容

培训内容	培训方式
(1)专业基础知识与技能的掌握与应用能力	
①手术室的设施与布局	
a. Ⅰ类、Ⅱ类手术室的建筑要求、布局分区、工作流程	讲授、观摩
b. 洁净手术室净化技术、分级标准及适用手术范围	
c. 洁净手术室日常使用管理	讲授
②手术室的专业素质要求	讲授
a. 手术室护士的基本素质、言语、行为规范	
b. 手术室的组织结构	
c. 手术室各级、各班人员的工作职责	
③手术室的各项管理制度、流程	讲授
a. 手术室的各项工作制度	
b. 手术室的各项管理规定、质量检查细则和评价标准	
c. 手术室的各项工作流程	讲授、观摩
④手术室的基本用物	讲授、观摩
a. 基本手术器械、敷料、常用手术耗材	
b. 体位垫、体位架	
c. 基本药品、气体	
d. 基本仪器设备的使用及保养,如高频电刀,双极电凝器,手术床及其配件,无影灯,转运车,吸引器,保温设备,消毒灭菌设备等	
(2)消毒隔离管理	
①医院感染管理理论知识	培训班①
②外科手术预防感染的知识:手术切口分类、手术部位感染、抗菌药物的应用知识等	
③手术室的环境卫生清洁、消毒要求	讲授
④消毒技术规范:消毒灭菌原理、消毒与灭菌方法、手术器械与用品灭菌原则、内镜清洗与消毒灭菌方法、消毒灭菌效果的监测	
⑤感染手术的管理要求:感染手术的分类,术前感染的筛查项目和意义,外科手术切口感染的预防措施,感染手术的消毒隔离控制及处理流程等	
⑥医疗废物的分类及处理	
⑦手术室感染监测的工作标准及要求	

续表

培训内容	培训方式
(3)安全管理	
①患者安全	讲授
a. 基本操作技术:手术患者的核查及安全运送,手术无菌术,外科手消毒,穿、脱手术衣,戴、脱无菌手套,开无菌包,铺无菌台,手术野皮肤消毒,穿针引线,装卸刀片,手术器械传递,各专科手术常用的专科器械及物品的准备,清点手术器械、物品,手术体位摆放技术,正确使用减压垫及约束器具,正确使用监护仪等	
b. 电外科基本知识:高频电刀、双极电凝器	培训班[①]
c. 输液、输血安全	讲授
d. 用药安全:抗菌药物的配制及应用操作,其他药物的应用配伍禁忌	
②职业暴露危险与防护	讲授
a. 职业防护与职业暴露处理:手卫生、正确使用手套、锐器伤处理流程、辐射防护措施、特殊药品(如化疗药)应用操作以及用电须知等	
b. 标准预防措施与技术	
c. 隔离技术:空气或飞沫传播疾病的预防、接触或血液传播疾病的预防	
③围术期护理法律知识:围术期护理中患者的相关权利、义务,医疗相关证据的管理	培训班、讲授
(4)应急与协调能力	
①急救药品、物品的定位与使用	讲授、示教
②运用急救技术:徒手心肺复苏术、简易呼吸气囊的使用、吸氧术、吸痰术、除颤仪的使用等	讲授、示教 观摩、实操

①要求参加省、市手术室护理培训班。

表 4-4-5　N1b 级护士核心能力培训与评估内容

培训内容	培训方式
(1)专业基础知识与技能的掌握与应用能力	
①风险控制:患者安全文化、手术风险认知、风险事件案例分析、不良事件主动呈报、围术期患者的安全护理	讲授、示教 观摩、实操
②质量标准:各班工作的质量标准,手术间的管理与质量标准,器械物品处理流程的质量标准,手术室环境与感染学监测标准等	
(2)专科理论知识及实践能力	
①外科手术基本操作技术:止血方法、引流的应用、无瘤操作技术等	讲授、示教 观摩、实操
②各专科常见手术仪器、设备的应用知识:气压止血仪,动力系统,电子显微镜,内镜设施,麻醉常用器具及设备	
③人体内置入物的应用常识	
④麻醉的护理配合	
⑤专科手术知识与配合技能(以轮转的专科为范围)	
⑥各专科手术的麻醉配合特点与要求	
⑦手术室护理文书的书写	
(3)围术期患者的管理能力	
①手术患者常见的心理反应	讲授、示教 观摩、实操
②术前访视的内容、方式	
③术中安全护理:术中监测,手术与麻醉常见的并发症及处理,意外事件风险防范(如低体温、静脉栓塞、压疮、烫/烧/碰伤、坠床、输错血、手术部位错误、异物遗留等)	
④标本处理:病理标本、快速冰冻标本、细菌培养、其他标本(如血、腹水、取出物等)的留取与送检要求	
⑤感染手术的配合:术前准备,术中隔离措施,术后物品及手术间环境的处理、医疗垃圾的处理	
⑥术后复苏监测与观察	

续表

培训内容	培训方式
(4)应急与协调能力	
①常见急诊手术的接诊要求及急诊手术的准备	讲授、示教 观摩、实操
②准确判断各种急诊状况,并快速有效地配合完成抢救工作	
③急救手术的工作流程:心搏、呼吸骤停和失血性休克患者的抢救,多器官复合伤抢救的配合要求,批量伤员的救治原则,急救绿色通道的管理要求	
④突发事件的应急预案与处理流程(如停水、停电、火灾、地震、群体性事件等)	
(5)教学与科研能力	
①手术配合笔记的书写	讲授、实操
②业务学习、护理查房的内容	

表 4-4-6 某医院手术室初级护士工作质量问卷调查表

______:

您好!__________为我科初级护士,为检验专科护士临床实践能力,不断完善和改进培训内容和方法,更好地为伤病员及手术科室服务,请协助我们就下列问题对该护士作如实评价。多谢合作!

1. 着装整齐、发辫不露出帽檐、不留长指甲
是( ) 否( ) 其他( )
2. 为手术医生或患者服务周到、细致,言行符合规范
好( ) 较好( ) 一般( ) 差( )
3. 落实工作制度和操作流程
好( ) 较好( ) 一般( ) 差( )
4. 掌握专科基本理论
好( ) 较好( ) 一般( ) 差( )
5. 掌握一、二级手术配合技能
好( ) 较好( ) 一般( ) 差( )
6. 担任器械护士,主动、物品准备和定位情况
好( ) 较好( ) 一般( ) 差( )
7. 担任巡回护士,在岗在位、及时供给术中物品情况
好( ) 较好( ) 一般( ) 差( )
8. 落实手术安全目标
好( ) 较好( ) 一般( ) 差( )
9. 落实手术安全核查,认真清点器械、敷料,数目相符
好( ) 较好( ) 一般( ) 差( )
10. 正确执行医嘱,护理记录规范
好( ) 较好( ) 一般( ) 差( )
11. 摆放手术体位正确,无压伤
好( ) 较好( ) 一般( ) 差( )
12. 正确留取标本,无丢失
是( ) 否( )
13. 熟悉常用物品、急救药品、器材的放置和使用
好( ) 较好( ) 一般( ) 差( )
14. 执行手卫生规范、标准预防
好( ) 较好( ) 一般( ) 差( )
15. 综合评价该护士的整体工作质量
好( ) 较好( ) 一般( ) 差( )
16. 你对本科护理工作有何意见、建议?

3．N2级护士(中级手术护士)

N2级护士的培训主要是培养专科手术配合能力，培训时间一般为1～2年。培训周期内，继续完成N1b级专科的三、四级手术，并过渡到其他专科(如胸外科、颅脑外科、整形科、五官科、心外科等)的一、二级手术。同时，应掌握手术室质量控制标准，具备一定的质量监督、综合协调能力，教学、科研能力，能胜任实习生带教工作(表4-4-7)。不同医院，可根据自身特点进行调整。

表4-4-7　N2级护士核心能力培训与评估内容

培训内容	培训方式
(1)基础知识与技能的掌握与应用能力	
①手术室护理专业规范：护理工作管理规范，医疗事故处理条例，病历书写规范，医院消毒技术规范，医院感染管理规范，医疗废物管理条例，内镜清洗消毒操作技术规范、医务人员艾滋病病毒职业暴露防护工作指导原则，医务人员手卫生规范，医院洁净手术部建筑技术规范，临床护理技术规范，手术室相关的法律、伦理知识，输血技术规范等	讲授
②手术室各项护理质量控制标准：消毒隔离质量控制标准、急救质量控制标准、护理文书质量控制标准、教学质量控制标准、手术室管理质量控制标准、科研教学质量标准等	讲授
(2)专科知识与技能的掌握、应用能力	
①专科手术知识与配合技能(以轮转的专科为范围)	讲授、示教 观摩、实操
②各专科手术的麻醉配合特点与要求	
(3)围术期患者的管理能力	
①沟通技巧与评判性思维	讲授、示教 观摩、实操
②围术期患者的评估：患者病情的评估与护理措施的制订，患者安全的评估与防范措施的制订	
③麻醉后复苏患者的护理	
④新开展、重大、复杂疑难手术，以及特殊人群如婴幼儿、聋哑等患者的围术期护理(术前评估、术中配合与复苏护理)	
⑤参与一般患者的术前访视、术后回访	
⑥对手术患者术中可能出现的各种损伤进行评估，采取相应的防护措施	
(4)应急与协调能力	
①迅速判断术中的突发病情，并进行有效的处理	讲授、示教 观摩、实操
②准确判断各种急诊状况，并快速有效地配合完成抢救工作	
③在上级护士指导下，完成下列紧急情况的处理： a. 休克患者的处理； b. 心搏、呼吸骤停的急救； c. 麻醉突发事件的急救配合； d. 多器官复合伤的抢救； e. 大面积烧伤的急救； f. 输血、输液反应，以及药物过敏反应的处理； g. 电灼伤的处理	
(5)教育、培训、科研与质量监控能力	
①能对实习护士进行器械护士的基本操作带教	实操
②参与科室及院内的业务学习、业务查房、教学查房	
③承担实习生理论小讲课	
④书写专业论文(含综述)	

4. N3 级护士(高级手术护士)

N3 级护士培训是在 N1、N2 级护士轮科式培训的基础上转向了定科式培训,即当护士晋升至 N3 级时,根据工作需要和护士的能力、意向,相对固定在 1～2 个专科,重点掌握该专科手术的新理论、新技术和新方法,熟练掌握专科三、四级手术配合技能,了解学科的发展动态,全面提升专科手术配合质量,也为进入专科护士培训阶段打下基础(表 4-4-8)。N3 级护士培训时间,一般为 2～3 年。

5. N4 级护士(责任组长)

N4 级护士完全固定在某一个专科,突出专科手术配合能力的培养。掌握专科手术配合的新动态、新技术及新理论;能解决专科疑难问题,胜任一个专科的学科带头人。同时,具备一定的教学、科研能力,能指导下级护士工作,掌握手术室质量控制标准,具备较强的质量监管与综合协调能力(表 4-4-9)。

表 4-4-8 N3 级护士核心能力培训与评估内容

培训内容	培训方式
(1)基础知识与技能的掌握、应用能力	
①对手术物品监测结果的评价与分析	培训班 自学、实操
②工作流程、质量标准的制定与完善	
③如何运用手术室相关的法律、伦理知识解决实际问题	
④洁净手术室空气净化的意义及原理	
(2)专科知识与技能的掌握、应用能力	
①专科特殊器械、耗材的使用与保养	培训班 自学、实操
②专科新仪器设备(如手术导航系统、显微镜、螺旋水刀等)的使用及保养	
③各种仪器简单的故障识别、排除,以及基本维护	
④专科三、四级手术配合	
⑤专科特殊群体患者的手术体位摆放	
⑥麻醉意外及并发症的评估,配合处理	
⑦专科手术发展的现况及新动态	
(3)围术期患者的病情评估与护理能力	
①专科手术患者的术前访视及术中的护理计划的制订	培训班 自学、实操
②重大、复苏、新开展手术的配合	
③能正确判断损伤的类型、程度,并采取处理措施	
(4)应急与协调能力	
①专科手术中各项意外情况的应急及救治配合	培训班 自学、实操
②专科手术患者术中的安全隐患及防范措施	
(5)教育、培训、科研与质量监控能力	
①实习护士、进修生、新护士的教学与考核	培训班 自学、实操
②护理业务查房、教学查房的组织与授课	
③专业科研论文的撰写	

注:1. 本列表内容以自学为主。

2. 临床指导导师为 N4 级护士或护士长。

表 4-4-9　N4 级护士核心能力培训与评估内容

培训内容	培训方式
(1)基础知识与技能的掌握、应用能力	
①分析职业防护工作流程中存在的问题,提出改进意见,不断完善预防职业暴露的工作流程和持续改进措施	培训班 自学、实操
②运用相关学科疾病的知识,解决患者术中的护理问题	
③能对手术室的建筑设计、流程及管理提出建议	
④完善或修改岗位职责及工作质量标准	
(2)专科知识与技能的掌握、应用能力	
①改进完善本专科组各项工作流程及手术配合指引,检查落实情况并评价实施效果	培训班 自学、实操
②做好专科仪器设备的管理,根据专科发展特点及需要,提出专科器械、仪器的订购计划	
③能完成本专科组各种手术的配合工作	
④掌握本专科组手术的发展动态,评估手术配合中存在的流程、质量问题,提出持续改进意见	
⑤制订、完善本专科组新技术新业务的操作流程及工作指引,并对护士进行培训	
⑥能对手术护理记录的书写进行持续质量控制	
⑦具有明确的研究方向,掌握相关专科手术的发展动态,了解新术式、新方法	
(3)围术期患者的病情评估与护理能力	
①能对术前访视流程、内容,以及手术室健康教育宣教资料的设计提出改进意见	培训班 自学、实操
②能制定、完善预防术中损伤的工作指引、标准,检查落实情况并实施效果评价	
③能对各专科围术期患者常见生理、心理问题提出标准护理计划并组织实施	
④能掌握围术期护理发展动态,并能在实际工作中应用	
⑤能预见并及时消除术中各种安全隐患,参与制订各种应急预案	
⑥能及时处理术后患者发生的各种意外	
(4)应急与协调能力	
①能根据手术患者的轻重缓急合理调配人力资源及手术间	培训班 自学、实操
②具有组织、协调、指挥危急重症患者的抢救的能力	
③能制订手术室突发事件处理的工作流程,评价实施效果,对护士进行培训	
④具备一定的管理能力,在科室工作中起到核心作用;能与医生、麻醉师、手术科室、后勤部门做好沟通,保证手术室正常运作	
⑤分析引起投诉或纠纷的原因,制订防范措施及工作指引	
⑥正确评估、处理本专科的突发事件,降低职业风险	
(5)教育、培训、科研与质量监控能力	
①制订各层护士的培训计划,能对护士进行分层次培训,并评价培训效果	培训班 自学、实操
②制订本专科组轮转护士的培训计划并实施,进行专科理论及技术操作考核	
③参加省市、国内外手术室专业的继续教育	
④能组织新开展手术、疑难手术、大型手术的护理查房,病例讨论;对于存在的问题能提出解决办法	
⑤评价护理查房的效果,分析存在的问题,提出改进意见	
⑥具有获取国内外手术室专业学科发展前沿动态的能力,根据专科发展的特点,确定研究方向,制订、组织并完成相关的研究项目	
⑦协助护士长完成科室的质量管理	

(潘丽芬)

五、实习生(护生)的培训

1. 培训目的

结合实习大纲要求,通过实习,加深对组织解剖的了解,熟悉手术室布局、分区、工作流程及规范化管理要求,掌握手术器械的一般处理原则,了解2～3个手术的组织解剖和手术标志;掌握手术无菌技术要求,熟悉手术室工作特点及各级人员职责(表4-4-10)。一般实习4周。由教学组长负责培训。

表4-4-10 手术室实习生学习计划安排表

<table>
<tr><th colspan="2">时间</th><th>内容</th><th>形式</th><th>要求</th><th>负责人</th></tr>
<tr><td rowspan="6">第一周</td><td>周一上午</td><td>着装演示;
介绍手术室环境;
常用物品摆放;
观摩器械包扎;
观摩敷料折叠</td><td>理论讲解、现场观摩</td><td>掌握手术室的着装要求;
熟悉手术室环境、布局、工作流程;
了解物品摆放方法和使用要求;
了解常规手术器械的名称及用途;
了解常规敷料的名称、用途及折叠方法</td><td>教学组长</td></tr>
<tr><td>周一下午</td><td>学习专科常用基本操作;
介绍带教老师</td><td>理论讲解、现场观摩</td><td>基本掌握穿针引线、戴无菌手套、开无菌器械包、穿脱手术衣的方法;
认识带教老师,讲授带教原则和工作要求</td><td>教学组长</td></tr>
<tr><td>周二至周五上午</td><td>跟随带教老师参加手术配合(以看为主)</td><td>岗位带教</td><td>了解器械/巡回护士的工作职责、流程;
了解手术体位的摆放要求;
了解器械的清洁、保养;
了解手术间物品的管理要求</td><td>带教老师</td></tr>
<tr><td>周二下午</td><td>手术室常用工作制度,手术安全核查,防差错、事故注意事项等</td><td>讲座</td><td>了解手术室一般规则、参观规则、查对制度、物品清点制度、安全防护制度</td><td>教学组长</td></tr>
<tr><td>周三下午</td><td>参加科室业务学习</td><td>讲座</td><td>增强对专科业务技术的了解,拓宽知识面</td><td>护士长</td></tr>
<tr><td>周四下午</td><td>参加科室政治学习</td><td>讲座</td><td>增强爱院、奉献和责任意识;
了解国家、军队、医院大事</td><td>科主任</td></tr>
<tr><td rowspan="2">第二周</td><td>周一下午</td><td>学习洁净手术室管理;
学习消毒隔离制度;
学习卫生清洁制度;
学习物品灭菌要求;
学习感染手术的管理要求</td><td>讲座</td><td>了解手术室规范化管理要求;
了解手术室消毒隔离制度;
了解手术室卫生清洁要求;
掌握各类物品的灭菌方法及有效期;
了解感染手术前后的消毒、隔离措施</td><td>教学组长</td></tr>
<tr><td colspan="2">其余时间跟随带教老师参与手术配合工作(边学边干)</td><td>跟班操作</td><td>进一步熟悉器械/巡回护士的工作;
基本掌握术前访视、术后手术间整理工作;
了解高压灭菌、高频电刀的使用及注意事项;
了解物品清点方法</td><td>带教老师</td></tr>
<tr><td rowspan="2">第三周</td><td>周一下午</td><td>互动式教学(交流、答疑)</td><td>座谈</td><td>解答疑问,增长专科知识;
征询意见,调整带教方法,提高带教质量</td><td>教学组长</td></tr>
<tr><td colspan="2">其余时间在带教老师的指导下酌情担任部分专科技术操作及某些小手术的配合</td><td>跟班操作</td><td>掌握手卫生、外科手消毒、戴无菌手套、穿无菌手术衣、开无菌器械台四项基本技术流程;
基本掌握基础外科一、二级手术的配合,解剖层次,体位摆放;
了解硬膜外、局麻方法,以及常用药名、浓度、剂量</td><td>带教老师</td></tr>
</table>

续表

时间		内容	形式	要求	负责人
第四周	周一下午	专科技术操作练习	自学	熟练掌握专科四项基本操作技术	小组长
	周二下午	理论复习、护理查房	自学	掌握手术室基本规章制度、基础理论知识	小组长
	周三下午	考核验收； 问卷调查； 实习讲评	笔试、座谈	专科理论及操作技能考核； 征询带教管理意见和建议； 指出学员实习期间的优、缺点	教学组长

注：1. 服从科室领导，自觉执行各项管理规定。
2. 参加科室值班和轮班工作。
3. 每周五下午，参加护理部组织的"实习学员政治教育活动"，不在科室上班。

2. 培训要求

①健全组织，成立带教小组，设组长 1 名、若干组员。

②根据实习大纲制订带教计划，落实教学目标。

③采取一对一的带教方法，重点突出、正规带教、专人管理。

3. 培训方法

(1)第 1 周　跟随带教老师担任巡回或器械护士工作，熟悉手术环境，熟悉常用手术器械的名称和用途，学会辨认各种消毒灭菌化学监测指示卡。

(2)第 2～3 周　护生在老师带领下参与一些一、二级手术配合，了解工作程序、常见手术体位的摆放及常见手术的基本操作，了解术后手术器械和手术间的处理与消毒，了解特殊感染手术后的消毒隔离。

(3)第 4 周　在带教老师的指导下可独立完成一、二级手术的器械/巡回护士工作，巩固无菌操作技术，了解手术的解剖标志，了解手术室的工作程序和消毒无菌要求，学会给手术患者施以心理护理和关怀。

4. 培训内容

(1)岗前培训内容　用 1d 的时间熟悉手术室布局、常用物品摆放位置；了解手术室规章制度，如一般规则、参观规则、接送患者规则、查对制度等；了解常用器械名称、用途、传递方法，布类敷料的名称、规格，器械包的规格、包扎法；熟悉常用无菌技术操作，如外科手消毒、戴手套法、穿手术衣法等。

(2)上岗培训内容　参加器械、巡回护士工作，了解器械、巡回护士职责；参加各班工作，了解各班工作程序、重点与要求。

5. 验收考核

实习生结束实习的最后一周，首先，由护生和带教老师分别对护生的职业态度、培训目标进行评价(表 4-4-11、表4-4-12)；其次，是护生参加设定的理论和操作考试；再次，带教老师填写实习生手册，根据综合表现评价 A、B、C、D 四级，A 为优秀，B 为良好，C 为一般，D 为未达标；最后，是带教组长召开实习小结会，讲评实习情况，征询教学及带教老师的意见和建议，促进教学相长(表 4-4-13)。

(魏　苹　毛晓萍　潘丽芬)

六、进修护士的培训

护理专业进修是各医院护理教育的重要部分，旨在通过对护理人员进行短期强化训练，有针对性地提高专科理论和专科技能的培训方法。手术室护理进修以实践为主，兼顾相应理论的提高，时间最好不少于 6 个月。每批以 5～8 人为宜，每年分 4 次招收。

1. 培训目的

进修护士一般可分为两类，一类是外单位护士的来院进修(简称"外院进修护士")，另一类是本院护士的到科进修(简称"院内进修护士")。外院进修护士，大部分都是从事手术室护理工作，并有一定工作基础，进修目的是侧重某一方面能力的提高；也有少部分原为病房护士改行或拟从事兼职手术室工作，侧重基础与常规培训。院内进修护士，则是本院专科小手术室、外科预提护士长、本科毕业轮科生等，通过短期专科培训，除了掌握手术工作流程、配合技能及行政管理外，侧重手术治疗方法、过程，增强对手术的认识，提高临床护理质量。

2. 培训要求

①科室设立以护士长或教学组长负责制的带教小组，根据进修生的进修目标、个人基础，制订详细的学习计划。

②指定带教老师全程负责进修生的学习、工作、生活的指导，管理，帮带。当带教老师因故不在位时，则由带教组长另行指定。

表 4-4-11　某医院手术室护生职业态度评价表

实习日期：____年____月____日　　学校：________　　第　批　　学生姓名：________

项目	内容	自我评价	老师评价
学习态度	工作时着装、仪表符合规定		
	热爱护理工作，实习中表现勤奋刻苦		
	微笑服务，态度热情，得到患者的称赞		
	尊重老师，主动与老师交流，得到老师的表扬		
	学习主动、自觉，对不懂的问题及时向老师请教或查阅资料		
	上课积极发言		
	每天对实习目标(知识、技能、态度)进行自评 1 次		
工作态度	工作态度严谨，实事求是		
	工作积极主动		
	查对意识强，严格执行“三查七对”制度		
	无菌观念强		
	严格落实各项操作流程		
	操作前认真落实评估制度，并向患者解释		
	关心患者，及时观察病情		
	实施各种操作注意保护患者隐私，并落实舒适照顾		
	积极主动与患者沟通交流，与患者建立良好的护患关系		
	操作后正确处理物品(物品归类、医疗垃圾分类)		
	慎独精神强		
	发生护理缺陷及时纠正并主动呈报(无缺陷此项不评)		
	团结合作精神好		

综合评价：________________　　老师签名：________________

注：评价标准分为 A、B、C、D 四级，A 为优秀，B 为良好，C 为一般，D 为未达标。

表 4-4-12　某医院手术室护生培训目标评价表

实习日期：____年____月____日　　学校：____________　　第____批　　学生姓名：____________

阶段项目	实习目标		自我评价	老师评价
基础护理	认知目标	说出手术室各项规章制度，如手术室一般规则、查对制度、接送患者制度、清点制度、交接班制度、输血输液制度		
		说出各种班次的工作职责，如手术室器械护士与巡回护士的职责、器械班与器洗班的职责		
		说出层流手术室的工作原理及管理		
		说出无菌房各种物品的摆放要求、原则，以及各种方法消毒的物品的有效期		
		说出手术室常见差错、事故，以及其防范措施		
		说出核对患者的内容		
		说出手术物品的清点方法		

续表

阶段项目	实习目标		自我评价	老师评价
基础护理	技能目标	正确清洗常用的手术器械		
		正确包装各种手术敷料及常用器械包		
		正确接送患者		
		正确书写各种护理文书		
		正确摆放、储存无菌包，正确打开无菌包		
	能力目标	严格执行“三查七对”制度，无菌观念强		
		掌握手术室的运作流程		
		掌握手术物品的清点方法		
专科护理	认知目标	说出器械护士的工作流程		
		说出巡回护士的工作流程		
		说出手术室常用物品的消毒或灭菌方法		
		说出手术室的无菌原则		
		说出常见的手术体位及用途		
	技能目标	熟悉一、二级手术的器械配合		
		熟悉一、二级手术的巡回配合		
		正确使用各种无菌包		
		正确摆置常用的手术体位		
		正确书写手术笔记		
	能力目标	实习态度良好，学习主动积极，工作认真负责，遵守实习纪律		
		严格执行“三查七对”制度		
		掌握外科洗手方法		
		掌握手术室的无菌技术操作		
整体护理	认知目标	详细说出手术室器械护士的工作流程		
		详细说出手术室巡回护士的工作流程		
		说出手术室常见的护理差错及防范措施		
	技能目标	掌握一、二级手术的器械配合		
		掌握一、二级手术的巡回配合		
		掌握常用手术体位的摆放		
	能力目标	在带教老师指导下独立担任一、二级手术的器械护士工作		
		在带教老师指导下担任一、二级手术的巡回护士工作		
		严格执行各项规章制度，防止护理差错的发生		

综合评价：____________________　　老师签名：____________________

注：评价标准分为 A、B、C、D 四级，A 为优秀，B 为良好，C 为一般，D 为未达标。

表 4-4-13 某医院手术室带教老师教学质量问卷调查表

____________:

你好！为了改进临床教学方法，不断提高护士带教质量，全面培养护理人才，请你对以下问题作如实评价。多谢合作！

1. 带教老师态度好，热心传、帮、带

满意　较满意　一般　不满意

2. 带教老师工作严谨、规范

满意　较满意　一般　不满意

3. 教学目标明确，教学内容落实

满意　较满意　一般　不满意

4. 带教责任到人(一对一带教)，步骤分明

满意　较满意　一般　不满意

5. 带教老师的基础理论和专业理论知识掌握较好

满意　较满意　一般　不满意

6. 正确解答实习生提出的疑难问题

满意　较满意　一般　不满意

7. 对实习生进行正规示范、讲解

满意　较满意　一般　不满意

8. 关心实习生学习、生活情况

满意　较满意　一般　不满意

9. 你认为哪位老师服务态度最好____________。

10. 你认为哪位老师理论知识掌握最好____________。

11. 你认为哪位老师手术配合中操作最好____________。

12. 你认为哪位老师不称职____________，原因________________________。

13. 你对手术室带教工作有哪些意见和建议？

③护士长或教学组长每月检查学习进展情况，征询意见，及时调整带教计划，确保进修目标按期实现。

④进修生应服从科室管理，自觉遵守各项管理规定；参加手术值班和轮班工作；参加科室组织的业务训练、护理查房、护理安全分析会，组务会等活动。

⑤进修生临时更改进修内容、时间，必须征得科室同意，以利于工作安排；若因故外出，应写出书面申请，征得护理部同意，确保安全。

3. 培训方法

外院进修护士培训时间一般为 6 个月，院内进修护士培训时间为 3 个月。分岗前培训、临床实践两个阶段，岗前培训 1d，临床实践 6 个月。在最后 1 个月，根据个人要求和科室实际，酌情安排观摩学习进修目标以外的课程。

4. 培训内容

(1)岗前培训　学习手术室的工作制度、行政管理要求；介绍手术环境、工作流程；参观手术室环境；观看手术室专科教学录像；介绍带教老师情况，根据进修目标制订带教计划等。

(2)临床实践　要紧密联系进修学习目标，结合专科护士各级别核心能力培训内容来安排临床实践活动。在此基础上，重点掌握专科手术关键、配合要点和注意事项；掌握手术室工作质量标准和评价细则，手术安全管理和感染管理；掌握麻醉复苏、苏醒判断，监测指标等。院内进修护士学习计划安排见表 4-4-14，供参考。

5. 检查验收

①进修 2 个月内，根据进修内容，抽考专科基础操作及完成质量，如穿针引线速度、套管针静脉穿刺一针见血率、外科手术消毒、无菌技术等。

②每季组织 1 次互动式教学活动，检查学习效果，进行问题答疑，征询带教意见，及时调整教学计划。手术室进修护士意见反馈表，见表 4-4-15，供参考。

③进修结束前 1 个月，进行专科理论和操作技能考核，其成绩作为归档依据；同时，从中查找差距，及时安排补课，以便圆满完成进修学习任务。

6. 填写进修学习鉴定

首先由进修生本人填写自我鉴定，再由带教老师、护士长根据其进修期间各方面表现写出科室意见，最后由医院护理部印证。

表 4-4-14　某医院院内进修护士手术室学习计划安排表

<table>
<tr><th colspan="2">时间</th><th>工作内容</th><th>目的及要求</th></tr>
<tr><td rowspan="2">第1个月</td><td>第1～2周</td><td>理论学习，3d；
手术器械包扎方法、要求，1周；
器械清洁、保养方法，1d；
敷料折叠包扎方法，1d</td><td>了解手术室环境、布局，学习有关管理规定、专科护理常规；
了解常用器械名称及用途，器械包装规格及要求；
了解器械的清洁、保养方法；
了解各类敷料的名称、用途、规格及折叠方法</td></tr>
<tr><td>第3～4周</td><td>普外科手术配合（器械/巡回工作）</td><td>熟悉手术室各项规章制度；
了解器械/巡回工作要求和程序；
掌握常用无菌术（外科刷手、戴手套、穿手术衣、铺无菌巾、开无菌器械台、穿针引线、器械传递法）；
了解普外科手术特点，手术标志，常用引流及用途，止血方法；
了解手术体位摆放总要求及所需体位垫种类；
了解气管插管全身麻醉、硬膜外麻醉、颈丛麻醉方法，常用麻醉药名、剂量、浓度和配伍禁忌；
了解术中压疮风险因素的评估方法</td></tr>
<tr><td rowspan="2">第2个月</td><td>第1～2周</td><td>同第1个月第3～4周内容，谈心1次，了解学习效果，征询带教意见</td><td>掌握套管针静脉穿刺技术；
掌握水平仰卧位、垂头仰卧位、截石位的摆放要求；
掌握手术器械处理、手术间清洁要求，了解感染手术的消毒隔离措施；
掌握高频电刀、超声止血刀的使用，注意事项；
掌握常规腹部手术入路的解剖层次；
调整带教计划，确保学习效果</td></tr>
<tr><td>第3～4周</td><td rowspan="2">骨科手术配合（器械/巡回工作）；
座谈1次，征询带教老师的意见及建议</td><td rowspan="2">了解骨科常见手术配合步骤及手术标志；
基本掌握双级电凝器、C-臂X线机、G-臂X线机、电脑止血带的使用，注意事项；
掌握无菌技术的操作及专科技术的操作；
了解骨动力系统的使用方法和要求；
掌握常规脊椎后入路的解剖层次、俯卧位手术的体位摆放；
继续调整手术室带教的工作方法</td></tr>
<tr><td rowspan="3">第3个月</td><td>第1～2周</td></tr>
<tr><td>第3周</td><td>胸外科、神经外科手术配合（巡回护士）</td><td>了解胸外科、神经外科的手术配合步骤和要求；
了解体外手术用药原则；
了解除颤仪的工作原理和操作方法</td></tr>
<tr><td>第4周</td><td>麻醉复苏技术；
考核验收；
交学习体会1份（>1000字）</td><td>了解显微镜、头架的使用方法；
了解麻醉复苏、苏醒判断与监护要求；
专科理论、操作技术考核（套管针穿刺、无菌术）；
听取进修生工作的意见或建议</td></tr>
</table>

注：本计划由进修护士所在科室的护士长提出初步设想，手术室针对其学习愿望和工作特点，再制订个体化的学习时间安排表。

表 4-4-15　某医院手术室进修护士意见反馈表

1. 手术室护士长对带教工作是否重视
   很重视　　重视　　一般　　差
2. 培训计划是否符合您的进修目的
   很好　　好　　一般　　无针对性
3. 您的进修任务的完成情况
   很好　　好　　一般　　未完成
4. 对手术室管理的评价
   很好　　好　　一般　　差
5. 对手术室授课水平的评价
   很好　　好　　一般　　差
6. 工作安排是否合理
   很合理　　合理　　一般　　差
7. 手术室护士的积极性如何
   很高　　高　　一般　　差

续表

8. 带教老师的水平 很高　　高　　一般　　差 9. 请评出三位最佳带教老师____________、____________、____________。 10. 你对手术室管理和带教工作有何建议？ 多谢您进修期间对本室工作诸多的支持和付出的劳动。

七、进修、实习医生的培训

对第一次进入本院手术室的进修、实习医生，以及新调入外科的医生应进行培训。培训工作由护士长或高年资护士负责，培训时间为半天。

1. 培训目的

通过培训，使进修、实习医生熟悉手术环境，工作要求；自觉维护手术室工作秩序；遵守手术室各项管理规定；杜绝差错、事故的发生。

2. 培训内容

主要是介绍手术室环境、工作流程、着装规定、进出手术室要求、行政管理、无菌技术管理、手术安全核查、手术部位标记、参观手术人员管理等规定、常用专科技术操作（如外科刷手或外科手消毒、戴手套、穿手术衣、术野皮肤消毒、铺无菌巾、术中无菌术及标本留取等），并提出配合手术室管理工作的要求。

3. 培训方法

操作演示、观看教学电视录像、专题讲座，并实地参观。

4. 检查验收

完成培训课程，由医院科训部门组织考核，内容主要为手术室规章制度、手术安全核查、无菌技术及外科手消毒等，合格者方可进入临床工作。

（毛晓萍　魏　革）

第五节　护士长管理技巧

一、目标管理

1. 建章立制，营造良好的工作氛围

手术室工作被动、突发情况多，是一个风险高、难协调的大科室。要确保安全，让管理出效益，必须建立、健全监控体系，实施严格管理。工作靠人来做，管理靠人来实现，加强工作人员的素质、作风的养成，营造良好的工作氛围，对于实现目标管理是十分重要的。

（1）建立、健全专科各项规章制度　制度是工作的法规，是处理各项工作的准则，是评价工作的依据，是消灭事故、差错的重要措施。因此，要把建章立制作为确保安全的关键环节来抓。要经常将科室的具体工作与管理规定、标准规范进行对照，检查管理制度有无不相适应的或已变更的，及时进行修正和调整，以适应情况的不断变化。在不断健全制度的基础上，做到学制度、用制度，以制度及规定指导工作，以制度管人。

（2）制定各种操作流程和质量评价标准　对专科基础操作、难点环节、质量检查等，制定标准流程、质量标准和检查细则，做到各项管理有章可循，质量评价有量化指标。

（3）落实环节质量监控　建立护士分组制度，实施护士长、组长二级管理。落实护士长每天跟班、每周讲评制度，适时监控。

（4）加强作风建设，营造积极向上的工作氛围　集体力量大。全员士气高、团结协作，才能将事情干好；否则，如同一盘散沙，没有凝聚力。因此，把让患者（手术医生）满意作为护理管理的第一目标，要在护理队伍中树正气、讲团结、讲协作、讲奉献，反对自由主义，始终营造一个积极向上、务实、进取的工作氛围。

本节后附中国人民解放军南部战区总医院手术室为患者服务的要诀、十个一点、十不准、文明服务敬语、文明服务忌语（表4-5-1～表 4-5-5），供参考。

2. 用方法统率质量，追求工作质量的"0"缺陷

"质量就是生命"。手术室环境开放、涉及面广、人员复杂、工作节奏快；与手术医生共同完成操作，监控管理难度大；护士年轻、高危护理操作多、电学知识缺乏等，是公认的隐患。因此，加强质量管理显得十分重要。质量管理在很大程度上是依赖科学的方法来实现的，笔者常用以下几种方法。

（1）建立分组管理制度　将科室工作分组，每组

设立组长，实行护士长、组长二级管理模式，缩小管理跨度。护士长侧重指导、规范、监控和协调，组长侧重技术帮带、环节监控及组内工作的协调。每月召开骨干会，收集各组的工作问题，制订改进措施，确保护士将每件事情做到、做好，实现目标管理。

(2)建立工作记录制度　护理记录是护理人员通过护理活动获得的有关资料，并进行归纳、分析、整理形成的文字记录，是反映护理水平的一项重要内容。根据需要，可建立以下几种记录本。

①组务会记录本：记录科室护理安全分析会及组务会有关内容，每月1次。其作用一是可就记录内容在组务会再次强调；二是可将组内问题以书面形式向护士长反映。护士长每周或每月审阅，提出对问题的处理意见，并签名。

②跟班检查记录本：将质量检查结果按时间、内容、优点、问题、评分列表小结，让人一目了然。

③手术不良事件记录本：对手术工作中出现的技术、服务、管理缺陷、失误进行实时记录，并按程序上报，确保当发生医院不良事件时能及时评估处理，将影响和损失降到最低。

④手术患者问题记录本：可制定“术前患者准备情况一览表”，每月1张。重点检查患者术前准备工作的完成质量，有无漏项、错项或项目不全，协助临床科室查找问题，实施整顿，确保手术安全。

⑤医生意见记录本：医生可在手术意见留言本上随时记录工作感受、意见和要求，对不便公开的意见可投入意见箱。护士长每周查看，逐条反馈，密切与手术科室协作关系，提高手术满意度。若一时办不了的，应随时将情况做必要交代。

⑥告示牌：利用白板临时书写，主要对手术物品进行交代。每天由值班护士书写、更新，可起到有效的提醒和警示作用，提高物品准备完好率。

(3)建立警示制度　确保安全的良方在于事前预防，而不是事后检讨。护理安全，就是要求每位护士认真履行职责、把本职工作干好。发现问题或潜在隐患时，要透过现象看本质，举一反三，首先从管理上查原因(如制度、流程、人员安排等)，采取有效改进措施，及时预防。要将防止差错、事故与执行具体的工作流程、查对制度、值班制度等联系起来，确实让护士在思想认识上真正明白执行规章制度的重要性。教育上要坚持“三令五申”，允许护士有一个理解和掌握的过程；要求护士不懂要问、知错要改，尤其是在操作中要严谨、慎独，出现问题要及时报告、弥补，将负面影响降至最低；增强责任感，切忌粗疏、隐瞒。面对手术高风险、高压力，还应做好以下几点。

①实施安全知识提问制：利用早交班或业务训练和跟班检查的时间进行安全知识提问，重点针对低年资护士。提问“怎么做?”“为什么要这样做?”“标准是什么?”，护士间相互补充、纠正，通过循循善诱与质疑问难来强化标准、明白规定，正确执行规范操作。

②定期召开安全分析会：每月应组织1次护理安全形势分析，由护理骨干参加；若科室人员少，也可全体参加。重点对工作完成质量、跟班、带教情况进行分析，对存在的问题、隐患，教育上要“小事化大”，强调严重性和后果，高度戒备，并制订出整改措施；对临床发生的相关护理问题进行对照分析，举一反三，引以为鉴。

③开展护理查房：通过制订预案、护理措施，强化行政管理手段，做到人人皆知；并将查房内容打印成文，粘贴在学习园地上，起到常提醒的作用。如，为确保护士在位率问题，制定“五”不出手术间的规定，即巡回护士做到开台切皮15min内不出；手术进展不顺利不出；手术患者病情有变化不出；器械护士与巡回护士、麻醉医生不同时出；手术快结束时不出。还要求巡回护士因故离开手术间(如取皿、拿药)，必须跟器械护士和麻醉医生打招呼，提高护士工作在位率和质量。

④开辟质量园地：可利用黑板，将标准流程、安全防护措施以及警示、警言等，张贴在质量园地上。尤其是一些字多、难记、易混的工作项目(如防差错与事故注意事项)，可编成方便记忆的顺口溜，也可以安全预案的形式展示，加深对安全知识的理解，并能有效地落实安全措施。

(4)有效监控环节质量　针对容易出现问题的环节，每周检查1次，逐项登记并公布，护士长每周讲评、每月小结；对一些棘手问题(如骨科器械中的螺母、螺钉的清点)，宜结合护理查房形式，侧重主观原因进行分析讨论，提出有效的控制或改进办法，真正起到指导、监督和管理的作用；对一些高危操作(如电外科设备、小型放射线机等)，应建立标准操作流程、应急处理流程，置放在机器旁或玻璃板下。另外，应制定相应手术间管理规定、安全用电须知等规章制度，使护士在出现紧急情况时能立即处理；定期对低年资护士进行阶段工作验收，指出工作完成质量、存在问题及今后的努力方向，把隐患消灭在萌芽状态。

特别要强调的是，各环节衔接要连贯，制订的措施要切实可行，规定才不会形同虚设。

3. 增强法纪观念，与时俱进促发展

“任势而治变”。要不断学习医疗规范和法律法规，及时获取新信息，启动敏锐的思维和洞察力，采取积极的防护措施，有效地保护自己和患者。

(1)普法教育,增强法律意识　随着医学的发展和技术的不断创新,面临着许多新的法律问题,如生殖技术、脑死亡、器官捐献、器官移植、安乐死、重组DNA等;医护人员对卫生法学知识知之有限,有的方面还存在认识误区;法制建设不断完善和健全,患者自我保护意识加强等。因此,提高医务人员的法学素质是防范护患纠纷的关键。护士长作为手术室的组织者和管理者,应该不断更新知识结构,掌握医学发展的客观要求,提高法规保护意识,这是做好护士长工作的必备条件。如将新颁布的《医疗事故处理条例》《医疗事故技术鉴定暂行办法》《手术安全目标》《手术分级管理》等与具体工作相结合,及时完善"证据"资料建设和管理,避免举证不力或举证不能。

(2)依法建制,规范工作行为　护士在执行各项护理技术操作的过程中,必须按照卫生部或军队总后卫生部制定的《医疗护理技术操作常规》执行(以下简称"规范")。各省、市卫生部门以及各医院制定的相关补充规定,也作为工作依据。科室在制定管理规定、操作标准时,必须遵循规范要求,做到行有据,规范操作行为。对个别操作项目暂时不能够按照规范要求执行时,必须报告医院职能部门(如感染控制科、护理部),征求他们的意见和建议,获得技术指导和支持。任何个人或科室不要私自更改操作方法或标准,以免造成医疗问题。

(3)科学管理,保安全防纠纷　要把管理的重点放在保安全、防纠纷上;要求全员参加管理;重视以人为本,开展术前访视,对患者进行身份识别,增进护患沟通,减轻患者紧张情绪,有利手术安全与康复;加强环节质量监督管理,防微杜渐;提高护士语言交流艺术,学会"说话",学会处理纠纷。实施安全管理要注意处理好四方面问题:

①手术风险增加和患者自我保护意识加强,做好知情同意工作。

②手术危险因素评估和数据资料填写,做好"证据"保存。

③术中护理记录和材料归档,留存客观资料。

④正确执行手术物品清点制度标准,规范护理操作行为。

4. 推陈出新,创建专科护理特色

保持清醒的工作思路,重点在制订每年度计划。要力求一个"新"字,即与往年有不同,有新办法、新举措,让科室工作充满活力,呈现积极向上的工作氛围。

(1)岁末年初勤于思索　每年的年底,通过年终总结,认真查找工作中存在或潜在的护理问题和隐患,分析整改;要与先进的医院同行相比,查找存在弱点和差距,探讨改进的可行性;要结合医院护理部工作目标,瞄准学科发展前沿,提出护理工作的新设想。计划要突出目的性、前瞻性、可行性和绩效性。

(2)工作中善于发现　护士长要坚持每天的阶段性跟班,深入临床一线去看、去做、去查、去思考,及时地记录和分析工作中质量优劣、环节问题,为谋划工作提供信息资料。

(3)遇问题善于联想　护士长要有求高、求新的工作思维,注重将平时学习到的、看到的、听到的知识亮点与科室管理发生联想,产生灵感,找到解决护理难点的突破口。这也是创建专科护理特色必不可少的前提和条件。

二、领导者的艺术

领导艺术是指领导者在一定知识和经验的基础上,能驾驭实际工作的各种技巧、手段和特殊方法,是一种经验性、创造性、随机性的非规范化领导行为。其重点是领导人的艺术,即如何用人、影响人和激励人,调动人的积极性、主动性和创造性。

1. 善于用人

人力是医院管理中最活跃、最富于创造力,也是最难处理的因素。对于人的有效管理不仅是高效利用现有物质资源的前提,而且是一切创新的最基本条件。手术室人员多、摊子大、事情杂,护士长不可能事必躬亲,要学会从繁杂的事务性工作中解脱出来,集中精力抓全盘、抓大事,把握方向,提高护理质量。

(1)因事择人,适才适用　知人善任。用人用长处,而不是选没毛病的人。因此,处事有公心,不要嫉贤妒能。根据岗位工作的要求,因事择人,量才录用。将组内手术配合、培训、协调等工作责权下放,由组长负责组内成员的基础培训,协调科间关系,提高手术配合质量;要求骨干每年撰写学术论文1~2篇,通过经验总结,提高理论水平;安排骨干讲授管理基础课,通过备课,提高其思维能力和应变能力。

(2)因人择事,专长培养　根据专科发展要求,针对护士悟性、性格、专业精神,有意识地实施专长培养。如腔镜手术、器官移植手术、定位导航手术等。

(3)以人为本,发挥群体优势　护士长要注意发挥护士的主观能动性和创造性。对护理骨干要从思想教育入手,把"组长"这份工作当作训练自己管理能力的舞台,主动参与科室的护理管理;鼓励骨干出成绩,适时地给予赞誉,主动帮助他们完成工作目标;教育骨干尊重团结护士,善于倾听护士的意见,出现问题时勇于承担责任。平时注重培养护士勤学、好问的习惯，对问题敢想、敢说、敢辩，对不良倾向敢于批评，营造一个良好、向上的氛围。

通过合理用人，让护士长有充分的时间跟班检查、调查研究，追求高层次的护理质量；能够静下心来学理论、学技术，以掌握更多的新观念、新方法来指导护士，开展技术革新和创新。

2. 善于管人

(1)严格管理，恩威并重　没有权威就没有效率。护士长要有权威，让部署有敬畏感，有一定的威慑力，才能实现既定目标；工作严谨、慎独，不作假、不隐瞒，认真落实岗位职责，勤勤恳恳干工作；教育护士明白，只有掌握规定、标准和要求，把工作做好了，别人才能信服；同时，人是有感情的，要礼贤下士，换位思考，了解护士的思想与要求，力求心理相容。护士长在工作上是护士领导，与护士是上下级关系，应严格要求、大胆管理、不徇私情；生活上是护士知己、朋友，要做到一视同仁、主动关心，经常谈心，想方设法尽全力为她们排忧解难，这样才能得到护士的尊重和爱戴。

(2)以身作则，率先垂范　正人先正己，护士长的自身形象是一种无声的力量。要爱岗敬业、孜孜以求、勇于开拓，不断提高管理能力和领导水平，要求护士做到的自己首先做到，做护士的表率。

(3)团结上进，反对自由主义　一个科室风气正、绩效好、有创新，特别能突显一个管理者的魄力和综合决策能力。要在护理队伍中树正气、讲奉献、重实干。对个别人散漫现象要及早发现、坚决制止，“预以未萌，止于未发”，不让歪风邪气滋生蔓延，始终保持积极向上的氛围。

3. 善于鼓动人

人的创造性是有条件的，是以其能动性为前提的。“只有满意的员工才是有生产力的员工”，护理管理者不仅要做到让患者满意、医院满意，更要做到令护士满意。有研究表明，在一般管理中，大约只能发挥出下属全部能力的60%，40%的能力则要靠领导的威信、有效的管理方法才能发挥出来。

(1)说话艺术　人人都有优点和长处。说话有激励性，善于赞美，就能够鼓舞和激励护理人员的积极性和工作斗志。在工作表现满意时，给予鼓励、鞭策的话，使其乘势前进，更进一步；在工作表现有进步时，给予表扬、肯定的话，使其迎头赶上；在工作压力很大或感到辛苦时，给予关心、安慰，予人依靠，使其宣泄压力；在发现护士心情不好时，及时谈心，给予体贴，使其放松情绪、增强信心。通过人际沟通，使群体释放情感、点燃激情，以高度的热情投入工作；激励组织成员做什么、如何做、如何改进，并强化正确的行为，实现既定目标。

(2)榜样激励　有人群的地方就有先进和落后的存在。干好工作取决于一个人的激情、状态和标准，因此，树立典型是指导全盘工作的一种重要方式，可起到加强和推动群体工作的积极性、主动性和创造性的作用。“榜样的力量是无穷的”，要适时运用激励，提高护士的工作热情和干劲，使之干有方向、赶有目标。

(3)处罚原则　落实奖优罚劣的绩效考核制度，可充分调动护理人员工作积极性，自觉遵守和执行规章制度。惩前是为了毖后，适当辅以处罚行为，提升管理效果。但在运用时应注意：

①教育从严、处罚从宽，不要将处罚当作一种目的，这样容易产生抵触情绪，难孚众望；

②对重点环节、重要措施、容易疏漏的人和事，不要随意处罚，要提倡“三令五申”，不苛求令行禁止，尤其是对低年资护士；

③就事论事强调责任，不要连带追究，要既往不咎。

4. 善于提高自己

领导者的自身素质和能力，是一种巨大的、潜在的、无形的、不可替代的力量。护士长的威信靠个人的知识、技术、创新、品德和人际关系上的突出表现，逐步在群体中建立并形成。然而，这些素质不是天生的，来源于坚持不懈的学习与长期的积累。

(1)多看书学习，在“广博”基础上求“精”　当今医学科学技术正处在高度分化与高度综合的时代，医学知识陈旧周期加快，人才竞争专业化等，形成了院有特色、科有重点、人有专长的市场化竞争环境。这些迫使医务人员必须努力学习、更新知识结构，不断适应高速、竞争、发展的需要，成为护理的专才。因此，护士长要注意在“广博”基础上的“专”和“新”，除具备丰富的专科理论、操作技能外，还要掌握边缘学科、相关学科的理论和技术，掌握更多的新观念、新方法来指导护士，开展技术革新，追求高层次的护理质量，这样才能健全素质、树立职业威信。

(2)深入临床一线，提高动手操作能力　临床医学是一门应用性学科，临床护理工作能力主要表现在动手能力上。熟能生巧、勤能补拙。一方面，护士长作为业务管理者，首先要精通业务，学会做事，然后才能会管、管好，成为护理小行家，因此，要加强对工作的投入，积极参加护理实践，特别是在开展新业务、新技术时，要主动参与一线工作，了解新方法、关键步骤、配合要点和注意事项等，这样既可熟悉学科发展动态，又可从中解决护理难点，积极协助科室开展工作,促进学科的发展;另一方面,作为护士长应不断加强理论水平学习和管理能力的提高,提高对周围环境的判断力、对问题处理的决策力、对实际工作的操作能力。

(3)善于文字总结,在"新"字上做文章　知识的灵魂是创新。当今世界的知识更新很快,新理论、新技术层出不穷,迫使我们由操作型向思考型转变,不然就会落后,就会被淘汰。因此,要善于把一段时期的工作、学习中的各种经验或体会进行分析研究,做出指导性结论。善于学会运用哲学的辩证方法对问题进行分析、处理,逐渐形成一种客观的、全面的分析和解决问题的能力,处理态度。冷静、好思、联想,开启智慧,养成爱动脑的好习惯,尤其是平时遇到困难、问题的时候,要努力想办法去解决它,有时就会有一"闪念"出现,这里边就时常包含着新的成分。

三、手术室医护关系的协调管理

协调是指消除管理诸要素之间,以及管理过程各阶段、各环节之间的不和谐现象,加强相互间的配合,达到均衡发展的管理过程。协调医护关系是取得优良医护质量的重要因素之一。手术室是一个开放场所,接触面广、摊大、人员密集、信息交流快,极易造成人员摩擦、矛盾,甚至发生正面冲突;手术室又是外科治疗、抢救的重要场所,工作节奏快、意外情况多,要求所属人员能应急、会配合,是医院重点管理的瓶颈科室之一;医生与护士相互之间对对方专业职责缺乏全面了解或沟通不良,容易发生医护冲突,导致医护关系紧张。手术室护士长是协调上述诸多矛盾的中心,其协调管理能力的强弱将对手术室工作目标的完成,学科的发展,社会、经济效益的实现都有重要影响。

1. 手术室医护关系特点

外科医生和手术室护士之间有被动、依赖、合作和信息传递等多种关系。即,手术时机、数量、方式基本取决于科室安排,手术室进行被动、服从性劳动;外科医生完全依赖手术室提供手术器械物品、仪器设备、人员环境保障;医护双方工作配合、支持、互相协作;医护操作熟练、配合默契,是手术质量和工作效率的保证,而这一目标的实现有赖于护士长的统筹协调管理。

2. 手术室可能产生的医护矛盾及其原因

(1)引起护士不满情绪及其原因　手术室面对多个手术科室,手术类别繁多,众多外科医生其性格、操作习惯各有不同,对护士的工作要求越来越高;对开展新技术、新业务不熟悉,医生未就特殊物品或配合要求提前告知,造成术中忙乱,护士压力大;个别医生手术不熟练、层次不清,手术耗时长,造成护士疲惫、烦躁;意外情况下(如手术进展不顺利),医生的不良情绪间接打击了护士积极性等。

(2)引起医生不满情绪及其原因　器械准备不齐或性能不佳;护士配合不熟练或存在懒散现象;个别护士配合不专心,领悟能力低,术中反复提醒仍不能按要求做好;手术医生起点高、变革意识浓、创新技术多,存在手术要求与应对能力的差距而导致配合不满意;护士严格管理手术间及参观人员有违外科医生(尤其是进修、实习医生)的学习意愿,产生不满情绪等。

另外,手术室还存在与多部门、多科室的工作协调问题,如空调故障、设备维修不及时等,任何一环节未做好,即便不属护士的工作范畴,也容易导致矛盾的发生。

由此可见,手术室护士长要花费大量的精力协调各种关系。从某种意义上说,护士长日常工作中协调各种医护矛盾占了相当的比重。因此,合理地实施协调管理,是保证各项工作和谐、顺利开展,实现既定目标,取得最佳成效的重要保证。

3. 护士长在医护矛盾协调管理中的作用

护士长既是面对诸多医护矛盾的中心,也是协调管理的关键人物。根据手术室医护关系的特点,可能产生的矛盾及其原因,可以从以下两方面进行协调管理。

(1)组织内协调　护士长作为手术室医护关系的协调管理者,其本身的素质的培养和能力的提高对协调管理的效果有举足轻重的作用。加强自身职业道德修养、不断更新知识结构、提高操作技能、深入实践、完善工作方法、提高解决问题的能力等,是建立群众威信的基础,也是提高工作质量和效率,做好协调管理的保证。

在实践管理中体会到,要处理好组织内协调必须重视"四个结合"。

①服务理念与营造团队意识相结合:众所周知,人多,思想难统一,容易不团结而造成管理难度大。因此,要树立一切为科室服务的团队意识,把"满足医生的需要变成护士的工作行动"作为服务理念。在具体工作中,应要求护士态度热情,有礼貌,不随便说"不"或"没有",不能怕麻烦、怕累而怠慢手术;反对自由主义,不利于团结的话不说,不利于手术安全的事不做。发现不协调的人和事,及时处理,把问题消灭在萌芽状态。可以制定"手术室护理行为规范""为患

者服务要诀”“文明服务敬语与忌语”等，张贴在墙上，起到常提醒的作用。

②建章立制、严格培训与提高自身能力相结合：无规矩不成方圆。要完成既定目标，必须严格规章制度，做到各项管理有章可循，质量评价有量化指标。对护士实施能级培训，尤应强调护士明白“要做什么”“为什么做”“怎样做才能做得最好”的道理，侧重提高学习后知晓率和工作能力。

③预防与解决问题相结合：质量管理的标准是零缺点。护士长要善于将护理工作进行妥善分工、分组，发挥骨干能动作用，缩小管理跨度；在落实护士长、专科组长、带教老师三级监控时，做到责权一致、质量目标一致；定期召开小组会、骨干会、安全分析会，对质量进行分析、讲评；工作要有预见性，善于发现或推测可能发生的问题和矛盾的环节，争取早发现、早制订措施，防微杜渐。每天可通过跟班、配合手术，从工作中找问题、查原因，在制订和落实措施上下功夫、挖潜力。

④因事制宜与人本管理相结合：人各有所长。应根据工作要求发挥其长处，明责放权。这样既发挥了护士的主观能动性，把工作做到最好，又激励了护士的信心和干劲。工作中出现问题、产生纠纷或冲突，要认真分析原因，掌握科学的处理方法，不要当面训斥或偏袒，伤害护士的自尊。同时，适时进行角色互换，工作上是领导，要有威慑力；但生活中应是朋友，要关心体贴护士，给予必要的支持和帮助，以增进情感，形成合力。

(2)组织外协调　要确保手术室工作有序、安全、高效运转，应处理好以下四个关系，并注意把握好协调关系的“度”。

①尊重与自尊的关系：相互尊重是沟通的原则。培养医护间相互信任与尊重，加强交流，共同参与决策，减少医护间的强制性行为。另外，要把相互尊重落实到日常工作中，如每天见面有称谓，谦虚、善于倾听不同意见，反映问题有回音；积极工作、勤快、有热情，给人以有素、上进、实干之感；开展职业礼仪培训，养成严谨、慎独、矜持、有礼的职业形象，给人愉悦的感觉，增强亲和力和吸引力，在体现了对医生尊重的同时，也显示了手术室护士应有的自尊。

②沟通与改善服务的关系：沟通是为了更好的服务。由于医护间常因性别、受教育程度、社会经济状况和专业领域的差异，会产生不协调的工作氛围和矛盾，正确认识医护关系对手术配合的重要性，既可通过讨论和会议等形式，分析医护矛盾或相关的伦理困惑，使医护人员获得处理矛盾的实际经验和教训。也可每月由专科手术配合的护理组长征询科主任、住院总医师、高职人员的意见和建议，护士长在跟班工作中收集意见，对个别要求高、难处理的环节予以重点关注。例如，专管共用的腹腔镜，手术使用率高，器械昂贵、精细、易损坏，宜专人管理、定组配合、经常协商、共同维护。对科室提出的要求要尽快去做、尽力办好，做不到的要及时反馈科室或护士长，做到遇事有人管、办事有回音，重视对不良倾向的整顿，增强为患者、为科室服务的意识。

③满足需求与工作绩效的关系：工作绩效是衡量质量管理的标准。手术室工作绩效常常与配合手术科室开展新技术、新手术分不开。每年年初，跟踪科室特色技术发展动态，制订相应培训计划，及时开展技术培训；针对护理配合的难点和特点，如手术配合、体位摆放、物品准备等，请手术医生讲课或列席护理训练课程，直接听取他们对手术配合的意见，实施针对性整改，提高手术配合质量。

④互动与情感距离的关系：良性互动促进和谐关系。平时可开展科室之间的公共关系活动，以增进了解、消除误会；在节日或特定的时机，可组织与各科室的联欢活动，拉近彼此距离。

在处理四个关系时，应把握好协调关系的“度”：

①协调不等于妥协、放纵。在一些重大是非面前，应坚持原则。如手术室是无菌程度要求最高的场所，对违反无菌操作或无菌要求的人和事，应本着“有理、有节”的管理；对出现医护矛盾时，医生提出的意见要重视、要进行仔细分析，但不要偏听偏信，更不要一味奉承，要注意保护护士的自尊。

②要敢于大胆管理。在工作中特别是有患者在场时发生医护冲突，不要当面争吵，采取冷处理的方法。但事后要及时跟进，对于错误的人和事要坚决抵制和严肃批评，必要时向上级或职能部门反映，决不姑息，避免软弱可欺。

③办事有诚信。对外科医生的承诺要言而有信，情况变化及时反馈，取信于人。

四、护士职业礼仪培训要求

护士职业形象和魅力是伴随着护理工作作为一种社会职业而产生的，是整个护理工作质量的外在表现。随着医学模式的转变及市场竞争机制的引入，社会对护理工作提出了更高的要求。当一名护士在工作中表现出爱心、优雅、知识、睿智的时候，无形中就诠释着护士职业美的形象，一言一行可让患者信赖，能够感染人、吸引人、征服人，体现出护士超凡的职业魅力。

这不仅使护士对自己从事的职业充满自信，也使患者对护理服务满意或满足，促进了以人为中心的护理事业的发展，跟上了当前形势发展的步伐。因此，抓好护士自身形象的塑造，有着十分重要的现实意义和深远意义。

1. 护士职业形象训练的必要性

(1)护理模式转变的客观要求　在以患者为中心的责任制护理中，护士除配合医生执行医嘱医伤治病外，更要注重患者的心理疏导、疾病预防及康复指导。护士的形象、言谈举止，有举足轻重的作用。

(2)时代竞争多变的必然要求　社会对医护工作的要求越来越高，护理工作如何以质量、服务、信誉、人员素质、精神风貌等总体形象展示给社会公众，让患者满意，直接关系到医院的生存和发展。只有不断修正自身形象，以适应客观环境变化，才能确保护士形象历久常新。

2. 附庸风雅，塑造护士职业美的形象

护士在从事护理工作中，通过运用自己的力与美、知识与技能、品质与服务等合成一体的技巧和方法，给予患者人文关怀，为其解除痛苦，实现治病、防病、康复的目的，在服务过程中也使患者感到满意、心情舒畅。要达到上述目的，护士必须注重塑造职业美的形象，包括外在的形式美(仪表美、语言美、行为美)和内在的心灵美。可从以下几个方面努力。

(1)理解人文关怀，促进护理情感职业化　高尚的职业形象，来自对所从事专业的忠诚和热爱；来自情感品质和工作能力的培养。护理工作的对象是人，人文关怀的核心是尊重人、关爱人、关心人的精神问题，注重自我与他人的精神发展。

①把救死扶伤看成是自己的天职，树立全心全意为患者服务的利他思想：病中的人是一种心理、生理暂时处于弱势的人，最敏感、最脆弱、最需要关爱与帮助。要关心爱护患者，在服务过程中体现人文关怀。不怕苦和累、不怕脏和臭、不嫌弃和怕麻烦。如设计和布置温馨、舒适、方便的病房环境，体现人文关怀和人道伦理意识。

②热爱护理专业，增强工作的责任感、使命感：热爱护理工作，树立干一行干好一行的思想，工作严谨细致，不断提高专业理论和操作技能，力求有所创新。在服务过程中体现敬业爱岗，做到有求必应、有问必答。

③注重心理素质训练，提高把握情绪的能力：多看书、勤思考，注意学习和借鉴同事们的先进经验，并在实践中加以改进和提高，做到自我评估、自我纠正；也可请高年资护士帮助，学会自我安慰、自我调节和控制情绪，逐渐养成心情安定、情绪稳定、身心一致的良好素质。

(2)加强知识学习，塑造职业形象美内涵　护理工作是一项科学性、实践性很强的工作，要取得患者的信任，除思想上关心、体贴外，必须有精湛娴熟的技术和丰富的临床经验。

①增强危机意识和学习的紧迫感：随着现代医学的发展、技术的进步和医学模式的转变，对护理工作的技术含量、工作范围、服务水平等要求越来越高。护理工作繁忙，护士脱产学习困难多、观摩进修机会少，在目前技术飞跃发展的时代，竞争激烈、优胜劣汰等逼迫着我们必须强化岗位继续教育，将学习欲望变成一种自觉行为。只有与时俱进，自觉地、持之以恒地坚持学习，才能不断更新思想观念、完善知识结构，在竞争中求发展、求进步。

②拓宽知识结构，注重临床能力的培养：现代医学模式的核心，既注重疾病本身，又重视心理、社会因素对健康的影响。因此，在强化专业理论知识学习的同时，还要加强心理学、伦理学、美学、人际交往等知识的学习和运用。培养临床观察力、思考力和处理问题的能力，实现人文关怀；培养良好的人际交往能力、综合协调处理问题的能力和美感创造力，善于从不同患者的眼神、表情、言语、体态中读懂他们的需要、痛苦和渴望，从而提供个性化的护理与服务。

(3)注重行为方式的培养，完善职业美的形象　南丁格尔奖得主王秀瑛曾说，“护士的职业形象就是力与美的结合。”积极参加职业礼仪规范培训，做到着装整洁、精神饱满、动作轻巧、神情专一，养成严谨、慎独、矜持、有礼的职业形象。

①注重个人仪表、仪容：克服不良习惯和身体动作(如挤眉弄眼、伸舌、挖鼻等)，既是尊重患者，也是护士自尊、自爱的需要，是体现服务水平的一个方面。

②开展微笑服务：微笑是最好的面部表情——对自己微笑是自信，对别人微笑是宽容。笑给人友善、亲切感，留下美好印象进而使人相互信任。

③使用文明礼貌用语：语言自然、亲切、温和，具有安慰作用。

④谦逊温和、善与人同：“和蔼可亲的态度是最好的介绍信”。行动中关怀体贴别人、善解人意、宽容忍让、谦和恭敬、温文尔雅。特别忌怒、忌狂。

患者并不总是对的，但他们永远是第一位的。许多患者由于病情的折磨变得敏感、易怒、挑剔，会对护士发脾气、说一些过分的话，应给予理解、宽容和更细心地照顾，而不应针锋相对地激怒他们。对同事之间的矛盾，也要宽容大度，不要在病房内争吵、使性子，以免影响自己的形象。

(4)强化体能素质训练，不断提升综合竞争实力

①增强体质，保持活力：健康本身就是一种美。注意身体锻炼，保持精力充沛、心胸开阔、坦诚豁达，提高对环境的适应能力、耐受力，以及自我控制能力，善于应变、灵活敏捷。

②讲究卫生习惯，给人愉悦的心情：多饮水、勤洗澡、勤更衣，避免身体和口腔的不良气味，保持清新气息，容易被人接纳、亲近和喜欢。

表 4-5-1　手术室为患者服务要诀

手术室为患者服务要诀
以人为本、以礼相待
细致周到、关怀体贴
尊重患者、相互配合
尽职尽责、守密慎言
技术精湛、廉洁高效

表 4-5-2　手术室十个一点

手术室十个一点	
说话轻一点	嘴巴甜一点
脾气小一点	度量大一点
技术精一点	做事多一点
干活稳一点	行动快一点
理由少一点	效率高一点

表 4-5-3　手术室十不准

手术室十不准
不准随便说“不”或“没有”
不以貌取人、以医谋私
不推诿、拒绝手术
不为难、训斥患者
不与医生发生正面冲突
不怕苦、怕累、怕麻烦
不在手术间打闹、闲聊
不迟到、早退或怠工
不弄虚作假
不擅离职守

表 4-5-4　手术室文明服务敬语

手术室文明服务敬语
十字用语：请、您好、谢谢、对不起、没关系
称呼用语：首长、叔叔(阿姨)、先生(小姐)、小朋友、主任、医生
电话用语：您好，我是××科护士，请问有什么事？ 请问你是哪里？贵姓？怎么称呼您？ 请稍等，就来。 很抱歉，×××不在，有什么事我可以为您转告吗？ 不用谢
接待用语：请不要紧张。 手术床较窄，请您躺好。 有什么不舒服，请您告诉我
输液时用语：×××，我要给您打针，请不要紧张。 请握拳，有一点痛，一会就好。 针已打好了，有什么不舒服吗
对待批评用语：谢谢您给我们提出的批评意见，我们将尽快整改。 欢迎您给我们的工作提出建议和意见
对待表扬时用语：不客气，这是我们应该做的
对待患者馈赠用语：这是我们应该做的，不用客气。 您的钱(物)我们不能接受，请您谅解

表 4-5-5　手术室文明服务忌语

手术室文明服务忌语
禁止使用对患者不尊重、不礼貌的语言：嘿，叫什么名字？ 躺过去，别磨磨蹭蹭的
禁止使用不耐烦、生硬的语言：别喊了，忍着点。 没通知就送上来了，等着吧
禁止使用不负责、推诿的语言：急什么，死不了。 谁答应你，你找谁
禁止使用侮辱人格、让患者难堪的语言：活该！ 没钱就别来
禁止使用含糊不清、增加患者疑虑的语言：你这病难办呀。 你这手术说不准，也许没问题

(魏　革)

附 4A 手术室专科基本技术操作流程及质量评价标准

手术室专科基本技术操作流程及质量评价标准见附图 4A-1～附图 4A-11，附表 4A-1～附表 4A-11。

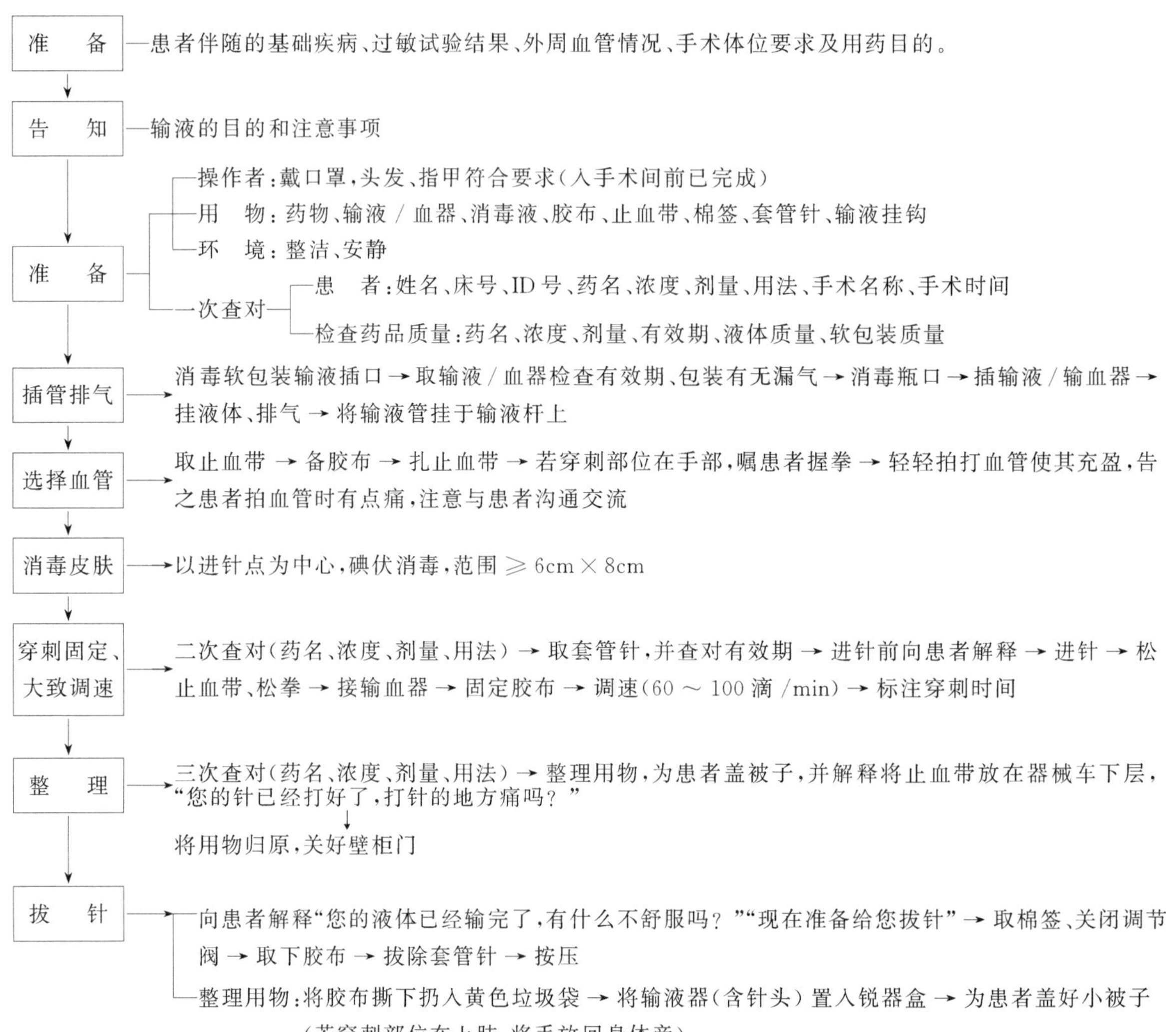

附图 4A-1 套管针静脉穿刺输液操作流程

附表 4A-1 套管针静脉穿刺输液操作评价标准

项目	权重	质量标准	分值	扣分细则	扣分
准备	0.16	着装、仪表符合专业要求 手卫生 备齐用物、放置合理 环境整洁、安静	4 2 4 4 2	衣帽口罩、头发、指甲不合要求 未洗手 少用物或放置不合理 环境不合要求	−2 −2 各−2 −2
插管排气	0.22	检查药液质量 瓶/袋口消毒规范 持管、插管手法正确 排气一次成功	8 2 2 10	检查药物不合要求 未消毒瓶/袋口或消毒不规范 污染针头、瓶/袋口 排气一次不成功(1 个气泡扣 2 分)	各−1 −2 −2 −10
选择血管、消毒皮肤	0.07	体位舒适 选择血管方法正确 扎止血带规范 消毒皮肤规范，面积 6cm×8cm	1 1 2 3	不舒适 选择血管不当 位置、方法不当 消毒不规范	−1 −1 各−1 −3
评估、告知	0.04 0.02	评估手术患者基本级别 向患者解释，说明输液目的和注意事项	2 2	未评估或遗漏 未告知，或操作过程已交流	−2 −2

续表

项目	权重	质量标准	分值	扣分细则	扣分
穿刺固定、大致调速	0.38	选择适当型号留置针 再次查对液体 穿刺角度、深度适宜 一针见血 松止血带、松拳、开调速器 接输血器，不漏血、漏液 固定方法正确 滴速控制在 60～100 滴/min 标注穿刺时间	1 5 2 15 3 4 4 2 2	留置针型号不适当 未查对 进针角度、深度不当 穿刺失败（退针 1 次扣 5 分） 顺序颠倒 接口漏血、漏液 固定不牢 滴速不准（±10 滴/min 以上） 未标注	－1 －5 各－1 －15 各－1 各－2 －4 －2 －2
整理	0.06	穿刺后查对液体 整理用物、为患者盖好被子 交代注意事项	2 2 2	未查对 未整理 未交代	－2 －2 －2
拔针	0.05	向患者解释 撕取胶布轻、稳 按压方法正确（2～3min） 污物处理得当	1 1 1 2	未解释 动作粗重 按压不当，血或液体溅出 污物处理不当	－1 －1 －1 －2
整体印象	0.06	语言、举止符合要求 动作熟练、符合程序	2 4	未解释 跨过无菌区（每次扣 2 分）	－2 －4

注：1. 操作过程 6min，超过 1min 扣 1 分。

2. 严重污染，视为不及格。

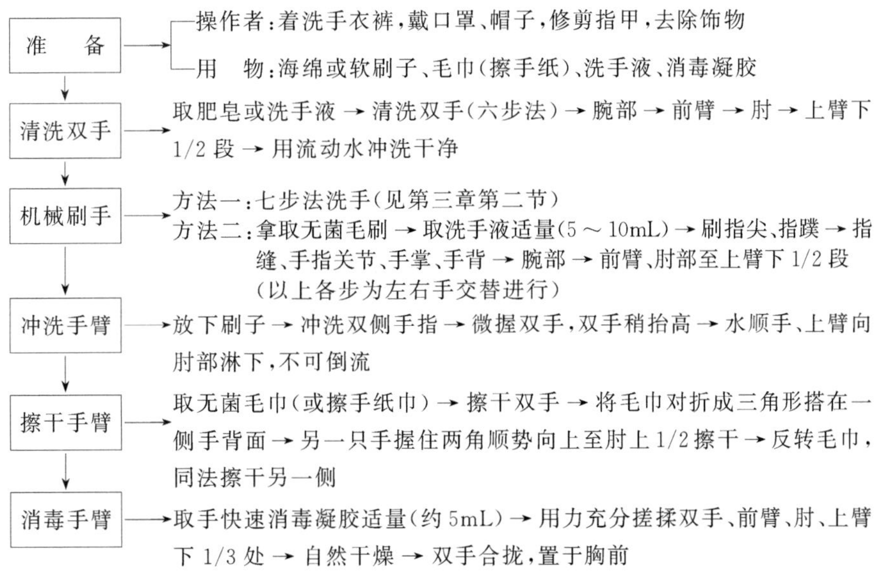

附图 4A-2　刷手术操作流程

附表 4A-2　刷手术操作评价标准

项目	权重	质量标准	分值	扣分细则	扣分
准备	0.10	着装整齐，仪表合要求 指甲短，不戴饰物 用物齐全	3 4 2	不合要求 指甲长或染指甲，戴饰物 遗漏用物	－3 各－2 －2
清洗双手	0.10	使用清洁剂 洗手方法正确 用清水冲洗干净	2 6 2	未使用 方法不正确（每步扣 1 分） 未冲洗干净	－2 各－1 －2
机械刷手	0.22	取洗手液量适宜 刷手部位顺序正确 刷手时间 3min	2 18 2	量过少或过多 不正确或遗漏（每处扣 2 分） 时间不够	－2 －2 －2

续表

项目	权重	质量标准	分值	扣分细则	扣分
冲洗手臂	0.16	冲洗手臂方法正确 冲洗彻底、不留泡沫	10 6	水反流或污染(每次扣2分) 不彻底或留有泡沫	−10 −6
擦干手臂	0.18	毛巾使用方法正确 擦拭手的方法正确 手臂不被污染	6 6 6	方法不正确或毛巾被污染 方法不正确 手臂被污染	−6 −6 −6
消毒手臂	0.14	取消毒擦手液方法正确 取消毒擦手液量适宜 涂抹方法正确,自然晾干 双手合拢置于胸前	2 4 6 2	方法不正确 量过多或过少 方法不对 手下垂、过高或过度外展	−2 −4 −6 −2
整体印象	0.10	精神面貌好 动作熟练、符合程序 作风严谨,操作计划性强	2 4 4	精神不振 操作不熟练、不规范 计划性差	−2 −4 −4

注:1. 操作过程5min,卫生学标准≤$5cfu/cm^2$,不得检出金黄色葡萄球菌、大肠埃希菌、铜绿假单胞菌。

2. 刷手后手被污染或培养结果超标,视为不合格。

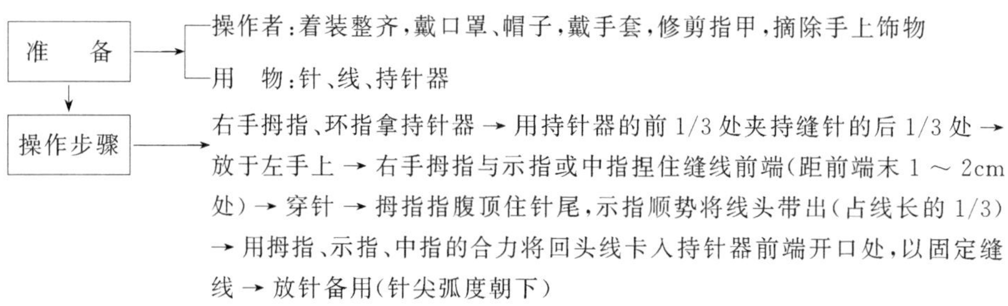

附图4A-3 穿针引线(一针一线法)操作流程

附表4A-3 穿针引线(一针一线法)操作评价标准

项目	权重	质量标准	分值	扣分细则	扣分
准备	0.10	着装整齐,仪表合要求 指甲短,戴手套 用物齐全	3 4 2	不合要求 指甲长或染指甲 遗漏用物	−3 各−2 −2
左手持针	0.26	持针钳关节开口的中上1/3交界处夹持缝合针 缝合针末端1/3交界处被持针钳夹持 手持器械的姿势自然、舒适	10 10 6	每针一项不合要求 每针一项不合要求 不正确或别扭	−1 −1 −6
右手持线	0.06	手指持缝合线长度适宜(距前端1～2cm)	6	不合要求	−6
穿针引线	0.48	双手配合自然、协调 穿针引线一次成功 回头缝线长度为整个线长1/3(6～10cm) 缝线及回头线同时卡入持针钳末端开口 夹持缝合针的朝向呈水平位或稍向外上倾斜 缝合针放置正确	6 8 10 10 10 4	不自然,别扭 来回穿越(每次扣1分) 每次一项不合格 每次一项不合格 每次一项不合格 不正确或针尖穿透敷料	−6 −1 −1 −1 −1 −4
整体印象	0.10	精神面貌好 动作熟练、符合程序 拿放物品动作轻	2 4 4	精神不振 操作不熟练、不规范 动作重,丢、摔器械	−2 −4 −4

注:1. 穿针≥13针/min,总分≥80分,为达标。

2. 每多穿1针,加1分

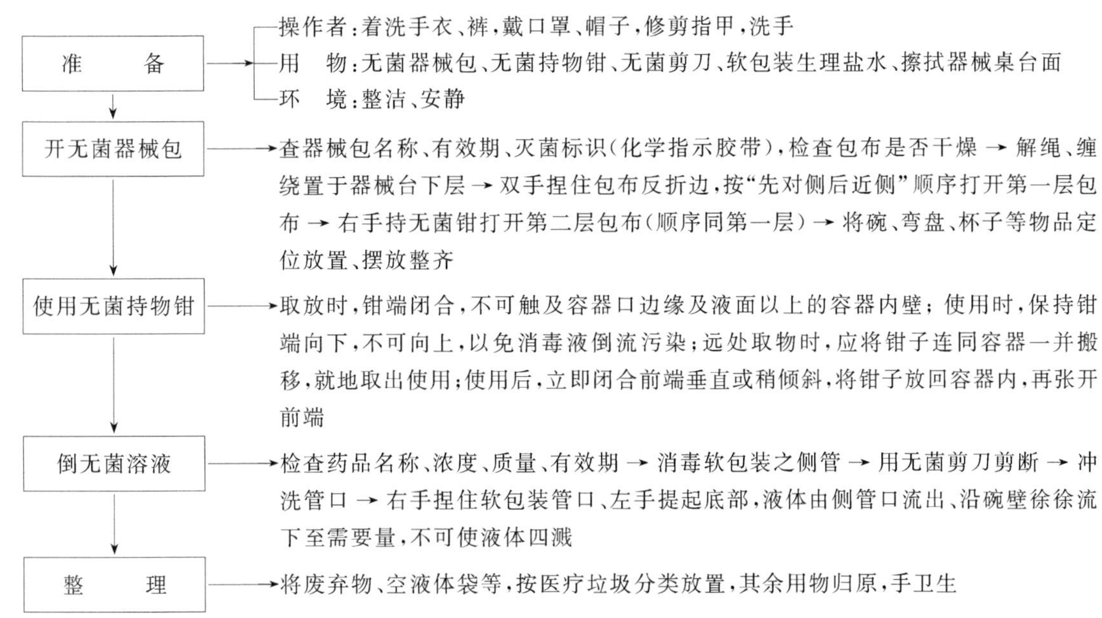

附图 4A-4　常用无菌技术操作流程

无菌持物钳若为干缸保存，应1台1换；手术历时长，每4小时更换1套

附表 4A-4　常用无菌技术操作评价标准

项目	权重	质量标准	分值	扣分细则	扣分
准备	0.10	着装整齐，手卫生	4	着装不合要求，未做手卫生	各－2
		修剪指甲	2	指甲长或染指甲	－2
		物品齐全、放置合理	4	用物不齐或放置不合理	各－2
开无菌器械包	0.34	环境宽敞，位置适宜	2	不合要求	－2
		检查无菌包名称、有效期、灭菌效果	6	未检查或漏项	各－2
		粘贴胶布清除彻底	2	胶布清除不彻底	－2
		开包方法正确	6	顺序错误	各－3
		检查包内灭菌质量	6	未检查	－6
		器械台物品摆放符合要求	4	不合理	－4
		身体与无菌台保持一定距离(＞20cm)	4	污染无菌台	－4
		灭菌物品包装标识粘贴保管	4	未粘贴或不全	－4
用无菌持物钳	0.20	持器械的手法正确	2	不正确	－2
		取、放持物钳方法正确，无污染	6	触及容器口边缘或液面以上内壁	－6
		远处取物方法得当	2	不正确	－2
		钳端始终保持向下，消毒液不倒流	5	倒流、污染前端	－5
		无菌持物钳浸泡方法合要求	5	液体少、钳端未张开	－5
倒无菌溶液	0.20	查对药品名称、浓度、质量、有效期	8	未检查或漏项	各－2
		消毒软包装侧管方法正确	2	不正确	－2
		无菌剪刀使用方法正确	2	不正确	－2
		倒液体符合要求	6	未冲管口、液体外溅、不成直线	各－2
		双手配合协调、自然	2	别扭或反手操作	－2
整理	0.06	医疗废弃物分类正确	2	不正确	－2
		物品归原	2	分类错误或混放	－2
		手卫生	2	未做手卫生	－2
整体印象	0.10	精神面貌好	2	精神不振	－2
		动作熟练、符合程序	4	操作不熟练、不规范	－4
		拿放物品动作轻	4	动作重，丢、摔器械	－4

注：1. 操作全过程10min。
2. 超时1min扣1分。
3. 严重违反无菌操作原则，视为不达标。

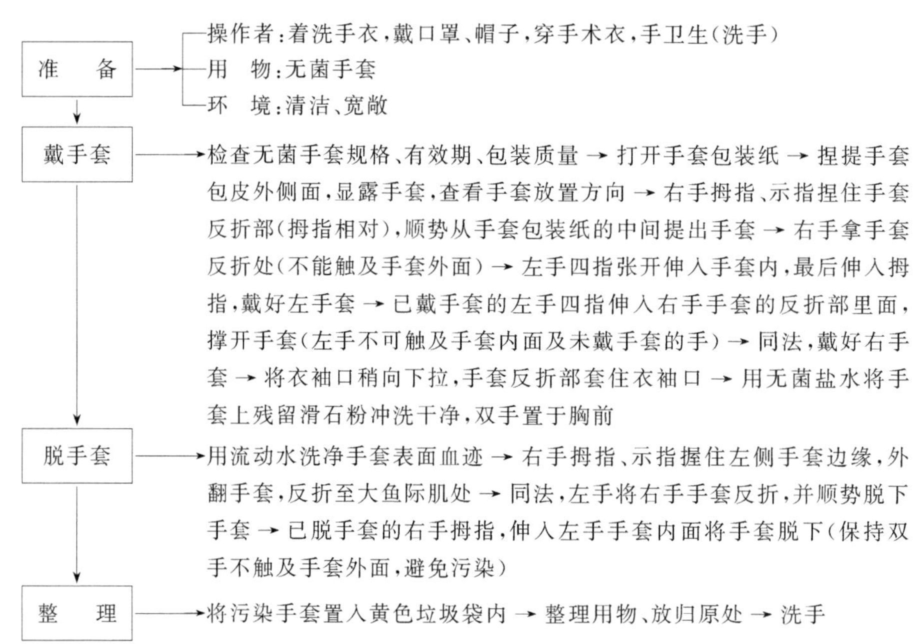

附图 4A-5 戴、脱无菌手套操作流程

附表 4A-5 戴、脱无菌手套操作评价标准

项目	权重	质量标准	分值	扣分细则	扣分
准备	0.10	着装整齐,洗手	4	着装不合要求、未洗手	−4
		指甲短	2	指甲长或染指甲	−2
		物品齐全、放置合理	4	用物不齐或放置不合理	−4
戴手套	0.36	检查手套规格、有效期、包装质量	6	未检查	−6
		开包方法正确	6	方法不当或手套内包布被污染	−6
		提取手套方法正确	6	手套未从包布中间取出	−6
		戴手套方法正确,符合流程	6	不正确或手套撕破,手触及手套外层或卷边	−6
		手套口压住袖口	6	暴露手腕	−6
		符合无菌技术操作原则	6	不符合或在器械台面戴手套	−6
脱手套	0.30	洗净手套表面血迹	6	未清洗	−6
		脱手套方法正确	8	不正确或未外翻(一侧扣 4 分)	各−4
		手套外面不污染双手	8	手被污染	−8
		脏手套不污染周围衣物	8	污染工作服或周围清洁物品	各−4
整 理	0.14	医疗废弃物分类正确	6	分类错误或混放	−6
		物品归原	2	不合要求	−2
		洗手	6	方法不正确或未洗手	−6
整体印象	0.10	精神面貌好	2	精神不振	−2
		动作熟练、符合程序	4	操作不熟练、不规范	−4
		拿放物品动作轻	4	动作重,丢、摔器械	−4

注:1. 操作过程 2min。
2. 超时 1min,扣 1 分。
3. 严重违反无菌操作原则,视为不达标。

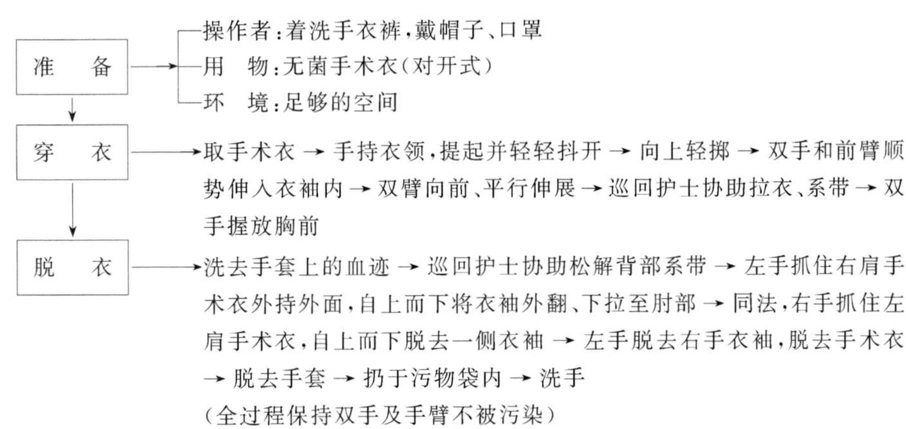

附图 4A-6　穿、脱无菌手术衣操作流程

附表 4A-6　穿、脱无菌术衣操作评价标准

项目	权重	质量标准	分值	扣分细则	扣分
准备	0.10	着装整齐	4	着装不合要求	−4
		指甲短	2	指甲长或染指甲	−2
		物品齐全、放置合理	2	用物不齐或放置不合理	−2
		环境宽敞	2	空间太小	−2
穿手术衣	0.40	提取手术衣方法正确	2	不正确或一把抓	−2
		面向无菌区域，间距适宜（>20cm）	2	不合要求	−2
		穿衣动作符合流程	10	不合要求或抖动幅度太大	−10
		手术衣不触及地面、周围的人或物	10	触及一次	−5
		未戴手套前，手不可触及手术衣外面	10	触及一次	−5
		穿手术衣后，双手握拳放于胸前	6	双手过肩、垂于腰下、交叉于腋下	−6
脱手术衣	0.28	清洗手套表面血迹	6	未清洗	−6
		脱手术衣方法正确	10	不正确或污染清洁	−10
		双手、手臂、工作服不被手术衣外面污染	12	一处污染	−4
整理	0.12	废弃物分类正确	6	分类错误或混放	−6
		物品归原	2	不合要求	−2
		洗手	6	方法不正确或未洗手	−6
整体印象	0.10	精神面貌好	2	精神不振	−2
		动作熟练、符合程序	4	操作不熟练、不规范	−4
		拿放物品动作轻	4	动作重	−4

注：1. 操作过程 2min。
2. 超时 1min，扣 1 分。
3. 严重违反无菌操作原则，视为不达标。

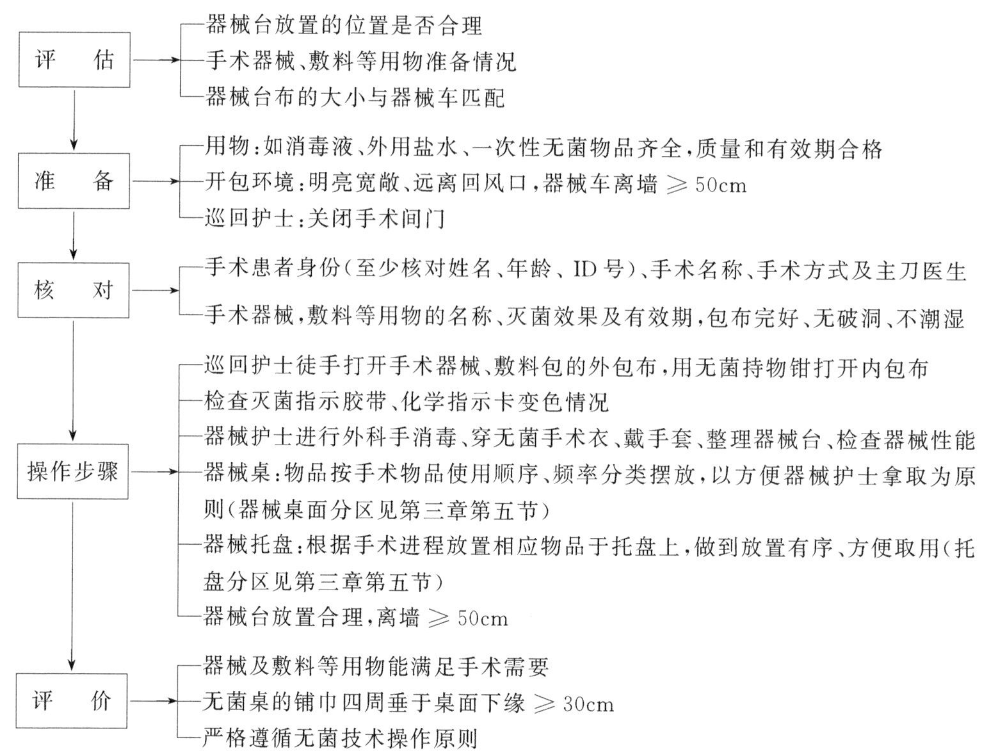

附图 4A-7 无菌器械台整理的操作流程

附表 4A-7 无菌器械台整理操作质量的评价标准

项目	权重	质量标准	分值	扣分细则	扣分
评估	0.06	手术用物准备符合手术要求 器械台放置位置合要求 器械台布的尺寸与器械车匹配	4 2 2	未评估或准备用物不合适 不合要求 不匹配或台布太小	各 −2 −2 −2
准备	0.12	开包环境符合要求 开台物品齐全,质量和有效期合格 关闭手术间房门	4 6 2	不合要求 遗漏、过期或未查对 门大敞开	−1 −6 −2
核对	0.20	手术患者身份正确 手术名称、手术部位、手术方式正确 手术物品名称、灭菌效果及有效期合格	4 10 6	未核对或项目不全 未核对或核对项目不完整 未核对或核对漏项	−4 −10 −6
操作步骤	0.30	打开手术包方法正确 手术包的包装符合要求 查对包内指示卡灭菌效果 手术无菌术规范(外科手消毒、穿手术衣、戴手套) 检查器械性能、核对物品基数卡内容 器械桌台放置位置合理、有序,分区明显	4 2 6 6 6 6	不正确或污染包布 包布松散或有破洞、潮湿 未检查、未核对 不正确或不规范 未检查 放置不合理、取用不便	−4 −2 −6 各 −2 −6 各 −2
评价	0.15	无菌器械桌铺巾范围符合要求 物品准备充足,满足手术需要 无菌技术熟练、符合操作原则	5 5 5	铺巾太小或范围不够 遗漏物品或物品准备不对 不熟练或违反操作原则	−5 −5 −5
整体印象	0.15	精神饱满,仪态端正 操作熟练(有条理、敏捷、干净利落)	5 10	精神不振 不熟练	−5 −10

注:1. 操作过程 5min,超时 1min 扣 1 分。

2. 严重违反无菌操作原则,视为不达标。

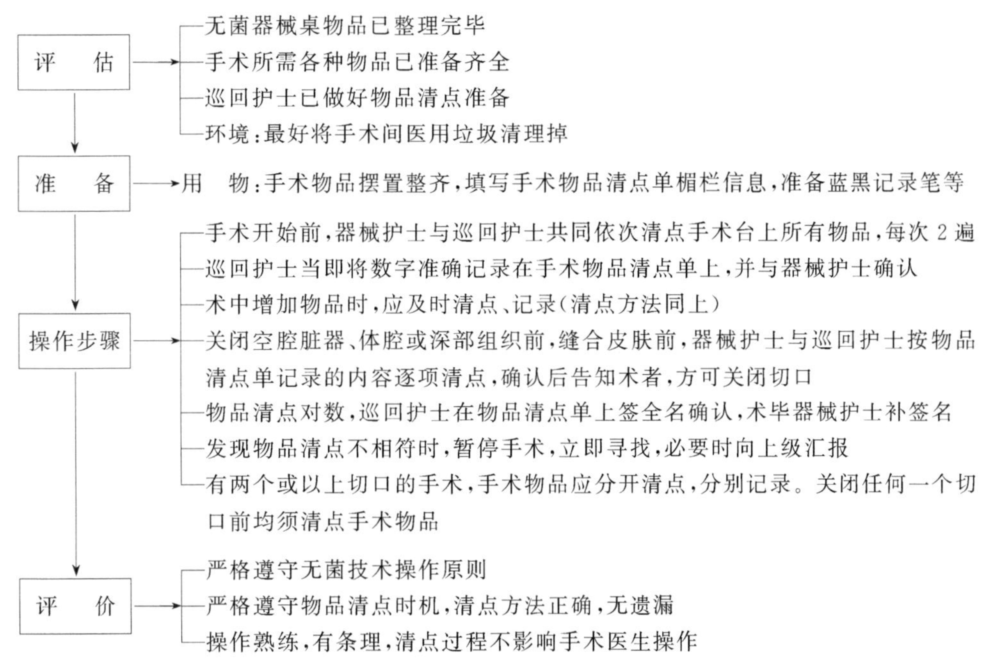

附图 4A-8　手术物品清点操作流程

附表 4A-8　手术物品清点操作质量评价标准

项目	权重	质量标准	分值	扣分细则	扣分
评估	0.10	无菌器械桌整理完毕	2	未整理	−2
		手术物品准备齐全	3	物品准备不齐全	−2
		巡回护士已做好物品清点准备	3	环境不符合要求	−3
		手术间医疗垃圾已清理	2	未清理	−2
准备	0.04	器械物品准备齐全、摆置有序	2	物品不齐全、摆放无序	−2
		手术物品清点单、记录笔准备就绪	2	未做好准备	−2
物品清点	0.56	手术物品清点时机符合制度要求	5	点数时机错误或不及时	−5
		器械护士与巡回护士共同依次清点	5	未共同清点	−5
		清点手术台上所有物品（含螺钉），每次2遍	10	漏项或次数不对	−10
		清点前将物品充分展开，避免夹带其他物品	2	未充分展开物品（尤其是敷料类）	
		器械护士清点手法不阻挡巡回护士观察视线	2	手法遮挡巡回护士视线	
		唱点手术物品时语速适中、清晰、干脆	6	语速过快、音量过小、吐词不清	各−2
		清点过程如有疑问，器械护士与巡回护士应重新清点	5	将就对付或未重新清点	−5
		术中添加物品，及时清点和记录	5	清点、记录不及时或方法不对	−5
		两个或两个以上切口的手术，物品应分别清点、记录	5	无分别清点或记录	−5
		器械护士对手术台上的物品数目和去向做到心中有数	5	不清楚	−5
		如术者拆分敷料或填塞深部体腔时，应与巡回护士沟通，并记录	2	未及时沟通	−2
		物品清点有误时，暂停手术，立即寻找	2	报告不及时或未暂停手术	−2
		巡回护士、器械护士在物品清点单上签全名确认	2	未及时签名、签名潦草	−2
评价	0.15	严格遵守物品清点时机	5	提前或延迟	−5
		清点方法正确，无遗漏	5	遗漏物品或物品准备不对	−5
		无菌技术熟练、符合操作原则	5	不熟练或违反操作原则	−5
整体印象	0.15	精神饱满，仪态端正	5	精神不振	−5
		操作熟练	5	不熟练	−5
		清点过程不影响手术医生操作	5	影响手术进度	−5

注：手术前后物品清点数目不相符，视为不达标。

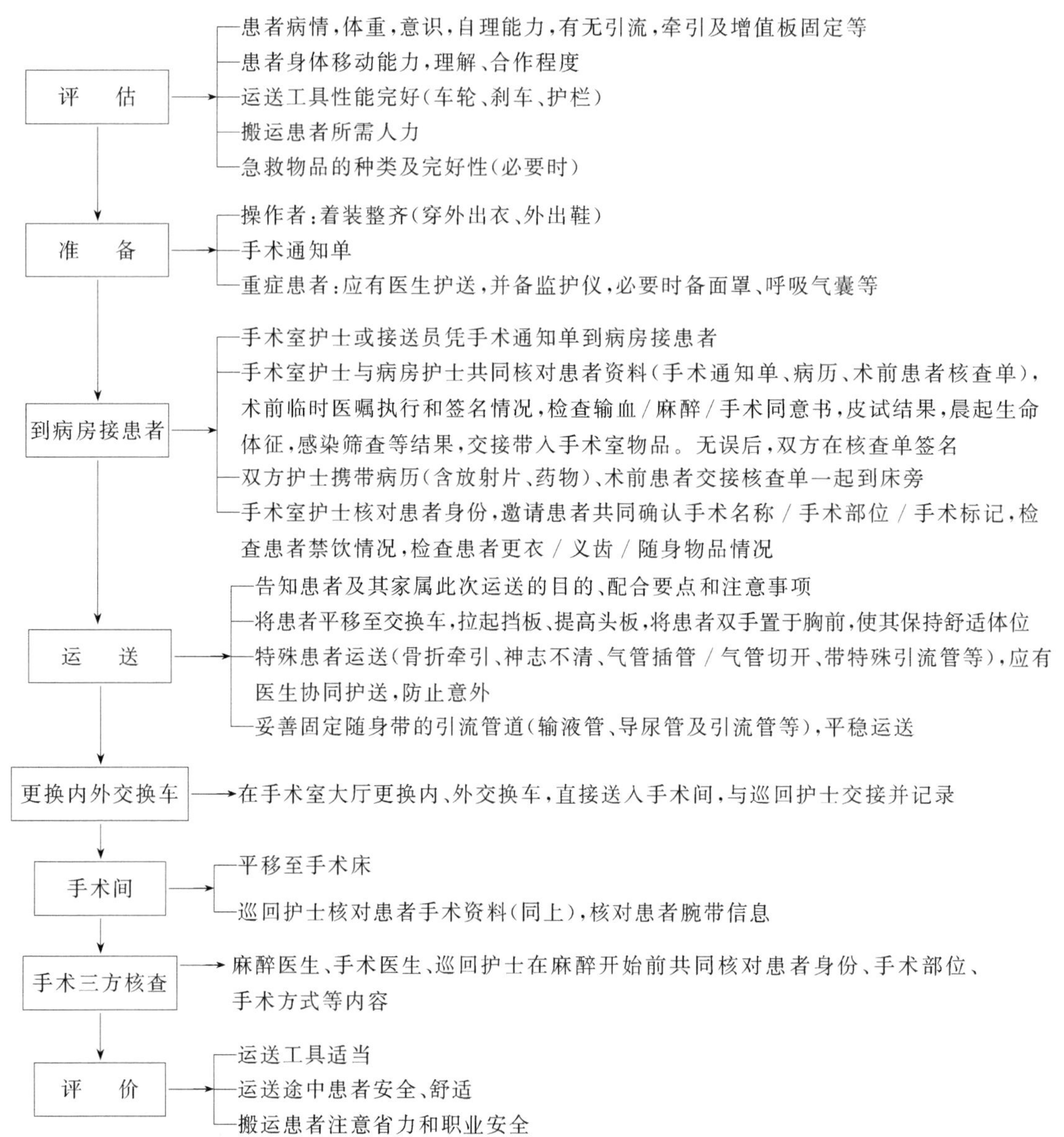

附图 4A-9 手术患者运送操作流程

附表 4A-9 手术患者运送操作质量评价标准

项目	权重	质量标准	分值	扣分细则	扣分
评估	0.06	掌握患者有关资料（病情、意识、合作程度等）	2	评估漏项	−2
		运送工具性能完好（车轮、刹车、护栏）	2	未检查	−2
		准备急救物品（必要时）	2	未准备	−2
准备	0.12	着装符合要求（穿外出衣、外出鞋）	2	不合要求	−2
		手术通知单	5	未准备	−5
		重症患者备监护仪、面罩、呼吸气囊等抢救物品	5	未准备	−5
接患者	0.26	与病房护士共同核对患者手术资料	2	未执行	−2
		核对术前临时医嘱执行及签名情况	5	未检查或项目不完整未发现	−5
		交接随身带入手术室的物品、药品	2	未交接或漏项	−2
		核对患者身份（姓名、年龄、ID号）及腕带信息	5	未核对或核对项目不全	−5
		邀请患者共同确认手术名称/手术部位/手术标记	5	未核对或未共同确认	−5
		检查禁食、禁饮、更衣、取除义齿、贵重饰物等情况	5	未检查或漏项	−5
		告知患者运送途中配合要点和注意事项	2	未告知	−2

续表

项目	权重	质量标准	分值	扣分细则	扣分
运送	0.29	搬运前锁住刹车	2	未锁住刹车	−2
		将患者平移至交换车	2	动作生硬或拉扯	−2
		拉起挡板、提高头板，保暖，保持舒适体位	2	一项不合要求	−2
		双手置于胸前，防止碰撞、夹伤	5	发生碰撞、夹伤	−5
		不合作/烦躁不安者有专人守护或适当约束	2	无人守护、无约束	−2
		特殊或危重患者，有医生护送	5	无医生护送	−5
		理顺各种管道，妥善固定，防止滑脱	2	未理顺或未固定	−2
		运送员站在患者头侧，观察呼吸和面部表情	5	未站在头侧或未做好病情观察	−5
		遇坡道保持头高位，控制行进速度	2	一项不合要求	−2
		减少途中停留，危重患者使用绿色通道	2	不符要求	−2
交接、核对	0.12	送达手术间与巡回护士交接，并记录	2	未逐项交接	−2
		巡回护士核对患者手术资料，核对患者腕带信息	5	未核查或漏项	−5
		手术三方核查(麻醉前)	5	未共同查对	−5
评价	0.07	运送安全，无意外伤	5	措施不到位	−5
		搬运患者符合人体力学原理	2	不符合	−2
整体印象	0.08	精神饱满，服务态度好	3	说话生硬，不耐心	−3
		操作熟练	5	不熟练	−5

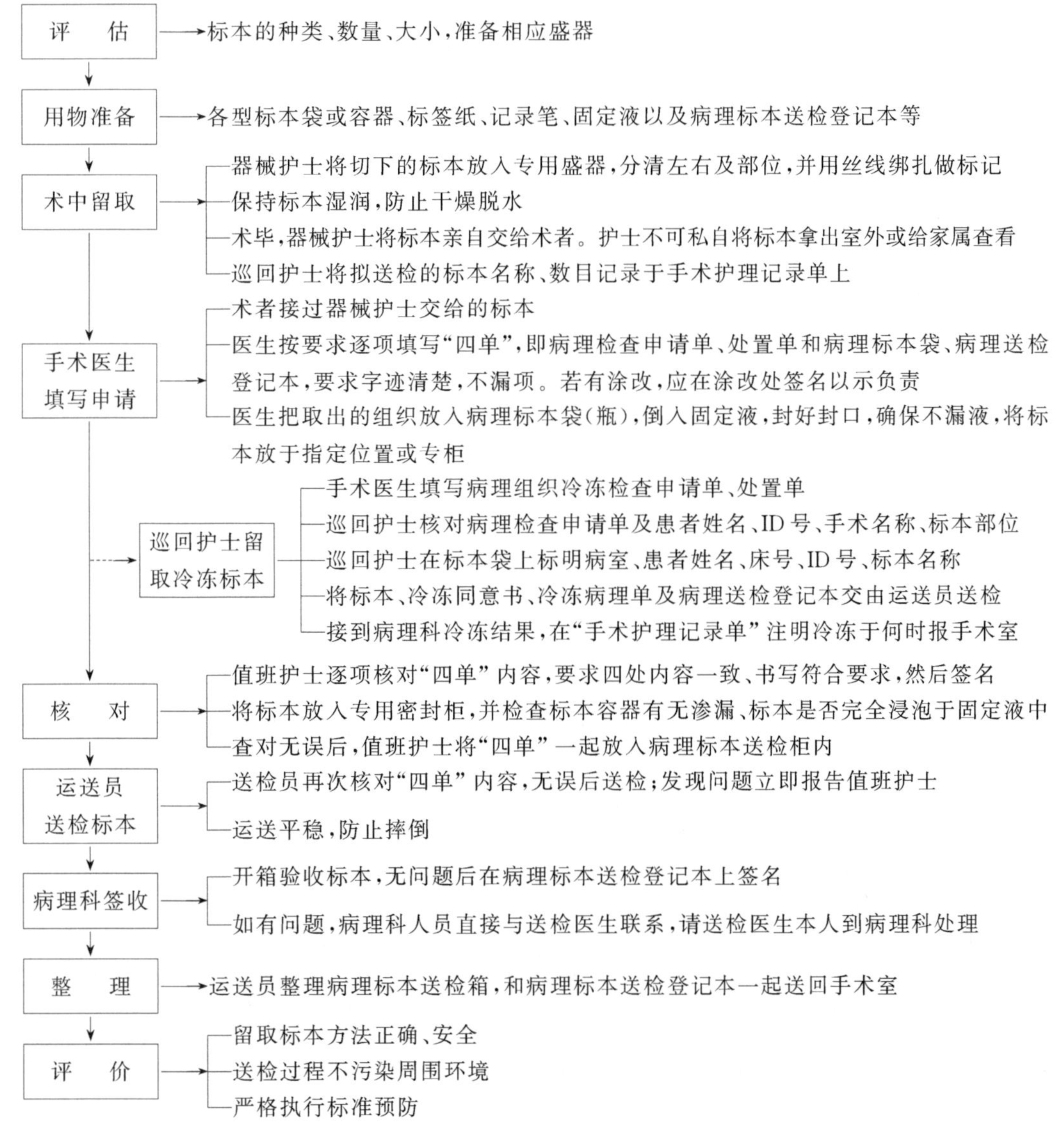

附图 4A-10　术中标本留取与送检操作流程

附表 4A-10 术中标本留取与送检操作质量评价标准

项目	权重	质量标准	分值	扣分细则	扣分
评估	0.01	标本的种类、数量、大小	1	未评估	−1
用物准备	0.04	标本袋、标本盛器、标签纸准备充分 备有记录笔、固定液、病理标本送检登记本	2 2	数量不足或大小不合适 缺漏物品	−2 −2
术中留取	0.20	用专用盛器保管术中切下之标本，按要求绑标记线 标本保湿 术毕如数交给手术医生 巡回护士记录标本名称、数量于“手术护理记录单”	5 5 5 5	未使用专用盛器保管，未标记 未保湿 未交给医生 未记录	−5 −5 −5 −5
填写表单	0.29	逐项填写“四单”内容，字迹清楚、不漏项	2	字迹不清、漏项	−2
		粘贴标签，在标本袋上标明病室、患者姓名、ID号、床号、标本名称	2	标签填写不完整，每漏一项	−2
		选择合适标本袋或容器，倒入固定液，密封袋口	2	渗漏或固定液未没过标本	−2
		传染性疾病的标本在原封装基础上再加一层密封袋并注明	1	密封袋未加层或未注明	−1
		放置指定专柜 术中冷冻： 巡回护士填写标本袋上的标签内容 核对患者姓名、住院号、手术名称、标本部位 将标本放入标本袋内密封	1 5 5 5	未放专柜保管 字迹不清、项目不全 未核对 标本袋规格不合、未密封	−1 −5 −5 −5
		将标本、冷冻同意书、冷冻病理单及病理送检登记本交由运送员送检，并交代注意事项	5	漏项、未交代	−5
		记录接到冷冻病理报告结果的时间	1	未记录	−1
核对运送	0.30	值班护士核对“四单”内容，相互一致，签名 逐个检查标本容器有无渗漏、标本浸没情况 将“四单”一起放入病理标本送检柜 运送员再次核对“四单”内容，无误后签名 发现问题及时与值班员或手术医生沟通 平稳运送，标本保管好	5 5 5 5 5 5	未核对、未签名 有渗漏或固定液太少 未归拢、未与标本同放送检柜 未核对、未签名 未沟通或帮助填写表单 随意颠簸、随手放置	−5 −5 −5 −5 −5 −5
签收、整理	0.03	病理科人员逐个核对，在送检登记本上签名 有疑问，直接联系手术医生本人 清洁病理柜，病理送检本放在手术室指定位置	1 1 1	未逐个核对、签名不完整 未及时解决或解决方法不对 未落实	−1 −1 −1
评价	0.06	留取标本方法正确 留取标本过程中不污染周围环境 严格执行标准预防	2 2 2	方法不熟练、不正确 污染环境 职业暴露	−2 −2 −2
整体印象	0.07	精神饱满，工作仔细 操作熟练	2 5	工作马虎、粗心 不熟练	−2 −5

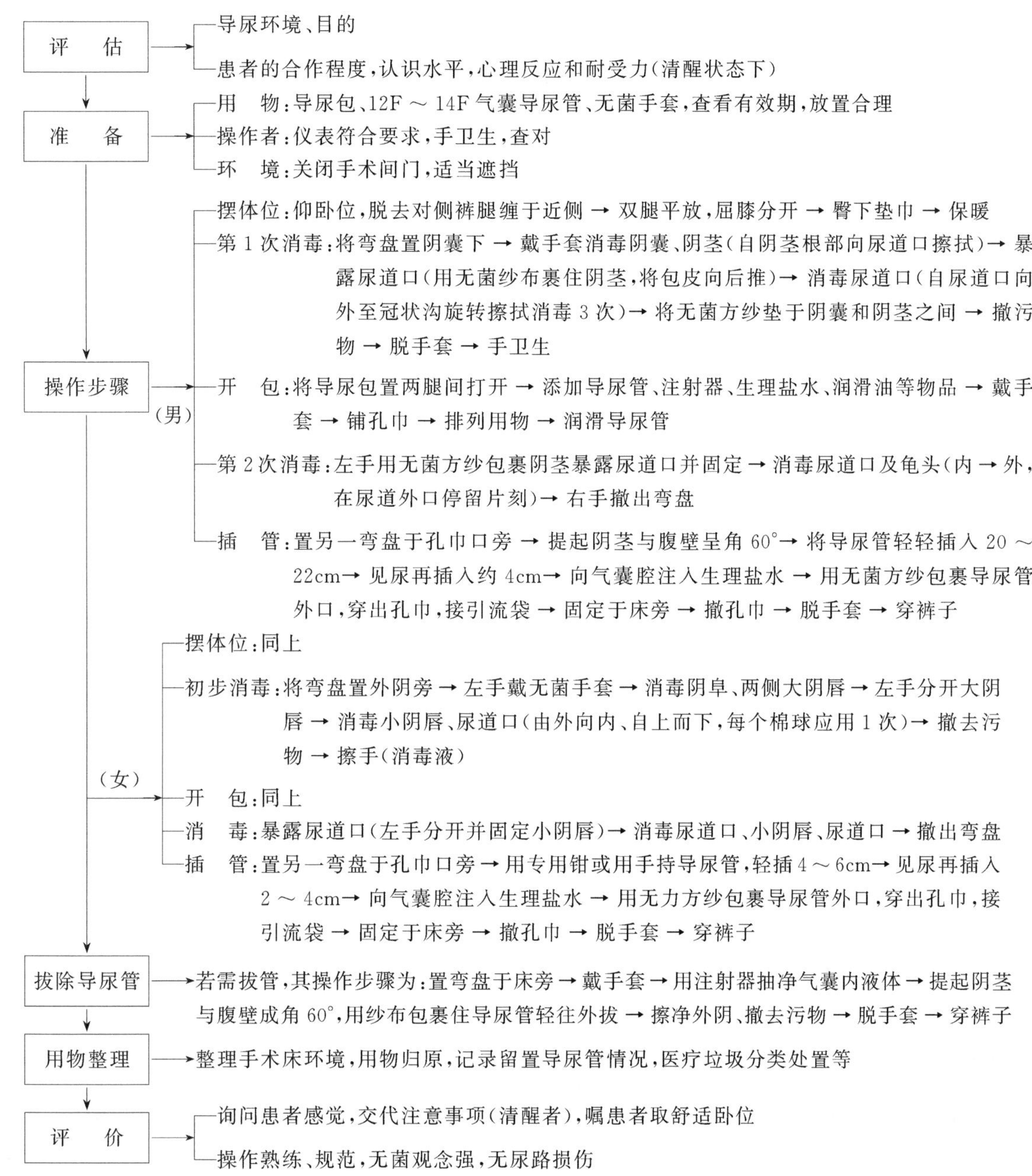

附图4A-11　术中留置气囊导尿管操作流程

附表4A-11　术中留置气囊导尿管操作质量评价标准

项目	权重	质量标准	分值	扣分细则	扣分
评估	0.10	评估导尿环境、目的	4	未评估	－4
		评估患者的合作程度、认知水平、心理反应和耐受力（清醒状态下）	6	未评估，或评估每漏一项扣1分	－6
准备	1.10	着装、仪表符合专业要求	1	着装不符合要求、指甲长	－1
		手卫生	2	未执行手卫生	－2
		物品齐备、放置合理	2	物品放置不方便操作、缺物品	－2
		查对患者，了解病情，向患者解释	4	查对漏项，病情不清或态度生硬	各－2
		环境整洁、安静，保护患者隐私	1	未关注环境，不保护患者的隐私	－1

续表

项目	权重	质量标准	分值	扣分细则	扣分
第1次消毒	0.12	查对患者 体位正确 注意保暖 戴手套方法正确 消毒外阴方法正确 消毒完毕快速用消毒液擦手	2 2 2 2 2 2	未查对 体位不正确 不注意保暖 方法错误 消毒外阴顺序错误或棉球重复擦拭 未消毒双手	−2 −2 −2 −2 −2 −2
第2次消毒	0.16	打开导尿包方法正确、放置合理 戴无菌手套方法正确，不污染 铺孔巾方法正确，不污染 润滑导尿管 消毒尿道口顺序正确	2 4 4 2 4	开包方法错误、放置位置欠合理 方法不正确或手套污染 铺巾范围不够或孔巾污染 未润滑 未消毒或消毒方法不规范	−2 −4 −4 −2 −4
留置导尿管	0.26	更换夹持钳，夹持导尿管方法正确 检查气囊有无漏气 插导尿管方法正确 插入深度准确 气囊固定的液量及注入方法正确 将导尿管向外轻拉至有阻力 接尿袋方法正确	2 2 5 5 5 2 5	未更换夹持钳，夹持导尿管方法错误 未检查 插管方法不规范 导尿管过深或过浅 气囊液量不正确或注入速度过快 未测试导尿管固定情况 衔接不紧密、漏尿	−2 −2 −5 −5 −5 −2 −5
拔除导尿管	0.10	抽出气囊液体 拔管手法正确 戴、脱手套方法正确	3 3 4	未抽取 尿液飞溅或污染周围 方法不正确或未做手卫生	−3 −3 各−2
整理	0.10	询问患者感觉，交代注意事项 整理患者衣被 医疗垃圾及用物处理正确	4 3 3	未询问患者、未交代注意事项 未及时整理衣被 处理欠规范	各−2 −3 −3
整体印象	0.06	操作熟练，爱伤观念强 严格执行“三查七对” 符合无菌操作原则	2 2 2	操作不熟练、动作粗鲁 查对不严格 无菌操作不规范	−2 −2 −2

注：导尿包污染、导尿管污染、导尿管插至阴道，或违反无菌操作原则，视为不达标。

（潘丽芬 李文红）

参考文献

[1] 仲剑平.医疗护理技术操作常规.4版.北京：人民军医出版社，1998：1647-1648.

[2] 魏革，纪玉桂，王利.以服务满意度为中心的指导性护理查房的运用.解放军护理杂志，2012，29(7B)：67-69.

[3] 魏革，马育璇.手术室护理必备.北京：北京大学医学出版社，2011：231-249.

[4] 房彤.培养专科领域护理骨干人才加速我国护理专业化发展.中华护理杂志，2007，42(8)：684-686.

[5] 中华人民共和国卫生部.中国护理事业发展规划纲要(2005-2010).中华护理杂志，2005，40(10)：721-723.

[6] 广东省卫生厅主编.专业护士核心能力建设指南.广州：广东科技出版社，2009，01：91-124.

[7] 潘丽芬，彭刚艺.护士核心能力读本(手术护理篇).广州：广东科技出版社，2011，09：4-11，29-33，67-74，106-109.

[8] 闫瑞芹，沈宁.护士核心能力的研究与发展现状.护理研究，2004，18(2)：201-203.

[9] Rosen R，Mountford L.Developing and supporting extended nursing roles：the challenges of NHS walk-in centers.J Adv Nurs，2002，39(3)：241-248.

[10] Buerhaus P I，Donelan K，Ulrich B T，et al.Trends in the hospital-employed registered nurses：Re-sults in the Three National Survey.Nursing Economics，2007，25(2)：70-80.

[11] Wieren T V，Reid C.Nursing Educat ion Require-ment：Relevance to life care planning credential policy.Journal of Life Care Planning，2007，6(1&2)：25-44.

[12] Hickeys P.Boston Children Hospital Clinical Ladder System.The Third Sino-America Pedi-atric Cardio-vascular Surgery Internat ional Conference，May，2006：78-83.

[13] 杨玉美，王丽波，李艳双，等.手术室专科护士核心能力现状调查.中华现代护理杂志，2012，18(03)：335-338.

[14] 蒋琪霞，李晓华，刘云.伤口护理专科培训方法及其效果.中华护理杂志，2009，44(8)：732-734.

[15] 徐丽华.护士分层级使用及专业能力进阶.中国护理管理，2008，8(6)：10-13.

第五章

手术室护理质量管理

2009 年卫生部医政工作着重强调要加强医疗质量管理，建立医疗质量管理控制体制和体系，推进护理事业的发展，持续改进医疗质量，保证医疗安全。国际医院管理标准（JCI）认为医院的工作精髓是“质量改进与安全”，它贯穿于医疗服务日常工作中，通过质量改进可以降低风险、提高效率、更好地利用资源。医院为患者实施手术，是医院为患者设置的常规医疗服务项目，同时也是医疗事故发生最多的服务项目。因此，手术室作为医疗服务的重要场所具有专业特殊性和手术高风险性。

手术室护理质量是衡量医院服务质量的重要标志之一，它直接影响着医院的临床医疗质量、社会形象和经济效益等。在医疗市场竞争日益激烈及人们生活水平不断提高的今天，如何把握护理质量管理的重点、确保护理质量的稳步提升、提高患者的满意度，是护理管理者的中心任务，也是手术室护理管理工作的主要目标。

第一节　手术室护理全面质量管理的建立

随着高科技设备及器材的不断更新，外科手术治疗技术的快速发展，人们对健康知识和治疗信息了解需求的增加，为手术室护理工作领域确立了更广阔的空间。手术室护理工作的范畴不仅包括对患者术前、术中、术后的照护，手术安全目标的评估与管理，还包括环境与设备的使用管理及其维护等新的问题。因此，适应形势变化，手术室的护理质量管理必须不断调整、不断深入，并不断扩展。

外科手术对患者是损伤性治疗，甚至是重创治疗，术中患者的生命体征变化大，发生意外的概率高；开放性的治疗，还可能增加感染机会。任何工作环节的疏忽都可对手术患者造成严重的伤害，影响手术的成败和效果，甚至影响患者的生命安全，也可导致医患纠纷，影响医院的声誉和经济效益。因此，手术室的护理质量管理应遵循全面质量管理这样一种预先控制和全面控制的管理方法。

一、全面质量管理的要求

全面质量管理（total quality management，TQM）是指一个组织以质量为中心，以全员参与为基础，目的在于通过让顾客满意，本组织所有成员及社会受益而达到长期成功的管理活动。1957 年，美国著名专家费根堡姆首先提出全面质量管理的概念，随后它经历了质量检验（侧重事后检验阶段）、统计质量控制（侧重于制造过程）、全面质量管理（不间断寻求改进机会，研究和创新工作方法，以实现更高的目标）三个历史演变阶段。1978 年，我国引进了全面质量管理，现已成为医院质量管理的最主要的方法。

全面质量管理的中心任务就是以质量为中心，以标准化建设为重点，建立全面质量体系，设置必要的组织机构，明确责任制度，配备必要的设备和人员，并采取适当的控制办法，使影响护理质量的技术、管理和人员的各项因素都得到控制，以减少、清除，特别是预防质量缺陷的产生。

质量管理的特点主要表现为“三全”和“四一切”，即全部门控制、全过程控制、全员参与，一切为患者着想、一切以预防为主、一切以数据说话、一切工作按 PDCA 循环进行改进。

现代质量管理要求，一是对发生问题从事后检验和把关转变为以预防为主，即从管结果转变为管因素；二是突出以质量为中心，围绕质量开展全员工作；三是由单纯符合标准转变为满足顾客需要；四是从过去的就事论事、分散管理，转变为以系统观点为指导进行全面的综合治理；五是不断改进过程质量，从而不断提高服务质量。

二、质量管理体系

质量管理体系（quality management system，QMS），ISO9001：2005 标准定义为“在质量方面指挥和控制组织的管理体系”。要实现质量管理的方针目标，有效地开展各项质量管理活动，必须建立相应的管理体系，这个体系就叫作质量管理体系。护理质量控制体系包括质量控制的组织与目标、人员职责与分工、质量内容与评价标准以及质量持续改进四个基本要素。

手术室护理质量管理体系的建立是以保证和提高护理质量为目标，将直接和间接向患者提供的护理服务，包括在护理服务中将所有操作的各项工作内容按系统管理的原理组织起来，形成一个目标明确、职责分明、操作有序的管理工作体系。其基本要素包括：一是手术室护理工作过程中的各种配备必须为特定目标而设计；二是分析护士的工作程序，以进行流程化的组织运作并减少过程变动；三是加强与患者的联系，从而了解患者的需求并且明确他们对服务质量的界定。

根据层次管理原则，医院全面质量管理的组织架构体系通常分为四级，即决策级、管理级、执行级、操作级（图 5-1-1）。层次越高，责任越大；反之则相对小。每一层管理都有自己管辖的内容和范围，强调管理的职能作用。在医院质量管理体系中，手术室为执行级和操作级，其中手术室管理者是执行级的负责人、全体人员是部门操作级的成员；在手术室内部，质量管理又是一个独立的质量体系层级（图 5-1-2）。

三、手术室全面质量管理

手术室护理工作的全面质量管理应按照护理质量形成的过程和规律，对构成护理质量的各个环节进行组织、计划、协作和控制，以保证护理工作达到规定的标准和满足患者需求。全面护理质量管理组织首先是要设置必要的组织机构，明确责任制度，配备必要的设备和人员；要制定并落实管理者职责、工作制度、规范流程、质量标准和实施质量持续改进；要建立护理质量管理体系并有效运行，使影响服务质量的技术、管理和人员的各项因素都得到控制，以减少或清除（特别是预防）质量缺陷的产生。只有这样，护理质量才有保证，才能满足服务对象的需求。因此，管理者应清醒地认识到，保证手术安全和患者满意是手术室护理工作全面质量管理的第一目标和最终结果。

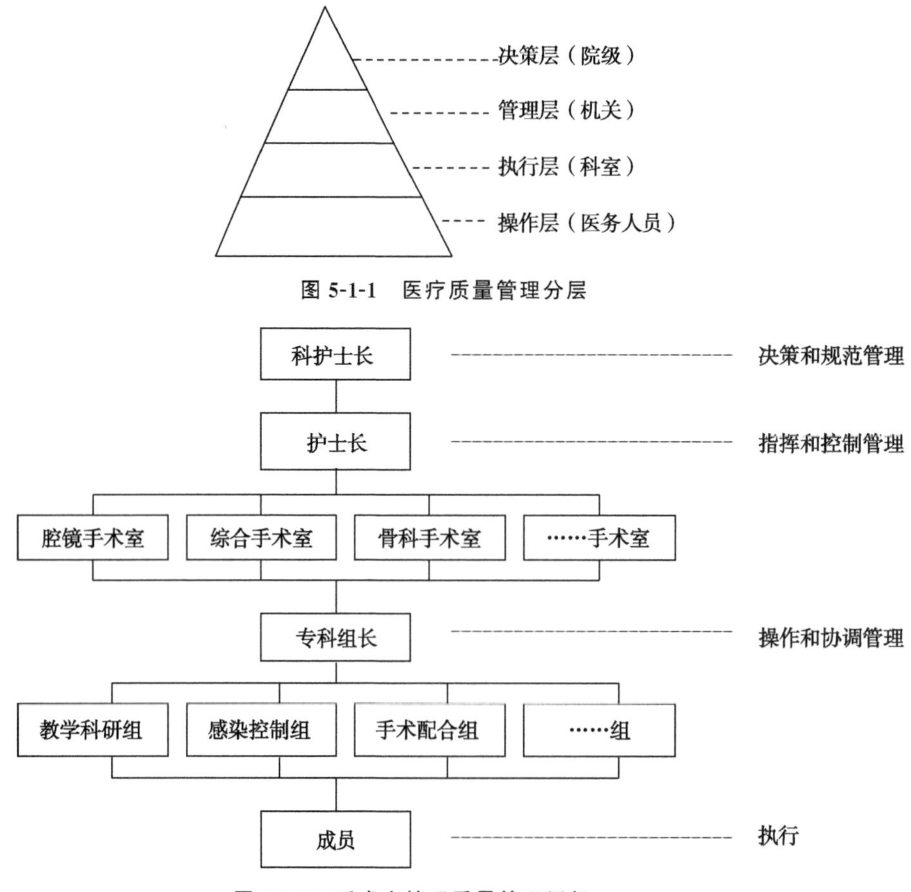

图 5-1-1　医疗质量管理分层

图 5-1-2　手术室护理质量管理层级

在目标质量管理中，三级护理质量管理应用较为普遍，既体现了事先（手术前）、事中（手术中）、事后（手术后）的过程管理，也反映了基础护理质量、专业护理质量及护理服务质量全方位管理的内容。

（1）基础质量管理　为科室硬件、软件和支撑条件，是手术室护理工作的基础，具有较强的稳定性，包括规章制度、人员配置、设施环境、业务技术、物资药品供应、仪器设备、手术时间安排及科室文化等。以"患者满意，手术医生满意"为中心，制定以手术安全为核心的工作职责、标准、内容和流程，健全以专科护士培养为基础的全员培训（含事先培训和强制培训）计划和内容，建立以质量效益为持续改进的绩效考核与用人管理机制等，满足专业、快捷、有效、可靠的护理保障。

（2）环节质量管理　是指护理过程中的质量。动态性最强、最易出现质量问题的环节，是防控的重点。具体表现在护理过程中执行制度和操作规程的依从性、规范性、准确性、正确性和舒适性，如规章制度和操作流程，无菌技术，护理操作技术，手术配合，手术物品与器材，差错、事故防范，急救物品，护理文书，消毒隔离技术，以及手术环境等的实施与完成情况，是否符合质量管理的要求。

（3）终末质量管理　最常用的是病案质量、统计质量和管理指标。它代表着科室的管理水平、业务水平和技术水平。手术室终末质量主要反映在质量指标上，如护理指标的检查结果、手术患者安全、护理缺陷与投诉、器械物品消毒灭菌效果、感染控制、服务满意度等。

第二节　手术室护理全面质量管理的实施

《医院管理评价指南（2008 年版）》对手术科室医疗质量管理与持续改进有明确规定：一是要实行患者病情评估制度，遵循诊疗规范制订诊疗计划，并进行定期评估，根据患者病情变化和评估结果调整诊疗方案；二是要实行手术资格准入、分级管理制度，重大手术报告、审批制度；三是要加强围术期质量控制，重点是术前讨论、手术适应证、风险评估、术前查对、操作规范、术后观察及并发症的预防与处理、医患沟通制度的落实。质量管理的实施包括组织落实、设定目标、成立各层次的质量管理小组，对现状调查等一系列活动，以达到组织生产活动按计划进行的目的。

1. 成立手术室护理质量管理组织

（1）建立质量管理组织　一般设组长、副组长各 1 人，组员若干。通常组长由科护士长担任，副组长由护士长或高级职称护士担任，组员包括各专科组长、带教组长、高年资护士等。小组成员职责分明、分工明确、各负其责，按计划定期开展工作和总结。

（2）制订质量管理的计划、目标、措施，人员职责、分工和要求　在制订工作计划和目标时要注意以下几点。

①明确目标：要明确人员、时间、工作内容、达到标准和考核检查内容等，如要完成什么任务、要解决哪些问题、要达到什么目的等。制订的工作目标要适度，必须是经过努力或极大努力 90% 以上可以达到的目标。若经过努力达标率不足 85%，说明目标定高了，易流于形式；否则，目标过低，质量无法提高。

②强调单位时间的质量和效率：布置工作要规定完成任务的标准要求、时间进度、主要负责人和参与人，以及他们的职责、分工及协作关系。

③突出重点：质量管理的重点要突出薄弱环节及关键的少数问题。这个问题可能是单个或几个要素。

④用数据说话：能客观反映出服务的质量特性，使质量管理可以定性定量，更具科学性，是质量控制重要的基本观点和方法。包括计量数据（如量杯、注射器、手术脏器测量）、计数数据（如手术例数、占台时数）和比例数据（如手术率、满意率）。统计数据时要客观、真实、实事求是，这样才能为质量控制提供依据。

2. 制订护理管理要求

遵循医院护理质量管理总要求，制订手术室护理岗位职责、工作制度、工作程序、质量标准、评价细则以及持续质量改进措施等，内容要细则、量化，具体到人、时间、地点、内容、方法，要做到质量评价有标准、质量检查有量化细则、专科操作有程序指引。定期结合新规范、条例进行适时的修订和补充；细化和量化的管理标准和措施应具有针对性、可操作性和有效性。同时，实施岗位管理，因任务设置岗位，因岗位选择合格人才，明确岗位工作职责和标准，确保服务的质量与满意度。

3. 定期组织专业理论和技能培训

（1）基础知识培训　根据不同岗位要求、不同层次和不同年资的人员情况选择不同的培训内容和方式，重点是新入职、轮转或进修护士。培训内容包括工作职责、规章制度、沟通技巧、病情评估、应急处理、手术配合、药品使用、体位安置、标本管理、设备设施的使用、职业防护、患者接送转运、手术核查、输血输液、物品的清点、污染物品的处理等。培训方式可以采用早交班、组务会、上小课、流程演示、操作示范、业务查房、学习园地等，适时、定期、随机培训，以强化学习效果，提高工作执行力。

(2)新知识培训　结合手术变化、"三新"技术、学科发展动态等，每月开展分组、分层、分专题培训教学，帮助护士掌握知识和提高技能。

(3)开展专科护士培养　建立长效培训与考核机制，提升专科护士职业内涵。

4. 定期质量检查与评价

PDCA循环是美国戴明提出的，它是医院护理管理体系中最基本的科学工作方式，体现了工作过程的有序规律。其主要特点：

①大环套小环，互相促进。通过大小PDCA循环圈的转动，一环扣一环地向前发展，把整个护理管理体系的各项工作有机联系，使管理水平和护理质量不断提高。

②呈螺旋式上升。每一次循环都要解决一些实际问题，使质量上升到一个新的高度；下次的循环又在提高的基础上进行，又产生新的内容和目标，使得护理质量又有新的提高。

③PDCA循环的关键是"A"阶段。只有通过这个处理阶段，把计划中的成功经验和失败教训都纳入有关各项标准、制度、操作规程中，作为今后行动的指南与借鉴，使护理工作在原有基础上提高一步。

PDCA循环的具体内容如下：

(1)计划(plan)　建立质量目标、把握关键环节。计划阶段包括列出问题、查找原因、确定目标和制订计划(如采取的控制方法，建立质量考核标准和考核制度等)。手术室护士应在术前访视的基础上针对每个手术患者的疾病特点和手术问题制订护理安全计划，保证实施的各种措施有效并在手术后得到反馈。例如，预防手术患者医院感染这一目标牵涉面广、环节多，包括麻醉管道、插管器具、各种留置导管的管理；预防性抗生素的使用；手术患者术前皮肤的准备、血糖的控制和术中的保暖；手术器械的清洗、包装、灭菌、运输、保存、使用全过程，灭菌效果的监测；手术中的无菌技术；手术环境的清洁、消毒与维护等。因此，须达到预防感染的目标，须将以上每项可能导致手术感染的工作及每项工作的每一工作环节都列出工作细则。

(2)执行(do)　实施计划目标、解决工作困难。正确的执行可保证各项工作严格按照计划去做，确保工作在可控制的范围有条不紊地开展。无论多么完美的计划，如果没有执行，终究是一堆废纸。执行的力度直接反映了部门领导的综合水平，影响执行力度的原因包括：

①制定的工作流程与实际工作不相符，缺乏具体细节，文字歧义。

②宣传、培训不到位。负责执行的相关人员不清楚，也不知如何去做或根本不重视。

③工作中遇到困难未能及时沟通解决。

④目标执行情况无人跟踪，有无执行、执行的程度如何没人知道。

⑤未得到上级主管领导的理解和重视，跨部门的问题难以解决；资源配置不足，包括人力资源及经济资源等。

因此，执行过程中发现问题要及时解决。未按标准执行的、执行中发生的各种问题应及时记录，并将这些问题归类、分析，理清是人的原因、物力缺乏，还是沟通协调方面的原因。影响执行力的人为原因包括人员的责任心问题或培训未到位；资源不足也是实施目标的障碍。例如，预防手术患者低体温需要保温床垫、暖风毯、液体加温器等加温设备，而要想解决这一问题，首先要考虑经费来源；又如，规范器械清洗必须有恰当的、足够的清洗工具(如带管腔的器械的管道刷及水枪、气枪)，并对操作者进行正规培训，缺一不可。

(3)检查(check)　进行质量评估、采取考核方法。检查的目的在于找出问题、分析原因、解决问题，促进各项工作达到质量标准。检查中将影响质量标准的问题进行记录、归类和分析，找出解决问题和困难的办法。

①定期或不定期对完成质量的检查：如通过护士长巡查、护士自查或互查等环节，了解责任护士对手术间物品准备是否齐全、手术器械性能是否正常、种类数量是否实用够用、清洗灭菌是否彻底和达标等，针对日常工作中的问题，及时进行记录，定期归类、分析和报告。

②专项工作考核：考核可以在工作中进行，实行过程管理。例如，考核器械护士的手术配合包括三部分。a. 对手术器械和手术配合的熟悉，手术器械准备是否齐全适用，配合医生时是否熟练。b. 手术器械与敷料清点规范，清点是否清晰完全、有无遗漏、有无做到检查器械的功能。c. 操作过程的无菌技术，包括从手术器械台准备到手术无菌区域的建立以及整个手术过程的无菌技术。

③实施绩效考核制度：绩效考核是实施质量控制和提高工作效率的工具，也是测量每个被考核者的"尺"，它所反映出的数据是客观、公平的，以数据说话让人心服口服，也可以再现管理者的盲点。根据不同岗位、不同职位设立与之相适合的质量绩效考核表，

以质量目标为导向，制订综合考核项目，设立各项目的考核细则和评分标准。绩效考核包括专项工作考核（业务技术）、平时工作质量考评（工作出色及缺陷记录）、年终的业绩成果（论文、基金、科研、评功评先等），以及手术医生对被考评护士、文员、工人的满意度反馈。将平时工作中的缺陷问题、杜绝意外差错发生等按相应分值填入专项考核表内。通过绩效考核，进行个人工作质量评估，每个人都能清楚知道自己与别人的差距和不足、优势在哪里；同时，对工作特别认真负责的人员是很好的激励。根据质量目标的不断提升和变化，可通过增设项目，修改内容和分值，使绩效考核真正成为质量目标的导向工具。

（4）处理（action）　修改质量工具、提升质量标准，是对前三个环节的总结。处理要全面分析执行过程中搜集的数据和问题，依据找出的教训、经验，制订相关制度，采取相应措施，纠正不恰当或错误的行为，防止类似问题的发生，以巩固已有成果。对遗留问题进行归类小结，转入下一个循环；同时，要使搜集的数据和问题成为制订新计划的依据，为将来的工作提供指导。

质控小组成员应按照工作计划落实每天、每周或每月的质量跟班检查，针对手术配合质量、隐患问题、护理缺陷或不良事件、问卷调查结果等，每月组织召开质量安全分析会。安全分析会要力求从管理环节上、制度上、主观上找原因和分析问题，并针对存在问题的原因开展岗位教育和护理查房。质量管理小组每月或每季度要召开工作例会，要对现存或潜在问题进行分析并产生联想，举一反三，提出预防措施或预案，及时开展护理培训及安全教育，将护理缺陷风口前移。

5. 持续质量改进

持续质量改进，是提高护理质量的根本动力。手术室持续质量改进由护士长和护理骨干组成，负责科室优先级项目的确定、设计及实施；负责收集、汇总部门内护理质量和安全管理的有关数据并进行分析、总结、改进，定期或不定期向护理部或医院质改主管部门通报改进结果。手术室全体人员均是本部门护理质量改进与患者安全的质控员，负责完成本部门质量改进与患者安全具体工作项目的内容。质量小组要针对护理存在的难点问题、重点问题开展“品管圈”活动，每年解决 2～3 个问题，有效推进护理持续改进。

科室质量小组开展的 QC 活动，是全面质量改进的一种表现形式，遵循 PDCA 循环管理法。其工作原则为：

①要做到人员、时间、内容（项目）、经费四落实。

②人员自发组成，主要利用业余时间参与活动，根据情况每周、每月或每季度进行 1 次。

③要有项目的工作计划、目标、进度、质量控制和效果评价报告。

④小组活动简易、低价、易见成效。

持续质量改进的实施：

（1）成立质量管理（quality control，QC）小组（简称“品管圈”）　“品管圈”的工作是先找出工作过程中存在的问题或薄弱环节，作为小组活动课题，运用“品管圈”的解决问题程序，分析出主要原因，制订改进措施，并根据能力定出目标值，将每项工作一一完善，逐步强化，形成一个有效的工作体系。作为手术室护士长，还须将本科室持续质量管理工作的进展，改进后的方法和理由向手术科主任、外科行政主任及相关的科室反映，以获得更广泛的支持和配合。

QC 组的成员是由各年龄组的人员自愿报名组成的，他们有很强的管理热情，又身在一线，对某一复杂的问题有一套自行解决的程序和办法，可以将改革中可能出现的每个不利因素的细节都列举出来，并制订相应的措施。所有决定都是由小组集体讨论所定的，他们起到的宣教作用、影响要比护士长大，实施起来就容易得多。

（2）“品管圈”的实施（表 5-2-1～表 5-2-3，图 5-2-1～图 5-2-3）

①计划阶段（plan）：分析现状，找出质量存在的问题；找出质量问题的主要原因；根据主要原因制订解决对策。

②实施阶段（do）：按制定的计划、解决对策认真付诸实施。

③检查阶段（check）：调查分析计划和措施在执行中的效果。

④处理阶段（action）：总结执行对策中成功的经验，整理作为标准巩固并指导今后工作；执行对策中不成功或遗留问题转入下一个 PDCA 循环解决。

在早期实施“品管圈”质量控制过程中难免遇到一定阻力。要想使一个好的方法及规章制度得以有效落实并非易事，尤其是彻底改革了一系列旧的工作程序和方法后，无论新的工作程序有多么便利，在实施过程中或多或少会遇到来自非“品管圈”成员的非议。因为工作中每项操作是靠全科人员集体完成的，“先入为主”的思维方式和旧的工作习惯是产生阻力的主要原因，所以要依靠集体、走群众路线。QC 小组在解决这类问题上是最适合的。质量管理与科里的每位工作人员都有责、权、利的关系，做得好可营造一个好的文化氛围，达到全面优质管理的一种境界。而护士长在此只扮演了一个“督导员”的角色，首先是检查每个小组成员承担的那部分任务是否完成，小组活动是否按计划和日程活动；其次是解决跨部门的协调工作。

表 5-2-1 选题理由及目标

理 由:满足手术的需求,减少工作忙乱
目 标 值:将手术器械准备完好率从 97.5%提高到 99.5%
目标可行性分析: ①有利因素:管理制度可逐步完善;护理部、供应室的大力支持;学习气氛浓厚,整体素质高 ②不利因素:技术发展快、新器械不断出现、种类繁杂、专科性强
结论:利用有利因素,最大限度地降低不利因素,以达到目标值。

表 5-2-2 器械准备缺陷项目统计表

序 号	项 目	频 数	累计频数	百分比/%	累计百分比/%
1	责任心不强	17	27	50.9	50.9
2	业务不熟	21	48	39.6	90.5
3	公司责任	2	50	3.77	94.27
4	器械不足	1	51	1.89	69.15
5	消毒效果不佳	1	52	1.89	98.03
6	医生习惯不同	1	53	1.89	100
合计					

表 5-2-3 对策表

序号	项 目	现 状	目 标	措 施	地 点	负责人	完成日期	备 注
1	无具体奖罚措施	无具体奖罚措施	制订与年度考核挂钩的措施,明确责任	制订具体的积分制	办公室			
				设立器械缺漏登记本	手术间			
				3 天内检查 1 次,每周总结	办公室			
2	未认真做好核对工作	核对制度不够完善	明确各项核对制度	重新整理器械核对簿	办公室			
				改进器械打包方法	器械室			
				明确各项核对工作的职责	办公室			
3	业务学习计划不够落实	有学习计划但不落实,对新技术、新器械缺乏了解	学习计划 100%落实,每周 1 次业务学习	每周二下午邀请专科医生或专科组长讲课	办公室			
				科内设立和保存各种学习资料	办公室			

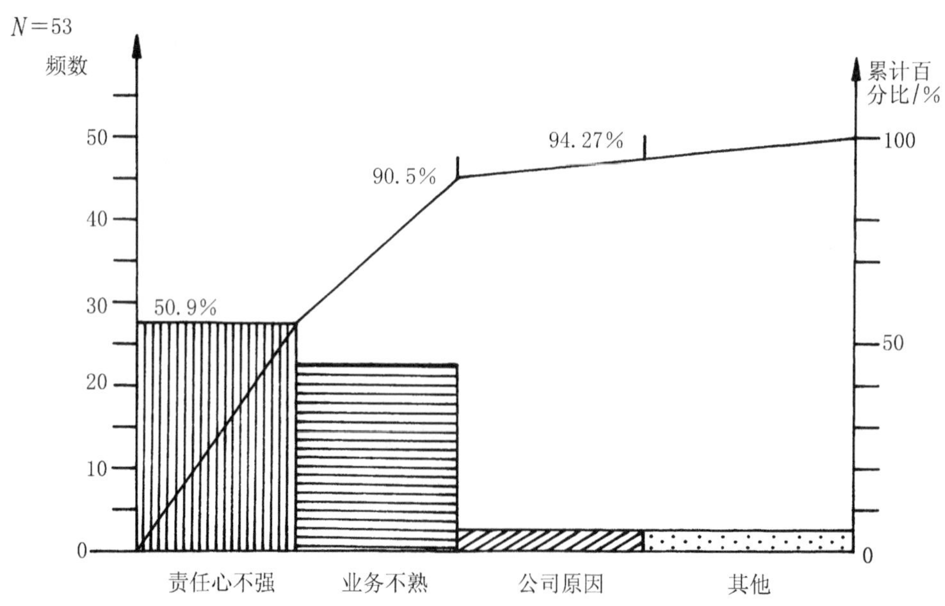

图 5-2-1 手术器械准备缺陷排列

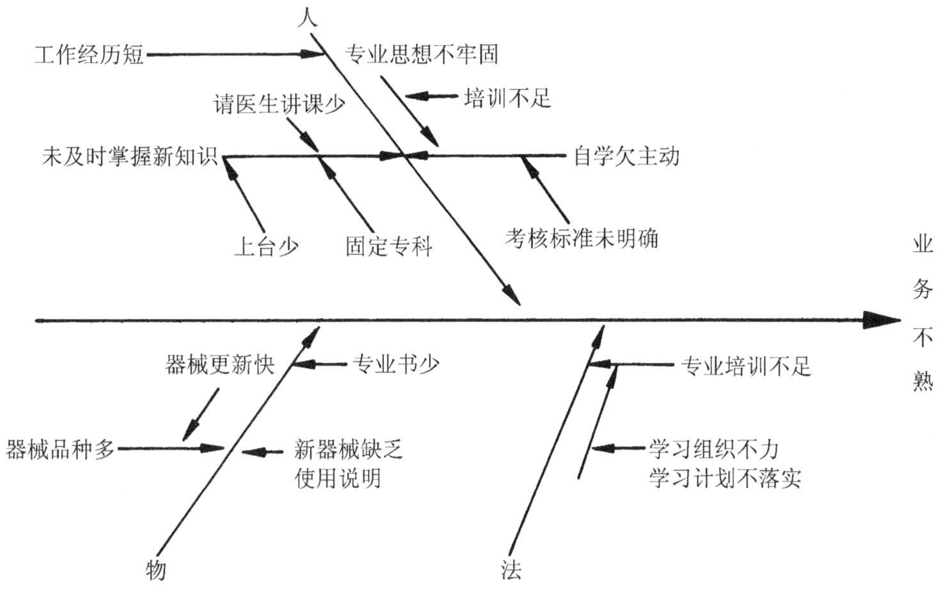

图 5-2-2　手术器械准备缺陷因果

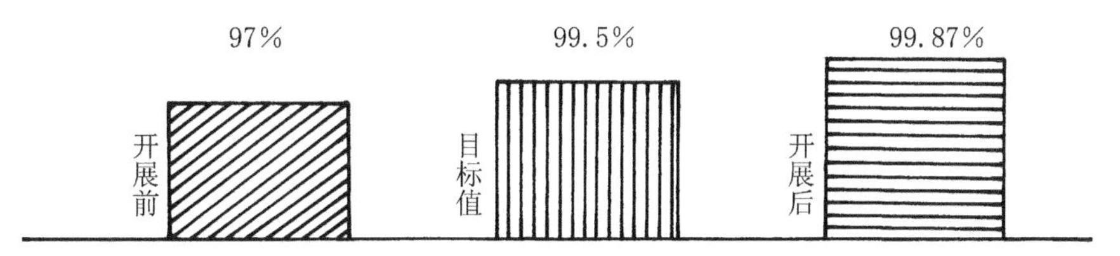

图 5-2-3　QC 小组开展工作前后手术器械准备完好率对比

6. 建立护理质量督查制度

按照三级质量监控的原则，医院护理质量管理组织可分为医院护理质量管理委员会（一级质控）、专项护理质量管理组（二级质控）和科室护理质量管理小组（三级质控）。手术室在医院大系统中属于医院质量控制的第三级组织，结合自身工作性质与特点、内容与范围的特殊性，宜将手术室护理质量管理组织分为三层，即科护士长负责的一级质控、护士长负责的二级质控、各专科组长负责的三级质控。上一级质控组织应对下一级质控组织进行业务指导和帮带，尤其是带普遍性或突出性的问题。通过巡查和跟班的看、听、查、问、做等环节，了解护士对规范和标准的执行与掌握程度，并在质量讲评的基础上着重推进制度和规范的落实（如查房、示范、演示等）。

保证各项措施和制度的实施是质控的关键。新毕业或调入的护士，从上岗的第一天起就必须有计划地组织规章制度的学习，并将其纳入培训计划中，使她们能自觉遵守各项规章制度、各项操作规范。当发生偏差或差错时，要及时查找原因。属制度不完善的，要及时修改和补充；属违反规章制度的，要认真对待、严肃处理、引以为戒；属管理手段缺陷的，护士长要主动承担相应责任，并及时召开护理骨干会，健全管理机制及监控办法；属手术器具不全的，须及时补充；属手术方式变化或新开展的技术、业务，要及时请专科医生讲课；科室添置了新仪器、新设备，应请厂商技术人员讲授使用方法、注意事项和保养知识，并建立完整的学习纪要，提供给未参加学习的护士或新护士查阅。凡需本科人员操作的仪器，都必须有清晰、明确的使用说明和操作规范。做到每项工作、每个操作都有章可循。

7. 加强危机意识教育，建立险情快速反应的处理办法

教育全体成员要对工作极端的负责、对患者极端的热忱；要养成良好的自查行为，当完成接手事情后自行检查认定完全没有错误才交接。正确对待不良事件，重反思，轻经济处罚。当发生不良事件时，首先要采取积极的补救措施将损失减少到最小，收集或保护现场、物品、资料，留存证据；其次是调查研究，组织会议分析原因，吸取经验教训，建立警示制度，健全各

种预案；最后是主动向护理部呈报，听取职能部门的意见和建议，进一步做好危机管理。同时，要建立一套快速反应的处理程序或办法，尤其是手术不良事件和手术室紧急事件，要力争做到事前计划、事前培训、事前制定程序标准；要明确告知护士哪些是险情、证据在哪、如何记录、如何处理，在避免势态扩大的同时提供举证的依据。

第三节 手术室护理质量的监控与评价

一、监控方法

手术室工作质量的监控，主要在于检查督促各项规章制度的落实、各项管理指标的完成情况，检查各监控数据、记录的完整性是否达标。

1. 自检自控

质量目标应以下级自我控制为主，上级阶段性重点检查控制为辅。主要表现在：一是护士在执行护理技术操作过程中，认真履行职责，严格规范制度，力求每次都将事情做对、做好；同时，对已完成的事情，必须自己检查认定完全没有错误才交接或上报，将纰漏止于当下。二是科室护理管理小组根据目标管理项目和要求，每月或每季度对本科室护理质量指标进行随机和固定检查，针对质量不足与问题进行原因分析与整改，持续质量改进。三是定期组织护理查房、安全形势分析会等，及时发现潜在问题的环节或因素。护理质量控制小组以科为单位，可根据科室规模、工作范围和监控内容设 3～4 个小组，实施分类检查。

2. 互相检查

护理部及院内外组织的各项质量检查（监控网络），对各项工作的原始记录、数据、护理操作跟班等进行重点或全面检查，发现问题，提出纠正偏差的措施，确保各项指标均符合标准及要求。

监控程序有以下 5 个基本步骤：

（1）资料的收集　它既提供制订和修正控制问题的依据，又帮助护士长掌握工作质量的第一手材料。为获得客观的、有说服力的、可做比较的资料，应有目的地收集各种质控资料，如细菌检测原始资料、手术器械准备缺陷记录、工作质量调查表和手术医生意见反馈表等，为了了解带教水平，授课内容和质量，除检查授课内容、次数和参加人数外，可分别制作实习生、进修生意见反馈表，它既提供了制订和修正控制问题的依据，又对带教老师起到鼓励和约束的作用，并作为评选最佳带教老师的依据之一。

（2）建立衡量标准　标准是衡量事物的准则，是质量管理和校正工作的依据。衡量标准是一种参照标准，是对工作概论、方法、程序、结果的一种规定。许多标准是按照上级机关颁布的“规范”“要求”“通知”做出的，例如，我国医院空气净化要求（GB 50333）：Ⅰ类洁净手术室空气菌落数≤10cfu/m^3，Ⅱ类普通手术室≤200cfu/m^3 等。而有些指标是科室根据实际情况和工作质量的要求，为确保控制计划的全面实施自定的衡量标准，那么这个标准的建立必须科学合理，且有适度的弹性，使控制得以比较和评定，如医院要求工作第 1 年的护士每年要完成读书笔记 2 篇、手术记录 10 项；毕业 2～5 年的护士，每年要完成基本技术操作考核 8 项（85 分为合格）；护师职称以上的，每年撰写论文 1 篇；科室要求手术器械的完好率为 99.5%，手术器械准备缺项且延误手术时间≥15min 的计缺项 1 次等。

（3）实地跟班检查　护理高质量，要在高标准基础上通过严格的控制和检查来实现。检查者首先要熟悉标准，掌握护理质量管理情况；其次要每项检查、逐条对照，并记录执行情况；最后汇总结果讲评，并提出意见或建议。再次跟班时，要对上一次检查提出的问题进行跟踪，评价改进的程度和效果。护理过程质量判断主要是术前访视是否落实、手术患者信息是否正确齐全、技术操作是否规范准确、手术配合是否主动到位、医生（患者）对护理服务的满意程度等。可将检查内容设计成量表，使得检查客观，易于操作和评价。

（4）分析比较　标准确定后，将反馈的信息、数据适时加以衡量，使偏差得以及时发现、纠正和控制。

（5）采取行动改正偏差　一旦偏差得以确认，经分析比较找出了原因，护士长或控制组就要重拟计划或修改目标来纠正偏差。这种行动可以是补充修改工作内容、完善管理手段、调整职责人员，或是加强队伍的素质教育和业务培训等。

二、质量评价

护理质量的评价，是对护理目标已经达到的程度和护理工作已取得的效果作出客观判断。它以质量标准为依据，运用量化手段对护理服务质量作出评价，是护理质量控制的重要措施。为使质量管理水平有一个客观的评价，必须有一套具体的评价方法来衡量管理效果。医疗护理质量主要的评价方法有传统医疗指标评价法、三级结构质量评价法、全面质量管理评价法、医院分级管理评价法等。其中，全面质量管理评价法是目前最全面、最有活力的质量管理方法和评价方法。

1. 原始资料和记录的收集

内容包括业务培训和技能考核记录，工作跟班检查记录，护理缺陷、差错、事故的讨论记录，以及空气、物品、操作台表面、外科洗手后细菌监测记录等。围术期护理的内容和程序，护士的沟通技巧和处理问题的能力，也成为改善工作质量、制订培训计划的依据。

2. 问卷调查和意见反馈

作为手术室的管理者，持续改善工作质量需要有目的地进行现状调查。调查对象可以是本室护士、进修生、实习生、手术医生及患者。调查表的设计、分值要合理，能客观反映现状并对现状给予公平的评价，评价的项目和分值能反映出某项工作的改善和进展情况。一般一项调查表用过3～5次后须根据工作的侧重点进行修改，以达到对计划目标值的重新评价。

3. 检查形式

上级部门的各项工作检查，科室与科室间进行的交叉检查，护理部、医教处、预防保健科组织的检查和定期的自查等都是对工作质量的评估和考核。检查内容包括各项规章制度的落实，各种学习、操作技术考核记录，细菌监测材料登记，工作缺陷的讨论记录，急救物品是否完备，有无过期的无菌包及清洁卫生情况等。消毒隔离技术是手术室检查的重点，包括对污物的处理、消毒与灭菌的过程，限制、半限制、非限制区的划分和流程是否合理等。检查对工作质量的改善、促进和提高是不可缺少的手段。

第四节　手术室管理者在全面质量管理中的作用

医院护理质量管理与持续改进特别强调要重视护理质量考核标准、考核办法和持续改进方案，并建立可追溯机制。按照《病历书写基本规范》书写护理文件，定期进行质量评价；有重点护理环节的管理、应急预案与处理程序；护理工作流程符合医院感染控制要求；围术期护理患者有规范的术前访视和术后支持服务制度与程序。

质量管理大师戴明曾做过“红珠”实验，得出的结论是：管理者要为质量不好承担最主要的责任，质量不好更多是由管理系统造成的，而不是由某些“不良员工”造成的。所以质量是企业最高管理者必须要关心的首要大事，提高质量也必须从医院全系统去考虑、去着手，全面质量管理强调的就是全员、全过程、全方位地对质量进行管理。

手术室护理质量管理应加强反馈控制的行为，克服反馈控制中因时间差而给患者带来不必要的护理缺陷，从而使控制变得积极而有效。因此，手术室管理者必须有良好的学习能力。只有在工作中不断学习、不断总结、积极思考、勇于实践，管理理念上升到一定的高度，才有发现问题、解决问题的能力，才能带领手术室全体成员实现最终的目标，才能将手术室护理工作全面质量管理落实到位。

一、发挥专业组长作用

随着各类型手术治疗的迅速发展，手术种类繁多，手术使用的仪器设备也越来越多，尤其是微创技术和医疗信息技术的快速发展，大量的昂贵器械和器材的涌入，以及机器人手术、聚微创技术、光学技术、摄影成像技术和自动化控制一体化手术室的启用，使得手术室护理工作难度越来越高。因此，需要按手术专业和工作性质建立不同的工作小组，如普外科、妇科、颅脑科、矫形外科、胸科、泌尿外科、耳鼻喉科、器械供应组、特殊功能手术组、后勤（工人）等工作小组，使工作人员更容易熟悉和掌握，提高工作的质量，同时，根据各专科手术量的多少，安排专业组人员数量，选拔组长，并赋予其权限、职责。

手术专业组长负责：

①制订专科业务发展和培训计划，专科业务考核项目和考核标准，并负责对轮转本手术专业组的各级护理人员，包括进修护士在内，进行培训和出科考核。

②负责联系手术科室主任或厂商技术人员对引进的新技术及其仪器设备进行培训。

③负责对手术室各层级护士实施培训和考核。

④负责专科手术器械、设备及特殊用物的使用，

保养，管理。

⑤制订专科手术器械、设备的使用规则。

⑥定期征求所属手术专科医生的意见，根据意见制订改进工作的措施。

二、打造高素质的专业团队

手术是一项团队合作性工作，要维持高水平的工作质量，仅有好的制度、优化的流程是远远不够的，关键还要有一支高素质的护理骨干队伍。管理者在团队中扮演着“教练”的角色，一要强化自身专业素养及理论知识的学习，具有育人的能力、用人的胸怀，履职尽责、严谨认真、率先垂范；二要发挥集体智慧，用人长处和优点，将科室目标管理变成每一个人的工作准则和努力方向，人人参与管理，营造一个爱业、敬业、乐业、专业的工作氛围；三要开诚布公、宽厚待人、爱护护士，关注团队的每一队员的成长，积极帮助她们谋划职业发展，增强职业认同感和归属感，竭力提高团队的凝聚力，发挥每一个护理人员及手术室辅助人员的潜能；四要密切协调科间关系，增强团队服务意识、应急能力和综合协调处理能力，善于听取意见改进工作，让满意服务的质量管理深入人心。只有这样，才能将全面质量管理进行到底。

三、持续开展优质护理服务活动

手术室开展优质护理服务活动，是国家要求、医生期望和患者需要。手术室实现优质护理服务，具体表现在：

①对患者的问题迅速做出反应。

②服务的可及性，及时回访，简化流程。

③内部团队合作，能共同对患者负责。

④尽量为每个患者提供个体化的服务。

⑤对服务质量做出可靠的承诺，并付诸行动。

⑥所有成员在与患者的交往中都能表现出礼貌、体贴和关心。

⑦对待患者永远诚实、尽责、可靠。

⑧让患者的钱始终能发挥最大的效用。

⑨患者能适当地参与服务和管理。

⑩对投诉做出适当地反应。

（张石红　王　方）

附 5A　手术室护理评价标准

手术室护理评价标准见附表 5A-1～附表 5A-5。

附表 5A-1　手术室护理综合质量评价标准(≥90%)

项目	权重	质量标准	分值	扣分细则	扣分
着装服务	0.06	按规定着装，发不外露	2	着装不整，未换外出衣、外出鞋	－2
		文明用语	2	说话不礼貌，责备	－2
		遇事有回音	2	工作推诿、不交代、不反馈	－2
组织管理	0.42	有各级人员工作职责	2	不全	－2
		有年度计划(护理工作、训练、科研计划)，记录完整	4	内容不全或记录不完整	－4
		开展总结质量改进，有记录	10	未落实，或记录不完整	－10
		每周跟班≥2 次，并有记录和质量点评	2	未落实，无记录或不完整	－2
		有手术不良事件登记本，记录及时、无遗漏	2	未建立，记录不及时、不准确	－2
		发生风险事件上报时限＜24h，有应急预案	4	超时上报或未上报，无预案	－4
		科室无护理缺陷或纠纷	6	发生护理缺陷，发生纠纷，有投诉	－6
		分类立账、账物相符，清点 1 次/季	2	账物不符，积压、丢失、变质	－2
		贵重物品专人负责、使用有登记	2	不合格，使用登记不健全	－2
		住院手术患者有压疮危险因素评估及预防措施	4	未评估、无干预措施	－4
		开展社区分层培训，达标上岗	4	未扩展或不合要求	－4

续表

项目	权重	质量标准	分值	扣分细则	扣分
质量控制	0.42	严格“三查七对”、无菌技术操作	6	未落实、违反操作规程	−6
		严格落实手术安全核查制度	10	未落实	−10
		严格控制手术间门户	2	参观人员超标，门常开	−2
		熟悉手术步骤，配合熟练	4	操作不熟练，物品准备不齐全	−4
		熟悉急救药品、器材的放置地点，使用方法	6	不熟悉，掌握不好	−6
		严格落实手术物品清点制度，前后一致	4	不正规、不相符	−4
		各种护理记录完整	2	不合格	−2
		严格落实标本交接、处理制度，有记录	2	不合格	−2
		落实连台手术之间卫生清洁制度	2	不合格	−2
		严格消毒隔离，特殊感染手术处理符合要求	4	处理流程、方法不正确	−4
感染监测	0.10	手术间干净整洁，无污迹、血迹，大清扫1次/周	2	不合格，有霉点、蜘蛛网	−2
		灭菌物品合格率100%	2	不达标	−2
		物体表面、手术人员的手、空气培养合格	2	不达标	−6
		手卫生依从性、执行率更达标	2	不达标	−2
		医疗垃圾管理规范	2	不规范或混放、超载	−2

附表 5A-2　常用物品灭菌质量评价标准(100%)

项目	权重	质量标准	分值	扣分细则	扣分
包装材料	0.10	布类包装应由2层包装材料分2次包装	4	层数不够	−4
		包布清洁、无破损、干燥、不潮湿	6	一项不合格	−2
物品包装	0.36	包内有化学指示卡、包外贴指示胶带	4	缺或长度不合要求	−4
		盛放器械筐篮有孔洞	2	不合要求	−2
		轴节器械不应完全锁扣	6	未锁或完全锁扣	−2
		灭菌包重量、体积符合要求	6	灭菌包超重、超体积	各−3
		包布按要求四角反折	2	未反折	−2
		外包布包扎松紧适宜	2	过松	−2
		油纱厚度≤1.3cm、粉剂厚度≤0.635cm	2	过厚	−2
		密封包装袋大小、封边宽度符合要求	4	一项不合格	−2
		灭菌包标识符合要求	8	遗漏一项	−2
无菌物品储　存	0.24	无菌物品与非无菌物品放置合要求	6	混放、乱放	−6
		无菌包标志明显、字迹清楚、排列整齐	6	标志模糊、字迹不清、排列无序	−6
		无菌物品柜距顶≥50cm、地面≥20cm、墙≥5cm	4	不合要求	−4
		无过期、潮湿	6	超过有效期或潮湿	−6
		无菌物品专人管理、无丢失	2	不合要求	−2
无菌物品使　用	0.14	无菌物品必须一人一用一灭菌	4	不合要求	−4
		无菌物品一经打开须注明开启时间	2	未注明	−2
		所有灭菌物品或容器必须注明有效期	2	未注明	−2
		浸泡之器械必须没过液面、打开关节(不适改采用此法)	2	不合要求或有锈迹	−2
无菌溶液使　用	0.06	启封抽吸的各种溶媒使用小包装	2	污染或超时(24h)再用	−2
		抽出的药液、开启的无菌液体应标注	4	未标注或超时(2h)使用	−4
目　标监　测	0.10	灭菌物品检测合格，1次/季	5	不合格	−5
		无菌器械保存液检测合格，1次/季	5	不合格	−5

附表 5A-3 器械护士工作质量评价标准(≥90%)

项目	权重	质量标准	分值	扣分细则	扣分
护理评估	0.10	术前访视患者、评估患者情况 根据手术及医生特殊要求做好术前准备	5 5	未访视患者,未评估 未准备,影响手术	−5 −5
术前准备	0.24	提前 20min 刷手 各项无菌技术操作符合标准 整理手术台、检查器械性能 清点数目准确无误	6 6 6 6	未提前上台 不符合标准 器械性能不良未查出,影响手术 清点不准确,或方法不恰当	−6 −6 −6 −6
术中配合	0.36	提前上台协助手术医生消毒铺巾 术中传递器械主动、敏捷、准确 手术台上盛药容器应有标识 手术台上器械物品使用后处理得当 切下的病理组织标本妥善保管 器械清点规范,数目相符 遵守无菌原则并督促其他人员的执行	4 4 2 4 8 8 6	手术医生自己取单铺巾 不主动 未标识 器械不及时收回,或堆放术野 标本处理不符合要求 不规范、不准确 违反无菌原则,未及时纠正	−4 −4 −2 −4 −8 −8 −6
术后整理	0.20	擦净切口及引流管周围血迹 正确敷料包扎、固定 按要求处理医疗废弃物 按规定程序处理术后器械及物品 使用后器械配件齐全、性能良好	2 2 4 4 6	伤口周围血迹未擦干净 方法不正确或包扎不良 未按要求处理 未按规定程序处理 器械或配件丢失,或不灵	−2 −2 −4 −4 −6
工作小结	0.10	按要求书写手术配合体会 手术笔记质量高,达到总结提高的目的	5 5	未写手术配合体会 手术笔记流于形式	−5 −5

附表 5A-4 巡回护士工作质量评价标准(≥90%)

项目	权重	质量标准	分值	扣分细则	扣分
护理评估	0.10	术前访视患者,评估患者情况(含压疮风险评估) 术前准备充分完善	5 5	未访视患者,未评估 常规用物未准备影响手术	−5 −5
术前准备	0.30	手术间内物品齐全、功能正常 手术间温、湿度符合要求,感觉舒适 严格执行患者科间交接检查,并签名 两种方法识别患者身份 参与手术三方检查,并签名 严格落实与患者共同确认手术部位 认真查对患者,并妥善保存患者带入物品 做好心理护理并全程陪伴患者 仪器设备处于备用状态,性能良好 协助麻醉医生实施麻醉 协助器械护士打开各类无菌包 体位摆放良好,患者舒适	2 2 4 4 2 4 2 2 2 2 2 2	物品不全、功能不正常 手术间温、湿度不符合要求 未落实 未落实 未参与或签名不及时 未落实 查对不认真,物品保管不善 擅自离开手术间 仪器设备未准备好 未协助麻醉医生实施麻醉 未协助打开各类无菌包 体位摆放不符合要求	−2 −2 −4 −4 −2 −4 −2 −2 −2 −2 −2 −2
瞬间暂停	0.06	手术者、麻醉医生、巡回护士共同查对患者姓名、手术部位(何侧)、手术方式	6	未实施查对	−6
术中配合	0.26	清点手术器械物品数目准确无误 随时供应术中所需一切物品 估计术中可能发生的意外并做好应急准备 密切观察手术进展,静脉管道通畅 保持仪器正常工作状态 术中注意保暖、防止低体温 控制手术间门户 严格执行手卫生 术中冷冻标本的留取和及时送检 监督手术人员无菌技术操作的执行 术中坚守岗位,不擅自离开手术间	6 2 2 2 2 2 2 2 2 2 2	清点不准确 术中所需物品供应不及时 特殊情况无应急准备措施 不合要求 仪器未处于正常状态 未落实 不关门或常开门 未执行或不规范 未及时送检术中冷冻标本 其他人员违反规定未发现 无故离岗	−6 −2 −2 −2 −2 −2 −2 −2 −2 −2 −2

续表

项目	权重	质量标准	分值	扣分细则	扣分
术后配合	0.12	及时关闭设备电源 协助医生妥善包扎切口 参与手术核查,并签名 协助麻醉、拔管,适当约束,无坠床 护理记录完整、准确 收齐患者物品,清洁患者并送患者离室	2 2 2 2 2 2	未及时关闭设备电源 医生自行包扎切口 未或签名不及时 患者出现安全隐患 护理记录不完善 物品遗留或患者身体有明显污渍	−2 −2 −2 −2 −2 −2
室间整理	0.08	手术间整理,物品归位 补充手术间基数物品 手术收费,完成各种记录 按要求处理医疗废弃物	2 2 2 2	手术间物品放置凌乱 室间基数物品未及时补充 手术收费或记录未完成 未按要求处理	−2 −2 −2 −2
工作小结	0.08	按要求书写手术配合体会 手术笔记质量高,达到总结提高的目的 术后 1～3d 回访	2 2 4	未写手术配合体会 手术笔记流于形式 未做术后回访	−2 −2 −4

附表 5A-5　值班护士工作质量评价标准(≥90%)

项目	权重	质量标准	分值	扣分细则	扣分
交接班	0.15	提前 15min 交接班 交接钥匙物品 清楚交接未完成的手术	4 5 6	未提前交接班 交接不清 交接不清	−4 −5 −6
值班工作	0.30	急诊手术和突发情况处置得当 巡视手术室环境及设备状态 检查各手术间翌日手术物品准备 准备翌日腔镜手术器械物品 检查或录入手术账目	10 5 5 5 5	处置不当 未巡视手术室 准备不全 准备不全 未检查或未录入	−10 −5 −5 −5 −5
安全检查	0.10	落实安全检查,未发生不安全事件	10	未检查或发生不安全事件	−10
翌日晨工作	0.30	手术间温度调节在 25℃± 准备当日手术所需的加温液体 洗手用物补充齐全 核查当日手术安排 接患者入手术间 并落实安全措施	6 5 5 6 4 4	温度过高或过低 未准备 未补充,或数量不足 未核实 未落实 安全措施落实不到位	−6 −5 −5 −6 −4 −4
交班前整理	0.15	值班日志重点突出、真实、整洁 办公室等功能间干净、整齐 值班房清洁、整齐	5 5 5	日志不合要求 办公室等地方脏、乱 值班房未做整理	−5 −5 −5

（魏　革）

参考文献

[1] 彭磷基.国际医院管理标准(JCI)中国医院实践指南.北京:人民卫生出版社,2008:507-540.

[2] 卫生部医政司.医院管理评价指南征求意见的通知.2008.

[3] 卫生部.医院手术部(室)管理规范(试行)的通知.2009.

[4] 魏革,马育璇.手术室护理必备.北京:北京大学医学出版社,2011:219-230.

第六章

手术室物品的管理

物品管理是手术室管理的重要组成部分。手术室器械多、易耗品多、仪器设备多，物品管理的好坏不仅影响到手术成败，也与经济效益息息相关。手术室物品管理的目的在于：一是物尽其用，减少浪费，降低成本，让物品增效；二是维护性能，延长使用寿命，充分满足手术需要，让效益增值。

第一节　手术器械的管理

手术器械是手术操作的基本工具，器械性能直接影响到手术操作乃至手术的成败。不同手术部位的手术器械要求不同，不同种类的手术器械价格、用途也不相同。因此，为确保器械好用、够用、耐用，充分发挥器械的效用，必须加强器械管理。

一、普通手术器械管理

普通手术器械指手术中最常用的手术器械，如手术刀、剪、镊、钳、凿、拉钩等，它是一切手术器械的基础。管理上要求：

①手术器械一律由手术室负责请领、保管及统一提供使用。

②手术室负责常规手术器械订购；购置专科特殊器械应先由专科提出意见，经与手术室共同商榷后再购买。

③建立手术器械专柜，按专科进行分类放置，专人管理，做到标签醒目、摆放有序、造账立册、账物相符。专管人员每周清洁整理柜内卫生及物品1次，每6个月清点器械1次。

④手术器械包按手术所需进行器械组合，包内设器械物品基数卡，便于清点，避免丢失。

⑤择期手术器械，术前1d由器械打包护士根据手术通知单进行准备；特殊专用器械，须在通知单上注明器械的名称、规格、型号及配件，必要时术者应亲自到手术室挑选。手术室应备有一定种类、数量的急诊手术器械包，以满足急诊手术之需。每个器械包内放化学灭菌指示卡一块，包外贴化学指示胶带一条，以判定器械包的灭菌效果。

⑥严禁将手术器械拿出手术室或私自挪于他用或更换。本院医生、进修生、实习医生不许私自携带手术器械在手术室使用。

⑦手术器械使用后，应彻底祛除污迹、血迹，然后烤干、上油。清洗时，注意螺纹、卡齿、隧道等部位，大部件器械应卸开清洗；归位前，检查刀、剪、凿是否锐利，配件是否齐全，轴节是否灵活，咬合是否紧密，螺钉有无松动，防止细小零件及螺钉丢失。

⑧手术器械原则上不外借；确须借用时，必须经有关部门审批，并征得手术室护士长同意后，凭借条外借，原则上仅限借1d。急诊手术器械包外借，仅限于医务部组织的对外医疗抢救。

二、贵重(精细)手术器械管理

贵重(精细)器械是指每件器械价格在1000元以上或精密、锐利、尖细、易损的器械，如神经外科手术器械、心脏手术器械、整形美容器械、血管吻合器械、显微外科器械及腔镜外科器械等。由于器械价格贵、做工精细、极易损坏或丢失。因此，除按普通手术器械管理要求外，还要做到：

①专项建账立册，按类分放，专人管理，每季度清点器械1次。

②建立“使用登记本”，做好每次使用登记。使用前，由手术医生从专管护士处挑选所需之器械，并将器械种类、型号、数量写在登记本上，并签名；手术医生与器械护士在术前清点、术后复核1次；术毕由器

械护士清洗干净并交给专管护士，并销账，以防止丢失或损坏。

③使用时，不可用精细器械夹持粗厚物品或挪于他用、不可投掷或互相碰撞，注意保护利刃和尖端；不用时，应用硅胶管套住器械前端，防止损坏。

④不宜与普通手术器械混放消毒，以免压坏器械；不可与普通器械混放，以免碰损器械。最好采用特制的盒（架）或单独包装、单独消毒。若采用混放消毒，应注明器械名称，轻拿轻放，严禁受压。严禁用火焰法对器械进行灭菌处理，以免损坏器械。

⑤使用完毕应尽快进行清洗。清洗时应单独进行手工清洗或放入超声洗涤器清洗。

⑥器械一旦损坏或丢失，应及时报告护士长及专科主任，及时补充，以免影响手术开展。

⑦每个月对器械进行集中保养，保证性能良好，防止生锈。

三、医疗置入物管理

医疗置入物是指放置于外科操作造成的或生理存在的体腔中，留存时间为30d或以上的可置入型医用物品。常用的种类有：金属接骨板、螺钉、交锁髓内钉、人工关节、人工心脏瓣膜、腹膜修补片、人工假体、人工晶状体、人工硬膜、脑室腹腔分流管、动脉瘤夹等。为有效预防和控制体内置入物感染，确保手术安全，应对置入物及置入物专用手术器械进行严格的使用管理。

①置入物及置入物专用手术器械必须经医院统一招标引进，产品质量必须符合国家相关标准要求。

②置入物手术器械（含外来厂商提供的置入物专用手术器械）必须在手术开始的24h前送到消毒供应中心或手术室。科室接到器械后，应仔细核对置入物的数量、品种、规格，并确保外观和形状良好，然后进行重新清洗、包装、灭菌。包装过程中，应按5类化学指示卡并限制包装的体积，勿超大、超重、太密。

③置入物及置入物器械的灭菌首选压力蒸汽灭菌法，每包进行包外和包内化学指示物监测、每批次进行生物监测，待生物监测合格后方可发放使用。一般情况下，不能使用快速灭菌或等离子灭菌法。

④紧急情况（如突发性创伤性患者需要骨钉、钢板等）必须使用快速灭菌器进行置入物器械灭菌时，应在同锅底层放置生物测试装置（如PCD包）及5类化学指示卡，合格才能在生物监测结果出来前放行，待监测结果出来后再追踪记录在案以保证完全的追溯性。若发生上述情况，必须分析提前使用原因和制订改进措施，以便日后避免。每一灭菌循环，应在生物监测结果出来且为阴性时方可使用。生物监测每周1次，置入物每锅1次。

⑤已灭菌的置入物应单独放置无菌物品柜，设立明显的区域标识，保持其形状和表面精度，减少搬运频率，避免受压；使用前应检查其包装是否完好、有无损坏。任何掉落或疑被损坏置入物，不得使用，应退给供货方或重新灭菌。

⑥可吸收置入物，每个包装只可使用一次，开包后未用或用后剩余部分，不可再包装使用（如可吸收吻合器、可吸收闭合夹）。

⑦置入物使用记录应可追溯到产品名称、型号、数量、生产厂商、供应商。厂家提供已灭菌置入物，使用后应将产品标识码一张留存病历（粘贴于“手术同意书”或“手术护理记录单”），第2张保存于设备科或药械科；若厂家提供未灭菌置入物，则填写《置入物灭菌登记卡》一式2份，灭菌后一份粘贴在患者病历中，另一份由消毒供应科存档。

⑧尽量避免厂家人员跟台手术。特殊情况，必须事先完成培训，具有相应知识与技能，经手术室护士长同意，方可参加手术。

四、外来手术器械管理

外来手术器械主要是指外单位（厂家）带到医院手术室临时使用的手术器械，如骨关节置换器械、内固定器械（绞锁钉、CD棒）、进口电钻等，它是在普通手术器械基础上增加的局部专项操作器械，它是市场经济的产物。这类器械具有手术针对性强、组织创伤小、省时、高效、预后好等特点。但由于器械更新快，价格昂贵[（30～100）万元/套]，一般医院均不作为常规配备，多采用临时借用、按例效益提成的方法补偿器械生产厂家的利益。目前，这类器械主要用在专科（如骨科）手术。管理上要求：

①严格控制在手术室临时使用厂家手术器械，确需使用时，须由使用科室向医务部提出申请，并征得手术室同意后方可使用。

②厂家手术器械应相对固定，相同用途（即同类型）的手术器械限1～2家，便于使用和管理。

③使用厂家手术器械前，厂家应对手术医生、手术室护士进行专业培训，以掌握器械的基本性能和操作方法。

④厂家人员原则上不许进入手术室，如为技术人员必须现场指导器械使用时，应事先完成手术室安排的培训计划，初步了解手术环境和无菌要求后方可申

请，并征得手术室护士长同意后进入，每次限1人。厂家人员替换时，应重新培训。

⑤厂家手术器械须在手术前1d送到手术室，并与器械打包护士共同清点，按时送灭菌；凡不能按时送到的，取消当次手术。

⑥手术室不负责保管厂家手术器械，手术结束后及时取走。

五、私人手术器械管理

私人手术器械是指非医院购买、手术医生个人拥有的专科手术器械，如个人购买的器械、赠送或奖励给个人的手术器械、自己加工的手术器械等。随着手术技术的发展，这种现象将日益普遍，必须严格管理，以免公私难分，器械滥用和丢失。因此，管理上要求：

①所有私人手术器械必须经医院同意后方可在手术室使用。

②建立私人手术器械专柜，手术室（或手术器械供应部）负责立账。私人手术器械柜门钥匙交个人保管，专管专用，护士长留一套备用钥匙。

③须在手术室使用的私人手术器械必须归手术室（或手术器械供应部）统一管理，不可随意拿出。未列入私人器械专柜的器械，不可在本院手术室内使用。

④私人器械每6个月清点1次。

（魏　革）

第二节　常用手术仪器的管理

随着外科手术新技术的开展，进入手术室的仪器越来越多，而且向着越来越精密、贵重的趋势发展。怎样使仪器能长期在手术中发挥应有的作用，并把损耗程度降至最低水平，这与手术室对仪器的管理密切相关。手术室对仪器的管理除设有一般的常规管理制度外，还应根据每台仪器的性能制订不同的管理措施，确保仪器的正常运转，满足手术的需要。

一、手术仪器的一般管理制度

（1）建立档案　每台仪器领回后，应把仪器的名称、生产厂家、购买时间、价格、责任人和使用科室等填写在账本上，或输入计算机管理。对随机带来的全部资料如使用说明书、操作手册、维修手册和电路图等装袋进行集中保管，便于查询维修。

（2）加强培训　一台新仪器引进后，应由厂商技术人员介绍仪器的性能，使每个人都能熟悉仪器的使用原理，操作步骤，清洁、消毒灭菌和保养方法，并组织考核。

（3）操作指引　给每台仪器制作操作流程图，跟随仪器放置，随时提供使用操作提示。用于手术台上的部件应拍全套图片，以作为使用、包装指引，防止损坏和丢失。必要时，请专业技师协助。

（4）使用登记　设置仪器日常使用登记本，记录日常使用情况、运行状况，以及仪器保养和维修情况。抢救用仪器应每天进行检查和记录，确保正常运行。

（5）专人保管　指定专人负责管理，护士长定期检查。所有仪器设备定位放置，使用后应立即归原，如贵重仪器室或指定的手术间；同时必须有防尘、防潮设施。

（6）清洁保养　使用后需要清洗处理的部分应立即处理；拆洗的配件应及时安装，防止零件遗失。检查仪器做到“三查”，即准备消毒灭菌前查、使用前查、清洁后查，发现问题及时请专业人员维修。有条件的医院可在手术室内设立简易维修室，由一名医学工程师担任仪器的定期检查和维护，及时排除使用中的故障，保证手术的顺利进行。

二、高频电刀

高频电刀广泛应用于外科手术切割止血已有30多年的历史，其原理和使用方法早已被人们所熟悉，经过多年的发展，使用功能及安全性已得到了大大提高。

1. 特点

①由微电脑控制，面板控制采用触摸式设计，输出功能以数字显示，输出时伴有不同的声光指示，操作者一目了然。

②浮地式输出（隔离式输出），输出的切割及凝血电流均从负极板返回，从根本上避免患者身体其他接触部位灼伤的可能。

③各输出口的输出功能单独激活，可以保护医生，并避免患者不致被不需要激活的配件所误伤。

④具备患者回路负极板接触质量监测系统。一旦负极板接触面积减少，电阻增大至不安全水平时，机器即自动报警并停止输出。

⑤有混合型功能，各种电刀笔有手控和脚控开关，

可满足不同手术所需，操作方便，效果好(图 6-2-1)。

2. 使用注意事项

①现代高频电刀功能设计多，在使用前应认识电刀的型号、功能、功率及使用方法。

②选用一次性负极板，电极板要平坦，紧密粘贴于肌肉丰富部位，面积≥$6.4516\times10^{-3}\ m^2$；勿放置在毛发、脂肪多及瘢痕、骨突处，避开受压，远离心电监护的电极；若小儿体重＜15kg，则应选择婴幼儿专用负极板，放置于大腿、背部、腰部等平坦肌肉区；患者身体其他部位避免与手术床上的金属部分接触，要正确接好电源。

③正确连接各种连接线，使用前测试机器运转是否正常；在使用中或暂停使用期间有接触不良或异常声音发出时，应立即停止使用，并通知专业人员检查原因。

④电刀笔分一次性和可复性使用两种。一次性电刀笔遵循一次性使用原则；可复性电刀笔用后应按照器械清洗要求，洗净晾干，送高温或低温蒸汽灭菌处理。

⑤加强术中刀笔管理。将刀笔固定于安全位置，术中及时清除刀头上的黏痂组织，以免影响使用效果；使用完毕可用湿水布将污血擦净后晾干，避免直接用水泡洗；不用时及时撤离术野，置于器械台上或绝缘胶套筒内，防止坠下污染或手术医生非正常使用激活刀笔开关而灼伤患者。手术需要使用两支电刀笔时，必须使用两台电刀主机。

⑥避免在有挥发性、易燃、易爆气体的环境中使用高频电刀。在气道部位手术使用时应暂时移开氧气；乙醇消毒皮肤后，须待其挥发方可使用，手术台上使用后的乙醇纱球应立即弃去。

⑦对体内存放金属置入物、心脏起搏器、人工电子耳蜗、脑部深层刺激器、脊椎刺激器等患者，应使用双极电极止血。特殊情况必须使用时，应请心脏科医生会诊，并在专业技师的严密监视下使用。

三、双极电凝器

双极电凝器(图 6-2-2)止血可靠，可电灼 1.0mm 以下的小血管或其分支，而不致损伤周围组织；能用于分离组织，塑形动脉瘤颈而不影响载瘤动脉。因此已广泛用于神经外科、脊椎骨外科、整形、颌面及耳、鼻等手术的使用，尤其是体内存放心脏起搏器、金属置入物(如钢板螺钉)、人工电子耳蜗、脑部深层刺激器、脊椎刺激器者。有功能单一的机体，也有与高频电刀结合使用的结合型机体，一般由主机、脚踏控制板、输出电线和镊子组成。使用注意事项：

①双极电凝对组织损伤范围的大小取决于两个因素——单位组织通过的电流密度和电凝镊与组织直接接触的表面积。因此，为了达到既能有效地破坏某一结构，又能最大限度地避免对其他组织不必要的损害，根据手术部位和组织性质应选用 0.3～1.0mm 宽的镊尖，电凝输出不超过 4(负载 100 欧时，＜22W)。

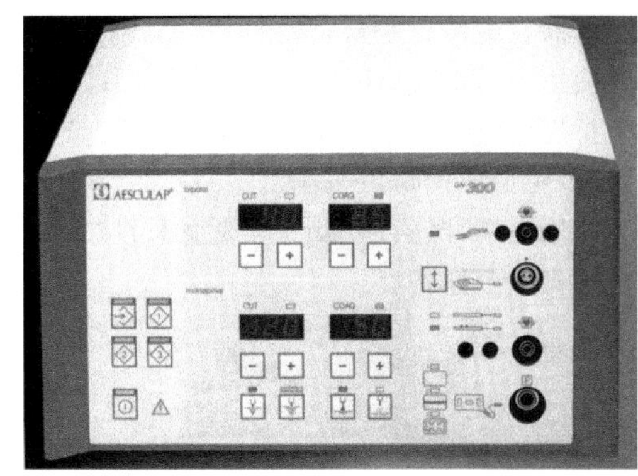

图 6-2-1　混合型电刀

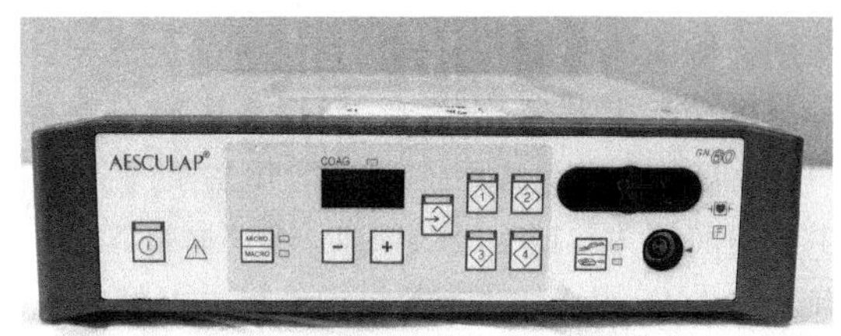

图 6-2-2　双极电凝器

②手术野不断用生理盐水冲洗，以保持术野洁净，并避免温度过高影响周围组织重要结构，同时可减轻组织焦痂与电凝镊子的黏附。

③每次电凝时间约 0.5s，重复多次，至电凝标准，间断电凝比连续电凝更能有效地防止镊子与组织粘连，以避免损伤。

④黏附于电凝镊子上的组织焦痂应用湿纱布或专用于擦电凝镊子的无损伤百洁布擦除，不可用锐器刮除，否则会损伤镊子表面的特殊结构而使镊尖更易黏附焦痂组织。

⑤在使用双极电凝器时，镊子的两尖端应保持一定的距离，不可使两尖端相互接触而形成电流短路，失去电凝作用。

⑥在重要组织结构(如脑干、下丘脑等)附近电凝时，电凝输出功率要尽量小。

⑦脚踏控制板在使用前应套上防水的塑料套，以防止术中的血液及冲洗液弄湿脚踏控制板而难于清洁，引致电路故障；使用完毕，要将脚踏控制板擦洗干净，与主机放在一起。

⑧输出电线在清洁时要避免被刀片等锐利器具损坏电线的绝缘胶，以免在使用中造成线路短路。

⑨镊子尖端较精细，在使用、清洁、放置时要注意保护前端，勿与其他重物堆放在一起。镊子除尖端部

分外一般涂有绝缘保护层,清洁时切勿用硬物刮除,否则在使用中易造成周围组织的损伤;如果使用没有绝缘保护层的镊子,则镊子不能接触非使用部位的周围组织,以免造成损伤。

⑩使用完毕,镊子、电极线应按手术的方式处理;灭菌前镊尖应上保护套。

(常后婵)

四、螺旋水刀

ERBE螺旋水刀(图6-2-3),是通过电动液压泵对水压进行精确控制而达到有选择性解剖人体组织的一种非热力手术器械,由主机、介质筒内装分离介质(0.9%生理盐水)、笔式手柄和脚踏开关四部分组成,其中手柄前端为ϕ120μm的喷嘴、外套抽吸管。适用于开放性手术、腹腔镜手术及显微外科手术等。

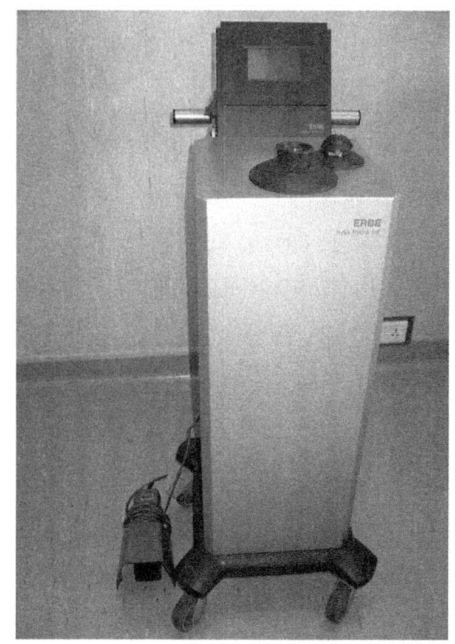

图6-2-3 螺旋水刀

1. 作用原理及特点

通过压力发生系统,使分离介质在(1～150)×10^5 Pa的压力范围内从ϕ80～120μm的喷嘴中射出,快速旋转的高压水束沿着组织的自然界面作用并形成一个膨胀空间,对软的实质组织进行分离和切割。由于不同组织在相同水压下特性各异,可通过对水压的调节和控制,达到既切割组织,又不损伤血管、胆管、淋巴管及神经的目的。

特点:具有高度灵活的组织选择性,组织分离定位准确;不损伤周围组织,切除时对器官损伤小,不会对组织产生热损伤;出血少,手术时间短;分离冲洗与液体抽吸使手术野保持清晰。

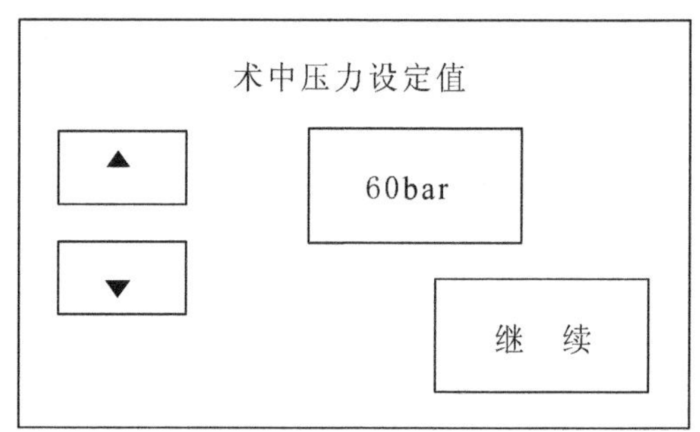

图6-2-4 水刀操作面板的“水刀压力设定值”面板

2. 操作步骤

①打开电源,“O”表示关,“I”表示开。

②按触摸屏上的“中文”键。

③按触摸屏上的“开始”键。

④按触摸屏上的“》”按键,进入水刀操作面板的“水刀压力设定值”面板(图6-2-4)。

⑤通过“▼”或“▲”设置术中最大压力值(表6-2-1)。

⑥安装介质筒和刀柄。逆时针旋转打开主机上的介质筒盖,拆除无菌介质筒外包装,将介质筒瓶口上顶介质筒盖内口使之对合卡住,然后将介质筒放入介质槽中,顺时针拧紧介质筒盖;将器械护士递下的刀柄尾部通过介质筒盖中正上孔垂直插入,并与介质连通,此时能听到固定槽内发出“咔嚓”声,表明手柄与压力介质筒连接完毕;按下压力控制阀门盖,将手柄上的喷水导管置于盖帽下,松手后导管自动被固定。操作完成后按压“继续”键,进入水刀操作面板的“脉冲/吸引”设置面板(图6-2-5)。

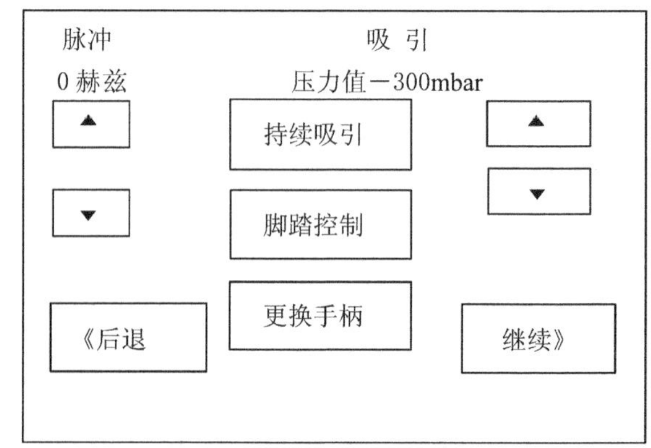

图6-2-5 水刀操作面板的“脉冲/吸引”设置面板

⑦通过触摸屏上的“▼”或“▲”，根据手术需要设置抽吸或脉冲模式，然后按“继续”键，进入“手术工作”面板，设备呈备用状态。

⑧开始使用。

3. 注意事项

①开机后，所有的器械必须在“压力介质筒未锁定”操作面板的界面上安装，否则无法安装。

②正常手柄尾部的针端有一保护胶套，使其在进入介质筒的过程中保持无菌。因此，在插入介质筒时应连同保护胶套一并插入，不能拆除。

③水刀如操作不正确会造成水雾和泡沫，这种情况常发生于在高压下水刀喷嘴与组织作用只有1～2cm时。因此，使用时，喷嘴与组织的距离为2～3mm，有效切割深度在5～10mm，同时应用吸引装置。如距离过远，会影响手术视野，也会因水花反溅引起水雾。

④对新开展的手术，开始工作时选用较小的压力，然后根据需要调整水压，以提高水束分离组织的速度。术中如果感到切割困难时，可利用脚踏对压力再次调整。

⑤加强术中手柄的使用管理。手柄作用于组织时，应来回移动，不应长时间停留在组织上的某一固定位置，以免损伤周围组织或器官；不用时，则应及时收回。

⑥介质筒和手柄都是一次性使用。紧急情况下，可将其进行低温蒸汽灭菌，术中由器械护士用50mL注射器通过介质筒瓶口注入无菌生理盐水。

⑦设备具有的切割分离和吸引功能可独立使用，其吸引装置配有特制的吸引袋，也可利用其他电动或负压吸引装置，其效果一样。

（魏　革）

五、C-臂X线机

C-臂X线机简称C-臂机[图6-2-6(a)]，是一种可移动式的X线机，有可推动式和固定吊天花式两种，常应用于手术室配合外科手术做定位使用。它的结构较简单，将全部机件装在活动车架上，移动方便，并且可通过影像增强器在监视器的荧屏上直接显示被检查部位的X线图像。一般由高压发生器、X线管、操纵控制系统、显示器等组成。较好的C-臂X线机还可自动保留数份图像，供反复观看，需要时翻录到X线软片上。近年来发展的G-臂X线机，它是在C-臂X线机的基础上多了一个X线接收器，可同时观看到正、侧面的透视情况[图6-2-6(b)]。

表6-2-1　水刀压力设定值一览表

名　　称		参考水压/$\times10^5$Pa	手术特点
直肠系膜全切除		50～60	可保护下腹神经和下段神经丛
肝	正常肝	35～45	选择性分离组织，保留血管、神经、胆管和淋巴管
	脂肪肝	20～35	
	肝硬化	40～60	
肾部分切除		16～22	减少术中出血
耳鼻喉手术		30～100	精细切割组织，损伤小
舌外科手术		40～60	保护舌下神经
髓核切割冲洗		30～40	可保护椎间盘的纤维环完整无损
开放颅脑手术		6～120	对脑组织损伤小，减少出血

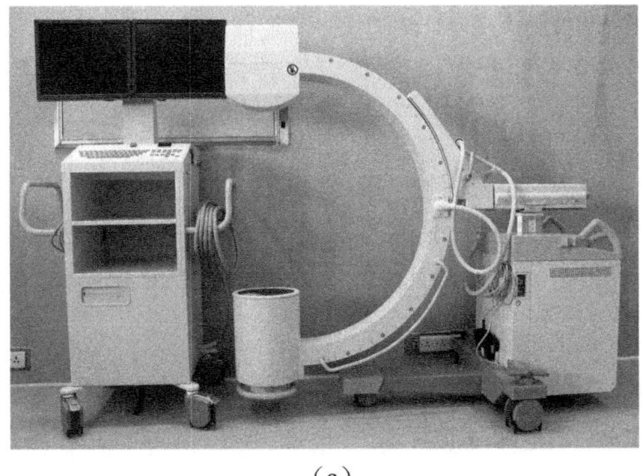

(a)

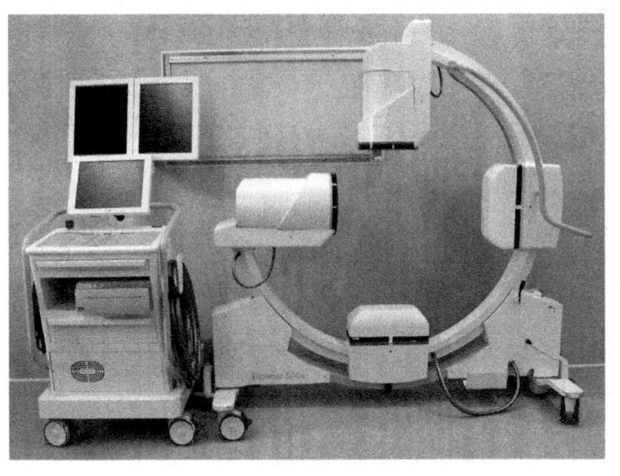

(b)

图6-2-6　C-臂X线机(a)和G-臂X线机(b)

1. 操作步骤

①松开脚刹，将操作机（主机）推至床边，显示器放于易观看的位置。

②连接显示器与主机之间的高压电缆。

③插上电源，在确保电源接触良好的情况下，按下操作盘上的电源开关。

④松开C-臂X线机上的制动开关，将球管、接收器调至拍摄位置，然后锁紧各制动开关。

⑤在操作盘上按下需要的功能按钮，即透视或拍片功能，能量大小的调节可选择手动或自动程序调节，如手动程序可根据实际需要进行。

⑥待工作人员做好防护措施后，选择手控或脚控开关进行放电拍摄。

⑦显示器上的图像可根据需要调节清晰度及方位。

⑧拍摄完毕，按下操作盘上的电源开关按钮（红色），将电源插头拔下，并盘好电源线。

⑨把C-臂X线机退出术野，分离主机与显示器之间的高压电缆，然后将主机及显示器推回原处，锁紧所有制动开关。

2. 仪器保养

①经常保持清洁，保证机器在使用时无尘，以防机器靠近手术部位时，尘埃落在手术野内；同时也可防止灰尘引起X线管面放电而致球管破裂。

②勿使高压电缆过度弯曲或经常摩擦受损。

③操纵人员须经培训后方能使用，非专业人员勿随意摆弄或拆开机器。

④推动式C-臂X线机体积大，移动不太方便，故应放置在靠近经常使用手术间附近；移动时须注意控制好方向，防止臂部撞击而破坏球管。

3. X线的防护措施

手术室内应设有防X线的专用手术间，手术室四壁及天花板须用防X线透视的材料制造，备有可移动的铅挡板及供手术人员穿用的铅橡皮裙、铅橡皮手套及铅颈围（保护甲状腺）等。室内人员尽量离开球管和患者2m以上，任何与患者距离必须在0.91m（3英尺）内的人员应穿铅制防护用品，避免原发射线的照射。拍摄期间，打开手术间门口红色警示灯，以免其他人员误入。

4. 无菌操作

在手术中操纵使用时，要注意无菌操作，可预先在手术区域面上另铺设无菌单，待照射完毕揭去；或在C-臂X线机两头套上灭菌布套，以免污染手术区域。在拍摄时，手术组人员若暂离手术间，在恢复手术前，必须重新更换手术衣和手套。

另外，为能满足不同手术部位的定位照射，最好能配备方便C-臂X线机操纵的手术床。

G-臂X线机的最大特点是双侧面同时定位，一次成像可获得正、侧位的立体定位效果，不用重复移动机器。

（常后婵）

六、手术导航系统

1. 神经外科手术导航系统

（1）工作原理及特点　神经外科手术导航系统，是手术辅助设备。它包括医学影像工作站及一套与之相连的空间定位装置。使用中，首先由医学影像工作站获取患者的MRI或CT扫描数据，并重构任意方向的二维和三维图像，帮助医生更好地理解脑内结构关系，然后由高精度的空间定位系统将患者头部实际位置与扫描图像进行配准。这样，医生在术前可以通过该系统的软件模拟，并在多种图像显示模式的辅助下比较、分析各种手术方案，选择并熟悉最佳入路。手术中，依靠空间定位及预设方案的引导做到钻孔和入路的精确定位，直线达到靶点，使手术更安全、更快速，切除更彻底。对病变部位较深、体积较小及某些肉眼或显微镜下观察无明显界限的情况，导航系统的应用意义更为重大。

特点：

①多途径的医学影像数据获取，包括网络传输、光盘中转、胶片扫描、视频采集等。

②多模式的影像显示分析，包括二维的正交面、棒视图、轨迹视图，三维的表面显示、半透明显示、复合剖面显示以及电影回放。

③高精度的动态光学跟踪定位技术，定位精度0.35mm（RMS），可跟踪有线及无线引导棒，常用手术器械。

④强大的功能软件，可进行病灶定位，确定手术入路，多角度、多模式观察手术路径，进行病灶深度、面积、体积计算等。

⑤大规模图像文件管理，打印输出手术方案报告。

⑥可配接多种型号的显微镜。

⑦与Anatom新世代全身螺旋手术CT或手术超声设备配合使用，可充分克服手术中脑移位的问题。

（2）结构组成　神经外科手术导航系统（图6-2-7）。

（3）操作步骤

①将引导棒及相应手术器械消毒。

②将患者头部相应头发剃掉，贴上标志点。

③患者头戴标志点到MRI室或CT室做MRI扫描或CT扫描。

④将患者图像从 MRI 主机或 CT 主机传至 PC 机，并刻在一张光盘上。

⑤患者回到手术室，同时将光盘带到手术室。

⑥将光盘中的图像传至 PC 图像工作站主机。

⑦执行 PC 图像工作站的 NG 程序，进行术前图像预处理，分割头皮、病灶及关键部位，进行图像三维重建，规划最佳入颅点，进行术前手术计划。

⑧进行标志点注册及坐标配准，找到图像坐标系统与定位系统的相互关系，之后便可在需要时实现图像引导手术进行。

2. 骨科手术导航系统

(1)工作原理及特点　骨科手术导航系统是用于脊柱外科、骨科的微侵袭手术辅助设备。它包括导航工作站及一套与之相连的空间定位装置、C-臂 X 线机定位靶和可跟踪手术器械。使用中，首先由导航工作站获取患者的 C-臂 X 线机扫描数据并完成自动注册，这样，医生在术前可以通过该系统的软件模拟，并在多种图像显示模式的辅助下比较、分析各种手术方案，选择并熟悉最佳入路。手术中，依靠实时的空间定位及预设方案的引导做到钻孔和入路的精确定位，使手术更安全、更快速。对椎弓根钉置入、股骨钉置入等需要精确定位的手术，导航系统的应用意义更为重大。

特点：

①C-臂 X 线机影像数据的自动视频采集、自动形变校正、自动注册，包括缩放、旋转、平移、亮度调节在内的图像处理工具。

②强大的功能软件，定义多达 20 条手术路径和参考点，多平面同时观察手术器械位置，计算解剖结构的距离、手术路径的角度。

③同“神经外科手术导航系统”特点的③、⑤。

(2)结构组成　见图 6-2-8 骨科手术导航系统。

(3)操作步骤

①器械灭菌。

②C-臂 X 线机定位靶安装。

③患者定位靶安装。

④C-臂 X 线机和导航工作站连接。

⑤执行导航工作站中的 OG 程序，进行定位系统摆放，确认 C-臂 X 线机定位靶、患者定位靶处于视场最佳位置。

⑥C-臂 X 线机曝光几次，同时将不同位置的影像通过视频电缆采集到导航工作站新建的患者数据库中。

⑦采集到导航工作站的影像通过 OG 程序自动校正图像的形变、自动识别铅点位置，完成自动空间注册，便可在手术需要时进行图像引导。

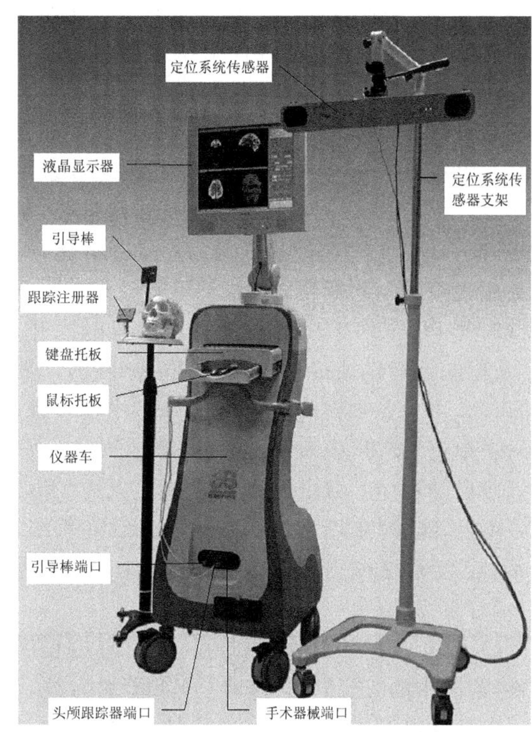

图 6-2-7　神经外科手术导航系统

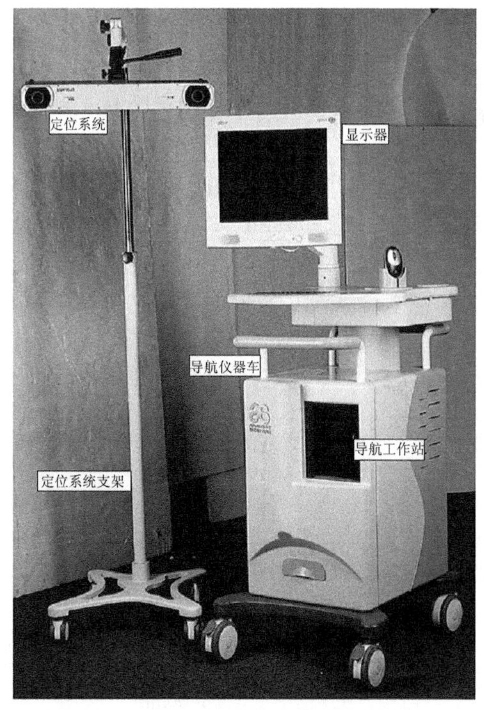

图 6-2-8　骨科手术导航系统

⑧执行导航工作站的 OG 程序，在图像引导状态下进行手术路径、手术参考点定义，患者解剖结构距离测量，手术路径角度测量等，并实时引导手术的进行。

3. 导航系统的开机及关机

(1)开机 导航小车的电源开关在小车右侧后面，打开电源，小车前面的电源指示灯亮，定位系统发出"嘟、嘟"两声，定位系统传感器电源指示灯亮，状态指示灯暗，端口 1、2、3 的状态指示灯变为黄色，引导棒、头颅跟踪器上的发光二极管都不亮。

(2)开 PC 图像工作站 接通显示器电源开关，然后从驱动器窗口处按下 PC 机的电源开关，计算机开始启动，出现登录提示，在"password"中输入密码，然后按"确定"按钮，进入Windows界面。

(3)启动程序 双击 Windows 桌面上的"NG"或"OG"项目，随着"嘀嘀"两声，自动进入软件系统，约 10s 后，定位系统传感器状态灯亮，端口 1、2、3 的状态指示灯变为绿色。

(4)退出 在完成图像引导手术后，单击程序的"文件"菜单中的"退出"选项，即可退出软件系统。

(5)计算机退出及关机 在软件退出后，按正常的 PC 操作步骤关闭计算机。

4. 注意事项及问题指南

(1)场地要求及系统调整

①红外光会干扰光学跟踪定位系统的正常工作，因此导航系统场地附近不能有红外光源。另外，光学跟踪定位系统的镜头不要对着窗户。

②光学跟踪定位系统的测量空间有一定范围(称为特征视场，图 6-2-9)，其形状为桶状空间。在特征视场内，测量的精度才有所保证。从特征视场示意图可看到，在 Z 为 -1900mm，X、$Y=0$ 之处，测量精度较高。

③调整定位系统传感器的支架高度调整螺钉时，一只手要握住可升降部分支柱，以免可升降部分急速下降损坏仪器。

(2)部件之间的电气连接

①在拔掉电缆时，手要握住插头用力，而不要拽着电缆线往外拔，否则容易损坏电缆。

②手术器械可以带电插拔，但要重新执行程序才能正常工作。导航小车背后有三根电缆，其中一根为电源线，一根为连着 9 芯"D"形头的电缆，将其插到定位传感器背部 RS-232 插座上；一根电缆的插头为 10 芯圆形插座，将其插到定位传感器背后的 9 芯圆形插座上。欲拔掉任一根电缆前，一定要先断开电源。

③导航系统的主机未经许可，不能安装任何其他应用程序和软件；系统配置和设置未经许可，不得更改；若有疑问，应在维护工程师的指导下进行；导航系统的主机，禁止上互联网(internet)或用作与手术导航工作无关的工作。

④在打开导航电源之前，确认连接主机和定位系统的信号线已经连接；否则，打开电源后再连接该信号线，会导致设备的损坏。

⑤手术完毕，先关掉导航电源，然后将连接主机和定位系统的信号线从定位系统拔掉收好放在导航小车的侧面；否则，未关电源就拔掉连接信号线，会导致设备的损坏。

(3)更换熔断器 在更换熔断器之前，应关掉系统电源，并将电源线从电源插座上拔掉。

5. 导航系统部件清洗及灭菌消毒的方法

(1)部件清洗 术后应立即对器械进行清洗。

①器具：

a. 可用肥皂和水清洗。不得浸泡，不能使液体进入电子连接插孔内。如不慎将电子部件浸入溶液中，确保干燥 24h 后再检查是否损坏。

b. 可用软刷刷洗，不得刮擦红外线反射球。

c. 不得使用能引起震动的消毒器械，如超声消毒器等。

②C-臂 X 线机靶罩：用湿毛巾擦拭，不要将其浸入溶液中或进行消毒。

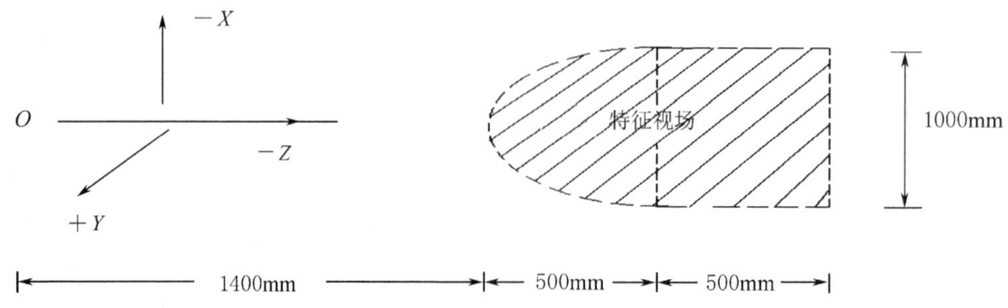

图 6-2-9 特征视场

O 表示空间定位装置坐标系的原点，它位于左右两个位置传感器连线的中点；X、Y、Z 表示定位坐标系的方向；阴影部分表示特征视场，它的形状为桶状(圆柱体顶部衔接着半球)，半径 500mm，长度 1000mm，距离原点 1400mm

③红外摄像机：

a. 只能用专用镜头洁净布擦拭，且镜头洁净布上不得应用任何化学试剂，只能使用专用镜头洗涤剂。

b. 摄像机支杆和摄像机头用肥皂水擦拭。

④机箱：机箱、支杆和支座，用中性肥皂水清洗，或用消毒剂擦拭。

(2)部件灭菌消毒

①所有可跟踪手术工具及患者追踪器只适用低温蒸汽灭菌或熏蒸消毒；

②严禁使用煮沸消毒、浸泡消毒及高压蒸汽消毒法；

③若遇有 HBsAg 阳性患者，手术后可用消毒液擦拭器械，但切忌化学浸泡消毒。

（魏　革）

七、超声乳化仪

1. 结构与使用原理

超声乳化仪是利用超声波之高频振动将晶状体核乳化吸出，具有对组织损伤小、愈合快、住院时间短、术后散光小及视力恢复快而稳定等优点，成为当今世界白内障手术的先进设备。超声乳化仪的种类较多，但基本结构相似，其主要部分包括：换能器；手柄；乳化头；泵系统；控制系统，包括脚控踏板和控制面板；电源。

手柄内藏换能器，将电源转换为超声振动，并通过细棒传至乳化头。被乳化的晶状体物质经手柄内的注-吸管通过吸泵产生吸引力将其排出眼外的受水器。脚踏板具有调控超声乳化仪各项功能的作用，其不同位置有不同的功能。轻压脚板原始位 1 挡为灌注液流出；再加压为 2 挡，可同时灌注与吸出；将踏脚压低为 3 挡，具有灌注、吸出和乳化功能。

2. 使用操作程序

接通电源后，先打开主机总开关，连接好脚踏控制板并放置在医生右脚合适的位置；备好灌注液，调整好灌注液袋的高度，一般高于床头 60cm；正确连接好灌注和吸引管、超声手柄等，排尽管道内的空气，预设操作的各种数值，然后对仪器超声动能进行检测，正常后再进行脚踏控制板的测试；确定一切正常后就可以开始使用仪器了。

3. 清洁

手术完毕，乳化头、注-吸头、手柄、灌注管、吸出管在超声状态下，把灌注液换成蒸馏水，踩下脚踏板至 2 挡或 3 挡位置，用蒸馏水彻底清洗残留内部的晶状体碎片 1min，或用 20mL 注射器抽取 20mL 蒸馏水，分别于各管腔内反复冲洗各 3 次，冲洗要注意是否通畅，如果不通畅时应当使用热的蒸馏水冲洗至通畅为止。玻璃体切割头的清洗应将操作方式切换到玻璃体切割模式下进行，把玻璃体切割头置于蒸馏水内，踩下脚踏板至 2 挡或 3 挡位置，反复进行玻璃体切割操作，清洗干净玻璃体切割头。切记不可用毛刷或其他器械取出其中残留物，也不能在空气中启动玻璃体切割的操作，以防损伤玻璃体切割头。以上各种用物清洗完毕，可用大的注射器抽取空气冲干管中水分，反复数次直至无液体为止；利用吸引机或压缩空气气枪吹干效果更佳。硅胶套用蒸馏水清洗干净即可灭菌备用。把积液盒内的液体倒掉，用蒸馏水清洗干净后消毒备用。

4. 灭菌

超声手柄和乳化头，注-吸手柄和注-吸头，可反复使用的灌注和吸引管道，玻璃体切割头，均可采用低温灭菌，如环氧乙烷气体灭菌和高压蒸汽灭菌。

5. 使用注意事项

①由于仪器管腔较细小，在环氧乙烷气体灭菌前必须完全干燥，以免灭菌过程中环氧乙烷气体溶解于水中影响灭菌效果及增加毒性。

②超声乳化手柄经高温灭菌后，应当放在空气中自然冷却约 15min 之后方可使用，不能用水或其他溶液冷却，以尽可能延长使用寿命。

③超声乳化手柄是精密器械，禁止摔、碰、磕，以免损坏压电晶体。

④超声乳化仪控制版面显示的是英文提示，要求手术室护士具备较好的英语水平，以便能及时理解显示器上的内容，主动地配合医生完成手术。

（常后婵）

八、乳腺刀

1. 使用原理

乳腺刀（mammotome，图 6-2-10）是在影像引导定位下，通过负压及旋切系统的抽吸对乳房异常组织进行诊断性取样，不仅可以对乳房进行组织学检查，还可以部分或全部切除影像显示的异常组织。它由旋切刀、真空抽吸泵、控制器及相关软件组成，旋切刀又分套管和穿刺针两部分。在取样时，可以采用 B 超、X 线成像、CT 成像引导等方法，必要时可在不拔针的情况下进行多次瘤体的切除。

2. 操作步骤

①患者取仰卧位，常规消毒皮肤后用 B 超引导定位，将 1%利多卡因 10mL 注射到病灶底部及穿刺创道。

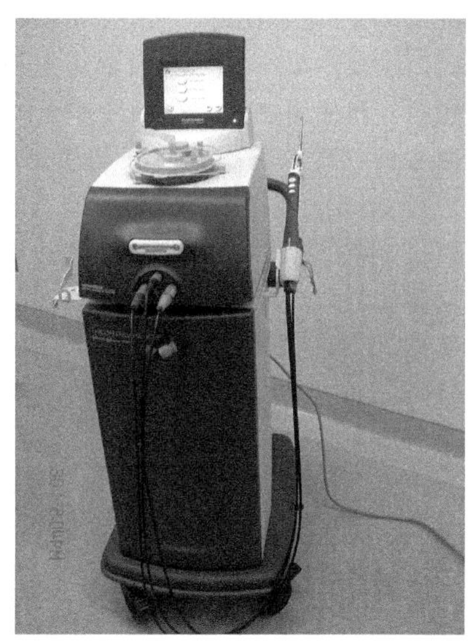

图 6-2-10 乳腺刀

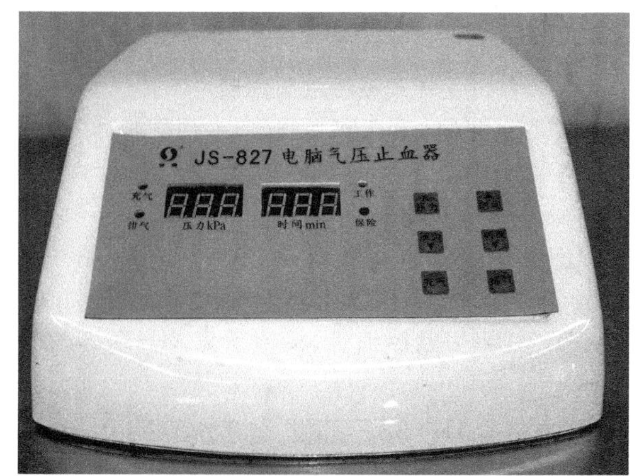

图 6-2-11 电脑气压止血器

②选择合适的手术旋切刀型号，并安装。

③用 11 号刀切开皮肤约 3mm 小口，将连接好的旋切刀呈 30°插入，根据需要做相应的功能选择，以获取标本；最后用 3-0 无损伤缝线缝合切口，皮肤用免缝胶布粘贴，用干纱布覆盖固定；局部压迫 10min，用弹力绷带加压包扎 6h。

台下助手配合：

a. 开机前，检查真空罐是否完好无损，连接真空吸引管。

b. 开启电源，仪器自检，确认旋刀内没有异物。

c. 选择"POSITION"功能，准备手术。

d. 根据医生要求，随时选择"POSITIONING""SAMPLE""CLEAR"功能状态。

e. 放置 MICROMARK™ Ⅱ 组织标记物时，主机必须设定在"POSITIONING"的功能状态。

f. 术毕，退出程序、关机，清洗真空罐。

3. 预防性保养

①保持工作手柄的清洁、干燥，不要将其浸泡于液体中或让液体进入手柄端部的连接器内。

②每次使用前，检查真空系统软管及真空罐是否完好、无损坏，检查仪器推车上的把手有无松脱，检查推车顶板下面的锁紧钮是否牢固，保证主机固定平稳、操作安全。常规仪器检查，每个月至少 1 次。

③使用触摸屏前，要确保把手固定牢靠。

（曹艳冰）

九、电脑气压止血器

电脑气压止血器（图 6-2-11）是采用电脑数字控制，根据手术部位的需要设定压力，通过新型高效气泵快速充气加压于止血带内，从而压迫肢体，阻止血液循环，达到止血的目的，为骨科四肢手术的止血提供了一种革新性的科技产品。其最大的特点是仪器能自动调节压力，使压力恒定于设定的工作值，如有漏气，电脑马上自动反馈、自动补偿到所设定的工作值，达到恒压止血的最佳效果。

1. 使用方法及程序

①根据患者的情况选择合适的止血带，松紧适中缚于患者手术肢体的适当部位。一般距离手术部位 10～15cm。

②将止血带的充气导管紧套于仪器后面的止血带接口。

③打开电源开关，机器自检。

④分别设定保险压力、工作压力及工作时间。上肢工作压力不超过 40kPa，下肢不超过 80kPa，一般保险压力大于工作压力 5～10kPa。也可根据患者血压情况设定工作压力，工作时间不超过 1h。

⑤按"Start"键，仪器工作压力很快稳定于工作值，时间以倒计时显示。

⑥工作时间至 50min，仪器会自动报警提醒只剩下 10min 工作时间。工作时间一到，气泵自停，排气阀自动打开，止血带压力迅速下降，肢体血供恢复。

⑦在工作过程中可改变工作压力值及工作时间；若需要在工作中提前停机排气，可按"Stop"键；若在工作过程中，一旦止血带压力超过工作压力而到达保险压力值，则仪器声、光自动报警，并停机。

2. 使用注意事项

①每次按"Start"键前，必须先设置保险压力、工

作压力和工作时间，且保险压力必须大于工作压力，否则将不能开机。

②止血带应扎在肢体或物体上才能充气，否则会造成破裂。将止血带扣紧后，另加绷带加固，防止打气后松脱，并可保护止血带免受污液污染。

③使用前应检查气带充盈情况，在使用中如发现气带漏气，应及时修复或更换，否则导致气泵持续工作，而影响其使用寿命。

④按键时，应避免用力过猛，以免按键损坏失灵。

⑤绑扎止血带前应检查绑扎部位的皮肤情况，并用柔软轻薄的棉布平展保护；缠绕的松紧以可容纳两指为宜。

⑥终止使用止血带时，应缓慢松开，防止肢体血流量突然增加，伤及毛细血管并影响血压变化。

十、电除颤器

电除颤器（图 6-2-12）是抢救心搏骤停的一种仪器，能释放较高的电压和弱的电流，短时间内经胸壁或直接电击心脏，使所有的心肌纤维完全停止收缩，然后由心脏具有较强自律性的窦房结发出冲动，控制心脏活动，以恢复正常心律。它由控制系统，心电图系统，电极板及其导线组成。有胸外间接和开胸直接除颤两种方法，常用于心搏骤停患者的抢救，电转心律及心脏手术复跳时除颤。可选择直流电和交流电两种电源。为减轻或避免心肌损伤，常使用直流电。

1. 使用方法

①接通除颤器的电源，打开电源开关。

②一般选择“非同步”档，“放电”开关位于“人体”档（不同工厂出品的电除颤器用法有所差异）。

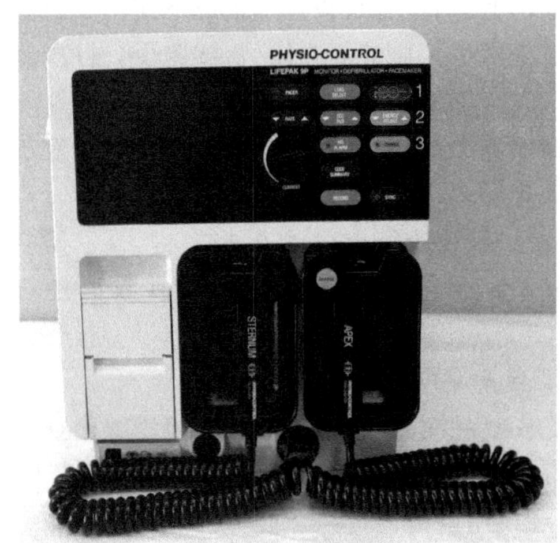

图 6-2-12　电除颤器

③胸外除颤时，电极板涂上导电胶，或包上浸泡过盐水的纱布，并将电极导线插入除颤器的相应插孔中。

④按下充电按钮，并注意电表上的指示针，当达到预期的能量时，即停止充电。胸外除颤一般的能量为 200～300J，不超过 350J；胸内除颤为 50J，从小能量开始，逐渐增量。

⑤电极板安放位置有胸前左右法和胸部前后法两种。前者使用方法方便快捷、效果好，并能避免术者被电击，故为常用，方法如下：一个电极板置于右锁骨下、胸骨右缘第 2 肋间处；另一个电极板置于左乳头下方心尖处，电极板中心在腋前线上。两电极板相间 10cm 以上，以防短路触电。胸内除颤可用勺状电极板夹住心脏。

⑥确定术者及其他工作人员不再与患者及病床接触时才可按下“放电”按钮。

⑦立即观察放电后示波屏上的心电图波形或听诊心脏是否复跳；若未复跳，可继续按压心脏，或注射肾上腺素或碳酸氢钠后再予电击，每次电击可间隔 1～2min，如此可重复 2～3 次。

⑧除颤完毕，先关闭电源，擦净电极板，清理导线，放置整齐，以便下次使用。

2. 使用注意事项

①每天检查仪器，班班交接并记录，使其处于随时备用的良好状态。

②使用完毕将附件放置整齐，电极板用后必须将导电胶清除干净。

③如除颤器充好电后又无使用，切不可将两个电极板直接接触放电。如有放电功能的，可直接按除颤器“放电”开关放电；无此功能的可在两个电极板之间夹一块用湿布包裹的肥皂放电。

④患者拟进行电除颤时，应建立静脉通道，充分吸氧，备好各种抢救用物。

⑤术者按“放电”电钮时必须十分严肃认真，确认所有人员不接触床缘和患者，不要随意按压。

⑥胸内除颤使用的电极板必须是灭菌的，因此，其电极板需灭菌放置，以备应急时使用，可采用纸塑包装纸包装灭菌备用。

⑦接地式的除颤器必须接上地线方可使用。

十一、自体-2000 型血液回收机

自体-2000 型血液回收机（图 6-2-13）是利用现代化医学成果和高科技手段，把患者术中收集起来的血液，进行过滤、分离、清洗、净化后再回输给患者。这

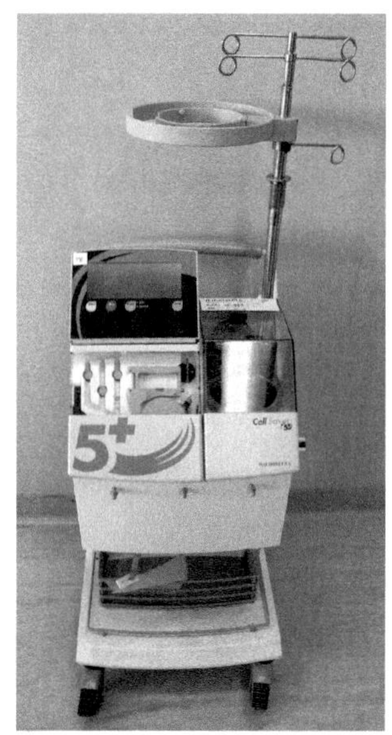

图 6-2-13 血液回收机

不但可以解决血源问题，而且避免了异体输血带来的各种危害。可用于出血在 400mL 以上的各种大手术，被严重污染的血及败血症禁用。

1. 使用原理

自体血液回收机通过负压吸引装置将患者创口或术中流出的血液收集到储血器中，在吸引过程中与适当的抗凝剂混合，经多层过滤后再利用高速离心的血液回收罐把血细胞分离出来，把废液、破碎细胞及有害成分分流到废液袋中。用生理盐水或林格液等对血细胞进行清洗、净化和浓缩，并保存在血液袋中，再回输给患者。

2. 构造

控制面板；离心系统，包括离心井、离心井盖、离心电机等部分组成；显示器；管道夹，共有 3 个，即进血夹、进液夹和回血夹；滚柱式调速泵；气泡探头；血层探测装置等。

3. 用物准备

①血液回收机 1 台。

②一次性使用的配套物品 1 套，包括抗凝吸引管、抗凝血药袋、储血器、血液回收罐、清洗液袋、浓缩血袋、废液袋、抗凝溶液。

③生理盐水或林格液数瓶。

④肝素。

⑤负压吸引装置 1 套。

4. 使用方法

(1)安装 把一次性使用的配套物品安装好，并检查各管道安装是否正确。

(2)失血的收集与抗凝 利用负压吸引使储血器形成持续负压，通过吸引头和吸血管把患者创口内的血液吸入储血器中，并经多层滤网过滤。在吸引的同时，通过连接在吸血管上的抗凝药滴管，逐滴将抗凝血药滴入吸血管与血液混合，使血液不凝固。收集的血液和抗凝血药暂时储存在储血器内备用。抗凝血药一般配 500mL，常用配方有 3 种：500mL 生理盐水加肝素2000 U；ACD 保养液 500mL 加肝素15000 U；ACD 保养液 500mL。

(3)操作 接通电源开关，当“欢迎自体血液回收机”界面出现时，按手动或电动键，机器就能按所选择的程序分别进行进血、清洗、排空、浓缩、回血等过程。

①进血：进血夹打开，滚柱调速泵正转使液体流向离心罐，使储血器内的抗凝原血进入回收罐，离心式回收血罐高速旋转。在高速离心作用下，血细胞留在血液回收罐内，破碎细胞、抗凝血药、血浆等被排到废液袋。当原血不断进入血罐，血细胞累积到一定厚度时，被血层探头感知，进血夹关闭，进血停止。

②清洗：进血停止后，清洗液夹打开，滚柱调速泵正转，生理盐水(或林格液)进入回收罐，对血细胞进行清洗，清洗后液体进入废液袋，洗涤血细胞留在血液回收罐中。一般清洗液为1000mL。

③排空：当血液回收罐停止后，排空夹打开，调速泵反转，血液回收罐内浓缩细胞被注入血液袋中，可供患者随时输用。一般情况下，一次回收血 250mL。若储血罐内仍有血液，可重复进血、清洗、排空操作，直至储血器内血液全部清洗完为止。

④浓缩：浓缩只在特殊情况下使用，即当储血器内原血全部进入血液回收罐内，血层较薄，血细胞比容很低，无法使血层探头感知，而血液袋内存放有浓缩红细胞。可按“浓缩”键，使血液袋中的浓缩红细胞进入血液回收罐，原来较薄的血层迅速增厚，被血层探头感知，进血停止，再进入清洗。

⑤回血：回血也是在特殊情况下使用。当储血器内原血全部进入血液回收罐，血细胞少，血层较薄，血袋中又无浓缩血细胞，可用回血的方式，把血液重新排到储血器中，等收集到更多的血液时，再重新进行回收处理。

⑥总结：回收结束后，按“总结”键，显示器上出现总结界面，此时血液回收机会将各种数据自动显示出来。

5. 注意事项

①安装一次性无菌用品前，必须详细检查包装袋消毒日期及有无破损，打开包装时注意无菌操作技术，保证使用管道内、接口端绝对无菌。

②回收的浓缩血红细胞均可用普通输血器直接回输给患者。在常温下，处理后的浓缩红细胞须在

6h内回输给患者，在4℃冰箱内可保存24h，但原则上回收后应及时回输给患者。

③为使回收功能长期在正常状态稳定工作，建议定期由专业人员进行检查保养，一般3个月1次。血液回收机工作时应严格操作规程，严禁频繁开关机，关机后应至少等待15s后再开机。防止液体从显示器散热孔流入显示器内。

④离心时禁止打开离心盖，离心机过热时须进行维护。

十二、激光机

激光是一种特殊的光，是受激辐射所产生的光放大，与普通光的最大区别在于激光是一种单色性好，方向性和相干性强，高亮度的光。生物组织在吸收激光后会产生一系列的生物效应，如光热效应、压强效应、强电场效应、光化学效应、弱激光的刺激效应等。根据这些生物效应研制出不同类型的医用激光机，从而达到治疗各种疾病的目的。目前，外科手术医生应用激光主要是在直视或内镜下对组织进行凝固、切割、汽化及击碎体内结石等，在对组织进行切割、汽化消融的同时，对组织有较好的止血效果，使手术出血少、创伤小，术后愈合快，因此，被广泛应用于各个外科领域。激光机(图6-2-14)的安全使用是每一个手术人员都应十分注意的问题，一方面，激光机属于贵重的精密仪器，使用不当可能缩短其使用寿命；另一方面，激光能量密度很高，屡有对手术人员、患者及其他工作人员的皮肤和眼睛造成意外伤害的报道。因此，必须学会正确的使用方法。

1. 操作步骤

①接电源，打开激光机电源总开关。

②将钥匙插入钥匙开关孔，顺时针旋转至“On”，机器处于开机状态。

③按下操作盘上的“Standby”键，机器开始预热，全程需要5～10min。

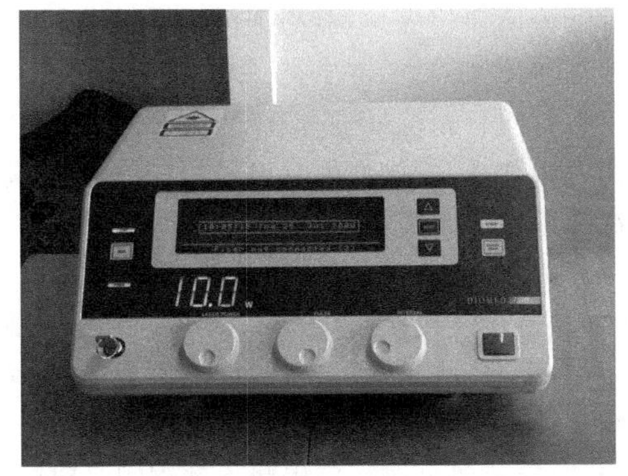

图6-2-14　激光机

④打开激光机的激光输出口盖并插入输出光纤，取出脚踏控制开关并放于术者合适位置。

⑤先选择激光光型，即按“KTP532nm”键或“Nd:YAG1064nm”键，然后调节输出功率、输出时间及间歇时间。

⑥做好一切准备工作后，按下“Ready(准备)”键，操作者可以通过控制脚踏开关进行工作。暂不使用时，按下“Standby”键，使机器处于备用状态。

⑦使用结束，先按下“Standby”键，拔出输出光纤并盘旋放置好，然后用钥匙关闭机器，并取下钥匙，关闭激光机的电源总开关，拔下电源插头，盘好脚踏控制开关，把机器推回原处。

2. 使用注意事项

①操作激光机尽量在暗室内进行，墙壁不宜用反光强的涂料。在激光机使用期间，在手术间外应有警示标志，无关人员不要随便进入。

②激光机内部有很多精密的光学元件，在使用时尤其要注意防潮、防尘，潮湿环境下容易使光学镜面发霉，光学性能降低；灰尘也可造成激光机能量下降，影响正常使用。光纤连接口不能用手指触摸，使用完毕即套上保护套，以防灰尘进入机内。

③正确连接激光机的输出系统，在各种附属设备都正常工作后才开始使用激光机，不要将激光机的脚踏开关靠近其他设备的开关，确保能准确控制。在使用间隙，应将激光机的输出置于备用位置。激光机应安装锁具，防止非工作人员操作。

④做好光纤的保管。光纤不能屈曲放置，防重压或掉地；光纤头要套上保护套。光纤在国内可多次重复使用，需重复使用的光纤可采用低温灭菌法灭菌。

⑤做好工作人员的安全防护，激光对工作人员造成意外伤害最多的是眼睛和皮肤。因此，在使用前应进行安全教育，掌握基本的安全防护知识；在使用治疗时，工作人员应戴合适的护目镜，护目镜的类型视所使用的激光仪器型号而定；手术间内应尽量避免放置具有镜面反射的物品，如手术器械、仪器表面反光等；激光启用前，应通知室内工作人员。此外，因为组织气化时产生的烟使组织突变，同时又会使病变微粒实体散播，对工作人员的呼吸道有一定的损害，所以应设有适当的通风设备。

⑥注意防火。激光机能量很高，在使用过程中，不要将激光对准含乙醇的液体、干燥敷料等易燃物品照射；手术区不要开放性给氧或开放性滴吸麻醉药；在气管内使用激光时，要关闭氧气后方可使用。

(常后婵)

十三、超声止血刀

1. 使用原理及结构

超声止血刀(图 6-2-15)是通过超声频率发生器(电能变机械能)作用于金属探头(刀头)、以超声频(55.5kHz)致刀头机械振荡(50～100μm),继而使组织内的水汽化、蛋白质氢链断裂,从而使蛋白质凝固、血管闭合,达到切开、凝血的效果。其优越性主要在于切割精确、可控制凝血、无烟、少焦痂,无传导性组织损伤(对组织远端的热传导和损伤远远小于电刀),特别适用于重要脏器附近的分离、装有心脏起搏器的患者手术,广泛应用于普外科、妇科、肛肠科、内镜及其他科室。

超声止血刀的构成主要有主机、手柄、连接线、刀头系列及脚踏开关。主机为高频,由计算机控制电能量。腔镜凝固剪可转换 3 种刀头形状:钝面、平面、剪刀面。刀头有各种形状。

2. 操作程序

①使用前,检查各电源线、脚踏连接是否正确,接头是否插紧。

②接通电源后,先连接已消毒的操作手柄。

③连接手术刀头:套上转换帽(A)→上刀头(B)→用扳手拧紧(C)→打开“Power(开关)”→选择手术所需能级、挡次(3 挡,切、凝比例适中)及亮度。简称 A—B—C 步骤。能量输出低、组织张力小、刀头夹持力小、平面切割,则凝血好、切割慢;反之,则凝血差、切割快。

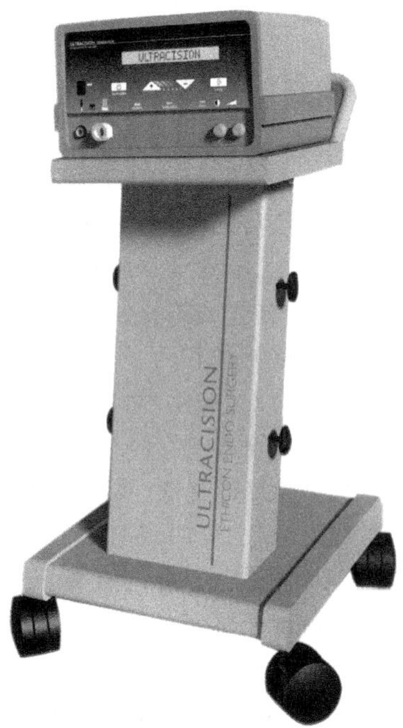

图 6-2-15 超声止血刀

3. 器械的灭菌

输出连线、手柄、刀头均可采用高温或低温蒸气灭菌(如环氧乙烷)。

4. 保养与清洁

①手术刀头精细、贵重,应轻拿轻放,尤其在清洗时避免撞击或用力抛掷,以防刀头损坏。

②操作手柄注意不要碰撞或落地,以免改变其振动频率。

③使用较长一段时间后,刀锋会变热。当停止使用时,刀锋不可触及患者、悬挂物或易燃物品,以免灼伤或致燃。

④使用后的输出连线可用湿布擦拭干净,不宜用水冲洗;电线虽可缠绕,但也应顺其弧度盘绕,不宜过度扭曲、打折,以延长使用寿命。

十四、血管闭合系统

1. 工作原理与特点

Ligasure™血管闭合系统(结扎束),采用双极高频电能输出,结合优化的闭合压力以及实时的输出反馈技术,使人体组织胶原蛋白和纤维蛋白溶解、变性,血管壁融合形成透明带,产生永久性管腔闭合。血管闭合技术,目前正广泛应用于开放与腔镜手术中。

其特点:

①通过一次操作,可闭合 ϕ0～7mm 血管或组织束,形成的闭合带可抵御正常人体收缩压 3 倍以上的压力冲击。

②即时反馈性输出,对钳口纳入的不同组织均能得到可靠的闭合带。

③闭合带呈透明或半透明状,在切割前可判断血管或组织束的凝固、闭合效果。

④无异物残留,减少术后感染和粘连。

⑤侧向热传导少,对周围组织损伤小。

2. 结构组成

血管闭合系统(图 6-2-16)。主要构件有主机、脉冲闭合脚踏板、一次性闭合电极、重复用标准闭合钳、一次性腔镜闭合钳,一次性标准闭合电极等。

3. 操作步骤

(1)连接 连接脚踏,连接器械,打开主机电源。

(2)调节输出功率 一般设定值为 2～3 个亮条。组织较少时选择 2 个亮条,组织多则选择 3 个亮条。

(3)安装闭合钳 应先将不锈钢闭合钳的尾部突起嵌入到一次性电极尾部的槽中;再将一次性电极的

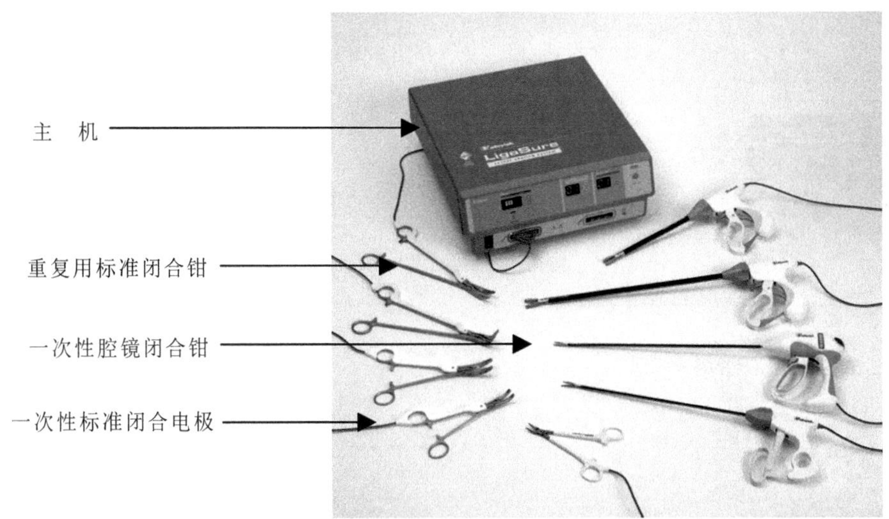

图 6-2-16　血管闭合系统

中间部分嵌入至不锈钢闭合钳的钳身；最后将一次性电极前端两边的咬合栓由近至远地轻轻嵌入到不锈钢闭合钳前端钳口上的洞中。嵌入完毕后，应放置一块湿纱布于钳口中，轻轻关闭，以确保一次性电极前端的咬合栓完全正确的嵌入。

(4)脚踏点击　使用中，当主机发出一声短音时，提示闭合带完全形成，即可松开脚踏。

4. 注意事项

①使用前，判断钳口内组织的初始电阻，确定合适的能量设定。

②使用中，钳口不要接触金属物(如止血钳、牵开器)，以免增加电流。

③保持电极干净。若残留组织多，可造成无输出。

④术毕，闭合钳可用酶清洗，打开关节，高压灭菌备用；更换一次性闭合电极；保持设备清洁，缠绕电线，定位放置。

⑤单独使用双极电凝器时，不应在患者身上粘贴回路电极板，避免造成意外电灼伤。

十五、氩气电刀

1. 原理及特点

氩气电刀(图 6-2-17)是一种高频能量的电刀系统，由氩气束凝血器、单双极高频电刀、电极检测系统3部分组成。其原理是利用纯氩气作为高频传导媒介，在12000V高压、620kHz高频作用下，钨钢针电极产生分布均匀、密度达100线以上的电弧，距离组织1.5cm快速凝血。产生的焦痂厚度仅有0.2～2mm，在大血管壁电凝不至于损伤血管，且对高阻抗组织(骨、韧带)也有良好的止血效果，广泛应用于外科手术中。氩气是一种惰性气体，不燃烧；氩气弧为常温，对不导电的物品(纱布、乳胶手套)不产生作用，较为安全。

2. 操作步骤

①打开氩气瓶开关，检查氩气瓶的压力是否足够，当压力＜2069kPa时，则需更换氩气瓶。

②插好各种插头，如电源线、脚控开关、电极板、手控刀、氩气输出管等，并检查接头是否插紧。

③将电极板粘贴到患者身上，用手稍做按摩，使之贴牢。

④打开电源总开关。

⑤按压电极板选择开关“Select/Lock”，选择所连接的电极板监测电极，即单片电极或双片电极。双片监测电极，“患者接触面积指示”正常设置4～10格。按下“Unlock”键，指示灯全亮(10格全满)，说明电极板与患者接触好；当＜4格，说明电极板与患者的接触面不足，仪器会自动报警，并终止高频电能的输出(“Unlock”键无法按下)，此时停止双极输出，变为单极。使用中，“患者接触指示”每降3格，仪器也会自动报警，并终止高频电能的输出。

⑥打开氩气凝血器开关“On/Off”，调节所需的输出功率(40～150W)。

⑦选择所需的气流量模式“automatic”或“manual”。在自动模式时，氩气流量随着氩气凝血功率的变化而变化；在手动模式时，氩气流量不随着氩气凝血功率变化，可根据手术需要调节氩气流量。

⑧打开单极电刀开关“On/Off”。

⑨调节所需的电刀功率(0～250W)和方式“purecut”或“blend”，根据需要调节混切的程度(0～

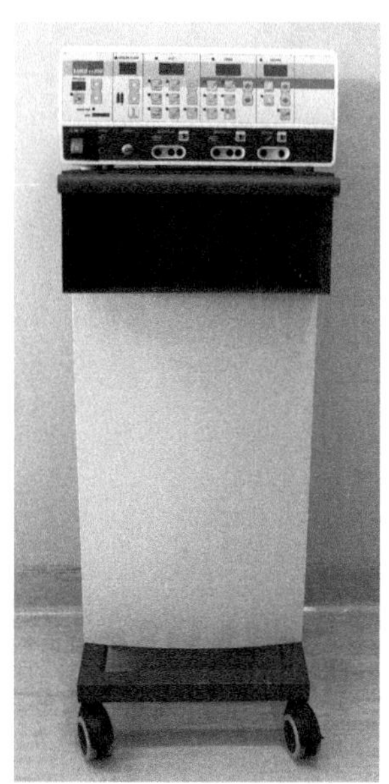

图 6-2-17 氩气电刀

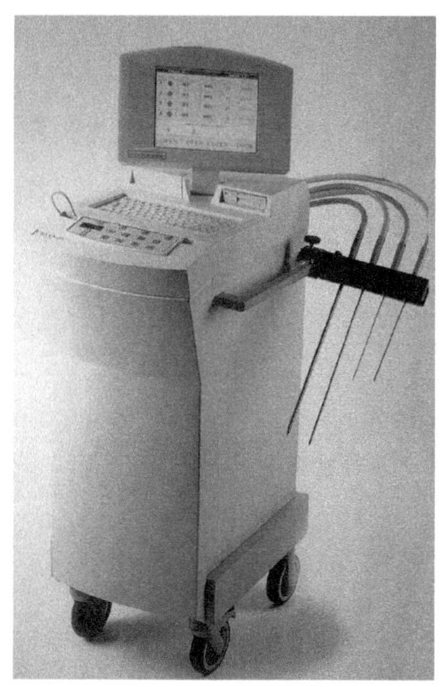

图 6-2-18 氩氦超冷刀

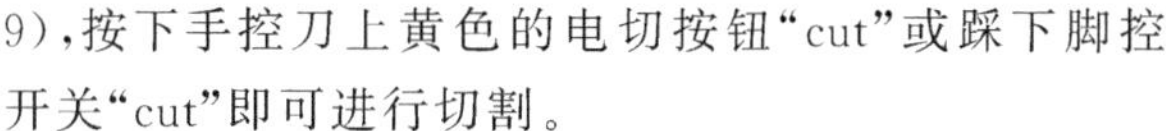

9)，按下手控刀上黄色的电切按钮“cut”或踩下脚控开关“cut”即可进行切割。

⑩调好所需的电凝功率和方式“pin point”或“spray”，按下手控刀上蓝色的电凝按钮“coag”或踩下脚控开关“coag”即可进行电凝。

⑪在面凝“spray”状态下，可同时用两把电凝器；而在点凝“pin point”或电切“cut”状态下，先按开关的电刀有效，而另一把则不起作用。

⑫根据工作环境噪声大小，适当调节电刀的工作指示音量。

⑬按下手控刀上的氩气开关或踩下脚控开关“ABC”，将氩气喷头靠近凝血的部位(间距约 1cm)，自动激发出氩气束电弧进行止血。

⑭激发出电弧后，将氩气喷头略为抬起，距创缘 1～2cm，与组织成角 45°～60°，缓慢、匀速地移动氩气喷头，将血液从下往上吹去，让电弧束直接作用在干净的创面上，有利于一次凝血成功。

⑮若喷头发红，说明喷头与组织之间的距离太近或功率设置太高，可将喷头稍抬高或调整功率。

⑯关机时，只需关闭电源总开关、氩气瓶开关，拆除有关连接电线即可。

(魏　革)

十六、氩氦超冷刀

氩氦超冷刀(图 6-2-18)是美国近年来研制成功的可精确杀死癌瘤细胞的一种可靠的、高精度的治疗仪器。通过超导技术系统中氩气和氦气快速的降温与加温，对肿瘤组织起到彻底的损坏作用。

1. 工作原理

超冷刀头为中空形，温差电偶直接安装在刀头顶端，检测刀头温度。高压氩气在中空刀头尖端快速形成低温，向前发射 1.0～1.5cm，大量氩气向后回旋形成冰球，作用于局部组织；当冰球大于肿瘤组织后，高压氦气暖气体回流，出现解冻。

2. 作用特点

选用 4～8 支具有温差电偶监测的超导针，在 B 超、CT 定位或手术直视下直接穿入肿瘤组织，利用氩气急速气化冷冻组织细胞，在 30s 内将肿瘤组织冻至－160℃，几分钟内将肿瘤组织迅速冷冻成冰球，然后用氦气迅速解冻。这种一冷一热的温差骤变，使细胞膜破裂，达到杀死肿瘤细胞的目的。

3. 物品准备

①氩氦低温超导多刀头手术系统。

②根据肿瘤大小，准备不同型号、单独控制热绝缘的低温刀头 4～8 个。

③刀头采用环氧乙烷气体灭菌。

④医用氩气、氦气各 1 瓶。

4. 操作步骤

①打开氩气瓶开关，检查氩气瓶内的压力是否足够。当压力＜2000kPa 时，应更换。

②打开氦气瓶开关，检查氦气瓶内的压力是否足够。当压力＜1000kPa 时，应及时更换。

③插好各种插头，如电源线、控制开关、手控刀头、各种气体输出管道等；检查接头是否插紧。

④打开电源总开关。

⑤根据肿瘤直径，调节仪器的输出量、输出时间和输出温度。

⑥对肿瘤组织进行超低温治疗：

a. 用盐水纱布保护好正常组织；

b. 将超冷刀头直接插入到肿瘤组织内；

c. 根据肿瘤性质、大小，设置输出量 500%～100%、温度－138℃以下、时间 15min；

d. 开放氩气冷冻肿瘤组织，见白色雪花样球形形成，并大于肿瘤组织后，再开放氦气解冻冰球；

e. 复温后，见瘤体组织变黑后拔出刀头；

f. 用吸收性明胶海绵放入冰球孔中止血。

⑦关机。先关气体瓶，再关总电源开关。

5. 保养与清洁

①手术刀头精细、贵重，应轻拿轻放，尤其在清洁时避免撞击或用力抛掷，以防刀头损坏。

②使用后的各种输出连线可用湿布擦拭干净，不宜用水冲洗；电线顺其弧度盘绕，不要扭曲、打折。

③做好仪器表面的清洁工作，做好一次性物品的处理工作。

（周　萍　马晓军）

十七、骨动力系统

骨动力系统可同时具备钻、锯、锉等多种功能，在人体骨部手术中代替了手术医生许多的手工操作，省力、省时，使许多手术可以完成得更快，手术效果也更好。产品种类很多，但其结构和使用原理相似，根据动力驱动不同分为气动式和电动式两种，气动式动力压一般为 $8kg/cm^2$ 的压缩空气或氮气；根据用途分为微型和普通型；产品中还有带冲水泵型的可进行自动喷水。气动钻（图 6-2-19）一般由钻头、钻机、输气连接管、气体减压阀及气体组成；电动钻（图 6-2-20）由钻头、钻机、电源导线等组成，可由脚踏控制或手柄控制。各种多用钻供使用的工具较多，有各式钻头、锯片、髓腔锉、钥匙等，以满足不同手术方式的需要。

使用方法及注意事项：

①在使用前应了解机器的结构和功能，认识使用的工具系列，并做好记录，以防遗失，同时熟练掌握各连接部分的装卸。

②正确连接各部件，确保钻头、锯片安装稳固；暂不使用时，将手控制开关放在关闭位置，避免意外触到开关导致误伤。

③输气管须顺放连接，勿扭转屈曲，不与其他锐器及重物堆放在一起，以防刺破气管；电源导线勿用暴力拉扯，否则会导致电线连接口的断裂；蓄电池在消毒前应充足电，并备有备用电池。

④使用部位须暴露清楚，防止卷入其他组织或纱布。由于钻速极快，金属与骨组织之间会产生大量的摩擦热，因此需要不断用盐水冲洗进行局部降温，同时还能把碎骨组织冲出以利于仪器正常工作。

⑤使用完毕应立即进行清洁。若为气钻，使用结束，应先关气体开关，放尽余气后方可进行拆卸。一般没有电路的机械部分拆卸后可用清水清洗；带有电路的部件用湿水布擦抹，不能直接用水冲刷，以防电线短路发生故障；不易清洁的小间隙可用湿棉签擦抹；然后对着各孔隙喷入专用清洗剂，把不易清除的污血溶解流出，直至干净为止；最后抹干，即可起到清洁保养作用。

⑥按照各机器使用说明书的要求进行消毒灭菌。一般钻头钻机采用高压蒸汽灭菌，电源导线或输气管根据使用说明采用环氧乙烷气体或高压蒸汽灭菌。

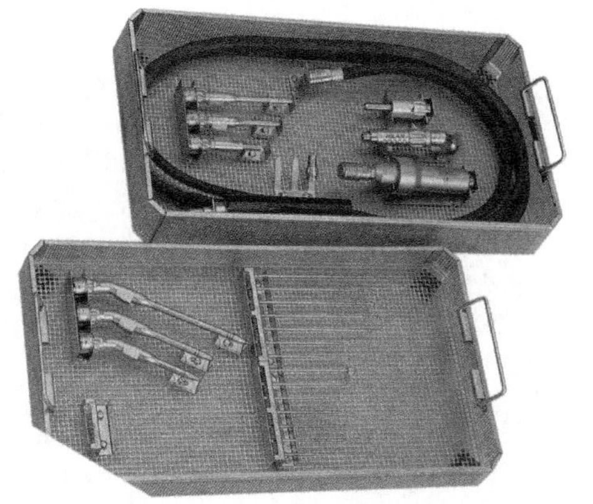

图 6-2-19　气动钻配件

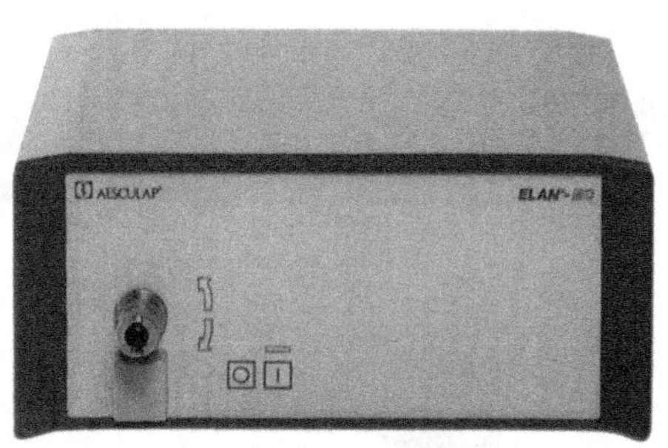

图 6-2-20　电动钻主机

十八、手术床

现代手术床(图 6-2-21)应当是多功能的,以适应各种不同外科手术的使用;坚固、可靠、耐用,具备高质量的品质,可确保患者安全;功能完备、操作简便、舒适省力。可分为电动调节式和液压调节式两种,前者通过电脑控制板调节,令使用过程更为方便快捷。有的手术床面板具备 X 线透视功能,方便术中拍片、透视但价格较为昂贵,可根据实际情况选择购置。使用注意事项包括:

①购置时尽量统一厂家,以减少在使用方法及管理上的混乱;同时,配件也可通用,避免太多的重复购置。

②手术床使用功能越多,其配备的配件也就越多,应注意保管好各种附件。暂不使用时,应有序地放置在专用的放置架上,勿将物品、配件或重物置于手术床底座的外盖上;手控制板应插放于手术床缘两侧面钢轨上,以保护控制面板和线路。定期检查,以防遗失和损坏。

③在使用前应掌握手术床的正确调节方法,不同配件的用途及安装方法。

④定期检查手术床的功能,由专业人员做好保养工作,确保手术需要。电动调节式手术床要按时充电,以方便术中使用。

十九、手术灯

手术部位必须照亮,手术医生才能区分不同的组织和结构,因此,手术灯(图 6-2-22)是手术必不可少的一种工具。随着外科手术的发展,对手术灯的照明要求越来越高,每一间手术间都应配备一套满足手术所需的灯光设备。按灯泡分类有卤素灯和 LED 灯两种。其安装方式有:移动式、吊顶式、壁挂式,其中吊顶式最常用。大手术间应安装 2～3 盏灯以适应手术需要,有条件的应选购具有蓄电功能的灯。

1. 特点

①无影、冷光、多反射系统设计,确保手术区域无影;有冷光源过滤器和冷光反射镜,最大限度地减少热辐射。

②灯的外形设计符合层流净化手术室要求,最好为多头漏空灯,以确保手术间的净化空气能顺利地进行对流循环,使手术区域保持无菌状态。

③结构轻巧且调节范围广、稳定性好,并有可拆装的调节灯柄,方便手术者在术中的随意调节;通过调节灯柄及中央控制面板调整手术所需的照明。

④光线色彩逼真,接近自然光,使人容易辨别出组织的最细微的差异,同时可减少手术人员的眼睛疲劳。

⑤预留中央摄像系统,以供教学、科研及管理使用。

2. 使用注意事项

①安装人员或专业工程人员应定期检查无影灯的紧固件是否松动,防止发生事故。

②非专业人员勿随意拆卸无影灯或控制电路。

③调节灯柄每次使用完毕应拆卸下来进行清洁、灭菌,灭菌,可采用低温灭菌法,以供手术者在手术台上随意调节,也可以使用一次性灯柄套,免去术毕的处理过程。按动控制面板上的膜片时勿用力过大,以防破损而失去控制。

④调节手术灯位置时,应注意摆动范围,勿碰撞吊塔或输液架等。

⑤注意开、关顺序,以免损坏灯泡。

a. 开启顺序一般为:打开电源总开关→手术灯开关→调节光亮度。

b. 关闭顺序为:把光亮度调节至最小→关闭手术灯开关→电源总开关。

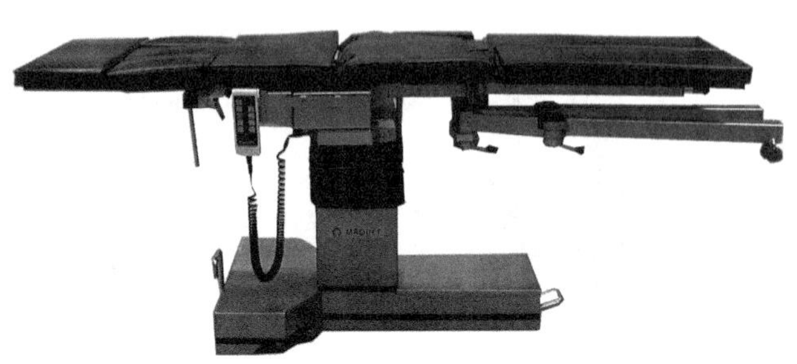

图 6-2-21 现代手术床

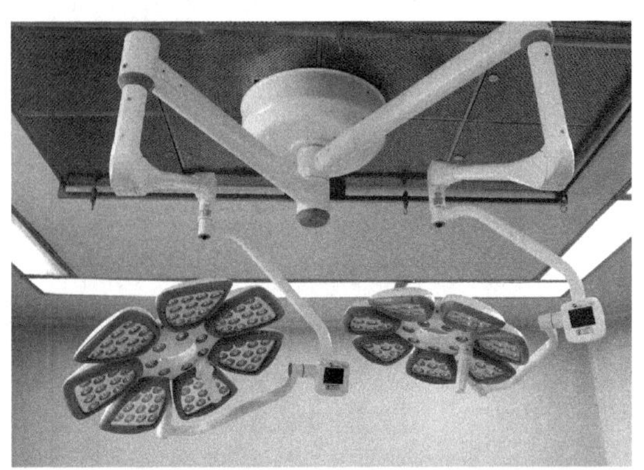

图 6-2-22 手术灯

⑥做好手术灯的清洁工作，手术前半小时及手术后应湿式清洁1次，确保无尘、无污迹。在备用状态下，无影灯应固定在功能位置，保持平衡。

⑦更换灯泡时，确认无误方可使用，以免损坏控制电路。

二十、输液泵

输液泵是电子度量液体输入血管速度的一种电子机械装置。目前应用的输液泵结构及式样很多，但总的目的是按要求以恒定的速度输注定量的液体。

1. 分类

分为推注式注射器输液泵和常规输液泵两种，前者只接受注射器输注，一般用60mL或20mL注射器，速度控制范围为0.1～360mL/h；后者可接受注射器、袋装及瓶装液体的输注，输液速度预设定范围一般是1～1000mL/h。除最早的单通道输液泵外，目前还有双通道及多通道输液泵（一个特定的卡盒输入独立的液体，每一个通道由一个单独的程序加以控制，计算机程序允许多组液体各自以不同的速度输入）。

2. 使用特点及用途

输液泵可使用外接电源或蓄电池，有灵敏的报警装置，管路有气泡、管路阻塞、开门、输液完成及电池欠压时，均能发出警报。在手术室内使用输液泵主要用于持续麻醉用药、小儿输液输血控制、危重手术患者使用抢救药物的连续微量注射及体外循环时注射抗凝血药等。

3. 使用注意事项

①输液泵一般可以固定在输液架上，必须注意把固定螺钉旋紧，防止落地。使用交流电源时，电线插头要放置好，避免电源中断。若为畜电池型，应定期检查，至少每个月1次进行电池充放电，以防电池老化。输液泵发出警报时及时查找原因。

②在接上输液泵前，必须排尽输液管道内的空气，否则将会引起输液泵报警并停止输液。

③在输液过程中，应加强观察和随时注意导管是否确实在原插入的血管内，及时发现导管阻塞、药液外渗等情况，防止刺激性药物外溢引起组织损害。

④输液泵使用完毕应擦净可能滴在机器上的药液，放在固定的位置，避免受压。

二十一、手术显微镜

手术显微镜最早是为耳科手术研制的，但在需要做小结构精微解剖及精细缝合的领域中，它已显示出巨大的作用，能使手术者达到在普通视野下完成不了的手术操作技术。

1. 构造

观察系统，包括目镜、变倍组合镜片、物镜、助手镜及其他装置（如分光器、镜身倾斜及旋转装置等）；照明系统；控制系统；支架系统；附属装置，如各种放大倍数的目镜和物镜、示教镜、摄像、电视装置等。Leicq手术显微镜如图6-2-23所示。

2. 操作方法及注意事项

①放松底座的刹车装置，收拢各节横臂，旋紧制动手轮，推至手术床边（移动应尽量在较低的位置推动支架，不能将显微镜主体或观察镜等附加装置当推动手柄；推动时要慢而稳，注意避免翻倒或碰撞）；然后将制动手轮放松，根据手术部位安放显微镜，其位置应使显微镜位于可调节范围的中间位置，并使之正对手术野的中心，避免横臂过长；满意后立刻将底座的刹车刹牢，并将各制动手轮重新旋紧。

②插上电源插座，摆放好足控踏板，开启电源开关。

③调整光源时应从最小的亮度开始，通常不要调至最亮处；使用完毕应将亮度调至最小时才关闭电源开关，以延长灯泡的使用寿命。

④调整目镜时因每个人的眼睛的屈光度各有不同，所以应在手术前将自己的目镜预先加以调整。

⑤目镜调好后，即可以通过显微镜的上下或左右移动来调整物镜焦距，使呈最大清晰度。

⑥调整后，原则上不要再调整，但实际上由于手术部位的局部变动，常常还须做上下或左右方向的调整，此时，应在无菌条件下进行操作，最好的方法是使用专供手术显微镜使用的一次性无菌透明塑料薄膜套，把显微镜的镜头及前臂包好，再将镜头下相应的

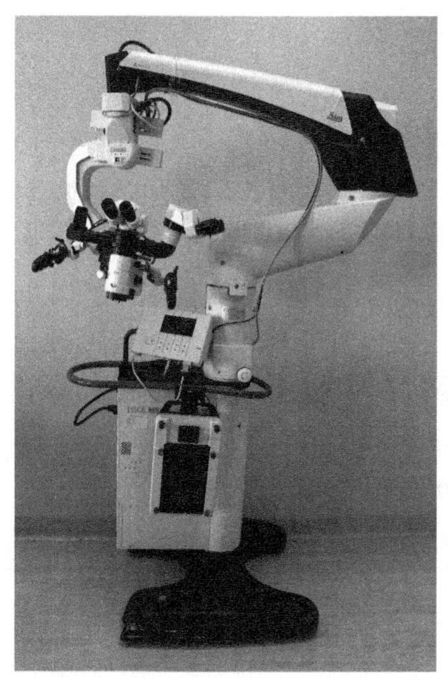

图6-2-23　Leicq手术显微镜

薄膜剪去,以方便术者在无菌状态下随意调节,或将各调节手轮用灭菌的橡皮套套上进行调节。

⑦现代显微镜都能附加摄影装置,可摄取目镜中所见的影像。

3. 维护及保养

手术显微镜的光学系统、照明系统和电器线路组成复杂,结构精确,内部结构十分严密。因此,平时应注意正确使用、维护和保养。

①注意防尘、防潮、防高温或温差剧变。每次使用完毕应用防尘布罩盖住显微镜,保持显微镜光学系统的清洁;透镜表面定期用软毛掸笔或橡皮球将灰尘掸去或吹去,然后用脱脂棉蘸 95∶5 的乙醚和无水乙醇混合液,轻轻抹镜头表面,操作时应从中央到周边反复进行直至干净为止,切勿抹拭镜头的内面,以免损伤透镜;平时每天用拭镜纸抹试镜头表面即能达到清洁目的;放置室应有空调器控制温、湿度,以保持仪器的干燥,相对湿度不超过 65%;暂不使用的光学部分应放置于干燥箱或干燥瓶内,同时加入硅胶干燥剂;如果镜筒内受潮,将目镜、物镜和示教镜等卸下,置于干燥箱内干燥后再用。

②防止振动和撞击。尽量放置在经常使用的手术间内,避免反复推动;每次使用完毕后收拢各节横臂,拧紧制动旋钮,锁好底座的固定装置。

③注意保护导光纤维和照明系统。导光纤维系统是手术显微镜的重要部分,如保护不良和使用时间过久,光通量下降,会严重影响光照强度;使用时切勿强行牵拉和折叠,用毕后注意理顺,不要夹压或缠绕于支架;导光纤维的两端须定期清洁,防止污染和灰尘沉积。

④保持各部位的密封性,严禁随意拆卸目镜、示教镜等可卸部分,拆卸后立即加防护盖。如仪器保管不良,密封性破坏,外界的潮湿气流进入仪器内,会造成仪器内部发霉、生锈。

⑤手术显微镜大多数功能均受脚控开关控制,使用时切勿猛踏快踩或用力太大。快慢挡转换和上下反向运动应有一定的时间间隔,以保证电机的正常功能。旋转各螺钉装置时,只能用两个手指最大力量;如难以旋出,不可用扳手、老虎钳等类似的工具,要用橡皮手套或纱布协助。如有不配合的现象,不可强行用力,应拆下再试,直至肯定在正确的位置上。

⑥正常情况下,6 个月请专业人员保养 1 次,发现异常情况及时通知维修。

(常后婵)

二十二、手术消融系统

手术消融系统(Cardioblate™冲洗式射频消融系统如图 6-2-24 所示)是在体外循环心内直视手术中,通过射频电刀笔切断异常的神经传导束,达到治疗心房颤动的目的。在射频消融过程中须持续滴注生理盐水降温,以防损伤心脏。

1. 物品准备

①射频发生器、脚踏、电源线、电极连接线、射频笔和分置电极。

②测定体积的灌注泵、连接管道和 500mL 的 0.9%生理盐水。

2. 使用方法及操作程序

(1)选择分置电极部位　在患者身上装分置电极(与电烙器电极垫片相似),心脏正对的背部为最佳位置,背部、臀部也可以选择。

(2)准备发生器　连接电源线、脚踏连线、分置电极连线。

(3)电源控制　打开发生器电源,发生器自检 10min。

(4)连接 Cardioblate™笔　插孔在发生器正面。如果自检显示错误信息,应关闭电源,重新打开之前按照显示板上的指示操作。通常情况下,若自检前先连接了 Cardioblate™笔,就会导致自检失败。

(5)检查发生器设置　系统显示的参数,为上一次电源关闭之前系统使用的参数。如有必要可做适当调整,然后按"OK"按钮。

(6)将冲洗液与 Cardioblate™笔相连　用灌注泵将生理盐水流速调至 300mL/h(5mL/min),切勿使用注射器驱动泵;冲洗整条管道直至生理盐水流出至 Cardioblate™笔尖端;每次开始消融之前,须确认冲洗已经开始。

当 Cardioblate™系统已经准备时,如果手术中发生器断电或 Cardioblate™笔与发生器脱离,应关闭发生器,拔除 Cardioblate™笔,重新打开发生器电源,按上述(3)(4)点的步骤重新操作。

3. 负极板使用要求

①T204 新型负极板连接线,适合匹配医院所选

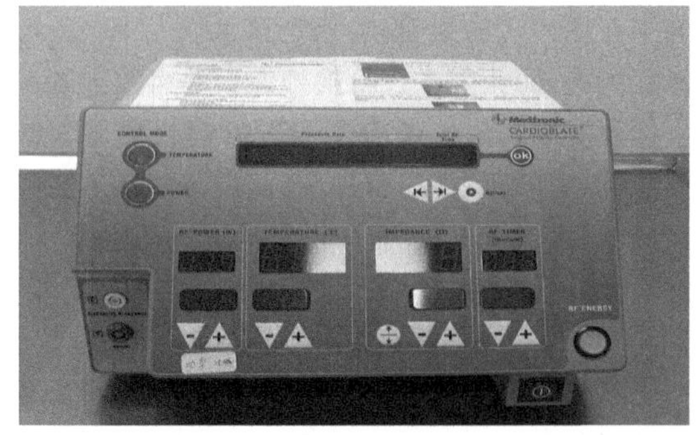

图 6-2-24　Cardioblate™冲洗式射频消融系统

用的负极板。

②连接线夹头，一面为黄色，另一面为蓝色。打开夹头的黄色面，插入负极板，使负极板的银色面与夹头的蓝色面为同一朝向。如连接方向错误，主机将不能发送射频能量。

③完成连接后的负极板，应在患者麻醉消毒前贴于其左胸背后。

二十三、充气升温机

充气升温机(图 6-2-25)是一种充气式升温装置，即通过升温机将加热的空气持续吹进盖在患者身上的一次性充气毯内，达到主动升温目的。充气式升温毯能替代水垫和红外灯，不必提高室内温度，防止烫伤患者，是一种安全有效的升温装置，适用于手术室、ICU 和急诊室，能预防和治疗低温症。

1. 使用方法及操作程序

(1)选择合适的升温毯　按部位分，有上身毯、下身毯、全身毯、外周毯；按大小分，有成年人毯、儿童毯、婴儿毯；按类型分，有消毒毯、普通毯。普通护理毯，可在术前盖在患者身上；消毒心脏毯，则用于搭桥手术，在消毒铺巾时将升温毯提前固定在患者腰部，待取完大隐静脉、缝合切口后，再铺开充气。

(2)接通电源　选择温度标准，由下往上依次为 32℃、38℃、43℃，一般选择 38℃。

(3)接管固定　先将升温机的螺旋软管与升温毯充气口连接，并用固定夹将软管固定在手术床缘，使之不下坠，然后开始充气、升温。

(4)关闭电源　手术结束后，断开连接软管，整理升温机。升温毯可随患者带回 ICU 或病房继续使用。

2. 使用注意事项

①每 6 个月或 500h 后，应更换升温装置过滤器。

②不要重复使用升温毯，避免增加感染机会，或导致烫伤的可能。

③没有升温毯时，不要直接用软管向棉毯下吹热气，以免烫伤患者。

二十四、冠状动脉流量仪

Medistim VeriQ 冠状动脉流量仪(图 6-2-26)多应用于冠状动脉搭桥手术，术中通过专门的超声探头直接测量吻合血管的平均血流量，以评价血管桥通畅度。

1. 使用方法及操作流程

①按下电源键、开机，进入主应用菜单，输入患者基本资料。

②将心电图监护连接至系统，选择大小合适的流量探头，将连接端插入机器对应插孔。

③在菜单中输入患者桥路血管、源头血管和靶血管名称，按“OK 键”。

④测量前，将流量探头放置于灭菌生理盐水中，确保 ACI≥90%(背景为绿色)。

⑤将被测血管置于探头测量窗内，并保持探头稳定地垂直于血管，如可能，探头位置尽可能接近吻合口处，剥离乳内动脉上一小段的肌肉和脂肪组织，以利于超声波更好地传导。

⑥测流量，获得稳定状态的流量曲线≥7s，待血流曲线平稳后点击保存。

⑦测量下一支血管，更改菜单中血管名称，保存。

⑧进入存档文件界面，选择您需要打印的检测结果、或直接点击屏幕左侧最上方的小框，选中全部打印结果按下“打印”键。

⑨确保系统关机后再拔出电源线插头。

⑩血管通畅性评估参数：

a. 搏动指数 PI<5；

b. 舒张期充盈百分比 DF>50%。

c. 建议平均流量 MF≥15mL/min (平均流量受多种因素影响，如血压、远端血管情况等)。

2. 注意事项

①请观察 MAP，确保 MAP 60～80mmHg 时测量。

a. 体外循环下：阻断钳阻断下测量无意义；请在心脏复跳且 MAP 60～80mmHg 时，再次进行测量。

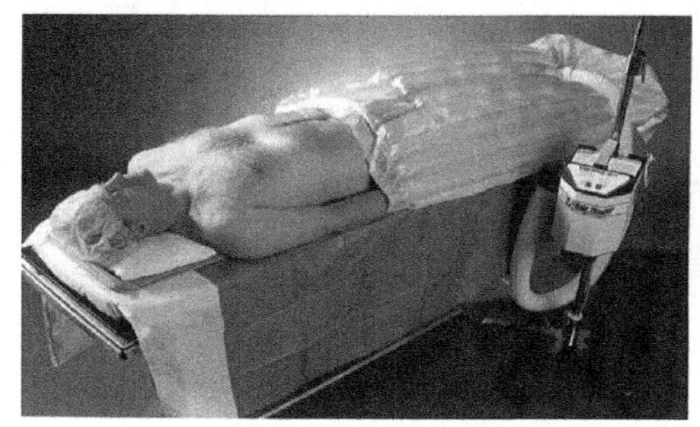

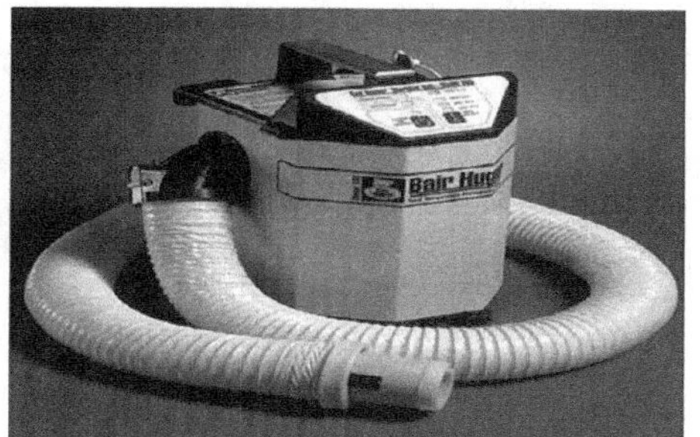

图 6-2-25　充气升温机

b. 非体外循环下：每条桥路完成后即可进行测量或选择合适的时候测量。

②给予鱼精蛋白后和关胸前可再次测量。

③流量探头不能打折和重压，需用硬质包装盒包装灭菌，高温高压灭菌易损坏探头，建议低温等离子灭菌或环氧乙烷灭菌。

④清洗探头时，请勿将连接机器端浸泡于水中，需保持干燥。

二十五、血气分析仪

血气分析仪(AVL OPTI)(图 6-2-27)是一种小型的血气及生化检查设备，用于全身麻醉手术特别是体外循环手术中的血气、血生化(血糖、血钾)等检测，以保证能及时掌握患者的病情变化，作出正确判断和处理。每次检查用一次性的 1mL 注射器抽取动脉血 0.5mL，须排尽气泡。

1. 使用方法及操作程序

①打开 OPTI 电源，等待屏幕显示“READY”字样。

②刷卡：将 OPTI 样本片包装上的条形码面对仪器右下角的信息阅读器，快速划过，蜂鸣器响，绿色状态灯亮，表示条形码阅读正确；红色状态灯亮，表明条形码错误(如过期)。

③按 SMC(测定仓)释放键盘，打开血气测定仓，将 OPTI 样本片放于仓内，向下按压使之到位。

④关上 SMC 盖：绿色状态灯开始闪烁，表明此时 SMC 盖不能打开；否则，OPTI 样本片定标将被中断，此样本片作废。

⑤将患者血标本插入 OPTI 样本片的注入口，按“ENTER”键。此时应注意，OPTI 样本片上的接头不要与血标本上注射器柱塞接触。

⑥按“ENTER”键，依次按照仪器液晶面上的提示输入患者住院号、血氧饱和度、温度等信息。

⑦先按“ENTER”键，仪器自动打印数据单；然后取出标本片，按“ESC”键复位。

2. 注意事项

①在打开 OPTI 样本片包装时，避免条形码被撕毁；否则，样本片数据无法被仪器读取。

②如果血标本用毛细管或 AVL 微样采血器导入时，应在 OPTI 样本片放入测定仓之前移走与注射器之接头。

③用光学条码棒也可输入片的信息；若条码棒损坏或不可读时，可利用键盘输入条形码的数字。

(谢 庆)

二十六、高强度聚能超声刀

1. 使用原理及结构

高强度聚能超声刀(high intensity focused ultrasound, HIFU)(图 6-2-28)，是目前国际上最先进的一种无创伤热能治疗系统，SonaBlate 500 SYSTEM 为美国 FOCUS SURGERY 公司 2001 年研制并推出的超声影像引导的第三代产品，可用于治疗前列腺增生、前列腺癌、肾癌、肝癌、子宫癌、甲状腺癌、脑肿瘤等。

该系统特别配置适合泌尿外科使用的小型探头，通过放置在直肠腔内的超声聚能探头，在特定距离发射高强度的超声聚能波，利用超声波穿透性、方向性、聚焦性好的特点，将超声波聚焦于前列腺病灶，使病灶组织温度瞬间达到65～100℃，使之瞬间产生不可逆热凝固性坏死，坏死组织被排出体外或被机化吸收，从而达到治疗效果。

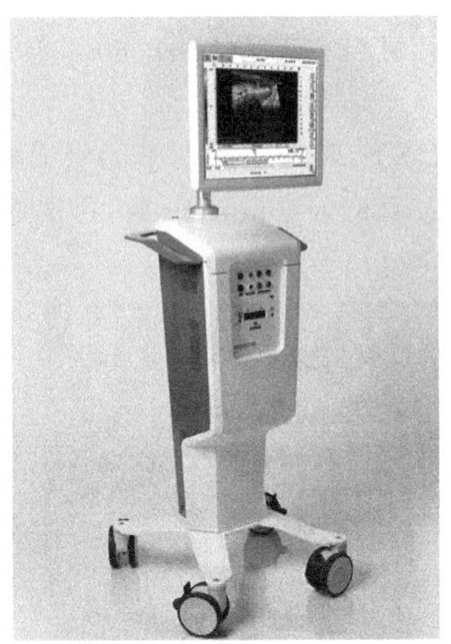

图 6-2-26 冠状动脉流量仪

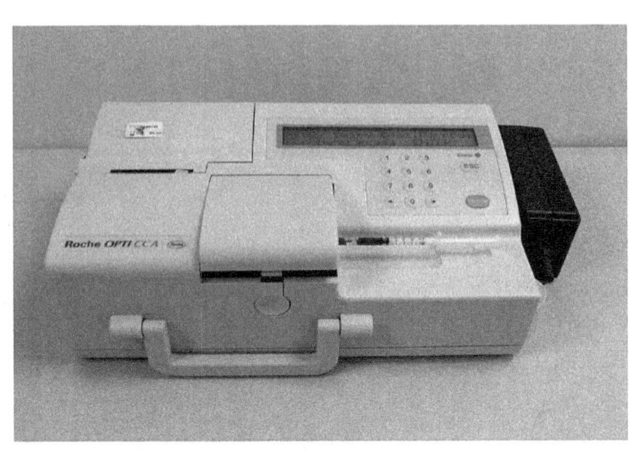

图 6-2-27 血气分析仪

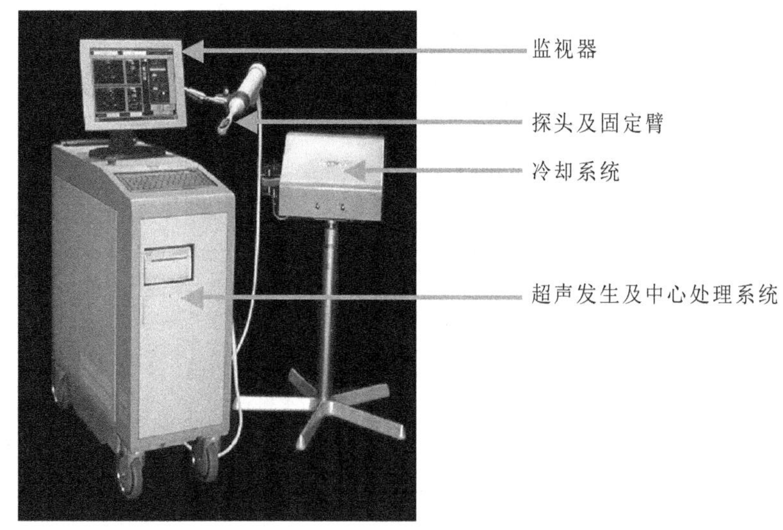

图 6-2-28　高强度聚能超声刀

其特点：

①手术精确。治疗中，电脑实时计划、实时监控，保证了腺体内区域的精确聚能定位，避免了非病灶区域的损伤。

②耐受性好。体外治疗，术中不出血不开刀，创伤反应明显小于开放手术及前列腺电切等其他术式。

③并发症少。多重安全保护装置确保治疗时的安全，避免术后大出血及膀胱痉挛、尿失禁等其他手术并发症的发生，有效保持老年患者生活质量。

④住院时间短。治疗过程大约在 30min 内完成，患者术后恢复快，身体状况好者隔天可出院。

⑤风险小。尤其适用于因其他疾病或原因不能耐受开放手术的患者，如高血压、糖尿病、心血管疾病、高龄患者等。

HIFU 主要构件：超声发生器及中心处理系统（人工智能化的计算机软件系统用于治疗计划、操作信息反馈、手术实时监控、探头温度监控、病灶组织微型气泡反射监测等）；二合一超声探头（高频率清晰超声成像/超声焦聚治疗）及固定臂，换能探头多相焦距（4cm 和 3cm）；监视器；冷却系统。

2. 操作程序

①准备蒸馏水。将蒸馏水除气，溶解氧浓度 $<3\times10^{-6}$ mg/L（3ppm）。检查探头有无裂纹，将探头套上橡胶套，将探头与冷却管道连接。

②仰卧位、两腿分开 60°并固定，保持肛周清洁，留置硅胶导尿管。扩肛后，注入耦合剂，置入超声探头。

③采用 Sonablate 500-PC 系统对前列腺进行横断及矢状位成像，分别在横断及矢状位选定增生的腺体，锁定关节臂。

④将 4cm 及 3cm 超声探头分别聚焦，对增生的前列腺消融。术中对消融的超声图像、探头温度及反射指数进行实时监控，确保消融区域定位在选定区域、探头温度在指定温度、反射指数在安全范围。程序完成后，完成手术。

⑤清洁与保养。清洁前，拔断探头连接电缆，去除橡胶套，用乙醇洗刷探头尖部及整个探头，将探头尖浸入乙醇消毒，晾干，严防探头损伤。

（王　尉　何恢绪）

二十七、电子胆道镜

1. 使用原理及结构

电子胆道镜（图 6-2-29）是利用机器发出红、绿、蓝三种闪烁光，顺次从软镜前端射出，并照射到胆道内的物体，物体反射光线，通过软镜前端的摄像晶片，将信号输入控制器，然后解调出三原色（RGB）信号至监视器，显示出清晰的图像，操作者可通过监视器观察胆道内的情况。

电子胆道镜由主机（控制器）、光源（带气泵）、软镜等组成。软镜前端内置摄像晶片，收集胆道反射信号；同时还设有工作通道和通气通道，术中可通过工作通道向胆道注水、吸水和伸入操作器械；术后，还可通过通气通道对软镜进行测漏。

2. 操作步骤

连接软镜与主机的电源插头→将导管束接头插入光源→打开监视器→打开主机 →打开光源→对“白平衡”→连接冲水管、吸引管→检查胆道情况→伸入器械操作。

3. 使用注意事项

①操作时，不要使软镜过度弯曲，并防止利器刺

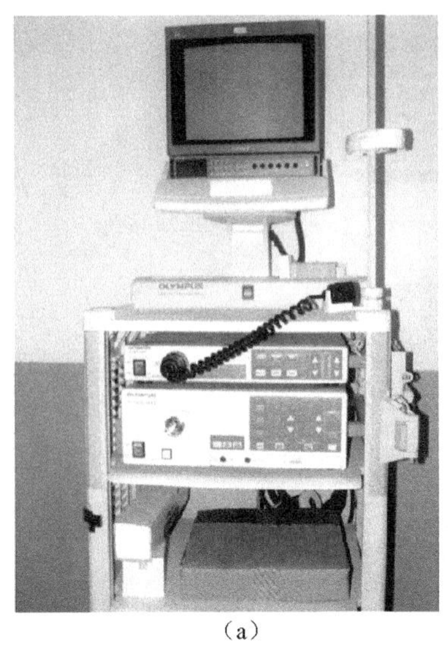
(a)

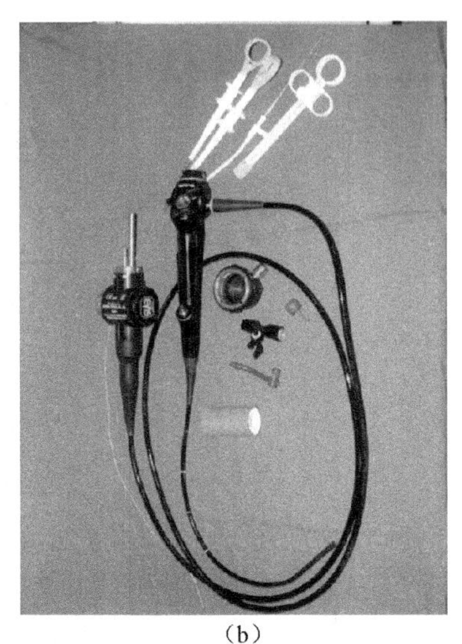
(b)

图 6-2-29　电子胆道镜

伤外皮。

②器械伸入软镜或从软镜中抽出，必须确保器械处于闭合状态。如果操作器械上夹持物品时(如套石篮套着石头)，必须将软镜和操作器械一同抽出胆道，将操作器械上的物体彻底清理干净后，方可将器械从软镜内抽出。

③浸泡灭菌时必须盖上防水帽；气体灭菌时必须打开防水帽。

④如果发现软镜有漏气现象，则不能对软镜进行浸泡灭菌或使用。

4. 保养与清洁

①使用后，应对软镜进行测漏，检查外皮是否完好，防止漏水损坏内部的电子元件。

②清洗前必须盖好防水帽。清洗软镜表面和工作通道时，应使用专用的擦布、清洗刷，保持干净，防止损伤镜面。

③使用压缩空气吹干工作通道的水分，抹干软镜表面的水迹，垂吊放置于干燥仪器柜内。

④清洗套石篮时，先用 10mL 注射器抽吸清水注入套石篮的清洗通道，将其内部的血渍冲洗干净；然后用软布擦干表面及头端的钢丝，并仔细检查，如发现钢丝起毛刺断裂时，此套石篮应作废；最后用压缩空气吹干清洗通道内的水分。

⑤清洗干净的活检钳，异物钳等器械的表面、头端及关节部位的污渍时，最好先用超声清洗 5～10min，再用清水冲干净烘干。

⑥清洗干净的器械表面和关节部位，应喷洒润滑油保护。

(马育璇)

第三节　特殊功能手术间的管理

一、机器人远程手术系统

机器人远程手术系统中的机器人与通常意义上的智能机器人有明显的差别。机器人手术时，术者坐在距“手术床-患者-无菌区”几米之外非无菌区域的操纵台前，通过高清立体目镜可以观察到清晰放大的手术视野，通过指环式操控手柄，利用计算机和工程学等技术操纵“机器人-机械臂-专用微创手术器械(Endo Wrist 仿真机械手)”实施微创手术操作步骤，完成预施手术。机器人远程手术系统是腔镜下微创手术技术进一步发展的产物，是最先进的微创外科手术之一，代表 21 世纪微创外科发展的方向。

机器人手术最早出现在 1994 年，由美国 Computer Motion 公司研制，是一种声控腹腔镜自动扶镜手，命名为 AESOP(automated endoscope system for optimal positioning)。1998 年，另外两种更加完善的机器人手术系统获得美国食品药品管理局(Food and Drug Administration，FDA)的批准用于临床，即 Computer Motion 公司研制的 Zeus 系统和 Intuitive Surgical 公司研制的 Da Vinic 系统——“达芬奇”机器人远程手术系统，是世界上首套可以正式在医院手术室中使用的机器人远程手术系统。

机器人远程手术与普通微创外科手术相比具有3个明显优势。

①突破人眼的局限：进入人体的三维高分辨率专用内镜，使手术视野放大10倍，并可多屏清晰稳定的显示。

②突破人手的局限与人体的局限：机器人远程手术系统的专用微创手术器械具有活动范围180°的关节，支撑关节的杆可左右旋转540°（即左右旋270°）转动、挪动、摆动、紧握等动作。当解剖狭窄区域内的组织时，它比人手更加灵活，并可便捷地到达人手不可到达的角落。操控手柄上设有稳定器，克服了人手可能出现的抖动，特别是减弱甚至消除了长时间手术操作人体可能的疲劳及颤抖，具有人手不可比拟的操作广度、精准度与稳定性，坐姿手术也使术者的疲劳延迟到来，因此更加适用于精细、复杂、高难度、长时间手术。它弥补了普通腔镜下微创手术的缺陷，解决了腔镜下微创手术的难题，突破了其发展瓶颈，使腔镜下微创手术技术又向前迈进了一步。

③突破了床旁直接操作的局限：术者离开“手术床-手术患者-无菌区”，坐在几米之外非无菌区域的操纵台前施术，开启了远程手术的新篇。从军事医学的角度，其最大的应用前景是为处于不利环境中的军事人员提供医疗援救服务。机器人远程手术技术的发展对于应对未来军事斗争具有重要意义。

机器人远程手术系统进入临床应用之后迅速发展，已逐渐应用于泌尿外科、心脏外科、胸外科、肝胆外科、普外科、妇科、耳鼻咽喉头颈外科等多个专科领域，已在腹腔、胸腔、盆腔等相关手术领域中发挥重要作用。以前列腺癌根治手术为例，自2000年开展首例手术机器人前列腺癌根治性切除以来，该手术已在国外得到迅速推广。在北欧国家超过50%以上的前列腺癌根治手术由手术机器人完成，在美国，这一比例高达90%。机器人远程手术的质量也得到临床的充分肯定，尤其是在一些复杂的、疑难的、狭窄区域内的外科手术中，其优势更为显著。

临床使用需求与相关科学技术的进步推动了机器人远程手术系统的快速发展。“达芬奇”机器人远程手术系统经历了第一代“达芬奇”机器人远程手术系统、第二代“达芬奇S”机器人远程手术系统、第三代“达芬奇S（HD）”机器人远程手术系统、第四代“达芬奇Si”机器人远程手术系统的发展历程。从3臂到4臂；从标清到高清；从单操控台到双操控台，并具有镜头角度自动识别功能。“达芬奇Si”机器人远程手术系统充分融合临床使用需求和相关科学技术的进步，3个子系统均有许多新改进，包括具有两个医生操控系统，为培训提供方便；人体工程学的设计更方便术者稳定舒适地观察与操作；同时，匹配融合了单孔腔镜技术、荧光显影技术等，呈现了临床应用与科学技术互动快速发展的态势。

1. 结构特点

“达芬奇”机器人手术系统由3个子系统和一套专用腔镜手术设备及器械组成，即医生操控系统、床旁机械臂系统、成像系统、机器人专用腔镜设备及微创手术器械——仿真机械手。3个子系统分工明确、各司其职、紧密关联、相辅相成。

（1）医生操控系统（置于非无菌区，由术者操作）　医生操控系统是“达芬奇”机器人手术系统的控制核心，由计算机系统、高清立体目镜、指环式操作手柄、脚踏式操纵板等组成。手术过程中，术者坐在远离“手术床-患者-无菌区”外的操纵台前，通过一个双目内镜观察患者体腔内手术野中脏器及各种组织的高清3D图像，并将双手套入指环式操作手柄，发出动作指令，经计算机系统自动分析及处理，精确地将术者的动作指令传递到床旁机械臂，进而操纵专业微创手术器械在患者体内实施一个又一个手术操作步骤，并可通过操纵台下的脚踏完成电切、电凝等相关设备的操作，从而协调顺畅地完成预期的外科手术。

（2）床旁机械臂系统（术前罩上专业无菌套，用于无菌区）　该系统貌似一个机器人体，“头部”是一个高清显示器；“胸部”有3～4个机械臂，包括1个镜头臂、2～3个器械臂；柱身及底座内装有电动控制部分和四个滑动轮，构成稳定又灵活的身体支撑。镜头臂用于术中把持双目内镜，产生比助手把持腹腔镜镜头更加稳定的效果，消除了人手持续把持难免疲劳所致手部抖动而出现的视野不稳定。器械臂上安装专用微创手术器械用于完成各种手术动作，其具有7个自由度，可行器械臂关节上下、前后、左右运动与专用微创手术器械的左右、旋转、开合、末端关节弯曲7种动作。术者通过指环式操作手柄发启动作，经计算机翻译、调整、传送动作信息到机械臂及专用微创器械末端，实现比人手更加灵活的连续动作。机械臂具有位置记忆功能，更换器械后的机械臂可迅速回复至更换前的基本位置。“达芬奇Si”机器人具有与ACE超声刀联动性能，更便于术者操作，有利于术中分离止血。“Intuitive运动模式”是“达芬奇”机器人手术系统独有的计算机辅助控制技术。经自动分析控制，可消除术者手的抖动；术者可自由控制镜头和器械；术者可调整自己手指与机械手之间的运动比例，将某些大幅度的动作自动缩小，从而使手术操作更加稳定精细。床旁助手医师与器械护士位于“手术床-患者-无菌区”内，根据术者的指令即时替换床旁机械臂上每一手术步骤所需的专用微创手术器械，并通过辅助孔，主动默契地完成牵拉、吸引等协助术者的微创手术操作。

(3)3D成像系统＋专用腔镜设备(置于无菌区外视频影像车上) 此设备车上安置监视器、3D影像控制中心、光缆及摄像头、双高强光源系统、二氧化碳气腹机、高频电刀、超声刀等。巡回护士按照常规预案及手术医师的指令操纵该系统。“达芬奇”机器人手术系统的3D高清影像提高了普通腹腔镜二维平面成像的效果，为术者提供更加清晰、立体、真实的视野，利于术中辨认组织关系，使缝合、打结等各种操作更加准确便捷。3D高清影像技术可将手术视野放大10倍，更有利于精细操作。

(4)机器人专用微创手术器械(灭菌后置于无菌台上备用) 机器人专用微创手术器械——EndoWrist仿真机械手，可分为各种功能的钳、剪、超声刀、抓钳、吸引器、牵开器等，各类器械有不同的安全使用期限。

2. 机器人手术护理要点

(1)特殊的术前准备

①机器人手术系统3个子系统的布局：根据手术部位及种类调整整个手术间内设备的布局，原则是便于操作，并利于术者、助手、护士三者之间的语言沟通，视觉沟通。

②巡回护士将数据线分别连接于机器人系统的各个子系统：启动系统，并根据患者具体需要将心电监测导线、超声导线等连接到医生操纵台的成像系统接口。

③器械护士为床旁机械臂系统各机械臂分别套上无菌罩，并将各机械臂收起，用无菌大单遮盖保护。

④设置医生操纵台参数：将医生操纵台显示模式设置为3D模式；根据手术需要，将医生的动作比例设置为1∶1.5、1∶2或1∶3；将两个器械臂分别设置为术者的左手或右手，剩余器械臂为备用臂。

⑤巡回护士与器械护士共同调节白平衡：通过调节镜头的角度(向上或向下)校准图像融合，确保两个光学通道准确融合形成精确的3D图像。

⑥设置摄像头：根据需要选择摄像头，并用无菌保护套罩好。

⑦连接外置手术录像系统：将成像系统输出线连接到外置手术录像系统上，输入手术患者信息。

(2)特殊的术中配合

①建立系统与器械连接

a. 将床旁机械臂系统推至手术床旁，与患者身体上的微创套管顺序连接：镜头臂与观察孔套管连接、器械臂与所对应的套管连接。当套管装配器正好与套管紧密衔接时，按压卡扣，将两者锁定。

b. 安装专用微创手术器械(仿真机械手)：递镜头给第一助手置入观察孔，将专用微创手术器械尖端插入操作孔，将专用微创手术器械滑入无菌适配器，直到出现“嘀答”声响，当专用微创手术器械被系统识别后，发出三声“嘀、嘀、嘀”声响，机械臂末端LED灯呈白色；第一助手将安装好的专用微创手术器械移至适当位置，成像于医生操控系统监视屏，机械臂末端LED灯呈蓝色，即进入待工作状态。连接完成后，与术者沟通，确认一切均准备到位后，术者开始通过医生操控系统实施手术操作。术中需要移动或更换器械时，须与术者沟通，在其知晓并可观察到的情景下进行。

②建立特殊沟通模式

a. 机器人手术时，医护沟通的方式有较大的变化，由双向沟通，变为三方(术者、器械护士、床旁助手医师)协调互动模式，即看监视器，听术者指令；将所需专用微创手术器械递给助手，或协助其共同安装；由术者完成操作动作。

b. 器械护士：一要熟知手术方案及步骤，了解手术部位解剖，掌握从监视器上密切观察手术进展情况；二要熟知机器人操作的原理；三要同时关注床旁助手医师的位置与动作，以便提前准备好所需专用微创手术器械或物品，默契地、以最快的速度、准确地递到床旁助手医师的手上，完成术者的指令。

c. 机器人手术组护士：要详细阅读机器人手术设备的相关资料，熟知其特性，掌握报警后的分析与处理，确保手术顺利进行。

(3)特殊的设备保养与维护

①术后整理：即日常保养，由共同操作者实施。

a. 器械护士：手术结束后，顺序拆卸床旁机械臂上的各种器械与连接；将用过的专用微创手术器械用清水冲洗后适度浸泡、刷洗、漂洗、超声波清洗(为推荐清洗方法，应用加长的清洗槽，以便专用器械可以顺直地摆放在其中)、晾干、喷涂器械保养剂，并装于专用器械盒内压力蒸汽灭菌(请遵照说明书)；将镜头擦洗干净(裸露的镜片用镜头纸及无水乙醇擦拭)，检查是否完好，包装后低温灭菌。

b. 巡回护士：手术结束后，顺序拆除床旁机械臂系统的无菌保护罩；将机器人手术系统的连接导线撤离，顺序整理好备用；将床旁机械臂系统与成像系统整理归位，放置手术间固定位置充电备用，避免碰撞；记录设备使用情况，包括本次手术所用专用微创手术器械的剩余次数(不同专用微创手术器械有不同的使用次数限制),做好补充准备。

②定期维护与保养:由医学工程专业技术人员实施。

a. 按照卫生部《大型医用设备配置与使用管理办法》,机器人手术系统属于大型医疗设备,应设专人负责。上岗人员(包括医生、操作人员、工程技术人员等)要接受岗位培训,取得相应的上岗资格。

b. 机器人手术系统3个月或每6个月做一次系统保养,由专项负责人联系工程师安排保养时间,并详细记录保养时间、内容及结果。

c. 建立机器人手术系统档案。包括说明书,管理制度,操作规程及标准,故障排除指导,使用保养及故障排除记录。记录应包括:时间、地点、责任人、事件内容、解决方案、相关人员签名等。

3. 系统常见故障排除

当设备出现故障时,系统会确定故障是可恢复还是不可恢复的,并会自动采取以下措施。

①锁定所有患者手术机械臂。在此状态下,床旁机械臂上的机械手臂和套管关节(setup joint)可以脱开。

②发出故障报警蜂鸣——“嘟嘟”。通过触及触摸板或触摸屏上的“Silence(静音)”按钮可以终止故障报警蜂鸣。

③监视器上显示出一条描述错误的文本信息,提示故障。

不同故障的处理方法如下:

(1)可恢复故障

①出现故障时,应首先按下“Silence(静音)”按钮,消除报警音。

②排查故障的原因并给予解决。常见的问题如下。

a. 电源中断:机器人手术系统3个子系统各有一个电源须单独接到插座上,当电源中断时系统发出报警音,同时启用蓄电池功能。排除方法:先关闭报警蜂鸣,然后根据屏幕提示检查电源的各个连接处,重新接通电源。

b. 专用微创手术器械不识别:所安装的专用微创手术器械无法被系统识别,常见原因是安装接触不良。排除方法:拔出专用微创手术器械,重新安装;反复几次仍不能识别,则可能是器械清洗的不干净,需要更换新的专用微创手术器械。

③按下“Recover(恢复)”按钮,系统将继续运行。

(2)不可恢复故障

①遇到不可恢复故障,则必须重启系统:如机械手臂末端出现红色灯,即产生了不可修复的错误。排除方法:关闭整个系统,重新开机,如果反复几次仍无法排除故障,则须改变术式,并记录错误符号与工程师联系维修。

②系统重启步骤如下。

a. 系统断电:按下系统的“Power(电源)”按钮。

b. 重启系统:持续按下系统的“Power(电源)”按钮。

c. 紧急停机:任何时候,如需停止系统操作,按下医生操纵台红色“Emergency Stop(紧急停机)”按钮。当按下紧急停机按钮时,系统将此情况归类为一个可恢复故障,通过触及触摸板或触摸屏上“Recovery Fault(可恢复错误)”按钮,即可使系统继续运行。

另外,当无法解决故障或机器人系统的某个部件损坏须暂停手术时,应将床旁机械臂系统从患者身旁撤离,联系工程师进行维修或更换部件,同时密切注意观察患者的生命体征,酌情及时执行术者改变术式的指令。

(孙建荷 赵 悦)

二、术中CT手术系统

CT是电子计算机X线断层扫描技术的简称。根据人体不同组织对X线的吸收与透过率的不同,应用灵敏度极高的仪器对人体进行扫描,将扫描所获取的数据经电子计算机处理后,便获得人体被检查部位的断面或立体的图像,从而发现体内任何部位的细小病变。

术中CT是现代医学影像诊断技术,现代外科手术技术,数字化网络及传输技术,计算机管理控制技术发展整合的产物。伴随手术技术的发展,出现了手术前精准定位、手术中再行CT扫描观察的需求。近年来,手术量较多的医院设计建造了术中CT复合手术系统,即CT扫描系统安装在手术间一侧墙壁内,如手术中需要,即刻可进行CT扫描、影像导航定位,使这类手术的质量、安全性及效率大大提升。

伴随科学技术的发展,术中CT复合手术系统的功能与效果不断提升,从二维成像到三维成像,从固定安装到移动方式,灵活多样的术中CT系统为精准快捷的微创外科提供了可能。使用中,手术患者卧于与CT扫描系统兼容匹配的碳纤维全自动多功能手术床上,需扫描时,CT扫描机架沿着患者纵向移动,便可完成图像采集;需使用导航系统时,可随时将CT扫描获得的影像数据资料传给导航系统,进行实时术中导航,通过CT扫描系统、导航系统、计算机管理控制系统及高清三维监视器,术者及手术间内的医护技工作人员，可以在任何照明条件下，随即阅读清晰的各种图像。根据即时精准的定位，调整并完成手术预定方案。术前手术方案、术中CT扫描、手术导航、计算机管理控制等现代诊疗技术在术中的综合应用，使手术更加安全、病变切除更彻底、手术操作更便捷、手术效果更可靠，并可最大限度地保护相关组织器官功能。

其技术特点：

①能选择性地呈现人体各部位横断面、冠状面、矢状面及任意斜面的图像。

②从横断面的各个角度连续观察，可消除二维影像的重叠效应。

③高分辨率及对比度，可有效显示软组织结构。

④术中专用的大孔径扫描窗设计，使安置患者扫描体位更加容易，并扩展了CT扫描范围，显示了更大的外围解剖结构。

⑤医疗影像专用高分辨广角平面液晶无闪烁监视器，即使在室内强光下也能提供非常清晰的图像。

⑥系统的计算机管理、存储与控制，丰富的高级临床应用软件等，集合优化了系统的功能，如可行全自动剂量管理，使用尽可能低的剂量获取最佳的诊断影像；如可操纵鼠标或键盘即刻调用所需图像，并可一屏多帧显示，从而辅助术者准确地确定肿瘤的边界或组织变异；辨识重要器官及组织如脊髓、神经根、重要血管等的位置，走向；确定人体解剖结构与内固定器材的关系，准确重建力线，从而达到精准地切除肿瘤组织、矫正异常组织结构、安全地保护重要组织器官功能、最大限度地保护或准确地重建组织功能的效果。

术中CT手术系统逐渐应用于骨科、神经外科、肝胆外科、普外科、耳鼻喉科、胸外科、疼痛科、口腔科等专科领域。

1. 系统结构组成

术中CT手术系统将CT扫描系统，影像导航系统，数字化洁净手术间，现代麻醉及监护系统，计算机管理及图像处理系统等融合一体，实现精准快捷开放或微创的手术效果。为了提高大型医疗设备的使用率，CT扫描系统可设置在两个手术间之间协调共用。术中CT手术系统可分为三个区域。

①手术间：是实施手术的空间。由标准化配置的洁净手术间及特殊设施构成。特殊设施包括：智能X线屏蔽滑动门及地轨，门内为CT扫描机架；悬挂式影像导航系统及触摸控制屏，可调控摄录像系统、摄像头角度、导航信息、内镜视频、室内照明等；与CT扫描系统兼容匹配的碳纤维全自动多功能手术床；大屏幕液晶监视器与壁挂监视器；与控制室之间设有辐射屏蔽观察窗。

②CT仓：内置CT扫描机架。用智能辐射屏蔽滑动门与手术间相隔，沿地轨滑动入手术间。无须术中扫描时，CT扫描机架退回CT仓，在此期间可酌情为另一手术间的患者进行术前或术中CT扫描，以提高设备的使用效率。

③控制室：进行设备操控，完成CT扫描、导航及图像处理等工作。由计算机集中控制系统、图像重建系统、导航原始数据重建与传输系统、影像存储与传输系统(PACS)系统、术中影像刻录系统、通信设备等组成。控制室设有辐射屏蔽观察窗及CT手术间专用监控系统，以便在扫描中观察手术间内的全景情况。

2. 基本操作步骤

术中CT复合手术系统属于大型辐射性医疗设备，其使用管理执行卫生部《大型医用设备配置与使用管理办法》《放射性同位素与射线装置安全和防护条例(第449号令)》《放射性同位素与射线装置安全和防护管理办法(环保部第18号令)》《中华人民共和国放射性污染防治法(6号令)》。操作者应参加卫生部组织的“大型医用设备工程技术人员上岗资质培训”，通过考核获得相应的资格证书，并定期参加复训及资质复审。在此类手术进行中，CT专业技术人员、手术医师、麻醉医师、手术护士各司其职，并密切合作，以实现手术顺利安全、高质高效的管理效果。

手术护士基本操作如下：

①检查手术床，根据不同手术部位，调整手术床头的朝向。

②根据手术种类及部位，检查并合理安放各种手术设备及器械。

③接患者入室，按常规行临术前准备，如手术安全核对、建立静脉通路、麻醉、摆放体位等，并特别注意保护患者肢体及受压部位皮肤，妥善固定患者。

④手术开始安装无菌无影灯柄、无菌导航专用灯柄、导航器械上的反射球等备用。

⑤行CT扫描前

a. 在无菌操作下，配合手术医生为CT扫描仪套上无菌套备用。特别注意：CT扫描机架上四个圆点前的无菌膜一定要铺平，套装完毕后更换无菌手套。术野周围遮盖双层无菌大单，以保护手术无菌区不被污染。

b. 扫描前再次检查患者及各管路是否妥善固定于安全状态，并将其他设备及器械车移至安全位置，充分暴露手术床两侧地面CT扫描机架的滑动地轨。

c. 在 CT 技师调整手术床及 CT 扫描机架确认可行扫描时，室内全体医务人员进入控制室，并关闭安全门。

⑥扫描期间，应密切观察患者生命体征及室内全景情况。

⑦扫描完成后，在无菌操作下将无菌台及各种设备归位，恢复手术进行状态。

⑧手术中，不应将冲洗水滴洒在 CT 扫描机架及地轨缝隙内，以免损坏轨道，影响设备滑动。

⑨手术结束后，各专业人员分别负责相关设备的术后整理；巡回护士做手术间全面检查整理，并锁好控制室及手术间门。如发现异常，应立即联系 CT 扫描仪专业技术人员或专项负责人。

3. 注意事项

①输液通路尽可能建立在下肢，必要时连接延长管，确保扫描时不受影响，并便于观察。

②注意患者的安全与舒适，特别是受压部位、眼睛、会阴部等。

③扫描前，巡回护士应全方位检查，移开手术床周围的所有设备及物品，使扫描顺畅无障碍。

④严格限制人员进入，无资质人员不得操作 CT 扫描系统。

⑤建筑设计应包括辐射屏蔽墙，醒目规范的辐射警示灯、安全标识及提示。应备有足够的个人辐射防护用具，如移动式防辐射屏、铅衣等。参与其间工作的医务人员应经过系统地辐射防护培训，并严格执行各项规章制度。

4. 辐射卫生防护制度

①认真学习相关的条例法规，严格执行《职业病防治法》《放射性同位素与射线装置安全和防护条例》《放射性同位素与射线装置安全和防护管理办法》《中华人民共和国放射性污染防治法》《电离辐射防护与辐射源安全基本标准》等相关条款，营造辐射安全文化。

②防护技术负责人必须经过专门培训并具有资质，每个月进行安全检查，填写“安全检查登记表”并按时上报。

③工作人员应认真履行义务与责任如下。

a. 遵守有关防护与安全规定、规则和程序。

b. 正确使用监测仪表和防护设备与衣具。

c. 注册者、许可证持有者及用人合作单位，应提供有关保护自己和他人的防护安全方面的经验与信息，包括健康监护和剂量评价等。

d. 不进行任何可能导致自己和他人违反本标准要求的活动。

e. 学习有关防护与安全知识，接受必要的防护与安全培训、指导，使自己能按标准的要求进行工作。

④严格执行操作规程，准确控制剂量。

⑤不得以任何理由与条件，放弃执行防护安全措施。

⑥女性工作人员怀孕后，应及时通知用人单位，必要时改善其工作条件或环境。

⑦审管部门或健康监护机构认定某一工作人员由于健康原因不再适于从事涉及职业照射的工作时，用人单位应为该工作人员调换合适的工作岗位。

⑧定期由专人对工作人员进行个人监测和评价，并行体检。按需要提供足够的防护衣具，并保持完好状态。

⑨在房间入口处设立辐射工作状态指示灯，醒目的警示标识和指示标牌。

⑩定期由专人对环境进行监测和评价，并行设备维护。

⑪建立职业照射记录，并保存 30 年。

（孙建荷）

三、术中磁共振手术系统

核磁共振成像也称磁共振成像。依据所释放的能量在物质内部不同结构环境中不同的衰减，通过外加梯度磁场检测所发射出的电磁波，即可得知构成这一物体原子核的位置和种类，据此绘制成物体内部的结构图像。随着电脑技术、电子电路技术、超导体技术的发展，磁共振成为一种重要的诊断工具。其所获得的图像非常清晰精细，可对人体各部位多角度、多平面成像，其分辨率高，能具体多维地显示人体内的解剖结构、各种组织及相邻关系，对异常及病灶能更好地定位、定性。术中磁共振对神经外科手术是非常重要的影像指导工具，它能使手术观察范围扩大到整个颅内，并具有监测组织代谢、温度等多方面特性，提高手术的准确性、安全性和预后。

1993 年，世界上第 1 台术中磁共振系统经 GE 公司和波士顿女子医院联合研发成功，此后又不断改进。术中磁共振系统的磁体设计基本上可分为开放式和封闭式；磁体种类可分为永磁和超导；磁场强度又可分为低场强系统和高场强系统。

1. 系统结构特点

(1)磁共振系统的结构组成

①磁共振扫描系统：由静磁场、梯度场、射频系统(射频发生器和射频接收器)组成。有均磁线圈协助达到磁场的高均匀度。

②计算机图像重建系统:来自射频接收器的信号经 A/D 转化器,模拟信号被转换成数学信号,根据与观察层面各体素的对应关系,经计算机处理,得出层面图像数据,再经 D/A 转化器发至图像显示器上,用不同的灰度等级显示出欲观察层面的图像。

(2)术中磁共振复合手术系统的结构组成

①手术间:是实施手术的空间。由标准化配置的洁净手术间及特殊设施构成:智能磁场屏蔽滑动门,门内为诊断室-磁共振扫描仪;磁体滑动天轨及两级场强地标;触摸控制屏,可调控摄录像系统、摄像头角度、导航信息、内镜视频、室内照明等;悬挂触摸式导航系统;液晶监视器与壁挂监视器;全景摄像头;与磁共振扫描系统兼容匹配的多功能手术床;洁净手术间总控面板,可调控灯光照明系统、扩音器、无线麦克风、播放器、数字化通信设施等;综合信息系统-护士工作站;与控制室之间设有磁场屏蔽观察窗。

②诊断室:内置高场强磁共振扫描系统,用智能滑动门与手术间相隔。无须术中扫描时,磁体退回诊断室,在此期间可完成为其他患者术前或术后的全身各部位磁共振诊断扫描,以提高设备使用效率。

③控制室:由摄录像主机及计算机图像重建系统、集中控制系统及触摸控制屏、数个监视器、通信设备等组成。进行设备控制操作,完成磁共振扫描及图像处理等工作。设有磁场屏蔽观察窗,以便在扫描中观察手术间内,或诊断室内的全景情况。

(3)选择与磁共振兼容匹配的设备及器械 术中磁共振扫描时,所用设备及器械采用抗磁性材料(如神经外科头架、麻醉机、监护仪等),避免使用顺磁性的材料,这是因为顺磁性的器械进入至靶点附近时可产生较强的伪影。所以,设备使用前要常规检测排查。

(4)术中磁共振复合手术系统的功能特点

①技术的先进性:开放式的磁体设计,外科医生有足够的操作空间,无须反复移动患者;术中磁共振提供的影像学信息超越了人眼直视的范围,根据手术所需可行任意平面扫描,以最清楚的方式显示手术情况,并可实时提供三维空间图像,利于术中观察、判断及精确定位;磁共振的影像比 CT 的影像更加敏感地分辨正常组织与病变组织,局部解剖结构的位移可得到实时监测,利于彻底切除病变组织,防止损伤正常组织,最大限度地保护病变区域的正常生理功能;磁共振本身具有对组织温度变化的可探查性,可用于热疗手术的监测;没有 CT 或造影带来的 X 线照射。

②技术的局限性:价格昂贵,一般医院和患者难以接受;对手术中所使用的仪器设备有特殊的要求,限制了其应用范围,开展手术的种类尚有限;须建立特殊磁场屏蔽的手术室,对周围环境有要求。

2. 手术护理的特殊性

术中磁共振手术系统属于大型医疗设备,其使用管理执行卫生部《大型医用设备配置与使用管理办法》。设备操作者应参加卫生部组织的"大型医用设备工程技术人员上岗资质培训",通过考核获得相应的资格证书,并定期参加复训及资质复审。在此类手术中,手术团队人员(磁共振专业技术人员、手术医师、麻醉医师、手术护士)应各司其职、密切合作,实现手术顺利安全、高质高效。

手术护理要点如下:

(1)术前护理

①术前一天访视患者,重点了解患者的全身情况,依据"术中磁共振安全筛查表"逐项问询核实,并向患者讲解术中磁共振手术间的环境及其特殊性,使其放心地配合手术;

②手术当天认真查对患者基本资料、术前准备情况,再次依据"术中磁共振安全筛查表"逐项问询核实,确保没有违禁物品带入手术间,并如实记录签名。

(2)术中护理

①协助患者移至手术床,在上肢与躯干之间及两腿之间加保护衬垫,起隔热防护的作用,并用约束带妥善固定,以保证安全。

②建立静脉通路,协助麻醉医师实施麻醉。

③保护患者的眼睛及耳道:双眼结膜囊内涂眼药膏;双耳道填塞棉球,手术结束及时清理清除。

④准确清点器械及物品,并记录。

⑤协助手术医师安置体位及头架、安装线圈,应确保连接准确、固定牢靠。

⑥按神经外科手术护理常规,做好术中护理配合。

⑦扫描前,器械护士与巡回护士共同准确清点器械及物品,撤离高频电刀、双极电凝器、吸引器等器械设备;撤离所有顺磁性物品至 5 高斯线外。

⑧安全检查:按从上至下顺序全面检查。检查患者四肢是否妥善包裹;将各种仪器导线管路固定,将线圈固定在手术床左缘;撤去高频电刀负极板;撤离手术床周围所有物品;用无菌单妥善保护手术无菌区域及手术患者,并妥善固定;撤离吊塔及设备、导航仪等;撤离地面顺磁性物品,包括坐凳、各种仪器等,确保手术床四周及地面没有遗留物品。

⑨与磁共振技师共同按"术中磁共振安全检查表"逐项确认无误后,在安全检查表及护理记录单上共同签字。

⑩切断手术间交流电照明;所有医务人员均进入

控制室后，协助关闭安全门。

⑪进行磁共振扫描。

⑫扫描结束后，归位各种仪器设备；重新连接吸引器及各种设备导线；重新妥善粘贴高频电刀负极板等。

(3)术后护理　按照手术后护理常规，同时做到：

①指导和检查保洁员工作，保证质量达标。专人负责术中磁共振手术系统的清洁、整理工作；保洁人员必须经过专门培训，并考核合格；保洁人员必须在责任护士的督导下方可进入磁共振复合手术系统各区域工作；保洁过程中，必须确认磁体已关闭，保持各种仪器设备及物品的位置不变；工作中发现异常，应及时报告责任护士；保洁完成后，经责任护士检查，达标后撤离。

②检查磁共振手术间的各种仪器设备，并记录。

③关闭照明系统。

④关闭手术间安全门，并加锁。

3. 注意事项

①接受术中磁共振手术的患者，体内不可有金属置入物，如人工关节、起搏器、义齿等。

②术中磁共振手术系统的日常维护及管理应设专人负责。责任护士负责开关手术间安全门、各类设备，负责物品维护及补充；磁共振技术人员负责磁共振设备操作以及日常维护、定期检查、记录及资料收集，非专业人员严禁操作和使用设备。

③参加手术的人员必须经过专项培训，认真学习操作手册，熟练掌握此手术间内的各种仪器，严格遵守操作规程及管理制度。

④严禁携带金属物品的人员和设备进入磁共振复合手术系统所属区域，包括发卡、钥匙、助听器、打火机、皮带、义齿、手表、硬币、小刀、项链、耳环、手机、呼机、磁卡、带钢圈的胸罩、体内有金属置入物、注射泵等，以及浓妆、起搏器置入和心脏搭桥者。

⑤未经批准，严禁任何人进入术中磁共振复合手术系统各区域。

⑥术中磁共振手术间仪器设备严格定位放置，顺磁性物品放置在5高斯线以外。移动使用后应立即归位，并将脚轮制动。未经允许不得带入其他设备。

⑦发生紧急情况时，先将磁体撤离患者，各级人员即刻实施应急预案。

⑧建筑设计应遵循《洁净手术部(室)建筑设计规范》《磁共振检查室建筑设计规范》，须设磁场屏蔽墙，醒目规范的警示灯、安全标识及提示，包括在每一设备上均有磁共振兼容标识或不兼容标识。

(徐淑娟　孙建荷)

四、Hybrid复合手术系统

Hybrid复合手术系统是血管造影技术、介入治疗技术、外科手术技术多种现代医学科学技术多学科融合的产物。1996年英国学者Angelini首次提出Hybrid手术的概念，当时指分期冠状动脉支架置入和旁路移植手术，用于治疗冠心病。经过10多年的发展，Hybrid复合手术系统不断扩展到先心病、主动脉疾病、瓣膜疾病、心律失常的治疗，以及神经外科、脊柱外科等治疗领域。

大型医疗设备血管造影机(DSA)及其附属部件嵌入现代化洁净手术室组成了Hybrid复合手术系统，又称一站式复合手术间(one-stop hybrid operating room)。在此对患者实施心脏及其他器官的影像学检查，诊断，介入治疗，手术治疗。使医生无须在手术室和介入导管室之间多次转移患者，从而避免患者的多次麻醉和转运中所可能带来的风险。伴随科学技术的发展，在Hybrid复合手术系统设计中悬吊式DSA血管造影系统逐渐成为国际主流，克服了落地式血管造影系统的局限性，更便于满足不同学科、不同部位手术的需求。

现代信息化数字化技术用于Hybrid复合手术系统，可以实时采集、储存、处理各种医学影像图像及数据，其传输系统可实现手术实况远程转播、远程会诊。因此，Hybrid复合手术系统是介入检查、诊断、治疗与抢救的专业技术场所，又是现代外科手术技术信息化交流平台与教学平台。

1. 结构特点

Hybrid复合手术系统兼备现代介入导管室与现代洁净手术室的功能与特点，其结构、功能、布局、流程及管理均具有鲜明的专业化特点，是一个大型综合医疗设备系统。

(1)Hybrid复合手术系统的结构特点

①手术间：是实施手术的空间。由标准化配置的洁净手术间及特殊设施构成：a. 血管造影机及高压注射器系统；b. 与血管造影机兼容匹配的全碳纤维多功能手术床；c. 血管超声仪、ACT仪(全血激活凝血时间测定仪)、多导联心电监护仪、除颤器；d. 多屏液晶监视器与壁挂监视器；e. 影音控制系统与数字化通信设施；f. 麻醉机、麻醉注射泵、监护仪、血氧饱和度仪、自体血回收机；g. 高频电刀；h. 综合信息系统-护士工作站、PACS系统等；i. 足够的辐射安全防护用品；j. 与控制室之间设有宽阔的辐射屏蔽观察窗。如开展心脏手术，还须配备相应的心外手术设

备，如电动胸骨锯、手术头灯、体外循环机、制冰碎冰机、循环水变温毯、连续心排量仪、APTT 仪（活化部分凝血酶时间测定仪）、彩色多普勒超声诊断仪、主动脉内球囊反搏仪等以及便捷式血气分析仪、胶体渗透压测定仪等。

②控制室与机房：控制室是进行设备操控及图像处理等工作的场所，也是造影扫描时，医务人员辐射屏蔽安全室。手术间与控制室之间设有宽阔的辐射屏蔽观察窗，窗前的操作台上数个监视器分别显示各种设备的影像界面，其操控端口设置在操作台面上，控制室与手术间内的视听交流直观便捷。各种设备的主机安置在机房中与控制室相邻。

③手术耗材库房：存储手术耗材，使用及出入库便捷。具备三个特点，一是现代的仓储设备，柜式、滚动式、悬挂式、密码锁等可供选用；二是科学的设计，空间、位置、码放方式等应论证推敲；三是现代信息化管理软件的开发利用，如条形码、芯片等。

（2）Hybrid 复合手术系统的结构设计原则

①科学论证规划：科学论证决定了 Hybrid 复合手术系统配置的科学性、可行性、运行质量及效率。项目论证由相关部门领导统领医学工程科、采购部门、手术科室、手术室、各设备厂家技术人员等共同参与，确保建成后实现各专业所需各种功能、工作流程的便捷与安全，也是辐射安全防护、医院感染防控等相关法规的基本要求。

②标准设计建造：Hybrid 复合手术系统通常需要较大的空间。其平面布局及建筑设计应遵循《GB 50333—2013 医院洁净手术部建筑技术规范》、《GB 8279—2001 介入导管室规范》《医用诊断 X 线卫生防护标准》、《放射性同位素与射线装置安全和防护条例（第 449 号令）》《放射性同位素与射线装置安全和防护管理办法（环保部第 18 号令）》《中华人民共和国放射性污染防治法（6 号令）》等，不是简单的叠加。

③功能匹配契合：Hybrid 复合手术系统各子系统的相互匹配及科学设计是实现其功效的关键。设计中应考虑各种设备的功能结构，安装和使用条件，多种图像信息综合利用的需求及条件，手术间的洁净级别，各组件之间的相互匹配及作用，辐射防护设施，库房及物流模式，以及这种特殊手术系统的专业管理制度等。具体包括洁净度级别，图像质量，机架特性（灵活性、活动范围、占用空间），多功能手术床及无影灯性能，匹配的高值耗材库房，以及根据不同类别手术所需的其他各种仪器设备的位置、可活动范围及路径。为操作便捷并节省空间，可利用悬挂式吊塔，并将各种接口（电、气、负压、信息等）的负荷、数量及位置进行细致的论证设计。

2. 管理特点

①大型医疗设备管理：Hybrid 复合手术系统的使用管理执行卫生部《大型医用设备配置与使用管理办法》，应由有资质的专业技术人员专人管理，并定期参加培训，取得相应资质。按现代介入导管室与现代洁净手术室管理标准定期维护设备处于良好状态。位于综合手术部内的 Hybrid 复合手术系统可实施密码锁管理。

②辐射安全防护管理：辐射安全防护的设计实施与监控，按《医用诊断 X 线卫生防护标准》实施，应包括流程设计，警示标示设计，辐射屏蔽墙，全套、足够、完好的辐射防护用具，并由相关管理部门定期督查。

③术中急救技术管理：Hybrid 复合手术涉及的疾病范围及治疗过程，决定了术中可能随即改变术式、出现大出血抢救等。因此，必须制订详尽的“应急与抢救管理制度与流程”以应对术中可能出现的各种情况，确保 Hybrid 复合手术的质量及效果。

④高值耗材物流管理：高值耗材库及其物流管理是 Hybrid 复合手术系统必备的附属设施及管理，应尽可能采用先进的现代化仓储设备及技术，确保较大的库存空间、便捷的拿取设计、悬挂式自动化设施等。

⑤医院感染控制管理：Hybrid 复合手术的医院感染控制管理具有三个特点，一是无论是否实施开放手术，都应按开放手术环境标准实施日常管理，确保开放手术随时进行；二是遵循急救手术中的感染控制原则，特别应加强人员与人流控制管理；三是严格执行一次性无菌物品使用与管理规范。

3. 手术护理要点

Hybrid 复合手术设备结构复杂，术中患者病情多变，随时可能进入抢救状态。因此，工作护士应具有较高年资，经过专门培训，并具有较强的综合技能。

（1）术前护理特点

①术前访视：询问患者体内是否存在金属置入物、是否做过介入检查或治疗、是否有药物过敏史、是否对造影剂过敏、是否已接受术者关于 Hybrid 复合手术注意事项的告知。

②术前准备：除血管外科、心脏外科相应的择期手术器械及物品准备常规外，按医嘱准备介入专用器材，如特殊的导管、导丝、球囊、支架等。

③应急预案：应急预案包括导管脱出或堵塞处置、大出血抢救、心搏骤停抢救、特殊感染手术等预案。

④基本流程：手术安全核对，建立颈外静脉通路；与术者沟通避开置管穿刺部位，建立第 2 个静脉通

路；配合麻醉；协助安置患者所需手术相应的体位。

(2)术中护理特点　①密切观察生命体征，发现异常立即通报，并遵医嘱及时处理；②行造影或支架置入时，撤离造影区域范围内器械及物品，并清点数目；③各种无菌耗材拆封前，严格与术者二人核对品名、规格型号及有效期，准确无误后开封启用；④各种导管应保持顺直，用肝素盐水(1∶5000)冲洗后备用；⑤导丝应盘好压在治疗巾中，以防弹开，造成污染；⑥须手术时，按开放手术的要求迅速展开手术并配合；⑦督导参加手术人员严格落实辐射安全防护措施；⑧放射技师负责对手术医生做放射诊断治疗方面的详细说明，提示术者遵守放射诊断治疗原则，避免不必要的重复曝光，指导其合理使用射线。

(3)术后护理特点　①与病房护士详细交接并记录；②高值耗材及时计价、及时补充；③手术影像资料及时存储；④手术间各种设备仪器检查、归位、关机，并记录使用情况；⑤完成相关登记与统计。

4. 辐射卫生防护制度

内容同本节“术中CT手术系统辐射卫生防护制度”。

五、一体化手术间

伴随科学技术和外科手术技术的快速发展，越来越多的高科技医疗设备进入到手术中来。一体化手术间是根据统合资源一体化战略管理理论，利用计算机技术、信息技术、通信技术等现代科学技术，将手术间内相关手术设备科学统合为一体集中控制，实现三大功能，即一是集中控制功能，达到最便捷、最人性化的操纵效果；二是数据存储与管理功能，对手术过程以数字化形式实时完整记录与管理；三是信息交换功能，利用网络多媒体通信技术实现手术间与外部环境的信息交换，实时转播，远程会诊等。充分体现了高性能、数字化、智能化、节能化及洁净化等的现代化科学理念，提高医院的医教研质量与效率，达到医疗资源利用最大化，是外科手术一体化的优质平台。

1. 结构特点

(1)集中控制系统　设计并开放相关手术设备及资源管理设备数据端口，通过集中控制系统与手术间内(或系统内)的各种相关手术设备及设施建立网络连接。由主控屏、悬挂式触摸屏及护士工作站组成其控制端口。如将多功能手术床、无影灯、数字式电子内镜系统、高频电刀或电外科工作站、多功能医用吊塔、麻醉机及各种监测设备与记录系统等集成一体，在手术间内多处可以即时控制调节，已达到最快的反应、最高的效率。集成哪些设备为一体，取决于该手术间的预期功能及初期总体设计思路。

(2)数据存档与管理系统　将手术相关的各种信息资料以高质量的格式存储在DVD、CD、计算机硬盘或者医院的服务器上，供随时选用及处理。该系统利用计算机技术，通过HIS、RIS、LIS、PACS等系统可实时提取患者的各种影像和数据资料，如X线、CT、磁共振、超声波、病理图像以及检验科等实验室数据；可集中大屏幕显示、双屏显示及一屏多帧显示。必要时可设置切入、调用选择项，权限。

(3)术中远程医疗和教学通信系统　通过多种摄像及录音端口，将视音频数据存储及处理，即将手术过程关键信息采集、输送和归档存储，集中大屏幕或分屏幕显示各种实时图像，或用于教学及远程医疗服务。采集信息可来自各信息系统，也可选择来自手术间的全景摄像头，无影灯上的内置及外置摄像头，内镜上的摄像头等，全方位影像为医教研提供全面、全程、多角度的数据资料。患者资源管理、远程会诊、教学演示，可在术中同步显示在各种显示器上，并通过网络在几秒内就可以把手术间与整个医疗系统、大学，甚至医学权威机构进行链接，实现数据传输、临床诊断与治疗、影像会议、教学与学术交流。

(4)标准化洁净手术间　是实施手术的空间，也是以上三个子系统的载体。

2. 护理要点

(1)管理制度

①手术间定人管理，由专科护士负责专项培训与管理工作。

②凡参与操作的人员必须完成专项工作系统的岗前培训，熟练掌握操作规程，了解仪器系统性能等相关知识。未经培训的人员，禁止操作系统。

③严格执行操作规程，出现故障应报专业维修人员进行检查及故障排除。

④实施标准化设备管理模式，即每天有专人对设备进行检查；每周有公司技术人员进行日常维护；每季度有医院医学工程科专业维修人员检测和维护。每次检查维护情况，应认真、详细记录，并填写“医疗设备使用维修管理记录册”。

⑤注意手术信息资料的保存与保密，必要时设定密码保护。

(2)手术配合基本流程

①术前：依次打开护士工作站、主控屏、各个监视器及周边触摸屏；从护士工作站打开集中控制系统和数据存档与管理系统，输入患者信息；连接开启并试

用各种医用设备、气腹机、光源与摄像机等。

②术中：巡回护士在最近的控制屏位置，根据手术需要或医嘱要求及时调控各种医疗设备、录制或存储患者手术信息等，瞬间满足手术需求。

③术后：通过护士工作站关闭集中控制系统和数据存档与管理系统；通过控制器关闭一体化手术间整体设备；检查系统并完成设备使用记录。

(3)系统操作流程

①开机流程：a. 开启位于吊臂上的设备：19 寸标清显示器、19 寸触摸控制屏、23 寸高清显示器；b. 开启吊塔上层的设备：光源、摄像主机、气腹机；c. 开启吊塔下层的设备：集中控制系统、数据存档与管理系统；d. 开启信息系统护士工作站：信息传输触摸控制屏、集中控制系统和数据存档与管理系统显示器。

②使用说明

a. 集中控制系统：点击"OK"后进入系统；点击需要控制的设备；可控设备包括摄像主机、光源、气腹机、高频电刀、手术床等(种类与初期设计有关)；在触摸屏上选择功能键操作设备(直观的按钮设计)。

b. 数据存档与管理系统：在集中控制系统中点击"数据管理"进入数据存档与管理系统；输入手术相关信息；双击空白处出现键盘，输入信息；连接 PACS 服务器；根据需要选择"数据管理"/"集中控制"系统切换、编辑图像及录像、画面冻结、术中拍照、术中录像、术中录音等；退出系统。

c. 信息传输触摸控制屏：在屏幕左侧点击选择输入源，可选择全景、腔镜、术野、墙插、DVD、远程医疗、多媒体处理器；在屏幕右侧点击选择输出目的地，可选择 19 寸监视器、23 寸监视器、等离子、控制室、远程医疗。

③关机流程：a. 从护士工作站关闭设备电源，包括信息传输触摸控制屏、集中控制系统和数据管理系统的显示器。b. 关闭吊塔下层的设备电源，包括集中控制系统、数据管理系统。c. 关闭吊塔上层的设备电源，包括光源、摄像主机、气腹机。d. 关闭吊臂上的设备电源，包括 19 寸标清显示器、19 寸触摸控制屏、23 寸高清显示器。

(孙建荷)

第四节 手术敷料的管理

手术敷料包括织物类、棉纱类敷料两大类，通常都由厂家直接制作成品，经过高温蒸汽灭菌、低温蒸汽灭菌或Co-60辐射灭菌后直接供应，使用非常方便。

一、手术敷料管理制度

1. 织物类手术敷料

织物是指纱线或纤维纺织、编织和(或)其他制造方式制成的布。手术布类敷料最常见的有手术铺单、手术衣、洗手衣裤、各种包布等。

①手术敷料的选材必须符合《中华人民共和国医药行业标准 YY/T 0506 医疗机构消毒技术规范(2012)》的管理要求，使用的包装材料必须符合 ISO 11607 包装材料管理要求，确保手术敷料使用安全。

②织物类手术单和手术衣宜选择透气性、柔软性、悬垂性和水蒸气穿透性较好的织物制作，有效阻止感染源向患者手术创面传播、血液或体液透过手术衣将感染源向手术人员传播的风险，做到双向保护。

③织物类手术单和手术衣宜采用洗涤、折叠、包装、送消一体化集中供应的服务模式，有效减少手术敷料往返科室的运输次数，降低手术敷料折叠(尤其是洁净手术室)产生的飞絮与尘埃，有效控制和提高手术室洁净的环境。

④新制作的手术敷料宜洗涤一次再使用，敷料包过期以及打开后未使用的手术敷料亦须洗涤后重新打包使用。无菌储藏室应通风、干燥、保持整洁，每天做平面清洁及空气消毒或安装净化设备。有专人负责检查、清点、补充。

⑤污衣送洗之前，应检查有无夹杂手术器械或锐器；黏附于敷料上的手术薄膜、清洁片、化学消毒试纸等必须清除干净，以免损坏洗衣机和影响洗涤效果。折叠手术单时应清除黏附的毛发、线头、纸屑等一切杂物，发现布单稀薄、残缺或有破损者，必须立即更换，不可继续使用。

2. 棉纱类手术敷料

棉纱类手术敷料是指手术台上使用的棉纱类小敷料(如纱垫、纱球、纱布、纱条、棉片、KD 粒等)，品种繁多、使用量大，为一次性使用的物品。

①一次性使用医疗用品应由医院统一购置，使用科室不得自行购入。

②建立登记账册，专人管理，定期清点、检查，及时补充，确保供应的数量和质量。

③灭菌与未灭菌的物品应有明确标志、分室放置，严禁混淆堆放。

④凡直接用于切口的物品一律经灭菌处理后方可使用，每种物品独立包装，标明型号、名称和有效期。

⑤备用灭菌敷料的基数应充足，最好采用纸塑包装材料单包灭菌，每包5块、10块、20块不等，以方便手术取用和术中物品清点。

⑥感染控制科应定期对灭菌敷料进行卫生学检测，1次/月。

3. 一次性无菌医疗用品

一次性无菌医疗用品包括高质易耗品和低质易耗品两大类。常用高质耗材如吻合器、深静脉导管、超声刀头等；低质耗材如一次性手术衣/铺巾、电刀笔、负极板、缝针缝线、刀片、缝合钉、引流物/导管、手术薄膜、手套、注射用品、口罩、帽子等。

①一次性使用无菌医疗用品必须由医院统一购置，使用科室不得自行购入或试用。

②建立登记账册，按计划请领，登记产品名称、数量、规格、单价、灭菌日期、失效期等，合理计划用量，先领先用，避免堆积。

③一次性使用无菌医疗用品应按无菌物品保存，与非无菌物品严格分开，存放于阴凉干燥、通风良好的物架上，距地面≥20cm、距墙壁≥5cm、距天花板≥50cm。

④一次性无菌物品应拆除外包装后才能进入限制区内存放，保持包装完好、干净，定期检查。术中使用前应检查小包装有无破损、失效、霉变，物品外观有无不洁净，否则应及时撤除禁止使用或重复灭菌使用。使用中若发现有质量问题、热原反应、感染或其他异常情况，应立即停止使用，并及时报告医院感染管理科和采购部门处理。

⑤一次性用品使用后，必须按医疗垃圾分类、毁形等无害化处理，严禁重复使用和回流市场。

⑥医院采购一次性使用无菌医疗用品，必须从取得省级以上药品监督管理部门颁发的《医疗器械生产企业许可证》《工业产品生产许可证》《医疗产品注册证》和卫生行政部门颁发的卫生许可批件的生产企业购进合格产品；进口的一次性导管等无菌医疗用品应具有国务院药品监督管理部门颁发的《医疗器械产品注册证》；其他一次性使用无菌医疗用品应具有卫生许可证和合格证。采购部门应对所有采购物品进行质量验证，确保产品使用安全。

二、手术敷料种类及用途

1. 纱布、棉花类

棉纱类敷料种类及用途见表6-4-1。

表6-4-1　棉纱类敷料种类及用途

名　　称	规　格　及　用　途
大纱垫	40cm×40cm，有4层、2层两种。一角有一条约10cm布带并有5cm×1cm硫酸钡片可显影。用于胸、腹部等大手术保护切口、深部拭血及保护术中显露的内脏，防止损伤和干燥，利于充分显露手术野
小纱垫	35cm×8cm，有4层、2层两种。一角有一条约15cm布带并有5cm×1cm硫酸钡片可显影。用于体外循环手术保护切口及拭血
纱布	40cm×38cm、30cm×20cm，各10块一包，便于点数。用于各种手术拭血
长纱布条	40cm×4cm，折成四折、卷成团。用于前列腺窝、上颌窦、鼻腔、腭裂手术填塞止血
纱球	用小纱布折成7cm×7cm，用海绵钳夹持消毒皮肤、术中拭血及分离组织
小纱布条（纱布小鱼）	5cm×5cm，用于耳部手术止血
纱布剥离子（KD粒、“花生米”）	2.5cm的等边三角形，三个角向内折成球形，直径约0.6cm，有一定硬度。将KD粒夹持，用盐水浸湿后做钝性组织剥离
纱布球（扁桃体纱球）	15cm×15cm，纱布对角折叠，将毛边折在内，卷成2.5cm×1.5cm圆柱形纱球，有一定硬度。用于扁桃体手术止血
上颌窦纱球	50cm长的绷带1条、棉球数个或纱布碎块放在中间卷成较硬的椭圆形。用于上颌窦术后压迫止血
普通绷带	600cm×8cm、600cm×4.8cm，用于四肢、胸部手术切口包扎，手术体位固定
弹性绷带	100cm×10cm、100cm×2.5cm，用于四肢、胸部手术切口加压包扎，指端包扎

续表

名 称	规 格 及 用 途
棉球("枣子")	直径约 1cm、3cm,用于消毒皮肤、黏膜,洗涤伤口及眼科手术拭血
带线棉球	直径 3cm,用于扁桃体术后压迫止血
五官科棉片	6cm×1.8cm,用于鼻腔黏膜麻醉,鼻腔、耳手术止血、拭血
脑棉片	6cm×2.5cm,一端缝黑线,长 10cm(以防遗留切口内)。用于脑科、脊柱手术拭血,吸引时保护脑组织及脊髓
脑科显微棉片	2cm×1cm,一端缝有 1 条黑线,用于脑科显微手术拭血及吸引时保护脑组织
棉垫	25cm×15cm,中间夹 1~2cm 厚的原棉,用于胸、腹部、四肢等大手术的切口外层敷料
眼垫	7cm×5cm,中间夹棉片。用于眼部手术外层敷料
耳垫	15cm×15cm,用于乳突术后切口覆盖
脐带纱布	10cm×10cm,用于婴儿出生后脐带残端的包扎
尼龙网眼纱	8cm×5cm、12cm×9cm(可用尼龙蚊帐剪裁),用于阴茎、龟头术后局部包绕,并缝扎固定 1 针以压迫止血、减轻水肿
凡士林纱布(条)	30cm×5cm,纱条用于填塞鼻腔出血;纱布可根据需要做成不同大小,用于浅部脓肿引流、填塞止血,植皮手术创面的覆盖等
碘仿纱条	100cm×12cm、60cm×6cm、30cm×2cm,3 种规格,用于耳、鼻窦、腭裂修补,人工肛门及深部腔内填塞

注:凡进入体腔或深部组织,一律使用有带纱条或纱垫,最好是内层一角缝制可透 X 线的钡丝或金属环、条等,以便物品清点不对数时,可通过 X 线透视查找。

2. 各种引流物及引流导管类

引流物(管)种类及其用途见表 6-4-2。

表 6-4-2 各类引流物(管)的种类及用途

名 称	规 格 及 其 用 途
烟卷引流条	20cm×15cm,将纱布卷成较松的烟卷样外层用手套胶皮包裹(现有成品)。用于胆囊、肾及腹腔深部手术的引流
橡皮片引流条	12cm×1.5cm,用医用手套(质地较好、有一定张力)剪裁。用于甲状腺、腮腺、乳腺肿物及浅部切口的引流
T 型管	16F、18F、20F、22F、24F、26F,6 种型号(现有成品),短端的一头置入左、右肝管处,另一端置入胆总管处。用于胆道手术引流
蕈状导尿管	12F、14F、16F、18F、20F、22F、24F、26F,8 种型号(有成品),用于膀胱造口,也可以用 18F 双腔气囊导尿管代替或用粗乳胶管自制
橡胶导尿管	8F、10F、12F、14F、16F,用于膀胱尿引流,骨科、脑科手术切口引流(头端开 2~3 个侧孔),8F 也用于组织的牵引
气囊导尿管	8F 有单腔,6F、8F、10F、12F、14F、16F、18F 为双腔,18F、20F、22F、24F 有双腔和三腔两种,用于膀胱造口、导尿及前列腺术后压迫止血
胶管引流条	内径 0.6cm、0.5cm、0.4cm 3 种,长约 40cm,一端剪 2~3 个侧孔。用于体腔各种手术引流
双套管	细管内径 0.4~0.6cm、粗管内径 0.8~1.0cm,头端有多个小侧孔(有成品)。用于胃、肠、胆、胰瘘引流,腹腔脓肿术后冲洗、局部用药
胸腔引流管	内径 0.6~1.0cm,长 50cm,用于胸腔、心包腔和纵隔引流
胃管	10F、12F、14F、16F、18F、20F,6 种,用于鼻饲、洗胃及胃引流
肛管	16F、18F,用于胸腔引流、灌肠及肛管排气
输尿管内支架引流管(俗称"猪尾巴"管或双"J"管)	5F、6F、7F 3 种,硅胶制品,用于支撑输尿管、引流尿液。术后 3 个月,经膀胱镜下取出

续表

名 称	规 格 及 其 用 途
输尿管导管	3F、4F、5F、6F,塑料制品,用于肾盂逆行造影、探查输尿管梗阻及暂时性尿引流
脑室腹腔引流管	有成年人,小儿的高、中、低压管3种。用于脑室引流
心导管	5F、6F、7F、8F 4种,用于心导管检查及血管造影
吸痰管	6F、8F、10F、12F,4种,用于全身麻醉患者吸痰
吸引管	内径1cm,长约2.5m(有成品),两端连接吸引器头和吸引瓶,用于术中吸引
测压管	15F、16F、17F、18F、19F、20F、21F,用于心血管手术和肝手术时对各种压力的测定

注:以上物品均用环氧乙烷灭菌,独立包装,无条件的医院也可用煮沸、高压和浸泡的方法消毒、灭菌。

3. 医用手套

(1)规格　6号、6.5号、7号、7.5号、8号,5种。

(2)功用　遮盖参加手术人员双手,阻隔细菌,自我防护。

(3)包装　双面打上滑石粉,手套口反折6.6cm(2寸),左右配对装入手套袋,高压灭菌或环氧乙烷灭菌。

4. 织物类敷料

手术布单是铺盖手术野四周皮肤的屏障材料,目的是杜绝或减少感染源向患者手术创面传播,防止术后创面感染。传统的手术布类是以未经漂白的纯棉布缝制而成,优点是布质细柔、舒适,价格便宜,可耐受反复多次的洗涤和灭菌处理;缺点是防湿性差,易被血、水浸透而达不到阻隔细菌及自我防护的目的。2005年《中华人民共和国医药管行业标准YY/T 0506.3—2009》对织物类性能与质量有明确要求,总体是创造性、悬垂性、固定性要好,防微生物穿透能力强,胀破、抗伸强度好。

一次性手术衣及手术布巾采用无纺布制作,具有一层结构紧密、能有效阻隔细菌渗透的天然木浆层,轻便、防湿、透气、无尘,可对手术患者和手术人员进行双向保护,但服帖性不如织物单。

各医院常用手术布类的种类和规格基本上相同,但长度和宽度不统一,叫法也不一样,以下是常用的手术布类种类及规格:

(1)手术衣

①规格:身长(小、大)130cm、140cm,腰身60cm、70cm,袖长70cm、80cm,袖口有松紧,胸前襟为双层,后叶加宽,左叶加宽10cm,右叶上部加宽10cm,腰部加宽20cm,两叶交叉重叠10cm,使右叶包绕整个后背,不必加穿背套。左叶腰带与右腋内侧面腰带打结,右叶腰带与左腋下外侧面腰带打结,后衣领双排系带。

②功用:遮盖参加手术人员的身体和手臂,阻隔细菌。

③折法:手术衣平铺于桌面,后两叶反向前折,衣袖包在其中,右叶腰带与左外侧腰带打活结,对折,再对折,将衣长两端对折,再对折。

(2)洗手衣、洗手裤

①规格(大、中、小)

a. 洗手衣:身长75cm、70cm、65cm,腰身65cm、60cm、55cm,圆领或V领,内、外面有口袋可双面穿。

b. 洗手裤:裤长120cm、110cm、100cm,腰围115cm、110cm、105cm,裤脚25cm、23cm、23cm,内外面均有口袋可双面穿。

② 功用:进入手术室的工作人员使用。

(3)参观衣

①规格:身长135cm,腰身70cm,袖长70cm,后背开口有3对系带。

②功用:进入手术室参观的人员使用,同时加穿洗手裤。

(4)治疗巾

①规格:100cm×50cm。

②功用:手术切口周围消毒后的皮肤遮盖。

③折法:两边做扇形折叠,两端对折后再对折。

(5)大单

①规格:250cm×150cm,单层。

②功用:用于遮盖手术野。

③折法:两边做扇形折叠后反向对折,两端向中部扇形折叠至中线,再对折。

(6)剖腹单(为直孔巾)

①规格:330cm×210cm,距上端150cm正中处开一30cm×8cm的孔,孔上端做标记、两边约10cm处各缝一20cm×25cm的口袋;距周边30cm处为单层,其余均为双层。

②功用:遮盖患者切口以外的所有部位,用于腹部、腰背部、髋部手术,口袋可插放电刀、吸引器头及器械。

③折法:以孔口为中心呈扇形折叠,先两端,后左右,对折后再对折。

(7)剖胸单(为斜孔巾,分左、右斜孔)

①规格:330cm×210cm,距上端120cm处横开

一 30cm×10cm 斜行孔,孔上端做标记、两边约 10cm 处各缝一 20cm×25cm 的口袋;距周边 30cm 处为单层,其余均为双层。

②功用:用于胸部、腰部(侧卧位)及乳腺手术。

③折法:同“剖腹单”。

(8)体外循环单(为“T”形孔巾)

①规格:360cm × 210cm,“T”形,上段加双翼 80cm×100cm,距上端 120cm 正中处开一 30cm×14cm 椭圆形孔、两边约 10cm 处各缝一 20cm× 25cm 的口袋;孔下端 20cm 处开两个直径 10cm 小孔,相隔 10cm,孔上加盖,备股动静脉插管用;距周边 30cm 处为单层,其余均为双层。

②功用:常用于体外循环手术,折法同“剖胸单”。

(9)甲状腺单(为圆孔巾)

①规格:360cm × 210cm,距上端 100cm 正中处横开一 20cm×20cm 椭圆形口,口上做标记;除周边 30cm 为单层,其余均为双层。

②功用:常用于甲状腺及颈项部、颅脑手术。

③折法:同“剖腹单”。

(10)会阴单(为椭圆形孔巾)

①规格:300cm × 210cm,距上端 200cm 正中处开一 22cm×14cm 椭圆形孔、两侧 15cm 处有 86cm× 38cm 腿套、脚长 34cm(袜型);距周边 30cm 处为单层,其余均为双层。

②功用:常用于会阴部手术(膀胱截石位)。

③折法:同“剖腹单”,将两腿套拉平往下压,随单下端做扇形折叠。

(11)腹会阴单(为双孔巾,腹部为直孔,会阴部为圆孔)

①规格:330cm × 210cm,在距上端 150cm 正中处开一 30cm × 8cm 的孔、两边约 10cm 处各缝一 20cm×25cm 的口袋;距腹孔下 20cm 处再开一 22cm ×14cm 的椭圆形孔、两侧 15cm 处有 86cm×38cm 腿套、脚长 34cm(袜型);距周边 30cm 处为单层,其余均为双层。

②功用:用于直肠癌、子宫颈癌根治术,某些泌尿科手术。

③折法:以腹部孔口为中心呈扇形折叠,将两腿套往下拉平,先两端,后左右,对折后再对折。

(12)颈胸单(为双孔巾)

①规格:360cm×210cm,距上端 90cm 处正中开一 20cm×8cm 的孔、130cm 处开一 34cm× 14cm 斜行孔(右边高左边低,约呈 45°),孔两边约 10cm 处各缝一 20cm×25cm 的口袋;距周边 30cm 处为单层,其余均为双层。

②功用:用于颈胸段食管癌根治术。

③折法:以胸部孔口为中心呈扇形折叠,先两端,后左右,对折后再对折。

(13)腹髋单(为双孔巾)

①规格:330cm × 210cm,在距上端 150cm 正中处开一 30cm × 8cm 的孔,孔两边约 10cm 处各缝一 20cm×25cm 的口袋;孔下 20cm、正中线旁开 10cm 处各开一个直径 10cm 的小孔,孔上加盖;距周边 30cm 处为单层,其余均为双层。

②功用:用于脊椎手术取髂骨移植。

③折法:同“剖腹单”。

(14)小孔巾(为圆孔巾)

①规格:90cm × 90cm,正中处开一直径为 10cm 的圆形孔;距周边 30cm 处为单层,其余部分均为双层。

②功用:常用于膀胱镜检、导尿、人工流产术、椎管麻醉、小手术的遮盖。

③折法:同“治疗巾”。

(15)眼科单(为椭圆形孔巾)

①规格:260cm × 150cm,距上端 65cm 处开一 10cm×14cm 的椭圆形孔;距周边 30cm 处为单层,其余均为双层。

②功用:常用于眼科、耳鼻喉科手术。

③折法:同“剖腹单”。

(16)中单

①规格:200cm×100cm,单层。

②功用:常用于各种手术铺巾,遮盖手术野及器械台,铺手术床,固定双手,包裹四肢等。

③折法:同“大单”。

(17)桌布(台布)

①规格:250cm×150cm,双层。

②功用:常用于铺无菌手术器械桌,骨科、烧伤科及四肢手术的垫单和罩单。

③折法:同“中单”。

(18)袖套

①规格:60cm×28cm,单层,松紧袖口,上端有布带(长 40cm)。

②功用:手术中术者前臂衣袖污染后,可套上消毒袖套。

③折法:上端向外翻成 1/2,对折后再对折。

(19)托盘套

①规格:150cm×60cm,双层,口袋形。

②功用:遮盖器械升降托盘。

③折法:将套口向外翻转 1/2,铺平,再翻转 10cm,两边向中折 3 下,两端对折。

(20)腿套

①规格:90cm×35cm,双层,袜型,脚长 34cm。

②功用:用于会阴、直肠、膀胱镜检、人工流产术等膀胱截石位手术。

③折法:将套口外翻 1/3,对折。

(21)桌垫

①规格:60cm×55cm,共 4 层,分上、下层,每层为双层,中心处固定 10cm×10cm 区域,周边为夹层。

②功用:与托盘套一起使用,铺在器械盘上,夹层内可摆放各种缝线。

③折法:两端对折,两边再对折。

(22)电线套

①规格:150cm×12cm,单层,两头有系带固定。

②功用:套电线用。

③折法:将直钳由套口穿入,夹住套尾的边缘。

(23)包布

①规格:大 140cm×140cm、中 100cm×100cm、小 80cm×80cm,均为双层。

②功用:包装各种类型器械和布类。

(24)小三层单(盘被)

①规格:120cm×90cm,3 层,上段为单层,下段为双层,上下对折,中缝 5cm 处用棉线扎实。

②功用:常用于铺小型器械盘或包装小型器械包。

③折法:上下对折,双层为底,两端向中对折后再对折,两边向中对折后再对折。

(25)大三层单(盘被)

①规格:220cm×125cm,上段为单层,下段为双层,上下对折,中缝 5cm 处用棉线扎实。

②功用:常用于大型手术器械、布类的包装。

③折法:同“小三层单”。

(谢　庆　康卫平)

第五节　常用药品的管理

手术室常备药物很多,以静脉用药和外用消毒药为主,如麻醉药、镇静止痛药、抗休克药、抗凝血药、止血药、血管活性药等。手术室应建立健全严格的药品管理制度,指定专人管理药品;护士必须熟悉常用药物的药名、剂量、用法、作用机制及存放位置,以便抢救及时、准确、有效。

一、手术室药品管理制度

①成立科室药品安全使用管理小组,做到分工负责,定期组织培训,制订手术室毒麻药品、一类精神药品和常规药品使用管理制度。

②手术室应设立药品柜及抢救车,指定专人管理。抢救车每天、手术间每周、小药柜每月例行检查药品质量、数量,及时请领补充;发现过期、变色、浑浊或标签模糊不清的药品,应立即撤出,不得使用。

③严格药品标识管理,做到标识清晰、规范。药品应按照有效期的先后次序摆放,近期先发、接近失效期的应设警示牌为宜;存放容器应有清晰的标签(包括通用名、商品名、规格);药品标签颜色使用要规范(如外用药为红色,麻醉药、一类精神病药等特殊管理药品为黑色,肌内注射、静脉用药为蓝色)。

④药物应分类存放、定位放置和分柜放置。麻醉精神药品、剧毒药品及高危药品应单独存放,并有明显警示标色;注射药、静脉输液、消毒液,看起来或听起来类似的药物(如 1%、2%丁卡因,无水乙醇等)、规格相近或相似的药品(如利多卡因、0.9%氯化钠、葡萄糖酸钙都是 10mL/支),均应严格分开,实施分柜或分层放置;无水乙醇、75%乙醇应与氧化性强的过氧化氢、高锰酸钾、甲醛等分开放置;生物制品、血制品及需要低温存放的药品应在恒温冰箱保存,每周清理至少 1 次。

⑤手术室药品应定品种、数量、规格,不得一品多规。保持药品名称、规格、批号应与药品包装盒一致,若不一致,应去除盒上批号,由药剂科专职人员逐支粘贴有效期标签(安瓿上已印刷有效期的不需要粘贴);药品在失效前 3 个月宜到发药部门换远效药品,避免浪费。

⑥手术室所用药品必须由医院药剂科提供,不能存放非医院提供的任何药品,也不得使用患者自带药品。

二、高危药品管理制度

高危药品是指药理作用显著且迅速、易危害人体的药品,一旦使用不当或发生用药错误,会对患者造成严重伤害,甚至危及生命,包括高浓度电解质制剂、肌肉松弛剂及细胞毒性药品、胰岛素注射剂等。手术室常见高危药品有:10%氯化钾溶液、10%氯化钠溶液、25%硫酸镁溶液、氯化钙注射液、胰岛素制剂、维库溴铵、阿曲库铵、琥珀胆碱、甲氨蝶呤、环磷酰胺、氟尿嘧啶等。

使用此类药品时，除遵循常规药品管理要求外，还应做到：

①高危药品应设置专门的存放药架或区间，不得与其他药品混合存放，采用黑色边框、黄色底色的“高危药”警示标识。

②执行高危药品医嘱时，严格做好查对制度，使用前必须大声复述并征得下达医嘱医生的确认，必须保证双人核对，执行医嘱过程中应密切观察患者病情和药物不良反应，发生不良反应应立即暂停使用、报告医生、按医嘱对症处理，并按药品不良事件流程上报。

③科室应定期组织学习高危药品的使用方法和注意事项，提高护士对高危药品使用的安全性和不良反应的判断。

④加强高危药有效期管理，保持先进先出，保持安全有效。

三、麻醉药品、一类精神病药管理制度

麻醉精神药品是指有依赖性，连续使用、滥用或不合理使用易产生生理依赖性，能成瘾的药品，包括阿片类、可卡因类、合成麻醉药品类等，如芬太尼、吗啡、哌替啶、可卡因、舒芬太尼等。

精神药品是指直接作用于中枢神经系统，使之兴奋或抑制，具有依赖性潜力，连续使用、滥用或不合理使用能产生依赖性的药品，可分为一类（如盐酸丁丙诺啡、氯胺酮、麻黄碱、布桂嗪）、二类精神病药（如咪达唑仑、地西泮、曲马多）。

使用此类药品时，除遵循常规药品管理要求外，还应做到：

①严格落实麻醉精神药品、一类精神病药管理，做到专人负责、专柜加锁、专用账册、专用处方、专册登记，即“五专”管理。药品做到日清日结、账物相符，分管的科室领导如副主任或护士长，应每天例行检查。

②药品应存放在有安全防盗功能的铁皮箱或保险箱内，按类摆放，摆放处贴有标签。储存数量≥10支，必须设专用保险柜，保险柜中放有储存的药品目录清单。

③药品必须凭领药专用处方、注射剂的安瓿按需领用。发货时应核准药品，逐次登记患者、剂量，双人签名，并与领药人当面核实药品名称、数量和质量，验收无误方可出库。

④实行麻醉药品和精神药品的批号管理。专册登记本上应严格记录药品数量、批号、有效期，并对发放的药品批号及数量进行登记，记录要完整、清晰，以备核查。

⑤对破损、印字不清或过期失效的药品，由保管责任人填写报损单，经科室主任审签后交药剂科处理。

⑥麻醉药品和精神药品专用处方的格式按国务院卫生主管部门规定。麻醉药品处方至少保存3年，精神药品处方至少保存2年。

四、医疗毒性药品管理制度

医疗毒性药品是指毒性剧烈、治疗剂量与中毒剂量相近，使用不当会致人中毒或死亡的药品，如阿托品、洋地黄毒苷、氢溴酸东莨菪碱、三氧化二砷、毛果芸香碱、氯化汞、水杨酸毒扁豆碱、抗肿瘤药等。

使用此类药品时，除遵循常规药品管理要求外，还应做到：

①毒性药品必须由专人负责领用，并做好领用及库存登记。

②禁止毒性药品与其他药品混放，必须单独存放，有明显的警示标示。

③使用时必须严格执行双人核对制度，按照医嘱准确抽取剂量。

五、药品使用要求

①坚持查对制度，做到“三查”，即取药时查、用药前查、用药后查；“七对”，即对药名、剂量、浓度、用法、质量、有效期及时间。如为口头医嘱，护士在执行前应复述一遍，得到认可后再用药，每次核对须两人以上。

②手术室用药要求快速、及时、准确，抢救患者时更是分秒必争，护士应熟悉常用药品的药理作用与用途、剂量与用法、不良反应和配伍禁忌等，以利于抢救配合。

③手术室外用消毒剂较多，护士必须了解每种消毒剂的用法、有效浓度、达到消毒的时间，以及对人体和物品有无损害等特点，同时指导其他有关人员正确使用。

④静脉注射麻醉药、强心药及血管活性药时要缓慢推注，并密切观察血压、心率变化；使用青霉素、普鲁卡因等药物前应查对皮试结果，以确保安全。

六、术中用药安全要求

①术中用药宜建立“术中用药医嘱执行单”或采用无线移动信息的手术医嘱功能，以提高术中用药的安全性。

②严格落实查对制度，即取药时查、用药前查、用药后查，核对姓名、药名、浓度、剂量、用法、时间、药品有效期和药液质量。执行口头医嘱必须经两人核对，给药前巡回护士应大声复述一遍并经下达医嘱的医生确认，给药后及时通知麻醉医生记录于“麻醉记录单”上。

③抢救时，应建立“临时用药记录单”。及时、准确地记录抢救时执行口头医嘱的药物名称、剂量、用法，各种紧急处置的内容和时间，保留抢救用品，事后由医护双方确认后丢弃。

④手术台上所有的药物、盛药物的容器（如注射器、杯子、碗）必须使用标记笔标记药名、浓度，明确标注药物名称、浓度、剂量；在第一种药物未做好标示前，不可加第二种药物上台；若无标记笔，可用标签纸替代。局部麻醉加肾上腺素时，应事先问明剂量再加药。

⑤所有麻醉药物一旦抽出，必须粘贴标签，标签上注明药物名称、浓度、剂量、有效期，由抽取药物者执行，并与另一名核对者共同核对后签名。麻醉医生负责抽药并填写标签纸相关内容，巡回护士核对后签名确认。用过的安瓿、药物包装及输液瓶（袋）等应保留至患者离开手术间，以便复核。

⑥术前、术中预防性应用抗生素时，要查对药物皮试结果，严格执行给药时间，确保药效和安全。

⑦补充进手术间的药品，要认真核对药品的规格、批号、有效期，并认真检查药品质量。不同规格、剂量的药品不可混放同一药盒中。

⑧手术间不得存放不能直接使用的高浓度外用药物；皮肤消毒液、外用药品开瓶后，应有开瓶日期、开瓶后使用期限；抽出的药液、开启的静脉输入用无菌液体有效期为2h，启封抽吸的各种溶剂有效期为24h。

七、手术室常备药品

1. 心血管系统药

肾上腺素（adrenaline）：0.5mg/mL、1mg/mL；

去甲肾上腺素（noradrenaline）：2mg/mL、10mg/2mL；

去氧肾上腺素（新福林，phenylephrine）：10mg/mL；

间羟胺（阿拉明，metaraminol）：10mg/mL、50mg/50mL；

甲氧明（甲氧胺，methoxamine）：10mg/mL、20mg/mL；

酚妥拉明（phentolamine）：15mg/mL、10mg/mL；

麻黄碱（麻黄素，ephedrine）：30mg/mL；

异丙肾上腺素（isoprenaline）：1mg/2mL；

多巴胺（dopamine）：20mg/2mL；

多巴酚丁胺（dobutamine）：20mg/2mL、250mg/5mL；

阿托品（atropine）：0.5mg/mL、1mg/2mL、5mg/mL；

山莨菪碱（654-2，anisodamine）：5mg/mL、10mg/mL、20mg/mL；

硝酸甘油（nitroglycerin）：1mg/mL、2mg/mL、5mg/mL；

罂粟碱（papaverine）：30mg/mL；

毛花苷C（西地兰D，deslanoside）：0.4mg/2mL；

毒毛花苷K（毒毛旋花苷K，strophanthin K）：0.25mg/mL；

尼卡地平（佩尔地平，nicardipine）：10mg/10mL；

硝普钠（sodium nitroprusside）：50mg/支；

美托洛尔（美多心安，metoprolol）：5mg/5mL；

护心通（neoton）：1g/瓶。

2. 镇静、止痛、催眠药

苯巴比妥（鲁米那钠，phenobarbital）：0.1g/mL；

地西泮（安定，diazepam）：10mg/2mL；

苯妥英钠（phenytoin sodium）：0.1g/支、0.25g/支；

氯丙嗪（冬眠灵，chlorpromazine）：10mg/mL、25mg/mL、50mg/2mL；

吗啡（morphine）：10mg/mL；

哌替啶（度冷丁，pethidine）：50mg/mL、100mg/2mL；

芬太尼（fentanyl）：0.1mg/2mL；

曲马多（tramadol）：50mg/2mL、100mg/2mL；

异丙嗪（非那根，promethazine）：50mg/2mL。

3. 中枢兴奋药、呼吸系统药

咖啡因（caffeine）：0.25g/mL、0.5g/2mL；

尼可刹米（可拉明，nikethamide）：0.25g/mL、0.375g/1.5mL；

洛贝林（山梗菜碱，lobeline）：3mg/mL、5mg/mL、

10mg/mL；

可待因（codeine）：15mg/mL、30mg/2mL；

氨茶碱（aminophylline）：0.25g/10mL。

4. 利尿药、子宫兴奋药

呋塞米（速尿，furosemide）：20mg/2mL；

甘露醇（mannitol）：10g/50mL、20g/100mL、50g/250mL；

缩宫素（催产素，oxytocin）：2.5U/0.5mL、5U/mL、10U/mL；

麦角新碱（ergometrine）：0.2mg/mL、0.5mg/mL；

垂体后叶素（pituitrin）：5U/mL、10U/mL。

5. 止血药、抗凝血药

维生素 K_1（vitamin K_1）：2mg/mL、10mg/mL；

维生素 K_3（vitamin K_3）：2mg/mL、4mg/mL；

氨甲环酸（止血环酸，tranexamic acid）：0.1g/2mL、0.25mg/5mL；

氨甲苯酸（止血芳酸，aminomethylbenzoic acid）：0.05g/5mL、0.1g/10mL；

酚磺乙胺（止血敏，etamsylate）：0.25g/2mL、0.5g/5mL、1g/5mL；

卡巴克洛（肾上腺色腙，安络血，carbazochrome）：5mg/mL；

巴曲酶（立止血，reptilase）：1000U/支；

纤维蛋白黏合剂（生物蛋白胶）：2.5mL/支；

速即纱（可吸收止血纱布，surgicel）：10cm×20cm/块、5cm×10cm/块；

抑肽酶（aprotinin）：10 万单位/10mL、50 万单位/10mL；

特斯乐（trasylol）：50000U/50mL；

肝素（heparin）：1000U/2mL、5000U/2mL、12500U/2mL；

鱼精蛋白（protamine）：50mg/5mL、100mg/10mL；

枸橼酸钠（sodium citrate）：0.235～0.265g/10mL。

6. 糖类、盐类、酸碱平衡调节药及血浆代用品

葡萄糖（glucose）：5%（250mL、500mL、1000mL）；10%（250mL、500mL）；25%（20mL）；50%（20mL）；

氯化钾（potassium chloride）：1g/10mL；

氯化钠（sodium chloride）：0.9%（2mL、5mL、10mL）；10%（10mL）；0.9%（250mL、500mL、1000mL）；

氯化钙（calcium chloride）：0.3g/10mL、0.5g/10mL、1g/20mL；

葡萄糖酸钙（calcium gluconate）：1g/10mL；

葡萄糖氯化钠注射液（glucose and sodium chloride injection）：250mL、500mL、1000mL；

复方氯化钠注射液（林格液，compound sodium chloride injection）：500mL；

乳酸钠林格注射液（sodium lactate ringers injection）：500mL；

碳酸氢钠（sodium bicarbonate）：0.5g/10mL、5g/100mL、12.5g/250mL；

右旋糖酐（dextran）：制剂有多种，略；

冻干健康人血浆（human seram albumin）：每瓶相当于血浆 200mL；

人血清蛋白（human seram albumin）：25%（20mL、50mL）；

羟乙基淀粉（hydroxyethyl）：6%（250mL、500mL）。

7. 激素类及其他药

氢化可的松（hydrocortisone）：0.1g/20mL、25mg/5mL、10mg/2mL；

地塞米松（dexamethasone）：2mg/mL、5mg/mL；

胰岛素（insulin）：400U/10mL、800U/10mL；

甲泼尼龙（甲基强的松龙，solu-medrol）：500mg/支；

青霉素 G（benzylpenicillin G）：40 万单位/支、80 万单位/支、100 万单位/支；

头孢拉定（先锋霉素Ⅵ，cefradine）：0.5g/支；

链霉素（streptomycin）：0.75g/支、1g/支、2g/支；

庆大霉素（gentamicin）：20mg/mL、40mg/mL、80mg/mL；

硫酸镁（magnesium sulfate）：1g/10mL、2.5g/10mL；

液状石蜡（liquid paraffin）：500mL/瓶。

8. 麻醉药与麻醉辅助药

恩氟烷（恩氟醚，enflurane）：20mL/瓶、100mL/瓶；

异氟烷（异氟醚，isoflurane）：100mL/瓶；

硫喷妥钠（thiopental sodium）：0.5g/支、1g/支；

氯胺酮（ketamine）：100mg/5mL、100mg/2mL；

羟丁酸钠（γ-羟丁酸钠，sodium hydroxybutyrate）：2.5g/10mL；

丙泊酚（propofol）：200mg/20mL、500mg/50mL；

普鲁卡因（procaine）：25mg/10mL、50mg/10mL、40mg/2mL；

利多卡因（lidocaine）：2%（5mL、10mL、20mL）；

丁卡因（地卡因，tetracaine）：50mg/5mL（0.5%、

1%、2%)；

丁哌卡因 (bupivacaine)：12.5mg/5mL、25mg/5mL、37.5mg/5mL；

氯琥珀胆碱 (司可林，suxamethonium chioride)：0.05g/2mL、0.1g/2mL；

泮库溴铵 (潘可罗宁，pancuronium bromide)：4mg/2mL；

维库溴铵 (vecuronium bromide)：4mg/瓶。

9. 消毒防腐药

碘 (iodine)：1.5% 、2%；

乙醇 (酒精，alcohol)：25%、50%、70%；

甲醛 (福尔马林，formaldehyde)：5%～10%、10%、40%；

苯酚 (石炭酸，phenol)：500mL；

乳酸 (lactic acid)：500mL；

过氧化氢 (双氧水，hydrogen peroxide)：500mL；

高锰酸钾 (PP粉，potassium permanganate)：1∶1000、1∶5000；

甲紫 (龙胆紫，methyl violet)：1%、0.1%～1%、1%～2%；

苯扎溴铵 (新洁尔灭，benzalkonium bromide)：0.01%、0.1%、0.05%～0.1%；

氯己定 (洗必泰，chlorhexidine)：0.02%、0.5%、0.01%、0.1%；

戊二醛 (glutaral)：1%、2%、10%、10%～25%；

过氧乙酸 (peracetic acid)：1∶200、1∶500、1∶10 000；

聚维酮碘 (碘仿，povidone iodine solution)：1%，500ml；

健之素泡腾片：500mg/片；

消毒净：20g/包。

(谢　庆)

第六节　手术器械的处理

手术器械种类繁多、形状各异，正确的清洗、保养和消毒可保证手术器械发挥指定作用并延长使用寿命。因此，每位手术室护士都必须掌握手术器械的管理及用后处理。手术器械的处理，在消毒隔离工作中占主导地位，有学者认为，用后的器械可以不消毒但不能不清洗，不可通过提高灭菌参数降低清洗效果，可见清洁的重要性。国内外对手术器械的处理及管理多集中于手术室的仪器供应部(TSSU)，主要通过自动化清洗机完成。在国内，由于原始建筑经费所限，仍有一些医院局限于手术室内完成清理过程，即使这样，消毒供应的专职人员也应定期对科室手术物品清洗过程进行指导、检查监测和培训，有效控制过程质量，使手术器械的处理更规范、更安全、更符合消毒学发展的需要。

手术器械的处理分手工处理和机械处理。

一、手工处理

1. 一般手术器械的处理

一般手术器械是指非感染的手术器械，如甲状腺、疝气、椎间盘等手术器械。

处理方法：将术后器械在流动水下去除血污→用酶洗涤剂浸泡2min以上(或＋超声波振荡)→用流动水彻底冲洗→分类烘干(精细、尖锐的器械要分开)→检查→上油→包装或分类存放于器械柜内。

2. 一般感染手术器械的处理

一般感染手术器械是指切开腔道(如胃、肠、胰、阑尾等)、肿瘤根治、脓肿切开、结核病灶清除使用的器械，以及为感染梅毒、艾滋病、病毒性肝炎患者实施手术的器械。

处理方法：将术后器械浸泡于含氯消毒液中30min→用流动水刷洗干净→分类烘干→检查→上油→分类保存于器械柜中。

3. 特殊感染手术器械的处理

特殊感染手术器械是指气性坏疽、炭疽、破伤风手术器械。

处理方法：将术后器械浸泡于含氯消毒液中30min→初步冲洗→包装→高压灭菌→于流动水用毛刷彻底刷洗→分类烘干→检查→上油→包装→再次高压消毒后保存于无菌器械柜中备用。其余处理措施见第八章第四节。

4. 内镜手术器械的处理

处理方法：卸下可移动的内镜部件、光学导线的连接配件、通道阀等→张开钳夹部位，以流动水冲洗表面血迹、小刷轻轻刷洗→用高压水枪冲洗关节部位、内腔通道，去除隐藏血迹或有机物→浸泡于酶剂(腔镜专用清洗剂)的稀释液中2min，充分去除有机物→用流动水再次冲洗→擦干→高压氧气或压缩空气吹干各部件水分→将专用润滑剂直接喷于器械表面、轴节、内腔、弹簧等部位，再用镜头纸擦去表面油迹

→保存于专用仪器柜中。若为 HBsAg 阳性者，术后器械应先浸泡于 0.33%戊二醛稀释液(2%戊二醛 1 份，加水 5 份)15min，然后再按上法清洗。

二、机械处理

介绍 TSSU 手术器械集中处理与管理。

手术器械集中处理和管理的优点：①提高各种手术器械的清洁度，为患者提供安全的手术器械；②使器械物尽其用，缩短处理时间、节省人力；③减少人手接触的机会，为工作人员提供健康保障；④建立电脑联网系统，使流程更便捷，物品管理及资产的稽核更科学、有效。

1. 手术器械管理的目的

手术器械管理的目的是遵守职业安全规则，维持手术室服务的水准，监察手术器械的使用情况、计算服务成本，及早发现损耗而做补添预算及加强工作人员的健康保护。

2. 手术器械管理的总要求

①健全各种管理制度、工作程序及质量标准。

②所属人员接受专业培训，并落实操作规程，以确保职业安全。

③保持与各手术组的良好沟通，及时反馈信息，提高服务成效。

④定期进行物料补充、更新及清点。

3. 手术器械的发放及回收流程

手术器械的发放与回收由 TSSU 负责，包括手术器械的分类、洗涤、烘干、检查、包装、灭菌、储存及发放等环节。其基本流程如图 6-6-1 所示。

4. TSSU 环境的分区

(1)去污区　去污区负责接收手术后需重复使用的污染器械。手术后的器械由工人送到去污区，交 TSSU 职员，共同核对分类，按器械的不同性质进行洗涤，核对 TSSU 控制台收回仪器的编号、发放时间等，发现器械数量不符或螺钉等附件欠缺，应立即通知有关手术间工作人员。

洗涤中应注意：所有接收的器械应视为传染物品，洗涤过程中应戴防护面罩、穿防水衣、戴橡胶手套及穿防滑鞋，以免工作人员受到传染(图 6-6-2)；严格执行预防措施，不宜越区走动，必要时可在地面做标记线或挂警示牌，以提醒工作人员注意，避免交叉污染。

去污区内设有洗涤灭菌器、洗涤消毒器、超声波洗涤器、管道烘干消毒器、器械烘干消毒器等。

(2)包装区　包装区负责器械的检查和包装(图 6-6-3)。包装前检查器械的清洁程度及完整性，对组

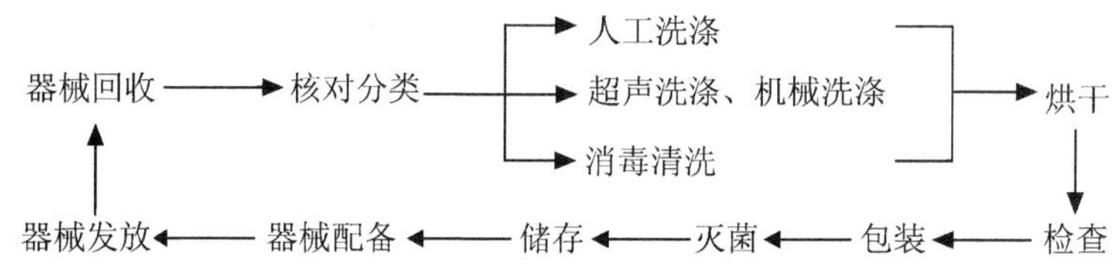

图 6-6-1　手术器械处理基本流程

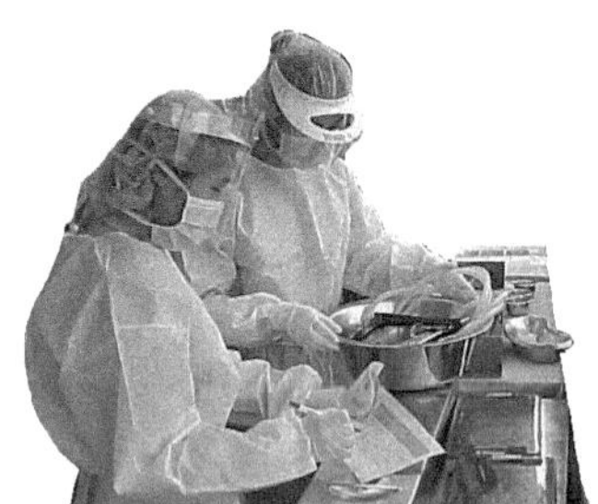

图 6-6-2　工作人员防护

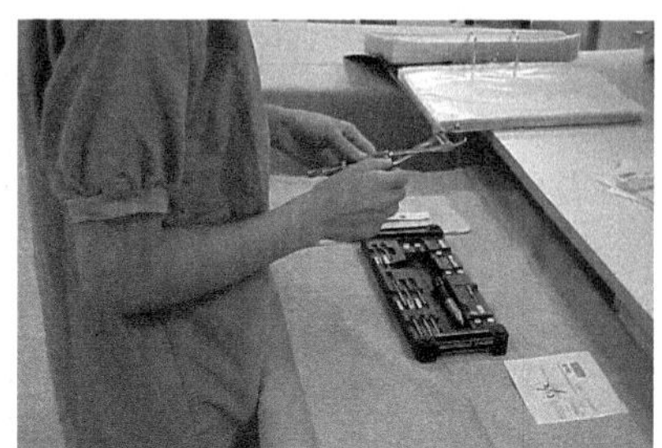

(a)检查器械

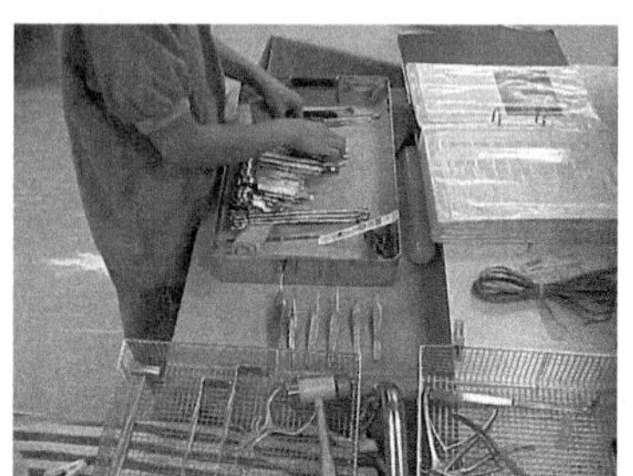

(b) 器械托

图 6-6-3　器械检查与包装

合器械应测试装配后的使用功能，确保性能良好。器械配备时，应按设定的手术编号配备进行包装，选用透气、防水、有一定张力、无穿孔、难撕裂、帖服性强、不产生棉絮的包装材料，如斜纹布、纱线包布、防水纸、合成袋等。避免器械相互碰撞、掉地，对尖锐、精细器械的头部应加保护套，并单独包装，避免受压而损坏。最好使用保护力强的器械托，以提供优质器械供手术使用。一个器械包应有两人签名（一人配备、一人核对），其中一位是护士，防止缺漏等现象发生。

（3）灭菌区　灭菌区设有高温蒸汽压力灭菌炉、低温气体灭菌炉，按器械的不同性质提供有效、安全的灭菌方法。将器械包置于灭菌炉的专用推车上，一并送入炉内灭菌。所有灭菌器械包均须注明消毒时间、编号（相当于批号）。发现某一批号的器械包灭菌不达标（生物制剂培养中有活菌）时，应立即回收该批号的器械包，并对使用过该批号器械包的患者进行追踪。具体消毒方法见第八章第三节常用消毒灭菌方法。

（4）无菌物品存放区　无菌物品存放区应维持区内正压的空调系统，以确保区内的空气不受污染。有条件的应设计分格式器械托储存架，有利器械包的取用和检查，同时可以避免器械包相互碰撞。

5. 手术器械的处理方法

精细、易碎、不能浸泡、严重污染的器械，显微器械等采用手工处理外，其余均可采用机械清洗，以彻底清除血迹、油污、组织碎块或分泌液等，防止有机物残留。

介绍几种常用的清洗（消毒）器（机）。

（1）隧道式清洗（消毒）机（图 6-6-4）　可清洗各科仪器，但不包括显微器械、不能承受酸性或碱性清洁溶剂的器械、不能耐受高温消毒的器械。

①操作程序：

a. 清洗前：将器械分类，拆散可分离部分，并将关节及卡锁打开。放入洗涤筐时，勿重叠、倒插及被重物压置；螺钉及细小组件以多孔洗袋或小型有盖洗筐装后，再放进洗涤筐内，防止冲走遗失；将洗涤筐置于机身前端的位置，由自动感应系统启动，将其推进并经过机身活门送至清洗部分后，活门会自动放下，清洁及消毒程序便自动进行。

b. 清洁及消毒完成后：消毒机后面的活门打开、输送洗涤筐至隧道后端，应戴上隔热手套提取筐内已烘干受热的器械。

②注意事项：a. 操作人员须经过系统训练，以确保职业安全；b. 选用合适的洗涤筐及清洁剂以配合不同器械的清洗需要。

（2）独立式清洗（消毒）机（图 6-6-5）　可清洗各种器械，特别是感染手术器械，但不包括显微器械。

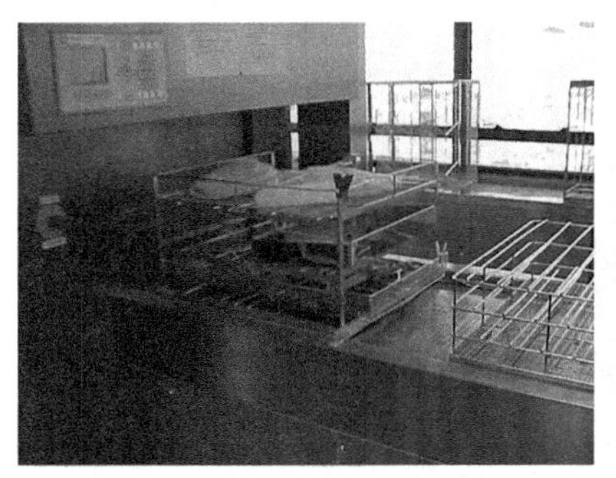
（a）清洗前

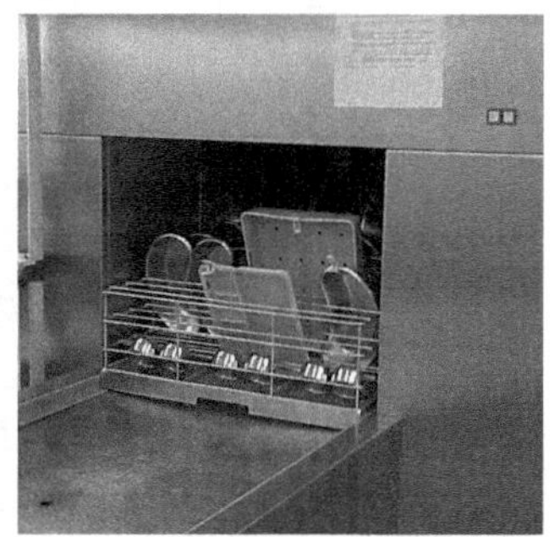
（b）清洁与消毒完成后

图 6-6-4　隧道式清洗（消毒）机

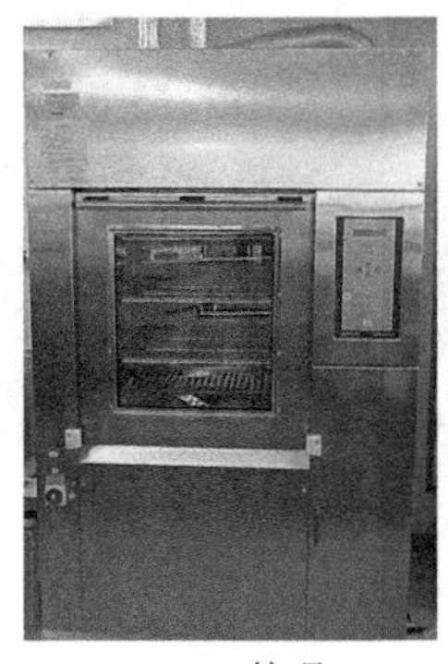
（a）外观

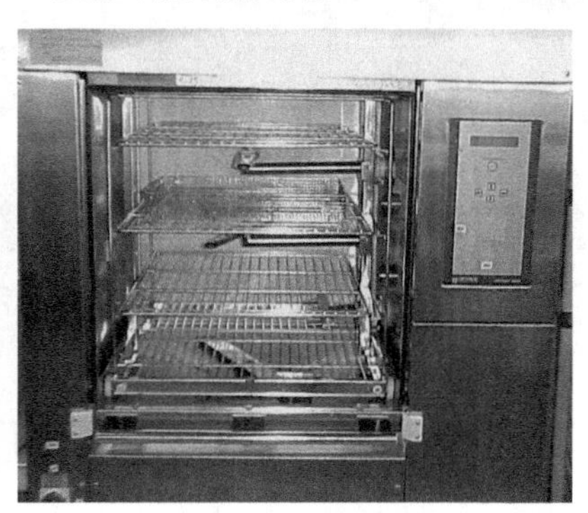
（b）内部

图 6-6-5　独立式清洗（消毒）机

①操作程序：将器械分类，拆散可分离部分，并将关节及卡锁打开，放入洗涤筐内，将洗涤器械置于机内，关上机门，加上洗涤剂及消毒剂；选择合适的清洗程序后按下开关，启动机器；完成程序后戴隔热手套提取有余热的器械；再置入含防锈剂的润滑剂内1min，然后取出烘干、包装。

②注意事项：选用中性清洁剂，其余同隧道式消毒机。

(3)超声波清洗机(图6-6-6) 可清洗精细、显微手术器械，粘有顽固污渍的器械。

①操作程序：洗涤前，将器械表面的污迹用清水初步清洗，打开器械关节及卡锁，管状器械应使用清洗液注满管腔；选用液体的去血清洁剂置于机内水中(清洁剂盖过器械5cm)，保持微温的状态，以增强清洁效能，将器械直接放入水中；洗涤完成后，再用清水彻底冲洗表面的残留清洁剂，然后放入烘干机内进行消毒及烘干。

②注意事项：有胶水黏合的器械(如眼科钻石刀)不宜放进机内清洗，以免造成脱色及松离；将机门关好后再按下开关进行清洗；禁用于内镜镜头、导光纤维等光学部分的处理，以免光学系统受到破坏。

(4)烘干机(图6-6-7) 对人工清洗、超声波机清洗后的手术器械进行烘干及消毒，不包括不耐高温的器械。

①操作程序：将器械托直接放入烘干箱中。

②注意事项：操作时慎防灼伤。当温度达到要求时，启动机上计时器，以计时程序的进行情况；当程序完成时会有警号提示，可戴上隔热手套取出器械。

6. 手术器械的管理

(1)普通手术器械 由准备手术器械的器械组人员全面负责管理，包括清洗、烘干、上油及保存。这类器械存放于器械柜内，除每次手术后的保养外，每个月再进行1次除锈、上油及性能的检查。

(2)特殊手术器械 如精细、显微器械，内镜器械，各类电钻、气钻、光纤以及传动轴等，应由专人负责保管。这类器械存放于专用器械柜内，严禁受压。每次使用清洗后，交保管者检查、上油；负责人每个月对其保管的器械进行除锈、上油1次。导线类应盘旋或弧形挂起，严禁成角，防止光纤折断或传动轴内的纱网断裂。

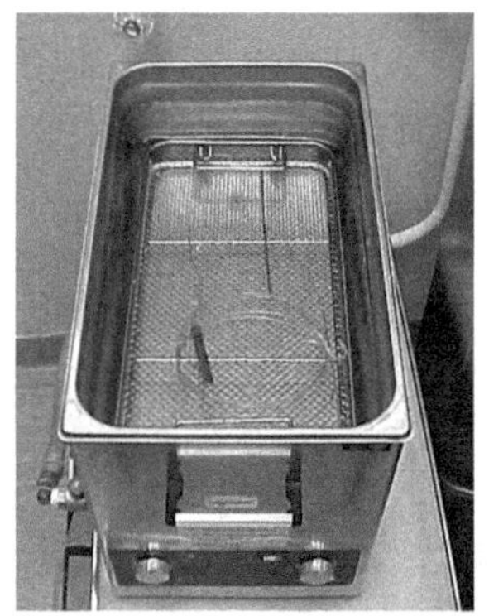
(a) 细超声波清洗机

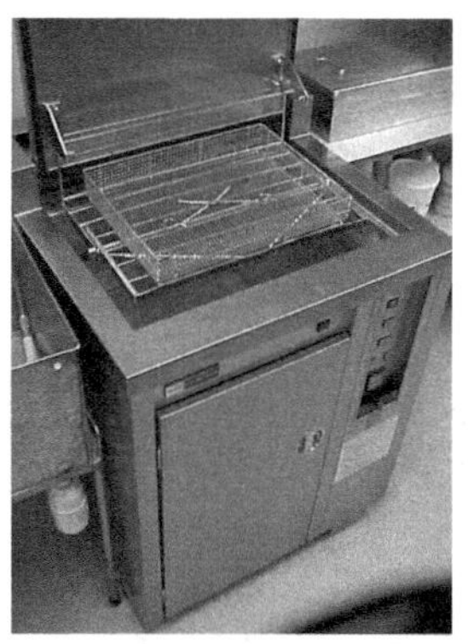
(b) 独立式超声波清洗机

图6-6-6 超声波清洗机

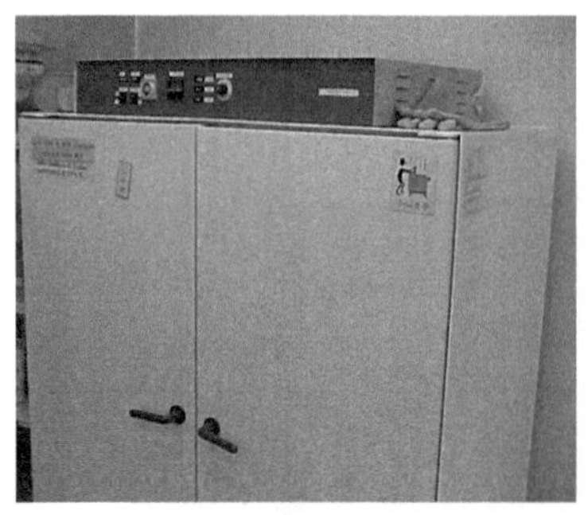
(a) 外观

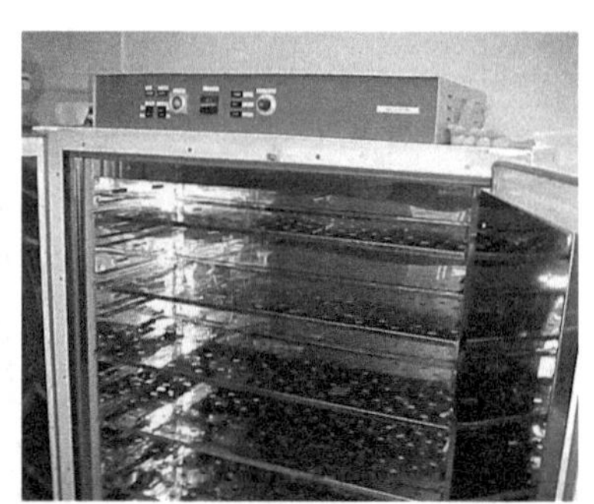
(b) 内部

图6-6-7 烘干机

(黄佩华 马育璇)

参 考 文 献

[1] 高长青,杨明.机器人手术在心血管外科的应用.中国医疗器械信息,2009,15(7):6-7.

[2] 刘术,蒋铭敏.美军机器人手术的研究现状及发展趋势.中国微创外科杂志,2007,7(6):567-569.

[3] 杜祥民,张永寿.达芬奇手术机器人系统介绍及应用进展.中国医学装备,2011,8(5):60-63.

[4] 嵇武,李宁,黎介寿.我国机器人手术开展的现状与前景展望.腹腔镜外科杂志,2011,16(2):85-88.

[5] 李连峰 余新光.术中CT与导航系统在神经外科的发展应用.中国医药指南,2011,9(16):60-61.

[6] 董天祥.术中CT在创伤骨科手术中的应用.医疗卫生装备,2010,31(4):329.

[7] Schenck J F, Jolesz F A, Roeme P B, et al.Superconducting open-configu-ration MR imaging system for image-guided therapy [J].Radiology, 1995, 195 (3): 805-814.

[8] 陈利锋,周定标.术磁共振的发展及在神经外科的应用.中国微侵袭神经外科杂志(CMINSJ),2009,14(2):95-96.

[9] 王安睿,石全红.术中MRI的应用现状及展望.国外医学神经病学神经外科学分册,2002,29(1):1-3.

[10] 韩春雷,张旭.杂交(Hybrid)手术室建设.中国医疗设备,2011,26(9):84-87.

[11] 蒋伟浩,李军.杂交手术室的设计探讨.介入放射学杂志,2011,20(6):490-492.

[12] 马青,刘瑞宏,陶端,等.我院多学科联合手术室的构建.中国医疗设备,2012,27(2):102-104.

[13] 宋秀棉,孙建荷,何丽.血管外科一站式杂交手术的护理管理.解放军护理杂志,2010,27(8B):1268-1269.

[14] 李世俊,刘统新.关于医院一体化手术室医疗设备选型的研究.医疗卫生装备,2009,30(4):92-93.

[15] 王刚,王云龙,郑建立,王成焘.积极推进"数字式一体化手术室"产业化进程.中国医学装备,2012,9(4):42-45.

[16] 周峰,蒋友好.浅谈一体化功能手术室.生物医学工程学进展,2009,30(2):112-114.

[17] 中华人民共和国医药行业标准(YY/T0 506.1—2005).北京:中国标准出版社,2005:1-12.

[18] 中华人民共和国医药行业标准(YY/T0 506.2—2009).北京:中国标准出版社,2009:1-7.

[19] 中华人民共和国卫生部.医院消毒供应中心管理规范.中华人民共和国卫生行业标准(WS 310.1—2009),2009.12.01实施:2-6.

[20] 中华人民共和国卫生部.医院消毒供应中心清洗消毒及灭菌技术操作规范.中华人民共和国卫生行业标准(WS 310.2—2009),2009.12.01实施:2-6,4-10.

[21] 中华人民共和国卫生部.医院消毒供应中心清洗消毒及灭菌效果监测标准.中华人民共和国卫生行业标准(WS/T 310.3—2009),2009.12.01实施:2-6.4-10.

[22] J.Oertel,M.R.Gaab and J.Piek.Waterjet resection of brain metastases-first clinical results with 10 patients.EJSO,2003,29:407-414.

[23] Juergen Piek,Joachim Oertei,Michael Robert Gaab. Waterjet resection in neurosurgical procedures: clinical results in 35 patients.J Neurosurg,2002,96(4):690-696.

[24] 傅先明,牛朝诗.立体定向和功能性神经外科.合肥:安徽科学技术出版社,2004:95-113.

[25] 俞超.计算机导航下穿心钉治疗股骨颈骨折.中华创伤骨科杂志,2004,6(10):1088-1090.

[26] 江燕琼.自体血液回收机在手术室中的应用.中华护理杂志,2000,9(35):556.

[27] 中华人民共和国卫生部.医院穿气净化管理规范.中华人民共和国卫生行业标准(WS/T 368—2012)2012.08.01实施:4-5.

第七章

手术室安全管理

第一节　安全管理的重要性及控制

一、安全管理的重要性

安全管理是护理管理的一部分，护理管理有多个环节，安全管理是举足轻重的重要一环，安全管理上不去，高水平的护理就成了一句空话。安全管理的目标是杜绝事故、减少差错、确保患者手术安全。手术室安全管理抓得好、要求严格、制度落实、措施有力、人员素质好、技术水平高，就可以确保安全无事故。

安全管理的重要性体现在以下几个方面。

1. 安全管理是确保安全的手段和方法

虽然安全管理与安全的重要性是一致的，但两者含义又有区别。有了防事故、保安全的目标或动机，不一定就有安全的效果，还需要有确保目标实现的手段和方法，而安全管理就是这一手段或方法。过河没有船不行，保安全没有安全管理也不行。因此，可以说没有安全的管理就没有安全的效果。

2. 安全管理是护理质量的保证

安全是护理质量的直接反映，安全影响质量，质量反映水平。实施安全、可靠的护理工作不仅有利于医疗工作的开展，而且可促进患者身心康复；否则，就有可能导致不良后果，甚至造成手术失败，危及生命。安全管理最直接地保证护理的质量，它反映出安全与质量的密切关系。

3. 安全管理是提高医院效益的重要举措

经济效益和社会效益是医院赖以生存和发展的基础，经济效益是医院的有形资产，社会效益是医院的无形资产。每项检查、操作给医院带来一个新的经济增长点，每位来院患者又是一个动态的宣传广告。如果患者得到有效、及时、安全的医疗护理，既减少患者痛苦及医疗开支，加快床位周转，提高医院医疗收入，又赢得患者信赖、扩大医院声誉。因此，安全管理可提高医院的两个效益。

二、安全管理的控制

1. 建立质量组织，明确监控目标

科室必须建立手术质量安全监控小组，由护士长、护理骨干、高年资护师组成。负责制订科室护理培训计划、质量检查标准、监管措施、持续质量改进和实施绩效管理等，确保护理安全。

2. 警钟长鸣，强化安全意识

思想认识水平的提高是素质提高、质量提高的前提和必要条件，因此，安全教育要经常、及时、反复地进行，逢会讲安全。可定期开展安全知识讲座，学习有关安全规定和工作制度，让护理人员了解安全管理规定，正确按操作规程办，以增强做好安全工作的自觉性。同时，将安全教育与职业道德教育、人生观教育、法律知识教育有机地结合起来，树立正确的人生观和全心全意为患者服务的思想，确实从思想上增强工作责任感、使命感，在各项工作中防范差错、落实安全。

3. 建章立制，完善管理制度

制度是工作的法规，是处理各项工作的准则，是评价工作质量的依据，是消灭差错、事故的重要措施。通过建章立制，使管理有章可循、质量评价有量化标准，实现护理管理的规范化、程序化和标准化。因此，建章立制是确保护理安全的关键环节。

4. 加强培训，提高护士素质

护士业务素质提高是护理水平提高的基础。鉴于手术室的专业特点，加强护士专业技术培训十分重要。要通过岗前、岗位培训，学习、强化和弥补专科业务技术的不足，从根本上提高护理人员的专业技术水平，才能把好安全的技术环节关。

5. 跟班检查,加强防范措施

护士长、带教组长或高年资护士在手术不同阶段实施手术护理巡查,重点检查配合护士对患者手术信息掌握情况,器械物品、药品、设备准备,就位情况等,及时评价观察结果,纠偏堵漏,及时补充,真正对手术起到预判、预备和预控的作用。

6. 优化组合,科学运用人力资源

护理人员的调配和使用直接影响到护理质量。在工作安排上做到新老搭配、强弱搭配,实施专科手术配合组长、护士长二级管理体制,充分发挥各级人才的潜力和创造力,以保证安全、提高效率。

7. 定期分析,提高护理质量

每月召开安全形势分析会,查找工作中安全隐患、薄弱环节,针对存在的问题,分析原因,制订新的整改措施和实施办法。安全分析会要认真组织、仔细分析成因、详细记录,不走过场,确保质量持续改进。

第二节　手术安全护理规范

随着国际医院管理标准(JCI)在中国医院的推广,随着我国对医疗机构质量规范化管理的进一步深化和加强,为综合评估患者病情与手术的危险性,加强医疗技术管理,2009 年卫生部下发了《医疗技术临床应用管理办法》《患者安全目标》《手术安全核查》《手术风险评估》等多个纲领性文件,要求各级各类医疗机构采取切实有效措施,以保证医疗质量,保障患者生命安全。手术室作为医院质量管理的重点部门和感染管理的极高风险科室,在工作环境、手术特点、工作流程和消毒灭菌等都具有其特殊性和严格性,因此,规范手术室护理安全细则,建立医疗技术准入,建立患者安全监控指标和手术意外事件报告制度等,是着力构建"手术安全和安全手术"保障体系的根本目标和最高目标。

一、医疗技术分类与分级管理

医疗技术是指医疗机构及其医务人员以诊断和治疗疾病为目的,对疾病作出判断和消除疾病、缓解病情、减轻痛苦、改善功能、延长生命、帮助患者恢复健康而采取的诊断、治疗措施。其目的是规范技术使用权,对医疗技术实施准入管理。

1. 医疗技术分类

根据《医疗技术临床应用管理办法》(卫医政发〔2009〕18 号文),将医疗技术分为 3 类。

第一类:是指安全性、有效性确切,风险较低,医疗机构通过常规管理能确保其安全性、有效性的技术。这类技术由医疗机构(医院)管理。外科各专科绝大部分手术均属于此类范围。

第二类:是指安全性、有效性确切,涉及一定伦理问题或者风险较高,卫生行政部门应当加以控制管理的医疗技术。这类技术由省级卫生行政部门负责制定目录并管理。目前各省纳入管理的第二类医疗技术不尽相同,如 2010 年 11 月广东省卫生厅公布首批第二类医疗技术目录有冠心病介入诊疗技术、先天性心脏病介入诊疗技术、心脏导管消融技术、起搏器介入诊疗技术、妇科内镜手术、角膜移植技术、白内障超声乳化技术、准分子激光角膜屈光手术、血液透析技术、腹膜透析技术、临床基因扩增检验技术和医用高压氧治疗技术等 12 项。

第三类:涉及重大伦理问题,高风险,安全有效性尚须进一步验证并需要使用稀缺资源的医疗技术。这类技术由卫生部负责制定目录并加以严格控制管理。2009 年 6 月卫生部首批允许临床应用的第三类医疗技术目录有同种器官移植技术、异种器官移植技术、断骨增高手术、变性手术、人工心脏植入技术、中枢神经系统手术戒毒、立体定向手术治疗精神病技术、放射性粒子植入治疗技术、肿瘤冷冻/热疗治疗技术、克隆治疗技术、组织/细胞移植技术以及自体干细胞和免疫细胞治疗技术、基因治疗技术、异基因干细胞移植技术、瘤苗治疗技术、利用粒子发生装置等大型仪器设备实施毁损式治疗技术等。

随着外科技术的迅猛发展,新技术、新方法、新设备的不断涌现,正在为更多的疑难患者治疗带来希望。但是,由于临床上有些技术的安全性、有效性、医学伦理等方面尚有争议,有的医疗单位不具备相应人员、设备、技术条件的情况下出现不规范应用等,可能会对医疗技术带来不确定的后果。因此,实施医疗技术分类管理,从源头上规范医院的医疗行为,遏制滥用,确保患者生命安全。这也正是医疗技术分类管理的意义所在。

目前确定的第二、三类医疗技术目录,也会随着医疗技术进一步完善和发展发生不断变化和调整。

2. 手术分级

(1)手术分级的原则　根据各专科手术风险性和难易程度不同,将手术分为 4 级。

一级手术：是指风险较低、过程简单、技术难度低的普通手术。如简单胃肠道破裂修补术、硬膜下血肿清除术、膀胱切开取石术等。

二级手术：是指有一定风险、过程复杂程度一般、有一定技术难度的手术。如胃大部分切除术、肝左外叶切除术、蛛网膜下血肿清除术、膀胱部分切除术等。

三级手术：是指风险较高、过程较复杂、难度较大的手术。如胃癌根治术、脑膜瘤切除术、膀胱颈楔形切除成形术等。

四级手术：是指风险高、过程复杂、难度大的重大手术。如乳腺癌扩大根治术、胰十二指肠切除术、颅底肿瘤切除术、根治性膀胱全切肠代膀胱术等。

(2)手术分级目录 将每一专科开展的手术种类，根据分级原则逐级设置手术目录。手术分级目录通常由医院根据规模、人才、技术、设备、辅助条件等因素自定，医院之间可存在差异。

(3)外科医师手术权限的获得 每位不同专业技术职务任职资格的医师开展不同级别的手术，必须获得资格准入的授权。也就是说，手术权限必须对应相应的手术分级，如三级手术资格医生可以从事三级(含三级以下)手术目录范围内的手术，但不能从事四级手术目录范围的手术。目前，外科手术医师资格授权，无统一标准，由各单位自行制定。一般不与职称挂钩，不随职称晋升而变动。图 7-2-1 为作者单位试行做法。

实施手术分级管理的意义在于：根据手术的难易度、复杂性、风险性将手术划分成 4 个级别，外科医生根据资质和能力授予相应等级的手术权限，不同级别手术权限的外科医生对应相应级别手术目录的手术，不可越级。这样既发挥了医师专业特长，又规范了外科医生的医疗行为，有效控制手术风险，促进医疗质量提高和技术进步。

3. 护理配合

手术室护士作为手术团队成员，不仅要掌握医疗技术和手术分级的管理要求，还应协助医院职能部门对科室实际落实情况进行监管，这样才能真正落实依法行医、实施有效的监管与控制。

①定期组织全科护士学习医院医疗技术分类和手术分级管理规范，掌握实施办法和管理要求，2 次/年。若遇公布新的二类、三类医疗技术目录，出台新规定，调整外科医师手术权限时，以及在新护士入职上岗前，应随时组织学习。

②手术室应将允许医院开展的二类、三类医疗技术的审核批件、具体项目名称的复印件放在科室备案，并告知所有护士。

③手术室护士应了解外科医生手术权限，其中专科手术配合组的护士必须熟知。当发生越级手术时，护士应及时制止。同时，为方便护士记忆，宜在手术间放置 1 张《外科医生手术资质及手术分级表》，供巡回护士随时查阅、核对。

④手术室护士应加强对医疗技术分类和手术分级制度实施的监管，当发现手术医师开展未经审核通过的手术、非资质认定的手术时，应立即予以制止，同时报告护士长，护士长应及时报告所在科室的科主任和医疗科。

⑤手术室对不按本规定超范围开展手术，或发现冒名、越级开展手术者，有权拒绝安排手术。紧急情况下，应报备值班科主任。

⑥手术室护士长应与医院手术资质审核小组、医疗质量管理科等相关部门保持紧密联系，掌握动态、积极跟进、及时调整允许开展使用的项目，从而规范医院手术医师的资质与技术管理。

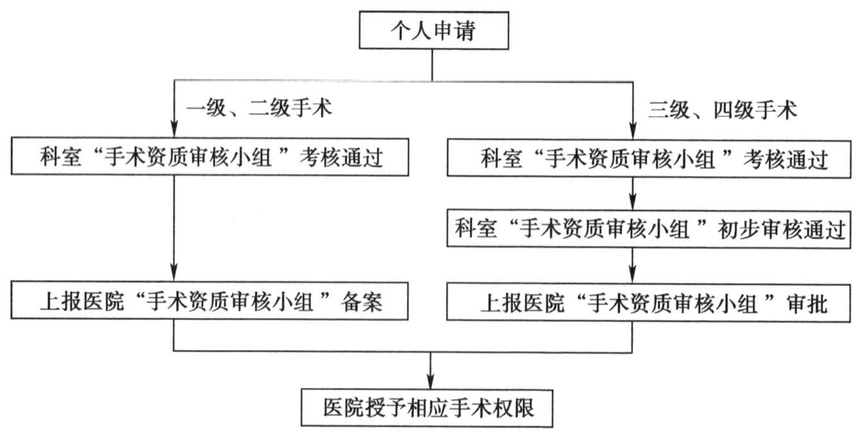

图 7-2-1 外科医师手术权限授予程序

二、手术风险评估与手术安全目标

外科手术极具风险性和危险性，手术相关错误严重威胁着患者的安全。2007 年 WHO 为减少手术失误在全球倡导患者安全活动，旨在提高外科手术安全、挽救更多生命。卫生部医政司组织专家参照 WHO 相关资料拟订《手术安全核查表与手术风险评估表》作为落实患者安全目标的具体措施，核心是医疗质量持续改进、保障手术患者安全。

1. 手术风险评估

目前国际通用的手术风险分级标准（NNIS）是根据手术切口清洁度、麻醉分级、手术持续时间 3 个关键变量的累计分值进行计算，将手术分为 4 级，即 NNIS0 级、NNIS1 级、NNIS2 级、NNIS3 级。目的是通过术前对手术患者风险因素的评估，制订完善相关的制度规范，并采取预防措施有效规避手术风险，提高医疗质量和保证医疗安全，是医院预防与控制感染最重要的安全活动之一。

（1）手术切口分类与分值　根据手术切口清洁度可将其分为 4 类，其中Ⅰ类、Ⅱ类分别设分值 0 分，Ⅲ类、Ⅳ类分别设分值 1 分。

Ⅰ类手术切口（清洁切口）：手术野无污染，切口周边无炎症，患者没有进行气道、消化道、泌尿生殖道及口咽部位插管。

Ⅱ类手术切口（相对清洁手术）：经呼吸道、消化道、泌尿生殖道及口咽部位器官的手术，但不伴有明显污染；行胆囊、阴道、阑尾、耳鼻的手术；患者有进行气道、消化道、泌尿生殖道及口咽部位插管。

Ⅲ类手术切口（清洁-污染手术）：开放、新鲜且不干净的伤口；前次术后感染切口；术中需要采取消毒措施的切口（如胃肠道、尿路、胆道内容物，体液有大量溢出污染）；术中有明显污染（如开胸心脏按压）。

Ⅳ类手术切口（污染手术）：严重外伤；手术切口有炎症、组织坏死或有内脏引流管的手术。

（2）麻醉分级与分值　根据麻醉前访视和辅助检查结果，对手术患者的病情、麻醉及手术耐受力作出全面评估。目前临床麻醉较常用的评估分级方法是依据美国麻醉医师协会（ASA）的病情分级标准分为 1～6 级。其中 1 级、2 级分别为 0 分，3～6 级分别为 1 分。

第 1 级（P1）：正常患者，除局部病变外无系统性疾病。对麻醉和手术耐受力良好，风险较小。

第 2 级（P2）：患者有轻度或中度系统性疾病，代偿功能健全。对麻醉和手术耐受力良好，风险较小。

第 3 级（P3）：有严重系统性疾病，但仍在代偿范围内，日常活动受限，但未丧失工作能力。对麻醉和手术耐受力减弱，风险较大。

第 4 级（P4）：有严重系统性疾病，功能代偿不全，已丧失工作能力，经常面临对其生命安全的威胁。实行麻醉和手术均有危险，风险很大。

第 5 级（P5）：无论手术与否，生命难以维持 24h 的濒死患者，麻醉和手术都异常危险。

第 6 级（P6）：脑死亡的患者。

（3）手术持续时间　根据手术的持续时间将患者分为 T_1、T_2 两组。T_1 组为手术完成在 3h 内，设分值 0 分；T_2 组为手术完成时间＞3h，设分值 1 分。

（4）手术风险分级计算　设置“手术风险评估表”（表 7-2-1），根据评估表单对应的手术切口清洁度、麻醉分级和手术持续时间的选项中打钩，然后累计分值。总分 0 分为 NNS0 级、1 分为 NNIS1 级、2 分为 NNIS2 级、3 分为 NNIS3 级。手术人员可根据患者的手术风险程度，制订并落实相应防范措施，防止手术部位感染的发生。同时通过表单中的手术类别，可对手术部位感染率进行综合统计和数据比较。

2. 手术安全核查

手术核查的主要目的是为避免人为错误、减少手术失误、防止手术相关错误的发生，尤其是防止发生错误的手术患者、错误的手术部位及错误的手术方式。虽然发生手术相关错误的概率不高，可一旦发生造成的危害巨大，甚至是灾难性的，因此必须高度重视、认真执行。建立“手术安全核查表”（表 7-2-2）、开展手术三方核查，使得手术室安全质量管理更具针对性、指导性和可控性。

手术安全核查流程如图 7-2-2 所示。

3. 护理配合

①所有接受手术的患者都应进行手术风险评估和手术安全核查，均由手术主刀医生、麻醉医生、巡回护士共同参与核对。核查表内容可征得医院同意后进行调整或修改，但患者身份、手术部位（何侧）和手术方式三项资料为必查内容。

②严格按照表单要求落实评估或查对制度，执行时应集中精力、逐项确认。如有疑问，应当即复核。

③建立“手术患者科间交接核查单”（表 7-2-3）。表单由病房 2～8 班护士准备并填写相关内容，手术室运送员术晨在护士站与病房护士共同逐项核对后双方签名。

④实施手术风险评估分级超过 NNIS2 级时，应及时向科主任请示或由科主任指导评估，必要时可组织院内会诊。

表 7-2-1　手术风险评估表

日期：____________　科别：____________　住院号：____________　实施手术名称：________________

1. 手术切口清洁度		2. 麻醉分级（ASA 分级）		3. 手术持续时间	
Ⅰ类手术切口（清洁切口）	0	P1：正常患者；除局部病变外，无系统手术	0	T_1：手术在 3h 内完成	0
手术野无污染；手术切口周边无炎症；患者没有进行气道、食管和（或）尿道插管；患者没有意识障碍		P2：有轻微临床症状，有轻度或中度系统性疾病	0	T_2：完成手术＞3h	1
Ⅱ类手术切口（清洁-污染切口）	0	P3：有严重系统性疾病，日常活动受限，但未丧失工作能力	0		
呼吸道、消化道、泌尿生殖道；或经以上器官的手术；患者行气道、食管和（或）尿道插管；患者病情稳定；行胆囊、阴道、阑尾、耳鼻手术的患者		P4：有严重系统性疾病，已丧失工作能力，威胁生命安全	1		
		P5：病情危重，生命难以维持的濒死患者	1		
Ⅲ类手术切口（污染切口）	1	P6：脑死亡患者	1		
开放、新鲜且不干净的伤口；前次手术后感染的切口；手术中需采取消毒措施的切口		4. 手术类别			
		1. 浅层组织手术	□		
Ⅳ类手术切口　感染切口	1	2. 深部组织手术	□		
严重外伤，手术切口有炎症、组织坏死，或有内脏引流		3. 器官手术	□	急诊手术	□
		4. 腔隙手术	□		
手术医生签名：________________		麻醉医师签名：__________		巡回护士签名：__________	

手术风险评估：手术切口清洁度（　　分）＋麻醉分级（　分）＋手术持续时间（　分）＝________分

NNIS 分级：0－□　1－□　2－□　3－□

表 7-2-2　手术安全核查表

科别：____________　患者姓名：____________　性别：________　年龄：____________　病案号：__________

麻醉方式：____________　手术方式：__________________________　术者：____________　手术日期：__________

麻醉实施前	手术开始前	患者离开手术室前
患者姓名、性别、年龄正确：是 □ 否 □ 手术方式确认：是 □ 否 □ 手术部位与标识正确：是 □ 否 □ 手术知情同意：是 □ 否 □ 麻醉知情同意：是 □ 否 □ 麻醉方式确认：是 □ 否 □ 麻醉设备安全检查完成：是 □ 否 □ 全身皮肤是否完整：是 □ 否 □ 术野皮肤准备正确：是 □ 否 □	患者姓名、性别、年龄正确：是 □ 否 □ 手术方式确认：是 □ 否 □ 手术部位与标识确认：是 □ 否 □ 手术、麻醉风险预警： 手术医师陈述： 预计手术时间□ 预计失血量□ 手术关注点□ 其他□	患者姓名、性别、年龄正确： 是 □ 否 □ 实际手术方式确认：是 □ 否 □ 手术用药、输血的核查： 是 □ 否 □ 手术用物清点正确：是 □ 否 □ 手术标本确认：是 □ 否 □ 全身皮肤是否完整：是 □ 否 □ 各种管路：
静脉通道建立完成：是 □ 否 □ 患者是否有过敏史：是 □ 否 □ 抗菌药物皮试结果：是 □ 否 □ 术前备血：是 □ 否 □ 其他资料： 假体□ 体内植入物□ 影像学资料□ 病人或家属确认□ 其他：	手术护士陈述： 物品灭菌合格□ 仪器设备□ 术前术中特殊用药情况□ 其他□ 是否需要相关影像资料： 是 □ 否 □ 其他：	中心静脉通路□ 动脉通路□ 气管插管 □ 伤口引流□ 胃管 □ 导尿管□ 其他____□ 患者去向： 恢复室□ 普通病房□ 科室监护室或监护病房□ SICU（ICU/MICU）□ 急诊病房/EICU□ 离院 □ 其他：
手术医师签名：____________	麻醉医师签名：____________	手术室护士签名：

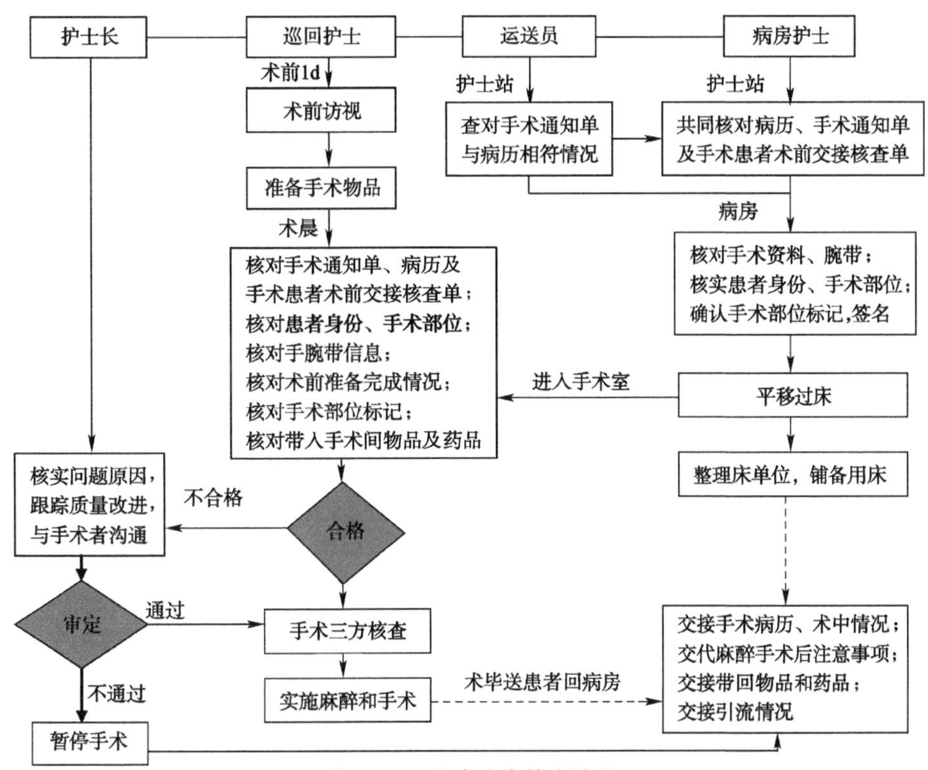

图 7-2-2 手术安全核查流程

表 7-2-3 手术患者科间交接核查单

科室_____ 姓名_____ 床号_____ 性别_____ 住院号_____ 手术日期_____年_____月_____日

内 容	项 目	
术前交接		
身份识别	主动陈述患者姓名、年龄：是□ 否□	手腕带：无□ 有□：
	手术部位标记：无□ 有□	拟实施的手术名称_____
术前准备	T_____℃ P_____次/min R_____次/min BP_____kPa 身高_____cm 体重_____kg	
	术野皮肤准备：无□ 有□ 其他□_____	月经：无□ 有□
	胃肠道准备：禁食□ 禁饮□ 无须准备□	灌肠：无□ 彻底□ 不彻底□
	留置管道：无□ 导尿管□(型号_____) 胃管□ 伤口引流□ 其他□_____	
术前用药	药物过敏试验：无□ PG□ 先锋Ⅴ□(批号_____) 普鲁卡因□ 其他□_____	
	术前针：无□ 已执行□ 术执行□	预防性用药：无□ 已用□ 带入手术室□
带入手术室物品	病历□	同意书：手术□ 输血□ 麻醉□
	各类照片□ 共 张	药品□(名称及数量_____) 其他□_____
	患者随身物品：无□ 首饰□ 义齿□ 隐形眼镜□ 助听器□ 其他□_____	
植入物/皮肤	体内植入物：无□ 有□_____	受压皮肤情况：正常□ 异常□_____
病房护士签名：_____ 运送员/手术室护士签名：_____ _____年_____月_____日_____时_____分		
术后交接		
术后静脉通道	外周通道：无□ 有□_____	中心静脉通道：无□ 有□(部位_____角度_____cm)
	输液名称：_____	三通接头：无□ 有□(有益 无益) 肝素瘤：有□ 有□
留置引流管道	无□ 导尿管□(型号_____) 胃管□ 伤口引流□ 其他□_____	
受压皮肤情况	正常□ 异常□(压红□ 破损□ 水泡□ 皮疹□) 程度/面积：_____	
带回病房物品	病历□ 药品/体□_____ 各类照片□ 共 张 病号服□	
体内植入物	无□ 有□(名称/部位_____)	送回科室：病房□ 重症监护科□ 其他□_____
特殊交接内容		
病房护士签名：_____ 运递员手术室护士签名：_____ _____年_____月_____日_____时_____分		

说明：1. 每位手术患者必须填写此单进行科间交接，逐项对应打钩，不尽事宜列入“特殊交接内容”中。
2. 病房护士和手术室护士(或专职运送员)负责对表单内容进行逐项填写与核对，双方签名确认。
3. 表单于手术日由病房护士准备，随患者带入手术室，术毕带回病房，保存1年。

⑤强化患者身份识别和手术部位确认。

a. 巡回护士术前访视时，除例行的手术宣教、心理护理、答疑解难外，应一并核对手术患者身份（姓名、年龄、性别、ID号），主动让患者或家属陈述其姓名和手术部位，并与其共同查看手术医生做出的部位标记。

b. 术晨接患者时，手术室运送员在床旁应与患者或家属共同核对身份和手术部位，无误后方可将患者接入手术室。

c. 接送小儿、耄耋、烦躁、交流障碍、意识不清、基础麻醉、镇静期等患者时，允许患者家属陪送至手术室大厅，以方便麻醉师和护士再次对手术信息的确认。核对时应注意，巡回护士不要说出核对的内容后让患者回答是或不是，如"请问您是不是叫张三？您是不是做胆囊摘除术？"，而应该是"请问您叫什么名字？请告诉我您做什么手术呢？"。

⑥表单的填写，必须字迹清晰、项目完整、签全名，表单术毕随病历带回所在科室。

三、手术患者病情观察

手术是一种创伤和应激的过程，患者在手术麻醉期间受其外科疾病或并存疾病的影响，麻醉方法和麻药的影响，手术创伤及失血，以及体位的改变等因素都可造成术中生理功能变化，甚至危及生命。由于不同手术麻醉引起患者机体应激反应不同，同一患者在不同诊疗状态下病情变化不同，若手术室护士仍按照传统的手术配合模式，就手术通知单进行物品准备，就手术配合而配合，已明显不能满足手术患者安全的需要。因此，巡回护士除了要掌握常规手术步骤与配合外，更需要了解和掌握患者个体疾病与手术解剖、创伤应激的病理生理反应之间可能发生的问题，知道哪个时段要注意什么、需要准备哪些物品、如何配合等等，做好事前防范和循证护理干预，这是手术室护士临床工作的基本能力，也是手术室护理质量深层内涵反映。

1. 术中病情观察的定义

术中病情观察是指根据疾病特点及手术关键对患者术中情况进行全面系统评估和综合判断的过程，为手术、护理和并发症的预防提供必要的手术配合依据。

2. 病情观察指引的具体内容

以手术为主线，紧密结合疾病特点、手术关键及护理问题，呈递进式进行内容设计。病情观察指引的内容主要为以下七个方面（简称"七知道"）。

（1）一般资料　包括患者床号、姓名、性别、年龄、ID号，现病史和（或）并存疾病，主刀医生和麻醉医生，感染筛查阳性结果，术晨体温和脉搏等，是全面观察的基本要求。其中ID号为一人一码，与"姓名"是最基本、最重要、最可靠的患者身份识别的标志。

（2）手术名称（何侧）　手术部位存在单器官、对称性器官、多结构、多节段等，手术名称及其何侧、哪个节段，是手术配合的关键要素，是预防手术相关错误的最基本要求。

（3）手术方式　不同手术入路造成的创伤，对机体的影响，以及需要摆放的体位和器械物品是不同的，有的相距甚远。手术方式是手术器械物品准备和配合的基础、是麻醉方式选择的重要依据。

（4）手术关键　不同手术有不同手术过程，不同个体即使疾病和手术相同也存在不同手术麻醉风险。手术关键是手术最紧要的部分且因人而异，是手术顺利的决定因素。

（5）病情变化的观察重点　术中容易暴露隐患问题的时间是手术最不稳定的环节，也是观察的重点。如麻醉诱导期、苏醒期极易导致血流动力学改变；如肾上腺嗜铬细胞瘤术中结扎肾上腺动脉时可引起高血压危象或心血管并发症，切瘤后又可引起血压急剧下降，甚至难以纠正的低血容量休克等，是病情变化的重点时刻，因此必须高度集中，认真观察与判断。

（6）手术护理问题　根据疾病、麻醉术式、手术关键等风险因素进行充分评估，找出现存或潜在的手术护理问题，是程序化管理的客观要求、是有效护理干预的前提和基础。

（7）配合要点　配合手术是护理工作的落脚点，针对手术问题给予具体和有效的护理干预，确保手术护理安全，是手术室专科护士核心能力水平的体现。

3. 实施方法

凡承担手术配合的护士均应掌握所配合患者的病情观察"七知道"，并依据护理程序落实循证护理干预，做到心中有数，全程对手术护理风险因素实施预测、预备、预控，避免意外发生或临场慌乱。下面以肾上腺嗜铬细胞瘤手术为例做介绍。

（1）掌握患者一般资料　术前1d，巡回护士通过查阅病历、术前访视了解和掌握患者一般资料，重点询问患者术前口服酚苄明的时间，查看血压是否控制在120/80mmHg（16/11kPa）、心率80次/min，以判断术前扩容治疗效果；复习疾病手术常规，重点掌握患者的疾病或并存疾病、手术方式和手术关键。如肾上腺的细胞内颗粒含儿茶酚胺，当嗜铬细胞瘤时细胞会无调节性的分泌大量儿茶酚胺入血，引起全身性病理改变和症状(如高血压、心律失常等)，成年人主要以阵发性高血压或阵发性高血压持续发作为主，儿童以持续高血压多见。患者咳嗽、情绪波动、体位微小变化等可诱发急剧高血压；术中挤压、牵拉瘤体可造成高血压危象；瘤体摘除后又可造成急剧的低血压休克甚至危及生命等。因此，手术关键在于术前有效扩容、切瘤前控制性降压、术中探查减少对瘤体挤压/牵拉、切瘤后快速升压四个阶段。术中，通常会尽早控制肾上腺中央静脉、尽量减少对瘤体的牵拉或挤压，以减少儿茶酚胺大量入血；若术中发生高血压危象时须暂停手术，并从静脉输注硝普钠等降压药，待血压略平稳再行手术等。

(2)根据病情观察指引，确定主要护理问题，完善手术物品准备　巡回护士在全面查看患者病史资料、手术方式和手术关键后综合分析确定主要护理问题。如嗜铬细胞瘤切除选择哪种路径(开放、腔镜下)、术前体位摆放时如何防止诱发血压突然升高、术中切瘤前后如何保证快速大量输血输液，以防止高血压危象或低血容量休克等。根据问题完善护理措施，如摆放体位时动作轻柔、幅度不宜过大，准备特殊手术器械、升压药、降压药、抗心律失常药以及输液泵、加压输血/液器、温血仪、避光注射器或避光纸等，并摆放到手术间指定位置等。

(3)完善手术配合　手术进程关键期，护士应严密监视血压、脉搏变化，将特殊器械、药品和加压灌注泵等处于备用状态，坚守岗位。如切瘤前配合麻醉医生使用硝普钠降压；切瘤后快速加压输液/输血，根据中心静脉压滴注升压药(肾上腺素或去甲肾上腺素、多巴胺)、抗心律失常药(利多卡因、普萘洛尔)；保障照明，随时提供手术需要，维持手术过程平稳。

手术室护士通过病情观察指引，将疾病特点与手术关键、手术问题紧密结合，克服手术配合的机械性，使原有散在、独立的知识点有机串联起来，既提高了术中工作主动性和应变能力，更培养了护士综合判断和自觉运用护理程序解决问题的能力，从根本上提高护士的专业技术水平。

4. 环节质量的监督管理

护理质量取决于护理群体的质量意识和质量监控，改变护理行为模式需要一个自我养成和不断鞭策的过程。因此，要使巡回护士从过去局限于手术配合到现在对患者整体病情观察与变化掌握的个性化手术配合，需要通过建立护理巡查制度、持续开展意识教育、加强跟班督导等方式加以实现和推进。

巡查者一般由护士长或高年资护理专家担任，每天跟班检查指导，通过看、问、查、讲了解护士执行情况。

一看：手术开台前，全面扫视手术间，观察环境整洁、秩序，看物品就位情况，查看晨起患者血压、脉搏，液体通畅度与速度，摆放体位是否轻稳等。

二问：切皮前提问一般资料，切瘤前后重点询问护士手术关键、护理问题、做好了哪些准备。

三查：针对“问”的重点检查措施是否落实，如药品、加压泵、标签、抢救记录单等。

四讲：随时发现、及时强调手术风险的配合要点与注意事项，纠正不足或协助落实。

四、建立医疗工作沟通记录

手术治疗成功是团队精诚合作的结果。手术过程涉及多部门、多科室、多环节的协调沟通，电话联系，临时通知等，且现象非常普遍。因此，为了避免医疗沟通过程中信息传递的错误、延误或不全，有必要建立“医疗工作沟通记录本”，以保证医务人员对患者或医疗工作信息沟通传达的准确性、完整性和有效性，降低医疗护理风险的发生。

①建立“医疗工作电话沟通记录表”(表 7-2-4)。设制式格式本，项目包括日期、时间、电话内容、对方科室、打来电话人的工号或姓名、记录者姓名和落实情况的记录等。

②电话记录内容，必须列入护士交接班。一要告知本班处理情况和所处状态，二要交代下一班跟进内容和注意事项等。特殊情况，则应做文字说明为好。

③手术中遇各种急会诊通知；各种急诊和抢救的检查检验申请和结果；抢救中各种药品、血液和血制品、仪器设备和器械的申请，答复；各种医疗事件的紧急报告；其他涉及患者医疗安全的事件等，必须记录电话内容。

④电话记录本上记录的项目要完整、准确，内容简单明了。

表 7-2-4　医疗工作电话沟通记录表

日期	时间	电话内容	对方科室	对方工号或姓名	记录人	落实情况

⑤医务人员进行医疗工作电话沟通时，应使用规范的接听/打出电话的语言，吐词清晰、语速适中。

a. 医院电话多为工作方便而设，因此电话铃响三声以内应积极接听电话，切不可让对方久等。

b. 接听电话时，首先，拿起话筒后向对方问好并报出本科室名称；其次，记录打来电话人的科室和姓名；再次，记录电话内容；最后，复述一遍并让对方确认正确。如“你好，我是手术室，请问您是哪里？有什么事吗？”“请问您的科室、工号或姓名？”“请讲，我在做记录。”“请听我重复您刚才陈述的内容……请您确认是否正确、完整。再见。”

c. 打出电话时，第一，先向对方问好并报出自己所在科室和姓名或工号；第二，记录接听者的科室和姓名；第三，告知沟通的内容和要求；第四，请求对方复述一遍；第五，确认复述正确，通话完毕。如“你好，我是手术室×××，请你找值班护士听电话。”“请告诉我您的部门和姓名或工号。”“请您记录电话内容。”“请您复述一遍刚才我说的内容。”“好的，正确，谢谢。”

⑥接打电话时，禁止边吃东西边讲、边记或出言不逊、自言自语等，以免使对方感到茫然或困惑。

⑦通话完毕，打出电话的人员应等对方挂机后再放下电话。

⑧护士长每周例行检查，及时讲评所属人员执行情况，强化电话沟通管理的重要性，不断完善管理措施。

五、建立术中用药“口头医嘱执行单”

根据国家医疗技术操作规范和医疗质量管理要求，在抢救、手术、中深度镇静治疗等紧急情况下，医生、麻醉医生可以下达口头医嘱。由巡回护士记录下达医嘱医生的姓名、医嘱内容，手术后由下达医嘱医生在“口头医嘱执行单”上签名，并记录签名时间。

1. 目前手术用药医嘱的执行方式与问题

（1）口头医嘱　单凭麻醉、手术医生口头下达用药医嘱，执行前护士将口头医嘱内容复述一遍，执行后由麻醉医师记录于麻醉单上。这种方式违背病历书写规范，容易造成用药错误，但长期存在于临床中。

（2）建立“口头医嘱执行单”　麻醉、手术医生下达口头用药医嘱后，由巡回护士填写“口头医嘱执行单”，执行前将口头医嘱内容复述一遍，经下达医嘱医生确认后执行。手术结束后再由下达医嘱医生在“口头医嘱执行单”上签名，并记录签名时间。同时，麻醉医生将用药情况记录于麻醉单上。2009年实施手术安全目标后，这种方式在一些单位手术室得以开展。其优点是符合病历书写规范、用药有据可依、安全保障性强，但涉及护士转抄医嘱、术毕补签名，实施起来比较费时，手术繁忙时依从性较差。

（3）电子医嘱　基于医院信息系统（hospital information system，HIS）平台，通过无线移动数据采集器PDA（person data assistant），护士可从麻醉工作站自动对医嘱信息进行即时提取、执行和签名，执行结果可在HIS自动生成和获取。这种方式既保证医嘱即时执行，又无须填写医嘱执行单，是最科学、最安全、最便捷的方式。但由于医院信息平台建设的经费投入很大、功能运行需要强大的软硬件支撑，故其普及受到一定限制。

2. 术中口头医嘱执行单的内容与执行要求

在手术中，麻醉医生和手术医生可以下达口头医嘱。医嘱下达后，由巡回护士将医嘱内容记录于“术中临时医嘱执行单”（表7-2-5）上，执行前将口头医嘱内容大声复述一遍，经下达医嘱的医生确认后执行并签名。手术后，下达医嘱的医生要在术中临时医嘱执行单上就所下达的医嘱内容实施签名并填写签名时间，以示对医嘱执行的确认和负责。若为电子医嘱，则按电子医嘱的记录要求进行据实补记；若为麻醉医生自行开具并执行的麻醉用药医嘱，可由麻醉医生本人直接记录在麻醉记录单中即可。术毕，巡回护士一定要及时提醒医生签名，并将口头医嘱执行单放于病历中带回病房。

上述要求和执行方法，虽略微麻烦，也需要一些时间，但可做到有据可依、可查，有效规避用药风险（尤其是非抢救期间的临时用药医嘱），也符合手术目标中的用药管理要求。笔者认为，最理想的是在手术间实现PDA移动工作站；否则，就现行条件和客观要求建立口头医嘱执行单是确保术中用药安全的有利保证。

表7-2-5　术中临时医嘱执行单

姓名：__________　科室：__________　ID号：__________　手术名称：____________________

日期	时间	医嘱内容	执行时间	执行护士签名	医生签名及时间

第三节　常用规章制度

制度是工作的法规，是处理各项工作的准则，是评价工作质量的依据，是防止差错、事故的重要措施。由于各个医院手术室人数、质量及设施各有不同，对人员的要求也不尽一致，制定的规章制度可能有差异，但建章立制、确保安全的总要求是一致的，因此，各家医院手术室规章制度是可以互相借鉴的，现以笔者医院手术室常用规章制度为例。

一、一般规则

①进入手术室人员，必须更换手术室所备的衣、裤、鞋、帽、口罩等。戴帽须遮住头发，戴口罩口鼻不外露；外出送患者应穿外出衣、换外出鞋；工作结束后应将用过的衣、裤、鞋、帽、口罩、手套等放到指定地点。

②手术医生凭胸卡向专管人员换取衣柜钥匙，离开时换回。隔离鞋按专科分类放置，不得随意乱穿，未更换隔离鞋者严禁进入手术室。手术人员应在预定时间提前30min到手术室做好准备，因故更改、增加或停止手术，应预先与手术室联系。

③严格控制进入手术室人员，与手术无关人员一律不许入内；患严重上呼吸道感染，面颈、手部感染者，不可进入手术室。

④手术须在指定的手术间实施。接台手术应先行无菌手术，再行污染手术，严禁在同一手术间施行无菌和感染两种手术。

⑤正常工作日第一台手术，原则上手术第一助手必须8:10(以8:00上班为例)进手术室做术前准备，原则上8:30前完成好麻醉并开始手术，以加快手术周转，增加手术例数。

⑥工作人员和参观手术人员以及无菌器械、敷料均应经限制区内走廊及手术间前门进入；工作人员和参观手术人员进入限制区必须戴口罩。手术结束后，用过的器械、敷料等污物从手术间后门经污物通道送出。

⑦须清点物品的手术，由手术第二助手、巡回护士和器械护士共同清点。遇物品清点不对数，应在手术物品清点单上注明原因，术者、第二助手、手术护士、麻醉医生共同签名，并由术者报告医疗科备案。

⑧术中所取的标本由器械护士负责保管，术毕由手术医生将标本放入有固定液的盛器内，贴上标签，写明手术患者科别、姓名、住院号、标本名称及采取部位，并填写病理送检单和标本送检登记本，放在指定位置；术中须做冷冻切片的，术前手术医生应提前写好病理送检单，并事先与病理科联系好。

⑨手术人员必须爱护器械和设备，不得乱扔或破坏手术器械。未经允许，任何人不得随意挪动手术室物品和设备的位置。

⑩手术人员应保持严谨的工作作风，举止要端正，不应坐在手术间地上或手术床上。手术间应保持肃静，搬动各种用具应尽量避免声响；不得喧哗、闲谈；不随意议论不利于患者身心的问题；避免接打与手术无关的电话，限制区内禁止使用手机。

⑪严禁在手术间污物盆(桶)内丢弃纱布、纱垫或其他杂物，以免混淆清点数目。皮肤消毒时，尽可能避免消毒纱球或消毒液体掉落地面造成污染。

⑫除吸烟室外，任何场所严禁吸烟。不宜在手术室进餐，尤其禁止在手术区的同层进餐，以保持手术室清洁卫生。若因手术历时长不能下手术台进餐，可临时安排在限制区内进流质饮食。

⑬手术室工作人员应熟悉手术室内各种物品的放置及使用方法，急救药品和器材要定位、定数、定人管理，做到急救药品齐全、器材性能良好。

⑭手术室要加强岗前培训，所有新调入本院的医生和进修医生、实习医生必须完成岗前培训方可进入手术室参加手术。进修、实习医生岗前培训由科教科与手术室联系，新调入医生由所在科室与手术室联系，培训工作由手术室护士长负责。

⑮遇抢救须请专家会诊时，由医疗科或麻醉科主任(负责人)、总住院医生直接电话邀请专家到手术室会诊。

⑯凡手术必须有本院医生参加，进修、实习医生不能单独手术，否则，手术室有权不予安排手术。

⑰特殊感染手术只能在特殊感染手术间实施，手术科室应提前通知手术室做好相应准备。实施特殊感染手术，手术间的所有工作人员只能从手术间侧门或后门及污物通道离开手术限制区。

二、参观规则

①手术室一般不接待参观，确须参观的须提前申请，征得同意后方可进入。

②手术室严格限制参观人数,日参观总人数与手术床数比例宜控制在≤1∶2,每个手术间最多≤3人次。联合移植手术、关节置换手术不应安排人员参观。也可按照设计的洁净等级控制手术间总人数,如Ⅰ级12～14人、Ⅱ级10～12人、Ⅲ、Ⅳ级6～10人。

③参观人员进入手术室必须穿参观服,戴口罩、帽子,换隔离鞋,挂参观胸卡,待手术一切准备就绪后方可进入指定手术间,离开时将衣帽等放回指定地点。

④本科医生或进修医生参观手术时,须所在科主任或住院总在"手术通知单"上注明参观者姓名、参观手术的名称,由手术室发参观卡,凭卡参观。

⑤外院医生参观手术时,须提前与医务部联系,并填写"参观手术申请单",由医务部与手术室护士长、术者联系,凭申请单换参观卡方可进入。

⑥电视教学、学员见习,须提前一天向医务部申请,由医务部与手术室护士长联系,原则上安排在电教室观摩,不得擅自进入手术间。

⑦外来参观手术室建设或管理者,应提前一天向医务部申请,由医务部与手术室护士长联系,征得同意后方可参观。一般情况下,只允许参观手术室半限制区及经外走廊通道参观限制区;特殊情况确须进入手术限制区时,不得超过4人。正在进行手术的手术间禁止参观。

⑧参观者应服从手术室工作人员的管理,严格遵守无菌制度,不得在手术间内来回走动或进入非参观手术间;不得离手术台过近(应不小于30cm)或站得太高,以免影响无菌操作及手术进行。

⑨患者亲友、无关手术人员、特殊感染手术谢绝参观。

三、手术患者访视制度

①所有住院手术患者,均应实施术前访视和术后回访,由巡回护士执行。术前1d实施术前访视,术后1～3d落实术后回访。

②访视过程中应使用文明礼貌用语,说明访视目的,认真执行保护性医疗制度,注意保护患者隐私。

③建立和实施患者病情评估。了解患者基础疾病、血压、血糖、现病史、诊疗史、过敏史、心肺功能,掌握拟实施手术计划、辅助检查结果、感染筛查阳性结果,掌握患者对疾病和手术的认知程度、顾虑或要求,认真做好各项术前准备工作。

④简要介绍手术室环境、人员配备、手术过程、术中注意事项(如麻醉及手术体位、配合要求)等,接受咨询和答疑,增强患者对手术的理解,提高依从性和手术安全性。

⑤核对患者身份和手术部位。主动邀请患者或亲属陈述姓名和年龄,与患者或亲属共同确认手术部位或手术标记,防止手术错误的发生。

⑥开展健康宣教。详细介绍术前须知,尤其是术前禁食、禁饮和着装、服饰要求;讲解麻醉镇痛与术后机体恢复的相互影响;针对患者对手术麻醉的认知程度及对疼痛的耐受程度,评估患者身心问题,及时给予疏导,促进手术康复。发现可能影响手术的问题,应及时联系主管医生加以解决。

⑦术后回访应通过慰藉患者,观察有无潜在的手术护理问题,指导患者早期康复活动,解释答疑患者及亲属的提问等,促进术后身体康复。同时,征询患者对手术室护理服务质量的意见和建议,持续改进。

⑧访视后,巡回护士将访视情况填写于"手术患者访视评估表",并签名,资料科室存档1年。

⑨访视应注意:着装整齐,佩戴胸卡,使用文明用语,说明访视理由;认真查看手术患者资料,重点是患者身份(含腕带)、手术部位(何侧)、手术方式,并与患者或家属一道确认标记的手术部位;床旁访视的同时注意查看患者身体状况、四肢静脉充盈情况,尤其是感染筛查的化验指标,以便静脉穿刺、器械准备、体位垫准备、感染预防等,提前做好协调和准备;注意交流技巧,妥善使用保护性语言。

术前访视程序图(图7-3-1)、手术患者访视评估表(表7-3-1)、术后回访工作程序图(以胃次全切除术为例)(图7-3-2)。手术患者术前标准护理计划、手术患者术后随访评价表参见第九章表9-1-2、表9-4-1。

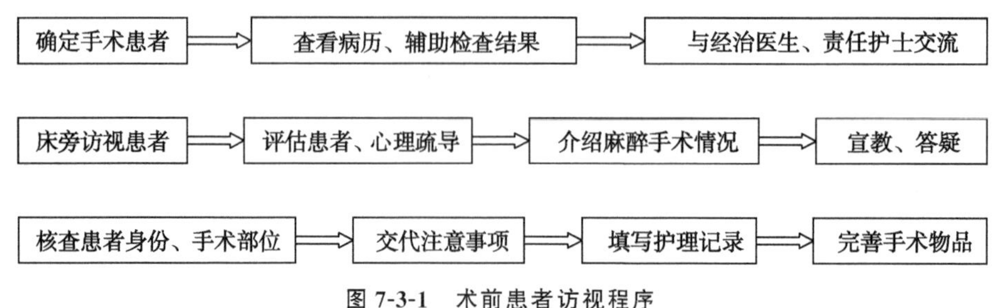

图7-3-1 术前患者访视程序

表 7-3-1　手术患者访视评估表

姓名＿＿＿＿＿＿　科室＿＿＿＿＿　性别＿＿＿＿＿　年龄(岁)＿＿＿＿＿　床号＿＿＿＿＿　ID 号＿＿＿＿＿

拟实施手术名称(何侧)：＿＿＿＿＿＿＿＿＿＿＿＿＿＿＿＿　手术日期：＿＿＿＿＿＿＿＿＿＿＿＿＿＿

内　容	护理评价
一、核查一般资料	
①身份标识(手腕带)：无□　有□	
②手术部位标记：　无□　有□	
③并存疾病：无□　有□(糖尿病□ 高血压□ 心脏病□ 其他＿＿＿＿＿)	
④患者身体整体状况和四肢血管充盈情况	
二、检查术前准备	
①手术部位皮肤准备：无□　有□	
②胃肠道准备：禁食□　禁饮□　无须准备□	
③留置管道：无□　有□＿＿＿＿＿＿＿＿	
④术前特殊用药：无□　有□＿＿＿＿＿＿＿＿	
⑤药物过敏试验：(PG□　普鲁卡因□　其他□)无□	
⑥查对输血前七项结果：无□　有□(血型□　感染筛查阳性□＿＿＿＿＿)	
⑦术前已置入物品：无□ 有□(名称＿＿＿＿＿　部位＿＿＿＿＿＿)	
⑧月经：无□ 有□	
⑨皮肤情况：(压疮风险因素评分表)	
⑩随身携带物品：无□　有(义齿□　隐形眼镜□　助听器□　X 线片□)	
三、交代注意事项	
①保持皮肤清洁，术前防止受凉	
②介绍麻醉配合的要求	
③介绍禁食、禁饮以及服饰要求	
④讲解术后镇痛泵的使用方法	
四、开展健康教育	
①介绍手术室环境、麻醉手术大致过程	
②提倡戒烟，指导康复训练(有效咳痰训练、深呼吸运动、床上翻身运动)	
③了解性格特点，给予心理疏导	
④解答患者及亲属疑问	
五、其他项目	

手术室护士签名：＿＿＿＿＿＿＿＿　日期：＿＿＿＿＿＿＿　时间：＿＿＿＿＿＿＿

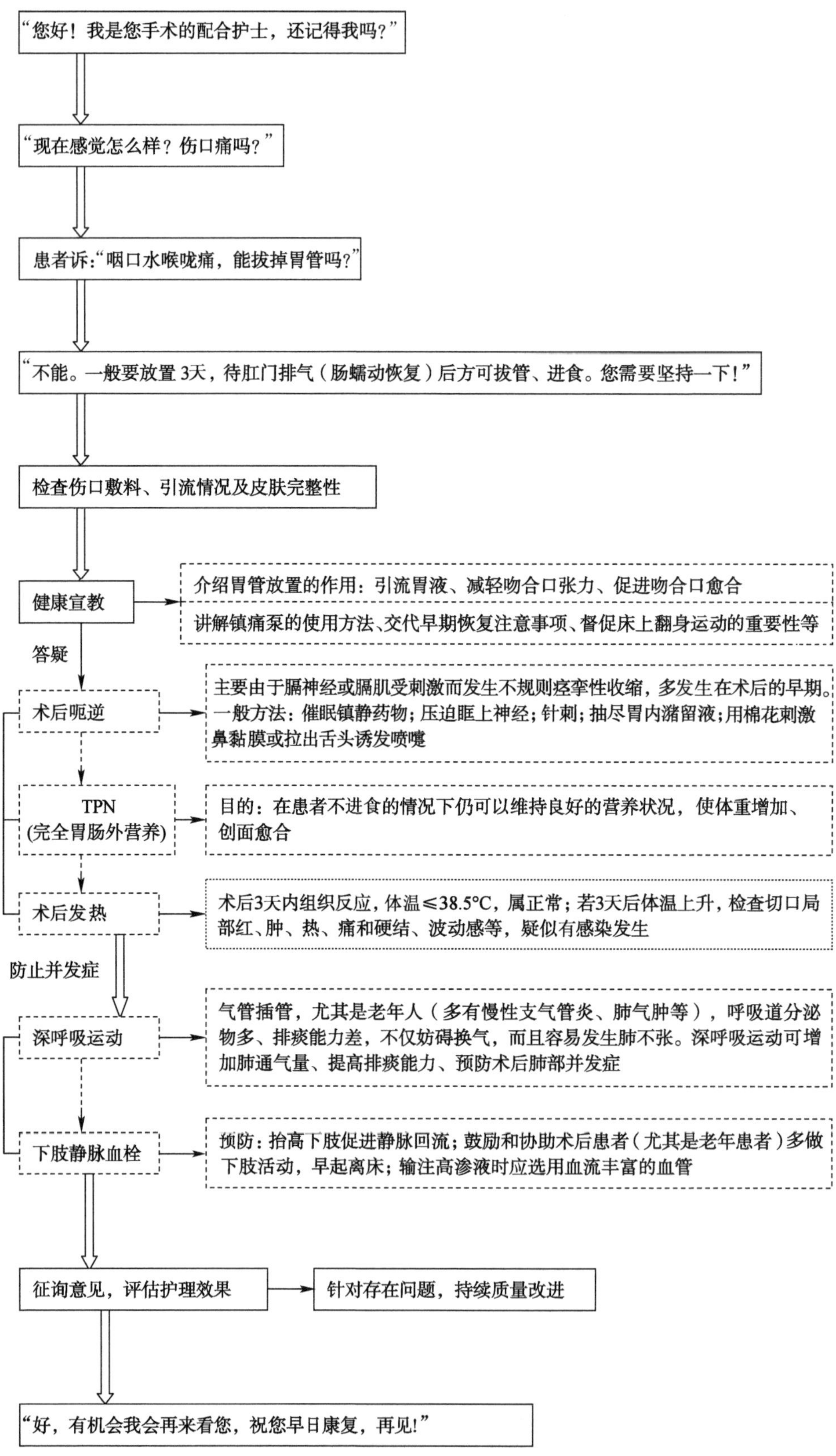

图 7-3-2　术后回访工作程序（以胃次全切除术为例）

四、进修、实习生管理规定

①保持手术室肃静、整洁，工作认真负责，服从管理。

②遵守手术各项管理规定和技术操作规程，虚心听取手术室工作人员的指导意见。

③遵守手术时间，准时到达指定手术间进行术前准备。

④严禁在手术间污物桶(盆)内丢弃纱布、纱垫或其他点数物品，以免混淆清点的数目。

⑤未经允许，不得随意搬弄手术室器械、设备及物品。

⑥参观手术时，距手术人员应＞30cm。不得在室内，尤其是器械台旁随意走动；不得进入非参观手术间。不在限制区内看书、闲聊或从事与手术无关的工作。

五、接送患者规定

接送患者一律使用交换车；运送途中注意保暖，保护患者的头部及手足，防止撞伤、坠床；保持输液管道及各种引流管通畅，防止脱落。

1. 接患者

①手术室运送员应着装整齐，按要求更换外出服、隔离鞋。检查交换车性能。

②使用交换车接送手术患者，应将患者提前30min接到手术室，病情危重的由经治医生护送。手术科室应在手术室接患者前完成各项术前准备和相关检查，尤其是术前定位拍片、撤牵引支架等。

③到手术科室接患者时，要根据“手术通知单”“手术患者术前交换核查单”逐项核对科室、床号、住院号、患者姓名、手术名称、手术部位(何侧)、手术时间及术前医嘱执行等情况，检查卧床患者皮肤完整性，与患者或亲属共同确认手术部位标记，并将随带的物品如病历、X线片及特殊用品带到手术室。

④患者空穿清洁病号服，随身物品如金首饰、手表、现金等贵重物品，义齿等，一律不得带到手术室。若应全身麻醉需要患者保留义齿，应做交代。

⑤运走途中，上好护栏，保持平稳，注意观察患者病情，防止坠床、碰伤等。

⑥患者进入手术室应戴隔离帽；进入手术间后，巡回护士核对患者手术信息，无误后应安排患者卧于手术台上或坐于手术椅上，必要时床旁守护，防止坠床或发生其他意外。

2. 送患者

①患者离室前，应妥善固定，标识各种管道，擦拭干净身体血迹(尤其面部分泌物、胶布印等)，穿好衣裤，遮盖保暖，带齐手术病历资料及物品。

②一般手术后患者，由手术室运送员和手术医生送回病房；大手术和全麻术后患者，由手术医生、麻醉医生和运送员送回病房；对全身麻醉术后未清醒，重大手术后呼吸、循环功能不稳定，危重体弱、高龄、婴幼儿患者实施大手术后，以及其他需要监护的特殊患者，术后均送麻醉复苏室或ICU病房，必要时由手术室护士陪同护送。

③运送途中严密观察患者病情变化(如呼吸、面部表情)，保持各种管道固定、通畅，保持肢体功能位置。

④患者送回病房后，麻醉医生或护士应向手术科室的值班人员详细交代患者术中情况，术后(麻醉后)注意事项，以及输液、引流管、皮肤等情况。交换完毕，与病房护士共同签字认可。

六、查对制度

①严格执行各项医疗护理操作应做到“三查七对”，防止差错、事故发生。

②接手术患者时，应进行两种以方法身份识别。认真核对病室、床号、患者姓名、性别、年龄、住院号、手术名称、手术时间、术前用药、是否禁食禁饮等术前准备完成情况。

③执行口头医嘱时，应大声复述药名、浓度、剂量、用法一遍，经下达医生确认后方可执行。抽取药液前应严格查对液体质量、有效期；使用麻醉精神药品，须双人核查。口头医嘱执行后，应及时通知麻醉医生记录在“麻醉记录单”上。

④术中输血时，麻醉医生与巡回护士共同核对，落实双人双查。执行前，巡回护士须与麻醉医生共同核对患者科别、床号、住院号、姓名、血型、交叉配血结果、血瓶号(含献血者姓名、血型、血量、血液的类别及质量)，无误后方可输入。

⑤严格落实手术安全核查，防止发生手术患者和手术部位的错误。

a. 术前访视时，巡回护士应认真核查患者身份(姓名、年龄、性别、ID号)；让患者主动陈述其姓名、手术部位(何侧)和手术方式；若为小儿、耄耋、烦躁、交流障碍、意识不清者，则核对其腕带、床头牌，并让陪护人员陈述其信息；与患者一道查看由手术医师标记的手术部位并确定。

b. 接手术患者时，手术室运送员与病房护士共同核对“手术患者术前交接核查单”内容并签名；过床前，手术室运送员仍应主动让患者或亲属陈述其姓名和年龄，共同确认手术部位（何侧）及手术方式，共同确认手术部位。

c. 患者进入手术间，执行三方核查。按照“手术安全核查单”内容，手术医师、麻醉医师和手术室护士，分别在麻醉实施前、手术开始前和患者离开手术室前实施“暂停程序”，共同核对患者身份和手术部位等内容，并逐项填写和签名。

⑥严格落实手术物品清点制度，确保手术前后物品数目一致。器械护士、巡回护士分别在手术开始前、关闭体腔前、缝合至皮下时，共同清点、核对手术包中各种器械敷料名称、数量（包括器械的螺钉、螺母等），并逐项记录。

⑦手术前后，应检查患者皮肤完整性，有无体位压疮、皮肤灼伤等情况，发现异常及时报告医生，并与病房护士做好交接记录，按要求呈报护理风险。

七、物品清点制度

①手术开始前，器械护士应对所有器械及敷料做全面整理，做到定位放置、有条不紊。

②清点物品前，巡回护士应将随患者带入手术间的创口敷料、绷带，以及消毒手术区的纱布、纱球彻底清理，于手术开始前全部送出手术间。

③手术开始前，由器械护士和巡回护士共同清点手术包中各种器械及敷料的名称，数量；在关闭体腔、缝合至皮下时，重新进行逐项清点，确认数量核对无误后告之医师，方可关闭切口。

④器械护士应思想集中，及时、准确提供手术所需物品。术中追加的器械、敷料应及时清点、记录。

⑤外来置入器械，如厂家内固定器械及钢板、螺钉、螺母等，存在品种专、数量多、点数难的状况，可在术前做适当挑选，尽量减少基数量，器械护士做好归类、配套管理，配备定位模具支架、拍图复核等方法，以加快清点速度。

⑥加强手术台敷料的管理，防止遗留或丢失。手术台上必须使用带钡丝的显影纱布；台上纱布不得任意剪切、不得拿出手术间外。特殊情况对纱布做剪裁时必须点数并登记，手术结束前对其完整性进行检查；术毕点数完成后，方提供包扎切口专用纱布或一次性伤口敷贴，以免造成点数混淆。

⑦器械护士应及时收回术中使用过的器械，收回结扎、缝扎线的残端；医生不应自行拿取器械，暂不用的物品应及时交还器械护士，不得乱丢或堆在手术区。凡切口内所用纱垫，必须留有长带，带尾端放在创口外，防止敷料遗留体内。

⑧深部手术填入纱布、纱垫，或留置止血钳时，术者应及时报告助手和器械护士，防止遗漏，以便清点。若做深部脓肿或多发脓肿切开引流时，创口内填入的纱布、引流物，应将其种类、数量记录于麻醉单上，术毕手术医生再将其记录于手术记录内，取出时应与记录单数目相符。

⑨凡手术台上掉下的器械、敷料等物品，均应及时拣起并放在固定地方，未经巡回护士允许，任何人不得拿出室外。

⑩取下的病理组织或胎盘等标本，不可直接放在点数的纱布、纱垫面上，或紧贴于旁进行组织检查，以免不慎被组织黏附、带走，造成物品清点不清。

⑪麻醉医生和其他人员不可向器械护士要纱布、纱垫等物品挪作他用。麻醉台放置的小毛巾或其他形状的垫子，不可与手术用的纱布、纱垫雷同，以免混淆。

⑫开展大手术、危重手术和新手术时，手术护士宜坚持到底，中途不宜换人。特殊情况确须换人时，交接人员应到现场当面交清器械、敷料等物品的数目，共同签名；否则，不得交接班。

⑬建立严防手术物品遗留体内的应急预案。如发现器械、敷料数量与术前不符，立即告知医生，并仔细查找，必要时征求手术医师意见采取适当措施如借助 X 线查找，同时应逐级呈报。

说明：规范要求的“所有手术必须核对手术包中各种器械及敷料的名称，数量（包括器械的螺钉、螺母），并逐项准确记录。”在实际执行过程中确实存在一定难度。

手术室须积极改进的是：a.“手术物品清点记录单”宜采用打钩或填写数字的方式进行，减少或避免文字书写时间；b. 手术科室住院总应定期协助手术室清理，或精简现有手术包器械及敷料的种类和数量，从源头上减少清点的物品和时间；c. 必须定期对现有厂家手术器械进行清理，要求置入物、置入物器械（尤其是器械的螺钉、螺母）应配备定位模具支架，方便清点和使用；d. 严格落实手术分级管理制度，手术医生必须按照分级手术资格参与相应的手术工作，避免一味添加手术器械；e. 手术室护士长应加强专科护士的基本功训练，提高配合技能和应急适应能力，确保物品清点正确、及时、快速，保障手术进程。

八、消毒隔离制度

①成立科室感染监控质量小组，明确职责和工作目标。结合规范定期修订和完善医院感染的预防措

施，制定质量评价标准和检查细则，专人负责感染监控、评价、资料储存和信息上报工作，每月讲评。

②手术室工作人员必须按规定着装，外出时更换外出服、换鞋。离开手术室主体大楼时，必须穿外出鞋，严禁穿鞋套外出。

③严格控制进出手术室的人员，认真落实参观规定，严禁无关人员进入手术间。特殊情况，必须征得医务部、科室主任或护士长同意，并严格控制人数在规定的范围之内。

④严格区分限制区、半限制区、非限制区，做到洁污分流，各区域按规定进行消毒处理。

⑤严格执行手卫生规范和标准预防，防止职业暴露。

⑥保持手术间正压通气，手术间采取湿式清扫，限制人员数量和流动，手术间在连台手术之间应进行清洁消毒。

⑦专人负责手术物品的包装与无菌，做到包包监测（包外粘贴指示胶带、包内放置化学指示卡），确保灭菌合格率100%；做到无菌物品分类放置、标签醒目，每天检查、定期消毒，无发霉、过期现象。

⑧熟练掌握各种消毒液浓度的配制及使用方法，严格执行《无菌技术操作规范》，防止手术部位感染或医院感染的发生。

⑨每月对手术间空气进行细菌培养，其卫生学标准（GB 50333—2013）Ⅰ类$\leqslant 10cfu/m^3$、Ⅱ类$\leqslant 200cfu/m^3$；对手术人员的手进行细菌培养，其卫生学标准$\leqslant 5cfu/cm^2$，且无致病菌生长，做到合格率100%。

⑩紫外线灯空气消毒时，平均每立方米安装1.5W紫外线灯管1个，直接照射距离$\leqslant$2m，照射时间$\geqslant$30min；保持灯管清洁、无污垢，用无水乙醇擦拭灯管表面1次/周；检测灯管强度$\geqslant$1次/年；建立紫外线灯照射使用登记卡，凡累计使用时间$>$1000h或灯管强度$<70\mu W/cm^2$，应予以更换。使用紫外线直接照射消毒时，人不得在室内。

⑪各种无菌容器（如碘酒瓶、酒精瓶、持物缸等），每周更换1次；连续使用的化学浸泡消毒灭菌的2%碱性戊二醛，每次使用前应进行浓度监测；开启的无菌储槽罐，浸泡使用的无菌持物钳、无菌剪刀，每天更换1次。凡更换的容器、器械，应彻底清洗并行高压灭菌后备用。

⑫接触皮肤的一般诊疗用品（如血压计袖带、听诊器），应保持清洁。血压计袖带若被血液、体液污染，应在清洁的基础上用250～500mg/L有效氯消毒剂浸泡30min后再清洗干净，晾干备用；听诊器可在清洁基础上，用乙醇擦拭消毒。

⑬通过管道间接与浅表体腔黏膜接触的器具（如氧气湿化瓶、麻醉机的螺纹管、氧气面罩、吸引器等），应在清洁的基础上将耐高温的管道与引流瓶行压力蒸汽灭菌，不耐高温的部分则用500mg/L有效氯消毒剂浸泡30min后清水冲净，干燥备用。氧气湿化瓶及连接管，一用一换；湿化瓶内的用水为蒸馏水，每天更换。

⑭认真落实卫生清洁制度，保持手术室清洁、整齐、有序。

⑮实施特殊感染手术时，严格按“特殊感染手术后处理”要求执行。

⑯严格执行医疗废弃物管理规定，分类收集，定位放置，正确处理；禁止与生活垃圾混放，避免回流社会。

⑰指定科室感控员专人负责收集、整理、分析有关监测结果，并将化验报告单按时间顺序粘贴在登记本上，保存5年；凡细菌培养不合格，应查明原因，采取有效措施，重新培养至合格止。每月底，将监测结果报告护士长及医院感染控制科。

九、安全防护制度

①建立护理质量安全监控小组，落实解放对应岗位管理；定期组织学习医疗护理质量标准。实施手术风险评估制（如坠床、跌倒、烫伤、压疮等），制订防范手术护理风险事件预案；建立“护理缺陷登记本”，每月进行护理风险事件分析与讲评，强化护士风险意识，减少或防止手术风险事件的发生。

②择期手术、病情稳定的患者必须由手术室运送员（或病房护士）送入手术室；急、危、重患者必须有手术医生、护士陪同护送。运送途中上好床栏，注意保护患者头部和手足，防止撞伤、坠床。

③手术患者必须使用交换车或轮椅等运送器具，不得徒步走入手术室间（门诊患者除外），以免发生跌倒事件。低风险患者（如ASA的P1、P2者）可用轮椅运送，中度风险以上患者以车床运送。

④留置导管（如气管插管、静脉输液导管、导尿管、引流管等）时应妥善固定，预留足够长度以便患者转运、过床、麻醉诱导或复苏期间体位变动，防止导管脱出；护送转运患者的人员应分工明确，如麻醉医师负责气管插管或鼻咽通气道、巡回护士负责其余各类管道、运输人员负责平车安全等。

⑤严格执行无菌技术操作，密切观察患者病情变化，及时提供手术台上物品需要，配合麻醉医师做好

术中患者安全管理和意外事件、抢救时的处理，坚守岗位，认真做好手术护理记录。

⑥加强手术病理标本的管理，根据规范要求对标本进行留取、保存、送检和记录。废弃的标本固定液（如甲醛）应用专用容器回收送病理科处理，严禁随意倒入下水道。

⑦预防医院感染，严格落实消毒隔离制度。严格控制手术间门户，限制手术间人员数量与流动，根据手术感染分类认真落实保护性医疗措施和清洁卫生制度，严格执行手卫生。

⑧加强爱伤观念，及时为患者提供心理支持，注意保护隐私。术毕患者离室前，巡回护士再次核对患者身份、手术部位、手术方式，评估患者麻醉苏醒情况、引流管道固定和皮肤清洁度等，及时给予处理、调整和清洁，给予保暖。

具体措施如下：

1. 防止接错患者

①到病房接患者时，必须使用两种以上方法进行身份识别。可通过腕带、凭手术患者电脑打印单或手术通知单查对科室、床号、患者年龄、姓名、住院号、手术名称、手术部位（何侧）及手术时间。

②将患者接到手术室后，须送到指定手术间，由该室巡回护士第2次核对以上各项。

③麻醉、手术开始前，由麻醉医生、第一助手和手术室护士共同核对患者身份、手术名称、手术部位、手术方式等信息。

2. 防止坠床、碰伤患者

①接送患者出入门边时，注意保护患者头部及手足，使其双手交叉置于胸前或贴身平放，防止碰伤；移动患者至手术床或运送车时，需有人扶住车身，防止滚动摔伤；运送途中，拉上床挡，护送员手推床头，脚在前，头在后，以利观察和保护患者；搬动患者时，动作轻巧、稳妥，防止意外伤。

②患者进入手术室后应有人全程防护，必要时上约束带，防止坠床；清醒患者可对其进行安全知识教育。

③全身麻醉诱导期、复苏期、摆放体位时，应有人在床旁照顾，注意患者肢体位置，防止挤压撞伤，必要时上约束带。

④经常检查交换车性能，保持状态良好，防止接送途中摔伤患者。

3. 防止手术部位错误

①严格执行患者身份确认制度、手术部位标记制度和手术安全核查制度，使用"患者术前交接核查单""手术安全核查单"，从源头上杜绝手术部位错误的发生。

②在术前访视时、接手术患者时、麻醉前查对时，主动邀请患者或亲属陈述其姓名、年龄、手术部位、手术方式，并与其共同查看和确认手术部位标记；同时核对患者腕带标识信息（姓名、年龄、性别、ID号、诊断等）。

③严格执行手术部位标记制度。手术标记由手术医师完成，要求标记精确、清晰可见；手术部位标记笔通常为蓝色或紫色的画线笔（图7-3-3），不能被淋浴、消毒或铺巾时擦掉，手术室应备无菌标记笔供使用；手术部位标记时，手术医师应主动邀请患者或家属参与并确认，但不得由患者亲手做出手术部位的标记。如果患者拒绝在皮肤上进行标记时，应在病历上用示意图进行手术部位标记；成对器官的单侧手术（如肺、肾、足等）、有左右之分的手术（如脑、鼻等）、有多个数目之分的手术（如手指、脚趾、肋骨等）、有多层次之分的手术（如腰椎等），必须做手术部位标记；手术部位标记的方法和标记内容的类型，应由医院统一规定后执行。

④手术开始前，手术者必须按病历记载、X线片、B超单等再次核对手术部位。

4. 防止用错药

具体措施见第六章第四节和本章第二节有关内容。

5. 防止输错血

①巡回护士负责取血，每次只能取1名患者所需的血液。

②取血前，核对医嘱与术前血型报告单是否一致，有无输血同意书，防止取错血。

③严格执行双人查对制度，取血时认真核对患者姓名、科室、床号、住院号、诊断、血型、交叉配血试验单，以及供血者姓名、血型、血瓶号、保存期，做到巡回护士取血时自查、输血前与麻醉医生共查、输血后再次查对。

④输血加温，应使用输血加温仪或水浴箱加温。水浴箱内不应同时放入2人以上手术患者血液，以免混淆。

⑤密切观察输血后反应，及时发现异常。

⑥输血后的储血袋放4℃冰箱保留24h，然后弃之。

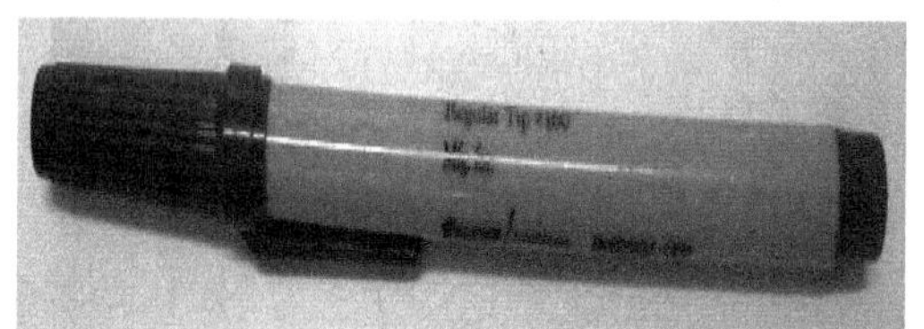

图7-3-3 画线笔

6. 防止烫伤、灼伤

①正确使用加温工具(如充气式保温毯、变温床垫等)。其中充气式保温毯应配套使用专用毯,温度≤38℃;切忌将热风直接对吹患者皮肤,以免烫伤。

②不宜使用热水袋,确需使用时要有外套、将盖子拧紧,保证不漏水。清醒、能活动的成年人,水温为60~70℃;小儿、昏迷、麻醉、手术及瘫痪患者,水温为40~50℃。热水袋与患者身体之间应隔1层毛毯或薄被,放好后应检查,1次/15min。

③使用高频电刀时,特别注意:

a. 严格控制输出功率。一般电凝20~40W,电切30~50W,即能起到良好的止血效果。当功率>50W时,每增加5W,应报告术者,提醒注意,严禁超出仪器安全值范围。

b. 面罩给氧时,由于密闭不严,四周氧浓度较高,当电刀笔与面罩呈近距离操作时(如颈部、胸部手术),要严防电火花诱发燃烧。

c. 擦拭术野的乙醇不可过湿,乙醇未干不可使用电刀切割。

d. 定期对仪器进行检查、维修,保证性能稳定,每周1次。

e. 电极板要平坦,紧贴患者皮肤,固定于患者远离心脏的肌肉丰厚处。

f. 若发现一次性电极板粘胶面有空泡、脱胶现象,应立即更换,防止电极板灼伤。

g. 患者身体其他部位避免与手术床上的金属部分接触。要正确接好电源。

④使用化学药品时,要注意掌握浓度、剂量及方法,避免灼伤黏膜、皮肤。头面部、颈背部手术消毒时,双眼应贴防水保护膜或涂眼膏,防止消毒液对角膜损伤。

⑤保持手术床单、布垫平整、干燥。消毒时,若被消毒液浸湿应及时更换,尤其是小儿,以避免灼伤。

7. 防止手术部位感染

①所有手术人员应加强无菌观念,熟练无菌技术,严格执行手术室无菌技术操作常规。

②手术人员有明显皮肤感染或者重感冒等呼吸道疾病,不应参加手术。

③术前备皮应在手术当天或术前<24h进行,若术野毛发不明显可不备皮。毛发的去除应使用电动发剪或脱毛剂,不使用刀片刮除,以免损伤皮肤。

④严格术野皮肤消毒。选择合适的消毒剂以适当的方式消毒手术部位,皮肤消毒范围应符合手术要求。如需延长切口、做新切口或放置引流时,应当扩大消毒范围。

⑤术前预防用药原则是根据手术野有否污染或污染可能来决定,选用药物为一、二代头孢类抗菌药物(表7-3-2)。使用方法为术前0.5~2h或麻醉开始时首次给药;若手术超过3h或者失血量大于1500mL,术中可给予第二剂。要求:总预防用药时间不超过24h,Ⅰ类切口(手术时间<2h)手术预防性抗菌药物使用比例应≤30%,术前已存在细菌性感染的手术(如腹腔脏器穿孔腹膜炎、脓肿切除术、气性坏疽截肢术等)不用。

表7-3-2 头孢类抗菌药物

类别	常用品种	性能
第一代	头孢唑林、头孢氨苄、头孢拉定、头孢羟氨苄、头孢克洛	对β-溶血性链球菌和其他球菌敏感; 革兰氏阴性菌对本代抗生素较易耐药; 产气杆菌、假单胞菌、沙雷杆菌、粪球菌无效
第二代	头孢孟多、头孢呋辛、头孢替安	革兰氏阳性菌效能与第一代相近或较低; 革兰氏阴性菌作用较优异; 对假单胞菌、沙雷杆菌、粪球菌无效
第三代	头孢曲松钠(罗氏芬)、头孢噻肟钠(治菌必妥)、头孢哌酮钠(先锋必)、头孢他啶(复达欣)	对革兰氏阳性菌效能普遍低于第一代 对革兰氏阴性菌作用较第二代更为优越 对假单胞菌、沙雷杆菌、不动杆菌有效 对粪球菌、难辨梭状芽孢杆菌无效
第四代	头孢吡肟(马斯平)	对革兰氏阳性、革兰氏阴性菌均有效; 对肠球菌、耐甲氧西林的葡萄球菌、黄单胞菌、嗜麦芽假单胞菌、难辨梭状芽孢杆菌无效,可致二重感染

⑥严格管制手术室门户，保证术中手术间门关闭和正压通气，严格控制进入手术室的人数。手术人员进入手术室后，应迅速就位，尽量减少走动或频繁开关手术间门，以免尘土飞扬。

⑦保持手术切口周围、无菌器械台敷料干燥，可使用防水手术薄膜及加层铺巾保护。

⑧严格无菌技术操作，规范残端处理方法。切开皮肤后，应更换手术刀片和盐水垫，铺皮肤保护巾或切皮前贴手术薄膜；处理空腔脏器残端时，应用盐水垫保护周围组织，并用碘伏消毒切口部位；已污染的刀剪、敷料等，必须另放于弯盆中，不能放回无菌区；处理完感染或污染部位后，用器械撤除切口周围保护巾，重新更换手套；缝皮前，应冲洗切口，去除皮肤保护巾或手术薄膜，用75%乙醇消毒周围组织后再行缝合。

⑨加强术中患者保暖，防止低体温。术前、缝皮后宜将温度适当调至26～28℃，非手术部位加盖被服减少暴露，冲洗手术部位时使用37℃的液体。

⑩严格执行手术器械及物品的灭菌规范，使用前必须检查灭菌效果。

⑪严格落实医护人员手卫生，尤其是台下的巡回护士和麻醉医生。可在手术间配备免洗手消毒液，随时进行手卫生。

⑫同一手术间内先做无菌手术，后做污染手术；实施感染手术时，应挂隔离标识；两台手术之间，应做好手术间清洁消毒。进入限制区的物品必须去外包装，不在手术间折叠或大幅度抖动敷料，减少微粒污染。

⑬特殊手术（如关节置换、器官移植、钢板内固定、人工血管、人工晶状体等），尽量选择洁净级别最高（如百级间）的手术间进行，手术间宽敞、净面积应$\geq 40m^2$，严格控制手术人员和参观人员。若手术间硬件条件不具备，应尽可能撤离手术间不必要物品和设备，物体表面和空气彻底清洁消毒，严格控制手术人员和术中走动、禁止参观等，力求达到最优的手术环境。

⑭加强手术技能的培训，尽量缩短手术时间，减少组织创伤。若手术时间>6h，手术切口周围应加盖无菌巾。

⑮施行特殊感染手术的人员，手术后应从污物通道离开限制区，未经彻底淋浴、更衣、更鞋、更换口罩帽子不可到其他手术间走动或参观。

8. 严防手术患者低体温

①术前、术后转运患者过程中应做好保暖工作，有条件可预先将盖被放在恒温暖箱中预热。

②患者入室前1min将室温调至26～28℃，避免在摆放体位、术野消毒时的过度暴露导致体温下降；手术过程室温恒定在22～24℃；新生儿及早产儿室温宜保持在27～29℃。

③正确使用充气加温仪、变温毯、变温水床等术中保温用具，对双肩、双臂、双足等非手术区域应加盖被服减少暴露。不提倡使用电热毯、热水袋，不允许将充气保温毯的导管直接对着患者吹，以免烫伤。保持术中非手术部位的覆盖保暖，并保持体表覆盖物的干燥，包括手术铺巾及衣服。

④大量输液时应给予加温输入（34～37℃）；新鲜全血和成分血最好使用输血加温仪，温度34℃左右。

⑤采用液体恒温水浴箱进行液体加温，温度为37℃。水浴箱应设专人管理，每天清洁、换水。

⑥术中有体腔大面积暴露的患者（如胸腔、腹腔手术等），无手术禁忌，体腔冲洗液应加温37℃后方可供应手术台上使用，以减少体热散失。

⑦术毕用温水垫擦拭身体的血迹及污迹，及时给患者穿衣和盖被；维持复苏室环境适当的温度。

9. 防止因器械不足或不良造成意外

①器械打包护士应根据手术通知单认真准备器械，并检查其性能是否良好、配件是否齐全、数量是否充足。

②手术开始前，器械护士应再次检查器械是否正确、适用。发现配件不齐，及时通知巡回护士进行登记或更换；若术中器械损坏或不好用（如剪刀、骨凿），应及时做标记，交巡回护士撤出。

③实施重大、特殊手术或新手术时，术者应于术前一天亲自到手术室挑选所需的特殊器械，并检查其他物品是否齐备及适用。

④在进行重要步骤前，术者应先检查器械是否合适。

⑤手术室应常规准备不同种类的急诊手术器械包以及常用的手术器械单包，以备急用；用后，应及时包装好、灭菌。术中临时灭菌，可选用快速高压蒸汽灭菌锅。

⑥每年应进行器械大保养及检修1次。

10. 防止气压止血带使用不当造成损伤

①严格掌握禁忌证。下肢动脉硬化、血栓性脉管炎、淋巴管炎、化脓性感染（坏死）等患者不使用驱血带；恶性肿瘤或局部炎症的患者，使用止血带时不驱血。

②使用前应检查气囊、显示表（气量表）是否完好，有无漏气。

③缚止血带的部位位于上臂上1/3、大腿上2/3

处，缚带时，皮肤表面垫一块布巾，缚毕用绷带固定。松紧适宜，以能伸进一指为宜。对于小儿或皮肤稚嫩者，缠绕止血带时，应将其背面(绒布面)直接接触皮肤，其里面(有塑料黏合扣)朝上，即反过来用，避免充气后里面的塑料黏合扣对皮肤的点式压伤。

④工作压力：成年人上肢压力为40kPa、下肢为80kPa，小儿上肢为30kPa、下肢为40kPa，对于过瘦、过胖者可适当减少或增加压力；保险压力以超过工作压力5～10kPa为宜。

⑤若为普通气压止血带，打气应稍超过正常值后再放气至正常值时拧紧阀门；放气时应缓慢。放气后，巡回护士应常规检查束缚的止血带是否复原，防止气压止血带显示屏为“0”，而实际气囊未放气等意外故障，造成肢体长期受压。

⑥止血带充气后，应注明时间，时限1h，最长不超过1.5h，每次间歇5～10min；使用中，每15分钟检查1次压力指数，及时提醒术者止血时间。

⑦抬臂或抬腿消毒时，消毒液会顺势流入束缚的止血带内，再加术中充气加压，容易造成消毒液对皮肤的烧灼。因此，消毒前，在束缚的止血带远端边缘用纱条填塞一圈，以阻挡消毒液流入，消毒完毕取下弃之。

11. 防止体位不当造成损伤

①巡回护士、手术医生在摆体位时，应遵循安全、舒适、术野充分暴露、不妨碍呼吸的原则，根据手术部位和患者舒适度正确摆放体位。

②建立手术患者术中压疮风险因素评估和报告制度，制订不同分值的护理干预措施。术前访视患者时，根据“手术患者压疮风险因素评估表”(表7-3-3)的内容进行项目评估，累计分数判断患者发生压疮的风险。分值越高，风险系数越大。当评分提示术中压疮存在高度危险时，必须加大常规措施的干预力度，同时填报压疮预报表上报护理部。

③选择合适的手术床配件及足够的抗压垫或采用悬空法，对压疮评估分值高的患者抑或是婴幼儿、过度消瘦/水肿者、全麻俯卧下手术＞5h者，可使用高分子聚氨酯凝胶体位垫(塑形好、回弹快、缓冲力强、组织相容性好)、局部粘贴“安普贴”凝胶敷料，增加支撑点的抗压性，有效降低震动和分散压力。

④保持体位垫与皮肤之间平顺、无皱褶，皮肤无挤压。患者侧卧位时，胸垫与腋下应间隔10cm左右；俯卧位时，腹部、会阴部勿受压；上肢外展＜90°；两腿不可过度伸直；骨隆突部位垫软枕，防止受压。颈椎后路矫治手术时，由于术中对脊柱施加一定外力(凿打、矫形、复位等)，极易造成面部压伤。因此，颜面部宜垫马蹄形硅胶状体位垫，可有效抗震、抗压、抗移动。从截石位、侧卧位、俯卧位、牵引位等特殊体位恢复仰卧位时，应由2人以上协助，避免生搬硬推。

⑤束缚带应柔软、平滑、松紧适度，不可固定过紧，防止神经损伤。当选择斜坡位手术时(如颈段后路脊柱矫治术)，应特制宽边束缚带，兜住两侧臀沟向上固定，托住患者，防止术中身体下滑造成意外伤。

⑥加强术中观察，每15min检查1次；观察肢体末端血运，按摩受压肢体，3～5min/次。

⑦严格落实术中患者保温措施。术野铺单前、手术缝皮后宜将室温调高至26～28℃，术中注意非手术野身体遮盖，冲洗液宜加温至36～37℃，有条件给予加温输血、输液，严防术中患者低体温。

⑧利用术后回访了解患者对手术体位摆放后的舒适度及安全性，有何不适主诉、有无潜在并发症(如肢体发麻、皮肤水疱等)，征询患者意见和想法。通过及时跟进护理结果、认真分析问题原因、每月汇总评价小结，从而制订并落实持续质量改进的措施，减少压疮发生率。

12. 防止病理检查标本遗失或差错

①设立手术标本存放专柜和标本送检栏或送检车。存放柜应设柜门，有条件最好配锁；送检栏应戴盖；送检途中采用封闭式运输。

②器械护士应将所取下的标本放于盛有盐水的小杯(小碗)内，必要时用丝线结扎或钳子夹持作为标记，妥善放在器械台上；若为较大的标本，标本表面可用盐水纱垫覆盖，防止干燥。对不用送检的标本(如患者残体组织、器官和医学实验动物尸体等)，应用双层黄色垃圾袋密封包扎，手术室与太平间应进行交接登记并签名，然后送太平间进行深埋或焚烧。

③冷冻切片的标本，巡回护士应立即将标本放入盛器内，贴上标签，写明科室、患者姓名、住院号、标本名称及采取部位和数量，连同写好的病理标本检查单交专人立即送病理科，面交该科负责人员；一般病理检查标本，术毕由器械护士交给手术医生，后者应将标本放入有固定液的盛器内，贴上标签，再将病理检查单、标本送检登记本中的内容逐项填写清楚，并与标本核对后放在指定位置。

④建立标本送检登记本，留置标本及送病理检查应有双人核对并签名，专人定时送检。

⑤手术室指定专人负责标本送检，送检前分别由值班护士、送检员再次核对标本盛器上的标签与病理检查单、标本送检登记本上所填各项内容是否相符，无误后将三者放置一处送检。若核对中发现送检单

表 7-3-3 手术患者压疮风险因素评估表

<table>
<tr><td>科室</td><td></td><td>姓名</td><td></td><td>床号</td><td></td><td>ID 号</td><td></td></tr>
<tr><td>性别</td><td></td><td>年龄</td><td></td><td>手术名称</td><td colspan="3"></td></tr>
<tr><td rowspan="7">评估项目</td><td>年 龄</td><td colspan="6">≤50 岁 1 分 50～64 岁 2 分 65～79 岁 3 分 ≥80 岁 4 分</td></tr>
<tr><td>体重指数
(BMI)/(kg/m^2)</td><td colspan="6">18.5～23.9 1 分 17.5<BMI<18.5/24≤BMI≤27.9 2 分
16≤BMI≤17.5 / 28≤BMI≤40 3 分 BMI<16 或>40 4 分</td></tr>
<tr><td>受力点皮肤</td><td colspan="6">完整 1 分 红斑 2 分 瘀斑/水疱 3 分 破损 4 分</td></tr>
<tr><td>手术体位</td><td colspan="6">仰/侧卧位/结石 1 分 局部麻醉俯卧位 2 分 斜坡卧位 3 分
全身麻醉俯卧位 4 分</td></tr>
<tr><td>预计术中
施加的外力</td><td colspan="6">无 1 分 摩擦力/剪切力 2 分 冲击力 3 分 合力 4 分</td></tr>
<tr><td>预计手术时间</td><td colspan="6"><3h 1 分 3～4h 2 分 4～5h 3 分 >5h 4 分</td></tr>
<tr><td>特殊手术因素
(附加分)</td><td colspan="6">①全身麻醉俯卧位手术患者的面部皮肤：菲薄、水肿、瘦削，加 2 分；
②控制性降压、低温麻醉，加 3 分；
③其他情况(如休克、水肿、严重创伤)酌情加 1～4 分。</td></tr>
<tr><td>评估结果</td><td colspan="3">属发生压疮 高度危险、非常危险 人群</td><td>评估总分</td><td></td><td>评估日期</td><td>年 月 日</td></tr>
<tr><td>拟采取的防护措施</td><td colspan="3"></td><td></td><td></td><td></td><td></td></tr>
<tr><td>评估者</td><td>巡回护士</td><td></td><td>病区护士长签名</td><td></td><td>总护士长签名</td><td colspan="2"></td></tr>
<tr><td>护理部质控小组的意见</td><td colspan="7">签名：
年 月 日</td></tr>
</table>

注：1. 体重指数(BMI)＝体重(kg)/[身高(m)]²，正常值：18.5～23.9kg/m²。若有水肿，不评价此项。

2. 根据患者的实际情况在评估项目中每项单选（“特殊手术因素”可任选），累计总分。

3. 评估结果：高度危险 10～11 分；非常危险≥12 分。

4. 护理干预：>10 分应高度重视压疮预防；≥12 分必须填写压疮预报，并严密防范。

有错项、漏项或填写不全，值班护士应立即通知手术者到科室补填或更改，护士不可帮填，防止差错发生。若为柜式封闭装置，则可由值班护士清点、核对后上锁，直接交运送员送检。

⑥病理科接到标本后，逐项检查各标本的登记情况，无误后在标本送检登记本上签名。

⑦所有病理送检单、病理结果报告单、标本盛器标签以及标本送检登记本，都必须字迹工整、项目齐全。病理诊断报告以正式文字报告为准。

⑧标本固定液（10%甲醛）应由医院药剂科或药厂统一配制，不应将高浓度固定液自行调剂稀释。废弃的甲醛液体，严禁随意倾倒入下水道，必须专用仪器回收处理或交病理科集中处理。

十、择期手术预约制度

择期手术的预约形式有两种：联网电脑预约、手术通知单预约。

1. 联网电脑预约

①手术科室于术前一天 10:00 前，将手术通知单上的有关内容逐项输入所在科室的电脑终端；手术室于 10:00 后，从电脑上统一提取各科手术预约资料，并进行物品准备及手术安排；手术科室可从网络上浏览手术安排详情。未及时预约的，原则上不做安排。

②手术科室应认真、详细填写输入手术通知单，并由科主任（负责人）审签，以确保手术安全。

③各手术科室的手术日及手术间相对固定，原则上，各科室按各科固定手术日及手术间数量安排手术，手术多时安排接台手术。

④手术科室积压手术较多时，可提前 1～3d 与手术室协商，由手术室择时择台安排手术。

⑤特殊感染、特殊病情、特殊要求或需特殊器械的手术，以及参观手术的人员，应在手术通知单备注栏上注明。

⑥手术室在安排手术时，应尽量满足科室要求，统筹兼顾。临时变更手术时间的，必须事先与科室联系。

⑦手术室将每天、每台手术具体安排，打印成一览表，供手术人员浏览；并负责将每台手术患者的科室、姓名、性别、住院号、术前诊断、手术名称、手术部位（何侧）、手术时间等资料打印在一张纸条上，供接患者时使用，防止接错。

2. 手术通知单预约

同联网电脑预约，唯一不同点是术前一天10:00前将手术通知单送到手术室。

十一、急诊手术预约制度

①急诊手术应在手术通知单上注明“急”字，送到手术室，手术室应优先安排。

②停院患者的急诊手术，手术通知单必须经该科领导（负责人）审签；急诊科患者的手术，手术通知单由实施手术的科室领导或高级专业技术职务人员或住院总医生审签。

③手术室接到急诊手术通知单后，后立刻进行准备。一般情况下应在 10min 内派人接患者，手术医生应在急诊手术通知单送出后 30min 内到达手术室。

④急诊患者到达手术室后，应立即进行麻醉，一般情况下 30min 内开始手术。

⑤急诊科患者的急诊手术，由急诊科和手术科室医生共同商定后尽快通知手术室。手术科室医生负责下达术前医嘱；急诊科负责患者的初步清洁处理、术前准备及护送患者到手术室，并负责护送途中的救治及安全，在手术室交接后，改由手术科室和手术室负责救治。

⑥术毕，根据病情、病种，由手术室护送到相应科室继续治疗。

十二、急诊手术的管理制度

①建立急诊手术患者绿色通道，凡急诊、急救患者应按照急诊绿色通道的要求进入救治程序。

②住院患者的急诊手术，手术通知单必须经该科主任（负责人）审签；急诊科患者的手术，手术通知单由实施手术的科室主任或高级专业技术职务人员或住院总医师审签。急诊手术权限，应遵照《手术分级管理及审批制度》执行。

③急救手术通知单，可由手术科室医生签名，术中由所在科室主任或住院总医师补签，并在电话通知手术室的同时由手术科室医师将患者护送到手术室。

④接到急诊手术通知后，应立即进行准备。原则上应在 10min 内将患者接到手术室、30min 内开始麻醉、1h 内开始手术，患者等待手术时间应＜2h；急救手术由科室立即送到手术室。若在急诊科手术室施行的急诊手术，应在 30min 内开始手术，急救手术则应立即执行。手术医生应在手术通知单送出 30min 内到达手术室。

⑤急诊科患者的急诊手术，由急诊科和手术科室医师共同商定。手术科室医师负责下达术前医嘱；急诊科负责患者的初步清洁处理、术前准备及护送患者到手术室，并负责护送途中的救治及安全；在手术室交接后改由手术科室和手术室负责救治。

⑥遇批量急诊伤员同时手术抢救时，值班护士应报告护士长和科主任。科室领导应到场组织指挥，协调手术人员、器械、设备和房间，并落实临时医疗会诊等事宜。

⑦手术完毕，根据病情危重程度送复苏室或ICU监护，当面交接病历、物品、麻醉手术情况和引流管道等情况。

[说明：急救手术是指短时间内发病，有可能在短时间内（<6h）危及生命的手术。]

十三、卫生清洁制度

①手术室卫生工作均应采用湿式清扫，使用的清洁工具应选用不掉纤维织物材料制作。

②手术前用清洁湿抹布擦拭手术间壁柜、无影灯、器械车、手术床、高频电刀等表面，术毕用500mg/L含氯消毒液彻底擦拭，清除污液、敷料和杂物，然后用消毒液清洁地面。

③连台手术之间，手术间应进行清洁消毒。

④限制区走廊用250mg/L有效氯消毒液清洁2次/天。

⑤隔离鞋用250mg/L有效氯消毒液清洗1次/天，鞋柜擦拭1次/周，更换外出服1次/天。

⑥每周进行大清扫，用250mg/L有效氯消毒液擦拭手术间的无影灯、四壁、门、窗及室内物品表面，以及手术间地板。Ⅰ类手术室地面维护，1次/月。

⑦接送患者采用交换车，保持被服清洁，常规更换1次/天。

⑧所有进入限制区的物品、设备，应拆除外包装、擦拭干净方可推入。

⑨Ⅰ类手术室，术前净化系统提前0.5h开机，术中处于高速运行状态，术毕在低速状态下进行卫生清洁；清洗回风口1次/周；设备维护、过滤器的更换，由器械科指定专人管理；长时间不用的手术间除做好风口等清洁工作外，应提前开机3h。Ⅱ类手术室，每天术后通风1～2h，然后予紫外线灯照射30～60min。

⑩特殊感染手术，按规范要求对手术间进行清洁消毒处理。

十四、手术患者亲属等候区规定

①手术患者的亲属原则上应在病房等候手术；如病情需要与亲属随时联系时，可留1～2人在等候区等候。

②等候区应保持肃静，不得喧哗，观看电视或手术监视系统时应调低音量，以免影响他人情绪。

③等候区内严禁吸烟、随地吐痰或乱丢杂物，以保持区内清洁卫生。

④等候区仅限当次手术的亲属等候，无关人员不得进入或滞留。

十五、手术间管理规定

①每个手术间设负责护士1名，担任房长，负责其全面质量管理。

②建立手术间基数物品检查登记本、手术间物品定位示意图以及物品基数卡，做到定位、定物、定量。

③手术间内大件物品应标明房间号，定位放置，保持序号与房间号一致。

④手术间内小件物品全部入壁柜。壁柜内物品应按层摆放，定类、定位、定数、定卡。每天术毕由巡回护士负责物品补充、物品归位及卫生清洁，填写手术间物品检查登记本各栏内容，并签名；每周由房长负责总查，确保术中物品及时提供，防止灭菌物品过期。

⑤各种药品、灭菌容器应贴有标签，每周由药物组护士负责检查、更换及补充。

⑥各种电路，医用供气、供氧，空调系统等设备的运行状况，每周由专管技师负责检查、维护及检修。

⑦值班护士每天对各手术间进行全面检查1次，并登记、签名。

附7A 坠床、碰伤的处理流程(附图7A-1)

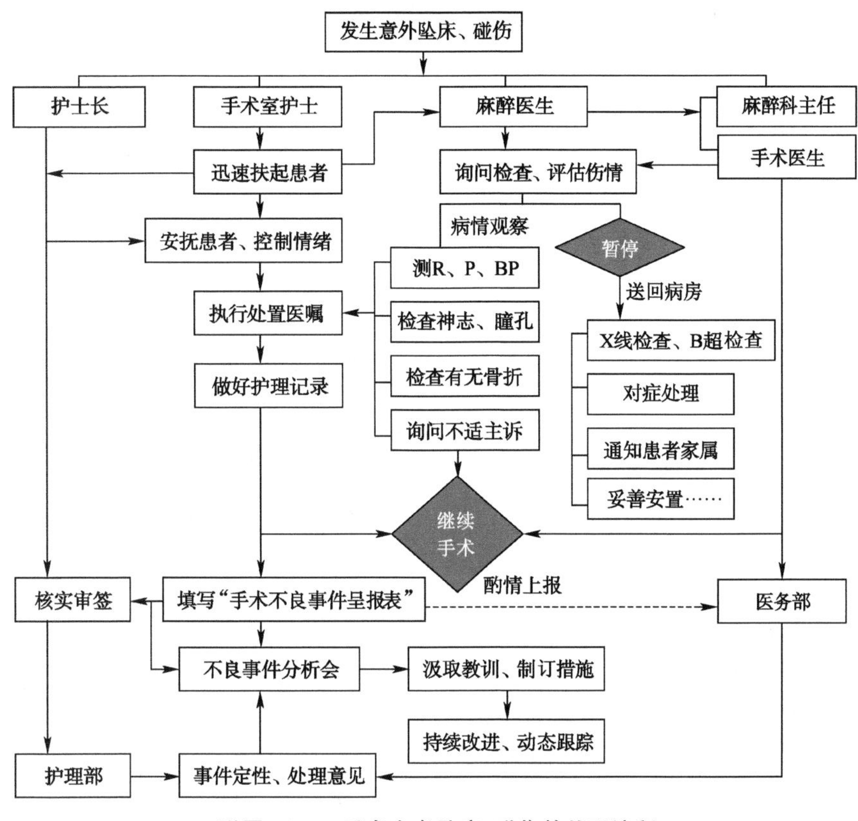

附图7A-1 手术患者坠床、碰伤的处理流程

附7B 患者跌倒风险因素评估表

参见第九章表9-1-4。

附7C 烫伤的处理流程(附图7C-1)

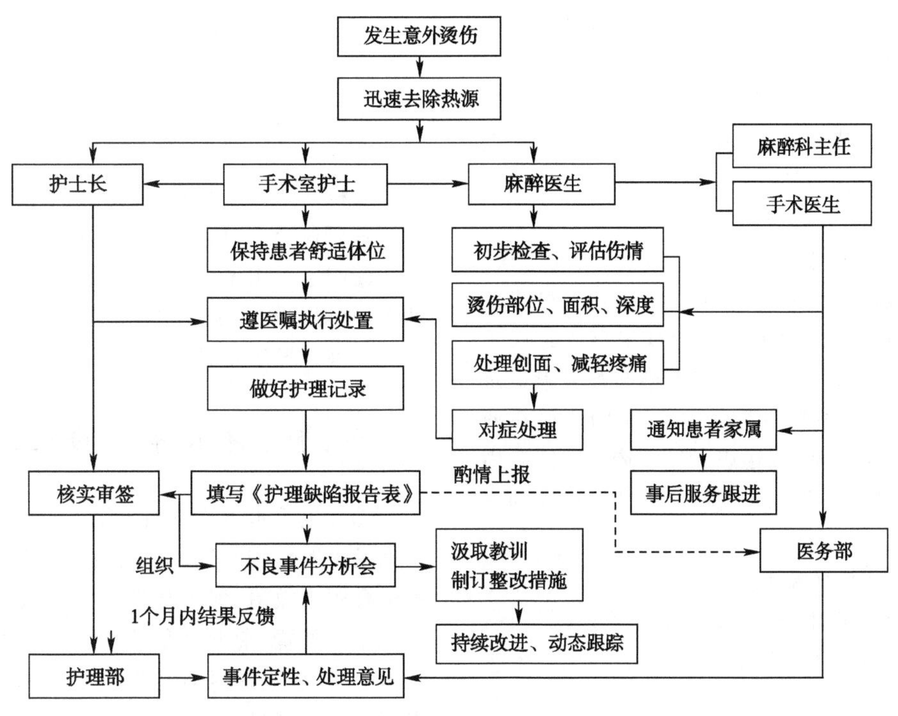

附图7C-1 手术患者烫伤的处理流程

第四节 手术不良事件的护理管理

手术不良事件是指在手术过程中发生任何意外的、不希望发生的或潜在危险的一切不安全事情，它包括重大不良事件或事故、严重不良事件、护理差错、护理问题(接近失误)。加强手术护理安全管理、提高手术室护士抵御护理风险的能力、减少或避免手术不良事件的发生，必须建立相应管理规定和要求。手术不良事件的报告、登记和处理制度，属于护理风险管理范畴。

一、手术不良事件的种类

1. 重大不良事件

是指未预料的造成意外死亡或重大永久性功能丧失的事件，与患者所患疾病自然病程或潜在症状无关，也称警戒事件。如发生手术相关错误(错误的手术患者、错误的手术部位、错误的手术方式)、术中患者意外死亡、非计划再次手术或手术并发症、输错血型、器械遗留体腔、手术标本遗失造成误诊误治、手术部位感染暴发、器官重大损害或功能脉久丧失等。

2. 严重不良事件

如严重输出反应、重大用药错误。手术物品准备不充分导致术中停顿时间＞30min；器械清点不对数反复寻找(最终对数)导致延误关闭体腔、颅腔时间＞30min；手术体位不当造成的神经损伤、急性压疮、坠床；手术物品灭菌不达标或未灭菌被误用；接错手术患者或摆错手术体位在术野消毒前发现；移动患者体位造成导管脱落或拔出，但无不良后果；用药错误；电设备使用中导致灼伤；保暖中造成烫伤等。

3. 护理差错

在护理服务过程中，一个或多个环节出现错误，且错误未能被及时发现并得到纠正，导致患者最终接受了错误的护理服务。术前禁食禁饮未落实延误手术按时进行或造成停手术；术中填塞纱布敷料未记录或记录不清；手术包内配件不全；已灭菌的器械在使用时发现有污物或血渍；接送患者途中造成肢体碰撞伤；脱碘不彻底或消毒液长时间浸渍皮肤造成局部烧伤等。

4. 护理问题(接近失误)

在护理服务过程中，一个或多个环节出现错误，但错误在到达患者之前被发现并得以纠正，患者未接受错误的护理服务。

二、手术不良事件的呈报程序(图7-4-1)

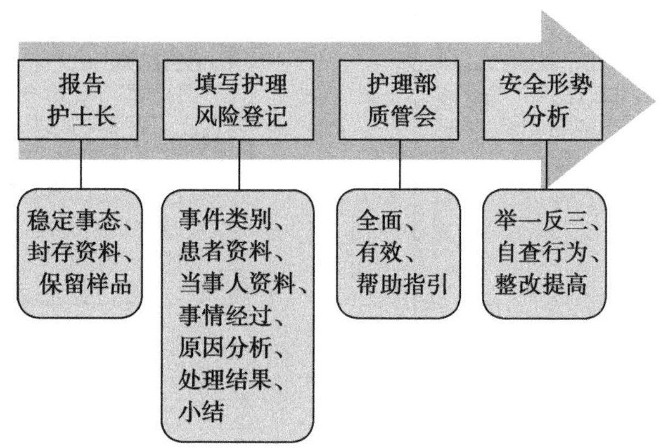

图7-4-1 手术不良事件的呈报程序

①当发生手术不良事件或护理缺陷时，当事人必须主动、及时呈报，并根据风险事件的严重程度及危害大小，上报护士长、护理部、医疗科或主管部门领导。

②按要求填写“手术不良事件呈报表”(表7-4-1)。将事件发生和处理详细情况以书面形式在24h内如实上报护理部、医疗科或主管部门。

③护理部或主管部门在事件发生的1周内，对事件进行调查取证、原因分析，结合有关规范和要求，最后作出结论并提出指导意见，以书面报告形式反馈科室。

④科室要在1个月内，召开护理安全分析会或专项问题研讨会，分析讲评，持续质量改进。

⑤制定手术不良事件主动呈报和持续改进的奖惩机制，提倡错误文化分享，鼓励医务人员主动报告不良事件。发现隐瞒不报或不实上报，应严肃处理。

三、手术不良事件的处理过程

①发生手术不良事件，当事人要坚守岗位，积极协助手术医生、麻醉医生查找原因，迅速评估伤情，积极配合医生救治，保护患者和受伤人员，认真做好各项记录和处置，最大限度降低危害或损失。若发生重大抢救时，应立即启动抢救预案，尽快救治患者、控制事态，提高救治成功率。

表 7-4-1　手术不良事件呈报表

<table>
<tr><td>时间</td><td></td><td>科室</td><td></td><td>姓名</td><td></td><td>ID 号</td><td></td></tr>
<tr><td>手术名称</td><td colspan="3"></td><td>手术方式</td><td colspan="3"></td></tr>
<tr><td>麻醉医生</td><td></td><td>手术医生</td><td colspan="2"></td><td>器械/巡回护士</td><td colspan="2"></td></tr>
<tr><td>事情
简要
经过</td><td colspan="7">（什么时间，发生了什么，经过什么处理，结果怎样）</td></tr>
<tr><td>处理</td><td colspan="7">（上报部门、答复的意见）</td></tr>
</table>

呈报者：________　　护士长：____________　　填报日期：________________

②发生不良事件时，当事人或值班人员要立即口头报告护士长、科主任或麻醉医生；若为重大不良事件（如手术相关错误、术中患者突发险情、意外伤害、物品清点不对数等）时，要立即报告医务部值班室，并同时直接报告分管的部门领导（如医务部主任）或分管的院领导。同时，手术配合护士要妥善保护有可能引发事件的所有器械、物品和现场，无关人员禁止入内，以免干扰事情的调查和处理。

③护士长接到通知后应立即赶到现场，协调人力、组织指挥、迅速查清情况、跟踪事态进展，配合医生或相关部门人员共同对事件进行处理；并通过当事人了解事件发生的原因，估计可能造成的不良后果，上报告护理部主任或主管部门领导；涉及多部门时，应沉着、冷静，明确分工，果断决策，统一指挥，有条不紊。

④书写抢救记录。按照医疗文书书写规范完成。抢救记录必须在抢救后 6h 内据实补记；医疗，护理抢救记录单的内容、时间、处置，应客观、真实、准确；医护记录应相互一致，不矛盾；巡回护士同时应将发生事件的经过、处理过程、结果记录于“术中护理记录本”或“风险事件登记本”中；24h 内护士长应审签护理抢救记录单和术中护理记录单，若患者死亡应立即审签。

⑤当事人填写“手术不良事件呈报表”，将事件的详细经过、发生原因、主要问题、严重程度、处理结果按照制式表格的要求如实填写，然后提交护士长审核；护士长审修签名后，于 24h 内通过医院电子政务系统如实上报护理部或主管部门。若发生锐器伤，同时填报感染控制科的相关表格。

⑥护理部或主管部门在事件发生的 1 周内（不超过 1 个月），根据事件发生原因、性质、损害程度、造成影响、赔付金额等相关要素给事件定性，并提出处理意见，然后以书面报告形式反馈科室。

⑦科室在 1 个月内，召开护理安全分析会或专项问题研讨会。首先是查明问题，就事件发生的经过、全面、如实进行分析，查找制度标准上、管理流程上、操作执行上存在的问题与原因，到底哪里出问题，有哪些问题，是哪里不健全、不通畅，还是哪里有人为疏忽等；其次是分析原因，针对问题的原因分析其相互间的关联性、必然性、危害性，寻找解决问题的切入点和有效办法；再次是明确责任，提出处理意见；最后是根据工作中薄弱环节和护理部给出的指导意见，综合制订相关的改进措施。

⑧科室要以事件为鉴，举一反三，防患于未然。对科室现有规章制度、操作标准、措施要求、设备维护等进行全面梳理、审查和修订，尤其是与新规范、新要求做对照，查找哪里还有错漏、哪里还有不足、哪里还有隐患，进一步做好细节管理，将预防风险的窗口前移。

⑨护理措施的完善与改进。科室应就发生的意外事件组织全科护士召开专题讨论会或安全分析会。一是针对事件本身分析发生的原因、问题，尤其要从管理层面查找自身问题；二是要通过该事件就科室现有的制度、流程、要求进行全面梳理，举一反三，查找隐患，只有把问题找准、准全，防范措施才有力；三是根据科室的原因分析和护理部的指导性意见，制订整改措施；四是要通过事件教育大家吸取教训，增强风险意识，加强工作责任心，学习新制定的措施和实施要求；五是根据护理部处理意见和科室绩效管理办法落实奖惩；六是将安全分析会制定的整改措施和对事件的最终处理意见报备护理部。

⑩护理效果的动态监控和检查。首先，要通过早交班会、周/月质量讲评会反复强调措施的内容与执行要求；其次，科室护士长和护理部要进行定期或不定期检查、抽查，检查整改措施的贯彻和执行情况，以及效果，及时完善相应措施，达到持续质量改进的目的。

⑪科室护理质量小组和护理部要对整改措施进行动态质量跟踪、检查和监测，查看落实情况与改进效果，实现持续改进的目的。

四、手术室风险管理的基本要求

(1)建立手术室护理质量与安全的一级管理组织 负责制订年度风险管理计划和风险事件呈报制度，负责完善工作程序和流程改进或再造，负责制订手术安全防护预案和持续改进措施等，明确目标、职责、分工，做到责任到人。小组成员由护士长、副主任护师、高年资护士组成，成员应精通业务、掌握专科护理质量标准和评价细则、熟悉风险管理组织流程、开展经常性的工作。

(2)强化零缺陷意识教育 医务人员接受患者的手术治疗，就开始承担了对患者生命和健康的安全保护。人的生命只有一次，不能出现“次品”。因此，预防事故、差错的根本办法是在事前预防而不是事后处理。要在学习新条例、新规范、新理论的基础上将现有制度、标准和措施进行对照，及时修正和完善；要在定期分析不良事件案例、吸取教训的基础上，从制度上、管理流程上和人员素质上找原因，调整管理手段和培训内容；要教育护士自己做自己的老师，要求接手的事必须按时、按标准完成，并对已完成的事情自行检查认定完全没有错误才交班，从源头上杜绝隐患。

(3)定期衡量和评价风险 针对自身或行业内部的缺陷或不良事件，根据其严重程度、危害程度、经济损失和发生频率进行风险排序和数据归纳，确定解决问题的重点、顺序和整改力度，1次/月。

(4)建立手术不良事件非惩罚性呈报制度 呈报的内容包括事件类别、患者资料、当事人资料、事情经过、原因分析、处理结果和小结等。

(5)终身教育的能力培养学习需要 只有将院校课堂学习的知识与毕业后继续教育获得的知识相结合才能成为护理专才。因此，要紧密联系外科发展、制度规范与手术需要开展岗位自学和能级培养，不断更新知识结构和提升专业素质，力求每个人、每一次都把事情做对、做好，这也是精细化管理的核心与要求。

第五节 手术室紧急事件的处理

紧急事件是指突然发生的不可预知的危及患者健康或生命的事件，如火灾、停电、停水、地震等。手术室紧急事件一旦发生，可能会造成仪器设备损坏或故障，导致手术无法正常进行，严重可危急患者生命。因此，突发事件的应急工作应遵循预防为主、常备不懈的方针。需要制订应急预案，对全员进行培训，让所有人员知道在紧急时刻担当的角色和工作。

一、意外停电的处理(图 7-5-1)

事后质量跟进：①应急物品和器材定位、定数放置，及时补充，每周检查；②带有蓄电池的仪器，平时应定期充电，使蓄电池处于饱和状态；③若为电路跳闸，应及时通知电工班进行维修及处理；④针对事件过程中存在的问题进行整改。

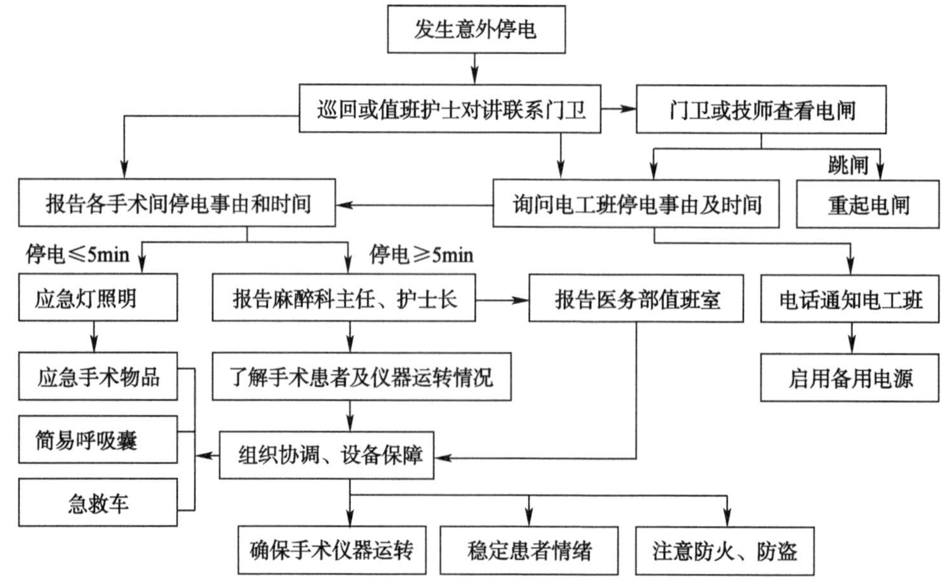

图 7-5-1 手术室发生意外停电的处理程序

二、意外停水的处理(图 7-5-2)

事后质量跟进:①每个手术间应常规配备免洗手消毒液,既可预防突然停水之需,更是手卫生的客观要求;②停水期间进行处置可使用手套,减少洗手用水;③恢复供水后,要重新对手术间环境、物品、使用的储物盛器等进行彻底清洁、整理和消毒;④针对事件过程中存在的问题进行整改;⑤若为供水系统故障,应及时通知水电班进行维修。

三、火灾的处理

虽然医院手术室发生火灾的现象极少见,一旦发生,其所造成的危害程度、人员经济损失和负面影响是巨大的。因此,要建立预防发生火灾的安全管理制度和应急预案,提高手术室工作人员的防火意识、救火方法、人员疏散与安全转运的处置能力,从根本上杜绝火灾隐患、避免火灾发生和有效降低危害程度。

1. 手术室安全防火管理制度

①建立手术室火灾应急处理小组。麻醉科科主任为组长,护士长、住院总为副组长,所有手术人员和在班工作人员为组员。

②明确人员职责和分工,一级对一级负责。发生火灾时,各级在班工作人员必须服从指挥、全力投入现场灭火抢救,严禁借故逃避。

a. 组长:负责制订科室日常安全知识的教育计划、应急预案;定期与医院相关部门(院务部)联系,组织安排消防知识学习和器材演练;负责发生火灾时消防抢险的组织指挥、手术患者转运的指导和安排人员疏散等。

b. 副组长:协助组长完成年度计划和培训任务;负责与正在实施手术的麻醉医生、手术主刀医生商议决定手术患者的处置方法;负责准备或提供疏散手术患者所需物资、器具、运送工具等;负责协调救援人员的岗位分配和分工;负责发生火灾时的对外联络和报告;负责对手术人员、工作人员实施紧急心理疏导和现场人员情绪的控制;负责定期对科室灭火设施、设备进行检查、更换或补充的组织工作;服从组长工作安排,当组长不在位时履行组长职责等。

c. 成员:坚守工作岗位,服从组长分工并立即执行;负责准备患者转移所需的物品并协助疏散;负责安全出口的引导工作。

③定期组织人员培训和模拟演练,科室应对所属人员进行消防安全知识学习和教育(1 次/季度),提高防火意识、规范行业操作,杜绝火灾隐患的发生;积极参加医院组织的消防知识学习和器材操作演示培训,掌握手动报警装置/消火栓(水管)的数量、准确位置和正确使用方法,烟雾探测器和喷淋装置的位置和如何启动,消防通道的准确位置和指示灯的显示,危险物品的开关位置(如氧气、压缩空气、吸引总开关)等;定期邀请医院营房科专业人员到手术室现场开展消防培训和伤员救治的演练(1～2 次/年),要让每个人都知道距自己所在位置最近的消防设施并能正确使用,增强火灾发生时的应急处理能力,减轻火灾事故可能造成的损失和危害,增强防火意识和处置突发事件的能力。

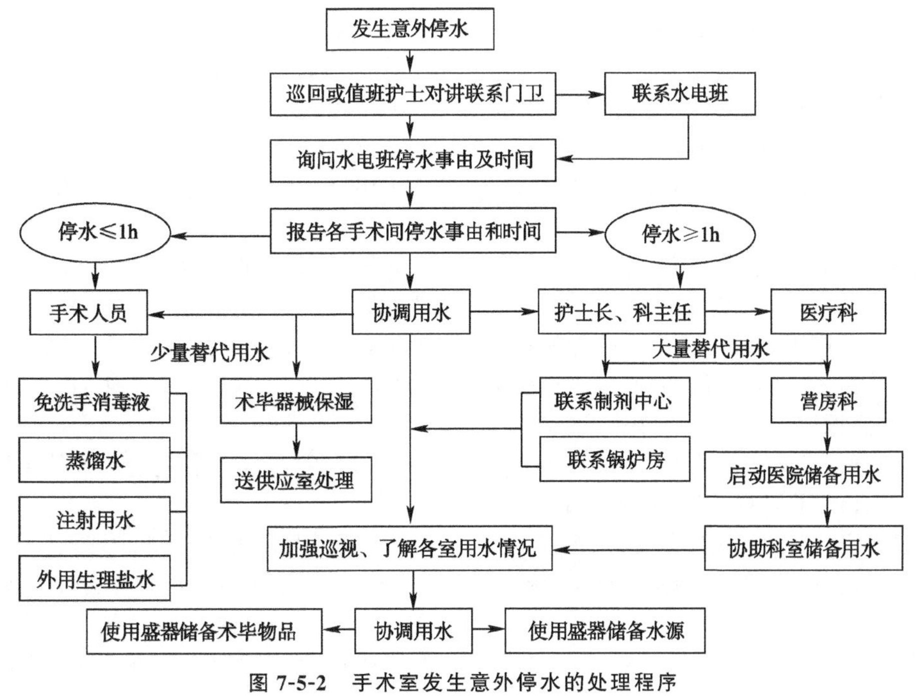

图 7-5-2　手术室发生意外停水的处理程序

④手术室按照容积率和物资特性，配置一定数量的消防设施设备，做到标志醒目、定位放置、定期检查，发现过期或损坏及时通知营房科更换。科室宜建立"消防设施设备定位放置及数量一览卡"，图文并茂，张贴在公共橱窗中供全员了解和掌握。每月协助营房科对科室消防设备器材进行检查、维修和更换，保证性能良好有效。

⑤科室应定期对安全出口、各种气体、各类仪器、线路、插座等进行自查自纠，1次/月。必须保证消防通道畅通，严禁堆放物品，保持各类设备性能正常，发现问题应及时汇报并解决。

⑥安全通道门不能上锁；特殊部位需要关闭时（如手术室与病房连通的楼道口），安全门钥匙必须一式两套，一套值班护士随身携带，另一套悬挂在安全门锁旁并有醒目标识和告知。值班护士每天对各安全出口、安全门钥匙进行例行检查和试开（尤其在节假日期间）。

⑦手术室应严格做到"六不准"，即不准随意使用明火、不准吸烟、不准点无罩灯具、不准乱接电源、不准易燃易爆品混入、不准无关人员出入。

⑧发现火警或火灾，应立即报告护士长、科主任以及医院总值班室，并视火情大小同时拨打"119"求救，各部门领导接到报告后应当即给予技术指导并尽快赶赴现场组织指挥，协调人力和设备进行积极扑救。

2. 发生火灾的应急处理程序

①发生火灾时，应遵循"救援、报警、限制、灭火和疏散"的原则（简称 R. A. C. E 原则）。

R：按离火源由近到远，将着火附近的患者向手术室外转移，并逐步疏散全部患者。正在手术的患者，手术医生应尽快结束手术，或用无菌敷料和贴膜暂时封闭切口后撤离；全身麻醉危重手术患者，若一时无法结束或转移，宜封闭手术间门窗并在其上贴敷湿被单阻隔烟雾和火势，保持与外界联系；暂未施行麻醉手术者，在护士的搀扶下沿墙壁，用湿毛巾捂住口鼻，采取俯身弯腰姿势、蹲行或匍匐撤离减少误吸。撤离方式和时机由麻醉医生或当台手术最高职称手术医生负责决定和指挥，麻醉医生负责呼吸道管理和维持生命体征，手术医生负责处理切口和安全转运，手术护士负责积极配合、安抚清醒患者情绪和携带急救约箱，三方共同合作，并同时采取直接推动手术床、平车、抬背、搀扶等方式转运。在生命安全不受威胁、火势可以控制的情况下，尽可能抢救贵重仪器设备及重要科技资料。

A：利用就近电话迅速向医院值班室和（或）拨打火警电话"119"报警。

C：关上门窗，关闭电源，合上防火门，防止火势蔓延。

E：火势小，用灭火器进行灭火；火势过猛，按疏散计划，及时将患者和其他人员撤离现场。

②火灾应急处理基本程序如图 7-5-3 所示。

3. 火灾处理过程中注意的几个基本问题

①发生火灾时，要沉着冷静，正确判断火灾所处位置、火势等状况，首先救人。

②现场人员应立即关闭火势区域门窗、切开燃火部位电闸，立即呼叫周围人员协同用消防器材积极灭火，控制火势蔓延。单一房间着火应关闭本室电源和气体开关，若须全部切断电源或气体总阀，应由现场最高职称人员视情而定。在救援或消防人员未到达火灾现场之前，工作人员应对火势进行扑救。

③如火情大、无法扑灭时，马上拨打医院总值班室电话或"119"报警，并通知各手术间提前做好撤离准备。电话报警要讲清楚起火地点、燃烧物质、有否困人、火势情况，并通报自己的姓名和部门。

④单一房间或局部着火，在人员安全撤离后应尽快撤出易燃易爆物品、抢救贵重物品和设备及科技资料；如不能搬出，要快速疏散临近人员。

⑤火灾时可能出现浓烟、明火、照明中断、通信中断、电梯停运、人员惊慌失措、秩序混乱等现象，工作人员应稳定清醒患者情绪，启用应急照明、无线联络，用湿毛巾捂住口鼻，弯腰或爬行沿墙边和消防通道垂直或水平有序撤离，不能乘坐电梯，避免拥挤、踩伤、摔伤患者。

⑥火灾时室内无人亦无易燃易爆物品，应不急于开门，要迅速集中现有的灭火器材，做好充分准备，打开房门，积极灭火以控制火势。

⑦疏散完成后要及时清点人数，确认无遗留人员；否则，立即报告主管领导或消防队员。

⑧灾后现场要彻底清理、清洁和消毒，要对所有设备进行全面检修、检查和测试，要及时补充消防灭火设备器材。恢复正常运转后，要进行不良事件原因分析和总结，要积极配合消防部门调查火灾原因，要吸取教训，举一反三，制订并完善现有防范制度和措施等。

四、突发地震的应急处理（图 7-5-4）

事后质量跟进：①组织护理人员学习地震有关知识，增强对灾害危害的防护能力和心理承受力；②开展自救、互救方法的应急演练，提高实战救护能力；③针对事件应对过程中存在的问题进行整改。

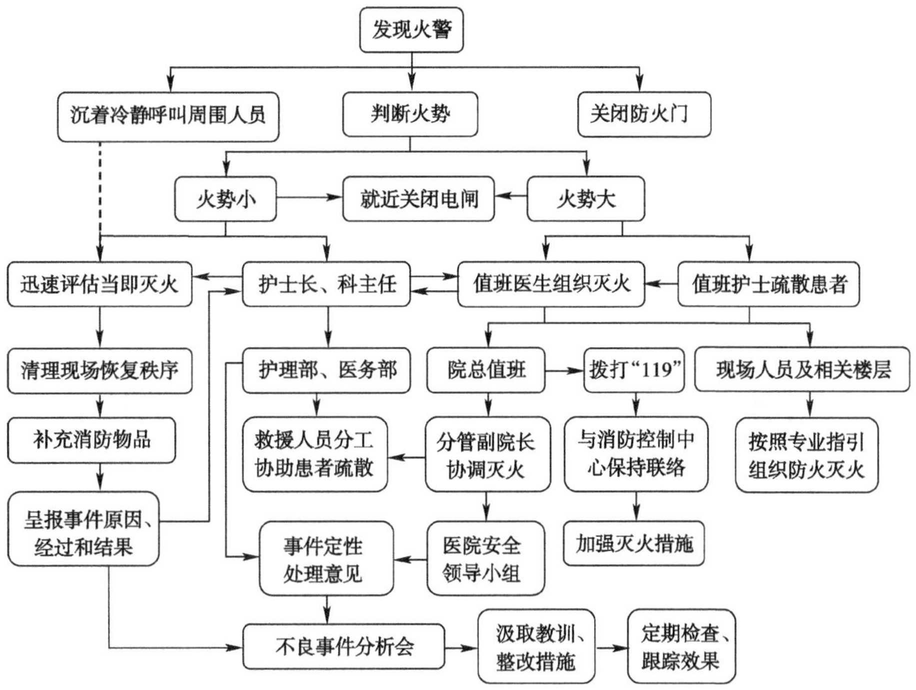

图 7-5-3　手术室火灾应急处理基本程序

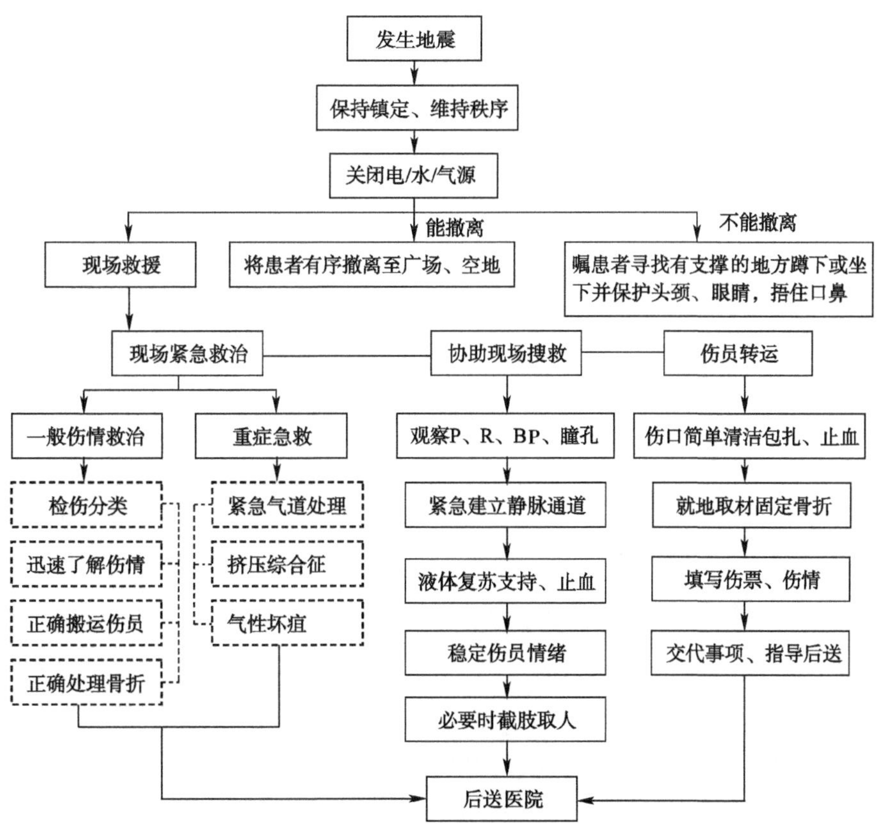

图 7-5-4　突发地震手术室应急处理程序

（魏　革）

参考文献

[1]　卫生部.手术安全核查制度.卫办医政发〔2010〕41号:1-4.

[2]　中华人民共和国国家质量监督检验检疫总局.中国国家标准化管理委员会.医院消毒卫生标准,2012.3.

[3]　中国医院协会.手术风险评估表,2009.02.18发布:1.

[4]　广东省卫生厅.广东省2009年度手术护理安全质量目标.广东省卫生厅(粤卫函[2009]609号):1-5.

[5]　彭磷基.国际医院管理标准(JCI)中国医院实践指南.北京:人民卫生出版社,2008,116:186.

[6]　魏革,左丹,胡玲.等.患者术中病情观察指引的设计与应用.中华护理杂志,2012,47(6):510-511.

[7]　魏革,胡玲,祝发梅.手术患者压疮风险因素评估表的设计与应用.中华护理杂志,2011,46(6):578-580.

[8]　魏革.医院多专科手术室的归口管理模式.中华护理杂志,2009,44(11):1008-1010.

[9]　余红星,胡正路,李斌,等.第二类医疗技术准入管理面临的问题与对策.中国医院管理,2010,30(12):20-21.

[10]　张向阳,陈春,舒永珍,等.外科手术技术准入制度在医院的应用.中医药管理杂志,2007,15(11):856-858.

[11]　胡雁,李晓玲.循证护理的理论与实践.上海:复旦大学出版社,2007:120.

[12]　张鸣明,艾昌林,段玉蓉.WHO全球患者安全挑战:提高手术安全挽救更多生命.中国循证医学杂志,2008,8(1):65-66.

第八章

手术室感染管理

第一节　手术感染

一、概述

医院感染(nosocomial infections)是指患者入院时既不存在,也不处于潜伏期,而在医院内发生的感染,包括在医院内获得而于出院后发病的感染。手术部位感染(surgical site infection,SSI)是医院感染的一种主要形式,是外科患者最常见的医院感染。美国全国医院感染监测系统(National Nosocomial Infections Surveillance,NNIS)报告SSI是第3位最常见发生的院内感染,占住院患者发生院内感染数量的14%～16%;在手术患者中,SSI是最常见的院内感染形式,约占全部感染的38%。中国医院感染监测网监测资料显示,SSI占全部医院感染的10.1%,SSI发病率仅次于呼吸道感染和尿路感染,居第3位。造成SSI的常见病原菌主要为内源性细菌,如金黄色葡萄球菌、凝固酶阴性葡萄球菌和大肠埃希菌等。SSI的危险因素包括患者方面和手术方面,一旦发生SSI将影响医疗服务质量和患者的预后,延长患者住院时间,增加医疗花费,增加患者痛苦,导致手术失败,增加患者死亡率。美国疾病预防和控制中心(Centers for Disease Control and Prevention,CDC)认为SSI是手术患者最常见的不良事件,美国每年发生50万例SSI,每例增加7～10d的住院天数,增加2～11倍死亡率,每年治疗SSI的支出达100亿。国内报道手术部位感染直接经济损失中位数为3419元人民币,延长住院天数8d。目前国内外将SSI发生率作为衡量医疗机构医疗质量的重要指标,以便有效控制医院感染,提高医疗质量。

二、手术切口的分类及感染诊断标准

1. 外科手术切口的分类

依据卫生部《外科手术部位感染预防和控制技术指南(试行)》,根据外科手术切口微生物污染情况,外科手术切口分为清洁切口、清洁-污染切口、污染切口、感染切口。

(1)清洁切口　手术未进入感染炎症区,未进入呼吸道、消化道、泌尿生殖道及口咽部位。

(2)清洁-污染切口　手术进入呼吸道、消化道、泌尿生殖道及口咽部位,但不伴有明显污染。

(3)污染切口　手术进入急性炎症但未化脓区域;开放性创伤手术;胃肠道、尿路、胆道内容物,以及体液有大量溢出污染;术中有明显污染(如开胸心脏按压)。

(4)感染切口　有失活组织的陈旧创伤手术;已有临床感染或脏器穿孔的手术。

2. 外科手术切口愈合等级

(1)甲级　指愈合优良,无不良反应的初期愈合。

(2)乙级　指愈合处有炎症反应,如红肿、硬结、血肿、积液等,但未化脓。

(3)丙级　切口化脓,并因化脓须将切口敞开或切开引流者。

3. 外科手术部位感染的诊断标准

1999年美国CDC根据多年的监测结果,提出手术部位感染概念代替以往使用的手术切口感染,其范围不仅包括切口部位的感染,还包括器官腔隙感染。依据卫生部《外科手术部位感染预防和控制技术指南(试行)》,外科手术部位感染分为切口浅部组织感染、切口深部组织感染、器官/腔隙感染。

(1)切口浅部组织感染 手术后30d以内发生的仅累及切口皮肤或者皮下组织的感染，并符合下列条件之一。

①切口浅部组织有化脓性液体。

②从切口浅部组织的液体或者组织中培养出病原体。

③具有感染的症状或者体征，包括局部发红、肿胀、发热、疼痛和触痛，外科医师开放的切口浅层组织。

下列情形不属于切口浅部组织感染：针眼处脓点(仅限于缝线通过处的轻微炎症和少许分泌物)；外阴切开术或包皮环切术部位或肛门周围手术部位感染；感染的烧伤创面，溶痂的二度、三度烧伤创面。

(2)切口深部组织感染 无置入物者手术后30d以内、有置入物者手术后1年以内发生的累及深部软组织(如筋膜和肌层)的感染，并符合下列条件之一。

①从切口深部引流或穿刺出脓液，但脓液不是来自器官/腔隙部分。

②切口深部组织自行裂开或者由外科医师开放的切口，同时患者具有感染的症状或者体征，包括局部发热、肿胀及疼痛。

③经直接检查、再次手术探查、病理学或者影像学检查，发现切口深部组织脓肿或者其他感染证据。

同时累及切口浅部组织和深部组织的感染归为切口深部组织感染；经切口引流所致器官/腔隙感染，无须再次手术归为深部组织感染。

(3)器官/腔隙感染 无置入物者手术后30d以内、有置入物者手术后1年以内发生的累及术中解剖部位(如器官或者腔隙)的感染，并符合下列条件之一。

①器官或者腔隙穿刺引流或穿刺出脓液。

②从器官或者腔隙的分泌物或组织中培养分离出致病菌。

③经直接检查、再次手术、病理学或者影像学检查，发现器官或者腔隙脓肿或者其他器官或者腔隙感染的证据。

三、手术部位感染的流行病学

1. 病原学

施行手术必然会损伤患者的皮肤和黏膜屏障，当手术切口的微生物污染达到一定程度时，会发生手术部位的感染。引起SSI的病原菌主要为位于患者皮肤、黏膜(胃肠道、口咽或泌尿生殖器黏膜)或空腔脏器的内源性菌丛，通常为需氧革兰氏阳性球菌，如葡萄球菌。病原体种类由于年代、地域的不同有较大的差异。美国国家医疗保健安全网(National Healthcare Safety Network，NHSN)2006～2007年的资料显示，SSI以金黄色葡萄球菌居首位，占30.0%；其次为凝固酶阴性葡萄球菌(CoNS)、肠球菌属、大肠埃希菌、铜绿假单胞菌，分别占13.7%、11.2%、9.6%和5.6%。英国2010～2011年SSI监测结果提示，SSI常见病原菌依次为肠杆菌属、金黄色葡萄球菌、肠球菌属、CoNS等。中国医院感染监控网1999年1月至2001年12月报告的外科SSI病原体主要为葡萄球菌属、大肠埃希菌、铜绿假单胞菌、肠杆菌属、克雷伯菌属、不动杆菌属。近年来，随着耐药菌的增多，耐甲氧西林金黄色葡萄球菌(MRSA)和耐甲氧西林凝固酶阴性葡萄球菌(MRCoNS)的出现是SSI病原谱最重要的变化。SSI的病原菌因手术类型而异，如胸外科及心脏手术后最常见的病原菌为金黄色葡萄球菌，其次为CoNS、肺炎链球菌和革兰氏阴性杆菌；泌尿外科手术多为革兰氏阴性杆菌；骨科手术可能的病原体有葡萄球菌属、产气荚膜杆菌等。细菌的致病性取决于细菌的毒力和手术部位细菌的负荷量。感染的发生取决于细菌产生的毒素和细菌抵抗吞噬与被破坏的能力。手术部位微生物污染后感染的风险取决于污染的剂量、病原体的毒力和患者抵抗力水平。

2. 微生物来源

(1)来自医院工作人员 医院工作人员是手术部位医院感染微生物的重要传染源。虽然手术人员已完全按照无菌操作常规进行工作，但当手术者皮肤有感染而手套一旦破裂，术者的手就成为患者手术部位感染的重要菌源。工作人员皮肤的鳞屑所带有的细菌、内衣所沾有的细菌，也可透过潮湿的手术衣、无菌巾进入手术野，或经过手术室内空气传播至手术野，使患者发生手术部位感染。有文献报道，7次术后切口感染暴发均为手术人员会阴部携带的甲种β-溶血性链球菌引起。工作人员的头发是另一个重要的细菌储存处。某地医院3次暴发切口感染，均从工作人员头发中找出同源金黄色葡萄球菌。还有资料报道，医院工作人员鼻腔带有金黄色葡萄球菌为40%，术者可通过咳嗽、喷嚏、呼吸和说话使细菌排至空气中，或通过带菌飞沫直接喷出，污染手术野。虽然手术室工作人员按照常规都戴有口罩，10～35μm的颗粒虽不能透过口罩，但却能从口罩下缘落入手术野。曾有实验将一些“示踪颗粒”置入手术组人员鼻孔和面部皮肤上，结果表明，手术人员说话愈多，落入手术野中的“示踪颗粒”愈多。

(2)来自患者本身　细菌来源于手术邻近的感染灶或有开口与外界相通的空腔脏器，在对上述部位进行手术过程中，这些部位所带有的细菌污染了手术者的手套，无菌器械，无菌巾、垫，而又未能及时更换，造成邻近部位的手术感染。细菌还可以经淋巴和血液循环播散，引起手术后感染。

(3)来自环境　空气中的飞沫、尘埃都会携带微生物，可成为播散细菌的媒介，可来自上呼吸道、人员走动时的散布。据WHO调查结果表明，空气中浮游菌达700～1800cfu/m^{3}时，则术后感染率显著增高；若降低到180cfu/m^{3}以下，则感染率明显下降。此外，由于重力的作用，微生物容易聚集停留在地面上。

(4)来自不洁的医疗器具　手术过程中使用的器具要求达到无菌。手术器械经高压蒸汽无菌处理后一般都能达到无菌状态，但目前有些医院仍对部分手术器械采用化学浸泡的方法，尤其是一些锐器和较精细的器械，使用化学浸泡的方法就更为普遍。戊二醛、甲醛等作为灭菌剂，对物品作用相当时间后，确能起到灭菌作用；但作为化学灭菌剂，不仅要有与器械充分作用的时间，更要注意到药物的稳定性和有效浓度，以及无菌保存液本身有可能被污染等问题。1998年深圳某医院因浸泡手术器械的戊二醛配制浓度过低，致使浸泡的手术器械未能达到灭菌的目的，进而造成166名产妇术后发生龟形分枝杆菌混合感染，给医院、患者和社会带来了严重的损失。使用虽经无菌处理但已超过有效期的器械，或虽未超过有效期但已被污染的器械，如无菌包布潮湿的器械包，均可将细菌带入手术部位而造成手术后感染。近年来，卫生部通报的多起医院感染事件，如宿州眼球事件、广东省汕头手术切口感染事件等，均与使用不洁的医疗器具有关。

3. 手术部位感染的危险因素

手术部位感染的危险因素包括患者方面和手术方面。

(1)患者方面

①年龄：婴幼儿免疫系统发育不完全、老年人免疫功能衰退，均易造成术后感染。

②营养状况：严重的术前营养不良会延缓伤口的愈合，增加手术部位感染的发生危险。有文献报道，此类患者的手术部位感染率为22.4%，远高于普通人群的手术部位感染率。

③健康状况：有严重基础疾病的患者容易发生感染。各种慢性病，如慢性肾炎等，会使手术部位感染率增高。

④肥胖：肥胖患者的手术部位感染率高于普通人群。由于脂肪组织的血流量和血容量都较低，供血少的组织容易发生感染。此外，脂肪组织影响手术操作和显露而延长手术时间，脂肪层的死腔难以完全消灭等均会增加术后感染的机会。

⑤吸烟：吸烟可以使伤口愈合速度减慢，可能会增加SSI发生的危险。英国的一项研究显示，228例伤口中，吸烟和不吸烟者的伤口感染率分别为12.0%和2.0%。

⑥糖尿病和血糖控制：研究发现，胰岛素依赖型糖尿病和手术部位感染有关，有效控制血糖水平对降低SSI具有一定作用。

⑦金黄色葡萄球菌的定植：金黄色葡萄球菌是最常见的导致SSI发生的细菌。一项多变量分析显示，患者术前鼻孔中有金黄色葡萄球菌定植是胸心外科手术后发生SSI最强的独立危险因素。

⑧其他因素：免疫抑制药的应用可使切口感染增加3倍。术后应用激素除会增加患者对感染的易感性外，还可掩盖感染而延误诊断。肿瘤患者由于接受手术和化放疗等，机体抵抗力低下，而成为导致手术部位感染率增加的一个因素。

(2)手术方面

①术前住院时间：等候手术时间的长短与手术部位感染存在一定关联。各种报道显示，等候手术时间越长，发生手术部位感染的风险越高。缩短手术前住院时间，能减少院内固有致病菌定植于患者的机会。

②手术部位的皮肤准备：手术区的皮肤准备是预防手术部位感染的重要环节，包括术前沐浴、正确的脱毛方法、彻底清洗手术野附近皮肤的污染物。传统使用剃刀剃毛会造成皮肤损伤，增加真皮层细菌的定植。建议术前不需常规清除毛发，若要去除毛发，则建议剪毛或使用脱毛剂，并做好手术部位的皮肤清洁。无论采用何种方式去除毛发，其皮肤准备的时间应越接近手术开始的时间越好。规范的手术部位皮肤消毒可以有效降低SSI的发生率。

③手术持续时间：手术时间是导致SSI的独立危险因素，手术持续时间越长，手术部位感染率越高。随着手术时间的延长，导致创面的细菌数量增加；长时间的暴露干燥、牵拉损伤组织；出血、麻醉时间延长，导致机体免疫力下降等因素会增加感染机会。

④手术部位和切口类型：手术部位不同，感染率也不尽相同。切口类型是手术部位感染的危险因素，手术部位感染例次率与手术切口的污染程度密切相

关。随清洁切口、清洁污染切口、污染切口的不断增加，急诊手术手术部位感染例次率明显高于择期手术；术前有感染灶的患者比无感染灶的患者更容易发生手术部位感染。

⑤术者操作因素：术中、术后对切口的保护和预防处理措施，对切口愈合过程和感染的发生具有至关重要的影响。对于切口感染的预防，重要的是外科医师的无菌观念。在手术中切开皮肤、皮下组织后注意保护切口；手套一旦被污染，应立即更换手套；尽量减少不必要的组织损伤。

⑥低温：低体温是手术部位感染的重要原因之一。低体温可导致凝血机制的障碍，也可使多种免疫功能无法发挥正常作用，长时间的低体温还会导致能量消耗的增加。

⑦环境卫生因素：手术室的空气质量直接影响到手术部位感染发生率。据研究，手术室采取不同的消毒方式所致的空气质量不同，从而使其 SSI 的发生率不同。紫外线灯照射消毒其 SSI 发病率最高(6.37%)，室内净化机组其次(3.02%)，层流组最低(0.90%)，各组间差异有统计学意义。手术室空气中的飞沫、尘埃可携带病原菌、带菌微粒直接进入手术部位，或先落到器械、敷料等上面而后污染手术部位。人员流动是手术室空气中细菌数量变化的主要原因，故应控制参观人数，并减少在手术室的走动。

⑧抗菌药物的预防性使用：术前 30min～2h 开始预防性使用抗菌药物，能有效降低 SSI 的发生。手术超过 3h 或失血 1500mL 时可以重复给药一次，预防用药不超过 24h。

四、外科手术部位感染预防控制措施

根据手术部位感染的危险因素采取综合预防控制措施，包括术前、术中和术后。

1. 手术前

①尽量缩短患者术前住院时间。择期手术患者应当尽可能待手术部位以外感染治愈后再行手术。

②有效控制糖尿病患者的血糖水平。

③正确准备手术部位皮肤，彻底清除手术切口部位和周围皮肤的污染。术前备皮应当在手术当天进行，确须去除手术部位毛发时，应当使用不损伤皮肤的方法，避免使用刀片刮除毛发。

④消毒前要彻底清除手术切口和周围皮肤的污染，采用卫生行政部门批准的合适的消毒剂以适当的方式消毒手术部位皮肤。皮肤消毒范围应当符合手术要求，如需延长切口、做新切口或放置引流时，应当扩大消毒范围。

⑤如需要预防用抗菌药物时，手术患者皮肤切开前 30min～2h 或麻醉诱导期给予合理种类和合理剂量的抗菌药物；需要做肠道准备的患者，还需术前 1d 分次、足剂量给予非吸收性口服抗菌药物。

⑥有明显皮肤感染、破损，或者患感冒、流感等呼吸道疾病，以及携带或感染多重耐药菌的医务人员，在未治愈前不应当参加手术。

⑦手术人员要严格按照《医务人员手卫生规范》进行外科手消毒。

⑧重视术前患者的抵抗力，纠止水电解质的不平衡、贫血、低蛋白血症等。

2. 手术中

①保证手术室门关闭，尽量保持手术室正压通气、环境清洁，最大限度减少人员数量和流动。

②保证使用的手术器械、器具及物品等达到灭菌水平。

③手术中医务人员要严格遵循无菌技术原则和手卫生规范。

④若手术时间超过 3h，或者手术时间长于所用抗菌药物半衰期的，或者失血量大于 1500mL 的，手术中应当对患者追加合理剂量的抗菌药物。

⑤手术人员尽量轻柔地接触组织，保持有效地止血，最大限度地减少组织损伤，彻底去除手术部位的坏死组织，避免形成死腔。

⑥术中保持患者体温正常，防止低体温。需要局部降温的特殊手术执行具体专业要求。

⑦冲洗手术部位时，应当使用温度为 37℃ 的无菌生理盐水等液体。

⑧对于需要引流的手术切口，术中应当首选密闭负压引流，并尽量选择远离手术切口、位置合适的部位进行置管引流，确保引流充分。

3. 手术后

①医务人员接触患者手术部位或者更换手术切口敷料前后应当进行手卫生。

②为患者更换切口敷料时，要严格遵守无菌技术操作原则及换药流程。

③术后保持引流通畅，根据病情尽早为患者拔除引流管。

④外科医师、护士要定时观察患者手术部位切口情况，出现分泌物时应当进行微生物培养，结合微生物报告及患者手术情况，对外科手术部位感染及时诊断、治疗和监测。

第二节　感染监测

感染监测是医院感染管理的重要内容，医院应有计划、连续、系统、科学地开展手术室医院感染的各项监测工作，从而有效地预防和控制医院感染的发生。监测的主要内容有医院感染监测，环节质量监测，消毒、灭菌效果监测等。

一、感染监测的目的和要求

1. 监测目的

①了解医院感染的危险因素，及时采取干预措施，切断感染途径，减少医源性感染的发生。

②了解消毒灭菌效果，改进和加强手术室感染管理，为手术患者的安全提供保障。

③监督医护人员手卫生和无菌操作的执行情况，提高感染控制各项规范的执行力。

④了解医院感染发生情况，评价感染控制效果，完善和改进工作流程，达到持续质量改进。

2. 监测要求

①成立手术室医院感染监控小组，由麻醉科主任、手术室护士长、麻醉科感控医生和感控护士组成。负责对本科室工作过程中可能存在的与医院感染发生有关的各个环节进行监测，如手卫生、手术中无菌操作执行情况、无菌物品管理情况、消毒液使用情况等。一旦发现违反操作规范和其他感染危险因素，应立即采取措施予以纠正。

②建立感染监测制度，制订监测计划，由专人负责对手术室环境、医务人员的手、消毒液、无菌物品等进行微生物学监测，并做好记录。当怀疑医院感染暴发与手术室方面的因素有关时，应及时全面监测，并进行相应致病性微生物的检测。

③对监测人员进行知识和技能的培训，监测方法正确、规范，提高分析和判断能力。

④在监测过程中发现有医院感染暴发和集聚性医院感染的发生情况，应及时向上级部门汇报。

⑤定期总结分析监测资料，提出监测中发现的问题，向相关科室、相关医务人员进行反馈，并提出改进建议。

二、感染监测的内容及方法

1. 医院感染监测

应长期、系统地收集，分析手术患者医院感染发生情况，包括科室、部位、影响因素，可通过感染管理科、手术医生、信息系统或临床追踪了解。监测重点部位医院感染发生的情况，如手术部位感染、呼吸机相关性肺炎、导管相关性血流感染、导尿管相关感染。应重点做好手术部位感染目标性监测。

【手术部位感染目标性监测】

(1)监测目的　通过对外科手术后患者发生的手术部位感染的监测，了解不同手术部位的感染率及其危险因素，并及时发现感染率的变化情况，以利于有针对性地及时采取干预措施，达到迅速有效地控制手术后感染的目的。

(2)监测内容

①基本资料：监测月份、住院号、科室、床号、姓名、性别、年龄、调查日期、疾病诊断、切口类型(清洁切口、清洁-污染切口、污染切口)。

②手术资料：手术日期、手术名称、手术腔镜使用情况、危险因素评分标准(表 8-2-1)、围术期抗菌药物使用情况、手术医师。

③手术部位感染资料：感染日期与诊断、病原体。

表 8-2-1　危险因素评分标准

危险因素	评分标准	分值
手术时间/h	≤75 百分位数	0
	＞75 百分位数	0
切口清洁度	清洁、清洁-污染	0
	污染	1
ASA 评分	Ⅰ Ⅱ	0
	Ⅲ Ⅳ Ⅴ	1

(3)监测方法

①针对所要监测的外科手术种类,医院感染管理专职人员每天去病房了解被监测手术患者的情况,并填写调查登记表。与手术医师确定换药时间,查看手术切口愈合情况,督促医师对异常切口分泌物送检,及时追查送检结果。

②每个手术患者须建立出院后追踪档案。患者出院时,给患者出院指导;并告知,一旦切口出现异常,及时与感染管理科联系。随访观察至术后1个月(有置入物的为1年)。

③每个月对监测资料进行汇总,分析感染发生的可能因素及感染率的变化趋势。

④监测结果可反馈给临床科室,临床科室及手术室寻找发生感染的原因,评价自己的工作成效,确定下一步工作目标。

2. 环节质量监测

手术室工作中有许多环节因素是医院感染发生的危险因素,如医务人员手卫生,手术中的无菌操作,隔离防护的执行情况,消毒药械的管理,一次性用品、手术器械、外来器械、麻醉器具的使用、管理、处理情况,以及医疗废物的处理情况等,手术室及相关职能部门应严格监控,及时查找工作中的薄弱环节,加以整改。其中,医护人员的手是医院感染的主要传播媒介,据报道,直接或间接经手传播病原菌而造成的感染占医院感染的30%,应重点做好对手卫生依从性的监测。

【手卫生依从性监测】

(1)监测目的　了解手术室工作人员(含外科医生、麻醉医生、器械和巡回护士)手卫生的执行情况,探讨提高手卫生依从性的措施,督促医务人员规范执行手卫生操作。

(2)监测内容　包括手卫生指征、手卫生方法(洗手、卫生手消毒和外科手消毒)、手卫生时间是否正确。其中手卫生的指征有:直接接触每个患者前后;接触患者黏膜、破损皮肤或伤口前后;接触患者血液、体液、分泌物、排泄物、伤口敷料后;进行无菌操作、接触清洁、无菌物品前;接触被传染性致病微生物污染的物品后;穿、脱手术衣前后,摘手套后。

(3)监测方法

①随机选择医务人员观察,随机观察手卫生指征,在医务人员注意到被观察时即终止观察。

②监测情况反馈给相关人员,提出整改措施。

3. 清洁、消毒与灭菌效果监测

【手术器械、器具和物品清洗与清洁效果监测】

(1)日常监测　在检查包装时进行,应目测和(或)借助带光源的放大镜检查。清洗后的器械表面及其关节、齿牙应光洁,无血渍、污渍、水垢等残留物质和锈斑。

(2)定期抽查　每个月应随机至少抽查3个待灭菌的包内全部物品的清洗效果,检查的方法与内容同日常监测,并记录监测结果。

(3)可采用蛋白残留测定、ATP生物荧光测定等监测清洗与清洁效果的方法及其灵敏度的要求,定期测定诊疗器械、器具和物品的蛋白残留,或其清洗与清洁的效果。

【手和皮肤黏膜消毒效果监测】

(1)手消毒效果监测

①采样时间:接触患者、进行诊疗活动前采样。

②采样方法:被检者五指并拢,用浸有含相应中和剂的无菌洗脱液的棉拭子在双手指曲面从指根到指端往返涂擦各2次,一只手涂擦面积约30cm^2,涂擦过程中同时转动采样棉拭子,剪去操作者手接触部分,将棉拭子投入10mL含相应中和剂的无菌洗脱液试管内,及时送检。

③合格标准:卫生手消毒,监测的细菌菌落总数应≤10cfu/cm^2;外科手消毒,监测的细菌菌落总数应≤5cfu/cm^2。

④注意事项:开展卫生手消毒效果监测的同时,应关注对洗手依从性的监测。每季度对手术室开展手消毒效果监测。

(2)皮肤消毒效果监测

①采样时间:达到消毒效果后及时采样。

②采样方法:用5cm×5cm的标准灭菌规格板,放在被检皮肤处,用浸有含相应中和剂的无菌洗脱液的棉拭子1支,在规格板内横竖往返均匀涂擦各5次,并随之转动棉拭子,剪去手接触部位后,将棉拭子投入10mL含相应中和剂的无菌洗脱液的试管内,及时送检。不规则的皮肤处可用棉拭子直接涂擦采样。

③合格标准:遵循外科手消毒卫生标准。

④注意事项:若采样皮肤表面不足5cm×5cm,可用相应面积的规格板采样。

【物品和环境表面消毒效果监测】

①采样时间:在消毒处理后或怀疑与医院感染暴发有关时进行采样。

②采样方法:将5cm×5cm的灭菌规格板放在被检物体表面,用浸有含相应中和剂的无菌磷酸盐缓冲液(PBS)或生理盐水采样液的棉拭子1支,在规格板内横竖往返均匀各涂抹5次,并随之转动棉拭子,连续采样4个规格板面积,被采表面<100cm^2,取全部表面;被采表面≥100cm^2,取100cm^2。剪去手接触部

分，将棉拭子放入装有10mL无菌检验用洗脱液的试管中送检。门把手等小型物体则采用棉拭子直接涂抹物体采样。采样物体表面有消毒剂残留时，采样液应含相应中和剂。

③合格标准：细菌总数≤5cfu/cm²。

④注意事项：每季度进行物体表面消毒效果监测。怀疑与医院感染暴发有关时，进行目标微生物的检测。

【空气消毒效果监测】

(1)采样时间　采用洁净技术净化空气的房间在洁净系统自净后与从事医疗活动前采样；未采用洁净技术净化空气的房间在消毒或规定的通风换气后与从事医疗活动前采样；或怀疑与医院感染暴发有关时采样。

(2)采样方法　洁净手术部(室)可选择沉降法(表8-2-2)或浮游菌法，参照GB 50333—2013的要求进行监测。浮游菌法可选择六级撞击式空气采样器或其他经验证的空气采样器。监测时将采样器置于室内中央0.8～1.5m高度，按采样器使用说明书操作，每次采样时间不应超过30min。房间面积＞10m²者，每增加10m²增设一个采样点。

未采用洁净技术净化空气的手术间采用沉降法：室内面积≤30m²，设内、中、外对角线三点，内、外点应距墙壁1m处；室内面积＞30m²，设四角及中央五点，四角的布点位置应距墙壁1m处(图8-2-1)。将普通营养琼脂平皿(ϕ90mm)放置各采样点，采样高度为距地面0.8～1.5m；采样时将平皿盖打开，扣放于平皿旁，暴露规定时间后盖上平皿盖及时送检。

(3)合格标准

①洁净手术部空气中的细菌菌落总数符合GB 50333—2013的要求。

②非洁净手术部细菌总数≤4cfu/(15min·ϕ90mm)。

③注意事项：采样前，关闭门、窗，在无人走动的情况下，静止10min后进行采样；平板摆放如取一条对角线，避免离门近的一条；工作人员不要靠近自动门，以免影响监测结果；每季度进行空气消毒效果监测，若怀疑与医院感染暴发有关时，进行目标微生物的检测。

【消毒液监测】

(1)使用中消毒液有效浓度监测　使用中消毒液的有效浓度可使用经国家卫生行政部门批准的消毒剂浓度纸(卡)进行监测。

(2)使用中消毒液染菌量监测

①采样方法：用无菌吸管按无菌操作方法吸取1.0mL被检消毒液，加入9mL中和剂中混匀。醇类

表8-2-2　洁净手术室静态(空态)时空气采样方法(沉降法)

等级	空气洁净度级别		布点要求	细菌最大平均浓度/[cfu/(ϕ90mm·0.5h)]	
	手术区	周边区		手术区	周边区
Ⅰ	5级	6级	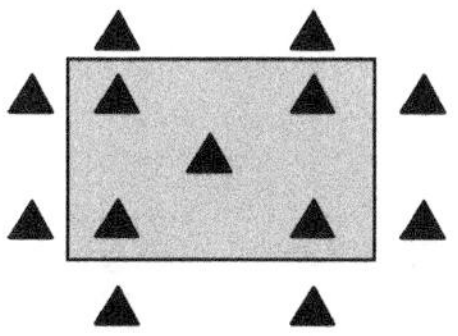	0.2	0.4
Ⅱ	6级	7级	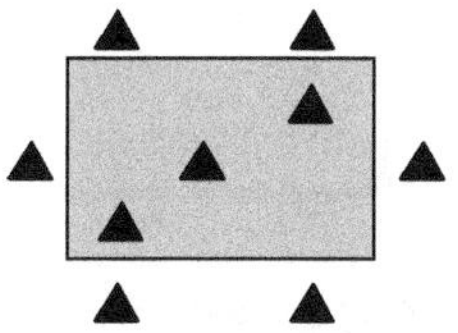	0.75	1.5
Ⅲ	7级	8级	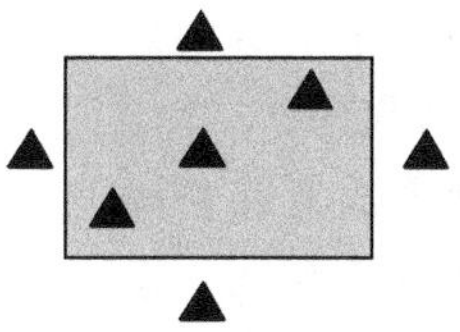	2	4
Ⅳ	8.5级		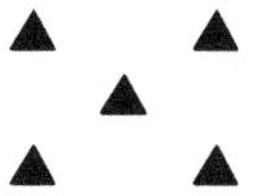	6	

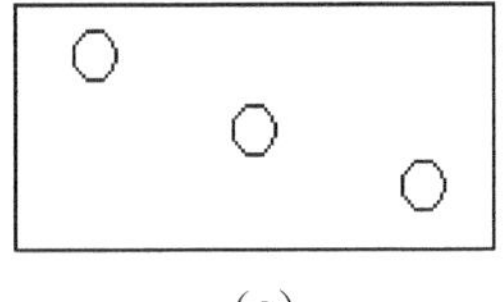

(a)

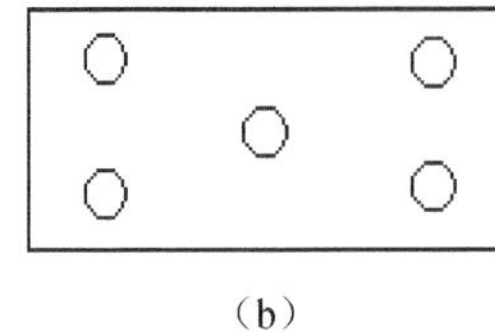

(b)

图 8-2-1 空气采样布点图

(a)室内面积≤$30m^2$;(b)室内面积>$30m^2$

与酚类消毒剂用普通营养肉汤中和;含氯消毒剂、含碘消毒剂和过氧化物消毒剂用含 0.1%硫代硫酸钠中和剂;氯己定、季铵盐类消毒剂用含 0.3%聚山梨醇-80 和 0.3%卵磷脂中和剂;醛类消毒剂用含 0.3%甘氨酸中和剂;含有表面活性剂的各种复方消毒剂可在中和剂中加入聚山梨醇-80 至 3%,也可使用该消毒剂消毒效果检测的中和剂鉴定试验确定的中和剂。

②合格标准:

a. 灭菌用消毒液:无细菌生长。

b. 皮肤黏膜消毒液:菌落总数≤10cfu/mL。

c. 消毒用消毒液:菌落总数≤100cfu/mL。

③注意事项:采样后 4h 内检测;使用中消毒剂应每季度进行监测,灭菌剂应每个月进行监测;对未使用的低效消毒剂和皮肤黏膜用消毒剂,使用前应按照使用中消毒液染菌量的方法进行细菌检测,未检出细菌为合格。

【灭菌物品监测】

(1)灭菌物品

①采样时间:在消毒或灭菌处理后、存放有效期内采样。

②采样方法:

a. 敷料类:纱布、棉球、无菌包内物品,于无菌条件下剪取面积约 1cm×3cm 的样品,全部置于培养试管中,然后放(36±1)℃恒温箱培养 48h,观察结果。

b. 导管类:无菌条件下,用无菌剪刀取被检导管 1~3cm,置肉汤培养试管内送检。

c. 医用缝线:用无菌剪刀剪取中间层缝线,或将线圈直接置入肉汤管中送检。

d. 缝合针、针头、手术刀片等小件:各取 5 枚,分别投入肉汤管中送检。

e. 一般器械(持物钳、手术剪、镊子等):无菌条件下,用浸有含中和剂的肉汤棉拭子涂搽持物钳、镊子内外侧尖端,将棉拭子放入肉汤试管内送检。

f. 引流条:无菌操作剪取 1~3cm,放入肉汤试管中送检。

③合格标准:无细菌生长。

④注意事项:无菌条件是指操作空间采用空气消毒或净化,并在酒精灯下操作,操作时戴帽子、口罩、手套、工作服等;每个月进行无菌物品监测并做好监测记录。

(2)灭菌内镜及附件

①采样时间:在消毒灭菌后、使用前进行采样。

②采样部位:为内镜的内腔面。

③采样方法:用无菌注射器抽取 10mL 含相应中和剂的缓冲液,从待检内镜活检口注入,用 15mL 无菌试管从活检孔出口收集,及时送检,2h 内检测。

④合格标准:无菌生长。

⑤注意事项:灭菌后的内镜及附件应每个月进行生物学监测并做好监测记录;采样部位为内镜的内腔面。

第三节 清洁、消毒与灭菌

一、清洁、消毒、灭菌的概念

清洁、消毒、灭菌是预防和控制医院感染的重要措施,是确保医疗安全的重要环节,包括手术室内环境、手术器械、常用物品的清洁、消毒、灭菌等。

(1)清洁(cleaning) 是指用物理方法清除物体表面的污垢、尘埃和有机物,其目的是去除和减少微生物,并非杀灭微生物。常用的清洁方法有水洗、机械去污和去污剂去污。适用于医院地面、墙壁、家具、医疗护理用品等物体表面的处理,以及物品消毒、灭菌前的处理。

(2)消毒(disinfection) 是指用物理或化学方法杀灭或清除传播媒介上病原微生物,使其达到无害化的处理。接触皮肤黏膜的医疗器械、器具和物品必须达到消毒水平。

(3)灭菌(sterilization) 是指用物理或化学方法杀灭或清除传播媒介上一切微生物的处理。包括致病微生物和非致病微生物。灭菌是个绝对的概念,灭菌后的物品必须是完全无菌的。进入人体组织,无菌器官的医疗器械、器具和物品必须达到灭菌水平。

二、手术室常用消毒灭菌方法

1. 压力蒸汽灭菌

压力蒸汽灭菌是热力消毒灭菌中效果最好的一种方法，也是目前医疗机构最常用的一种灭菌方法。适用于耐高温、耐高压、耐潮湿的器械，器具，物品的灭菌。作用原理是利用高压下的高温饱和蒸汽杀灭所有的微生物及其芽孢，高温饱和蒸汽可导致微生物蛋白质凝固和变性，酶失去活性，使微生物死亡。高热释放的潜热可增强灭菌效果。

(1)压力蒸汽灭菌原理　下排式灭菌器是利用重力置换原理，使热蒸汽在灭菌器中从上而下将冷空气由下排气孔排出，排出的冷空气由饱和蒸汽取代，利用蒸汽释放的潜热使物品达到灭菌。预真空压力蒸汽灭菌器是利用机械抽真空的方法，使灭菌柜室内形成负压，蒸汽得以迅速穿透到物品内部进行灭菌。

(2)高压灭菌器的分类与灭菌参数(表8-3-1，表8-3-2)　目前使用的高压灭菌器分为下排式灭菌器、预真空高压灭菌器和快速压力蒸汽灭菌器三种。根据待灭菌物品选择适宜的压力蒸汽灭菌器和灭菌程序，其中快速压力蒸汽灭菌器只适用于对裸露物品的快速灭菌。

(3)注意事项

①每天灭菌器运行前要进行常规检查，以保证使用安全和灭菌效果良好。包括灭菌器压力表处于“0”的位置；记录打印装置处于备用状态；柜门密封圈平整无损坏，柜门安全锁扣灵活，安全有效；灭菌柜内冷凝水排出口通畅，柜内壁清洁；电源、水源、蒸汽、压缩空气等运行条件符合设备要求。预真空高压灭菌器应在每天开始灭菌运行前空载进行布维-狄克(B-D)试验。

②无菌物品包装要合适。灭菌包装材料应允许物品内部空气的排出和蒸汽的透入。器械包质量不超过7kg，敷料包质量不超过5kg。体积下排气压力蒸汽灭菌器不超过30cm×30cm×25cm；预真空高压灭菌器不超过30cm×30cm×50cm。

③无菌物品装载要合理。无菌包之间应留间隙以利蒸汽穿透，纺织类物品应放上层、竖放，金属器械类放置于下层。下排气压力蒸汽灭菌器的装载量不应超过柜室容积的80%和不小于柜室容积的10%；预真空高压灭菌器的装载量不应超过柜室容积的90%和不小于柜室容积的5%。

④观测并记录灭菌器运行过程。随时观察压力及温度情况，控制加热速度，使柜室温度的上升与物品内部温度的上升趋向一致。

⑤无菌物品按要求进行卸载。从灭菌器卸载取出的物品，待温度降至室温时方可移动，冷却时间应大于30min；检查化学指示卡变色情况，检查有无湿包现象。无菌包掉落到地上或误放到不洁处应视为污染。

⑥快速压力蒸汽灭菌方法可不包括干燥程序；运输时避免污染；4h内使用。

⑦定期监测灭菌效果。

a. 物理监测：每锅进行，连续记录灭菌温度、压力、时间等，应记录临界点的时间、温度与压力值。

b. 化学监测：每个灭菌包外粘贴化学指示胶带，在高危险性灭菌包中央放置化学指示卡，通过观察颜色的变化，判断是否经过灭菌处理和是否达到灭菌条件。

表8-3-1　压力蒸汽灭菌器灭菌参数

设备类别	物品类别	温度/℃	所需最短时间/min	压力/kPa
下排气式	敷料	121	30	102.9
	器械	121	20	102.9
预真空式	敷料、器械	132～134	4	205.8

表8-3-2　快速压力蒸汽灭菌(132℃)所需最短时间

物品种类	灭菌时间/min	
	下排气式	预真空式
不带孔物品	3	3
带孔物品	10	4
不带孔物品＋带孔物品	10	4

c. 生物监测：每周监测一次，采用嗜热脂肪杆菌芽孢对灭菌器的灭菌质量进行生物监测。

2. 干热灭菌

干热灭菌是目前医疗机构使用干热灭菌器进行灭菌的一种方法，其热力传播和穿透主要依靠空气对流和介质传导，灭菌效果可靠。适用于耐热、不耐湿、蒸汽或气体不能穿透物品的灭菌，如玻璃、油脂、粉剂等物品的灭菌。

(1)干热灭菌参数 见表 8-3-3。

(2)注意事项

①按干热灭菌器的产品使用说明书进行安装、使用、维护，确保灭菌器的安全使用。

②物品包装不宜过大，体积不超过 10cm×10cm×20cm；油剂、粉剂的厚度不应超过 0.6cm，凡士林纱布条厚度不应超过 1.3cm；装载高度不应超过灭菌器内腔高度的 2/3；物品间应留有充分的空间，以利于热空气的对流。

③灭菌时不应与灭菌器内腔底部及四壁接触；灭菌后温度降到 40℃以下再打开灭菌器，以防炸裂。有机物品灭菌时温度不能超过 170℃。

④灭菌过程中不得中途打开灭菌器的门放入新的物品。

⑤灭菌时间的记录必须从灭菌室内达到设定温度开始计算。

⑥每批次进行物理监测，每一灭菌包进行化学监测，每周采用枯草杆菌黑色变种芽孢进行生物监测。

3. 环氧乙烷灭菌

环氧乙烷气体杀菌力强、杀菌谱广，可杀灭各种微生物，包括细菌芽孢。环氧乙烷不损害灭菌的物品且穿透力强，适用于不耐高温、湿热的电子仪器，光学仪器等诊疗器械的灭菌，是目前最主要的低温灭菌方法之一。环氧乙烷灭菌器是用于环氧乙烷灭菌的专用设备。一般医疗机构常用 100%环氧乙烷的小型灭菌器。

(1)灭菌参数 见表 8-3-4。

(2)注意事项

①环氧乙烷灭菌器必须安放在通风良好的地方。切勿将环氧乙烷灭菌器或气罐置于接近火源处，并尽量远离主要的通道。气罐不应存放在冰箱中。

②残留环氧乙烷排放应遵循生产厂家的使用说明或指导手册，设置专用的排气系统，并保证足够的时间进行灭菌后的通风换气。金属和玻璃材质的器械，灭菌后可立即使用。

③灭菌物品必须清洗干净，并在室温下干燥，避免过分失水。拟灭菌物品和所用包装材料应该存放在 40%～60%相对湿度的室内。

④包装必须采用能渗透空气、蒸汽和环氧乙烷气体的材料，如皱纹纸、纤维质布、纸塑包装等。

⑤保证足够的灭菌时间。根据灭菌物品的洁净程度、物品的干燥度、包装材料的种类和密度、包裹的大小、灭菌时的温度确定合适的灭菌时间。

⑥每次灭菌均应进行程序监测。每锅应做生物监测，采用枯草杆菌黑色变种芽孢对环氧乙烷灭菌质量进行生物监测。

4. 过氧化氢等离子体低温灭菌

过氧化氢等离子体灭菌是一项新的低温灭菌技术。机制是利用过氧化氢气体化学作用和等离子体物理作用的综合作用将微生物杀灭。在医院主要用于诊疗器械的灭菌，特别适用于怕高温、怕湿的精密仪器的消毒灭菌。具有快速、低温、环保、节能等优点。

(1)灭菌参数 见表 8-3-5。

表 8-3-3 干热灭菌参数

灭菌温度/℃	所需最短灭菌时间/h
160	2
170	1
180	0.5

表 8-3-4 小型环氧乙烷灭菌器灭菌参数

环氧乙烷作用浓度/(mg/L)	灭菌温度/℃	相对湿度/%	灭菌时间/h
450～1200	37～63	40～80	1～6

表 8-3-5 过氧化氢等离子体低温灭菌参数

过氧化氢作用浓度/(mg/L)	灭菌腔壁温度/℃	灭菌周期/min
>6	45～65	28～75

(2)注意事项

①灭菌前物品应充分干燥，器械带入水分会引起设备报警或影响设备正常运行。

②灭菌物品应使用专用包装材料和容器。灭菌物品及包装材料不应含植物性纤维材质，如纸、海绵、棉布、木质类、油类、粉剂类等，以免吸收过氧化氢气体而影响对物品的灭菌效果。

③包装好的物品应逐个、单层、并排放置在无盖灭菌置物筐内，确保物品不能叠压。

④每锅进行物理监测；每包进行化学监测；每周进行一次生物监测，在灭菌锅相应位置放置生物指示物(嗜热脂肪杆菌芽孢菌片)，灭菌后进行微生物培养，以检测设备的灭菌效果。

5. 低温甲醛蒸气灭菌

甲醛是一种灭菌剂，对所有微生物都有杀灭作用。甲醛气体灭菌效果可靠，使用方便，对灭菌物品无损害。适用于对湿、热敏感，易腐蚀医疗器械的灭菌。

(1)灭菌参数　见表 8-3-6。

(2)注意事项

①应使用甲醛灭菌器进行灭菌，不应采用自然挥发的灭菌方法。

②环境温度和湿度对灭菌效果影响较大，灭菌时应严格控制在规定范围。

③甲醛残留气体排放应遵循生产厂家的使用说明或指导手册，设置专用的排气系统。

6. 紫外线消毒

紫外线属电磁波，其波长在 210～328nm，杀菌作用最强的波段是 250～270nm。目前我国使用的有紫外线消毒灯管和紫外线消毒器。

(1)作用原理　紫外线作用于微生物的 DNA，使菌体 DNA 失去转换能力而死亡；破坏菌体的氨基酸，使菌体蛋白光解变性；降低菌内氧化酶的活性；使空气中产生具有极强杀菌作用的臭氧。可以杀灭各种微生物，包括细菌繁殖体、芽孢、分枝杆菌、病毒、真菌、立克次氏体和支原体等。

(2)适用范围　凡被各种微生物污染的表面、水和空气均可采用紫外线消毒。紫外线消毒器可用于室内有人情况下的空气消毒。

(3)注意事项

①在使用过程中，应保持紫外线灯表面的清洁，一般每 2 周用 90％乙醇棉球擦拭 1 次，发现灯管表面有灰尘、油污时，应随时擦拭。关灯后应间歇 3～4min 再开灯或移动灯管，防止损坏。

②用紫外线灯消毒室内空气时，房间内应保持清洁干燥，减少尘埃和水雾，每 $10m^2$ 安装 30W 紫外线消毒灯一支，有效距离不超过 2m，消毒时间 30～60min。温度低于 20℃或高于 40℃、相对湿度大于 60％时，应适当延长照射时间。在室内有人活动时，首选高强度紫外线空气消毒器，消毒效果可靠，一般开机消毒 30min 即可达到消毒合格。

③用紫外线消毒物品表面时，应使照射表面受到紫外线的直接照射，有效距离为 25～60cm，消毒时间为 20～30min。消毒时间从灯亮 5～7min 后开始计时。照射后应开窗通风。

④不得使紫外线光源照射到人，以免引起损伤。紫外线对人的眼睛和皮肤有刺激作用，直接照射 30s 就可引起眼炎或皮炎，故照射时人应离开房间，必要时戴防护镜、穿防护衣。

⑤紫外线灯使用过程中，由于其辐照强度逐渐降低，应定时检测，新灯的辐照强度不得低于 $90W/cm^2$，使用中的辐照强度不得低于 $70W/cm^2$。记录使用时间，凡使用时间超过 1000h、辐照强度低于 $70W/cm^2$ 者应及时更换灯管。

7. 循环风紫外线空气消毒器

适用于有人状态下的室内空气消毒。消毒器由高强度紫外线灯和过滤系统组成，可以有效杀灭进入消毒器空气中的微生物，并有效地滤除空气中的尘埃粒子。遵循卫生部消毒产品卫生许可批件批准的产品使用说明，在规定的空间内正确安装使用。

注意事项：

①消毒时应关闭门窗。

②进风口、出风口不应有物品覆盖或遮挡。

③用湿布清洁机器时，须先切断电源。

④消毒器的检修与维护应遵循产品的使用说明。

⑤消毒器应取得卫生部消毒产品卫生许可批件。

8. 静电吸附式空气消毒器

适用于有人状态下室内空气的净化。采用静电吸附和过滤材料消除空气中的尘埃和微生物。应遵循卫生部消毒产品卫生许可批件批准的产品使用说明，在规定的空间内正确安装使用。

注意事项：

①消毒时应关闭门窗。

表 8-3-6　低温甲醛蒸气灭菌参数

甲醛作用浓度/(mg/L)	灭菌温度/℃	相对湿度/%	灭菌时间/min
450～1200	50～80	80～90	30～60

②进风口、出风口不应有物品覆盖或遮挡。

③消毒器的循环风量(m^3/h)应大于房间体积的8倍以上。

④消毒器应取得卫生部消毒产品卫生许可批件。

⑤消毒器的检修与维护遵循产品的使用说明。

9. 化学消毒灭菌

化学消毒灭菌法是利用液体或气体化学药物来抑制微生物的生长繁殖或杀灭微生物的方法。凡不适用于热力消毒灭菌的物品,都可以选用化学消毒灭菌法,如患者的皮肤黏膜及周围环境、光学仪器、某些塑料制品的消毒。但应减少或尽量避免使用化学消毒剂用于火菌。

(1)原理 利用化学药物渗透到细胞体内,使菌体蛋白凝固变性,抑制细菌代谢和生长,破坏细菌细胞膜的结构,改变其通透性,从而达到消毒灭菌的作用。

(2)使用原则

①根据物品的性能和各种病原微生物的特性,选择合适的化学消毒药品。

②严格掌握消毒剂的有效浓度、消毒时间及使用方法。

③待消毒的物品必须先洗净擦干,以免影响有效浓度,降低灭菌效果。

④消毒剂应定期更换。易挥发的药物要加盖,并定期检测,调整浓度。

⑤物品浸泡时要全部浸泡在消毒液内,并将器械轴节打开。浸泡中途另加物品应重新计时。

⑥消毒液中不能放置纱布、棉花等物,因这类物品可吸附消毒剂降低消毒效力。

⑦消毒后的物品在使用前用无菌生理盐水冲净,以避免药物刺激人体组织。

(3)使用方法

①浸泡法(immersion):是将被消毒的物品洗净擦干后浸没在消毒液中,在一定的浓度和时间内达到消毒作用的方法。注意打开物品的轴节或套盖,管腔内要灌满消毒液。按规定的浓度与时间进行浸泡。

②擦拭法(rubbing):是用化学消毒剂擦拭被污染物体的表面或进行皮肤消毒的方法。一般选用易溶于水、穿透力强、无显著刺激的消毒剂。如用含氯消毒剂擦拭桌椅、墙壁,用0.5%~1.0%的碘伏消毒皮肤等。

③喷雾法(nebulization):是用喷雾器将化学消毒剂均匀地喷洒于空间或物体表面,在规定的时间内达到消毒作用的方法。常用于地面、墙壁、环境等的消毒。

④熏蒸法(fumigation):是将消毒剂加热或加入氧化剂,使其产生气体,在规定的浓度和时间内利用消毒剂所产生的气体进行消毒,从而达到消毒作用的方法。如手术室、换药室、处置室、病室的空间消毒。常用的有过氧乙酸、过氧化氢、乳酸等。在消毒间或密闭的容器内,也可用熏蒸法对被污染的物品进行消毒灭菌。

(4)常用化学消毒剂

①戊二醛

a. 使用范围及方法:适用于不耐热的诊疗器械、器具与物品的浸泡消毒与灭菌。常用灭菌浓度为2%,消毒作用时间按产品使用说明规定,灭菌时间10h。

b. 注意事项:待消毒物品在消毒前应彻底清洗、干燥;用于浸泡灭菌的容器,应洁净、密闭,使用前应先经灭菌处理;戊二醛对皮肤、黏膜有刺激性,应在通风的环境中使用,注意个人防护;戊二醛不应用于物体表面的擦拭或喷雾消毒,室内空气消毒,手和皮肤黏膜的消毒;强化酸性戊二醛使用前应先加入pH调节剂(碳酸氢钠),再加入防锈剂(亚硝酸盐)充分混匀;在20~25℃温度条件下,连续使用时间应≤14d;定期检测浓度,应确保使用中浓度符合产品使用说明的要求;灭菌后的物品使用前用无菌蒸馏水冲洗擦干。

②邻苯二甲醛

a. 使用范围及方法:适用于不耐热的诊疗器械、器具与物品的浸泡消毒。于其含量为5.5g/L、pH为7.0~8.0、温度20~25℃的溶液中浸泡消毒5~12min。用于内镜的消毒。

b. 注意事项:诊疗器械、器具与物品消毒前应彻底清洗、干燥;新启用的诊疗器械、器具与物品先除去油污及保护膜,再用清洁剂清洗去除油脂,干燥后及时消毒;使用时应注意通风;直接接触本品会引起眼睛、皮肤消化道、呼吸黏膜损伤;接触皮肤、黏膜会导致着色,处理时应谨慎、戴手套;当溅入眼内时应及时用水冲洗,必要时就诊;配制时应采用专用塑料容器;消毒液连续使用应≤14d;应确保使用中的浓度符合产品使用说明的要求;应密封、避光,置于阴凉、干燥、通风的环境中保存。

③过氧乙酸

a. 使用范围及方法:适用于耐腐蚀物品、环境、室内空气等的消毒。一般物体表面,用0.1%~0.2%(1000~2000mg/L)浸泡30min;对耐腐蚀医疗器械的高水平消毒,采用0.5%(5000mg/L)冲洗作用10min;大件物品或其他不能用浸泡法消毒的物品,用擦拭法消毒。环境的消毒，用0.2%～0.4%（2000～4000mg/L）溶液喷洒，作用30～60min。室内空气的消毒，熏蒸法，用15%过氧乙酸（7mL/m^3）熏蒸2h，相对湿度60%～80%；喷雾法，用5000mg/L过氧乙酸按照20～30mL/m^3的用量消毒，作用60min。

b. 注意事项：稳定性差，应储存于通风阴凉处，远离可燃物质；定期检测其浓度，如原液低于12%不应使用；对金属有腐蚀性，对织物有漂白作用，消毒后及时用符合要求的水冲洗干净；须现配现用，使用时限≤24h；接触过氧乙酸时，应采取防护措施；不慎溅入眼中或皮肤上，应立即用大量清水冲洗；空气熏蒸消毒时，室内不应有人。

④过氧化氢

a. 使用范围及方法：适用于外科伤口、皮肤黏膜冲洗消毒，室内空气的消毒。伤口、皮肤黏膜消毒，采用3%（30g/L）冲洗、擦拭，作用3～5min；室内空气消毒，使用气溶胶喷雾器，采用3%（30g/L）过氧化氢按照20～30ml/m^3的用量喷雾消毒，作用60min。

b. 注意事项：过氧化氢应避光、避热，室温下储存；过氧化氢对金属有腐蚀性，对织物有漂白作用；喷雾时应采取防护措施，谨防溅入眼内或皮肤黏膜上，一旦溅上及时用清水冲洗。

⑤二氧化氯

a. 使用范围及方法：适用于物品、环境、物体表面及空气的消毒。对细菌繁殖体污染物品的消毒，用100～250mg/L浸泡30min，喷洒法用500mg/L；对肝炎病毒和结核分枝杆菌污染物品的消毒用500mg/L浸泡30min，喷洒法用1000mg/L作用60min；对细菌芽孢污染物品的消毒，用1000mg/L浸泡30min；大件物品或不能用浸泡法消毒的物品，用擦拭法消毒。室内空气消毒，使用气溶胶喷雾器，采用500mg/L溶液按照20～30mL/m^3的用量喷雾消毒，作用30～60min；或采用二氧化氯溶液按照10～20mg/m^3加热蒸发或加激活剂熏蒸消毒。

b. 注意事项：置于干燥、通风处保存；稀释液应现用现配，使用时限≤24h；对碳钢、铝有中度腐蚀性，对铜、不锈钢有轻度腐蚀性；金属制品经二氧化氯消毒后，应及时用符合要求的水冲洗干净、干燥。

⑥含氯消毒剂

a. 使用范围及方法：适用于物品、物体表面、分泌物、排泄物等的消毒。对细菌繁殖体污染物品的消毒，用含有效氯500mg/L的消毒液浸泡>10min；对经血传播病原体、分枝杆菌和细菌芽孢污染物品的消毒，用含有效氯2000～5000mg/L消毒液浸泡>30min；大件物品或不能浸泡消毒的物品，用擦拭法消毒。对一般污染的物品表面，用含有效氯400～700mg/L的消毒液均匀喷洒，作用10～30min；对经血传播病原体、结核杆菌等污染表面的消毒，用含有效氯2000mg/L的消毒液均匀喷洒，作用>60min。干粉加入分泌物、排泄物中，使有效氯含量达到10 000mg/L，搅拌后作用>2h；干粉加入医院污水中，按有效氯50mg/L搅拌，2h后排放。

b. 注意事项：粉剂应于阴凉处避光、防潮、密封保存，水剂应于阴凉处避光、密闭保存；使用液应现配现用，使用时限≤24h；配制漂白粉等粉剂溶液时，应戴口罩、手套；未加防锈剂的含氯消毒剂对金属有腐蚀性，不应用作金属器械的消毒；加防锈剂的含氯消毒剂对金属器械消毒后，应用无菌蒸馏水冲洗干净，干燥后使用；对织物有腐蚀和漂白作用，不应用作有色织物的消毒。

⑦酸性氧化电位水

a. 使用范围及方法：消毒供应中心手工清洗器械灭菌前的消毒，流动冲洗、浸泡、消毒2min，用净水冲洗30s，取出干燥；物体表面的消毒，洗净后流动冲洗、浸泡、消毒3～5min，或反复擦洗消毒5min，用于内镜的消毒及其他方面消毒。

b. 注意事项：应彻底清除待消毒物品上的有机物，再进行消毒处理；对光敏感，有效氯浓度随时间延长而下降，应尽早使用，最好现制备现用；储存应选用避光、密闭、硬质聚氯乙烯材质制成的容器；室温下储存不超过3d；每次使用前应分别检测pH、氧化还原电位和有效氯浓度，要求指标为有效氯含量（60±10）mg/L、pH为2.0～3.0、氧化还原电位（ORP）≥1100mV、残留氯离子<1000mg/L；对铜、铝等非不锈钢的金属器械、器具和物品有一定的腐蚀作用，应慎用；长时间排放可造成排水管路的腐蚀，故应在每次排放后再排放少量碱性还原电位水或自来水。

⑧醇类消毒剂

a. 使用范围及方法：适用于手、皮肤、物体表面及诊疗器械的消毒。手消毒，方法遵循《医务人员手卫生规范》要求；皮肤消毒：用70%～80%（体积分数）乙醇溶液擦拭皮肤2遍，作用3min；高频接触的物品表面（如监护仪、微泵、计算机等）的消毒，70%～80%（体积分数）乙醇溶液擦拭2遍，作用3min；诊疗器具的消毒，将物品浸没于70%～80%（体积分数）乙醇溶液中消毒≥30min，加盖或进行表面擦拭消毒。

b. 注意事项：乙醇易燃，不应有明火；不应用于被血、脓、粪便等有机物污染表面的消毒；用后应盖紧、密闭、置于阴凉处保存；醇类过敏者慎用。

⑨碘酊

a. 使用范围及方法：适用于注射及手术部位皮

肤的消毒。用原液直接涂擦皮肤2遍以上，作用时间1～3min，待稍干后再用70%～80%(体积分数)乙醇溶液脱碘。

b. 注意事项：不宜用于破损皮肤、眼及口腔黏膜的消毒；不应用于碘酊过敏者；过敏体质者慎用；应置于阴凉处避光、防潮、密封保存。

⑩碘伏

a. 使用范围及方法：适用于手、皮肤、黏膜及伤口的消毒。外科手消毒，用原液擦拭揉搓，作用时间至少3min；手术部位的皮肤消毒，用原液局部擦拭2～3遍，作用时间至少2min；注射部位的皮肤消毒，用原液局部擦拭2遍；口腔黏膜及创面消毒，用有效碘1000～2000mg/L的碘伏擦拭，作用时间3～5min；阴道黏膜创面的消毒，用含有效碘500mg/L的碘伏冲洗。

b. 注意事项：应置于阴凉处避光、防潮、密封保存；含乙醇的碘制剂消毒液不应用于黏膜和伤口的消毒；对二价金属制品有腐蚀性，不用作相应金属制品的消毒；碘过敏者慎用。

⑪季铵盐类

a. 使用范围及方法：适用于环境、物体表面、皮肤与黏膜的消毒。环境、物体表面消毒，用1000～2000mg/L消毒液浸泡或擦拭消毒，作用时间15～30min；皮肤消毒，用复方季铵盐消毒剂原液擦拭消毒，作用时间3～5min；黏膜消毒，用1000～2000mg/L季铵盐消毒液。

b. 注意事项：阴离子表面活性剂如肥皂、洗衣粉等可降低消毒效果；宜现配现用。

⑫氯己定

a. 使用范围及方法：适用于外科洗手、皮肤、黏膜等的消毒。手术部位及注射部位皮肤和伤口创面消毒，用有效含量≥2g/L氯己定-乙醇(70%，体积比)溶液局部擦拭2～3遍，时间遵循产品说明；外科手消毒，用有效含量≥2g/L氯己定-乙醇(70%，体积比)溶液，使用方法及时间遵循产品说明；对口腔、阴道或伤口创面的消毒，用有效含量≥2g/L氯己定水溶液冲洗。

b. 注意事项：不应与肥皂、洗衣粉等阴性离子表面活性剂混合使用或前后使用。

三、手术室环境、各类物品的消毒与灭菌方法

1. 选择消毒与灭菌方法的原则

①使用经卫生行政部门批准的消毒药械，并按照批准使用的范围和方法使用。

②根据物品污染后的危害程度选择消毒、灭菌的方法。

a. 高度危险性物品，必须选用灭菌方法处理。

b. 中度危险性物品，可选用中水平或高水平消毒法。但中度危险性物品的消毒要求并不相同，有些要求严格，例如内镜、体温表等必须达到高水平消毒，须采用高水平消毒法消毒。

c. 低度危险性物品，可用低水平消毒方法，或只做一般的清洁处理即可，仅在特殊情况下，才做特殊的消毒要求。

③根据物品上污染微生物的种类、数量和危害性选择消毒、灭菌方法。

④根据消毒物品的性质选择消毒、灭菌方法

a. 耐高温、耐潮湿的物品和器材，应首选压力蒸汽灭菌。

b. 不耐热、不耐湿以及贵重物品，可选择环氧乙烷或低温蒸汽甲醛气体消毒、灭菌。

c. 器械的浸泡灭菌，应选择对金属基本无腐蚀性的消毒剂。

d. 选择表面消毒方法，应考虑表面性质，光滑表面可选择紫外线消毒器近距离照射或液体消毒剂擦拭。

2. 环境及各类物品的消毒与灭菌方法

(1)环境

①空气：安装空气净化消毒装置的集中空调通风系统；使用空气洁净技术，净化系统应在手术前30min开启，接台手术前应自净30min；循环风紫外线空气消毒器，或静电吸附式空气消毒器，或其他获得卫生部消毒产品卫生许可批件的空气消毒器；紫外线灯照射消毒；能使消毒后空气中的细菌总数≤4cfu/(15min·ϕ9cm)、获得卫生部消毒产品卫生许可批件的其他空气消毒产品。

②手术室内墙体表面、地面、各种物体表面：每天手术开始前和结束后，连台手术间进行湿式清洁、消毒；被血液、体液污染时先去污再消毒。消毒可用500mg/L含氯消毒液或采用1000～2000mg/L季铵盐类消毒液擦拭。

(2)手术器械及用品　通常情况下应遵循先清洗后消毒、灭菌的处理程序。被朊毒体、气性坏疽及突发原因不明的传染病病原体污染的诊疗器械，器具，物品，应先做特殊处理再按常规清洗、消毒、灭菌。

①一般器械：耐热、耐湿手术器械，首选压力蒸汽灭菌；不耐热、不耐湿手术器械，如电子仪器、光学仪器等物品，采用低温灭菌方法；耐热、不耐湿手术器

械，采用干热灭菌。

注意事项：要求手术器械由供应室集中清洗，一用一灭菌。

②锐利器械（含刀片、剪刀、穿刺针等）：压力蒸汽灭菌；可采用过氧化氢等离子体或环氧乙烷低温灭菌。

注意事项：一用一灭菌，严禁用戊二醛浸泡灭菌。

③腔镜及附件：适于压力蒸汽灭菌的内镜及附件，首选压力蒸汽灭菌法；不适于压力蒸汽灭菌的内镜及附件，可采用过氧化氢等离子体或环氧乙烷灭菌或采用2%戊二醛浸泡10h。

注意事项：使用后的腔镜器械的清洁、消毒、灭菌必须符合《内镜清洁消毒技术规范》的有关要求，可在供应室集中处理，亦可在符合要求的手术室内处理。消毒剂须保持有效性，定期更换，每天测试浓度并记录。

④手术缝线：根据不同材质选择相应的灭菌方法，如压力蒸汽灭菌法或环氧乙烷灭菌法；不能重复灭菌；严禁用戊二醛浸泡灭菌。

⑤外来医疗器械：根据厂家提供清洁、包装、灭菌方法，循环参数，由供应室进行清洁、消毒、灭菌。

⑥植入物：根据器械公司提供的清洁、包装、灭菌方法，灭菌循环参数进行处理。

注意事项：一次性使用，置入物灭菌应在生物监测结果合格后方可放行；紧急情况下植入物灭菌可在生物PCD中加用第5类化学指示物，指示物合格可作为提前放行的标志；生物监测结果应及时通报使用部门。

⑦手术用敷料：采用压力蒸汽灭菌。

注意事项：纱布类、棉球类可一次性使用；布类一用一清洁一灭菌；感染性疾病使用的布类应集中摆放，单独清洗消毒。

（3）麻醉用具　麻醉用具的使用，要求一人一用一消毒或一次性使用。

①麻醉喉镜片：清洗擦干后用500mg/L含氯消毒剂浸泡消毒30min；热力消毒90℃ 5min或93℃ 3min。

②可视喉镜：接触主机部分，采用75%乙醇擦拭；接触患者部分，用酸性氧化电位水冲洗5min、2%戊二醛溶液浸泡10min、邻苯二甲醛溶液浸泡5min。

③氧气面罩、麻醉口罩：热力消毒90℃ 5min或93℃ 3min；用500mg/L含氯消毒剂擦拭。

④麻醉机螺纹管：清洗消毒机清洗消毒（清洗消毒90℃ 5min或93℃ 3min），烘干自然完成；用新生成酸性氧化电位水浸泡30min；用500mg/L含氯消毒剂消毒30min；用低温等离子或环氧乙烷灭菌。

（4）其他物品

①吸引瓶、引流管：湿热消毒（清洗消毒90℃ 5min或93℃ 3min）；用500mg/L含氯消毒剂浸泡消毒30min，流动水冲净晾干。

注意事项：一人一用一消毒或更换，有条件使用一次性吸引、引流装置。

②氧气湿化瓶、氧气连接管：清洗消毒机清洗消毒（清洗消毒90℃ 5min或93℃ 3min）；氧气湿化瓶用500mg/L含氯消毒剂浸泡30min后，用流动水冲洗，晾干备用。

注意事项：一人一用一消毒或更换，有条件使用一次性装置，湿化液用无菌水。

③洗手刷：压力蒸汽灭菌，一人一用一灭菌。

④卫生洁具（拖把、抹布）：清洗消毒机清洗消毒（清洗消毒90℃ 5min或93℃ 3min）；用500mg/L含氯消毒剂浸泡30min后，用流动水冲洗，晾干备用。

注意事项：不同区域、不同手术间的洁具应分开使用，并注明标识。

四、无菌物品的储存

1. 无菌物品的储存条件

①所有进入手术室洁净区的物品、药品、设备，均应拆除外包装，擦拭干净方可进入。

②无菌器械应分类、分架存放在无菌物品存放区。一次性使用无菌物品应去除外包装后进入无菌物品存放区。

③物品存放架或柜应距地面高度20～25cm、离墙5～10cm、距天花板50cm。

④无菌物品存放环境：温度<24℃，相对湿度<70%，换气次数4～6次/h。

2. 无菌物品储存有效期

①环境的温度、湿度达到规定时，使用纺织品材料包装的无菌物品有效期宜为14d；未达到环境标准时，有效期宜为7d。

②医用一次性纸袋包装的无菌物品，有效期宜为1个月。

③使用一次性医用皱纹纸、医用无纺布包装的无菌物品，有效期宜为6个月。

④使用一次性纸塑袋包装的无菌物品，有效期宜为6个月。

⑤使用硬质容器包装的无菌物品，有效期宜为6个月。

第四节　隔离技术

为传染病患者或者其他需要隔离的患者实施手术时，应当按照《传染病防治法》有关规定，严格按照标准预防原则并根据致病微生物的传播途径采取相应的隔离措施，加强医务人员的防护和手术后物品、环境的消毒工作。

一、隔离的种类与方法

隔离(isolation)是采用各种方法、技术，防止病原体从患者及携带者传播给他人的措施。

1. 隔离原则

①在标准预防的基础上，医院应根据疾病的传播途径(接触传播、飞沫传播、空气传播和其他途径传播)，结合医院的实际情况，制订相应的隔离与预防措施。

②一种疾病可能有多种传播途径时，应在标准预防的基础上，采取相应传播途径的隔离与预防措施。

③隔离病室应有隔离标志，并限制人员的出入。黄色为空气传播的隔离标志，粉色为飞沫传播的隔离标志，蓝色为接触传播的隔离标志。

④传染病患者或可疑传染病患者应安置在单人隔离房间。

⑤受条件限制的医院，同种病原体感染的患者可安置于一室。

⑥建筑布局符合医院隔离的要求。

2. 种类与方法

随着隔离预防技术的不断发展，1996年美国医院感染控制实践顾问委员会(HICPAC)对隔离系统进行了修订，疾病分类隔离系统由七类改为三种类型，即接触隔离、飞沫隔离、空气隔离。

(1)接触隔离　接触传播(contact transmission)是指病原体通过手、媒介物直接或间接接触导致的传播。接触经接触传播疾病如肠道感染、多重耐药菌感染、皮肤感染等的患者，在标准预防的基础上，还应采用接触传播的隔离与预防。主要措施如下。

①应限制患者的活动范围；要求住单人隔离间或同种病原体感染者同室隔离，避免与其他患者接触。

②应减少转运；如需要转运时，应采取有效措施，减少对其他患者、医务人员和环境表面的污染。

③隔离病室物体表面每天定期擦拭消毒，仪器设备用后应清洁、消毒或灭菌，患者出院后做好床单位消毒或病室终末消毒。

④接触隔离患者的血液、体液、分泌物、排泄物等物质时，应戴手套；离开隔离病室前，接触污染物品后应摘除手套、洗手和(或)手消毒。手上有伤口时应戴双层手套。

⑤进入隔离病室，从事可能污染工作服的操作时，应穿隔离衣；离开病室前，脱下隔离衣，按要求悬挂，每天更换、清洗与消毒，或使用一次性隔离衣，用后按医疗废物管理要求进行处置。接触甲类传染病患者时，应按要求穿脱防护服；离开病室前，脱去防护服，防护服按医疗废物管理要求进行处置。

(2)空气隔离　空气传播(airborne transmission)是指带有病原微生物的微粒子(≤5μm)通过空气流动导致的疾病传播。接触经空气传播的疾病如肺结核、水痘等的患者，在标准预防的基础上，还应采用空气传播的隔离与预防。主要措施如下。

①患者应安置在单人隔离房间或同种病原体感染者同室隔离。通向走道的门窗须关闭，有条件时尽量使隔离病室远离其他病室或放置负压病室。

②无条件收治时，应尽快转送至有条件收治呼吸道传染病的医疗机构进行收治，并注意转运过程中医务人员的防护。

③当患者病情容许时，应戴外科口罩，并定期更换。应限制患者的活动范围。

④室内空气用紫外线或消毒液喷洒消毒。

⑤医务人员应严格按照区域流程，在不同的区域，穿戴不同的防护用品，离开时按要求摘脱，并正确处理使用后物品。

⑥进入确诊或可疑传染病患者房间时，应戴帽子、医用防护口罩；进行可能产生喷溅的诊疗操作时，应戴防护目镜或防护面罩，穿防护服；当接触患者及其血液、体液、分泌物、排泄物等物质时，应戴手套。

(3)飞沫隔离　飞沫传播(droplet transmission)是指带有病原微生物的飞沫核(>5μm)，在空气中短距离(1m内)移动到易感人群的口、鼻黏膜或眼结膜等导致的传播。接触经飞沫传播的疾病如百日咳、白喉、流行性感冒、病毒性腮腺炎、流行性脑脊髓膜炎等的患者，在标准预防的基础上，还应采用飞沫传播的隔离预防。主要措施有：

①患者应安置在单人隔离房间或同种病原体感染者同室隔离。

②应减少转运：当需要转运时，医务人员应注意防护。

③患者病情容许时，应戴外科口罩，并定期更换。应限制患者的活动范围。

④患者之间、患者与探视者之间相隔距离在1m以上，探视者应戴外科口罩。

⑤加强通风，或进行空气的消毒。

⑥医务人员应严格按照区域流程，在不同的区域，穿戴不同的防护用品，离开时按要求摘脱，并正确处理使用后物品。

⑦与患者近距离(1m以内)接触，应戴帽子、医用防护口罩；进行可能产生喷溅的诊疗操作时，应戴护目镜或防护面罩，穿防护服；当接触患者及其血液、体液、分泌物、排泄物等物质时，应戴手套。

3. 隔离手术室的设置

手术室内应设一般手术间和隔离手术间，有条件的可设置负压手术间。层流洁净手术室，隔离手术间应设置在手术室的入口处，包括前缓冲室、单独刷手间，并设有隔离标志。无条件的医院或特殊情况下不能在隔离手术间进行手术，应先做无菌手术，后做一般手术，手术结束后，应当对手术间进行终末消毒。隔离手术间清洁工具单独使用、标志明确，与其他手术间不能混用。手术室内只放置手术必备物品。手术中所用的部分医疗用品，如输液器、输血器、气管导管、套管、牙垫、吸痰管、吸氧面罩、防渗漏单、大单、中单，医务人员使用的帽子、口罩、手套、鞋套等，均使用一次性用品。必要时备隔离防护服、防护口罩、眼罩，备高效消毒液和手消毒液，需要时方便使用。

二、特殊感染手术的处理

特殊感染手术指的是甲类和按甲类管理的乙类传染病感染患者，包括鼠疫、霍乱、传染性非典型性肺炎、人感染高致病性禽流感、新型冠状病毒肺炎、肺炭疽、脊髓灰质炎以及破伤风、气性坏疽、艾滋病、朊毒体及其他突发事件原因不明感染等。

1. 特殊感染手术的预防措施

①应选择靠近手术室入口的隔离手术间(最好负压)进行，有“隔离”标志，禁止参观，尽量减少环境的污染。

②参加手术人员应穿具有防渗透性能的隔离衣，戴双层手套、防渗透性能的口罩、面罩或防护眼镜，穿隔离鞋。如医务人员手皮肤有破损，应避免参加手术。进入手术间后，不得随意出入。

③手术间物品、设备尽可能准备齐全，但力求精简。不用的物品术前移出手术间；不能移动的物品用大单遮盖，以减少污染范围。

④人员分工明确，应安排巡回护士2人，其中1人负责由室外专人供应物品，内、外用物不能相混，以免交叉感染。手术间内准备消毒液2盆，一盆用于手术器械初步清洗，一盆用于物体表面擦拭消毒。

⑤疑似或确诊特殊感染的患者宜选用一次性诊疗器械、器具和物品(包括治疗巾、大孔巾、手术衣、敷料、针、线、吸引瓶、吸引管、床单等)以及患者推车上铺一次性中单，使用后应进行双层密闭封装焚烧处理。

⑥严格医疗操作程序，手术操作中应小心谨慎，避免意外损伤。使用后锐器应当直接放入锐器盒内，禁止对使用后的一次性针头复帽。

⑦术中接触伤口的敷料、一次性医疗用品，应放置在防水防漏的红色塑料袋内，尽量减少地面的污染。切除的肢体用双层黄色垃圾袋包扎，并注有特殊感染标识，单独运送。

⑧可重复使用的污染器械、器具和物品，气性坏疽感染应先采用含氯或含溴消毒剂1000～2000mg/L浸泡30～45min或以上；有明显污染物时应采用含氯消毒剂5000～10000mg/L浸泡至少60min后，送供应室清洗消毒灭菌。

⑨突发原因不明的传染病病原体污染的处理应符合国家当时发布的规定要求。

⑩手术间的环境消毒

a. 负压手术间于术前1h采用高风量运行净化程序，手术开始后调节为低风量运行，在手术结束前1h再采用高风量。

b. 手术台及床垫(正反面)用1000～2000mg/L含氯消毒剂或0.5%过氧乙酸擦拭，作用30min，并用紫外线照射消毒1h。

c. 治疗车、托盘、器械桌、推车监护仪连线、血压计袖带等物品用含有效氯1000mg/L消毒液擦拭，地面及2m以下墙壁用消毒液喷撒、擦洗。

d. 手术间空气：手术结束后，继续运转负压15min，再用1000mg/L含氯消毒剂擦拭回风口内表面，达到自净要求后方可进行下一台手术。Ⅰ类手术间应更换粗效滤网，粗效、中效、亚高效过滤器；Ⅱ类手术间(或非负压手术间)按照终末消毒的方法处理。紫外线灯照射，采取悬吊式或移动式直接照射，时间≥30min，强度>70μW/cm^{2}且≥1.5 W/m^3。熏蒸，用0.1%过氧乙酸1g/m^{3}熏蒸消毒，或5%过氧乙酸按2.5mL/m^{3}或3%过氧化氢按20mL/m^{3}气溶胶喷雾，密闭24h后通风。

⑪所有手术人员离开手术间时，应脱掉防护用品，进行手的清洁消毒，然后在门口换清洁鞋后才能外出。

2. 朊毒体消毒隔离措施

朊毒体是人畜共患的传染性中枢神经系统慢性退行性改变的病原体，人类朊毒体病，如库鲁病、克雅病、杰茨曼-斯脱司勒-史茵克综合征、致死性家族性失眠症等；动物朊毒体病，如牛海绵状脑病（疯牛病）、羊瘙痒症等。朊毒体对常用的理化消毒及灭菌因子抵抗力很强，消毒及灭菌处理困难。其消毒隔离措施是：

①严禁朊毒体病患者及任何退行性中枢神经系统疾病患者捐献组织器官。

②对该患者或疑似患者的血液、体液及手术器械等污染物必须彻底灭菌。使用后的器械单独放置，按“消毒—清洗—再消毒—高压灭菌”的处理方法。

③耐热器械先浸泡于 1mol/L NaOH 溶液中 60min，清洗后再行 134～138℃预真空压力蒸汽灭菌 18min（或者 132℃ 30min）；也可将污染器械浸泡在 4% NaOH 溶液中，再于 121℃下排气蒸汽灭菌 60min。

④不耐热器材用 2mol/L NaOH 溶液浸泡 60min 或用 20000mg/L 有效氯次氯酸钠或优氯净浸泡 60min 以上，再洗净。

⑤患者用过的一次诊疗性器械、器材或物品应放入防水防漏的双层黄色医疗垃圾袋内，并标记为传染性污物，单独运送到医疗垃圾站进行无害化处理。

⑥患者的提取液、血液等用 10% 漂白粉溶液或 5% 次氯酸钠溶液处理 2h 以上，能使其失去传染性。

⑦医护人员及实验室研究人员应严格遵守安全操作规程，加强防范意识，注意自我保护；同时，告知医院感染管理及诊疗涉及的相关临床科室。

⑧由于现有灭菌方法对朊毒体病感染的医疗设备进行灭菌时不充分，因此，如条件允许，朊毒体感染患者使用过的神经外科器械应该一次性使用，并按特殊医疗废弃物处理。

⑨医疗设备先经清洗设备洗涤，再通过 134℃预真空灭菌 18min 或 132℃下排气压力灭菌 1h；快速灭菌不适用于该类器材的灭菌处理。没有按正确方法消毒灭菌处理的物品应召回重新按规定处理。

⑩污染环境的表面应用清洁剂清洗，采用 10000mg/L 的含氯消毒剂消毒，至少作用 15min。为防止环境和一般物体表面污染，宜采用一次性塑料薄膜覆盖操作台，操作完成后按特殊医疗废物焚烧处理。

3. 群发性特殊感染手术配合与处理

如果同一天手术中有 3 例或以上同种同源感染病例，消毒隔离措施则应特别加强。除现有特殊感染手术护理措施外，还应做到以下防护。

①手术科室应于术前 1d 或术前提前通知手术室做准备，在手术通知单上明确注明感染疾病的名称、特殊感染类型、感染的部位/程度、手术方式、预计手术时间、术中所需特殊的手术用物和器械以及参与手术的医护人数等。

②手术室成立专科手术护理小组，将手术团队（手术医生、麻醉医生、护理人员、工人）分为三组：A 组直接接触患者，每台手术安排护理人员 1～3 名及工人 1 名，主要负责全程的护理及手术配合；B 组不接触患者，一般安排 1～2 名护理人员及工人 1 名，主要负责在隔离区内传递物品和信息，在患者进出感染区后立即对隔离区进行消毒，减少对手术室环境的污染；C 组不接触患者，不进入隔离区域，主要负责在隔离区域外传递物品和信息，控制人员进出。

③设临时手术区域，分为感染区（手术室间）和隔离区（患者进出所经过的区域），悬挂隔离标识牌，严格控制手术人数，严禁无关人员进出，减少对手术室环境的污染。手术室间原则上应安排在负压手术间或感染手术间进行手术。若现有房间不足，应严格控制当天手术例数或实施错峰手术等。

④手术间门口地面铺一个 500mg/L 含氯消毒液的双层湿垫，使用一次性手术包、敷料、手术衣等。

三、医疗废物管理

手术中产生的废弃物应严格按《医疗废物管理条例》及有关规定处理。

①严格实行分类收集：手术使用的一次性手术器械，医用耗材如一次性注射器、输液器和各种导管等，各种敷料，患者产生的排泄物、分泌物、血液、体液、引流物等感染性医疗废物，手术中产生的废弃的人体组织、器官、病理标本、实验动物的组织、尸体等病理性医疗废物，应放入带有“警示”标识的专用包装物或容器内；医用针头、缝合针、手术刀、备皮刀、手术锯等损伤性医疗废物，放入硬质、防渗漏、耐刺专用锐器盒内。

②放入垃圾袋或者容器内的各类废物不得取出。包装物或者容器外表面被污染，应当对被污染处进行消毒处理或者增加一层包装。

③盛装的医疗废物达到包装物或者容器的 3/4 时，应当使用有效的封口方式，使包装物或者容器的

封口紧实、严密。

④各种医疗废物不得混入生活垃圾；如不慎将生活垃圾混入医疗废物中，则按照医疗废物进行处理。少量药物性废物可混入医疗垃圾，标签上要注明。

⑤隔离传染患者或疑似传染患者产生的医疗废物，用双层专用包装物，并及时密封。

⑥收集的医疗废物放规定场所有盖容器内并注明科室、日期、内容，每天与转运人员分类秤重、双签名交接，防止丢失。

⑦在处理医疗废物时要注意个人防护，穿工作服，戴帽子、口罩、手套。

⑧剖宫产产妇分娩后，胎盘应当归产妇所有；产妇放弃或者捐献胎盘的，可以由医疗机构进行处置。任何单位和个人不得买卖胎盘。如果胎盘可能造成传染病传播的，医疗机构应当及时告知产妇，按照《传染病防治法》《医疗废物管理条例》的有关规定进行消毒处理，并按照医疗废物进行处理。

⑨医疗机构必须将胎儿遗体、婴儿遗体纳入遗体管理，依照《殡葬管理条例》的规定，进行妥善处置。严禁将胎儿遗体、婴儿遗体按医疗废物实施处置。

（周　健　钱玲东　王　玫）

第五节　手术室危害因素的自我防护

手术室护理人员常暴露于多种职业危害之中，严重威胁着护理人员的身心健康。现代医院手术室的设备逐渐现代化，高新技术的应用，新的化学药物的不断推新、使用，在护理操作过程中若不注意个人自我防护，容易造成身体上的伤害；工作繁重、节奏紧张、生活缺乏规律性，容易造成精神上的压力；法律知识的贫乏，缺少了自我保护的意识，不但造成自我伤害，同时也损害了患者的利益。因此，应充分认识到各种危害因素，提高自我保护意识。

一、生物性因素对人体的危害及预防

医务人员因针刺伤，锐器损伤，黏膜或破损皮肤接触患者具有传染性的血液、分泌物、排泄物，而可能受到感染。

1. 通过皮肤破损处感染

传染源为病毒携带患者的血液、体液，通过皮肤损伤（针刺、刀伤、锐利器械划伤等）渠道感染，如乙型肝炎、丙型肝炎、获得性免疫缺陷综合征（艾滋病）等，属于直接接触血液感染；肿瘤，属于种植感染；性病，可通过被污染的工作环境而感染疾病。

2. 通过接触后消化道感染

传染源来自患者自身携带的包囊囊蚴。受感染后囊蚴穿入小肠肠壁后经门静脉系统进入肝脏并形成包囊，囊虫病是由猪肉绦虫的囊尾蚴寄生于人体组织引起的疾病；也可通过被污染的工作环境而感染疾病。

3. 预防措施

（1）手的保护

①术前做好自检：手部皮肤有破损时，暂不参加上述感染疾病的手术配合。

②严格执行手卫生：操作前后要洗手；当接触污染物品或可疑污染物品时，应用肥皂、流动水反复清洗手臂，然后用消毒剂擦拭。

③接触患者的血液、分泌液、排泄物等，应戴手套，必要时应穿隔离衣、戴防护眼镜。若不慎被污染的血液或体液溅入眼睛时，立即用大量生理盐水或清水冲洗眼部。

④严格执行手术操作规程：传递锐利器械给手术医生时，应将器械尾端向前传递，并做提醒，防止术中意外的刺伤、刀割伤；不要用手直接接触锐器部或按压废弃物，以免误伤；使用后的针头不回套，直接放入锐器盒中。如遇刺伤，应及时在流动水中挤出伤口之血液，并用3%碘酊消毒损伤部位的皮肤，更换双层无菌手套；必要时，抽血检测，做药物预防。

（2）污染器械的处理原则

①先消毒后清洗：先将污染器械浸泡在500×10^{-6} mg/L（500ppm）含氯消毒液中 30min，再用清水冲洗干净。

②采用双人打包法包扎器械：巡回护士铺好包布，器械护士将器械擦干、上油，交由巡回护士打包，然后送去消毒，严格区分污染与清洁。

（3）污染敷料的处理　采取双人打包法包扎敷料。手术结束后，巡回护士铺好清洁大单，器械护士将污染的手术布类敷料清点后放在大单上，由巡回护士严密包裹，标明“×××传染物”，送洗衣房做特殊处理。

（4）废弃物的处理　符合《医疗废物专用包装物、容器标准和警示标识规定》。一般而言，感染性废物置于黄色包装袋，特殊感染的废物置于红色包装袋，

并在包装袋外面注明“感染性废物”“×××感染性废物”；锐利物置于锐器容器盒中，在盒体侧面注明“损伤性废物”；隔离的传染病患者或者疑似传染病患者产生的医疗废物，应当使用双层包装物，并及时密封。

(5)污染工作鞋的处理　术前将消毒鞋放在手术间门前，术后手术人员在手术间门前更换消毒鞋；污染工作鞋用1%过氧乙酸浸泡30min后刷洗，备用。

(6)污染手术间的处理　术中手术间门口挂特殊标记牌，限制参观人员进出；术后用2%过氧乙酸或500×10^{-6}mg/L(500ppm)含氯消毒剂擦洗物品表面及地面，然后做空气消毒。

(7)污染清洁用具的处理　凡用于污染区域的卫生洁具，使用后均用1%过氧乙酸或$(500\sim1000)\times10^{-6}$mg/L(500～1000ppm)含氯消毒剂浸泡30min处理。

(8)对包虫、囊虫病手术后物品的处理

①包囊的处理：手术中包囊破裂囊液溢出，如同撒下了种子，囊液流入腹腔，可继发腹腔棘球蚴病，还可引起过敏。因此，在处理包囊之前要做好手术野的保护，术野处铺防水一次性小单、大纱垫、纱布等保护切口；在摘除包虫内囊之前，向囊内注入2%甲醛液，杀死囊内成虫。

②器械的处理：先用2%甲醛溶液浸泡1h后，再行清洁保养。

③敷料的处理：污染敷料用清洁大单包好，高温处理后再送洗衣房清洗。建议使用一次性敷料。

④废弃物的处理：污染物或怀疑被污染的废弃物，装入桶内用甲醛溶液加水浸泡(约2%浓度)6h后废弃。

⑤吸引袋的处理：袋内先加入10%甲醛溶液，术中吸入包囊液后浸泡6h，置于黄色包装袋。

二、化学性因素对人体的危害及预防

手术人员在消毒、洗手、抽药(如抗肿瘤药)等操作过程中接触消毒剂、清洁剂、麻醉剂等物质，导致对皮肤，黏膜，气道接触、刺激和误吸损伤。

1. 化学消毒剂的蒸发对空气的污染

(1)戊二醛　戊二醛是一种醛类强效、速效、广谱、低毒灭菌剂，对革兰氏阳性菌、革兰氏阴性菌、耐酸菌、芽孢及病毒均有杀灭作用。手直接接触到液体，发生皮疹、皮肤红肿、瘙痒等现象，尤其是进行手臂消毒时常见。

(2)氯己定(洗必泰)　氯己定是一种低效消毒剂，杀菌谱较窄，只能杀灭革兰氏阳性菌、大多数革兰氏阴性杆菌及真菌，对芽孢和病毒无杀灭作用。使用过程中，有相当一部分手术人员对其产生过敏现象，尤其是肘窝部位起皮疹，有红肿、瘙痒等症状。

(3)甲醛　甲醛是醛类高效消毒剂，能使菌体蛋白变性，能溶解类脂质，故有强大的杀菌作用，对细菌的繁殖体、芽孢和病毒均有效。1×10^{-6} mg/L(1ppm)浓度的甲醛可引起变态反应即哮喘；对皮肤的角质层有损坏作用，直接接触后，皮肤发硬、感觉差等。

(4)过氧乙酸　过氧乙酸是一种强氧化剂，高效、广谱灭菌剂，病原体与之接触后可因其氧化作用而死亡，对细菌的繁殖体、芽孢和病毒均有迅速杀灭作用。但对黏膜有刺激性，对皮肤有损坏作用，手直接接触后，局部皮肤发白、有刺痛感。

(5)环氧乙烷　环氧乙烷具有高效、广谱杀菌能力，杀灭细菌芽孢和细菌繁殖体，对酵母菌和真菌均有作用。经常接触可以导致机体免疫力下降，损害人体肝、肾、血液等器官，还能诱发细胞突变，有致敏、致畸及致癌作用。接触过量环氧乙烷残留可引起灼伤和刺激，因其嗅域值高(760～1064mg/m^3)，接触者缺乏防范意识。

2. 臭氧对空气的污染

臭氧发生器的工作原理是利用高压电磁场，使空气中的氧电离并迅速合成O_3，作用于空气中的微生物使其氧化而死亡，达到消毒作用。O_3没有还原时对人体有害，对眼、黏膜和肺组织都有刺激作用，能破坏肺表面活性物质，并能引起肺水肿和哮喘等疾病。

3. 挥发性麻醉气体对空气的污染

(1)氧化亚氮　氧化亚氮能氧化维生素B_{12}，使氮氨酸合成酶失活，降低并能抑制骨髓功能。

(2)恩氟烷(安氟醚)、异氟烷(异氟醚)　使用恩氟烷、异氟烷麻醉，若麻醉机呼吸回路漏气以及手术结束后拔除气管导管患者自然呼吸时，可将麻醉气体排放到手术间内，造成手术间空气污染。对手术工作人员的尿中进行麻醉剂采样，可作为检测空气中麻醉药污染的生物指标。

4. 预防措施

(1)提高防污意识　当手术室内空气污染已达到较严重程度的时候，仍有相当一部分人员对其危害性认识不够。应加强防护知识的教育，充分认识到空气污染的危害性，提高防污的自觉性，减少污染源的产生。

(2)改善手术室通风换气条件　空气流动能增加化学污染的自然清除率，减少蓄积；麻醉机应增加排污管道，管道出口应加装过滤装置，减少排出气体的毒害性；尽量使患者体内的气体麻醉剂交换完毕，再拔除气管导管，以便减少手术间的污染。

(3)正确使用化学消毒剂

①掌握正确的消毒方法：化学消毒剂对宿主都有不同的毒性，甚至有的会造成全身性吸收毒性，消毒灭菌、清洁卫生时，能不用则不用，以减少污染。

②配制消毒剂时，避免直接接触或误吸粉末造成皮肤、黏膜的局部毒性，应戴口罩、手套(必要时戴眼罩、穿防护服)，防止发生喷溅；避免浓度过高或滥用消毒剂。

③避免环氧乙烷残留，灭菌后的物品必须彻底解析后才能使用。有些内置物(如起搏器)灭菌后有残留，应延长解析时间7d；灭菌物品残留环氧乙烷应<15.2mg/m^3，灭菌环境中环氧乙烷应<2mg/m^3。

④用臭氧消毒机消毒室内空气时，工作人员应离开现场，并在关机60min后、O_3浓度降至正常允许范围时，人员方可进入室内。

三、物理性因素对人体的危害及预防

辐射(如术中小型X线机拍片、紫外线灯照射消毒)、噪声、激光等作用机体造成的损伤。

1. X线对人体的危害

X线波长很短，具有很强的穿透力，能穿透一般可见光不能穿透的各种不同密度的物质，并在穿透过程中受到一定程度的吸收。

2. 紫外线对人体的危害

紫外线直接照射人体，可造成皮肤红斑、眼结膜损害，使人体出现疲劳等不良反应。

3. 激光对人体的危害

激光对人眼损伤的机制有热效应、光化学效应、冲击波等效应。

4. 噪声对人体的危害

噪声是指任何不需要、令人厌烦或干扰的同时造成使人生理、心理上紧张的声音。当声音超过一定的分贝量，可致血中17-羟皮质胆固醇水平增高，可使尿中肾上腺素和去甲肾上腺素排泄量增加，还可影响人心血管和听觉的生理变化，可使人的注意力分散。

5. 预防措施

(1)X线的防护　术中遇有照片或透视时，必须穿戴好防护衣，尽量使用铅屏风遮挡。

(2)紫外线的防护　开启紫外线照射时，人员应离开；检查紫外线灯管强度时，应戴防护眼镜。

(3)激光的防护　不能用眼直接观看功率超过安全阈值的激光束；佩戴激光防护眼镜；定时检查维修、监测激光的防护系统。

(4)噪声的防护

①正确认识噪声对人体的危害：在手术间内限制不必要的交谈，做到三轻：说话轻、走路轻、动作轻。

②及时淘汰陈旧的设备，引进性能好、声音小的仪器设备。

③使用中的仪器应尽量调低音量，暂不用的仪器应该及时关闭，以减少噪声。

四、加强法律知识的教育，提高自我保护的能力

①建立手术操作、基础护理操作和专科技术操作指南，定期开展防护教育及相关技能的培训，增强防护意识。

②严格按照《手术部医院感染预防与控制技术规范》第十条“医务人员在手术操作过程中应当遵循的基本要求”，落实安全手术的具体措施。

③严格落实操作规程和防护措施：侵入性操作时要保证足够的光线，安全注射，尽量减少创口出血；传递器械应避免切割性器械的刃面、针尖朝向术者；安装、拆卸刀片禁止徒手操作；使用过的一次性注射器套不可双手复帽或折弯、折断针头，若一定要回套针帽则采用单手技术，防止针刺伤；术中使用过的敷料、引流液、冲洗液、切除的组织和脏器等应集中放置于无渗漏的袋或容器中，污染液体的抽取和放出动作均应轻柔，尽量减少对周围环境及工作人员的污染。

④严格执行接触隔离：根据预期可能的暴露选用手套、隔离衣、口罩、护目镜或防护面屏。手术人员皮肤破损时，应戴双层手套；处理患者环境中污染的物品与医疗器械时，应穿戴合适的防护用品；在进行可形成气溶胶或可能发生血液、体液飞溅的护理操作过程中，应戴手套、口罩和防护眼镜；当有可能发生血液、体液大面积飞溅，有污染操作者身体的可能时，应穿具有防渗透性能的隔离服。

⑤严格执行手卫生。

⑥建立职业暴露报告制度：一旦发生职业暴露，应立即实施局部处理(图8-5-1)，并立即报告护士长或科主任，随后报告感染控制科；同时，定时对职业暴露后的人员进行经血传播疾病的流行病调查。

⑦严格执行医疗废物管理规定：疑似传染病患者的医疗废物应单独放置，双层垃圾袋，并做好封口标识。

⑧定期对医务人员开展感染知识培训，加强环境质量检查，及时提出改进意见和防控措施。

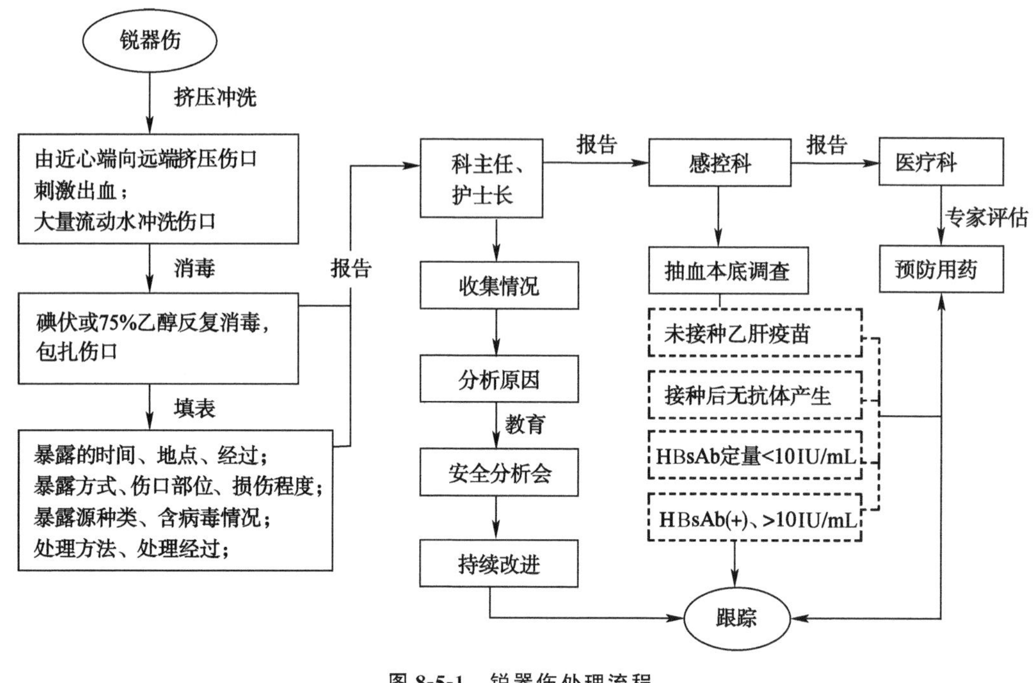

图 8-5-1 锐器伤处理流程

（马晓军 周 萍 魏 革）

附 8A 手术部医院感染预防与控制技术规范（征求意见稿）

第一章 总 则

第一条 为加强手术部的医院感染预防与控制工作，保证医疗质量和患者手术安全，制定本规范。

第二条 本规范适用于各级各类医院手术部的管理。

第三条 各级各类医院应当严格按照本规范要求，加强手术部的管理工作，有效预防和控制医院感染，保障患者安全。

第四条 各级地方人民政府卫生行政部门负责本辖区内手术部医院感染预防与控制的监督管理工作。

第二章 手术部的基本要求

第五条 医院应当按照本规范的要求，制订并实施手术部的各项规章制度、工作流程、操作规范及人员的岗位职责。

第六条 医院手术部的管理人员、工作人员和实施手术的医师，应当具备手术部医院感染预防与控制及环境卫生学管理方面的知识，接受相关医院感染管理知识的培训，严格执行有关制度、规范。

第七条 医院手术部的建筑布局应当符合功能流程合理和洁污区域分开的原则。功能分区应当包括：无菌物品储存区域；医护人员刷手、患者手术区域；污物处理区域。各个区域应有明显的标志，区域间避免交叉污染。

第八条 为传染病患者或者其他需要隔离的患者实施手术时，应当按照《传染病防治法》有关规定，严格按照标准预防原则并根据致病微生物的传播途径采取相应的隔离措施，加强医务人员的防护和手术后物品、环境的消毒工作。

第九条 医院手术部环境的卫生学管理应当达到以下基本要求。

（一）手术部的墙壁、地面光滑，无裂隙，排水系统良好。

（二）手术部用房的墙体表面、地面和各种设施、仪器设备的表面，应当在每天开始手术前和手术结束后进行湿式擦拭方法的清洁、消毒，墙体表面的擦拭高度为2～2.5m。未经清洁、消毒的手术间不得连续使用。

（三）不同区域及不同手术用房的清洁、消毒物品应当分开使用。用于清洁、消毒的拖布、抹布应当是不易掉纤维的织物材料。

（四）手术部应当选用环保型中、高效化学消毒剂，周期性更换消毒剂，避免长期使用一种消毒剂导致微生物的耐药性。

第十条　医务人员在手术操作过程中应当遵循以下基本要求。

（一）在手术部的工作人员和实施手术的医务人员应当严格遵守无菌技术操作规程。

（二）进入手术室的人员应当严格按照规定更换手术室专用的工作衣、鞋、帽、口罩。

（三）在无菌区内只允许使用无菌物品。若对物品的无菌性有怀疑，应当视其为污染。

（四）医务人员不能在手术者背后传递器械、用物，坠落在手术床边缘以下或者手术器械台平面以下的器械、物品应当视为污染。

（五）实施手术刷手的人员，刷手后只能触及无菌物品和无菌区域。

（六）穿好无菌手术衣的医务人员限制在无菌区域活动。

（七）手术室的门在手术过程中应当关闭，尽量减少人员的出入。

（八）患有上呼吸道感染或者其他传染病的工作人员应当限制进入手术部工作。

（九）手术结束后，医务人员脱下的手术衣、手套、口罩等物品应当放入指定位置后，方可离开手术室。

第十一条　手术使用的无菌医疗器械、器具应当达到以下基本要求。

（一）手术使用的医疗器械、器具以及各种敷料必须达到灭菌要求。

（二）一次性使用的医疗器械、器具不得重复使用。

（三）接触患者的麻醉物品应当一人一用一消毒。

（四）医务人员使用无菌物品和器械时，应当检查外包装的完整性和灭菌有效日期，包装不合格或者超过灭菌有效期限的物品不得使用。

第十二条　手术后的废弃物管理应当严格按照《医疗废物管理条例》及有关规定进行分类、处理。

第十三条　进入手术部的新设备或者因手术需要外带的仪器、设备，应当对其进行检查、清洁处理后方可进入和使用。

进入手术部洁净区域的物品、药品应当拆除其外包装后进行存放，设施、设备应当进行表面的清洁处理。无菌物品应当存放于无菌物品区域中。

第十四条　传染病患者的手术应当在隔离手术间进行手术。手术结束后，应当对手术间环境及物品、仪器等进行终末消毒。

第三章　洁净手术部的基本要求

第十五条　洁净手术部的建筑布局、基本装备、净化空调系统和用房分级等应符合《医院洁净手术部建筑技术规范 GB 50333—2013》的标准，辅助用房应按规定分洁净和非洁净辅助用房，并设置在洁净和非洁净手术部的不同区域内。

第十六条　洁净手术部的管理应当达到以下基本要求。

（一）进入洁净手术部清洁区、无菌区内的人员应当更换手术部专用的产尘少的工作服。

（二）洁净手术部各区域的缓冲区，应当设有明显标识。各区域的门应当保持关闭状态，不可同时打开出、入门。

（三）医务人员应当在气流的上风侧进行无菌技术操作时，有对空气产生污染的操作选择在回风口侧进行。

（四）洁净手术室温度应在 20～25℃，相对湿度为40%～60%，噪声为 40～50 分贝；手术室照明的平均照度为 500lx 左右；洁净手术室在手术中应保持正压状态，洁净区对非洁净区的静压差为 10Pa。

（五）洁净手术部的净化空调系统应当在手术前 30min 开启，手术结束后 30min 关闭。

（六）洁净手术部的净化空调系统应当连续运行，直至清洁、消毒工作完成。Ⅰ～Ⅱ级用房的运转时间为清洁、消毒工作完成后 20min，Ⅲ～Ⅳ级用房的运转时间为清洁、消毒工作完成后 30min。

（七）洁净手术部每周定期对设备层的新风机组设备进行彻底清洁，每两周对净化机组设备进行彻底清洁，并进行记录。

（八）消毒气体、麻醉废气的控制排放，应当利用单独系统或与送风系统连锁的装置。

第十七条　洁净手术部空气净化设备的日常管理应当符合以下基本要求。

（一）对洁净区域内的非阻漏式孔板、格栅、丝网等送风口，应当定期进行清洁。

（二）对洁净区域内回风口格栅应当使用竖向栅条，每天擦拭清洁 1 次，对滤料层应按照附表一的规定更换。

（三）负压手术室每次手术结束后应当进行负压持续运转 15min 后再进行清洁擦拭，达到自净要求方可进行下一个手术。过滤致病气溶胶的排风过滤器应当每半年更换一次。

（四）热交换器应当定期进行高压水冲洗，并使用含消毒剂的水进行喷射消毒。

（五）对空调器内部加湿器和表冷器下的水盘，水塔，应当定期清除污垢，并进行清洗、消毒。

（六）对挡水板应当定期进行清洗。

（七）对凝结水的排水点应当定期进行检查，并进行清洁、消毒。

第十八条 洁净手术部空气净化系统应当达到以下基本要求。

（一）Ⅰ～Ⅲ级洁净手术室和Ⅰ～Ⅱ级其他洁净用房应当实行空气洁净系统送、回风的动态控制；Ⅳ级洁净手术室和Ⅲ～Ⅳ级其他洁净用房可以通过末端为高效或者亚高效过滤器的局部空气净化设备实行动态控制，并设置工程专职人员负责手术进行中的计算机动态监控；非洁净区可以利用局部净化设备进行循环自净。

（二）严禁使用有化学刺激、致癌因素的局部空气净化设备。

（三）空气净化系统的送风末端装置应当保证密闭、不泄漏。

（四）负压手术室和产生致病性气溶胶的房间应当设置独立的空气净化系统，并且排风口安装高效过滤器。

（五）排放有致病气溶胶的风口应采用密闭装置。

第十九条 洁净手术部的环境卫生学控制指标应当符合要求，检测方法符合规定。

静态含尘浓度和沉降菌浓度以综合性能评定的测定数据或年检数据为准。消毒后的染菌密度以每次消毒后的检测数据为准。

第二十条 洁净手术部的质量评价及监测工作包括以下内容。

（一）洁净手术部投入运行前，应当经有资质的工程质检部门进行综合性能全面评定，并作为手术部基础材料存档。

（二）洁净手术部日常实行动态监测，必测项目为细菌浓度和空气的气压差。

（三）每天可通过净化自控系统进行机组监控并记录，发现问题及时解决。

（四）每月对非洁净区域局部净化送、回风口设备进行清洁状况的检查，发现问题及时解决。

（五）每月对各级别洁净手术部手术室至少进行1间静态空气净化效果的监测并记录。

（六）每半年对洁净手术部进行一次尘埃粒子的监测，监控高效过滤器的使用状况并记录。

（七）每半年对洁净手术部的正负压力进行监测并记录。

第四章 附 则

第二十一条 本指南中的名词解释。

（一）洁净手术部（clean operating department）：以数间洁净手术室为核心包括各类辅助用房、自成体系的功能区域。

（二）空气洁净技术：是指通过科学设计的多级空气过滤系统，最大限度地清除空气中的悬浮微粒及微生物，创造洁净环境的有效手段。

（三）空气洁净度（air cleanliness）：表示空气洁净的程度，以含有的微粒（无生命微粒和有生命微粒）浓度衡量，浓度高则洁净度低，反之，则高，无量纲。

（四）空气洁净度级别（air cleanliness class）：以数字表示的空气洁净度等级，数字越小，级别越高，洁净度越高；反之，则洁净度越低。

（五）洁净度100级（cleanliness class 100）：大于等于0.5μm的尘粒数大于350个/m^3（0.35个/L）且小于等于3500个/m^3（3.5个/L）。

（六）洁净度1000级（cleanliness class 1000）：大于等于0.5μm的尘粒数大于3500个/m^3（3.5个/L）且小于等于35000个/m^3（35个/L）。

（七）洁净度10 000级（cleanliness class 10 000）：大于等于0.5μm的尘粒数大于35000/m^3（35个/L）且小于等于350000个/m^3（350个/L）。

（八）洁净度100000级（cleanliness class 100000）：大于等于0.5μm的尘粒数大于350000/m^3（350个/L）且小于等于3500000个/m^3（3500个/L）。

（九）洁净度300000级（cleanliness class 300000）：大于等于0.5μm的尘粒数大于3500000/m^3（3500个/L）且小于等于10500000个/m^3（10500个/L）。

（十）浮游菌浓度（airborne bacterial concentration）：利用采样培养基培养得出的单位体积空气中的浮游菌数（cfu/m^3）。

（十一）沉降菌浓度（depositing bacterial concentration）：用直径为90mm的培养皿静置于室内30min，然后培养得出的每一皿的沉降菌落数

（十二）表面染菌密度（density of surface contaminated bacteria）：用特定方法擦拭表面并按要求后得出的菌落数（cfu/cm^2）。

（十三）手术区（operation zone）：需要特别保护的手术台及其周围区域，Ⅰ级手术室的手术区是指手术台两侧边各外推0.9m、两端各外推至少0.4m后（包括手术台）的区域；Ⅱ级手术室的手术区是指手术台两边各外推至少0.6m、两端各外推至少0.4m后（包括手术台）的区域；Ⅲ级手术室的手术区是指手术台

四边各外推至少 0.4m 后(包括手术台)的区域;Ⅳ级手术室不分手术区和周边区。Ⅰ级眼科专用手术室手术区每边不小于 1.2m。

第二十二条　本指南自 2006 年 1 月 1 日起施行。

附 8B　医院手术部(室)管理规范(试行)

第一章　总　则

第一条　为加强医院手术安全管理,指导并规范医院手术部(室)管理工作,保障医疗安全,根据《医疗机构管理条例》《护士条例》和《医院感染管理办法》等有关法规、规章,制定本规范。

第二条　本规范适用于各级各类医院。其他设置手术部(室)的医疗机构,参照本规范进行管理。

第三条　医院应当根据本规范,完善医院手术部(室)管理的各项规章制度、技术规范和操作规程,并严格遵守执行,加强手术安全管理,提高医疗质量,保障患者安全。

第四条　各级卫生行政部门应当加强对医院手术安全的管理工作,对辖区内医院手术部(室)的设置与管理进行指导和检查,保证患者安全和医疗质量。

第二章　基本条件

第五条　医院手术部(室)应当具备与医院等级、功能和任务相适应的场所、设施、仪器设备、药品、手术器械、相关医疗用品和技术力量,保障手术工作安全、及时、有效地开展。

第六条　手术部(室)应当设在医院内便于接送手术患者的区域,宜临近重症医学科、临床手术科室、病理科、输血科(血库)、消毒供应中心等部门,周围环境安静、清洁。

医院应当设立急诊手术患者绿色通道。

第七条　手术部(室)的建筑布局应当遵循医院感染预防与控制的原则,做到布局合理、分区明确、标识清楚,符合功能流程合理和洁污区域分开的基本原则。

手术部(室)应设有工作人员出入通道、患者出入通道,物流做到洁污分开、流向合理。

第八条　手术间的数量应当根据医院手术科室的床位数及手术量进行设置,满足医院日常手术工作的需要。

第九条　手术间内应配备常规用药,基本设施、仪器、设备、器械等物品配备齐全,功能完好并处于备用状态。手术间内部设施、温控、湿控要求应当符合环境卫生学管理和医院感染控制的基本要求。

第十条　手术部(室)应当根据手术量配备足够数量的手术室护士,人员梯队结构合理。三级医院手术部(室)护士长应当具备主管护师及以上专业技术职务任职资格和 5 年及以上手术室工作经验,具备一定管理能力;二级医院手术部(室)护士长应当具备护师及以上专业技术职务任职资格和 3 年及以上手术室工作经验,具备一定管理能力。手术室护士应当接受岗位培训并定期接受手术室护理知识与技术的再培训。根据工作需要,手术室应当配备适当数量的辅助工作人员和设备技术人员。

第十一条　洁净手术部的建筑布局、基本配备、净化标准和用房分级等应当符合《医院洁净手术部建筑技术规范 GB 50333—2013》的标准;辅助用房应当按规定分洁净和非洁净辅助用房,并设置在洁净和非洁净手术部的不同区域内。

第三章　手术安全管理

第十二条　手术部(室)应当与临床科室等有关部门加强联系,密切合作,以患者为中心,保证患者围术期各项工作的顺利进行。

第十三条　手术部(室)应当建立手术标本管理制度,规范标本的保存、登记、送检等流程,有效防止标本差错。

第十四条　手术部(室)应当建立手术安全核查制度,与临床科室等有关部门共同实施,确保手术患者、部位、术式和用物的正确。

第十五条　手术部(室)应当加强手术患者体位安全管理,安置合适体位,防止因体位不当造成手术患者的皮肤、神经、肢体等损伤。

第十六条　手术部(室)应当建立并实施手术中安全用药制度,加强特殊药品的管理,指定专人负责,防止用药差错。

第十七条　手术部(室)应当建立并实施手术物品清点制度,有效预防患者在手术过程中的意外伤害,保证患者安全。

第十八条　手术部(室)应当加强手术安全管理,妥善保管和安全使用易燃易爆设备、设施及气体等,有效预防患者在手术过程中的意外灼伤。

第十九条　手术部(室)应当制订并完善各类突发事件应急预案和处置流程,快速有效应对意外事件，并加强消防安全管理，提高防范风险的能力。

第二十条 手术部（室）应当根据手术分级管理制度安排手术及工作人员。

第二十一条 手术部（室）工作人员应当按照病历书写有关规定书写有关医疗文书。

第四章 医院感染预防与控制

第二十二条 手术部（室）应当加强医院感染管理，建立并落实医院感染预防与控制相关规章制度和工作规范，并按照医院感染控制原则设置工作流程，降低发生医院感染的风险。

第二十三条 手术部（室）应当通过有效的医院感染监测，空气质量控制，环境清洁管理，医疗设备和手术器械的清洗、消毒、灭菌等措施，降低发生感染的危险。

手术部（室）应当严格限制非手术人员的进入。

第二十四条 手术部（室）应当严格按照《医院感染管理办法》及有关文件的要求，使用手术器械、器具及物品，保证医疗安全。

第二十五条 手术部（室）的工作区域，应当每24小时清洁消毒一次。连台手术之间、当天手术全部完毕后，应当对手术间及时进行清洁消毒处理。实施感染手术的手术间应当严格按照医院感染控制的要求进行清洁消毒处理。

第二十六条 手术部（室）应当与临床科室等有关部门共同实施患者手术部位感染的预防措施，包括正确准备皮肤、有效控制血糖、合理使用抗菌药物以及预防患者在手术过程中发生低体温等。

第二十七条 医务人员在实施手术过程中，必须遵守无菌技术原则，严格执行手卫生规范，实施标准预防。

第二十八条 手术部（室）应当加强医务人员的职业卫生安全防护工作，制订具体措施，提供必要的防护用品，保障医务人员的职业安全。

第二十九条 手术部（室）的医疗废物管理应当按照《医疗废物管理条例》及有关规定进行分类、处理。

第五章 质量管理

第三十条 医院应当建立健全手术部（室）的质量控制和持续改进机制，加强质量管理和手术相关不良事件的报告、调查和分析，定期实施考核。

第三十一条 医院应当建立手术部（室）质量管理档案追溯制度，加强质量过程和关键环节的监督管理。

第三十二条 各级卫生行政部门应当加强对所辖区域医院手术部（室）工作的检查与指导，促进手术部（室）工作质量的持续改进和提高。

第六章 附 则

第三十三条 本规范自2010年1月1日起施行。

参 考 文 献

[1] 任南，文细毛，耿瑞娥，等.实用医院感染监测方法与技术[M].长沙：湖南科学技术出版，2007：111-129.

[2] 朱丹，周力.手术室护理学[M].北京：人民卫生出版社，2008：96-100.

[3] 上海市消毒品协会.医院消毒技术规范[M].北京：中国标准出版社，2008.8.

[4] 中华人民共和国卫生部.医院隔离技术规范，2009.4.

[5] 中华人民共和国国务院.医疗废物管理条例，2003.6.

[6] 中华人民共和国卫生部.医务人员手卫生规范，2019.11.

[7] 中华人民共和国卫生部.医院消毒供应中心第2部分：清洗消毒及灭菌技术操作规范，2009.

[8] 中华人民共和国卫生部.医院消毒供应中心第3部分：清洗消毒及灭菌效果监测标准，2009.

[9] 李六亿，刘玉树.医院感染管理学[M].北京：北京大学医学出版社，2010：110-111.

[10] 胡必杰，郭燕红，高光明，等.医院感染预防与控制标准操作规程（参考版）[M].上海：上海科学技术出版社，2010：3-128.

[11] 胡必杰，葛茂军，关素敏，等.手术部位感染预防与控制最佳实践[M].上海：上海科学技术出版社，2012：3-128.

[12] 中华人民共和国卫生部.医疗机构消毒技术规范，2012.4.

[13] 中华人民共和国卫生部.医院空气净化管理规范，2012.4.

[14] 陈金明，毛泽军.外科手术部位感染的危险因素及干预措施[J].中华医院感染学杂志，2012，22（11）：2302-2304.

第九章

手术室护理整体工作模式

整体护理从20世纪80年代被引入我国后，各地护理工作结合各地实际情况相继建立了整体模式病房及相应的教育、管理制度。20世纪90年代，我国部分医院手术室也陆续开展了围术期护理(perioperative nursing)。一方面，手术室护士走出大门到病房对手术患者进行术前访视的咨询、安抚与查对、术中配合的安全与保护、术后随访的康复指导等工作，手术患者真正获得一个连续的、无间歇的整体护理；另一方面，根据患者的生理、心理、社会、文化、精神多方面的需求遵循健康护理规定，设计个体患者的最佳护理计划并使之得到实施。手术室护士的职责和角色发生了历史性的转变，服务范围大大延伸，服务对象从患者至与患者有关系的人；地域从手术室至手术室内、外；时间从术中至术前、术中、术后；关注层面从身体至心灵、社会。随着社会的进步、医学科学的发展以及医疗体制的改革，人们对医疗、卫生保健需求日益增加。在一些国家，手术室护士加入临床路径一类的医疗护理小组(team)进行护理活动，为手术患者提供一整套最优化的治疗护理方案，目的在于让患者获得最合理的治疗和护理，花最少的钱，在最短的时间内康复，减少并发症，提高患者的安全度。这一切使手术室护士将整体护理不断向深度和广度拓展，迎接着改革和变化中的各种挑战。

围术期护理，比过去单纯的手术室内护理对护士提出更高要求，不仅要求其具有丰富的医学、护理学知识，而且要求具备社会、人文知识，有独立解决问题的能力。

围术期护理的目标是让手术患者在被决定做手术之时起到接受手术期间及康复过程，获得舒适、周到、安全的护理服务。因此，手术室护士应了解患者的就医目的和手术要求，掌握正确的护理评估方法和手段，针对患者疾病特点、生理心理健康问题制订护理计划和预期目标，并通过循证护理干预和监管控制，实现手术安全和患者满意。

第一节　手术前患者护理

随着外科医学的发展，新技术、新设备的应用，微创技术和快速恢复的理念被广泛接受和应用，手术变得越来越快、损伤则越来越小、住院时间也越来越短，如腔镜技术、开颅锁孔技术、介入治疗技术及快速康复理念下的手术等。目前，许多西方国家及中国香港地区为了节省昂贵的医疗资源，建立了康复中心，大手术后在医院只住院1～2d，病情稳定后转入康复中心；也有相当一部分医院成立日间手术室，使得原先要住院手术的患者可当天入院手术、当天出院，术前检查在社区完成，术前护理准备则在手术室准备间完成(如备皮，留置导尿管、胃管等)。因此，术前护理模式发生了较大变化。

1. 手术咨询门诊

手术咨询门诊由手术室护士或外科病房资深护士出诊，为拟手术的患者提供咨询、指导和联络等服务。担任咨询的护士应具有丰富的工作经验和扎实的专业基础，要有良好的沟通技巧和表达能力，能正确向患者解释手术的意义及负面影响，使患者获得知情权利。咨询门诊应毗邻外科门诊，当遇有难以解释的问题时可及时与就诊医生联系；当外科医师拟定该患者须做手术时，会介绍患者去咨询门诊，接受相关知识宣教。职能和范围视各家医院的情况和习惯而定，有所不同。该科护士将收集患者术前的资料，补充必需的检查；安排手术日期，发放手术须知宣教资料；指导患者术前的准备，提前与院方确认手术时间的方式；遇到特殊情况，例如恶劣天气的应对，以及术后的流程和指导。患者有了这些信息可以清楚地知道接下来的安排及手术前的各种准备，有疑问也能及时联系。

某医院日间手术中心患者须知见表9-1-1。

表 9-1-1 某医院日间手术中心患者须知

姓名：________ 性别：________ 年龄：________ 门诊号：________ 入院时间：________年____月____日
日间手术病室位置：______楼______层 手术日期______年______月______日 联系电话：____________

尊敬的______________：您好！日间手术中心专为患者当天入院手术、当天出院而设。如病情稳定，当天下午便能出院(包括全身麻醉及局部麻醉)。为了您就医方便和手术顺利，请阅读以下事项：

一、一般须知

1. 在预约之手术日期前两周，确定能否依时入院；假如未能于指定日期诊视麻醉科或因某种原因(如患感冒)不能依时入院，请尽快通知，以便尽快安排其他日期。

2. 若麻醉医生需要诊视患者，请于指定日期、时间，带门诊病历、麻醉评估问卷前往门诊部。

3. 为使手术顺利安全完成，手术前 6～8h 必须禁止进食或饮水，直至手术完毕；假如忘记禁食，手术将会被取消。

4. 若您须定时服用药物或使用喷雾剂，请依旧服用，并可用少量开水送服；同时，请自备药物入院，以便入院后继续服用。

5. 十八岁以下患者必须由父母或监护人陪同入院及签署手术同意书。父母可替患儿携带少量喜爱之玩具入院，但请预先标记好姓名以便识别。

6. 入院前请先于家中沐浴，手术部位要彻底清洁。入院时请穿着宽松、轻便的服装，鞋，并可携带一些喜爱的消闲报纸刊物。

7. 请勿化妆或涂指甲油，应剪短指甲及趾甲；请勿携带任何贵重物品；请勿佩戴隐形眼镜，若为必须，请备盛器保存(入手术室之前必须将眼镜除去)。

8. 如患者术后可进食时，本病室将提供膳食服务，故无须携带食物入院。父母可替患儿准备少量奶粉，留待手术后饮用。

9. 请您依照楣栏上显示的入院时间到达本院日间手术中心办理手续。若遇突发事件(如台风、暴雨、大雪等恶劣情况)，请不要到本院应诊，宜待事件过后致电日间手术中心再做进一步安排。

二、术后指导

1. 全身麻醉后，你可能会感到疲倦、晕眩、软弱及轻微喉痛，故手术后应安排一位可靠亲友陪伴出院及 24h 内在家照顾一切起居。

2. 回家后饮食要均衡，非必须不用忌口，并在舒适状态下尽早恢复日常活动。

3. 手术后 24h 内不要驾驶，不要操作机械用具和做任何需要技巧或判断之事情，不可饮酒或吸烟，不可服食催眠药物。

4. 保持伤口清洁干燥，按医嘱于指定日期到本院或指定门诊进行复诊、换药及拆线。如伤口疼痛难忍，请依照医生处方按时服用镇痛药；若发现伤口出血，大量脓液、渗液流出，严重痛楚，发热(>38.5℃)，伤口周围红肿等，应及时回医院专科门诊复诊或急诊。

5. 术后在家静养的前 1～2d，护理人员将致电您家中跟进和询问有关手术后情况，征询意见或建议，以便日后改善或提高服务质量。

多谢合作！

2. 手术知识讲座

每周安排各类手术知识讲座，对象是患者及其亲属。讲座形式有播放录像、幻灯，发行宣传图片等。

①介绍手术环境、术前须知，患者进出手术室的过程、要求等，使患者对手术有一个大致的了解，减少陌生感和恐惧心理。如去手术室前要去除饰物、手表、义齿，进入手术室后须输液、上心电监护电极、取一定卧位等，均要告诉患者。有条件请手术后的患者到现场讲解，效果很好。

②讲解镇痛与麻醉、术后肠蠕动恢复的相互关系；讲解术中留置各种管道，如引流管、胃管、输液管、导尿管、气管插管的作用，大约留置时间，对康复的影响；指导训练胸、腹式呼吸，咳嗽，翻身，甚至是卧床大小便等。

③接受患者的咨询，通过咨询，可增加患者及其亲属对手术的认识和理解，树立信心，减少不安与猜测，避免不必要的担忧，做到事先有准备，遇事而不慌。

3. 访视手术患者及其亲属

美国手术室注册护士协会(AORN)规定：术前访

视是手术室护士的职能和职责之一。通过术前访视建立护患之间的信赖关系，提供与手术相关的知识和信息，能减轻和消除患者术前焦虑、紧张和恐惧心理，增强安全感、信任感、依赖感和舒适度，以最佳的心态愉快、主动地接受手术。事实上，手术患者非常需要有一位了解、参与手术全过程，熟悉并信任的护士守候在身旁，并获得关心和照顾。因此，术前访视最好由手术巡回护士负责，同时了解患者的基本情况和特殊问题，做到心中有数，提前准备。术前访视主要达到以下目的。

(1)了解患者心理活动及心理障碍，以提供正确的心理疏导。

①填写手术患者术前访视评估表(见第七章第三节表7-3-1)和术前标准护理计划表(表9-1-2)：分别设计普外科、骨科、神经外科、妇产科、眼科、心胸外科等专科表格，既方便护士操作，又有利于针对性地收集资料，根据存在的问题进行疏导。个别问题应区别对待，确保心理护理的效果和质量。某医院日间手术中心(骨科)护理计划见表9-1-3。

表9-1-2　手术患者术前标准护理计划

护理诊断	相关因素	目　标	护理措施
焦虑	缺乏对手术环境的了解； 不能预料的手术结果； 人际关系与环境陌生	减轻患者焦虑	● 鼓励、安慰患者； ● 与其进行情感交流，增强其舒适感和安全感； ● 介绍手术室环境、手术方法、麻醉方式、手术效果以及手术人员技术水平，消除顾虑，增强信心
恐惧	情景危机/手术； 担心手术对生命的威胁； 害怕手术疼痛、致残	正确对待手术治疗； 减轻恐惧行为； 患者满意舒适	● 介绍手术室环境、手术方法、麻醉方式、手术效果以及手术人员，消除思想顾虑； ● 提供疾病手术治疗的成功率、可靠信息(技术、设备、例数等)，以及手术的安全性及必要性，增强手术信心； ● 介绍手术常规步骤，增强对手术过程的了解，减轻恐惧
睡眠型态紊乱	与手术焦虑、恐惧有关	患者得到充足休息	● 解释有关问题，消除顾虑； ● 评估是否需要辅助睡眠，提供建议
预感性悲哀	预感有可能丧失自我表现照顾能力； 经济危机	主动说出内心感受； 得到支持或帮助	● 多与患者沟通，告诉其“一时不能接受丧失”是正确的； ● 倾听并鼓励患者/家属表达感受，舒缓患者情绪； ● 主动向患者介绍文明服务规范，合理收费，符合医院的管理规定，必要时可酌情考虑减免收费，给予照顾
缺乏知识(特定)	知识水平有限； 缺乏手术的有关知识	增加手术信息； 患者主动配合手术	● 解释术前准备内容的目的与作用、手术方式、术中感受及预后等，增强对手术的了解； ● 提供适合患者所需的材料及信息(文献)
个人应付能力差(特定)	对疾病严重性感到失望； 有自卑感	患者认识到生存的价值； 患者能接受有关人员劝告； 患者能够产生自信心的行为	● 鼓励患者表达自己的思想、感受； ● 使用沟通技巧，解答患者和家属的提问，用语言去关怀，引导患者正确认识到个人价值； ● 介绍手术方法、经过、手术效果、手术后生命质量等； ● 根据患者需要，尽力提供有关信息； ● 保护患者隐私

表 9-1-3 某医院日间手术中心(骨科)护理计划表

姓名:____________ 性别:________ 年龄:________ ID 号:____________ 手术名称:____________________

阶段	护理措施与目标	执行者	完成时间
入院 手术时	手术程序: □手术护士向患者做自我介绍 □告知患者手术时间________年________月________日________时 □患者明白与手术有关的安排、程序及措施,减轻忧虑 □向患者或家属介绍病室环境及休息位置 □手术医生及麻醉医生负责向患者解释手术及麻醉程序		
	心理状态: □评估患者入院后即日之问题,施行相应护理措施 □鼓励患者表达感受,了解忧虑原因,给予适当解释、支持及安慰 □若患者急躁、激动,协助其明白治疗的目的及需要 □若忧虑明显,转告手术医生或麻醉医生做进一步解释		
	语言沟通: □患者能听懂医护人员的问话或解释 □若使用方言:________,根据需要提供翻译员或家属协助沟通 □若为盲/聋/哑/智障者,提供纸笔沟通、助听器、手语、读唇等		
	呼吸功能: □呼吸障碍,通知医生 □呼吸困难者,半坐卧位、吸氧________ L/min,或遵医嘱给予药物治疗		
	活动能力: □步履不稳者,评估有无使用助行器 □安排适当的位置以便观察 □使用轮椅、轮床运送患者		
	排便情况: □指导饮食及生活习惯,鼓励进食富含水分的食物(非禁食者) □留置导尿管者,给予导尿管护理 □便秘者,遵医嘱给予药物或栓剂舒缓症状		
	压疮风险评估: □入院时皮肤已有缺损/压疮/其他伤口,位置:________ □本次手术发生压疮的风险:____(分)		
	跌倒风险评估:跌倒风险评估表(Morse J. Score>45 高风险) □提醒患者使用惯用之物品,如眼镜、助听器 □向患者及家属介绍各种呼唤装置的使用 □留意患者衣裤大小适合,以免裤子过长绊倒 □步态不稳的患者,需协助患者如厕或床旁使用便器		
住院 手术期	第一期术后护理:(全麻、吸入性麻醉或特别不适的局麻或无麻醉患者) □评估患者 1 次/10min,直至术后麻醉恢复评分≥4 分 □监测生命表征、清醒程度,1 次/10min,并记录,直至术后 1h □评估伤口疼痛情况,有/无渗液,量:________ 颜色:________ □观察患肢术后血液循环,抬高患肢,减少肿胀 □根据医嘱提供适当护理		
	第二期术后护理:(完成第一期术后护理的患者) □评估患者 1 次/h,术后麻醉恢复评分≥7 分 □监测生命体征,1 次/h,并记录 □观察患者术后恶心、呕吐等情况,提供适当护理 □评估伤口疼痛情况,有/无渗液情况,量:________ 颜色:________ □观察患者进食及活动情况 □观察患者术后小便,时间:________ 颜色:________		

续表

阶段	护理措施与目标	执行者	完成时间
出院 康复期	□术后麻醉恢复评分≥9 分方可出院 □有自我照顾能力，家人陪同出院并照顾日常起居 指导患者伤口护理： □保持伤口敷料清洁，禁忌在伤口处涂搽任何药物 □抬高患肢，促进血液循环，以助消肿 □活动时，可用三角巾承托肢体，并留意肢体关节活动情况 □足部伤口者，宜穿露脚趾的鞋(如拖鞋、凉鞋)，以便观察和保护 □按时回院换药、拆线 □指导患者出院后服用药物的作用及注意事项 □全身麻醉患者术后 24h 内不可驾驶、饮酒、吸烟或服用镇静药物；避免操作机械用具或签署重要文件等 □有严重症状出现时，请即往急诊室 □其他＿＿＿＿＿＿＿＿＿＿＿＿		
效果 评价	□患者能明白有关手术程序及措施安排，减少忧虑 □患者接受安全及适当的手术后复苏期护理 □患者出院时能明白有关手术后的各项安排及处理		

责任护士：＿＿＿＿＿＿＿＿＿＿＿＿　　　　执行时间：＿＿＿＿＿＿＿＿＿＿＿＿

注：手术患者压疮危险因素评估表，参见第七章第三节。

②发放《手术须知》《疾病基本常识》等宣教册子，让患者获得更多的信息，取得患者的密切配合。指导患者术前晚用抗菌皂液沐浴。实施大中手术或头颈部手术时，术前要洗头，术晨更换干净衣服，术前 8h 禁食、6h 禁水，不可涂口红、上指甲油。前往手术室之前，去除眼镜、义齿、助听器；若必须借助助听器和眼镜交流的患者，宜让患者准备盛器，护士可代为保管。

访视过程中，对于患者提出的特殊问题，如癌肿能否根治、是否会复发、这次手术是否一定成功等，应尽量保持与手术医生口吻一致，避免含含糊糊，避免详尽解释手术过程或步骤，做好保护性医疗措施，必要时让主管医生解释；同时，要避免伤害患者自尊，注意保护患者隐私等。

(2)了解患者的基本情况和特殊情况，以便提早准备。可从病历和检查中了解患者是否伴随基础疾病(如糖尿病、心脏病等)；探视过程中了解患者语言沟通有无障碍、活动是否受限、是否过于肥胖或过瘦、有无压疮风险、有无跌倒风险(表9-1-4)、建立静脉通

表 9-1-4　患者跌倒风险因素评估表

项目 日期	患者跌倒(3个月内)视觉障碍		超过一个医疗诊断		使用助行器具						静脉输液置管、药物治疗		步　态					精神状态		得分	签名
	没有	有	没有	有	没有需要	完全卧床	护士扶持	"J"形拐杖、手杖	学步车	扶家具行走	没有	有	正常	卧床	轮椅代步	乏力、≥65岁、直立性低血压	失调及不平衡	了解自己能力	意识障碍、躁动不安、沟通障碍、睡眠障碍		
分值	0	25	0	15	0	0	0	15	15	30	0	20	0	0	0	10	20	0	15		

注：1. 评估时机：≥65 岁以上患者、入院时有跌倒危险的患者、转科时的患者以及跌倒后的患者，均需要进行评估。当评分≥45 分时，提示患者处于易受伤高度危险期，应采取相应的防护措施。

2. 药物治疗：是指使用麻醉药、抗组胺药、镇静药、催眠药、抗癫痫痉挛药、轻泻药、利尿药、降糖药、抗抑郁抗焦虑精神病药。

3. 提高护士的专业水平和独自处理、解决问题的综合能力，必须进行系统的培训。

4. 介绍手术患者进出手术室的时间以及术后有可能在麻醉复苏室、ICU 暂时留观的目的，解除其恐惧。

5. 告诉患者术中特殊体位，必要时指导患者术前练习，如甲状腺手术的仰卧位。

6. 告诉患者术后身体可能有何管道及各管道的作用。通常，在术后全身麻醉即将清醒的朦胧状态中，多数患者第一感受就是气管导管的刺激和不适；部分患者则第一时间感受到的是留置导尿管对尿道的尿急、尿痛的刺激感。因此，如果术前已告知患者这些问题，则复苏期将更容易忍受，有效减轻麻醉复苏期躁动有可能导致的血压升高、管道误拔、切口裂开及坠床的风险。

道的血管部位情况等，并将信息记录访视单中，据此做好手术物品准备并采取护理干预措施。

第二节 手术中患者护理

当患者送入手术室后，巡回护士（最好是术前探视患者的护士）要热情接待，探视护士若未能承担该患者的巡回或器械护士时，要将当天担任巡回的护士介绍给患者，并将该患者的情况交代给巡回护士，尽量减少患者进入手术室后的陌生、无助感。

1. 继续心理支持

巡回护士的态度和行为对患者有相当大的影响。要以姓相称、亲切招呼患者、露出热情友好的微笑，让患者宽慰并知道其在手术室受到尊重和重视。例如，询问患者冷不冷、昨晚睡得如何、是否感到口渴；给患者加个适合的枕头、摸摸患者的手脚是否冰凉、为患者提供温暖盖被、为患肢加个合适的垫枕抬高等，这将使患者感觉到他的不适你都知道，而且愿意帮助他，取得他的信任，最大限度地缓解其忧虑和恐惧。另外，有的患者会因为进入手术室之前未能见到清晨匆匆赶来的家属而倍感焦虑，此时巡回护士可以为他们想想办法，可以在患者未进入手术间时，让其家属更衣换鞋到等候区与患者见面或通过手机讲上几句，家人的安慰和鼓励对患者是莫大的支持。

2. 安全核对

核对患者的手腕带信息、病历、影像资料、通知单、手术部位标识等。进行核对时要告诉患者，是常规的核对，避免患者误认为你对他一无所知而感到恐慌。核对时要注意方法，对姓名和手术部位，要让患者自己说出来，例如，“请你说出你的全名”“你知道这次是做的什么手术吗?”“左侧还是右侧?”

3. 进行术前准备

有条件的手术室，应建立患者准备室，患者可以在此处做皮肤准备，甚至建立静脉通路和导尿；但也有建议在麻醉后进行导尿，降低患者的不适感。为患者备皮时应用无损伤的方法进行去毛，可用剪除替代刮除，还可用脱毛剂抹于皮肤处，几分钟后用软布抹除。去毛后，皮肤要彻底清洁干净。协助医生实施麻醉、手术体位摆放等工作。

4. 做好核对与防护

从患者进入手术室起，护士已成为其全部利益的临时保护人。要认真落实麻醉医师、手术医师、手术护士三方共同参与实施的《手术安全核查》《手术患者风险评估》制度；规范护理操作，认真落实手术患者安全目标各项护理措施，有效规避护理风险；保持安静的手术环境，不让患者受到惊扰，保护患者的隐私，采取预防患者低体温的措施，避免各种意外的发生。

对于非全麻手术的患者，术中的护理工作显得尤其重要。整个过程中患者意识清醒，对周围环境非常敏感，可听见金属器械的撞击声、电刀切割时的“嗤嗤”声、凿骨声等，甚至特别留意工作人员的谈话内容。根据这些情况，巡回护士要控制手术间的环境，做到说话轻、走路轻、开关门轻、拿放物品轻和操作轻。当术中出现脏器牵拉、震动等感觉时，应尽量在发生前告诉患者，并予以一定的解释，使患者有心理准备；对于全麻手术患者，诱导期应协助患者放松并守护床旁。由于个体差异较大，有些全麻患者术中意识间断存在，听觉比其他感觉消失得慢。因此，无论何种麻醉，均须注意保持手术间安静。

5. 做好术中护理记录

术中护理记录的内容有：手术物品清点登记；出血量、输血量、输液量、尿量；术中特殊用药及用量；术中置入物，包括假体、晶体、瓣膜、关节以及各种管道，如胃管、导尿管、引流管、造口等；电刀负极板放置的位置，皮肤有无压伤、烫伤等意外情况；使用头托体位时双侧颧骨处皮肤的受压情况，侧卧位时髂部皮肤的受压情况等；热水袋复温的使用记录。可制作表格记录（表 9-2-1）。

表 9-2-1 医院术中护理记录单

姓　名：________ 性别：________ 年龄：________ 住院号：________________

病　区：____________ 床号：____________

1. 手术名称：____________ 手术医生：____________ 麻醉方式：____________ 麻醉医生：____________	2. 加温装置：□无 □热水袋 □温毯 □电热毯 □其他____________ 3. 手术体位：□仰卧位 □侧卧位 □俯卧位 □截石位 □甲状腺位 □其他____________

续表

4. 使用电刀：□是　　□否
电刀型号：________________
极板放置部位：________________
术前极板部位皮肤：□完好　□损伤
术后极板部位皮肤：□完好　□损伤
5. 止血带：□驱血橡胶带　□气压止血仪
气压止血仪型号________________：

单/双肢体	□左　□右 □前臂　□大腿	□左　□右 □前臂　□大腿
充气时间		
放气时间		
总时(分)		
压　力	mmHg	mmHg

6. Foley 置导留尿管　□病房带来　□手术室
Size：F ______　□双腔　□三腔
□其他：____________
7. 停留胃管：□病房带来　□手术室
8. 皮肤消毒：□2%碘酊　□75%乙醇
□碘伏原液　□碘伏稀释液　□其他：____________
9. 术中X线摄影　□否　□是____________
10. 置入物　□有　□无
____
____

11. 输入总液量：______ mL
R-L ____ mL；代血浆____ mL；5%GNS ____ mL
□其他：____________
血制品：□全血____ mL；□红细胞悬液____单位
□血小板______单位；□FFP ____单位
□其他____________
12. 手术出血量____________ mL
13. 术中尿量____________ mL
14. 标本：□常规病理检查　□冷冻切片
□细菌培养　□其他____________
15. 伤口引流情况：
□负压引流(数量)____□胶片引流(数量)______
□硅胶引流管(数量)___□T形引流管(数量)______
□胸腔引流管接水封瓶(数量)____□其他______
□部位________________
16. 全身皮肤情况　手术前　□完整　□有损
皮肤损伤描述：________________
____
手术结束　切口1 ____________
切口2 ____________
切口3 ____________
切口以外皮肤损伤描述：□同术前
□有损________________
17. 敷料、缝针、器械核对数目是否相符：□是　□否
18. 手术物品灭菌指示标记是否达标：□是　□否

器械护士/巡回护士：________　接班器械护士/接班巡回护士：________　日期：________

第三节　复苏期患者护理

复苏期患者的观察和护理，包括记录患者在麻醉恢复全过程的病理生理变化。负责复苏期护理的护士，需有一定麻醉学基础，对麻醉药及麻醉出现的问题能及时发现，并有一定的处理能力；熟悉呼吸机、心电图及监测仪的使用和观察。复苏期的观察和处理质量，直接影响到患者的安危。复苏期患者的观察与护理，一般由麻醉医生或麻醉科护士负责。

1. 复苏期常见并发症及处理

(1)舌根后坠　患者出现鼻翼扇动、胸骨切际下陷、肋间肌内陷、胸廓活动受限、异常呼吸或无通气等上呼吸道梗阻症状。处理：头后仰，托起下颌，放置口咽通气管或侧卧位。

(2)喉痉挛　多发生在拔除气管内导管、吸引分泌物或放置通气管道时发生，患者出现咳嗽、呼吸困难。处理：立即用麻醉面罩给氧；严重时按医嘱静脉注射氯琥珀胆碱10～20mg，行人工呼吸。

(3)喉头水肿　小儿和头颈部手术行气管插管的患者较易发生。可用麻黄碱做喉头喷雾或雾化吸入。

(4)管箭毒化或迁延性无呼吸　为使用肌松药引起的残余作用。须立即通知麻醉医生行气管插管，并进行人工呼吸，明确诊断后予以拮抗治疗。

(5)肺不张、支气管痉挛、吸入性肺炎　胸内和腹上区手术麻醉后肺部并发症。应注意观察，及时请专家处理。

(6)低氧血症　由于麻药、手术部位疼痛等因素对肺功能的影响，易致低氧血症。麻醉恢复期须给氧，中等以上手术后宜吸氧3h或至低氧血症

改善。

(7)心律失常　疼痛、输液过量、低血容量、缺氧以及心率增快药物的残余作用等可引起窦性心律过快；高平面椎管内麻醉，使用胆碱酯酶抑制药，以及因颅内压增高、膀胱胀满等引起心动过缓。要及时发现，给予相应处理。

(8)急性肺水肿　术中处理低血压时常补液过量，当麻醉作用消退，血管张力恢复时，回心血量增加，有可能出现急性肺水肿；此外，血管活性物质的释放引起的毛细血管通透性的改变是急性肺水肿发生的诱因之一。急性肺水肿患者可出现泡沫痰，肺部啰音。应密切观察，及时请专家处理。

2. 严密观察，预防意外发生

①根据患者术中出血量、尿量及体液丢失量、输血量、输液量，给予输液纠正，使之达到平衡。

②注意观察患者的生命体征，观察出血量及出血体征，如面色苍白，皮肤湿冷，脉搏细弱、快，血压下降等；观察对输血、输液、升压药的反应；发现问题及时向主管医生报告。

③当患者出现烦躁不安，首先要考虑患者有无缺氧、膀胱胀满，某些麻醉药(如氯胺酮)在苏醒期引起的幻觉也可导致烦躁。须加固定带束缚，以防坠床。

④对脊椎手术患者，复苏期要特别注意下肢活动情况，因手术或麻醉引起的血肿、脊椎错位压迫脊髓，矫正角度过大引起脊髓牵拉过度等原因，可造成脊髓损伤，其恢复取决于早期诊断和早期治疗，如在6h内行椎板减压术，多数患者可以恢复。因此，细致的观察非常重要。

⑤颅脑外科手术还须密切观察患者的瞳孔、血压等与颅内压变化有关体征，早期发现颅内血肿，及时减压，避免恢复期脑疝的发生；此外，应注意保持导尿管的通畅，患者因膀胱胀满躁动也可引起颅内压增高，增加颅内出血的危险性。

⑥颈部手术的患者，要注意患者的呼吸及切口的引流情况，防止切口部位的出血压迫气管。

⑦注意观察患肢的皮肤温度、颜色，局部循环情况，因绷带包扎过紧、石膏夹板或管型石膏的压迫，或手术区血管的栓塞，都可引起肢体的缺血和坏死。及时发现、及时处理是非常重要的。

⑧对患者进行评估，达到麻醉复苏指标后方可离开(表9-1-3)。

第四节　手术后患者护理

术后2～3d，随访手术患者(参见第七章第三节图7-3-2)。在中国香港地区，有一半以上的术后随访是通过电话实现的。手术患者术后随访评价见表9-4-1。

表9-4-1　某医院手术患者术后随访评价表

患者姓名：__________　手术日期：________年________月________日　手术名称：________________________

患者所处	□病房　□ICU　□家	访问方式	□电话　□会面	电话号码	
术后访视	第□1　□2　□3　□4　□5　□6　次				
1	手术部位是否痛？			□否	□是
	如果痛，请描述(持续时间、部位、疼痛强度)：________________________				
	是否开有镇痛药？			□否	□是
	镇痛药是否有效？			□否	□是
2	手术部位是否有发红、肿胀？			□否	□是
	如果是，描述肿胀的范围________________________				
3	敷料/石膏是否干燥和完整？			□否	□是
4	伤口是否有渗液/引流液？			□否	□是
	如果是，描述性质和量：________________________				

续表

<table>
<tr><td rowspan="4">5</td><td colspan="3">患者是否能进食流质/半流质/正常饮食</td><td>□否</td><td>□是</td></tr>
<tr><td colspan="3">是否有恶心、呕吐？</td><td>□否</td><td>□是</td></tr>
<tr><td colspan="5">如果是，发作和不发作的时间：____________________</td></tr>
<tr><td colspan="5">怎样才能使这些症状得到缓解？____________________</td></tr>
<tr><td rowspan="3">6</td><td rowspan="2">患者是否有如下的症状？</td><td colspan="4">嗜睡：□否　□是　喉痛：□否　□是　肌肉不适：□否　□是
头痛：□否　□是　发热：□否　□是　皮肤瘙痒：□否　□是</td></tr>
<tr><td colspan="4">其他____________</td></tr>
<tr><td colspan="5">对上述问题采取的相应护理措施：____________________</td></tr>
<tr><td>7</td><td colspan="3">患者已恢复其平常的活动</td><td>□否</td><td>□是</td></tr>
<tr><td rowspan="3">8</td><td rowspan="2">患者需要就诊</td><td colspan="4">□家庭医生　□日间外科中心护士　□不需要</td></tr>
<tr><td colspan="4">外科医生/麻醉医生：□否　□是，医生__________　日期__________</td></tr>
<tr><td colspan="5">就诊原因：____________________</td></tr>
<tr><td>9</td><td>其他需要术后护士跟进</td><td>□是</td><td>□否</td><td colspan="2">说明：出院在家的患者不访谈此项</td></tr>
<tr><td>10</td><td>患者对术中护理满意</td><td>□极满意</td><td>□非常满意</td><td>□满意</td><td>□不满意</td></tr>
<tr><td>11</td><td>患者对术后护理随访满意</td><td>□极满意</td><td>□非常满意</td><td>□满意</td><td>□不满意</td></tr>
<tr><td>12</td><td colspan="5">其他评述</td></tr>
</table>

实施日期：__________　　　　执行护士签名：__________

1. 继续服务保障、促进患者康复

①及时向患者通报手术成功的消息，以安定情绪，有利康复。

②稳定患者情绪，使患者乐观向上。

③对手术历时长、特殊体位或身体瘦弱者，重点观察局部皮肤是否受损、有无压伤等，及时发现，并协助解决。

2. 解释患者提出的护理问题

重点是术后镇痛对肠蠕动的影响、留置管道对局部的刺激、置入假体的注意事项以及术后卧床的具体要求等，避免术后并发症的发生。

3. 征求反馈意见

征询护理服务质量的意见和建议，有助评估术中护理效果，针对问题与不足，制订措施。做好手术室全程护理，加快手术室的全面建设。

（张石红）

第五节　优质护理服务在手术室中的应用

医疗质量管理的本质是以患者为中心，以疾病特点、患者需求为出发点实施诊疗护理计划，最大限度地满足患者需要。2010 年，全国医疗卫生系统积极推进优质护理服务。其中最重要的一项就是改革护理服务模式，即以实施责任制整体护理为切入点，为患者提供连续、全程、全面、专业、人性化服务，提高服务质量，让患者满意。因此，“让患者满意”成为医院工作追求的第一目标和最高目标。

手术室服务对象是手术患者和手术医生，其服务模式有别于病房的责任制护理。笔者认为，手术室开展优质护理服务，是要以手术安全为切入点，为手术患者和医生提供全程、全面、专业、人性化服务，提高手术配合质量，让手术患者和手术医生满意。

一、患者对医院的满意

医院的服务对象是患者，医疗质量、医疗技术最终在患者身上体现，因此，患者是医院质量的最终判定者。患者对医院的评价主要反映在科室的服务行为和服务效果上，其表现形式有以下三种。

一是满意地感激。围术期期间，得到正确诊疗、精心护理、合理收费、理想治疗效果的同时还享受到医院热情服务和人性化关怀等，通过口头、书信、锦旗等形式，发自内心地对医护人员表达一种尊敬和感谢。

二是遗憾地接受。在整个手术治疗过程中，患者或其亲属认为医护人员态度认真、精心救治、及时沟通、主动告知等，即便治疗效果不理想、花费较大，仍保持平和心理，接受现状，认可医疗行为。

三是缺陷地宽容。在手术护理过程中，虽然技术上或操作上出现一些不足或失误(如穿刺不成功、术前交代不清延误手术时间或发生压疮等)，但经过医护人员积极补救、跟进后续服务，最终患者或其亲属给予一种谅解而不追究。

二、手术医生对手术室工作的满意

手术是一种高风险技术操作，有可预测和不可预测的风险，手术的成功依赖团队成员的精湛技术和密切配合。手术室作为外科治疗的瓶颈科室，服务质量直接影响到外科手术数质量指标的完成。因此，外科医生对手术室护士工作满意度主要体现在。

一是服务态度热情、主动。见到医生有问候声或点头、面带微笑、敬业爱岗，工作表现精力充沛、积极性高，遇事“多一手”，接手的事情尽快去做、尽力办好，医生有被尊重感，心境愉悦，从而增进彼此间合作意愿。

二是专业技能熟练、用心。护士熟悉手术步骤、了解医生习惯、手术物品准备齐全、认真细致、及时准确提供手术需要，手术室护士与手术医生之间默契配合，工作效率高。

三是改进问题积极、诚恳。重视医生提出的问题或意见，耐心倾听，不解释、不推诿，积极想办法去解决。对于容易改进的问题要尽快体现在再次服务的质量上，一时办不到应及时反馈并跟进结果，让医生感受到“改”的诚意并努力在做。

四是后勤保障舒适、人性化。手术室路线标识醒目、明了；提供便利需求，如饮用水杯、咖啡、牛奶、报纸杂志、卫生用品、御寒被服、更鞋专用凳，开辟医生休息区、文化长廊、告示栏、意见箱等，给手术医生以家的感觉，温馨、方便，缓解手术压力与疲惫感。

三、优质护理服务措施

1. 手术患者满意

提高满意度，不仅可增加患者对不适和恐惧的耐受力、减少并发症和不适感，还增强其对医务人员的信任感和顺从性，增强耐心和减少抱怨，避免医患纠纷的发生。

①树立“患者第一”的服务理念：“思想有多远我们就能走多远”。患者并不总是对的，但他们永远是第一位的，要把“满足患者的需要”当作护理执着追求的第一目标和最高目标。患者有病才会来医院、有需要才向医护人员求助，因此要设身处地地为患者考虑问题。如使用文明服务用语，设立温馨提示板，制作访视卡、手术相关知识彩图、健康宣教电视片，开展术前术后访视，规范护理操作流程，消除环境陌生感，让患者适应和信任。

②保持“职业微笑”的服务习惯：眼睛是心灵的窗户，即使戴着口罩也能让患者感受到护士的真诚与热情。由于手术在不同程度给患者带来紧张、焦虑和恐惧感，因此，医务人员在表情和语言上让患者感受到热情与礼貌，语气语调应平和，要关注患者诉求，认真细致讲解手术需要等。反之，说话简单、生硬，又面无表情，患者就会感到痛苦和不安。

③给予“舒适照顾”的专业护理：手术对于患者来说是一种创伤性治疗。手术患者的紧张焦虑随着患者进入手术间而达到顶峰。因此，手术期尽量让患者身体或精神保持一种轻松愉快的状态。

a. 环境安静：所有操作(如开关门、拿放物品、操作处置、挪动平车、搬移物品等)做到动作稳、准、轻，物件的移动滑轮定期保养润滑，避免发出刺耳声和振动声；手术人员走路轻盈、说话低声细语，不谈论与手术无关话题，避免大声喊叫；仪器设备报警声调至最低，以提示为度。有条件时，可播放舒缓的背景音乐，帮助减压。

b. 无痛护理：患者永远把无痛放在需求首位。实施麻醉后导尿(如全麻诱导、腰椎置管后)，降低疼痛，缩短术前留置导尿管不适；戴帽时，帽缘避免压住耳朵、眼睛，绑带结或发髻不应正对头颈部受压处；约束肢体松紧适宜，摆放体位顺应性好，无拉扯、扭曲或损伤；搬运移动患者，保持导管固定无牵拉等。

c. 抚触：在麻醉或非全麻术中给予情绪关注，如抚摸患者的额头、轻握患者双手、俯身辅以鼓励性语言等，保持麻醉诱导期和术中平稳过渡。

d. 术中保温：手术过程室温一般恒定在22～24℃，新生儿及早产儿室温保持在27～29℃。由于手术患者入室为空穿病号服，加之心理紧张，因此宜在手术铺巾之前将室温维持在26～28℃；摆放体位、术野消毒时及手术过程中，减少皮肤过度暴露，对身体暴露部位选择拆分式棉布套遮盖；对手术时间长、暴露面积大、年老体弱或幼儿的患者，可选用恰当的电加热暖风毯或保温床垫，防止体温下降；大量输液（输血）、冲洗时，给予液体加温；寒冷天气，预热接送患者转运床上的被褥等；其余内容可参见第七章第三节。

e. 人性关怀：设立家属等候区，配置滚动式显示屏幕、自助饮水设施、咨询服务台，辅以手术健康知识宣教手册、播放术后康复训练教学片等，及时通报手术进展情况、减轻亲友的焦躁与不安，并增强对手术相关知识的了解，共同配合促进患者康复；缩短手术等待时间（尤其是接台手术），进入手术室应有人床旁看护；保护患者隐私，不当面大声谈论患者病情或说笑，敏感部位操作动作轻柔，非手术需要应遮挡患者隐私处；术毕离开手术室前，无论患者是否清醒均应俯身告知其手术完毕，擦净面部或皮肤上的分泌液、血迹，保持切口敷贴干净，穿好病号服或用被服遮盖，盖好被褥。

④秉承"积极态度"去处理问题：客观上来说，患者生病住院给个人和家庭带来一定困扰或困难，到医院解决病痛是肯定愿意配合医务人员工作的，期望尊重、平等的合作环境。只要患者提意见，就说明他有需求、有不明白的地方，需要得到医护人员的帮助。因此，当患者提问题或不满时，不要刻意辩解或推诿。首先要从管理上找原因，"哪里出了问题?"是制度不完善、人员知识不够、宣教不清楚、护理措施不缜密等，而不要首先埋怨对方；其次是认真倾听患者诉求或不满，诚恳表达歉意，冷静克制，不发生正面冲突；最后是积极跟进后续服务，保持与患者有效沟通。

2. 手术医生满意

①树立为手术科室服务的理念，一切以手术为中心，"把满足医生的手术需要变成护士的工作行动"。服务热情主动，流程明了快捷；建立急诊手术绿色通道；合理调整特殊情况（如门诊、查房、会诊等）；手术者的时间安排；建立手术医生档案，记录其手术习惯与物品需求，保持充沛精力密切手术合作；定期问卷，经常分析手术衔接之间问题和原因，缩短等待时间或占台时间，积极改进工作；为手术医生提供临时休息环境和简便生活照顾等，实现手术安全与高效率，其余内容可参见第四章第四节。

②坚守岗位，履行职责：手术医生最忌讳巡回护士不在手术间，尤其是手术关键期；而巡回护士外出最多见的原因是拿取物品或设备。因此，巡回护士必须坚守岗位。术前巡回护士应认真查阅手术通知手术信息、查看有无特殊交代或告知，通过术前访视了解患者病情，结合手术医生操作习惯一并进行手术物品的准备，尽量保证实用、好用、够用，避免术中因物品准备问题增加外出的次数，造成人为脱岗。手术开始后，巡回护士应坚守岗位，因故外出要跟麻醉医生、器械护士交代，并交代邻房的巡回护士兼管，每次离开不宜超过5min。同时，做好手术间门户管理、监督手术人员的无菌操作、及时提供手术需要。

③关注手术进程，善始善终：手术医生最不满意手术还没有结束，巡回护士就开始收摊或不停催促抱怨。其实，麻醉苏醒期也是患者血流动力学最不稳定的时期。因此，巡回护士保持原有工作秩序，保持耐心和积极的工作态度，不催促，不提前收拾物品。尤其在手术不顺利、医生操作不熟练、手术占台时间偏长时，更应集中精力耐心等待，不谈论无关话题，对医生的要求给予积极配合。

④熟练手术配合，用心工作：手术医生可以允许你不会，但不能容忍你不用心。外科术式变化快、器械设备更新快、疑难特新手术越来越多，岗位成才主要靠自我修炼和不断完善学习并在实践中掌握和提高。第一次不会可以教、第二次不会可以原谅、第三次还不会就有可能受到批评。因此，养成术前预习、术后记工作笔记的良好习惯，掌握患者病情观察"七知道"，用心领会术中的手术技巧和规律（尤其是术中重复性的步骤和操作、医生反复提醒的动作要领），在实践与累积的基础上达到融会贯通、得心应手。

⑤正确处理矛盾，改进服务的态度要积极。对医生提出问题改正的快慢、彻底程度是影响医生满意度调查结果的重要因素。正是由于解决问题是否及时、有效受问题大小、难易程度等多因素限制，因此在时间、诚意上展示给手术医生一种积极的态度，即出现问题尽量在24h内协调处理，无论对错都必须肯定医生意见，表达歉意并承诺改进愿望与计划，而不是解释、推诿，从而得到必要的理解或宽容。

⑥严格手术查对，防止不良事件发生：手术安全是质量管理的核心和基础。因此，手术人员要高度重视和认真落实查对的时机和内容（内容参见第七章），手术查对环节包括术前访视时、接患者时、患者进入手术室时的巡回护士查对，以及手术前、中、后由医护合作的手术三方核查和手术风险评估，防止发生错误的手术患者和错误的手术部位。同时，建立手术患者压疮风险因素评估，有条件时建立定量分析专业软件，适实衡量和评价护理风险，根据不同类型、时间、频率、原因等汇表，做出敏感问题的警示与预防。

（魏　革　张石红）

参 考 文 献

[1] Educational opportunities from the center for perioperative education. AORN，2001，73(4)：848-850.

[2] Constant communication with presenters is one important aspect if planning a symposiun. AORN，2001，73(3)：687-688.

[3] Hospital Authority. Guidelines for Specialty Nursing Services：Peri-operative Care. Hong kong：Hospital Authority，2004.

[4] 魏革，纪玉桂，王利.以服务满意度为中心的指导性护理查房的效果.解放军护理杂志，2012，29(7B)：67-69.

第十章

应急情况的处理

第一节　外科休克

休克是人体对有效循环血量减少的反应，由于组织血流灌注不足引起代谢障碍和细胞受损。休克可分为低血容量性休克、感染性休克、心源性休克和神经性休克四类，外科休克主要是前两种。

出血性休克和创伤性休克都属于低血容量性休克。前者可由食管静脉曲张破裂、溃疡病出血、肝脾破裂、宫外孕等出血性情况引起；后者因骨折、挤压伤、大手术等使血液流失到体外，或血浆、血液渗到组织间隙而导致循环血量大量减少造成。感染性休克的病理生理与低血容量性休克基本相同，但由于感染和细菌毒素作用，微循环变化的不同阶段常同时存在，不像低血容量性休克那样典型，并且细胞损害出现也较早，有时很快进入弥散性血管内凝血（disseminate inravascular coagulation，DIC）阶段。

一、低血容量性休克的处理

（1）积极处理原发病　在补充血容量的同时尽快止血，或先采取姑息性止血措施（如三腔双囊管、止血带等），待休克初步纠正后再进行根本止血。

护理要点：患者送入手术室后，仰卧于手术床并给氧；迅速建立静脉通道，选择 16～20 号静脉留置针，以保证输液的速度；若四肢外伤患者，应及时给止血带结扎止血，同时记录扎止血带时间；开放性出血者，用弯血管钳将活动性出血点先行钳夹止血。

（2）补充血容量　低血容量性休克的失液量常难准确估计，需依靠临床症状、中心静脉压、尿量等判断，大量输血以鲜血或近期血为宜，也可用血浆代用品（6%羟乙基淀粉注射液等）。补液应以平衡液及生理盐水为主，在休克患者的治疗中，中心静脉压的观察是极有价值的，动脉压较低，中心静脉压低提示血容量不足；动脉压较低，而中心静脉压偏高提示补液量过多或心功能不全。

护理要点：及时发现休克的早期症状，协助麻醉医生置管，由于快速输液，因此应密切观察患者心肺情况，以防急性心力衰竭发生。常规留置导尿管，记录每小时尿量。在大量输用库血时，需每输完1000mL 后静脉注射 10%葡萄糖酸钙 10mL，以中和枸橼酸；冷藏血不可随意加温，若确需对血液进行加温，只能使用专用加温装置；加压输血时，如果不具备建立更多通道或已建立的通道输液、输血速度不能满足抢救需要时，可以进行加压输血，但应采用专门设计的加压输血器或血泵，以防止患者体温过低，加重病情。密切观察患者的神志、生命体征、中心静脉压、末梢循环及尿量、输液速度等情况。

（3）纠正酸碱平衡失调　创伤性休克早期常出现代谢性碱中毒，是由于贮钠排钾作用；若由于剧痛造成严重组织缺氧，产生大量酸性代谢产物，则形成代谢性酸中毒。

护理要点：及时抽取血液标本送血气分析，根据实验室报告，执行医嘱用药。常用药物有 5%碳酸氢钠溶液（按每次 6～7mL/kg 体重静脉滴注，4～6h 酌情再给予同量或半量）、三羟甲基氨基甲烷（THAM）等。

（4）血管活性药物的应用　目的在于防止肾衰竭和 DIC 的发生，常用药物有多巴胺、山莨菪碱（654-2）、酚妥拉明（苄胺唑啉）等。

护理要点：在应用血管活性药物（缩血管药或扩张血管药）时必须注意单位时间内用药的剂量（滴速×浓度）并做好记录，以便随时调整。在应用某些药物时（如去甲肾上腺素），不能让药液外渗，以免引起组织坏死。若患者出现血尿、皮肤黏膜出血、注射部位有大片瘀斑出现，可能并发 DIC，应及时报告医生予以处理。

二、感染性休克的处理

①纠正休克，同时抗感染。

②控制感染原发病灶，选用足量的敏感抗生素。

③大剂量皮质类固醇的应用，剂量可达正常用量的10～20倍。

④补充血容量，纠正酸碱平衡，血管活性药物的应用。

⑤取休克体位（即中凹卧位），保暖。

三、血液回收机的应用

血液是生命的源泉，是维持生命活力的重要物质，它将氧气、营养物质带给组织细胞，又把细胞代谢的废物带到排泄器官排出体外，它是细胞免疫、体液免疫、消灭侵入人体病菌、保护生命、保持血压和维持有效血液循环的生命基础。

随着外科手术的不断发展，临床用血量与日俱增，血源紧张，供不应求。输异体血可能会导致乙型肝炎、丙型肝炎、梅毒、艾滋病等各种疾病的传染。而手术中自体血大量丢失，不能有效利用，造成极大的浪费。

自体血液回收机是用于解决血源紧张和避免输异体血危害患者身体健康而专门设计的新型医疗器械。在手术过程中，以机械吸引装置对患者流失的血液进行收集，然后用高科技手段对血液进行分离、清洗、净化、选择，再回输给患者。可输全血或成分输血（如输入血浆、血细胞、血小板等），创伤流失血液的90%以上可回输给患者。

1. 优点

①可解决血源短缺的困难。

②无输异体血的不良反应，并发症少。

③能避免输异体血引起的疾病，如艾滋病、血清性肝炎等。

④不产生对异体血细胞、蛋白抗原等血液成分的免疫反应。

⑤无须检验血型和交叉配血，无输错血型之虞。

⑥解决特殊稀有血型Rh(O)阴性病例的供血问题。

⑦拒绝接受输异体血的宗教信仰者也能接受。

⑧红细胞活力较库血好，运氧能力强。

⑨提高大出血时的紧急抢救成功率，避免手术中患者因出血过多、过快，而血源供应不足或因血源缺乏造成患者生命危险。

⑩操作简便，易于推广。

⑪节省开支，降低患者医疗费用。

2. 功能

①主要把手术中如心血管手术、髋关节置换术、脊柱手术等手术的失血收集处理后，回输。

②可分离红细胞、血小板、血浆，进行成分输血，还可提供洗涤红细胞，给特殊患者输用。

③可用于创伤、大量出血和战伤抢救，回收血液。

3. 应用范围

①创伤外科手术，如大血管损伤、肝破裂、脾破裂、脊柱外伤手术。

②心脏外科手术。

③血管外科手术。

④脑外科手术。

⑤全髋置换术，脊柱手术。

⑥妇产科异位妊娠破裂大出血等手术。

⑦腹部外科肝脾手术。

⑧器官移植手术。

⑨泌尿外科大出血手术。

⑩对于一些术中渗血多、血小板消耗破坏严重的手术，可在麻醉后分离提出血小板，术后再回输给患者，以减少血小板损耗，防止术后渗血。

⑪可回收手术后无污染的引流血液。

4. 禁忌证

①败血症。

②血液严重污染的病例。

③血液中被恶性肿瘤细胞严重污染的病例。

第二节 心肺复苏术

心搏、呼吸骤停者应执行复苏术。复苏术是以心脏按压暂时维持人工循环，以人工呼吸代替患者的自主呼吸，建立有效的循环和呼吸，恢复全身血氧的发生和发展，促使脑功能的恢复。

引起心搏、呼吸骤停的病因很多，常见的有：各种严重创伤、大出血、麻醉意外、食物中毒、心血管疾病、电解质紊乱及过敏等。

患者呼吸停止、意识丧失、颈动脉搏动消失即可诊断为呼吸、心搏骤停，应立即进行争分夺秒的抢救。

一、心脏复苏术

1. 心搏骤停的先兆

凡清醒的患者突然意识消失，大动脉(颈动脉、股动脉)摸不到搏动；如已开始手术，则可见手术野不出血；在监护条件下，可观察到先兆症状，如意识障碍、发绀、心率变慢、血压明显下降、频繁多源或成对的室性期前收缩、频繁极快的室性心动过速、明显的房室传导阻滞或呼吸变浅、呼吸节律失常等。

护理要点：巡回护士要密切观察患者四肢颜色、意识状态情况，不可随意离开手术间，保证输液的通畅。

2. 心搏骤停的原因及护理要点

(1)患者方面

①原有心脏病(室性心律失常、冠心病、心肌病)：护理要点为参加术前病例讨论，术前了解患者病情。

②水与电解质紊乱：护理要点为观察患者面容，维持输液通畅，观察并记录尿量。

③低钾血症和高钾血症：护理要点为及时抽取血标本送检，追踪检查结果。

(2)麻醉处理方面　与麻醉失误和管理不当有关。全麻药绝对或相对过量所致的心血管严重抑制；硬膜外间隙阻滞麻醉时麻醉药误入蛛网膜下隙而造成全脊髓麻醉；局麻药过量或误入血管而致局麻药中毒；呼吸道梗阻或通气不足未及时处理而致缺氧和二氧化碳蓄积。

护理要点：局麻手术的患者，巡回护士准备麻醉药时要注意浓度、剂量、时间，防止局麻药过量。

(3)手术操作方面　手术操作可直接引起心功能紊乱或通过反射途径而导致心搏骤停。

①直接在心脏上的操作，如心外探查、剥离粘连的心包、抬起心尖、分离二尖瓣交界等，可造成室性心律失常或心排血量急剧下降。

护理要点：器械护士要熟悉手术步骤；传递器械要及时，眼明手快，常规准备除颤器、起搏导丝等；配备常规抢救药物，如肾上腺素、2%利多卡因、多巴胺等。

②不少部位的手术操作可通过迷走神经反射而致心搏骤停，其中最突出的是眼心反射和胆心反射。眼心反射主要发生于斜视矫正术等眼科手术中牵拉眼肌(尤其是内直肌)时；胆心反射发生于刺激胆囊颈或胆总管时，尤其在硬膜外阻滞麻醉不全或全身麻醉过浅时更易发生。

护理要点：巡回护士要坚守岗位，经常密切观察患者生命体征和四肢循环情况，发现问题及时报告麻醉医生。

(4)其他方面

①对循环状态不稳定或全肺切除的患者突然变动体位，由于血流动力学急剧改变或纵隔移位致心搏骤停。

护理要点：术后患者过床动作务必缓和，最好利用过床板或过床车，过床手法正确、平稳。

②手术室内一些医用电气设备，如高频电刀、电动手术床、深部照明灯，由于设备漏电、接触不良等原因。

护理要点：术前巡回护士要及时检查各设备是否正常，不符合要求的设备应送维修或及时更换。手术室一定要设置专用地线，应用三相插头。

③将刚从血库中取出的冷血快速输入，可使心脏温度急剧降至28℃以下而诱发心室颤动。

护理要点：大量快速输血时，输注血液一律使用一次性带过滤装置的输血器；输血时要遵循先慢后快的原则；取回的血液应尽快输注，不得自行储存，一袋血须在4h内输完；注意药物配伍禁忌，血液内不得加入其他药物；冷藏血不可随意加温，若确需对血液进行加温，只能使用专用加温装置。

④快速加压输血时如不加注意而误将大量空气输入，引起空气栓塞而致心搏骤停。

护理要点：密切观察液体输入情况，如果不具备建立更多通道或已建立的通道输液、输血速度不能满足抢救需要时，可以进行加压输血，但应采用专门设计的加压输血器或血泵。保持血液输注通畅，防止输血管道扭曲、受压；当出现针头脱落、移位或阻塞时应及时处理。严密观察病情变化，若出现异常情况立即通知临床医师或值班医师，及时采取相应的处理措施。

3. 抢救原则

一旦确诊为心搏骤停，应立即抢救，必须与呼吸复苏同步进行。

4. 常用的心脏复苏术

(1)胸外心脏按压术　用人工的方法，按压胸骨下端，间接地压迫左、右心室腔，使血液流入主动脉和肺动脉，建立暂时有效的体循环和肺循环，并为恢复自主节律创造条件。

(2)胸内心脏按压术　若胸外心脏按压无效时，立即使用胸内心脏按压的方法。

(3)心内注射　心室内注射药物的部位在心前区、胸骨左缘第4～5肋间、胸骨旁开1～2cm处。

(4)电除颤术　心室颤动是循环骤停的另一常见

原因。当发生心室颤动时，应用较高的电压、较弱的电流、短暂的电击心脏，使所有的心肌纤维停止收缩，然后由窦房结或房室交界区自律性的冲动下传，恢复正律。

①胸外除颤法：电极板涂导电胶，或用生理盐水纱布包裹将两个电极分别放置在左侧胸区和左侧肩胛，或分别放置在心尖和右侧胸第 2 肋间。术者手扶持电极绝缘柄，身体离开患者和床，按放电钮，患者抽动一下，立即观察心电示波器，并听心音，仍有心室颤动可准备第二次除颤。

②胸内电击除颤：在胸内心脏按压时应用。

(5)心脏起搏　适用于高度房室传导阻滞或窦房结功能衰竭，并发心搏骤停反复发作。起搏器是由电极与脉冲发生器两个主要部分组成，用脉冲发生器刺激心脏起搏，使心脏能维持一定频率的搏动。分为体内、体外起搏两种。

(6)心脏复苏术的手术步骤及手术配合　见表 10-2-1。

二、呼吸复苏术

呼吸停止，往往同时伴随心脏停搏；有时呼吸先停止，而后心脏停搏。两者于极短的时间内相继发生，因此，呼吸复苏与心搏复苏应同时进行，这是保证机体重要脏器的供氧与二氧化碳排出，减少死亡率、致残率的重要措施。

1. 口对口人工呼吸法

口对口人工呼吸是各种人工呼吸法中最简便有效的方法。术者用手托起患者下颌，使患者头尽量后仰以伸直气道，一只手下拉患者下颌，另一只手捏紧鼻孔，深吸一口气，紧贴患者口唇吹入，使胸廓扩张；停止吹气时，术者头稍稍转向，深吸一口气后反复进行。成年人 16～20 次/min，每次吹气1000～1500mL方可达到有效气体交换。

表 10-2-1　心脏复苏术的手术步骤及手术配合

手术步骤	手术配合
(1)胸内心脏按压术	
①快速消毒皮肤(30s 内完成)	迅速递海绵钳夹持 0.5%碘伏纱球消毒 2 遍
②沿左侧第 4 肋间(旁开胸骨 2～3cm)至腋中线弧形切开皮肤、皮下组织至胸腔	递干纱垫 2 块压迫切口两侧止血，递 22 号刀切开
③牵开肋间切口，显露心脏	递中号肋骨牵开器牵开胸壁
④术者尽快将手伸进胸腔，在心包外或心包内行心脏按压术	用生理盐水淋湿术者右手(心脏按压时，须滴入生理盐水，以保持心脏湿润)
⑤观察心脏按压的效果	能触到周围大动脉搏动，上肢以收缩压在 8kPa(60mmHg)以上，瞳孔缩小，角膜湿润，面色渐红润
⑥关胸，于腋中线第 8 肋间置胸腔闭式引流管	配合同第十五章第二节“胸腔闭式引流术”
⑦出血点结扎止血	递 4 号丝线结扎或电凝器止血
⑧逐层缝合各层组织，覆盖切口	配合同第十五章第一节“前外侧切口”中的 7～12
(2)心内注射	递 5mL 注射器连接长针头；按医嘱配备药物；消毒皮肤，递无菌干纱布 1 块
(3)胸外电除颤术	
①除颤前，连接、检查仪器性能	仔细检查除颤器各部件，正确连接，做好除颤的准备工作；接电源，正确连接各部位
②充电、除颤	直流电除颤，首次充电 100～200J，再次使用可增加至 300J，电击时间为 0.002 5～0.004s；交流电除颤电压为 450～800V，电击时间为 0.2s
(4)胸内电除颤术	
①选择电极板	选择适合心脏大小的电极板
②除颤	直流电除颤为 40～70J；交流电除颤，电流 1.5A，电压 150～200V，电击时间 0.1～0.2s
③安装起搏导线	递起搏导丝 2 条，台下调节脉冲发生器

2. 简易呼吸器的使用

简易呼吸器是将口罩紧贴于患者口鼻上，或将呼吸器与气管插管套管相接，然后间歇地、有节律地挤压呼吸囊(一次为 500～1000mL 气体)，形成被动吸气下呼气，16～18 次/min，可持久的进行有效的人工呼吸，适合现场抢救。

3. 自动呼吸器

用麻醉机面罩加压通气，然后在气管内插管后施行机械通气，用机械方式进行人工呼吸。此法在心肺复苏时比任何徒手、器械的方法都好，特别适用于无自主呼吸或自主呼吸极微弱、肺泡通气不足、急性呼吸窘迫综合征等，通过过度换气可治疗脑水肿。

4. 呼吸复苏操作与配合

①患者仰卧，去枕，迅速清除口鼻腔内分泌物，口鼻处盖一块纱布，吹气不可过猛，尤其是小儿，以防肺泡破裂。在心肺复苏时，人工呼吸法与心脏按压法协同进行，心脏按压与人工呼吸的比例为 30∶2。

②患者取仰卧位，备好简易呼吸器。该器械由口罩、呼吸囊、单向呼吸活瓣、衔接管、四头带等部分组成，并递给麻醉医生。

③使用自动呼吸器时，必须有雾化吸入装置，一般使用氧气浓度为 4%左右。注意监听呼吸器的声音，如送气长、呼气短，为管道漏气；若送气短、呼气长或压力上升，则常为管道扭曲、呼吸道梗阻所致。严密观察患者的情况，随时调整各项参数。最可靠的指标是取动脉血做血气分析，作为调节参数的依据。停用时，应先分开呼吸器导管，再关闭呼吸器及氧气。

三、2015 版基础生命支持操作流程

绝大多数心脏骤停发生在成年人。在各年龄段的患者中，发现心脏骤停最高存活率均为有目击者的心脏骤停，而且初始心律是心室颤动(VF)或无脉性室性心动过速(VT)，基础生命支持的关键是胸外按压和早期除颤。既往，基础生命支持程序是"A—B—C"(开放气道、人工呼吸、胸外按压)。考虑到施救者开放气道进行口对口人工呼吸、寻找防护装置或者收集并装配通气设备的过程中往往会延误胸外按压，因此 2010 年国际心肺复苏指南就已将其程序更改为"C—A—B"(胸外按压、开放气道、人工呼吸)，即尽快开始胸外按压，同时缩短通气延误时间。适用于成年人、儿童和婴儿，不包括新生儿。

1. 基础生命支持操作流程(basic life support operational processes)

成年人患者发生院外心脏骤停，医护人员配合进行现场抢救。操作步骤与要求见表 10-2-2。

(1)评估周围环境是否安全　当发现有人突然倒地或者意识丧失，施救者首先判断四周环境安全，牢固树立安全第一和自我保护意识，操作者口述："周围环境安全"，然后立即开始实施现场心肺复苏；同时看

表 10-2-2　心肺复苏基础生命支持的步骤与要求

内容	成年人	儿　童	婴　儿
识别	无反应(所有年龄)		
	没有呼吸或不能正常呼吸(仅仅是喘息)	不呼吸或仅仅是喘息	
	对于所有年龄，在 10s 内未扪及脉搏(仅限医务人员)		
心肺复苏程序	"C—A—B"(胸外按压、开放气道、人工呼吸)		
按压速率	≥100 次/min		
按压幅度	≥5cm	至少 1/3 前后径(约 5cm)	至少 1/3 前后径(约 4cm)
胸廓回弹	保证每次按压后胸廓回弹，医务人员每 2min 交换 1 次按压职责		
按压中断	尽可能减少胸外按压的中断，尽可能将中断时间控制在 10s 以内		
气道	仰头提颏法(疑有外伤时，采用推举下颌法)		
按压∶通气*	30∶2(1～2 名施救者)	30∶2(单人施救者)；15∶2(双人施救者)	
高级气道通气(医务人员)	每 6～8s 呼吸 1 次(即呼吸 8～10 次/min)，每次呼吸约 1s(胸廓明显隆起)		
除颤	快速连接并使用自动体外除颤器(automated external defibrillator，AED)。每次电击后立即从按压开始心肺复苏，并尽可能缩短电击前后的胸外按压中断		

注：若施救者未经过通气操作培训或操作不熟练，则单纯实施胸外按压术。

表，记住开始抢救的时间。

(2)判断意识　操作者先到达患者身体右侧，双膝跪地，双膝与肩同宽，左膝平患者右肩，尽量靠近患者身体。判断有无意识的方法为：重复轻拍患者双肩、呼唤，同时凑近患者耳旁(约 5cm)，分别对着双耳大声呼喊："你怎么啦？你怎么啦?"，如无反应，即可确认意识丧失。判断时间为 3～5s(如患者不是仰卧位，则先将患者摆成仰卧位，置于地面或硬板上，去掉枕头，解开上衣，然后进行下一步)。

(3)判断呼吸、脉搏　判断呼吸、脉搏应同时进行，在 5～10s 完成，操作者报数"1001～1010"计时。判断呼吸方法为观察患者有无胸廓起伏等呼吸征象；判断脉搏方法为触摸同侧颈动脉有无搏动。操作者口述："患者无呼吸、脉搏"。

(4)启动 EMSS　操作者呼叫助手："准备除颤监护仪、球囊面罩"。助手将除颤监护仪摆放在患者右肩位置，跪在患者头端，用压额抬颏法保持患者头部后仰，气道开放，观察口腔有无异物，助手口述"口腔无异物"，手持球囊面罩准备人工呼吸。

(5)胸外心脏按压　立即由操作者进行胸外心脏按压，按压时注意观察患者面部反应。胸外心脏按压的规范动作(五要素)。

①按压部位：胸骨下半部分，乳头连线中点(或胸骨正中线的中、下 1/3 段交界处)。快速定位方法为"胸骨下切迹"上 2 横指。每个周期按压之前，都要先用手正确定位并清晰显示。

②正确手势：快速定位后，双手重叠，十指交叉、相互紧扣；掌根部与患者的胸骨接触，其余五个指头全部翘抬起来，不可将按压力量作用于患者的两侧肋骨上。

③按压姿势：操作者双膝跪地，以髋关节为支点、腰部挺直，用上半身的重量垂直往下压(杠杆原理)，而不是靠两个手臂的力量发力；故双臂必须绷直，肩、肘、腕三关节呈一条直线(尤其肘关节不得弯曲)；双手臂形成的平面垂直于患者胸部，不得倾斜。按压过程要求平稳、有节律，用力均匀，不可使用瞬间力量，不得进行冲击式按压。

④按压深度：使患者胸骨下陷至少 5cm，每次按压后手臂的力量都要松开，保证压力释放，让胸廓完全回弹。

⑤按压频率：至少 100 次/min(18s 内完成 30 次按压)，按压与放松的时间要保持相等；通过双音节报数来掌握节奏(如"01、02、03、04、05、06、07、08、09、10、11、12、…、20、21、22、…、30")。

(6)人工呼吸　由助手采用"E-C"手法固定面罩，球囊通气 2 次，每次送气时间至少 1s，以看到患者胸部起伏作为人工呼吸有效指标。每通气 2 次后，助手将面罩稍微移开患者面部，但仍然保持开放气道的头后仰姿势。

(7)胸外按压与人工呼吸比例　成年人为 30∶2(不论单人法或双人法抢救)，即每按压 30 次后通气 2 次。心肺复苏从胸外按压开始，结束于通气。应尽量减少中断按压的时间，如果不得不暂停胸外按压时，中断时间不能超过 5s。

(8)检查评估　首轮做 5 个周期的 30∶2(约 2min)后，再检查患者呼吸和脉搏，评估时间为 5～10s，如果仍然没有呼吸、脉搏，操作者口述"患者呼吸循环未恢复，准备电除颤"。

(9)电击除颤

①助手迅速开启除颤仪的电源开关，调整除颤仪功能旋钮键至"监护"位置；监护导联调至"Paddles"位置，操作者手持两个电极板放置于患者胸前，通过除颤仪的监护屏幕马上辨别心电图波形。如果显示"室颤"或者"无脉性室速"，必须即刻进行电击除颤(假设显示"室颤")，操作者大声报出："室颤，立即除颤"。

②助手迅速用纱布擦干患者胸前皮肤，操作者手持电极板(注意不能面向自己)；助手涂上导电胶，操作者将导电胶均匀分布于两块电极板的接触面。

③操作者确认除颤电极板的安放位置正确，胸骨电极板(sternum)放在患者右上胸锁骨下方贴胸骨右缘；心尖电极板(apex)放在左下胸中点位于腋中线第 5 肋间。

④助手将功能旋钮调至除颤位置，并选择除颤能量 200J(双相波)或 360J(单相波)。

⑤操作者按下手柄上的充电按钮，除颤仪充电。

⑥操作者将除颤电极板紧贴患者胸壁，适当施加压力，使电极板与患者皮肤之间无可见缝隙；高声喊叫："旁人离开"，确定周围无任何人员直接或间接与患者身体接触。

⑦除颤仪充电完毕，操作者口述："仍为室颤，旁人离开"，操作者双手拇指同时按压电极板上的两个放电钮进行电击。

⑧放电结束，操作者口述："继续胸外按压，按 30∶2 做 5 个周期"。2min 后复检，心搏、呼吸恢复，心肺复苏成功，准备转运。

⑨医务人员擦干电极板和胸壁皮肤，电极板归位、除颤仪关机，整理仪器和用物。整理患者衣服，准备转送。

注：如需要轮换，轮换时间<5s。

2. 胸外按压的操作要求

心肺复苏过程中，胸外按压次数对于能否恢复自主循环以及存活后是否具有良好神经系统功能非常重要。每分钟实际胸外按压次数由胸外按压速率、按压中断(如开放气道、行人工呼吸或 AED 分析)的次数和持续时间决定。多数研究表明，复苏过程中给予更多按压可提高存活率，减少按压则会降低存活率。因此，胸外按压既要保证足够的按压速率，也要尽可能减少按压中断。

3. 高质量心肺复苏流程

2015 年国际心肺复苏指南将传统的高级生命支持心脏骤停流程进行简化和综合，推出新的环形流程。它强调足够的按压速率和幅度，保证每次按压后胸廓回弹，尽可能减少按压中断并避免过度通气，并同时强调应在心肺复苏的非中断期间组织高级生命支持操作，以确保心肺复苏高质量。附美国心脏协会心血管急救成年人生存链(图 10-2-1)、成年人基础生命支持医务人员流程(图 10-2-2)、成年人基础生命支持简化流程(图 10-2-3)、心脏停搏循环流程(图 10-2-4)。

4. 心肺复苏术(C—A—B)评分标准(表 10-2-3)

5. 胸外电除颤评分标准(表 10-2-4)

1. 立即识别心脏骤停并启动急救系统
2. 尽早进行心肺复苏，着重于胸外按压
3. 快速除颤
4. 有效的高级生命支持
5. 综合的心脏骤停后治疗
1
2
3
4
5

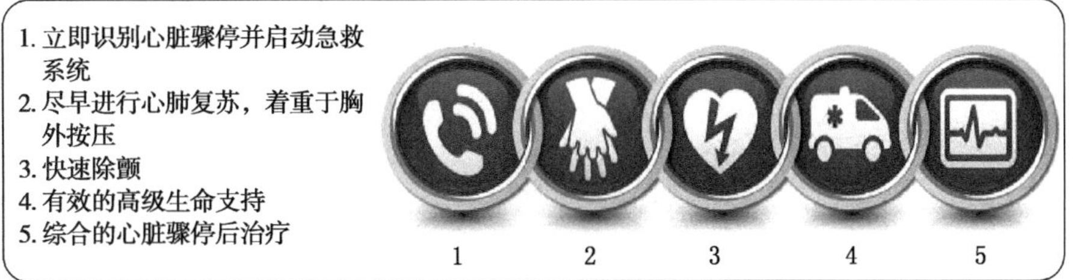

图 10-2-1　心血管急救成年人生存链

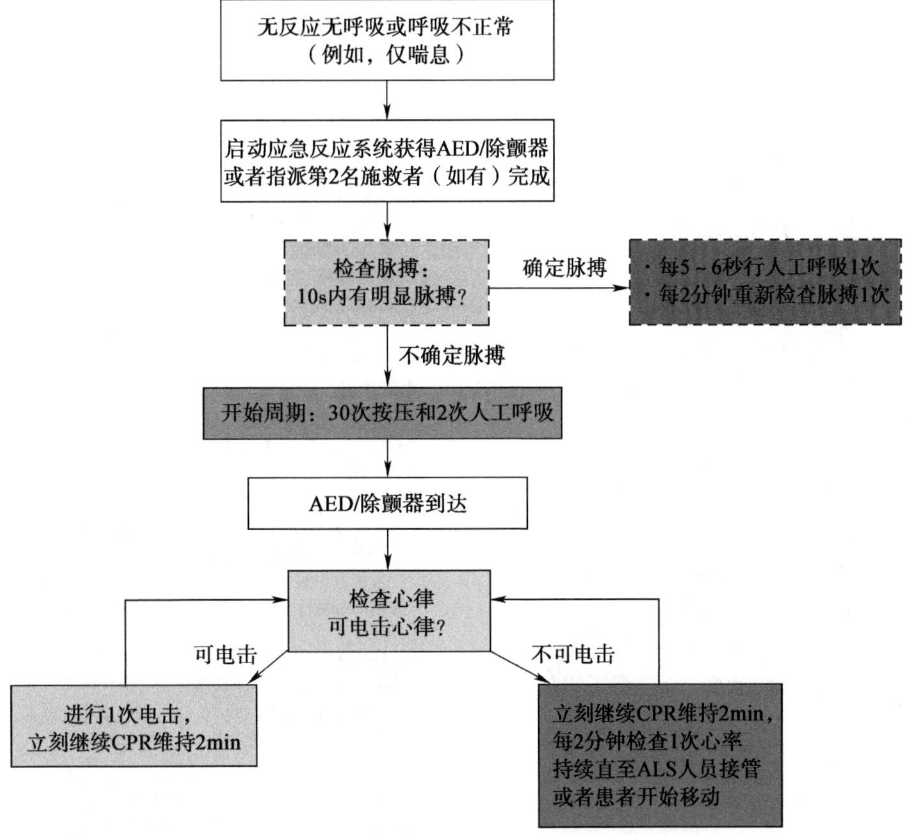

图 10-2-2　成年人基础生命支持医务人员流程

无反应且没有呼吸
或不能正常呼吸
（仅仅是喘息）
启动急救
系统
拿到除颤器
开始心肺
复苏
检查心律/如有
必要，开始除颤
每2分钟重复1次
用力按压·快速按压

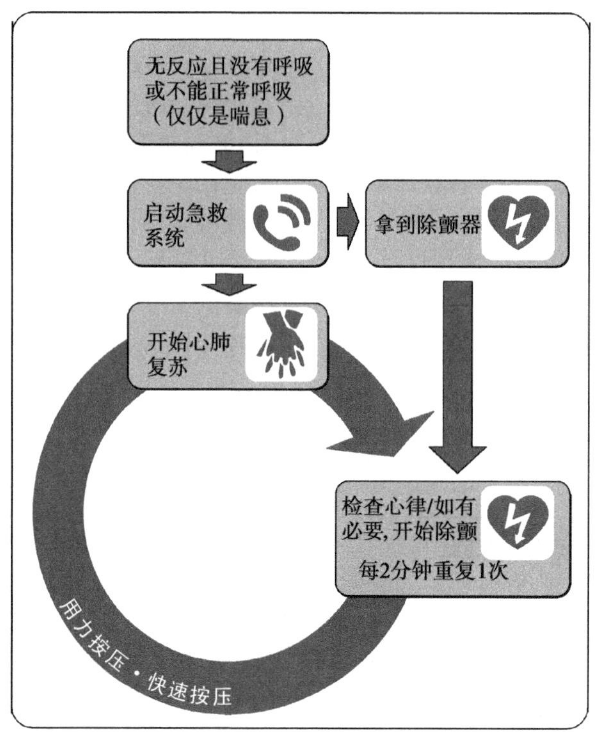

图 10-2-3 成年人基础生命支持简化流程

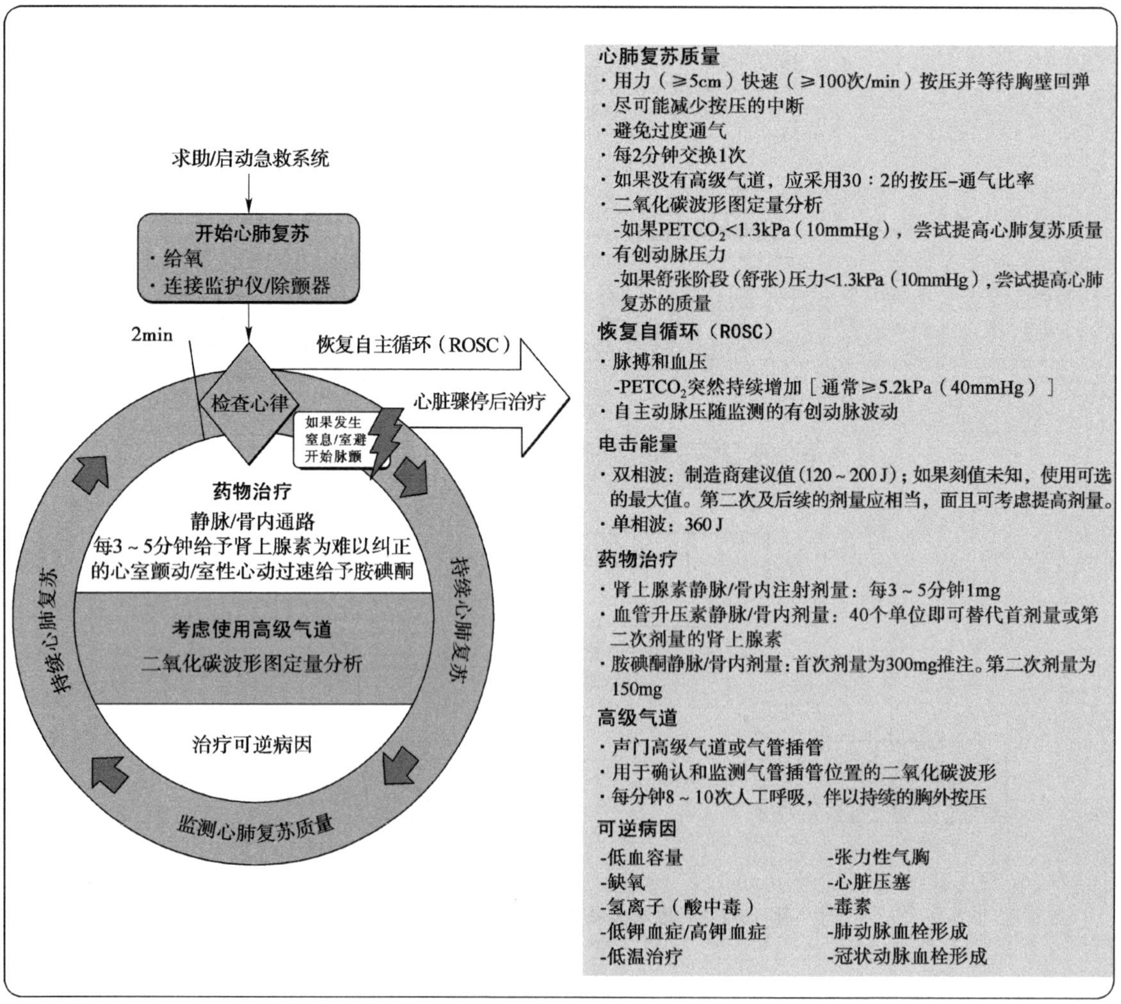

求助/启动急救系统
开始心肺复苏
·给氧
·连接监护仪/除颤器
2min
恢复自主循环（ROSC）
检查心律
心脏骤停后治疗
如果发生
室息/室避
开始脉颤
药物治疗
静脉/骨内通路
每3～5分钟给予肾上腺素为难以纠正
的心室颤动/室性心动过速给予胺碘酮
考虑使用高级气道
二氧化碳波形图定量分析
治疗可逆病因
持续心肺复苏
持续心肺复苏
监测心肺复苏质量
心肺复苏质量
·用力（≥5cm）快速（≥100次/min）按压并等待胸壁回弹
·尽可能减少按压的中断
·避免过度通气
·每2分钟交换1次
·如果没有高级气道，应采用30：2的按压-通气比率
·二氧化碳波形图定量分析
-如果PETCO$_2$<1.3kPa（10mmHg），尝试提高心肺复苏质量
·有创动脉压力
-如果舒张阶段（舒张）压力<1.3kPa（10mmHg），尝试提高心肺复苏的质量
恢复自循环（ROSC）
·脉搏和血压
-PETCO$_2$突然持续增加［通常≥5.2kPa（40mmHg）］
·自主动脉压随监测的有创动脉波动
电击能量
·双相波：制造商建议值（120～200 J）；如果刻值未知，使用可选的最大值。第二次及后续的剂量应相当，而且可考虑提高剂量。
·单相波：360 J
药物治疗
·肾上腺素静脉/骨内注射剂量：每3～5分钟1mg
·血管升压素静脉/骨内剂量：40个单位即可替代首剂量或第二次剂量的肾上腺素
·胺碘酮静脉/骨内剂量：首次剂量为300mg推注。第二次剂量为150mg
高级气道
·声门高级气道或气管插管
·用于确认和监测气管插管位置的二氧化碳波形
·每分钟8～10次人工呼吸，伴以持续的胸外按压
可逆病因
-低血容量
-张力性气胸
-缺氧
-心脏压塞
-氢离子（酸中毒）
-毒素
-低钾血症/高钾血症
-肺动脉血栓形成
-低温治疗
-冠状动脉血栓形成

图 10-2-4 心脏停搏循环流程

表 10-2-3 双人徒手心肺复苏术(C—A—B)评分标准

单位:________ 姓名:________ 得分:________ 指导老师:________

项目	内 容	操 作 要 求		标准分	扣分	实得分
徒手心肺复苏术(C—A—B)	1. 评估环境	施救者戴手套,确定周围环境安全,看表,记住开始抢救的时间		2		
	2. 判断意识	轻拍患者双肩,分别对双耳呼叫,判断时间 3～5s		1		
	3. 摆放体位	施救者与患者体位正确,暴露抢救部位		1		
	4. 判断呼吸、脉搏	判断位置正确		2		
		判断呼吸、脉搏时间 5～10s		2		
	5. 呼救、启动 EMSS	呼叫助手,准备呼吸囊、面罩和除颤仪		1		
		除颤仪放在患者右肩旁,跪在患者头端		1		
	6. 胸外心脏按压	*按压过程中注意观察患者面色*		2		
		正确和有效按压:包括位置、姿势、频率(≥100 次/min)、深度(≥5cm)、按压放松比、胸廓回弹 *每一次错误扣 0.4 分*	第一周期	12		
			第二周期	12		
			第三周期	12		
			第四周期	12		
			第五周期	12		
	7. 开放气道、人工呼吸	压额抬颏方法正确,检查口腔有无异物		2		
		正确和有效人工呼吸包括:“E-C”手法、球囊通气方法、时间、与按压配合 一次错误通气扣 2 分	第一周期	4		
			第二周期	4		
			第三周期	4		
			第四周期	4		
			第五周期	4		
	8. 检查评估	检查呼吸和脉搏是否恢复,5～10s		2		
	9. 作出除颤决定	口述“患者呼吸循环未恢复,准备电除颤”		2		
	10. 整体质量	操作熟练,动作规范,在规定时间内完成[计时从拍患者双肩开始至最后 2 次人工呼吸结束,用时约(133±5)s]		2		
合计				100		

注:斜体字部分表示由助手操作。

表 10-2-4 双人配合电除颤术(D)评分标准

项目	内 容	操 作 要 求	标准分	扣分	实得分
胸外心脏直流电击除颤术(D)	1. 准备除颤	*打开除颤仪电源开关,调至监护位置正确*	1		
		安放除颤电极板,报告心律情况:“室颤,立即除颤”	1		
		迅速擦干患者胸部皮肤,在电极板上涂以适量导电胶混匀	1		
	2. 安放电极板	电极板位置安放正确(左、右电极板各 1 分)	2		
		除颤电极板紧贴患者胸壁(左、右电极板各 0.5 分)	1		

续表

项目	内 容	操 作 要 求	标准分	扣分	实得分
胸外心脏直流电击除颤术(D)	3. 选择能量	再次观察心电示波	1		
		除颤能量选择正确	1		
	4. 充电	高声喊叫:“旁人离开”	1		
		按下充电按钮,开始充电	1		
	5. 电极板紧贴皮肤	电极板压力适当,与患者皮肤紧密贴合,无可见缝隙(左、右电极板各1分)	2		
	6. 与患者保持安全距离	放电前确定周围人员无直接或间接与患者接触,再次判定,口述:“仍为室颤,旁人离开”	1.5		
		操作者身体不能与患者接触	1.5		
	7. 放电	除颤仪充电完毕并显示可以除颤时,双手拇指同时按压放电按钮,完成一次电击除颤	2		
	8. 从擦干患者胸部皮肤开始至除颤放电完毕的时间要求	标准用时不超过20s。 21～25s扣2分;26～32s扣4分; 31～35s扣6分;>35s扣10分	10		
	9. 除颤结束要求	除颤结束,清洁除颤电极板,正确归位并且关机	1		
		大声报告:“继续胸外按压,按30∶2做5个周期,2min后复检,心搏、呼吸恢复,心肺复苏成功,准备转运”	1		
		清洁患者胸壁皮肤,整理患者,穿好衣服,摆放侧卧位	1		
合计			30		

注:斜体字部分表示由助手操作。

第三节 批量伤员救治原则

正确而有效地救治创伤患者,是外科医生和护士的一项基本的、共同的任务。在现代战争、工矿交通事故或其他自然灾害中发生的伤员,不仅伤情急、重、复杂,而且数量多、场面乱。因此,做好批量伤员的救治工作十分重要。

手术室是医院抢救急、危、重、批量伤员手术的第一线。应根据病情缓急,合理安排手术,迅速、准确实施各项术前准备及术中配合,以提高抢救的成功率。同时,应确保救治场面紧张、有序、忙而不乱。

当接到批量伤员救治通知后,值班护士应立即通知护士长,并向医院总值班室报告,由护士长全面负责组织指挥(若护士长不在位,可由最高职务的护士组织领导)。在护士长未到位前,值班护士应沉着、大胆、迅速进行各项准备工作。

一般情况下,可将急救护士分为4组:

(1)伤员分类组　负责了解伤员的数量、受伤程度、受伤部位、全身大体情况,填写接诊卡,给护士长提供一线信息,按照轻、中、重3种情况迅速安置伤员并给予处置。中、轻伤员也可安排到外科、急诊室小手术室进行清创治疗。

(2)物品准备组　负责了解手术物品储备,根据情况立即筹备手术物品,如请领、消毒、配药等,并置于手术间备用。

(3)仪器检查组　检查手术所需仪器的功能状态,推入手术间待用。

(4)手术配合组　按个人掌握的业务水平安排工作。

救治过程中的几点要求:

①对手术室来讲,无论平时或战时,都必须做好成批创伤患者的抢救准备工作;加强忧患意识教育;建立、健全应急组织及急救制度;规定明确的抢救呼号,一声召唤,全体成员立即奔赴手术室参加抢救。

②备齐各种急救物品、药品、器械、仪器,定位放置,指定专人保管,定时检查,保持备用状态。

③合理利用人力、物力资源,科学安排,周密分工,确保各项工作的顺利开展。

④严格执行各项制度及操作规程,严格执行查对

制度。护士在执行医生口头医嘱时,必须复述一遍,避免医疗差错或事故的发生,确保医疗质量。

⑤紧急情况下,在医生未到之前,护士应果断进行心脏按压、人工呼吸、给氧、吸痰、紧急止血、快速输液等急救处理。

急救工作争分夺秒,熟练的技术操作能力十分重要。每个手术室护士都必须具有配合麻醉或手术医生处理各种类型创伤的基本知识和技能,在不具备专科医生协同处理的条件下,能单独执行抢救任务。因此,必须在平时加强急救知识和技能的培训。

(王 玫)

附 10A 手术室护理抢救预案

一、外科休克的抢救预案

【定义】

休克是由于组织有效循环血量灌注不足引起的代谢障碍和细胞受损。休克可分为低血容量性休克、感染性休克、心源性休克和神经性休克四类,外科休克主要是前两种。

出血性休克和创伤性休克都属于低血容量性休克。前者可由食管静脉曲张破裂、溃疡病出血、肝脾破裂、宫外孕等引起,后者如骨折、挤压伤、大手术等血液流失体外或血浆、血液渗到组织间隙而导致循环血量急剧下降所致。感染性休克的病理生理与低血容量性休克基本相同,但由于感染和细菌毒素作用,微循环变化的不同阶段常同时存在,不像低血容量性休克那样典型,并且细胞损害出现也较早,有时很快进入 DIC 阶段。

【临床表现】

早期精神紧张或烦躁、面色苍白、手足湿冷、心搏加快、血压稍高;晚期血压下降、收缩压＜10.7kPa(80mmHg)、脉压差＜2.67kPa(20mmHg)、心率增快、脉搏细速、皮肤湿冷、全身无力、尿量减少、反应迟钝、神志模糊、昏迷。

【急救措施】

①患者仰卧,搬动宜轻。双下肢抬高 20°～30°,或头和躯干抬高 20°～30°,以增加回心血量和减轻呼吸负担。

②保持呼吸道通畅,昏迷患者及时清除呼吸道血块、异物和分泌物。吸氧 4L/min。

③迅速建立 1～2 条静脉通道,尽快补充液体。妥善固定,防止输液管脱落。若穿刺困难,应立即协助医生静脉切开或深静脉插管。输液应先快后慢,避免过快、过多引起心力衰竭和肺水肿等并发症。

④迅速、准确执行医嘱,按医嘱用药。口头医嘱应大声重复一遍并经下达医嘱医师确认无误方可用药,用药前将空安瓿或药瓶与医生再次查对 1 次。

⑤严格“三查七对”制度,落实无菌技术操作规程。

⑥注意保暖,保持室温在 22～26℃,以降低患者的新陈代谢率。

⑦迅速准备必要的急救器材,如吸引器、除颤器、静脉切开包、导尿包、腹腔穿刺包,发现故障,应迅速协助排除。

⑧手术过程中应掌握好输液速度,补液太慢、太少不易纠正休克。

⑨固定患者,上好约束带,防止坠床。

⑩及时抽取血液标本送各种化验检查。

⑪严格记录每小时尿量,严密观察(或监测)瞳孔、R、P、BP 变化,观察末梢血供和肢端温度。认真、详细做好各种抢救记录。

【监护要点】

监测生命体征、尿量、引流量、输入液量等。

二、呼吸、心搏骤停的抢救预案

【定义】

心搏骤停是由于各种原因致心搏突然停止正常收缩和供血功能,使全身血液循环中断,导致各组织器官严重缺氧和代谢障碍。

【常见原因】

心搏骤停有原发性和继发性两种。常见原因:冠心病、心肌梗死、风湿性心脏病、心肌病、脑出血、严重外伤、严重中毒、严重水电解质和酸碱平衡失调、麻醉/手术意外、低温、休克、自缢、触雷电,以及先天性心脏病等。

【临床表现】

意识消失;大动脉无搏动(颈、股动脉);无自主呼吸;心脏停搏,心音消失;瞳孔散大、对光反应消失;切口不出血,术野血色暗红;心、脑电图呈一直线。

【急救措施】

1. 一般措施

①保持呼吸道通畅，迅速建立人工呼吸。

②迅速建立静脉输液通道。若穿刺困难，立即协助医生做中心静脉置管或静脉切开；需要动脉输血者，立即准备动脉输血器材。

③及时连接好心电监护仪。

④严格按医嘱用药，口头医嘱必须复述一次后方可执行。加药用的注射器，用标签纸注明种类，以防配伍禁忌；液体包装袋，应在其表面注明内含药名、剂量，以便控制输液速度；药袋、安瓿等，须保留至抢救停止，以便查对和统计。

⑤备齐急救药品和器材。常用药品有肾上腺素、阿托品、多巴胺、甲泼尼龙、氢化可的松琥珀酸钠、2%利多卡因、5%氯化钙、10%氯化钾、异丙肾上腺素、呋塞米、5%碳酸氢钠、硝酸甘油、硝普钠、毛花苷C等；常用器材有气管切开包、静脉穿刺包、中心静脉导管、开胸包，备好灭菌的除颤器电极板。

⑥接通电源、保证良好照明，连接吸引器，协助安装呼吸机、除颤器等。

⑦严格执行“三查七对”制度和无菌技术操作规程。随时配合手术医生、麻醉医生工作。

⑧固定患者，上好约束带，防止坠床。

⑨密切观察体温、脉搏、血压变化，以及出血量、输入量、尿量，并详细记录。

⑩具有爱伤观念，一切操作应轻、稳，防止粗暴，避免在抢救中并发其他损伤。

⑪及时、准确留取各种标本。

⑫注意为患者保暖及戴冰帽或头部冰敷。

2. 心肺复苏

①呼吸、心搏骤停发生在手术前：立即行胸外心脏按压（见本章第二节）→开放气道、气管插管进行呼吸支持→快速建立两条静脉通道→建立“临时医嘱执行单”，遵医嘱用药并详细记录→提供除颤仪，随时进行电除颤。

②呼吸、心搏骤停发生在手术中：立即协助麻醉医生进行气管插管辅助呼吸（术前未插管者）→根据需要再建立一条静脉通道，方便用药→建立“临时医嘱执行单”，遵医嘱用药并详细记录→提供开胸探查手术器械、无菌心脏按压板，行胸内心脏按压→用无菌大单敷料遮盖原手术野，防止污染→提供除颤仪，随时进行电除颤。

③抢救中应做到：护士动作快速、准确，密切医护配合，有条不紊；坚守岗位，密切观察病情，详细记录抢救过程的医疗处置和病情变化，随时提供一切抢救需要的物品和器材；保留术中各种药物安瓿至抢救结束，以备核查；随时判断心肺、脑复苏效果，配合医生实施其他抢救措施；妥善保管好手术清点的物品，做好使用登记，必要时暂时封存扔到台下的纱布类敷料，防止抢救结束后清点数目不符；各种抢救记录应在抢救结束后6h内据实补记完毕，保证医疗文书规范和完整。

3. 胸外电除颤术

①除颤前，正确连接各部件、检查仪器性能、接电源，做好除颤前的准备工作。

②电极板涂导电胶或用生理盐水纱布包裹，分别放置在心尖部和胸骨右侧缘第2肋间。

③充电：直流电除颤，首次200J，再次可增加至300J，第三次或以上可360J。

④除颤：术者手持电极绝缘柄，身体离开患者和床，按下放电钮，直流电电击时间为0.0025～0.004s，交流电电击时间为0.2s。患者抽动一下，立即观察心电示波器，并听心音。若仍有心室纤颤，可准备第二次除颤。

【心肺复苏有效指征】

心电图恢复，触及大动脉搏动，瞳孔缩小，对光反应、睫毛反射及吞咽反射恢复，自主呼吸恢复，口唇发绀逐渐减轻，收缩压＞10.6kPa（80mmHg）。

三、麻醉突发事件的抢救预案

1. 局麻药物毒性反应

【定义】

局麻药物毒性反应是指短时间内血液中药物浓度过高，超过机体耐受性而引起的中毒反应。

【临床表现】

早期表现为面色苍白、出冷汗、反应迟钝、眩晕、躁动、肌肉抽搐、血压上升、脉率增加，晚期可导致呼吸衰竭或心搏骤停等。

【急救措施】

①立即停止用药，并报告麻醉医生。

②托起下颌，给氧，4L/min。必要时面罩吸氧或气管内插管，进行辅助呼吸。

③固定四肢，防止坠床。

④出现惊厥，放牙垫，防止舌咬伤，常予硫喷妥钠静脉注射或给予地西泮10～20mg静脉注射；出现低血压，酌情给予麻黄碱等升压药或扩充血容量，以维持循环功能；若心动过缓时，静脉注射阿托品0.5mg。

【监测要点】

①监测循环状况：定时测量心率、血压及尿量。

②监测呼吸状况：观察呼吸频率、血氧饱和度及皮肤的颜色。

2. 全身麻醉并发症

呼吸道梗阻

【定义】

呼吸道梗阻指舌后坠、分泌物过多、喉痉挛、误吸等原因引起的呼吸道不畅、换气障碍。

【临床表现】

患者突然出现呼吸困难、呼吸频率加快、口唇发绀、血氧饱和度下降、躁动不安。

【急救措施】

①舌后坠，用手托起下颌或用舌钳将舌头牵拉。

②分泌物过多，及时清除、改善呼吸。

③喉痉挛，轻者应停止麻醉和一切刺激，用面罩加压给氧；重者可静脉给肌松剂（氯琥珀胆碱）；松弛声门，快速气管插管，上呼吸机。同时备气管切开包。

【监测要点】

密切观察呼吸频率、节律及血氧饱和度的变化。

急性肺水肿

【定义】

急性肺水肿是指由于术中输液过多过快、左心衰竭、误吸或使用血管收缩药不当等引起的肺部急性淤血的综合征。

【临床表现】

频繁咳嗽，咳出或从口鼻腔中涌出粉红色泡沫样痰。肺部听诊可闻及广泛的湿啰音和哮鸣音。

【急救措施】

①立即限制输液量，给氧 4L/min，行加压呼吸。

②遵医嘱用药：静脉注射强心药毛花苷 C、利尿药呋塞米（速尿）、血管扩张药、大剂量地塞米松等。

③必要时，上止血带。止血带轮流加压于四肢近端，5min 换一肢体。平均每侧肢体加压 15min，放松 5min。

【监测要点】

①监测呼吸状况：呼吸频率，血氧饱和度。

②监测循环状况：测量心率、血压及尿量。

低血压

【定义】

低血压是指由于术中失血过多、麻醉过深、椎管内麻醉平面过高、内脏牵拉反应、腔静脉变化、低温、缺氧引起，或与严重高碳酸血症、体位改变以及术前与术中用药不当等有关。

【临床表现】

心率增快、血压下降、烦躁不安、面色灰白、皮肤湿冷等。

【急救措施】

①协助医生迅速查明原因，予以针对治疗。

②如为低血容量性休克，迅速补充血容量。

③保持输液通畅，加快输液速度。

④减浅麻醉、减轻手术操作的刺激，或用局麻药做局部封闭。

⑤积极处理缺氧和高碳酸血症。

⑥根据医嘱静脉注射麻黄碱收缩血管，提高血压。

【监测要点】

监测心率、心律及血压的波动情况。

心律失常

【定义】

心律失常指手术过程中麻醉或手术操作刺激，麻醉药及其他药物影响等导致的心脏异常搏动。

【临床表现】

心慌、心悸、心率加快或减慢、心电图异常等。

【急救措施】

①明确心律失常原因，去除原因，如暂停手术、减浅麻醉、加强通气、纠正电解质紊乱等。

②纠正心律失常常用的药物有 2% 利多卡因、阿托品、普萘洛尔（心得安）、异丙肾上腺素等。

【监测要点】

加强循环状况的监测，定时测量心率、心律，观察心电图及血压的变化。

四、多器官复合伤的抢救预案

【定义】

多器官复合伤（简称多发伤）是指在外力撞击下，人体同时有 2 个以上的部位脏器受到严重损伤，即使这些伤单独存在，也属较严重者（单纯的脊椎压缩骨折、轻度软组织伤、手足骨折等除外）。

【多器官复合伤的确定】

具有下列伤情 2 条以上者可确定为多发伤：

①头颅伤：颅骨骨折伴有昏迷，伴昏迷的颅骨内血肿，脑挫伤，颌面部骨折。

②颈部伤：颈部外伤，伴有大血管损伤、血肿，颈椎损伤。

③胸部外伤：多发性肋骨骨折、血气胸、肺挫伤、纵隔、心脏、大血管和气管损伤，膈肌破裂。

④腹部损伤：腹内出血、内脏伤、腹膜后大血肿。

⑤泌尿生殖系统损伤：肾破裂、膀胱破裂、子宫破裂、尿道断裂、阴道破裂。

⑥骨损伤：骨盆骨折伴休克，脊椎骨折伴有神经

系统损伤，上肢、肩胛、长骨骨干骨折，下肢长骨骨干骨折，四肢广泛撕脱伤等。

【多发性复合伤的特点】

应激反应重、伤情变化快、病死率高；伤势重、休克发生率高；易发生低氧血症；易漏诊和误诊；多发伤多数需要进行手术治疗；伤后并发症和感染发生率高。

【急救措施】

①接手术通知单时应准确了解伤情及诊断，了解患者姓名、性别、年龄、手术部位及拟施行手术名称。

②迅速做好手术前的各项准备工作，除手术间常规物品外，还应备好器械包、敷料包、手术衣、气管切开包、心脏按压包、除颤器、硬膜外穿刺包、急救药品和抢救物品、一次性中单 2 块（1 块铺手术床，1 块备用）等。

③患者入手术室时，应与急诊科护送员交接病情，用药，静脉通道，是否留有导尿管、胃管，皮试结果，尿量，引流量等；检查化验单是否齐全，有无携带贵重物品。

④如休克患者，过床时应先移下肢，然后抬高头部平移至手术床，防止窒息。

⑤若未建立静脉通道，应选大血管迅速建立静脉通道 1～2 条，并妥善固定；若穿刺困难，立即协助医生做静脉切开。

⑥连接吸引器，配合麻醉医生。

⑦器械护士开台、补充台上所需物品并洗手上台；巡回护士摆放手术体位、上约束带固定患者；待医生消毒铺巾后，巡回护士迅速清理地面杂物，与器械护士、第二助手共同清点物品。

⑧手术开始前打开无影灯照至手术部位，迅速接好电刀、电凝器、气囊止血带，并调到指定工作参数；手术开始后整理术间物品，保证术间的整洁有序。

⑨术中密切观察患者生命体征、尿量、出血量，对输入液量做到心中有数，发现异常及时报告麻醉医生或手术医生，术中各抢救设备出现故障应迅速协助排除，器械不足立即给予补充，以免耽误抢救。

⑩维持术间秩序，控制人员进入，并减少室内不必要的走动。

⑪严格执行查对制度，落实无菌技术操作规程，做好各项抢救记录。

⑫认真填写急诊登记本、交班本。术毕整理手术间，将物品放归原处。

【特殊物品准备及配合】

①头颅伤、颌面部伤：备深静脉穿刺包、脑科托盘、头圈、双极电凝器、骨蜡、脑棉片、20mL 注射器 1 个、内用生理盐水、一次性胶单 2 块（1 块铺在头下，1 块铺在手术部位周围地板），并认真做好深静脉穿刺时的配合工作。

②胸部外伤：备侧卧位托手板、深静脉穿刺包、侧卧位体位垫、胸腔闭式引流瓶、10 号丝线。

③腹部、会阴部伤：备大量无菌纱垫（用于填塞止血），0.05%的氯己定（洗必泰）或 0.05%碘伏、大量生理盐水；会阴部伤者备截石位腿架、肛门敷料。

④四肢骨折、广泛软组织撕脱伤等开放性伤：备清创车、清创肥皂、大量清水、外用生理盐水、过氧化氢（双氧水）、氯己定（洗必泰）、清洁绷带 3～4 卷、电动或气动骨钻、一次性胶单 2 块（1 块铺清创车，1 块用于清创时铺在地板上）、X 线机、气囊止血带等。

【监测要点】

①监测循环状况：监测心率、血压、中心静脉压及尿量。

②监测呼吸情况：观察呼吸频率、血氧饱和度及皮肤的色泽。

③监测引流液、输入液量，正确估计出血量。

五、大面积烧伤的急救预案

【烧伤严重程度分类】

（1）轻度烧伤　总面积在 10%以下的二度烧伤。

（2）中度烧伤　总面积在 11%～30%，或三度烧伤<10%。

（3）重度烧伤　总面积在 31%～50%，或三度烧伤在 11%～20%。总烧伤面积<31%，伴下列情况之一者：全身情况较重或有休克者；有复合伤或合并伤；中、重度吸入性损伤。

（4）特重烧伤　总面积在 51%以上，或三度烧伤>21%。

【临床表现】

烧伤性休克基本为低血容量性休克，故其临床与创伤或出血性休克相似，其特点如下：脉搏增速，尿量减少，口渴，烦躁不安，恶心与呕吐，末梢循环不良，血压和脉压的变化，化验检查数据的改变。

【急救措施】

（1）抢救药品和器材的准备

①急救车的准备：急救车上放气管插管 1 套、急救盘（压舌板、开口器、血压计、听诊器等）、急救药品（山梗菜碱、尼可刹米、咖啡因、去甲肾上腺素、阿托品、葡萄糖酸钙、5%碳酸氢钠、毛花苷 C）、气管切开包、静脉切开包、人工呼吸气囊等。

②清创物品的准备：清创车、大量肥皂液、生理盐

水、0.05%氯己定(洗必泰)、过氧化氢(双氧水)、0.05%碘伏、75%乙醇、剃须刀、无菌台布2~4块、治疗巾8块、纱布及绷带等。

(2)烧伤休克的早期诊断与防治

①扼要询问病史,迅速估计伤情。了解致伤原因,受伤环境,受伤经过及处理情况,既往史。注意是否有休克、复合伤、中毒、吸入性损伤等。

②确定是否需要紧急气管切开。疑有吸入性损伤合并呼吸道梗阻、头面部严重烧伤、颈部或胸部三度环行切痂引起呼吸困难之一者,均应立即建立人工气道、气管内插管、环甲膜切开或环甲膜穿刺、气管切开。

③镇静镇痛。现场已给药者,应待4h后方可重复给药(已有休克者,应静脉给药)。

④静脉穿刺或切开,保持输液通道通畅。制订补液及其他治疗计划;同时抽血进行交叉配血和必要的生化检查。

⑤留置导尿管、记尿量、测比重,注意有无血红蛋白尿、血尿。

⑥抢救人员分工明确,各尽其责,确保救治工作顺利进行。

主班护士,主要负责循环系统的复苏。快速建立多个静脉通道,必要时进行胸外心脏按压;采集化验标本,抽血送血型交叉实验,配合医生检查、清创,患者保温,导尿,执行口头医嘱等。

辅助护士,主要负责呼吸系统的管理。保持患者呼吸道通畅,吸氧操作,观察患者生命体征的变化;为合并外伤者做术前准备,如备皮等。

机动护士,主要负责准备急救及手术用物,取血、做抢救记录和协助主班护士工作等(如无机动护士,上述工作则由辅助护士完成)。

(3)烧伤创面的处理

①剪除创面及附近的毛发(头发、胡须、腋毛、阴毛等),剪除指(趾)甲。

②用肥皂水及清水将创面周围皮肤洗净。污染较重时,肥皂水中可加入等量的过氧化氢(双氧水),以利去污,再用75%乙醇或氯己定溶液涂搽。注意乙醇不要接近二度创面,以减轻伤员的痛苦。

③铺无菌单。以大量灭菌等渗盐水再次冲洗创面,用纱布轻轻拭干,去除浮于创面上的污垢、泥沙、异物等。创面污染较重时,也可先用大量清水冲洗,再用氯己定及生理盐水冲洗干净后,用无菌纱布轻轻吸干。

④清创后根据伤情采用暴露或包扎疗法。

(4)清创中的注意事项

①特大面积烧伤,应在休克初步得到纠正后进行清创。

②禁止在静脉麻醉或其他全身麻醉下行大刷大洗的所谓彻底清创。

③小儿烧伤面积较大者,即使休克已纠正,在简单清创时仍可出现再次休克,应引起注意。

④清创动作要轻柔,尽量减少伤员的痛苦及对创面的刺激,对某些休克尚不够平稳,但受伤时间已较长的伤员,可以采取分区清创的方法(如一次清创一个肢体,稍歇一定时间再清创一个范围),这样既减轻了干扰,又不致过久延误清创时机。

⑤对于陷入创面的沙屑、煤渣,如不易清除掉时,就不必一次清除。

⑥浅二度的水疱疱皮一般不进行揭除。小水疱可不必处理或于水疱表面用75%乙醇或氯己定消毒后抽去水疱液;大水疱则可进行低位引流。清洁水疱疱皮的保存可以保护疱皮下创面免受暴露和加深,以防止污染并减轻疼痛。

⑦深二度和三度表面的坏死表皮应除去,否则焦痂不易干燥,易致感染。

⑧清创后不要在创面上涂抹有色的药物(如甲紫),以免对深度的辨认造成困难,也不要在浅度创面上涂抹厚层油类物质。

【监测要点】

①监测循环状况:定时测心率、血压、中心静脉压、尿量。

②监测呼吸状况:呼吸节律、频率、深浅。

(魏 革)

参 考 文 献

[1] 美国心脏协会.健康人员心血管急救手册(2010版).南京:浙江大学出版社,2010:3-7.

第二篇　各　论

第十一章

麻醉的护理配合

麻醉的原意是用药物或其他方法，使患者整个机体或机体的一部分暂时失去感觉，消除患者手术时的疼痛与不适，或减轻手术的不良反应，以达到无痛的目的。简言之，就是使患者术中镇静、肌肉松弛、无痛感，有利术者操作顺利，保证手术安全。由于麻醉用药及手术创伤，使得手术具有不同程度的风险，尤其是实施高龄、小儿患者手术及危重手术，风险更大。因此，做好麻醉护理的配合工作十分重要。手术室护士不仅要在麻醉前、中、后做好准备及护理工作，而且要懂得麻醉基本知识、原理，要能够协助麻醉医生处理麻醉过程中出现的各种情况，要掌握临床麻醉基础技术，还要对麻醉工作有一个全面的认识，才能在手术过程中与麻醉医生密切配合，这是保障患者安全的重要因素之一。

第一节　麻醉前准备

麻醉前准备主要是为了了解麻醉方法，安抚患者，消除或减轻患者对麻醉与手术产生的恐惧和紧张心理，以减少围术期麻醉并发症，利于麻醉的诱导与维持，减少麻醉意外的发生，确保患者麻醉和手术安全。

一、术前探视

按照围术期护理的要求进行术前探视。介绍麻醉方法、麻醉时的体位、麻醉清醒后的感觉等，让患者对准备实施的麻醉方法有一个大概的了解，以取得患者的合作，消除患者对麻醉的恐惧感与不安心理；同时向患者说明术前禁食、禁水的原因及重要性，去除义齿，不要带贵重物品(钱、首饰等)进入手术室。

二、麻醉前给药

目的是使患者情绪安定、减少麻醉意外、降低基础代谢、减少呼吸道分泌物、减少某些药物的副作用。常用药物有两类：

(1)镇静镇痛药　咪达唑仑 0.05～0.1mg/kg；苯巴比妥钠 1～2mg/kg；哌替啶 0.6～1.2mg/kg；吗啡 0.1mg/kg。

(2)抗胆碱药　东莨菪碱 0.3mg；阿托品 0.5mg。

以上两类药物各选择 1 种术前 30min 肌内注射或皮下注射。

第二节　全身麻醉

全身麻醉简称全麻，是指麻醉药进入体内产生中枢神经系统抑制，进入意识消失的一种状态。理想全麻是在不严重干扰机体生理功能的情况下，达到意识消失、镇痛完善、肌肉松弛、神经反射迟钝的状态。这种抑制是可逆的或可控的，手术完毕后患者逐渐清醒，不留任何后遗症。全麻可分为吸入全身麻醉、静脉全身麻醉、复合全身麻醉、基础全身麻醉 4 种。

一、吸入麻醉

吸入麻醉是将挥发性的麻醉药或麻醉气体经肺泡进入血液循环，到达中枢神经系统而产生的全身麻醉。常用麻醉药有氟烷、恩氟烷(安氟醚)、异氟烷(异氟醚)、氧化亚氮、七氟烷。

1. 吸入麻药的特性

(1)氟烷 不燃烧、不爆炸。麻醉效能强，诱导迅速、平顺，苏醒快，无刺激性；咽喉反射消失快，不易诱发喉痉挛及支气管痉挛；麻醉稍深，血压立即下降，下降程度与吸入浓度成正比；抑制心脏、阻滞交感神经节；麻醉后心率多减慢，阿托品可预防；易发生心律失常，因此氟烷麻醉时禁用肾上腺素类药物；能抑制子宫收缩，难产、剖宫产等禁用，以免增加产后出血；肌肉松弛不全，可辅以肌肉松弛剂；注意对肾脏有损害作用。

(2)恩氟烷、异氟烷 不燃烧、不爆炸。恩氟烷麻醉效能强，诱导迅速，苏醒快而平稳；对气道无刺激性，不增加分泌物；肌肉松弛作用好；对循环系统抑制轻微，不增强心肌对肾上腺的敏感性，心率平稳；对肝肾的毒性低；价格较昂贵。

异氟烷为恩氟烷的化学异构体，特性类似恩氟烷，对循环抑制更轻微。诱导迅速、平顺，苏醒快，麻醉效能强，易于掌握麻醉深度，无刺激性；肌肉松弛良好；对心血管功能影响很小，适用于心血管手术及心功能障碍时的麻醉；但遇钠石灰不稳定，价格昂贵。

(3)氧化亚氮 俗称“笑气”，非易燃、但助燃。镇痛效果强，诱导、苏醒迅速；对心肌无直接抑制作用，对心率、心排血量、血压、静脉压、周围阻力和全身血量均无影响；对呼吸道无刺激性，不引起呼吸抑制；麻醉效能弱，单独使用易造成严重缺氧，须复合应用氧气和其他麻醉药、肌松药，方可达到麻醉目的；是毒性最小的吸入麻醉药。

(4)地氟烷(地氟醚) 为最新吸入麻醉药。地氟烷最大特点是起效快、苏醒迅速，醒后头脑清晰、立即恢复定向力；对心、肝、肾功能影响极小，更适合于心血管，严重肝、肾功能障碍者的手术麻醉；但麻醉效能低，有刺激性，价格昂贵。

(5)七氟烷 诱导时间比恩氟烷短，对呼吸抑制较氟烷小，对心血管系统的影响比异氟烷小；刺激轻微，诱导迅速，麻醉深度易掌握，可用于喘息患者的麻醉。

2. 麻醉方法

①开放输液通道，小儿麻醉诱导。

②紧闭法、半紧闭法吸入全身麻醉。

二、静脉麻醉

静脉麻醉是将药物注入静脉，经血液循环作用于中枢神经系统而产生的全身麻醉的方法。与吸入全麻相比，静脉全麻起效快是突出特点。静脉麻醉药主要作为麻醉诱导和复合麻醉的一部分，只有在极短小的手术偶尔单独用某一种静脉麻醉药。常用静脉麻醉药有硫喷妥钠、盐酸氯胺酮、羟丁酸钠、丙泊酚(异丙酚)、依托咪酯。

1. 静脉麻醉药的特点

(1)硫喷妥钠 为超短效的巴比妥类药。镇静、催眠，易通过血-脑脊液屏障，静脉注射后 1min、肌内注射后 2～5min 即入睡，静脉诱导快而平顺；肌肉松弛不全、注射速度快时，对循环和呼吸有明显的抑制作用，因此，对呼吸道有梗阻患者、危重患者及循环代偿功能差的患者慎用或禁用；此药还能抑制交感神经、兴奋副交感神经，麻醉可诱发喉痉挛和支气管痉挛，因此，哮喘患者禁用。

使用剂量：静脉注射，成年人不超过 0.5g；肌内注射，小儿基础麻醉 15～20mg/kg。

(2)盐酸氯胺酮 兴奋延髓和边缘系统，抑制丘脑，这种选择性的兴奋与抑制作用，被称为分离麻醉。由于兴奋和抑制只是程度上的差别，或谓边缘系统并非兴奋，仅为变迟钝。注射后出现浅睡眠、深度镇痛，出现感觉与环境分离，情绪活动与神志消失不符。诱导迅速，作用时间短；使涎液(唾液)、泪液分泌增多，对肝、肾功能影响小；苏醒期残留精神异常兴奋现象、幻觉、不安及噩梦等，可预先应用安定镇静药(氟哌利多、地西泮)使其减少或消除；可升高颅内压、眼压和肺动脉压，因此，有上述情况者禁用。适用于各种体表的短小手术、烧伤清创、麻醉诱导、静脉麻醉、小儿麻醉，以及休克和危重病的麻醉。

使用剂量：单次静脉注射 2mg/kg，维持 10～15min，必要时追加 1/2 至全量；肌内注射，用于小儿麻醉 3～6mg/kg，维持 30～45min，必要时追加 1/2 量。

(3)羟丁酸钠 为中枢递质——氨基丁酸的中间代谢产物。镇静催眠作用强、时效长、毒性低，对呼吸、循环和肝肾功能影响很小。用药后产生类似自然睡眠的基础麻醉状态，副交感神经系统功能亢进，可出现心动过缓，静脉注射阿托品可预防；促进钾离子进入细胞内，出现低血钾。适应范围较广，主要用于小儿基础麻醉的麻醉诱导和维持，是静脉复合麻醉的常用药之一，但苏醒期延长，可单独用于刺激不强的操作。由于诱导时间长，有锥体外系不良反应，无镇痛作用，仅作为全麻辅助药。

使用剂量：临床使用剂量 50～80mg/kg，小儿 80～100mg/kg；成年人诱导量 2～5g，25%溶液单次静脉注射或静脉滴注，手术时间长，每隔 1～2h 追加 1～2g。

(4)丙泊酚(异丙酚) 是一种新的、快速、短效静脉全麻药。麻醉效价高,为硫喷妥钠的1.8倍;镇痛作用很弱,无明显毒性症状。静脉注射后起效快、作用时间短,诱导迅速、平稳,苏醒快而完全,无肌肉不自主运动、咳嗽、呃逆等副作用;对心血管系统有一定程度的抑制作用;可使心率稍增快,持续时间很短;可使周围血管扩张,血压下降;对呼吸系统影响小。适用于麻醉诱导和静脉复合麻醉。

使用剂量:诱导量平均为2mg/kg,加用麻醉性镇痛药物1.5mg/kg。麻醉维持阶段应采用连续静脉滴注,单次静脉注射后平均4.4～5.2min时可回答简单的问话,故间断注射时每4～5min追加1次。

(5)依托咪酯 为类巴比妥类药。催眠作用强,效价为硫喷妥钠的12倍;起效、苏醒快,无镇痛作用;对心血管影响轻微;毒性低,对呼吸无明显抑制;对肝、肾功能有损害。

使用剂量:麻醉诱导剂量为0.3mg/kg,可用于休克、心力衰竭患者;麻醉维持仅适用于短、小手术。

2. 麻醉方法

单次静脉注射作为短、小手术麻醉,连续静脉输注可作为长手术的麻醉维持。单次肌内注射作为小儿麻醉诱导,分次注射可作为短、小手术麻醉。

3. 注意事项

①硫喷妥钠呈强碱性,不慎注入动脉内可引起肢体血管痉挛、剧烈疼痛,甚至发生肢端坏死,使用时宜选择远端血管为妥,如手背部静脉;同时,应现用现配,不与酸性药物混用。注射后偶有过敏现象,应准备好肾上腺素、氨茶碱、肾上腺皮质激素、苯海拉明。

②丙泊酚(异丙酚)注入量多或注射速度快,出现短暂呼吸、循环抑制,应缓慢推注,并做好气管插管准备。

③严格控制推注速度,匀速、缓慢静脉推注,平均5～10min。

④防止麻醉药渗漏,以免造成组织坏死;一旦出现,立即拔除,重新静脉穿刺,局部给予热敷或0.25%普鲁卡因局部封闭。

⑤非气管插管麻醉情况下,必须做好急救气管插管准备。

三、复合麻醉

复合麻醉是联合应用一组或两组以上药物,达到满意的外科麻醉条件,是造成生理功能干扰最小的一种麻醉方法。对于复杂或较复杂的各科手术,单一静脉麻醉的效果与时间均受限,肌肉松弛也难达到显露手术野的要求,故均须采用多种药物复合的方法。根据给药途径不同,复合麻醉大致分为全凭静脉麻醉和静脉-吸入复合麻醉。

1. 全凭静脉麻醉

又称全静脉麻醉,实际上是一种静脉复合麻醉。在麻醉诱导后,采用多种药物相配合以维持麻醉;短效静脉麻醉药以间断注射法或连续静脉滴注法维持麻醉。

(1)芬太尼神经安定镇痛麻醉 是以神经安定药丁酰苯类(氟哌利多)和强效镇痛药(芬太尼)为主的一种静脉复合麻醉方法。芬太尼作用于阿片受体,起效迅速,作用时间短;镇痛效能强,为吗啡的100～180倍;有呼吸抑制作用;对心血管影响很轻,心率稍减慢。氟哌利多有安定镇静作用,对循环系统影响较轻,心血管功能稳定,给药后心率轻度增快,有抗心律失常作用,从而保持心率和心律的稳定。

①麻醉方法:氟哌利多与芬太尼按50∶1混合,称为芬氟合剂,即1单元内含氟哌利多5mg、芬太尼0.1mg。

②注意事项:注意给药时机与剂量,避免药物过量。芬太尼过量时,出现心动过缓、脉搏细弱、血压剧降,应加速输液扩充血容量,血压平稳时可用烯丙吗啡或纳洛酮对抗;氟哌利多过量可致血压明显下降,尤易出现直立性低血压,除尽快扩容外,必要时用升压药治疗。

(2)静脉氯胺酮复合麻醉 是一种以静脉滴注氯胺酮为主的复合麻醉方法。具有安定镇静、催眠、抗焦虑、抗惊厥、肌松和遗忘作用;起效迅速、苏醒快,无刺激性;可以减弱氯琥珀胆碱所致的抽搐和术后肌痛;无镇痛作用,对循环、呼吸影响轻微,与麻醉性镇痛药(吗啡、芬太尼)联用时对心脏病患者的血流动力学有一定的抑制作用。氯琥珀胆碱为去极化肌松药,可松弛骨骼肌,初次注射可发生肌震颤,表现为术后肌痛;可引起心律失常、高血钾;可升高眼压、颅内压、胃内压;可诱发恶性高热。

①麻醉方法:氯胺酮、地西泮静脉复合麻醉,先静脉注射地西泮5～10mg诱导,根据睡眠深度再酌情分次追加,直至进入深睡,在肌松药的作用下施行气管插管,静脉注射维持麻醉;氯胺酮、地西泮、氯琥珀胆碱静脉复合麻醉,5%葡萄糖溶液500mL内加氯胺酮500mg、地西泮50mg,在硫喷妥钠、氯琥珀胆碱诱导快速气管插管后,静脉滴注上述溶液;氯胺酮、普鲁卡因、氯琥珀胆碱静脉复合麻醉,麻醉诱导气管插管后,静脉滴注0.1%氯胺酮、1%普鲁卡因、1%氯琥珀胆碱复合液维持麻醉。

②注意事项：氯胺酮易蓄积，羟丁酸钠时效长，苏醒延迟较常见，因此，麻醉后应密切注意生命体征情况。

(3)吗啡-芬太尼静脉复合麻醉　是以麻醉性镇痛药为主的静脉复合麻醉。吗啡的镇痛强度与剂量不成正比，当出现镇痛不全时，应辅助其他药物，不宜单独追加吗啡；诱导插管后静脉注射吗啡。芬太尼静脉复合全麻对循环影响轻，时效短，容易控制，术后自主呼吸恢复快；诱导插管后静脉滴注芬太尼，术中酌情辅加肌松药。

①麻醉方法：静脉复合麻醉。

②注意事项：麻醉后应密切注意生命体征变化情况。吗啡-芬太尼静脉复合麻醉时出现血压下降，宜适量加快输液或使用升压药；出现心动过缓时，可用阿托品处理；芬太尼有呼吸遗忘现象，提示呼吸中枢尚处在抑制状态，须继续控制呼吸，多数能恢复，必要时用拮抗药。

2. 静脉-吸入复合麻醉

是静脉麻醉复合吸入挥发性全麻药，先后或同时并用，以维持麻醉效果的一种方法。

(1)麻醉方法　麻醉减浅时，短时间吸入恩氟烷与异氟烷，保证麻醉效果；静脉麻醉复合持续吸入1∶1氧化亚氮与氧气，但效果不如恩氟烷或异氟烷。

(2)注意事项　麻醉后应密切观察生命体征的变化情况。两种麻醉方法同时使用，不易保持麻醉深度的平衡。因此，要注意吸入麻醉药物的用量。

四、基础麻醉

基础麻醉是药物经肌肉、直肠注入体内，通过组织吸收及血液循环作用于中枢神经系统而产生催眠、镇痛和肌肉松弛的麻醉方法。基础麻醉可减少全麻药物的用量，还可为部位麻醉创造条件。常用的基础麻醉药有硫喷妥钠、氯胺酮等。

使用剂量：①硫喷妥钠：2.5%硫喷妥钠 15～20mg/kg 肌内注射。②氯胺酮：易溶于水，无刺激性，有良好的镇痛作用，对各器官毒性作用小，可以重复用药，5～6mg/kg 肌内注射，2～8min 入睡，维持 20min。

由于小儿自制能力较差，多不能很好配合肌内注射或静脉穿刺。因此，基础麻醉通常是在手术间外面，在家长陪同下进行，麻醉后再送入手术间内。特殊护理配合包括：

①充分做好抢救准备。备好气管导管、喉镜、牙垫、插管钳、注射器、急救药物等，防止麻醉过程中发生意外。

②保持呼吸道通畅。注射硫喷妥钠、氯胺酮后，都可使唾液及呼吸道分泌物增加，易发生喉及支气管痉挛，麻醉前应准备好吸引器、呼吸囊及面罩。

③保持循环功能的稳定。由于术前禁食，大多数小儿都有一定量的脱水。当患儿入室后，应迅速建立一条可靠的静脉通路，并固定稳妥，以便补充液体或麻醉药物，保证手术过程中的安全。

④采取深部肌内注射，以促进药物吸收，减少麻醉药对组织刺激。肌内注射时固定好针头，防止断针。

⑤准确计算患儿体重，正确掌握使用剂量。

五、气管插管术

全麻时应用经口或经鼻进行气管插管，可以免除因喉咽部肌肉松弛及舌后坠造成的气道梗阻，免除喉痉挛引起的窒息，防止口鼻腔内手术时脓血误吸及呕吐或反流误吸的危险，是进行气道呼吸管理和进行控制呼吸或辅助呼吸的最好方法，也有利于心肺复苏，不仅广泛应用于麻醉实施，在危重患者呼吸循环抢救复苏治疗中也发挥着重要作用。

1. 用物准备

(1)喉镜　根据患者情况选择大小合适的直形或弯形镜片。

(2)气管导管　根据患者年龄选择不同型号的导管。成年人一般用 30F～34F 号，小儿(1 岁以上)可利用公式推算出所需导管口径和长度：①Cole 公式：导管口径(F)＝年龄(岁)＋18。②Levine 公式：导管长度(cm)＝年龄(岁)＋12。

(3)衔接管　气管导管与麻醉螺纹管的连接物。

(4)导管芯　可使气管导管保持理想的弯度，采用可弯、有弹性的软细铜条制作。

(5)牙垫　避免咬瘪气管导管，常用较硬的橡胶制品。

(6)润滑剂　以溶有表面麻醉药物的水溶性滑胶(0.5%～1%丁卡因)涂于气管导管表面，兼顾滑润和表麻作用，减弱声带活动度，防止声门、气管黏膜擦伤。

(7)插管钳　引导气管导管进入声门，常用于明视经鼻插管的操作。

2. 气管插管法

(1)放入喉镜　用右手拇、示、中 3 指提起下颌并启口，同时拨开下唇，左手持喉镜沿口角右侧置入口腔，将舌体推向左，喉镜片移至正中位，暴露咽喉部，可见到腭垂，慢慢推进喉镜，见会厌后将镜片微微上翘，上抬会厌，此时声门暴露于视野中。

（2）插入气管导管　右手持气管导管，将导管尖对准声门，插入声门 3～5cm，拔出管芯。

（3）插入牙垫　将牙垫插入上、下牙齿之间，退出喉镜，用胶布固定导管及牙垫，以防导管深入或滑出。

3. 注意事项

①显露声门时动作轻柔，根据解剖标志循序推进喉镜片，防止过深或过浅。

②正确使用喉镜，应将喉镜的着力点始终放在喉镜片的顶端，使用向上提的手法，严禁将上门齿作为支点，防止门齿脱落。

③准确鉴定导管是否在气管中及导管的深度，防止滑入食管；或导管插入过深，致单肺通气而引起缺氧。

六、全麻的护理配合

无论吸入麻醉或静脉麻醉均有一定时间的诱导期。由于诱导期用药剂量大、机体状态的变化及麻醉药对心血管的作用影响剧烈，易出现躁动、喉痉挛等并发症。因此，做好全麻患者的护理十分重要。

①了解麻醉方式，给患者心理支持，帮助减轻恐惧感。

②去除患者金属饰物，提醒麻醉医生检查患者口腔，如有义齿，将其取出。

③建立静脉通道，连接输液用的三通接头，有利于静脉给药。

④连接负压吸引装置，准备好急救药品和器材。

⑤束缚、固定患者四肢，不宜过紧，以免影响肢体血液循环，甚至造成四肢骨折。

⑥麻醉诱导及插管时，在床旁看护，密切注视插管情况，随时准备抢救，直至套管固定、接上呼吸机。

⑦麻醉诱导或苏醒时，关闭手术间门，停止不必要的交谈，保持室内安静。

⑧全麻过程中，注意保障患者权益和舒适，避免其难堪或受伤。

⑨如为麻醉护士，可协助麻醉医生备齐各种物品，如气管导管、喉镜、牙垫、插管钳、滑润剂、喷雾器等，剪好固定胶布。若全麻插管仅有 1 名麻醉医生时，麻醉护士或手术巡回护士应协助麻醉医生静脉给药，固定气管导管及牙垫。

第三节　局部麻醉

局部麻醉也称部位麻醉，简称局麻，是指应用药物暂时阻断身体某一区域的感觉神经传导，患者神志清醒，运动神经保持完好或同时有程度不等的被阻滞状态，这种阻滞应完全可逆，不产生组织损害。常用的局部麻醉有表面麻醉、局部浸润麻醉、区域阻滞麻醉、神经阻滞麻醉、静脉局部麻醉、椎管内麻醉等。

局部麻醉不同于全身麻醉，它是一种不完全的麻醉方法，对腹上区、脐区部手术有内脏牵引痛的问题，麻醉的成功在相当大的程度上有赖于患者的精神准备。因此，术前探视患者，做好患者的心理护理，认真解释麻醉的特点和优点、大致操作步骤等，以取得患者的充分理解与合作，提高患者对手术的耐受性是非常必要的。

一、常用麻醉药

常用局麻药的浓度、剂量及用法（表 11-3-1）。

表 11-3-1　常用局麻药的浓度、剂量与用法

局麻药	用法	浓度/%	最大剂量/mg	起效时间/min	作用时间/min
普鲁卡因	局部浸润	0.25～1.0	1000		
	神经阻滞	1.5～2.0	600～800		
	蛛网膜下腔阻滞	3.0～4.0	100～150	1～5	45～90
	硬膜外隙阻滞	3.0～4.0	600～800		
丁卡因	表面麻醉	0.5～1.0	40～60	1～3	60
	神经阻滞	0.2～0.3	50～75	15	120～180
	蛛网膜下腔阻滞	0.20～0.33	7～10	15	90～120
	硬膜外隙阻滞	0.2～0.3	75～100	15～20	90～180

续表

局麻药	用法	浓度(%)	最大剂量(mg)	起效时间(min)	作用时间(min)
盐酸利多卡因	局部浸润	0.25～0.5	500	1.0	90～120
	表面麻醉	2.0～4.0	200	2～5	60
	神经阻滞	1.0～2.0	400	5	120～180
	蛛网膜下腔阻滞	2.0～4.0	40～120	2～5	90
	硬膜外隙阻滞	1.5～2.0	400	8～12	90～120
丁哌卡因	局部浸润	0.25			
	神经阻滞	0.25～0.5	200		300～420
	蛛网膜下腔阻滞	0.5	1.5～2.5		
	硬膜外隙阻滞	0.5～0.75	150～225	16～18	120～210
碳酸利多卡因	低位硬膜外隙阻滞	1.6	400	15	
	神经阻滞	1.6	400	15	

二、表面麻醉

表面麻醉是将渗透性强的局麻药与局部黏膜接触，作用于神经末梢而产生的无痛状态。

1. 常用表面麻醉手术

(1)眼科手术　准备2mL注射器2支，球后注射针头(5号)1个，6号注射针头1个。术前10min将1%丁卡因滴入眼球表面；右手横持注射器，左手轻翻开患者眼皮，每次滴入2滴，每隔2min滴1次，重复3～5次。

(2)鼻腔手术　准备棉片数个。将棉片浸入1%丁卡因＋肾上腺素15滴混合液中，挤去多余药液，将浸药棉片敷于鼻甲与鼻中隔之间3min，重复2～3次，10min后取出棉片，即可手术。

(3)咽喉腔手术　①准备喉喷雾器1个，压舌板1块；②用压舌板将患者舌头压向口底，将1%丁卡因喷雾到咽喉部，3min喷雾1次，重复喷雾3次，即可手术。

(4)尿道手术　①准备20mL注射器1支，止血钳1把；②用注射器吸取1%丁卡因凝胶或20mL利多卡因，去除针头，从尿道外口注入尿道内，并用止血钳后部夹住前尿道口，防止麻醉药物漏出，15min后方可手术。

2. 护理配合

①麻醉前，护士将无菌注射器、球后注射针头(5号细长针头)放到手术器械台上；②开启麻醉药，将安瓿上的标签向上；③配合术者抽吸麻醉药；④与术者一同再次查对药名，无误方可使用。

三、局部浸润麻醉

局部浸润麻醉是沿手术切口线分层注射局麻药，阻滞组织中的神经末梢，简称局麻。常用局麻药有：1%普鲁卡因；1%普鲁卡因＋2%利多卡因。

(1)物品准备　10mL注射器，7号短针头，9号长针头。

(2)麻醉方法　沿手术切口线分层注射局麻药，浸润面为皮下、肌肉、筋膜和浆膜层，阻滞组织中的神经末梢。针刺入皮肤后注射皮丘，经皮丘逐层注入局麻药。

(3)注意事项　每次注射前要回抽，以防局麻药注入血管内；每次注射药量不要超过极量，以防局麻药毒性反应。

(4)特殊护理配合　①协助摆放麻醉体位；②其余同“表面麻醉”。

四、区域阻滞麻醉

区域阻滞麻醉是指围绕手术区，在其四周和底部注射局麻药，以阻滞进入手术区的神经干或神经末梢。常用的局麻药有：1%～2%普鲁卡因＋肾上腺素。

(1)用物准备　20mL注射器1支，7号长注射针头，抢救物品(同“气管插管术”)。

(2)麻醉方法　围绕手术区，在其四周和底部注射局麻药，以阻滞进入手术区的神经干和神经末梢。

(3)注意事项　每次注射前要回抽，以防局麻药注入血管内；每次注射药量不要超过极量，以防局麻药毒性反应。

五、神经干及神经丛阻滞麻醉

神经干及神经丛阻滞麻醉是将局麻药注射至神经干(丛)旁，暂时地阻滞神经的传导功能，达到手术无痛的方法。

1. 臂丛神经阻滞

(1)局麻用药　①2%利多卡因+1%丁卡因；②2%利多卡因+0.5%丁哌卡因；③2%利多卡因。

(2)麻醉方法　①准备20mL注射器1支，6.5～7号注射针头1个，抢救物品(同“气管插管术”)；②麻醉入路：颈入路——患者仰卧，头偏向一侧，上肢靠胸；腋入路——患者仰卧，头偏向对侧，被阻滞的上肢外展90°，肘弯曲，前臂外旋，手背贴床；③逐层穿刺患者肢体获异感，回抽无血或液体即可注药。

(3)注意事项　①每次注射前要回抽，以防局麻药注入血管内；②每次注射药量不要超过极量，以防局麻药毒性反应。

2. 颈丛神经阻滞

(1)局麻用药　①1%～2%普鲁卡因+肾上腺素；②1%～1.5%利多卡因+肾上腺素。

(2)麻醉方法　①准备20mL注射器1支，7号长注射针头，抢救物品(同气管插管术)；②麻醉体位：患者仰卧，用一小枕垫在上背部，头转向对侧，这样可使胸锁乳突肌和血管向前移位，使颈椎横突暴露明显；③在颈部侧面平第4颈椎横突处穿刺，沿中斜肌的肌沟向上移，若有骨性感，表示针尖已触及横突，注射药液宜缓慢，并反复回抽。在穿刺第2、3颈椎横突时，注药方法相同。

(3)注意事项　①药物误注射到蛛网膜下隙，可引起全脊髓麻醉；②每次注射前要回抽，以防局麻药注入血管内；每次注射药量不要超过极量，以防局麻药毒性反应。

3. 特殊护理配合

①麻醉前建立静脉通道，以备麻醉药误入血管内引起局麻药毒性反应的急救；

②准备好急救用具及药物，如面罩、口咽通气道、咽喉镜及气管导管，硫喷妥钠、氯琥珀胆碱、阿托品、肾上腺素及麻黄碱(麻黄素)等；

③遇有麻醉药毒性反应时，应快速配合麻醉医生，保证呼吸道通畅，维持血压的稳定，按医嘱给药；

④其余同“表面麻醉”。

六、静脉局部麻醉

静脉局部麻醉是麻醉前将患肢手术区近端缚气囊止血带，在止血带的下方静脉注射局麻药产生局部麻醉的方法，适用于四肢手术。

(1)局麻用药　上肢0.5%利多卡因40mL；下肢0.25%利多卡因60～80mL。

(2)麻醉方法　①准备20mL注射器2支、止血带2套；②麻醉前将患肢抬高5min自然驱血后，在肢体的近端绑上气囊止血带并充气；③在止血带的下方进行静脉注射，3～10min后起到麻醉效果。

由于患者在清醒状态下绑扎的止血带处有难以忍受的疼痛，处理的办法有两种：一种是在绑扎止血带的部位先进行局部浸润麻醉后绑扎；另一种是绑扎止血带进行局部静脉麻醉后，在原止血带的下方再绑扎上另一气囊止血带，充气后再将原止血带松开、撤去。可避免止血带处疼痛，延长使用止血带时间，延长麻醉效果，通常再绑扎30～45min或以后出现止血带疼痛。

(3)特殊护理配合　术毕放松止血带时，因大量局麻药突然进入体循环，可引起不同程度的中毒反应。因此，护理上特别注意：①局麻后30min内禁止松开止血带；②放松止血带时，缓慢、间断放气，每次间隔数分钟，减少中毒反应；同时，巡回护士要严密观察病情变化；③正确使用驱血带。

七、椎管内麻醉

1. 蛛网膜下隙阻滞

将局部麻醉药注射于蛛网膜下隙，使脊神经根、背根神经及脊髓表面部分产生不同程度的阻滞，其主要作用部位在脊神经根和后根，简称脊麻。

(1)用药　2%利多卡因，1%丁卡因，0.75%丁哌卡因。

(2)麻醉方法　①准备蛛网膜下隙穿刺包1个；②穿刺点用0.5%～1%普鲁卡因做皮内、皮下和棘间韧带逐层浸润；③将穿刺针在棘突间隙中点、与患者背部垂直、针尖稍向头侧做缓慢刺入，当针尖穿过黄韧带时，有阻力突然消失的“落空”感觉，继续推进时常有第二“落空”感，提示已穿破硬膜与蛛网膜而进入蛛网膜下隙，见脑脊液流出，此时可注药。

(3)麻醉体位

①高位穿刺：取侧卧位，护士站在患者腹侧面，协助患者屈躯、两手抱膝、大腿贴近腹壁、头尽量向胸部屈曲、腰背部向后弓成弧形，使脊突间隙张开，便于穿刺。背部与床面垂直，并平齐手术台边沿，避免前俯或后倾，以利于穿刺操作。

②坐位穿刺：患者坐靠于手术床边，双手搭在手

术托盘上；护士站于前侧方，以防意外情况发生。

③采用重比重溶液时，术侧置于下方；采用轻比重溶液时，术侧置于上方。

④鞍区麻醉取坐位，因蛛网膜下隙阻滞脊神经后，可引起一系列生理紊乱，其程度与阻滞平面有密切的关系，平面愈高，扰乱愈明显。因此，必须特别注意平面的调节，配合麻醉医生密切观察病情变化，注意呼吸、血压等变化，并及时处理。

(4)注意事项　脊麻的麻醉作用起效快，麻醉部位血管扩张，影响有效循环量；加之术前禁食患者有一定量的体液不足，尤其是老年及儿童患者。因此，麻醉后患者病情变化较快，应首先做好静脉穿刺，保证液体的输入，保证抢救通路。

2. 硬膜外间隙阻滞

将局部麻醉药注射于硬膜外间隙，阻滞脊神经根，使其支配的区域产生暂时性麻痹，简称硬外麻。

(1)用药　①2%利多卡因＋1%丁卡因；②0.75%丁哌卡因；③1.6%盐酸利多卡因。

(2)麻醉方法　①准备硬脊膜外穿刺包；②穿刺点用0.5%～1%普鲁卡因做皮内、皮下和棘间韧带逐层浸润；③用15号锐针刺破皮肤和韧带，再将硬膜外穿刺针沿针眼刺入，穿刺针到达黄韧带时，阻力增大，并有韧性感。这时可将针芯取下，接上盛有生理盐水的玻璃管，继续缓慢进针。一旦突破黄韧带，有阻力顿时消失的“落空感”，同时玻璃管内的液体一般会因为硬膜外腔的负压被吸入，推药注射毫无阻力，即表示针尖已进入硬膜外间隙。

(3)麻醉体位　同“蛛网膜下隙阻滞”。

3. 护理配合

①协助摆放麻醉体位，并在床旁照看，防止坠床。

②穿刺时应观察患者的面色、表情、呼吸及脉搏等变化，发现异常，及时告之麻醉医生。

③穿刺完毕，协助患者恢复仰卧位。

④用束缚带固定患者四肢，防止坠床。

⑤药物注入蛛网膜下隙，可引起全脊髓麻醉；穿刺误入血管内可引起局麻药毒性反应，出现并发症。因此，应树立麻醉前先建立静脉通道后穿刺的概念，以保证意外情况下液体能及时输入，保证抢救用药通路，能快速配合麻醉医生保持呼吸道通畅、维持血压的变化等。

第四节　低温麻醉

低温麻醉是在全麻下，人为地以物理方法降低患者的体温，是一种辅助性麻醉。其主要作用是：①耗氧量随着体温的下降而降低，降低组织对缺氧的耐受性；②减少心脏的工作负担；③对血液产生抗凝效果，但出血时间不延长；④减少麻醉药的用量；⑤抑制酶的活性及细菌的活动。低温麻醉可分为浅低温麻醉(34～30℃)、中低温麻醉(30～28℃)、深低温麻醉(20℃)、超深低温麻醉(18℃)。

一、降温与复温的实施方法

(1)体表降温法　麻醉诱导后，麻醉深度达到Ⅲ期1～2级时才开始实施冰浴法降温。在手术床上铺一块橡胶布或塑料薄膜，将患者平置其上，将橡皮布四周兜起成槽状(图11-4-1)；患者置于4℃冰水中，双耳塞棉球，双眼涂眼膏。由于身体大部分浸泡在冰水中，接触面积大，热交换效能高，降温迅速。身体深部的温度需要通过皮肤降温后的血液灌洗才能下降，故开始时测得的体温下降缓慢，约10min后下降速度加快。体温下降的速度和程度与体形的大小、肥胖、周围环境的温度、麻醉深度及给予吩噻嗪类药有关。适用于非体外循环手术。

主要手术步骤完成后开始复温。可根据医院具体情况采用如下方法复温：开启手术间热空调或提前准备好40～45℃热水袋、红外线烤炉、双足盖小棉被等方法进行复温。现代化医院多采用可调式复温毯(器)进行复温。

(2)体外循环深降温法　麻醉诱导后可放置冰袋及降温垫进行体表降温，开胸后即可连接体外循环机进行降温。适用于心胸外科体外循环手术。

复温前应提高氧合器内血液血红蛋白的含量，以

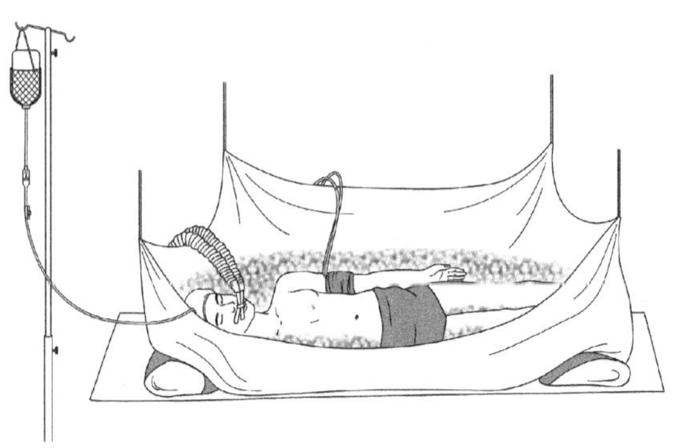

图11-4-1　塑料布冰水兜降温法

应付复温时氧耗增加所需。提高血红蛋白的含量可利用超滤装置使被稀释血液内的液体滤出，或以新鲜库血替换之。复温亦应缓慢，血温与体温间的温差不宜超过10℃。

二、护理配合

①体表降温时，护理要注意：不要直接将冰块覆盖在心前区，以免刺激心脏产生心律失常；注意保护输液管道不要脱落，撤去冰水、橡皮布后应迅速用大毛巾擦干患者身体，更换穿刺点固定之胶布；患者头下、双足下垫一软枕，不直接浸泡在冰水中，防止冻伤；全麻状态下搬动患者很容易引起血流动力学的急剧变化，应尽量少搬动。

②体表复温时，护理要注意：由于患者基础体温低、皮肤敏感性差，热水袋的温度不宜超过45℃，外裹包布，经常检查；每15分钟检查1次复温装置的温度、局部皮肤的变化情况，防止烫伤；体温达到31℃停止复温。

③降温过程中最大的危险是发生心室颤动，注意观察心电图变化，准备好抢救措施及除颤器。

④低温时由于寒冷的反应，血管收缩以及心率减慢、心收缩力减弱的影响，用袖带听诊法监测血压在深低温时有困难，故须用肛温或动脉内置管直接测压进行检测。

第五节　控制性降压

外科手术操作，必然会发生出血，特别是在血流丰富的组织和大血管施行手术，失血量较大，甚至难以控制。因此，减少手术区域及病灶出血，为手术提供便利条件，保障患者安全，是一个重要问题。目前临床上主要采用各种方法和药物有意识地使血管扩张，降低手术区血管内压，减少手术出血，称为控制性降压。控制性降压的限度是：

①平均动脉压不低于6.7kPa(50mmHg)；

②平均动脉压超过6.7kPa(50mmHg)，持续时间不超过15～30min；

③青年人收缩压降到8～9.3kPa(60～70mmHg)，老年人降到10.7kPa(80mmHg)为宜。

一、控制性降压方法

目前多采用气管内全麻或硬膜外阻滞下并用血管扩张药或神经节阻滞药的方法。降压需时不长的手术可选用恩氟烷、异氟烷吸入，或单次静脉注射腺苷三磷酸(ATP)。长时间的降压目前多选用硝普钠、硝酸甘油或樟磺咪芬等药物静脉滴注，或增加吸入全麻药浓度，可加速血压下降的程度和速度。对降压药的反应敏感者，先小剂量试探性用药，以防血压骤降而失去控制。

二、护理配合

(1)护理观察　控制性降压期间，随着灌注压降低，血流相应减慢，对真性红细胞增多、脱水、血流滞缓或血管内膜损伤患者将增加血栓形成的机会。术前应用小剂量肝素(0.5mg/kg)，术中注意输液、补血比例，可减少血栓形成的机会。

(2)术后护理　搬动患者要轻慢，各项监测至少持续至患者心血管状态稳定，定期记录各项生命体征指标，注意保持呼吸道通畅和吸入氧浓度。使用神经节阻滞药降压的患者，术后对镇痛药敏感，会造成呼吸和循环抑制，使用时宜减量。

（马晓军　周　萍）

第六节　麻醉安全的护理管理

良好的麻醉不但可消除患者痛感，使患者保持安静，利于术者顺利操作，还可降低术中应激反应，减轻或消除不良心理体验，提高围术期安全性。随着近代新麻醉药、新型麻醉机的临床应用及电子监护仪的不断更新和完善，临床麻醉进入了一个更安全的境地；但由于医生应用麻醉技术的熟练程度，应急状态判断和处理的方法，患者对麻醉药及手术耐受的个体差异，使既有的“手术风险”依然存在；同时，随着手术适应证扩大，高龄、幼儿、复杂、危重和急诊手术的患者日趋增多等因素，新的“手术风险”不断产生。手术室护士与麻醉医生是一个工作整体，手术过程需要相互密切配合。因此，加强手术室护理技术、质量管理，尤其是提高对麻醉实施、病情监护、意外情况救治过程中的护理技术水平，落实麻醉安全所必需的具体护理措施，是麻醉安全不可或缺的重要环节。

一、护理技术管理

“质量就是生命”。手术室是外科治疗、抢救的重要场所，人员复杂、工作节奏快，各种意外情况多。其中，麻醉意外常突然发生、病情变化快，抢救不当或不及时将导致严重后果，要求医务人员应急能力强，医护配合好。因此，加强麻醉护理技术的质量管理必不可少。

1. 规范护理工作行为

制度是工作的法规，是处理各项工作的准则，是评价工作的依据，是消灭事故、差错的重要措施。因此，要把建章立制作为确保安全的关键环节来抓。

(1)依法从事　临床工作是事关患者健康甚至生命的行为，为保障患者的切身利益和医护人员的合法权益，须运用现有法律、法规对医疗过程加以规范。因此，医护人员在执行各项医疗护理技术操作过程中，必须遵守国家制定的各种法律、法规，严格按国家有关管理部门制定的医疗护理技术操作常规执行(以下简称“常规”)；各省、市卫生部门以及各医院制定的相关补充规定，也作为其工作依据。科室在制订管理规定、操作标准时必须遵循常规要求，对个别操作项目暂时不能够按照规范要求执行时，必须报告医院职能部门，征求他们的意见和建议，获得技术指导和支持，有利于保护医护人员合法权益。任何个人或科室不要私自更改操作方法或标准，以免造成医疗问题。麻醉过程更是高风险、易出意外的医护行为，更须遵守各种医疗法律、法规，严格按麻醉医疗护理技术操作常规进行，并以此制订各种麻醉医疗护理技术操作规范和质量管理措施。

(2)制度先行　确保安全的良方在于事前预防，而不是事后检讨。认真执行查对制度、交接班制度和各种操作规程，建立健全各项管理制度。经常将科室的具体工作与医护技术操作常规、各项管理规定、标准流程等进行对照检查，及时纠正存在的问题，以适应情况的不断变化。在不断健全制度的基础上，做到学制度、用制度，以制度或规定规范各项护理行为；此外，定期召开安全分析会，查找工作问题，制订改进措施；利用“质量园地”，定期张贴标准流程、隐患告示、防护措施等警示，起到常提醒的作用。对于麻醉过程中的护理、护理配合内容和程序可辅以“麻醉护理安全防护预案”，协助进行。

(3)有章可循　对各专科具体基础操作、难点环节、质量重点等，制订标准流程、质量标准和检查细则，做到各项管理有章可循，质量评价有量化指标；对一些高危操作、急救技术，在制订标准操作流程、应急处理流程的基础上，应将其置放在机器旁或玻璃板下，使每位医护人员都能遵从执行。尤其是对各专科在麻醉、手术过程中所出现常见麻醉和专科意外的应急处理、护理配合更应有明确的标准流程。

2. 强化理论技能培训

手术工作是一项科学性、实践性很强的工作，要高度重视麻醉手术的风险性，严防麻醉意外的发生；要不断进行理论和技能培训，以具备娴熟的技术和丰富的临床经验，治病救人。

(1)加强作风养成，确保手术麻醉的质量控制　手术配合与麻醉工作是一个不可分割的整体，而医生实施麻醉与护理配合也密不可分。麻醉医生与护士定期开展业务培训、安全质量分析、危重病例讨论等，不断提高诊治能力和救治水平；培养护士能胜任各种手术麻醉配合，熟知药物反应判断和急救器材操作，充分评估术中出血，以及在意外情况发生时护士的应急准备和护理配合；严格麻醉期间的医护管理，密切观察患者病情变化，适时调整麻醉用药，确保各项治疗操作及时、正确、有效；在麻醉或手术操作中发现问题，要及时报告，确保手术麻醉安全或将负面影响降至最低。通过以上医护的互动，养成麻醉过程中医护间的默契配合和良好作风。

(2)拓宽知识结构，注重临床能力的培养　随着医学的发展和技术的不断创新，新医药、新设备不断在临床上的应用，在强化专业理论知识学习和技能培训的同时，加强临床麻醉学、危重医学、现代药理学及法律知识的学习和运用，尤其是监护设备的应用和技术参数的分析等，不断培养护士对手术病情的观察力、判断力和处理问题的能力，做好麻醉医生的参谋和助手，确保手术安全。

3. 提高患者手术麻醉耐受力

(1)实施术前访视　手术和麻醉均为有创性治疗，术前常导致患者出现生理和心理的应激反应，表现为对手术和麻醉怀有紧张、恐惧、焦虑等负性心理，并对麻醉用药的药物效应造成直接影响。因此，术前1d应访视患者。术前1d医护人员应深入病房向患者简单介绍手术环境、麻醉手术经过，耐心解答患者的提问，让其对手术有一个大概了解，尤其是非全麻状态下可能听到电刀切割、心电监护、手术器械操作等发出的各种声音，应做必要的说明，消除其恐惧心理，使其处于良好的心理状态接受麻醉和手术；配合护士应查看手术病历，了解患者有无并存疾病，明确诊断、手术方式、手术部位、生化检验结果（尤其是感染筛查阳性结果）及药物过敏情况等，以便做好术前各项物品准备；同时，与患者接触时，医护人员应仪表端庄、态度和蔼、举止稳重，以增加亲近感和信任感，起到安定患者情绪的作用。

（2）完善手术工作内容　保持手术间安静，关闭门户，既保障患者隐私，又排除使患者兴奋的因素。患者进入手术间实施麻醉前，护士立即给予问候和自我介绍，利用有限的时间与患者进行简单交流，稳定其情绪，安抚其进入陌生环境后的恐惧感；通过术前核对手术资料，了解患者前一天的饮食、睡眠、术前医嘱执行等情况；对药物过敏者，应及时报告麻醉医生；对患者提出的某些合理要求，应及时予以帮助、解决，使其体会到医护人员的关心、爱护。

术中非全麻患者，多数意识存在或未完全丧失。因此，手术人员应做到说话、走步和拿放物品轻；各种监护仪器的报警声应调至低音量，尽量减少噪声；避免大声谈笑，不谈与手术无关的事情，更不能拿患者的隐私或病情开玩笑；护理操作及配合过程中，动作要轻巧、利索，给患者安全感；遇病情变化或紧急抢救时，应有条不紊，积极配合医生采取有效抢救措施，以免增加患者的恐惧和焦虑。

术后护送患者返回病房，应摆好麻醉后体位，说明麻醉注意事项，主动告知患者或亲属手术顺利，使其放心，并适当给予术后指导。

二、麻醉安全的护理措施

1. 麻醉前配合

麻醉前准备的目的在于消除或减轻患者对麻醉与手术产生的恐惧与紧张心理，以减少麻醉的并发症，利于麻醉的诱导与维持，减少麻醉意外。

（1）核对记录手术资料　患者入手术室，巡回护士常规将手术患者与手术通知单、病历进行资料核对，核对患者姓名、性别、住院号、手术名称（何侧）、手术时间，以及术前禁食、禁饮，术前用药麻醉方式等情况，然后与麻醉医生、手术医生进行手术安全核查，防止开错刀。

若患者进食后实施急诊手术，可能会发生呕吐和误吸。巡回护士应将其去枕、头偏一侧或垂头仰卧位，有助于呕吐物的排出，防止误吸。

（2）建立静脉通道　宜在上肢建立静脉通道，但要避免影响手术者操作；手术历时短、术后下地活动早的手术患者，可选择上肢静脉穿刺。全麻、大手术，宜选择大号套管针（如18号、20号），连接输液专用三通接头，方便术中加药；输液连接头一定要接触紧密，必要时用胶布加固，防止肢体移动或摆体位时松脱；小儿输液，应选择小儿输液装置，每次液体量100～150mL，方便麻醉医生临时调整用药；选择近关节部位的静脉穿刺后，应用小夹板或空纸盒跨关节固定，既保证输液通畅，又防止套管针脱出。

静脉穿刺前，应脱下患者衣服，以便手术消毒和麻醉医生观察呼吸、测量血压；穿刺后，应标注穿刺的时间，以便及时更换敷料。

（3）麻醉用药护理

①严格执行查对制度：术中用药多为口头医嘱（无医嘱单），护士在给药过程中必须严格执行给药前的二人查对制度，大声重复药名、浓度、剂量、用法，无误后方可执行；若为大制剂（如哈特曼500mL换瓶），也应先征得医生同意后方可悬挂使用，严防用错药；用药毕，及时提醒麻醉医生将用药情况记录在麻醉记录单上，以便核查；期间的手术用药宜建立口头医嘱执行单；克服习惯性思维方式，以免用错药。

抽吸药液的注射器，必须贴药品标签纸或用油笔标记，套上原药空安瓿，定位放置；所有使用后的液体瓶或袋、空安瓿，必须保留，待患者离室后方可处理。

②严格执行无菌操作技术：操作前应着装整齐，洗手；抽取麻药前，瓶口应消毒，尤其是腰麻的操作配合，避免污染。

③掌握正确用药方法：不同部位黏膜吸收麻醉药的速度不同，在大片黏膜上应用高浓度及大剂量麻药时，易出现毒性反应。因此，局部浸润麻醉时，应按组织解剖逐层注射、反复抽吸，以免误入血管；感染及癌肿部位不宜做局部浸润麻醉，以防扩散及转移。若麻醉剂量使用较大时，宜采用低浓度麻醉药；采用气管及支气管喷雾法时，局麻药吸收最快，应严格控制剂量。

常用局麻药中加用肾上腺素时，要注意浓度及适应证；浸渍局麻药的棉片，贴敷于黏膜表面之前，应先挤去多余的药液，以防黏膜吸入过多药液而引起中毒反应；易引起过敏反应的药物，使用前注意应查对药物过敏试验结果，并及时转告医生。

④准备急救药品和器材：巡回护士连接吸引器、吸引管，并处于备用状态；协助麻醉医生备好麻醉机、氧气、气管插管、急救药品及复苏器材。

2. 麻醉配合护理要点

（1）气管插管全麻的护理配合　气管插管全麻成

功的关键在于物品准备充分、体位摆放合适、选择用药合理以及医护人员默契配合。

①协助医生准备麻醉用品，如吸引器、心电监护仪、抢救药品及宽胶布等；去枕，协助患者头向后仰，肩部抬高。

②全麻诱导时，因为患者最后丧失的知觉是听觉，所以当开始施行麻醉时，应关闭手术间的门，维持正压，停止谈话，室内保持安静；行气管插管时，患者可能会有咳嗽和"强烈反抗"，护士应床旁看护，给予适当约束和精神支持，避免发生意外伤；外科麻醉期，护士应再次检查患者卧位，注意遮挡和保护患者身体暴露部位。

③急诊手术患者可能在急性发病前或事故发生前刚进食、进饮，应仔细询问，以供麻醉方式的选择；若必须立即做全麻手术，应先插胃管将胃内容物排空，此时巡回护士应备好插管用物，协助麻醉医生插管。

④若只有一位医生实施全麻操作，巡回护士应协助医生工作，面罩给氧、患者口咽部局麻药喷雾，快速插管时静脉推注肌松药，插管时协助显露声门、固定导管等。

⑤插管过程中要注意：保证喉镜片明亮，特别是在快速诱导致呼吸肌松弛，须迅速插入气管导管接通氧气；固定气管插管时，应先安置牙垫再退出喉镜，防止患者咬瘪导管致通气障碍；正确判断气管插管位置，护士可在患者胸前按压1～2下，辅助麻醉医生用面部感触气流或用听诊器试听双肺呼吸音，确保在气管中，避免导管插入过深进入支气管妨碍肺通气；注入气管导管套囊内空气5～8mL，气压过大，可压迫气管导管使管腔通气变小，也可压迫气管黏膜致坏死。

⑥气管拔管时，麻醉变浅，气管导管机械性刺激、切口疼痛、吸痰操作等，使患者肾上腺素能神经过度兴奋、肾素-血管紧张素-醛固酮系统失衡致血浆肾上腺素浓度明显升高。因此，拔管过程中要注意监测血氧饱和度、血压、心率变化，给予相应的拮抗药物；吸痰动作要轻柔，减少刺激，保持患者略带俯倾的侧卧位，易使分泌物排出，防止误吸；苏醒期患者烦躁不安，护士要守在床旁，上好约束带，将患者卧位固定稳妥，防止因烦躁而坠床、输液管道脱出、引流管拔出等意外情况发生。如患者未能彻底清醒，应在复苏室观察，待生命体征平稳后方可送回病房。

⑦护送患者回病房时，仍应交代护士监测呼吸、血压情况，防止由于麻醉药和肌松药的残余作用、复睡后下颌松弛造成的上呼吸道梗阻，或由于腹部手术后切口疼痛、腹部膨胀、腹带过紧造成的呼吸困难致呼吸停止。

⑧若为浅全麻复合硬膜外阻滞麻醉时，体位变动多，应向患者做必要解释，以取得其配合；同时，加强体位护理，防止摔伤。

(2)椎管内麻醉的护理配合

①协助麻醉医生摆放穿刺体位，即患者背部靠近手术床边缘，头下垫枕，尽量前屈；肩部与臀部水平内收，双手或单手抱屈膝，显露脊柱。可利用术前访视的机会指导患者体位摆放要点，说明意义，以便能较好配合。

②穿刺前应备好穿刺包及药品，核查患者有无局麻药过敏史，协助麻醉医生抽药；穿刺操作时，护士站在患者腹侧，保持患者身体姿势平稳，不宜摇摆身体或旋转头部，防止躯体移动造成邻近椎体移位致穿透硬膜甚至损伤脊髓神经或导致穿刺针折断等意外发生。

③穿刺过程中，护士应注意观察患者面部表情、呼吸、脉搏情况，发现异常及时报告麻醉医生；同时，不时与患者交谈，分散其注意力，减轻其紧张心理。

④实施腰麻的患者，宜在穿刺前建立静脉通路，以便及时扩容；根据麻醉需要，调节手术床的倾斜度。

⑤固定硬膜外导管时，应先用胶布压住穿刺点，再顺势平推黏附两端，防止导管误拔；在翻身摆放体位和移动患者时，应用手托扶穿刺点进行移位，防止导管脱出。

⑥护送患者返回病房时，向病房护士交代患者术中的情况及注意事项；鼓励患者消除术后切口疼痛心理，指导术后康复锻炼。

(3)小儿麻醉的护理配合

①一般护理：由于患儿大多对就医持有本能的害怕、恐惧，拒绝接受治疗操作。因此，进入手术间前，可让亲属在等候厅陪护，协助安抚患儿情绪，必要时准备玩具，减轻患儿焦虑和哭闹，减少胃肠胀气和呼吸道分泌物的增加；一般情况下，术前禁食2岁以上为8h、1～2岁为6h、6个月左右为4h；由于婴幼儿耐受饥饿的能力差，患儿择期手术宜安排在上午第一台为宜。

提前准备好麻醉后体位所需物品，将长条形软垫1个置于患儿肩背部、四头带4个固定四肢腕踝部、小夹板1块固定静脉穿刺部位。

手术铺巾前，室温宜相对调高(尤其是冬天)，防止受凉；选择小号套管针(如24号)、小包装液体，控制滴速；备好吸引器、氧气、4mm吸氧导管(可用头皮针上的导管代替)、气管插管等急救物品。

连续监测氧分压、呼吸、心率变化，>2 岁则应监测无创血压，严密观察患儿辅助呼吸参与的强弱及呼吸节律，皮肤、指甲、口唇色泽，如患儿氧分压下降或呼吸抑制（口唇发绀），应立即托起下颌，面罩吸氧 2～3min，一般情况下症状可缓解；如患儿有痰鸣音、呼吸短促、口中有涎液流出时，应予吸痰，吸痰不超过 10s，动作轻柔，边吸边向上旋转。

②全麻恢复期护理：苏醒前期，患儿意识尚未恢复，出现幻觉、呼吸不规则、躁动、哭闹、四肢不随意运动，往往容易发生窒息和意外伤。因此，应注意观察患儿意识，年长患儿尤应注意其神志变化；加强床旁看护和制动，防止坠床；保持呼吸道通畅，防止窒息。躁动也可由于尿潴留、疼痛引起，应观察膀胱充盈情况，及时对症处理。同时，患儿躁动时可能将被子踢开，应随时盖好，注意保暖。

并发症处理：

a. 呼吸不规则：多由于全麻后分泌物积聚于咽喉及呼吸道，麻醉本身对呼吸抑制，以及口腔手术后出血、舌根后坠等引起。应立即吸出呼吸道分泌物；口腔手术的患者取肩部垫高头偏向一侧仰卧位；呼吸有鼾声、屏气等症状的患者，应立即托住下颌，双手将下颌向前向上托起至听到呼吸音通畅为止，若效果不佳，可用舌钳拉出舌头或置通气导管。

b. 喉头水肿：可由于插管时动作粗暴或管径较粗、插管时间过长引起。积极协助医生用药处理。

c. 呕吐：常见原因为麻醉后反应。麻醉清醒或刚清醒时，将头偏向一侧，及时清除分泌物，防止分泌物误吸造成窒息、肺不张或吸入性肺炎。

③用药护理：小儿施行手术和麻醉多不能合作，常选择氯胺酮作为基础麻醉药。患儿进入手术间前，应准确测量体重，保证用药剂量的准确；氯胺酮作用快、维持时间短，麻醉诱导后应尽早开始手术，节省手术过程时间，减少氯胺酮用量。

氯胺酮用药后分泌物明显增加，当麻醉浅、手术刺激、缺氧等情况时，均可诱发喉痉挛。因此，术中应将患儿头偏向一侧，及时吸出口腔分泌物，给予吸氧，保证呼吸道通畅，备好气管插管用物及抢救药物。

采取深部肌内注射，促进药物吸收，减少麻醉药及组织刺激。因为小儿自制能力差，多不能很好配合肌内注射或静脉穿刺，所以肌内注射时应固定好针头，防止断针。

防止液体外渗，穿刺部位在足背与手背的患儿，穿刺好后常规用一小药盒或夹板，在穿刺部位上下方各用一长胶布固定，注意松紧度以不影响血液回流为宜。穿刺部位在关节处的患儿，术后常规用小夹板固定，尽可能使用套管针进行静脉穿刺输液，可避免因患儿躁动穿刺针损伤血管而造成液体外渗。

④椎管阻滞麻醉的体位配合：小儿腹部、会阴部、下肢手术采用基础麻醉加复合骶管阻滞麻醉，可有效减轻内脏牵拉和神经刺激反应、减少麻醉药使用剂量、术后患儿苏醒快的麻醉效果。但临床上常见骶管阻滞不全或出现单侧阻滞现象，若单纯追加麻药用量将使药物中毒概率增加。因此，穿刺时协助麻醉医生让患儿取前倾侧卧位，暴露骶裂孔，此时应显露患儿面部，观察呼吸情况，防止患儿口鼻被被褥堵塞；穿刺成功后缓慢注入麻醉药，并保持手术侧在下 5min，然后再摆放手术体位。同时，基础麻醉复合骶麻是在患儿无知觉下变动体位，容易导致缺氧，故术中应严密监护。

（4）局麻的护理配合　局麻下手术的患者更易出现精神紧张、恐惧，手术时肌肉紧张甚至颤抖，严重者出现面色苍白、心悸、出冷汗、恶心、眩晕、脉搏加快、血压升高等。适时与患者进行交流，分散其注意力，解释术中可能出现的感觉，必要时为患者按摩一下受压部位，有助于提高麻醉效果，使手术顺利完成；熟悉所用局麻药的性质、用法及极量，严格落实用药查对制度。

正确识别局麻后各种不良反应：

①中毒反应：轻者出现精神紧张、面部肌肉抽搐、多语不安、判断力一时减退、心悸脉快、呼吸急促、血压升高，重者出现谵妄、肌肉抽动、皮肤发绀、血压稍下降、脉率减慢、周围循环迟滞、出冷汗、昏睡及深度昏迷，处理不及时呼吸抑制或停止、循环衰竭及心搏停止。

②防治：掌握局麻药的一次性极量，采用小剂量分次注射的方法；局麻药中加用肾上腺素，减慢吸收；麻醉注药前必须回抽，防止误入血管。出现中毒反应，立即停止局麻药并报告麻醉医生；早期吸氧、补液，严密观察病情变化，积极配合麻醉医生，维持呼吸循环稳定。

③连接心电监护仪和血氧饱和度，与患者沟通，查看有关不适主诉。观察患者，每 15 分钟 1 次，测血压、脉搏。

巡回护士在手术过程中应坚守岗位，不可擅离开手术间；定期观察患者神志，了解主诉，测量 P、BP，每 30 分钟 1 次。

随着外科技术的进步和发展，越来越多的高龄伴基础疾病、危重、手术历时短的患者接受局麻下外科治疗（如颈椎手术）。局麻的优点在于：对机体血流动力学影响小，不仅能有效地阻滞痛觉，有利术中观察与判断，而且并发症少，更经济、安全。由于局麻绝大多数在术中无麻醉医生监管，术中的病情观察主要依靠巡回护士完成，因此要求护士应具有相关理论知识，掌握监护仪和急救设备的使用，并做好术中护理记录。

3. 合理摆放手术体位

不同体位对椎管内麻醉效果有影响，根据需要调节体位，有利于麻醉药的扩散、增加麻醉平面。因此，正确摆放体位，可充分显露手术野，让患者舒适，防止意外伤，又可减少药物用量，避免麻药中毒。

(1)麻醉侧卧位　侧卧穿刺插管麻醉时，协助患者摆放体位，尽量显露椎间隙；穿刺过程中，护士站在患者腹侧进行床旁照顾，并协助固定穿刺体位，嘱患者若有不适可立即说明但不要移动身体，防止断针；穿刺中，注意观察患者面部表情，必要时与患者交谈，分散其注意力。

(2)升腰桥(或折床)侧卧位　据报道，患者行硬膜外阻滞麻醉后知觉丧失，肌肉处于松弛状态，机体的保护性反射及自身调节能力下降，此时给予侧卧位升腰桥，可导致回心血量减少、心排血量下降；体位摆放不舒适，随着手术时间延长，患者耐受能力下降，出现躁动、不配合等。因此，摆放体位时，动作轻柔，准确迅速，一次到位，减少重复移动。侧卧前，应准备好体位垫、托手板、床沿挡板、肢体约束带等物品；翻身侧卧时，注意头部、肩部、髂部的着力点均匀受力，平移患者身体，避免压迫神经和血管；肾及肾区手术升高腰桥(或折床)，应正对肋缘下 3cm，使患侧腰部皮肤有轻微的张力，髂嵴抬高，腰部平展，腋下、髂嵴前后、双腿之间放置体位垫固定，必要时上骨盆挡板、四肢上约束带，防止术中因患者烦躁发生身体移位，造成意外损伤和增加出血机会。

(3)剖宫产仰卧位　硬膜外阻滞麻醉下剖宫产术，由于产妇巨大的子宫压迫下腔静脉，可造成一时性回心血量减少、心排血量下降，出现血压下降；同时，硬膜外阻滞麻醉给药后，阻滞了腰以下的感觉运动及交感神经，腹部及下腔静脉扩张，血管容量增加，血液存留于腹部及下肢，造成血容量相对不足，出现血压下降，常常发生低血压。因此，麻醉后取水平仰卧位时，应将手术床左倾 15°～30°，将产妇子宫推向左侧，减少下腔静脉的压迫。同时，选择左上肢静脉穿刺，左侧卧位麻醉穿刺，麻醉后左倾 15°～30°仰卧，适当加快输液速度，积极配合医生进行补液，预防低血压。

4. 注意保暖

手术创面越大、麻醉范围越广、手术时间越长以及输液量越多，患者体温降低的可能性和降温幅度也就越大。环境温度在 23℃时，冷感受器受到刺激，经体温调节中枢发生肌肉寒战产热，以维持体温；冷的消毒液直接刺激皮肤，引起患者寒战；冷的生理盐水冲洗体腔，吸收机体热量，额外增加机体能量消耗，使体温下降；对手术紧张、害怕引起情绪波动，使周围血管痉挛收缩。硬膜外阻滞麻醉阻断了交感神经，使阻滞区皮肤血管扩张，骨骼肌已丧失收缩产热能力，为保持体温恒定则通过非阻滞区的骨骼肌收缩，即发生寒战；同时，硬膜外阻滞麻醉药初量用足后，阻滞区血管扩张，有效循环减少，血压下降，此时，麻醉医生往往用加快输液速度来纠正，造成单位时间内大量冷液体进入血液，直接刺激体温调节中枢出现寒战。因此，加强术中保暖，对小儿、老年人的术后恢复尤为重要(如预热输入的液体、切口冲洗液、体弱或手术历时长的手术患者使用变温毯等)。

(1)控制手术间温度　接患者前 30min，将手术间空调调至 26～28℃，等待麻醉期间，应为患者盖好小棉被，注意双肩、双足保暖；在对皮肤进行消毒时，患者穿衣少或不穿衣，注意覆盖非消毒区域躯体部位，必要时暂停冷气输入，待手术铺巾盖好后再降室温；手术过程中，台上应加强术野以外部位的敷料覆盖，台下应注意肢体暴露部位的遮盖保暖，避免不必要的暴露；手术结束前将室温及时调高；对于婴幼儿、老年人、低温麻醉患者，最好使用变温毯，必要时提前预热被褥或暖箱。如果使用热水袋，温度不得超过 50℃，以免烫伤。

(2)加温输液　为防止体温下降过多，术中静脉输注的液体及血液应加温输注为宜。大量输液可将液体加温至34～37℃、库存血加温至 34℃左右，必要时使用液体加温器控制；及时处理输液引起的热原反应，此类反应除寒战外，伴有皮疹等临床表现，应认真细致地观察并加以区别，及时给予抗过敏处理。

(3)温水冲洗体腔　提醒医生尽量缩短皮肤消毒时间，减少体热丢失；术中使用温盐水纱布拭血；进行体腔冲洗时，应使用 37℃左右热盐水冲洗，以免引起体热散失。

(4)严格麻醉药品及用量　低体温可引起麻醉加深，出现苏醒延迟，增加呼吸系统的并发症等，如区域麻醉时，阻滞区域的血管不能代偿性收缩，削弱了机体对寒冷的血管收缩防御反应，体热由深部向外传导，使体温下降，甚者刺激机体的温度感受器引起寒战反应；全麻药可抑制体温调节中枢，导致全身皮肤血管扩张，散热增加；肌松药使全身骨骼肌处于松弛状态，消除肌紧张及肌肉运动产热的来源。因此，必须科学、正确、合理地使用麻醉药。

5. 紧急抢救原则

①迅速解除呼吸道梗阻，保持呼吸道通畅，给氧、吸痰。

②迅速建立静脉输液通道，若穿刺困难，立即协助医生做深静脉穿刺或静脉切开；需要动脉输血者，立即准备输血器材。迅速备齐急救药品和器材，包括盐酸肾上腺素、阿托品、多巴胺、地塞米松、利多卡因、氯化钙、盐酸异丙肾上腺素、呋塞米、5%碳酸氢钠以及除颤器、心电图机、心脏监护仪、血液加温仪以及心脏按压包等。除颤器应处于备用状态，并置于手术间便于取用的中心位置上。

③严格按医嘱用药，严格执行“三查七对”制度，及时记录用药、治疗、复苏的全过程；使用中的注射器、液体袋，必须贴有药名、浓度、剂量标志；使用后的药袋或瓶、安瓿，全部保留至抢救结束止。

④固定患者，上好约束带，防止坠床，并注意保暖。

⑤保持良好照明，协助安装人工呼吸机、除颤器等。

⑥密切观察脉搏、呼吸及血压变化，以及尿量，并详细记录。

⑦严格执行无菌技术操作规程，及时、准确留取各种标本，随时配合手术、麻醉医生工作。

⑧具有防受伤观念，一切操作应轻、稳，防止粗暴，避免在抢救中并发其他损伤。

⑨抢救完毕，及时清洁、整理、补充急救药品和器材，保持基数齐备、器材性能良好。

（魏　革）

参考文献

[1]　魏革，刘苏君.手术室护理学.北京：人民军医出版社，2002：173-183.

第十二章

普通外科手术的护理配合

第一节　手术常用切口

一、腹正中切口

手术步骤与手术配合见表 12-1-1。

表 12-1-1　腹正中切口的手术步骤与手术配合

手术步骤	手术配合
1. 消毒皮肤	递海绵钳夹持碘伏纱球消毒皮肤两遍
2. 术野贴手术薄膜	递手术薄膜，递干纱垫 1 块协助贴膜
3. 沿腹正中线切开皮肤及皮下组织	递 22 号刀切开、干纱布拭血、蚊式钳止血、1 号丝线结扎出血点或电凝器止血，递甲状腺拉钩牵开显露术野
4. 切开腹白线及腹膜	更换手术刀片，递电刀切开白线、盐水纱垫或 4 号刀柄将腹膜外脂肪推开，递中弯钳两把提起腹膜，递 22 号刀或电刀切一小口、组织剪或电刀扩大打开腹膜
5. 探查腹腔	递生理盐水湿手探查，更换深部手术器械及带显影的盐水纱垫，递腹腔自动牵开器牵开显露术野
6. 关腹前	递温盐水或无菌蒸馏水冲洗腹腔，清点器械、敷料等数目，更换干净的手术器械、手套
7. 缝合腹膜及腹白线	递中弯钳提腹膜、1/2 弧 12×28 圆针 7 号线间断缝合或 0 号可吸收线连续缝合
8. 冲洗切口	递生理盐水冲洗、吸引器头吸引，更换干净纱布
9. 缝合皮下组织	递乙醇纱球消毒皮肤，递无齿镊、9×28 圆针 1 号线间断缝合；再次清点物品数目
10. 缝合皮肤	递有齿镊、9×28 角针 1 号丝线间断缝合或皮肤缝合器缝合
11. 覆盖切口	递海绵钳夹持乙醇纱球消毒皮肤，递纱布、棉垫或敷贴覆盖切口

二、旁正中切口

手术步骤与手术配合见表 12-1-2。

表 12-1-2　旁正中切口的手术步骤与手术配合

手术步骤	手术配合
1. 消毒皮肤	递海绵钳夹持碘伏纱球消毒皮肤两遍
2. 术野贴手术薄膜	递手术薄膜，递干纱垫 1 块协助贴膜
3. 于腹直肌内侧距中线 1～2cm 切开皮肤和皮下组织	递 22 号刀切开、干纱布拭血、弯蚊式钳止血、1 号丝线结扎出血点或电凝器止血，递甲状腺拉钩牵开显露术野
4. 切开腹直肌前鞘	更换手术刀片，递电刀切开、生理盐水纱垫拭血
5. 分离腹直肌，结扎血管	递 4 号刀柄分离、中弯钳钳夹、4 号丝线结扎或电凝器止血
6. 切开后鞘及腹膜	递中弯钳两把提起腹膜、22 号刀或电刀切一小口，组织剪或电刀扩大
7. 探查腹腔	递生理盐水湿手探查，更换深部手术器械及带显影的盐水纱垫，递腹腔自动牵开器牵开显露术野
8. 关腹前	递温盐水或无菌蒸馏水冲洗腹腔，清点器械、敷料等数目，更换干净手术器械、手套
9. 缝合后鞘及腹膜	递中弯钳数把提起腹膜、9×28 圆针 7 号或 4 号丝线间断缝合或 0 号可吸收丝线连续缝合
10. 缝合腹直肌前鞘	递无齿镊、1/2 弧 12×28 圆针 7 号丝线间断缝合或 0 号可吸收线连续缝合
11. 冲洗切口	递生理盐水冲洗、吸引器吸引，更换干净纱布
12. 缝合皮下组织	递乙醇纱球消毒皮肤，递无齿镊、9×28 圆针 1 号丝线间断缝合；再次清点物品数目
13. 缝合皮肤，覆盖切口	递有齿镊、8×24 角针 1 号丝线间断缝合或用皮肤缝合器缝合，递海绵钳夹持乙醇纱球消毒皮肤，纱布、棉垫或敷贴覆盖

三、肋缘下斜切口

手术步骤与手术配合见表 12-1-3。

表 12-1-3　肋缘下斜切口的手术步骤与手术配合

手术步骤	手术配合
1. 消毒皮肤	递海绵钳夹持碘伏纱球依次消毒皮肤两遍
2. 术野贴手术薄膜	递手术薄膜、干纱垫 1 块协助贴膜
3. 自剑突与肋缘平行向下、向外斜行切开皮肤及皮下组织	递 22 号刀切开、干纱布拭血、弯蚊式钳钳夹、1 号丝线结扎出血点或电凝器止血，递甲状腺拉钩牵开显露术野
4. 切开腹直肌前鞘及腹外斜肌腱膜	更换手术刀片，递 22 号刀切一小口、组织剪或电刀扩大、盐水纱布拭血
5. 分离腹直肌，切开腹内斜肌腱膜	递 4 号刀柄分离、中弯钳钳夹、4 号丝线结扎或电凝器止血
6. 切开腹直肌后鞘及腹膜	递中弯钳两把提起腹膜，递 22 号刀或电刀切一小口、组织剪或电刀扩大打开腹膜
7. 探查腹腔	递生理盐水湿手探查，更换深部手术器械及带显影的盐水纱垫，递腹腔自动牵开器牵开显露术野
8. 关腹前	递温盐水或无菌蒸馏水冲洗腹腔，清点器械、敷料等数目，要换干净手术器械、手套
9. 缝合腹直肌后鞘及腹膜	递中弯钳数把提起腹膜、1/2 弧 9×28 圆针 7 号丝线间断缝合或 0 号可吸收线连续缝合
10. 缝合腹直肌前鞘及腹内斜肌腱膜，腹外斜肌腱膜	递有齿镊、12×28 圆针 7 号丝线间断缝合或 0 号可吸收线连续缝合

续表

手术步骤	手术配合
11. 冲洗切口	递生理盐水冲洗、吸引器吸引，更换干净纱布
12. 缝合皮下组织	递乙醇纱球消毒皮肤，递无齿镊、9×28 圆针 1 号丝线间断缝合；再次清点物品数目
13. 缝合皮肤，覆盖切口	递 8×24 角针 1 号丝线间断缝合或用皮肤缝合器缝合、海绵钳夹持乙醇纱球消毒皮肤，递纱布、棉垫或敷贴覆盖切口

四、腹直肌切口

手术步骤与手术配合见表 12-1-4。

表 12-1-4 腹直肌切口的手术步骤与手术配合

手术步骤	手术配合
1. 消毒皮肤	递海绵钳夹持碘伏纱球消毒皮肤两遍
2. 术野贴手术薄膜	递手术薄膜、干纱垫 1 块协助贴膜
3. 距中线 3～4cm，腹直肌内、外缘之间切开皮肤及皮下组织	递 22 号刀切开、干纱布拭血、弯蚊式钳止血、1 号丝线结扎出血点或电凝器止血，递甲状腺拉钩牵开显露术野
4. 切开腹直肌前鞘	更换手术刀片，递 22 号刀切一小口，组织剪或电刀扩大、纱垫拭血
5. 分离腹直肌，结扎血管	递 4 号刀柄分离、中弯钳止血、4 号丝线结扎或电凝器止血
6. 切开腹直肌后鞘及腹膜	递 22 号刀切开后鞘一小口，组织剪扩大，递中弯钳两把提起腹膜、电刀或组织剪剪开腹膜
7. 探查腹腔	递生理盐水湿手探查，更换深部手术器械及带显影的盐水纱垫，递腹腔自动牵开器牵开显露术野
8. 关腹前	递温盐水或灭菌注射用水冲洗腹腔，清点器械、敷料等数目，更换干净的手术器械、手套
9. 缝合腹直肌后鞘及腹膜	递中弯钳数把提起腹膜、1/2 弧 9×28 圆针 7 号丝线间断缝合或 0 号可吸收线连续缝合
10. 缝合腹直肌前鞘	递 9×28 圆针 7 号丝线间断缝合或 0 号可吸收线连续缝合
11. 冲洗切口	递生理盐水冲洗、吸引器头吸引，更换干净纱布
12. 缝合皮下组织	递乙醇纱球消毒皮肤，递无齿镊、9×28 圆针 1 号丝线间断缝合；再次清点物品数目
13. 缝合皮肤，覆盖切口	递有齿镊、8×24 角针 1 号丝线间断缝合或用皮肤缝合器缝合，递海绵钳夹持乙醇纱球消毒皮肤，递纱布、棉垫或敷贴覆盖切口

第二节 颈部手术

一、甲状腺次全切除术

(1)适应证　甲状腺肿瘤、甲状腺功能亢进。

(2)麻醉方式　局部麻醉＋神经安定麻醉或颈丛阻滞麻醉。

(3)手术体位　垂头仰卧位。

(4)手术切口　在胸骨切迹上二横指处沿颈部皮肤横纹做正中弧形切口。

(5)特殊用物　“Y”形引流管或半边胶管、皮肤标记笔、5-0 号可吸收线或 5-0 号血管缝线、超声刀。

手术步骤与手术配合见表 12-2-1。

表 12-2-1 甲状腺次全切除术的手术步骤与手术配合

手术步骤	手术配合
1. 常规消毒皮肤	递海绵钳夹持碘伏纱球依次消毒皮肤两遍
2. 在胸骨切痕上的 2 横指处沿颈部皮肤横纹做切口标志，切开皮肤、皮下组织、颈阔肌	递给主刀医生 1 根浸湿的 4 号丝线做切口标志，递 22 号刀切开、干纱布拭血、电凝器止血，更换刀片
3. 分离皮瓣：上至甲状软骨，下至胸骨颈静脉切迹，两侧达胸锁乳突肌缘	递组织钳提起皮缘、电刀分离颈阔肌、弯蚊式钳止血、1 号丝线结扎或电凝器止血
4. 牵引颈阔肌	递干纱垫两块、6×17 角针 4 号丝线将纱垫分别缝合在上、下颈阔肌边缘，递组织钳 4 把上、下牵开颈阔肌，递纱垫两块放置切口两侧
5. 缝扎颈前静脉，切开颈白线	递无齿镊、6×17 圆针 4 号丝线缝扎，递中弯钳两把提起正中线两侧筋膜、电刀切开颈白线
6. 切断颈前肌（视甲状腺大小决定牵开或横行切断甲状腺前肌群）	递直有齿血管钳两把提夹甲状腺前肌，递 15 号刀切开、4 号丝线结扎或缝扎
7. 由上极至下极游离甲状腺组织	
①缝扎甲状腺做牵引	递甲状腺拉钩拉开甲状腺前肌，递无齿镊、7×20 圆针 4 号丝线缝扎，线不剪断或用布巾钳夹住腺体，做牵引
②分离甲状腺组织	递甲状腺剪、中弯钳逐步分离甲状腺组织
③分离甲状腺上、下动静脉及甲状腺中静脉，结扎后切断	递小直角钳、KD 钳钳夹 KD 粒分离、中弯钳带 4 号线或 7 号线引过而结扎，远端用中弯钳两把夹住后将血管切断 4 号丝线结扎，近端用 6×17 圆针 4 号丝线缝扎
8. 切断甲状腺峡部	递电刀或超声刀贴气管壁前分离甲状腺峡部
9. 切除甲状腺	递弯蚊式钳数把钳夹甲状腺四周，递 22 号刀或梅氏剪沿钳上面切除甲状腺体，保留甲状腺后包膜；递蚊式钳在切面上止血、1 号丝线结扎，递无齿镊、6×17 圆针 1 号或 4 号丝线间断缝合腺体残端止血
10. 同法切除另一侧甲状腺	
11. 冲洗切口	递生理盐水冲洗、吸引器头吸引，更换干净纱布，清点器械、敷料等数目，除去肩部垫枕
12. 缝合甲状腺前肌群	递无齿镊、6×17 圆针 4 号丝线间断缝合
13. 在两侧甲状腺前肌层下放置引流	递胶片或半边胶管或“Y”形引流管、中弯钳协助置管
14. 缝合颈阔肌	递无齿镊、6×17 圆针 1 号丝线缝合
15. 缝合皮下组织	递乙醇纱球擦拭切口周围皮肤，递无齿镊、6×17 圆针 1 号丝线间断缝合；再次清点物品数目
16. 缝合皮肤或皮内缝合	递有齿镊、6×17 角针 1 号丝线缝合皮肤或 5-0 号可吸收线或 5-0 号血管缝线行皮内缝合
17. 覆盖切口	递海绵钳夹持乙醇纱球消毒皮肤、有齿镊两把对合皮肤，递纱布、棉垫或敷贴覆盖切口

二、甲状腺囊肿摘除术

(1)适应证　甲状腺囊肿较大或出现压迫症状；非手术疗法未能治愈。

(2)麻醉方式　局部麻醉＋神经安定麻醉或颈丛麻醉。

(3)手术体位　垂头仰卧位。

(4)手术切口　在胸骨颈静脉切迹上 2 横指相应的皮肤皱纹处做横形切口。

手术步骤与手术配合见表 12-2-2。

表 12-2-2　甲状腺囊肿摘除术的手术步骤与手术配合

手术步骤	手术配合
1. 常规消毒皮肤	递海绵钳夹持碘伏纱球消毒皮肤两遍
2. 胸骨切迹上 2 横指沿颈部皮肤横纹做弧形切口切开皮肤、皮下组织、颈阔肌	递给主刀医生 1 根浸湿的 4 号丝线做切口标志，递 22 号刀切开、干纱布拭血、电凝器止血，更换刀片
3. 分离皮瓣	递组织钳提起皮缘，递 22 号刀或电刀分离颈阔肌、中弯钳止血、1 号丝线结扎或电凝器止血
4. 牵引颈阔肌	递干纱垫 2 块、6×17 角针 4 号丝线将纱垫分别间断缝合在上、下颈阔肌边缘，递 4 把组织钳牵开，递纱布 2 块放置切口两侧
5. 纵行切开颈白线	递组织钳两把提夹、电刀纵行切开
6. 钝性分离颈前肌与甲状腺包膜间隙直至基底部，并切断	递甲状腺拉钩牵开一侧肌肉显露囊肿，递 KD 钳钳夹 KD 粒将囊肿壁与正常甲状腺组织之间做钝性分离，递中弯钳夹住基底部，递 22 号刀或组织(剪)切断、1 号丝线结扎或 6×17 圆针缝扎
7. 缝合甲状腺及其包膜	递无齿镊，递 6×17 圆针 1 号丝线缝合
8. 冲洗切口	递生理盐水冲洗、吸引器头吸引，更换干净纱布，清点器械、敷料等数目，除去肩部长枕
9. 放置引流胶片或引流管引流	递引流胶片或胶管、中弯钳协助置管，递 6×17 角针 4 号线将引流管固定在皮肤上
10. 缝合颈阔肌	递有齿镊、6×17 圆针 1 号丝线缝合
11. 缝合皮下组织	递乙醇纱球擦拭切口周围皮肤，递无齿镊、6×17 圆针 1 号丝线间断缝合；再次清点物品数目
12. 缝合皮肤或皮内缝合	递 6×17 角针 1 号丝线缝合皮肤或 5-0 号可吸收线行皮内缝合
13. 覆盖切口	递海绵钳夹持乙醇纱球消毒皮肤，递纱布、棉垫或敷贴覆盖切口

三、甲状腺癌根治术

(1)适应证　甲状腺癌。

(2)麻醉方式　静脉复合麻醉＋气管插管。

(3)手术体位　垂头仰卧位。

(4)手术切口　“X”形或“L”形切口。

(5)特殊用物　“Y”形引流管、超声刀。

手术步骤与手术配合见表 12-2-3。

表 12-2-3　甲状腺癌根治术的手术步骤与手术配合

手术步骤	手术配合
1. 常规消毒皮肤	递海绵钳夹持碘伏纱球消毒皮肤两遍
2. 切开皮肤、皮下组织、颈阔肌	递 22 号刀切开、干纱布拭血、蚊式钳止血、1 号丝线结扎或电凝器止血
3. 分离皮瓣：上至下颌骨下缘，下至锁骨，内至颈中线，外至斜方肌前缘	递组织钳提起皮缘，递 22 号刀或电刀上下分离皮瓣、中弯钳止血、1 号丝线结扎或电凝器止血、干纱布拭血
4. 结扎颈外静脉	递小弯钳、小直角钳、梅氏剪分离出颈外静脉，递 15 号刀切断，递 4 号丝线及 1 号丝线双重结扎
5. 切断胸锁乳突肌，肩胛舌骨肌，气管前及颈前肌群	递中弯钳、小直角钳分离、有齿直钳钳夹、电刀一一切断，递 8×24 圆针 4 号丝线贯穿缝扎
6. 标本内翻，解剖颈外侧区	递 15 号刀切断颈丛 4、3、2 神经根，递弯蚊式钳钳夹出血点、0 号丝线结扎

续表

手术步骤	手术配合
7. 切开颈动脉鞘，确认颈内静脉、迷走神经和颈总动脉	递15号刀或梅氏剪切开，递KD钳夹KD粒分离。若癌肿浸润颈内静脉，则递小弯钳钳夹静脉、15号刀切断、4号线结扎、5×14圆针1号丝线缝扎
8. 解剖颌下区，分离颌下腺周围包膜连同附近淋巴结脂肪组织	递甲状腺拉钩牵开下颌舌骨肌，递中弯钳、梅氏剪分离
9. 解剖颏下三角区	递梅氏剪、中弯钳，递KD钳钳夹KD粒钝性剥离、暴露颏下三角区，递小弯钳钳夹出血点、1号丝线结扎或电凝器止血
10. 清除迷走神经和颈动脉周围的脂肪淋巴组织	递中弯钳、直角钳分离、钳夹，递梅氏剪逐个清除
11. 切断带状肌，结扎甲状腺上、下动脉	递中弯钳分离、钳夹，递15号刀切断带状肌、4号丝线结扎血管
12. 切除肿瘤及周围组织	递电刀沿气管前壁切下标本
13. 冲洗切口	递生理盐水冲洗、吸引器头吸引，更换干净纱布，清点器械、敷料等数目，去除肩长枕
14. 于颏下锁骨内、上侧置引流管	递引流管两根，递6×17角针4号线将引流管固定于皮肤
15. 缝合颈阔肌	递无齿镊、6×17圆针1号丝线缝合
16. 缝合皮肤	递有齿镊、6×17角针1号丝线缝合；再次清点物品数目
17. 覆盖切口	递海绵钳夹持乙醇纱球消毒皮肤，递纱布、棉垫或敷贴覆盖切口

第三节　乳腺手术

一、乳腺腺叶区段切除术

(1)适应证　乳房良性肿瘤(如纤维瘤)；局限性乳腺增生症。

(2)麻醉方式　局部麻醉或硬膜外麻醉。

(3)手术体位　仰卧位，上肢外展。

(4)手术切口　以病变为中心做放射状切口或弧形切口。

(5)特殊用物　皮肤标记笔、3-0可吸收线、4-0可吸收线、弹力绷带。

手术步骤与手术配合见表12-3-1。

表12-3-1　乳腺腺叶区段切除术的手术步骤与手术配合

手术步骤	手术配合
1. 常规消毒皮肤	递海绵钳夹持碘伏纱球消毒皮肤两遍
2. 于肿物部位做弧形或放射状切口标记，切开皮肤及皮下组织	递标记笔、22号刀切开，干纱布拭血、弯蚊式钳止血、1号丝线结扎出血点或电凝器止血
3. 分离皮瓣，显露全部肿块	更换手术刀片，递组织钳数把钳夹切口皮缘，递电刀潜行分离皮瓣、显露肿块，递干纱布压迫止血
4. 距病变区0.5～1cm做楔形切口，沿胸大肌筋膜前切除肿块	递组织钳夹持肿块或递7×20角针4号丝线在肿块中央做牵引缝合，递15号刀或电刀沿肿块两侧切除
5. 创面止血	递蚊式钳钳夹、1号丝线结扎或电凝器止血，清点器械、敷料等数目，更换干净纱布
6. 缝合乳腺组织及浅筋膜	递6×17圆针4号丝线间断缝合或3-0可吸收线连续缝合

续表

手术步骤	手术配合
7. 缝合皮下组织	递海绵钳夹持乙醇纱球消毒，递无齿镊、6×17 圆针 1 号丝线间断缝合或 3-0 可吸收线缝合；再次清点物品数目
8. 缝合皮肤	递 6×17 角针 1 号丝线间断缝合或 4-0 可吸收线皮内缝合
9. 覆盖切口	递乙醇纱球消毒，递纱布、棉垫或敷贴覆盖切口，递弹力绷带加压包扎

二、乳腺癌改良根治术

(1)适应证　非浸润性乳腺癌或其他乳腺恶性肿瘤。

(2)麻醉方式　硬膜外麻醉或气管插管全身麻醉。

(3)手术体位　仰卧位，患侧腋下垫一小枕，上肢外展 90°，用托手板支持。

(4)手术切口　以肿瘤为中心环绕乳头和乳晕做一纵梭形切口。

(5)特殊用物　亚甲蓝液、画线笔、“Y”形引流管或胃管、弹力绷带、无菌蒸馏水、纱线。

手术步骤与手术配合见表 12-3-2。

表 12-3-2　乳腺癌改良根治术的手术步骤与手术配合

手术步骤	手术配合
1. 常规消毒铺巾	递海绵钳夹持碘伏纱球消毒皮肤，铺巾
2. 于皮下注射亚甲蓝液	递亚甲蓝液 1.5mL，按摩 8～10min
3. 在肿瘤边缘、腋毛区设计切口	递画线笔做切口设计
4. 沿标志线在距离肿瘤边缘 4.5cm 做一纵梭形切口，切开皮肤、皮下组织	递 22 号刀切开、干纱布拭血、1 号线或电凝器止血
5. 自皮肤与浅筋膜之间分离皮瓣，上界为锁骨下缘，下界达肋弓处，内侧界近胸骨，将乳腺从胸大肌筋膜浅面分离	更换刀片，递组织钳数把提夹切口边缘，递电刀分离皮瓣、切除乳腺，递干纱布压迫止血，电凝止血
6. 清除胸小肌筋膜和胸肌间淋巴结	递组织钳将乳腺组织向外牵拉，递中弯钳、22 号刀或电刀锐性分离，递 1 号线结扎出血点，递温蒸馏水纱布覆盖胸壁创面
7. 沿标记线切开腋窝皮肤，寻找蓝染的浅筋膜的淋巴管，循淋巴管找到蓝染淋巴结，用淋巴导航仪操测手术部位放射强度，切除淋巴结	递 22 号刀切开、乳突拉钩协助显露术野，递梅氏剪或电刀切除；标记切除的淋巴结，送术中冷冻
如果冷冻切片结果显示淋巴结未见癌，可行前哨淋巴结探查活检(SLNB)；如果结果显示淋巴结为癌转移，则必须行腋窝淋巴结清扫(ALND)	
8. 冲洗切口	递温蒸馏水冲洗，更换干净纱垫、手套，清点物品
9. 于切口外侧下方及腋下(SLNB 可不放)做一小切口，放置引流	递 15 号刀切开、中弯钳放置硅胶引流管、8×14 角针 7 号线固定引流管于皮肤上
10. 缝合皮瓣	递无齿镊、8×24 圆针 1 号线间断缝合
11. 缝合皮肤	递皮肤钉钉合或 8×24 角针 1 号线间断缝合
12. 覆盖切口	递乙醇纱球消毒皮肤、纱布覆盖切口，腋窝及胸壁用纱线填塞，覆盖棉垫数块，绷带或弹力绷带加压包扎

三、乳腺癌根治性保乳术

(1)适应证　早期乳腺癌，切缘为阴性者可选择保乳术。

(2)麻醉方式　气管插管全身麻醉。

(3)手术体位　上肢外展仰卧位,患侧腋下垫一小枕。

(4)手术切口　以病变为中心做放射状切口或弧形切口及腋毛区尖端做一弧形切口。

(5)特殊用物　亚甲蓝液、画线笔、"Y"形引流管或胃管、弹力绷带、灭菌蒸馏水、纱线、皮夹、乳突拉钩。

手术步骤及手术配合见表 12-3-3。

表 12-3-3　乳腺癌根治性保乳术的手术步骤与手术配合

手术步骤	手术配合
1. 常规消毒铺巾	递海绵钳夹持碘伏纱球消毒皮肤,铺巾
2. 前哨淋巴结活检	患者术前在病房于患侧乳晕边缘皮下注射放射性核素,注药后 2～4h 送至手术室
①腋窝切口标志:经腋毛区尖端做弧形切口	递画线笔
②注射亚甲蓝液:于乳晕边缘皮下分四点注射	递装有亚甲蓝液的 5mL 或 10mL 注射器,于乳晕边缘皮下分四点注射 2～4mL 亚甲蓝液,按摩乳房 8～10min
③沿腋窝切口标志处切开皮肤、皮下组织,探测蓝染淋巴结	递 22 号刀切开、干纱布拭血、中弯钳止血、1 号丝线结扎止血或电凝器止血,递乳突拉钩协助显露术野,递淋巴导航仪
④电刀分离进入脂肪层,寻找蓝染的淋巴管,循淋巴管找到蓝染淋巴结	递乳突拉钩协助暴露术野,递止血钳、电刀边切边止血;记录各淋巴结蓝染情况及探测读数;按读数高低顺序排列并标记,妥善保管标记好的淋巴结
⑤切除蓝染淋巴结(淋巴导航仪测得的所有≥10%的淋巴结,切除最高记数的放射性淋巴结),再次探测手术部位前哨淋巴结放射强度	递梅氏剪或电刀切除,递探头确定前哨淋巴结无遗漏
3. 保乳手术	
①用画线笔标记切口方式及位置	递画线笔
②沿切口标志处切开皮肤、皮下组织	递 22 号刀切开、干纱布拭血、中弯钳钳夹出血点、1 号丝线止血钳结扎、线剪剪线或电凝器止血
③潜行分离皮瓣、暴露肿物。	递组织钳数把钳夹切口边缘、组织剪或电刀分离,递干纱布垫填塞压迫、电凝器止血或 1 号带线结扎
④在距离肿物 0.5～1cm 处切开腺体达乳后间隙,分离肿物下方乳房后间隙,切除肿物	递电刀分离、切除肿物,递干纱垫压迫止血;切瘤后递热盐水纱垫覆盖创面压迫止血,将切除的肿瘤组织以长、短丝线分别标记 12 点、9 点位置;更换污染的纱布、器械,注意无菌原则
⑤在手术残腔边缘依次取 4～10 块组织按顺序标记部位,送冷冻检查。	递血管钳钳夹残腔、22 号刀切取、电刀止血、8×24 角针在切缘上缝扎标记;切取组织按顺序放置,送冰冻检查
⑥用干纱布压迫切口,等候病理结果,再行相应手术	递干纱垫填塞并盖住保护切口,整理台上器械,并用布巾盖好
4. 术中结果	
①腋窝前哨淋巴结阳性,行腋窝淋巴结清扫术	递甲状腺拉钩暴露、电刀边切边止血;淋巴结标本妥善放好,及时送检查
②手术切缘、组织均为阳性,行乳癌根治术若患者执意保乳,再次取标本送检:如边缘阴性则按保乳缝合切口;边缘仍阳性,则行根治术	递皮钳钳夹起切口边缘做牵引。递组织剪或电刀剥离乳房皮瓣,分离至乳房下皱襞处,将乳房和胸肌间淋巴结(保留乳头和乳晕)一并切除,乳腺肿块及腋窝淋巴结清扫结束后术者更换手套及手术器械;分离腋动脉、清除腋窝脂肪淋巴结,保留胸背神经和肩胛下血管
③腋窝前哨淋巴结无转移,边缘组织为阴性,放置引流、关闭切口	彻底止血,递温蒸馏水冲洗切口;递角针 7 号丝线缝合固定引流管、2-0 可吸收缝线逐层缝合腺体、4-0 可吸收缝线缝合皮下,清点器械,递皮肤钉钉合皮肤,递纱布、棉垫覆盖腋下及乳腺切口并使用弹力绷带加压包扎

第四节 疝修补术

一、腹股沟疝修补术

(1)适应证 腹股沟斜疝,腹股沟直疝。

(2)麻醉方式 硬膜外麻醉或局部麻醉或腰硬联合麻醉。

(3)手术体位 仰卧位。

(4)手术切口 腹股沟切口。

(5)特殊用物 10号丝线、10F导尿管或边带。

手术步骤与手术配合见表12-4-1。

表12-4-1 腹股沟疝修补术的手术步骤与手术配合

手术步骤	手术配合
1. 消毒皮肤,贴手术薄膜	递海绵钳夹持0.5%碘伏纱球消毒皮肤两遍、0.2%碘伏消毒会阴部,递手术薄膜、干纱垫1块协助贴膜
2. 在髂前上棘至耻骨联合线上2~3cm处切开皮肤、皮下组织及浅筋膜	递22号刀切开、干纱布拭血、蚊式钳钳夹出血点、电凝器止血
3. 切开腹外斜肌腱膜	更换手术刀片,递甲状腺拉钩牵开、显露术野,递22号刀切开、组织剪扩大、中弯钳止血、1号丝线结扎
4. 分离提睾肌、显露疝囊	递22号刀或中弯钳分离
5. 切开疝囊将疝内容物回纳	递长镊提起疝囊,必要时递10mL注射器抽吸生理盐水或0.25%普鲁卡因将疝囊壁充胀,递组织剪剪开疝囊,递无齿卵圆钳协助回纳疝内容物
6. 分离疝囊周围组织直至疝囊颈部	递蚊式钳数把提夹疝囊四周切缘,递盐水纱布包裹手指钝性分离
7. 高位结扎疝囊颈	递6×17圆针4号丝线荷包缝合疝囊颈(线不剪断),递长镊、梅氏剪剪去多余疝囊,递空针穿此结扎线将疝囊的残端移植于腹内斜肌的后面
8. 重建腹股沟管	
①巴希尼法(精索移位法):精索后方,联合肌腱与腹股沟韧带缝合,加强腹股沟后壁	递中弯钳将边带或10F普通导尿管吊起精索、直蚊式钳牵引,递7×20圆针10号丝线间断缝合
②福克森法(精索不移位法):精索之前,联合肌腱与腹股沟韧带缝合	递7×20圆针10号丝线将两韧带间断缝合
③麦克威法:联合肌腱、腹横筋膜或腹内斜肌与耻骨上韧带缝合	递有齿镊、7×20圆针10号丝线间断缝合
9. 缝合腹外斜肌腱膜	清点纱布、缝针等数目,递7×20圆针4号丝线间断缝合
10. 缝合皮下组织	递乙醇纱球消毒皮肤,递无齿镊、6×17圆针1号丝线间断缝合
11. 缝合皮肤,覆盖切口	递有齿镊、6×17角针1号丝线间断缝合,递乙醇纱球消毒皮肤、敷贴或纱布覆盖切口

二、股疝修补术

(1)适应证 股疝。

(2)麻醉方式 硬膜外麻醉或局部麻醉。

(3)手术体位 仰卧位。

(4)手术切口 腹股沟切口。

(5)特殊用物 10号丝线,8F导尿管或边带。

手术步骤与手术配合见表12-4-2。

表12-4-2 股疝修补术的手术步骤与手术配合

手术步骤	手术配合
1. 消毒皮肤,术野贴手术薄膜	递海绵钳夹持0.5%碘伏纱球消毒皮肤两遍、0.2%碘伏消毒会阴部,递手术薄膜、干纱垫1块协助贴膜
2. 在腹股沟韧带上与韧带平行或在股三角上切开皮肤、皮下组织	递22号刀切开、干纱布拭血、蚊式钳止血、1号丝线结扎或电凝器止血
3. 经腹股沟手术	
①切开腹外斜肌腱膜	递22号刀或电刀切开
②将精索(子宫圆韧带)向内上方牵开,在腹壁下动静脉内侧剪开腹横筋膜,推开腹膜外脂肪组织,暴露疝囊	递甲状腺拉钩牵开、显露术野,递20号刀或组织剪剪开腹横筋膜、盐水纱布包裹手指分离腹膜外组织
③切开疝囊,将疝内容物回纳	递长镊提起疝囊,10mL注射器抽吸生理盐水或0.25%普鲁卡因将疝囊壁充胀,递22号刀或组织剪切开疝囊,递无齿卵圆钳协助回纳疝内容物
④高位结扎疝囊颈	递蚊式钳数把提夹疝囊四周边缘、盐水纱布分离周围组织直至疝囊颈部、6×17圆针4号丝线荷包缝合、弯剪剪去多余疝囊
⑤缝合肌腱、耻骨上韧带与腹股沟韧带,精索或圆韧带回复原位	递12×20圆针10号丝线间断缝合
⑥缝合腹外斜肌腱膜	清点器械、敷料等数目,递无齿镊、6×17圆针4号丝线间断缝合
4. 经股手术	
①切开筛状筋膜、分开脂肪组织	更换手术刀片,递22号刀切开、组织剪扩大,递甲状腺拉钩牵开
②分离疝囊与股静脉、大隐静脉及其周围组织直至囊颈	递中弯钳、组织剪、盐水纱布分离
③切开疝囊,结扎疝囊颈	配合同本节“经腹股沟手术”③～④
④缝合腹股沟韧带,陷窝韧带和耻骨韧带以及卵圆窝镰状缘与耻骨筋膜,闭合股管上、下口	递长镊、12×20圆针7号丝线间断缝合
⑤缝合筋膜	清点器械、敷料等数目,递6×17圆针4号丝线间断缝合
5. 缝合皮下组织	递乙醇纱球消毒皮肤,递无齿镊、6×17圆针1号丝线间断缝合
6. 缝合皮肤,覆盖切口	递有齿镊、6×17角针1号丝线间断缝合、有齿镊对合皮肤、敷贴或方纱覆盖切口

三、嵌顿性腹股沟疝修补术

(1)麻醉方式 硬膜外麻醉或局部麻醉或腰硬联合麻醉。

(2)手术体位 仰卧位。

(3)手术切口 腹股沟切口。

(4)特殊用物 10号丝线、10F导尿管、肠钳、热盐水、3-0可吸收线、0.25%普鲁卡因、边带。

手术步骤与手术配合见表12-4-3。

表 12-4-3 嵌顿性腹股沟疝修补术的手术步骤与手术配合

手术步骤	手术配合
1. 消毒皮肤至暴露疝囊同本节“腹股沟疝修补术”1～4	配合同本节“腹股沟疝修补术”1～4
2. 切开疝囊	递长镊、中弯钳提起疝囊，递22号刀切开、梅氏剪扩大、吸引器头吸尽囊液
3. 打开疝囊	递长镊、梅氏剪剪开，递无齿卵圆钳将疑似坏死肠襻拉出切口
4. 热敷嵌顿肠管或封闭其肠系膜	递热盐水纱布热敷肠管或0.25%普鲁卡因封闭肠系膜
5. 观察肠管的血液循环恢复情况如何，肠管回纳腹腔，并处理疝囊	
①确定肠管有活力	递海绵钳(无齿)或长镊将肠管回纳腹腔，处理疝囊配合同“腹股沟疝修补术”
②如肠管的血液循环障碍或有肠坏死，即行肠切除肠吻合术	配合同本章第五节“剖腹探查术”3～5

四、无张力疝修补术

(1)麻醉方式　硬膜外麻醉或局部麻醉。

(2)手术体位　仰卧位。

(3)手术切口　腹股沟切口。

(4)特殊用物　网塞、补片、边带。

手术步骤与手术配合见表12-4-4。

表 12-4-4 无张力疝修补术的手术步骤与手术配合

手术步骤	手术配合
1. 消毒皮肤至显露疝囊同本节“腹股沟疝修补术”1～4	配合同本节“腹股沟疝修补术”1～4
2. 平片无张力疝修补：补片覆盖腹内斜肌并能超过腹股沟三角上缘2～3cm，将补片的圆角固定在耻骨面腱膜上，下缘与腹股沟韧带的光面做连续缝合	递长镊放置平片、圆针4-0不可吸收缝线或6×17圆针4号丝线缝合固定
3. 疝环充填式无张力疝修补	
①将圆锥形网塞底尖部(圆锥形)与疝囊最低点缝合固定	递长镊放置网塞、6×17圆针4号丝线缝合固定1针
②回纳疝内容物，并将圆锥形网塞充填在疝环内	递海绵钳(无齿)、长镊协助回纳
③将网塞边缘与内环口外周缝合，固定圆锥形网塞	递长镊、6×17圆针4号丝线缝合周边数针
④于耻骨结节至内环上方的腹股沟管的后壁放置补片	递补片、组织剪给术者修剪，递长镊放置修整好的补片、12×20圆针7号线与周围组织固定(由于补片有尼龙搭扣作用，不必与周围组织固定)
⑤缝合切口	配合同本节“腹股沟疝修补术”9～11

第五节　胃、肠手术

一、胃造口术(荷包术)

(1)适应证　食管肿瘤或其他因素造成的食管阻塞、急性出血坏死性胰腺炎等暂时性胃减压。
(2)麻醉方式　硬膜外麻醉或局部麻醉。
(3)手术体位　仰卧位。
(4)手术切口　上腹正中或左侧旁正中切口。
(5)特殊用物　蕈状导管或18F双腔气囊导尿管。
手术步骤与手术配合见表12-5-1。

表12-5-1　胃造口术(荷包术)的手术步骤与手术配合

手术步骤	手术配合
1. 同本章第一节"腹正中切口"1～5,探查腹腔	配合同本章第一节"腹正中切口"1～5
2. 于胃体部前壁及中部,间距5cm左右缝合牵引线,显露胃前壁	递腹腔自动拉钩牵开、显露,递长镊夹持湿纱垫保护造口周围组织,递6×14圆针4号丝线缝牵引线两针、蚊式钳钳夹线尾,暂不结扎
3. 于两牵引线之间、直径2～2.5cm处荷包缝合胃前壁	递长镊、6×14圆针4号丝线荷包缝合。蚊式钳钳夹线尾
4. 切开造瘘口,放置造口管并使胃壁切口内翻	递15号刀切开、电凝器止血,递蕈状导尿管或双腔气囊导尿管插入、收紧荷包线并结扎,递吸引器头吸引
5. 于左上腹另切一切口将导管尾部引出,固定导管于皮肤上	递11号刀切开,递大弯钳引出导管尾部,递有齿镊、8×24角针4号丝线固定导管于皮肤
6. 将胃壁固定缝合在腹膜上	递长镊、6×14圆针4号丝线间断缝合
7. 缝合切口	配合同本章第一节"腹正中切口"6～11或"旁正中切口"8～13

二、胃大部分切除术(毕Ⅰ式)

(1)适应证　慢性胃溃疡合并大量、持续或再次出血,消化性溃疡合并急性穿孔,慢性溃疡等。
(2)麻醉方式　硬膜外麻醉或气管插管全身麻醉。
(3)手术体位　仰卧位。
(4)手术切口　上腹正中切口。
(5)特殊用物　胃幽门钳、肠钳、超声刀。
手术步骤与手术配合见表12-5-2。

表12-5-2　胃大部分切除术(毕Ⅰ式)的手术步骤与手术配合

手术步骤	手术配合
1. 同本章第一节"腹正中切口"1～5,探查腹腔	配合同本章第一节"腹正中切口"1～5
2. 游离胃大弯;切断胃网膜左动、静脉,胃短动、静脉分支,胃网膜右动、静脉	递中弯钳游离、钳夹,递组织剪剪开、4号丝线结扎或7×20圆针4号丝线缝扎或超声刀直接切割闭合血管
3. 游离胃小弯;切断胃右动、静脉,胃左动脉下行支	递中弯钳游离、钳夹,递组织剪剪开、4号丝线结扎或7×20圆针4号丝线缝扎
4. 断胃	递6×17圆针1号丝线缝两针支持线,递胃幽门钳、肠钳夹持胃部,递15号刀切开前壁浆肌层、6×17圆针1号丝线缝扎黏膜下血管;同法处理胃后壁

续表

手术步骤	手术配合
5. 缝合部分胃残端	递长镊、6×17 圆针 1 号丝线间断、全层缝合
6. 于胃小弯侧游离、断离十二指肠	递蚊式钳、梅氏剪游离，递 1 号丝线结扎或缝扎出血点，递有齿直钳两把分别夹住十二指肠壶腹和幽门部、长镊夹持盐水纱布包裹十二指肠四周，递 15 号刀切断，取下之标本及刀一并置入弯盘内，递吸引器头吸尽胃内容物、海绵钳夹持碘伏纱球消毒残端，更换吸引器头及污染器械
7. 对合胃和十二指肠残端，端-端吻合：先将胃与十二指肠拟定吻合口两侧缝牵引线，然后间断缝合后壁浆肌层，全层缝合胃与十二指肠后壁、前壁，最后加固缝合其前壁浆肌层	递长镊、6×17 圆针 1 号丝线缝合做牵引、蚊式钳钳夹线尾，递 3-0 可吸收线连续全层缝合，递 6×17 圆针、1 号丝线加固缝合浆肌层
8. 缝合切口同本章第一节“腹正中切口”6～11	配合同本章第一节“腹正中切口”6～11

三、胃大部分切除术（毕Ⅱ式吻合器法）

（1）适应证　十二指肠溃疡、胃溃疡、胃远端肿瘤。

（2）麻醉方式　硬膜外麻醉或气管插管全身麻醉。

（3）手术体位　仰卧位。

（4）手术切口　上腹部正中切口。

（5）特殊用物　胃幽门钳、肠钳、直线切割闭合器（GIA 60-3.8/GIA 80-3.8/GIA 100-3.8）、25 号吻合器、荷包缝合器、荷包线。

手术步骤与手术配合见表 12-5-3。

表 12-5-3　胃大部分切除术（毕Ⅱ式吻合器法）的手术步骤及手术配合

手术步骤	手术配合
1. 同本章第一节“腹部正中切口”1～5，探查腹腔	配合同本章第一节“腹部正中切口”1～5
2. 游离胃大弯、胃小弯周围组织，闭合胃网膜左右静脉和胃短动静脉及其分支	递中弯钳、组织剪、电刀或超声刀游离，递 1 号丝线依次结扎
3. 游离十二指肠第一段 1～2cm 周围组织血管	递电刀或超声刀游离
4. 在幽门预定离断十二指肠处，闭合及离断十二指肠	递 GIA 60-3.8 切割闭合十二指肠
5. 在胃体部预定切断处闭合、离断胃体	递 GIA 80-3.8 或 GIA 100-3.8 离断闭合胃体、移走胃标本（用盆盛装）
6. 消化道重建（胃空肠 ROUX-Y 吻合）	
①在屈氏韧带下 15～20cm 处离断空肠	递两把直有齿钳分别夹住横断空肠并游离远端肠系膜。空肠远端使用荷包缝合器和荷包线做全层绕边的荷包缝合，递蚊式钳吊线尾，空肠近端用肠钳暂时夹闭
②胃空肠吻合（第一个吻合）	远端空肠断端用荷包线收紧，递 25 号吻合器钉砧。（残胃前壁开约 2cm 小口，吻合器经此口伸入从胃体后壁截中，直接与钉砧对合，收紧后激发，完成吻合）
③缝合胃前壁下切口	递 3-0 号可吸收线全层缝合
④空肠与空肠端-侧吻合（第二个吻合）	距胃空肠吻合口 45～50cm 处空肠切一小口，递 3-0 号可吸收线全层连续缝合近端空肠与此口、7×20 圆针 1 号丝线间断缝合加固，完成端-侧吻合
7. 缝合切口同本章第一节“腹正中切口”6～11	配合同本章第一节“腹部正中切口”6～11

四、胃癌根治术（以胃窦部癌切除术为例）

(1)适应证　胃窦部癌，胃体远端癌。

(2)麻醉方式　硬膜外麻醉或气管插管全身麻醉。

(3)手术体位　仰卧位。

(4)手术切口　上腹部正中切口。

(5)特殊用物　胃幽门钳、肠钳。

手术步骤与手术配合见表12-5-4。

表12-5-4　胃窦部癌切除术的手术步骤与手术配合

手术步骤	手术配合
1. 同本章第一节“腹正中切口”1～5，探查腹腔	配合同本章第一节“腹正中切口”1～5
2. 分离大网膜	递中弯钳分离、钳夹，递组织剪剪断或电刀、超声刀直接切割，递4号丝线结扎
3. 切断左、右胃网膜血管	递直角钳分离、中弯钳钳夹、组织剪剪断、4号丝线结扎或6×17圆针4号丝线缝扎
4. 分离清除肝十二指肠韧带内肝动脉侧的淋巴组织	递中弯钳、直角钳分离、钳夹，递梅氏剪剪断、4号丝线结扎或缝扎
5. 分离全部小网膜，显露腹腔动脉	递长镊、组织剪分离，递中弯钳钳夹、4号丝线结扎加缝扎
6. 游离十二指肠第1段	递中弯钳游离、钳夹，递梅氏剪剪断、4号丝线结扎加缝扎
7. 切除胃，恢复肠道连续性	配合同本节“胃大部分切除术”
8. 缝合切口同本章第一节“腹正中切口”6～11	配合同本章第一节“腹正中切口”6～11

五、胃穿孔修补术

(1)适应证　胃或十二指肠溃疡急性穿孔等。

(2)麻醉方式　持续硬膜外麻醉或气管插管全身麻醉。

(3)手术体位　仰卧位。

(4)手术切口　上腹正中切口。

手术步骤与手术配合见表12-5-5。

表12-5-5　胃穿孔修补术的手术步骤与手术配合

手术步骤	手术配合
1. 同本章第一节“腹正中切口”1～5，探查腹腔	配合同本章第一节“腹正中切口”1～5
2. 吸净腹腔内胃内容物及腹腔渗出液	递吸引管吸引（去除吸引头）
3. 寻找穿孔部位	递海绵钳（无齿）夹持纱球寻找穿孔部位；凡接触过穿孔渗出物的器械及纱球视为污染，均应放在弯盘内
4. 沿胃或十二指肠纵轴修补穿孔，并在附近取一块大网膜组织塞于两线之间	递长镊、7×20圆针4号丝线间断全层缝合穿孔部位
5. 检查腹腔	递温盐水冲洗、吸引器头吸净腹腔液体
6. 缝合切口同本章第一节“腹正中切口”6～11	配合同本章第一节“腹正中切口”6～11

六、全胃切除术(空肠代胃术)

(1)适应证 胃底贲门癌,胃体癌,胃窦癌已侵及胃体等。

(2)麻醉方式 气管插管全身麻醉。

(3)手术体位 仰卧位。

(4)手术切口 上腹正中切口或左正中旁切口或胸腹联合切口。

(5)特殊用物 气管钳(大直角钳)、肠钳,必要时备开胸器械。

手术步骤与手术配合见表 12-5-6。

表 12-5-6 全胃切除术(空肠代胃术)的手术步骤与手术配合

手术步骤	手术配合
1. 同本章第一节"腹正中切口"1~5,探查腹腔	配合同本章第一节"腹正中切口"1~5
2. 分离大网膜至游离十二指肠第1段	配合同本节"胃癌根治术"2~6
3. 全胃切除,上切端在食管贲门部,下切端在幽门下2.5~3cm处	递大直角钳夹住食管贲门处、肠钳夹住幽门下,递长镊夹持盐水纱垫保护切口周围,15号刀切断,切下之标本及刀一并放入弯盘内,递海绵钳夹持碘伏纱球消毒残端
4. 缝合十二指肠残端	配合同本节"胃大部切除(毕Ⅱ式)4"
5. 食管空肠端-侧吻合	
①拉出近端空肠襻一段,缝定位牵引线。	递长镊拉出肠襻、6×17圆针1号丝线吻合空肠及食管两侧各1针、蚊式钳钳夹牵引。
②缝合食管及空肠吻合口后壁浆肌层。	递5×14圆针1号丝线间断缝合,递直、弯蚊式钳交替间隔钳夹、牵引,待缝毕一并结扎。
③切开空肠,开放食管。	递15号刀切开(可使用吻合器)、弯蚊式钳止血、1号线结扎,递吸引器头吸净食管内容物。
④食管及空肠全层缝合。	递长镊、6×17圆针1号丝线间断缝合,缝合前将胃管送入空肠内。
⑤缝合吻合口之前壁浆肌层。	递6×17圆针1号丝线间断缝合。
⑥空肠与空肠侧-侧吻合	递6×17圆针1号丝线间断缝合
6. 缝合切口同本章第一节"腹正中切口"6~11	配合同本章第一节"腹正中切口"6~11

七、剖腹探查术

(1)适应证 肠扭转、肠套叠松解、肠切除等。

(2)麻醉方式 硬膜外麻醉。

(3)手术体位 仰卧位。

(4)手术切口 腹正中切口。

(5)特殊用物 热盐水、0.25%普鲁卡因、闭合器、荷包线、圆形吻合器。

手术步骤与手术配合见表 12-5-7。

表 12-5-7 剖腹探查术的手术步骤与手术配合

手术步骤	手术配合
1. 同本章第一节"腹正中切口"1~5,探查腹腔	配合同本章第一节"腹正中切口"1~5
2. 松解扭转或套叠之肠管	
①如与周围组织有粘连	递长镊、梅氏剪分离,递中弯血钳管钳夹止血、1号或4号丝线结扎
②如有血液循环障碍	递热盐水纱布热敷、20mL注射器抽吸0.25%普鲁卡因封闭肠系膜根部

续表

手术步骤	手术配合
③如有肠管绞窄坏死，应立即行肠切除术	
3. 切除坏死肠管	递长镊夹持盐水纱垫保护肠管四周，递肠钳和有齿直钳各两把分别夹住须切除之肠管远、近端，递15号刀切断，将钳、刀标本等置入弯盘内，递海绵钳夹碘伏纱球消毒残端或用闭合器、切割缝合器切断，递荷包线缝合吻合口2个端-端
4. 肠吻合，恢复肠管连续性	
①肠管断端两侧浆肌层缝标记线	递6×17圆针1号丝线缝标志牵引线两针、蚊式钳钳夹线头
②缝合后壁、前壁	递长镊、6×14圆针1号丝线间断缝合或用圆形吻合器
5. 缝合肠系膜之裂孔，将肠管回纳腹腔	除去肠钳，移去纱垫，递6×17圆针1号丝线间断缝合
6. 缝合切口同本章第一节"腹正中切口"6～11	配合同本章第一节"腹正中切口"6～11

八、结肠造口术（结肠外置术）

(1)适应证　不能切除的结肠、直肠或盆腔肿瘤形成的梗阻，或作为左侧结肠切除吻合术的辅助性手术。

(2)麻醉方式　连续硬膜外麻醉。

(3)手术体位　仰卧位。

(4)手术切口　下腹正中切口。

(5)特殊用物　玻璃棒、凡士林油纱布。

手术步骤与手术配合见表12-5-8。

表12-5-8　结肠造口术（结肠外置术）的手术步骤与手术配合

手术步骤	手术配合
1. 同本章第一节"腹正中切口"1～5，探查腹腔	配合同本章第一节"腹正中切口"1～5
2. 游离大网膜及横结肠系膜，并提至切口外	递长镊、中弯钳、梅氏剪充分游离，递4号丝线结扎或缝扎止血
3. 于脐下切一小口（容一指半），同时切去一小块椭圆形皮肤，形成造瘘口	更换刀片，递15号刀切一小口、有齿镊提夹皮缘并切除、蚊式钳止血、1号丝线结扎或电凝器止血
4. 横结肠造口	递玻璃棒穿过肠系膜无血管区，两端用短橡皮管绕过肠襻相连接；递长镊、5×14圆针1号丝线将肠襻的浆肌层与腹膜及皮下层缝合，递凡士林油纱布围绕结肠保护切口周围皮肤及结肠
5. 缝合切口同本章第一节"腹正中切口"6～11	配合同本章第一节"腹正中切口"6～11

九、经腹会阴部直肠癌根治术

(1)适应证　直肠癌。

(2)麻醉方式　气管插管全身麻醉。

(3)手术体位　截石位。

(4)手术切口　下腹部左旁正中切口。

(5)特殊用物　14F双腔气囊导尿管、凡士林纱布、肛管、深部手术器械Ligasure™血管闭合器。

手术步骤与手术配合见表12-5-9。

表12-5-9　经腹会阴部直肠癌根治术的手术步骤与手术配合

手术步骤	手术配合
1. 消毒皮肤，术野贴手术薄膜	递海绵钳夹持碘伏纱球消毒腹部皮肤两遍、0.2%碘伏消毒会阴部
2. 留置双腔气囊导尿管	递14F双腔气囊导尿管、润滑剂，递注射器抽吸盐水10mL充盈气囊，连接引流袋

续表

手术步骤	手术配合
3. 腹部手术部分	
①下腹部左旁正中切口(自耻骨联合至脐上4cm),探查腹腔	配合同本章第一节"旁正中切口"3～7。递生理盐水湿手探查、腹腔拉钩牵开、盐水纱垫保护
②剪开乙状结肠外侧腹膜及腹膜反折处,分离乙状结肠系膜	递长镊、长梅氏剪剪开侧腹膜,递长弯钳分离、钳夹止血,递中弯钳带4号或7号长丝线结扎
③分离直肠后壁及直肠旁的疏松结缔组织	递中弯钳夹束带提起乙状结肠,递长镊、长直角钳、长梅氏剪分离,递长弯钳止血、中弯钳带4号或7号长丝线结扎;准备热盐水纱布、吸引器
④分离直肠前壁	配合同③
⑤切断直肠两侧侧韧带,结扎直肠中动脉、静脉	递长弯钳钳夹、15号刀切断,递7号丝线结扎、缝扎或使用血管闭合器
⑥切断肠系膜下血管	递长直角钳、长梅氏剪分离,递7号、4号丝线双重结扎或使用血管闭合器
⑦切断乙状结肠	递长有齿直钳及肠钳夹住肠管、15号刀切断,递碘伏纱球消毒残端,纱球及刀一并放入弯盘内
⑧缝合近端肠管,做人工肛门;结扎远端,自会阴部切口中移去	递长镊、6×17圆针4号丝线缝合近端肠管、橡皮手套套住远端、7号丝线扎紧
⑨人工肛门腹壁造口	
a. 在左下腹偏外方做一皮肤椭圆形切口,同时切去一小块皮肤及腹外斜肌腱膜	递海绵钳钳夹乙醇纱球消毒皮肤,递22号刀切开、弯蚊式钳钳夹止血、1号丝线结扎或电凝器止血
b. 逐层切开至腹膜	更换刀片,逐层切开
c. 将近端乙状结肠自此切口拉出,固定于腹壁上,48h开放	递5×14圆针1号丝线缝合固定人工肛门,待术毕接人工肛袋
⑩盆腔冲洗	递温蒸馏水冲洗(此时会阴部切口已将标本移除,止血完毕)
⑪缝闭盆底、盆腹膜,盆腔内留置引流管自腹部下端引出	递长镊、长持针钳7×20圆针4号长丝线缝合
⑫逐层缝合腹壁切口	配合同本章第一节"旁正中切口"8～13
4. 会阴手术部分(另备会阴部手术物品一份)	
①再次消毒肛周皮肤,缝闭肛门	递海绵钳夹持碘伏纱球消毒,递8×24角针1号丝线关闭肛门
②距肛门2～3cm处做一椭圆形切口,切开皮肤、皮下脂肪	递22号刀切开、蚊式钳或电凝器止血、1号丝线结扎、干纱布拭血,递组织钳数把钳夹周围皮肤做牵引
③切断两侧肛提肌	更换刀片,递中弯钳钳夹、分离,递22号刀切断、4号丝线结扎、盐水纱垫拭血
④分离、切断直肠周围的组织,拉出乙状结肠远端	递长弯钳分离、梅氏剪剪断、深部拉钩牵开、4号丝线结扎出血点、热盐水纱布压迫止血,切下之标本置入弯盘内
⑤冲洗切口	用大量温盐水冲洗(腹部与会阴部可先后或分两组进行)
⑥于骶前腔内放置引流	彻底清点器械、敷料等数目,递粗胶管1条、递中弯钳协助置管
⑦逐层缝合切口	递无齿镊、8×20圆针4号丝线逐层缝合;递有齿镊、8×24角针1号丝线缝合皮肤
⑧覆盖切口	递有齿镊两把对合皮肤、乙醇纱球消毒皮肤,递纱布、棉垫覆盖切口

十、阑尾切除术

(1)适应证　急、慢性阑尾炎。

(2)麻醉方式 硬膜外麻醉。

(3)手术体位 仰卧位。

(4)手术切口 右下腹斜切口(麦氏切口)。

手术步骤与手术配合见表12-5-10。

表12-5-10 阑尾切除术的手术步骤与手术配合

手术步骤	手术配合
1. 自脐与右前上棘之间中外1/3处切开皮肤、皮下组织	配合同本章第一节“腹正中切口”1～3
2. 钝性分离腹外斜肌腱膜、腹内斜肌及腹横肌	更换刀片,递中弯钳撑开,递甲状腺拉钩2把向切口两端拉开、钝性分离
3. 切开腹横筋膜与腹膜,进入腹腔	递中弯钳两把提起腹膜,递20号刀切开、组织剪扩大
4. 探查腹腔,寻找阑尾	递生理盐水湿手探查、“S”形拉钩牵开;递长镊夹盐水纱布及海绵钳(无齿)将小肠推开,暴露盲肠
5. 处理阑尾	
①提起盲肠,找到阑尾	递阑尾钳提夹阑尾系膜
②分离阑尾系膜至阑尾根部	递中弯钳分离、钳夹,递15号刀切断、4号丝线结扎或6×17圆针4号线缝扎
③距阑尾根部0.5cm处的盲肠壁上行荷包缝合	递长镊、5×14圆针4号丝线缝合(暂不结扎),递蚊式钳钳夹线尾
④钳夹、结扎阑尾基部,并切断	递中弯钳钳夹、4号线结扎,递中弯钳夹住阑尾结扎线近端、盐水纱垫保护切口周围,递15号刀切断,刀及阑尾一并放入弯盘,递0.5%碘伏纱球消毒残端
⑤收紧荷包缝线,将阑尾残端内翻入盲肠	递长镊除去纱布,递中弯钳送阑尾残端;必要时,递5×14圆针1号丝线褥式缝合加固
6. 清理腹腔	递吸引器头吸净腹腔液体、干净盐水纱垫检查腹腔
7. 关腹	清点器械、敷料等数目,逐层缝合

十一、肛瘘切除术(单纯性)

(1)适应证 已较纤维化的低位肛瘘。

(2)麻醉方式 腰硬联合麻醉或局部麻醉。

(3)手术体位 截石位或俯卧位。

(4)手术切口 肛周切口。

(5)特殊用物 探针、亚甲蓝液、肛窥、液状石蜡、平头注射器针头1个、凡士林油纱布、碘仿纱布。

手术步骤与手术配合见表12-5-11。

表12-5-11 肛瘘切除术(单纯性)的手术步骤与手术配合

手术步骤	手术配合
1. 消毒会阴,扩张肛管	递海绵钳夹持碘伏纱球消毒,递消毒液状石蜡、肛窥扩张肛管
2. 探查瘘管方向及其内口	递注射器连接磨平的针头抽吸亚甲蓝液自瘘管外口注入,将润滑油的探针从外口插入内口穿出
3. 沿瘘管内、外之间的皮肤,黏膜切开,直至瘘管壁全部切除	递有齿镊、15号刀切开,递组织剪或电刀剥离瘘管壁、蚊式钳钳夹、电凝器止血
4. 处理创面	
①一期缝合	递圆针0号可吸收缝线全层缝合、7×20角针1号丝线间断缝合皮肤

续表

手术步骤	手术配合
②二期缝合	递电凝器止血后，递凡士林油纱布或碘仿纱布填塞创面
5. 覆盖切口	递有齿镊两把对合皮肤、乙醇纱球消毒，递纱布、棉垫覆盖切口

十二、肛瘘挂线法

(1)适应证　括约肌上肛瘘或括约肌外肛瘘等高位肛瘘，或作为复杂性肛瘘切开或切除的辅助方法。

(2)麻醉方式　腰硬联合麻醉或局部麻醉。

(3)手术体位　截石位或侧卧位。

(4)特殊用物　探针、橡皮筋。

手术步骤与手术配合见表 12-5-12。

表 12-5-12　肛瘘挂线法的手术步骤与手术配合

手术步骤	手术配合
1. 消毒肛周皮肤，扩张肛管	递海绵钳夹持碘伏纱球消毒，递消毒液状石蜡、肛窥扩张肛管
2. 切开瘘管的外侧部直至外括约肌	递有齿镊、15 号刀切开
3. 将探针自瘘管口轻轻送入，自肛门拉出	将探针尾端缚一橡皮筋递给术者
4. 拉紧橡皮筋	递中弯钳夹住拉紧的橡皮筋、7 号丝线在钳下方双重结扎
5. 消毒、覆盖切口	递海绵钳夹持乙醇纱球消毒、纱布覆盖

十三、环状痔切除术

(1)适应证　内、外痔其他治疗无效。

(2)麻醉方式　硬膜外麻醉。

(3)手术体位　截石位。

(4)特殊用物　肛门扩张器、肛窥、粗硬胶管、别针、凡士林油纱布。

手术步骤与手术配合见表 12-5-13。

表 12-5-13　环状痔切除术的手术步骤与手术配合

手术步骤	手术配合
1. 消毒肛周皮肤，扩张肛管	递海绵钳夹持碘伏纱球消毒，递消毒液状石蜡、肛窥扩张肛管
2. 牵引肛门皮肤与黏膜交界处，于齿状线平面上环行切开黏膜	递组织钳 4 把钳夹牵引，递 15 号刀环行切开、弯蚊式钳钳夹、干纱布拭血、1 号丝线结扎
3. 分离黏膜下层，推开肌层及括约肌	递中弯钳、组织剪分离，递盐水纱布剥离、1 号丝线结扎止血
4. 于痔核上方切断黏膜；先切 1/4 圆周，边切边缝，直至完成全圈之缝合	递 15 号刀切开，递有齿镊、角针 3-0 可吸收线间断缝合黏膜与皮肤切缘，取下的组织钳及标本放入弯盘内
5. 直肠内放置橡皮管	清点缝针、纱球数目；将粗硬胶管外包绕凡士林油纱布递术者塞入肛门(胶管末端用别针扣住)，保护肛门皮肤创缘；递纱布、棉垫覆盖

附 12A　自动缝合器

1. 闭合器(transection anastomosis，TA)

属开放手术器械，由钉砧、钉匣和器身组成，钉匣内有两排相互间隔的缝钉[附图 12A-1(a)]。使用时先将欲闭合的组织置于钉匣和钉砧之间，然后使钉匣和钉砧对合，夹紧组织，用力握握把，激发器械，完成操作。根据组织的不同长度及厚度的需要，提供不同长度（30mm、45mm、60mm、90mm）和不同钉腿高度（2.5mm、3.5mm、4.8mm）的钉匣，适用于普外、胸外手术的组织离断和切除。另外，为适应某些困难手术如盆腔手术等的需要，另有一种产品头端可旋转的闭合器[附图 12A-1(b)]，闭合器的头端可做俯仰 120°及垂直 320°的转动，以方便到达困难的操作部位。

2. 端-端吻合器（end-to-end anastomosis，EEA）

属开放手术器械，由钉砧、钉匣切刀和器身等组成，钉匣内有两排相互间隔的缝钉，并含有环形刀片（附图 12A-2）。使用前，先在欲吻合肠端做一荷包缝合，将钉砧放入荷包后收紧、打结，将吻合器从肠腔内放入，将欲吻合肠端缝闭后使钉匣和钉砧对合，夹紧组织，用力握握把，激发器械，这时环行缝钉闭合组织，随后环形刀片切除多余的组织，完成端-端吻合。根据不同管腔大小，吻合器具有 21mm、25mm、28mm、31mm、34mm 等规格，以及根据不同杆形分为直形和弯形两种，适用于消化道重建中的端-端吻合、端-侧吻合和侧-侧吻合。

3. 胃肠吻合器（gastro-intestinal anastomosis，GIA）

属开放手术器械，胃肠吻合器（附图 12A-3）由钉匣叉和钉砧叉组成，钉匣内有四排相互间隔的缝钉，在两排缝钉之间提供刀片。使用时将欲闭合的组织置于钉匣叉和钉砧叉之间，然后使其对合，夹紧组织，向前推动激发钮，完成操作。器械在激发时，首先闭合组织然后推动刀片切过并完成钉合，各留两排缝钉在组织的两侧。可以用于组织的横断和侧-侧吻合。根据组织的不同长度及厚度的需要，提供不同长度（60mm、80mm、100mm）和不同钉腿高度（2.5mm、3.8mm、4.8mm）的钉匣，适用于消化道重建及肺组织切除闭合，妇科、泌尿外科手术的组织分离、切除和吻合。

4. 荷包缝合器（purse string instrument，PSI）

属开放手术器械，荷包缝合器（附图 12A-4）为一种带波形齿的夹持器，两侧的夹座上均有可穿过直针的孔道，直针引导缝线间断穿过浆肌层，完成荷包缝合。一次性荷包器预先装有荷包线，直接在组织上激发即可完成荷包缝合，方便快捷。

5. 内镜胃肠吻合器（Endo GIA）

属内镜手术器械，内镜胃肠吻合器（附图 12A-5）。提供六排相互间隔的缝钉，在三排缝钉线中间有刀片。使用时将欲闭合的组织置于颚口内，器械在激发时，首先闭合组织然后刀片切过，各留三排缝钉在组织的两侧。最新一代的内镜切割缝合器的头端可以做左右 22°和 45°的旋转，方便在狭小空间内的操作。根据组织的不同长度及厚度的需要，提供不同长度（30mm、45mm、60mm）和不同钉腿高度（2.0mm、2.5mm、3.5mm、4.8mm）的钉匣，适用于内镜手术中各种组织包括血管的横断和胃肠组织的切断或侧-侧吻合。

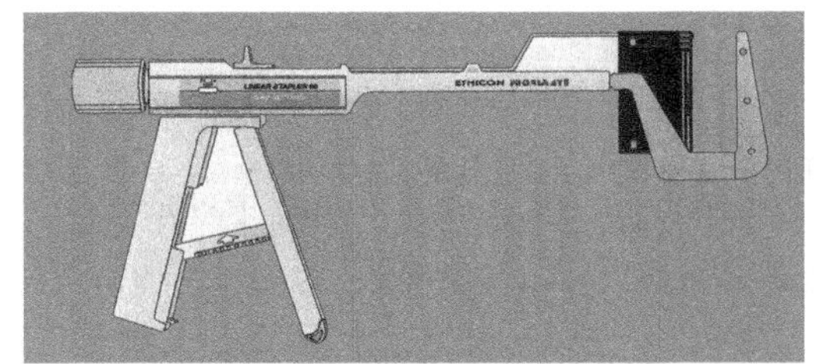

(a) 普通闭合器

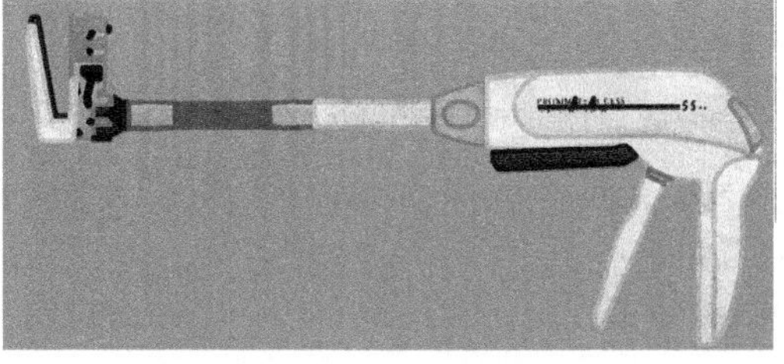

(b) 可旋转的闭合器

附图 12A-1　闭合器

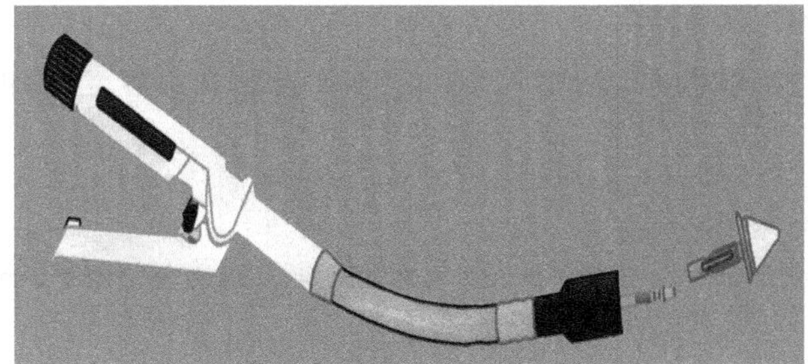

附图 12A-2　端-端吻合器

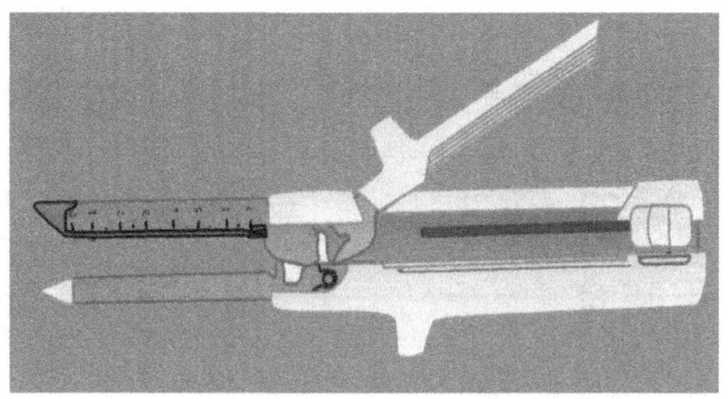

附图 12A-3　胃肠吻合器

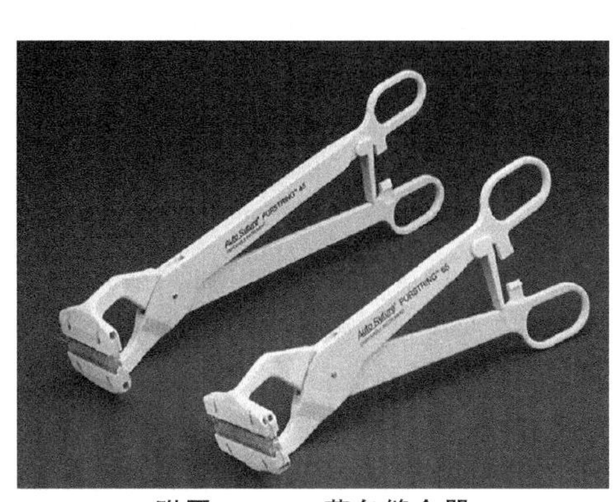

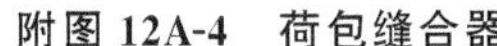

附图 12A-4 荷包缝合器

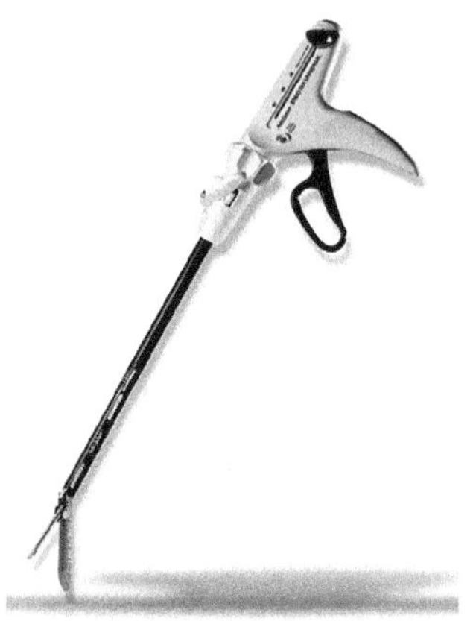

附图 12A-5 内镜胃肠吻合器

第六节 肝、胆、胰、脾手术

一、左半肝切除术

(1)适应证 肝癌、肝良性肿瘤、肝囊肿、肝脓肿及局限性的肝胆管结石等。

(2)麻醉方式 气管插管全身麻醉。

(3)手术体位 仰卧位，抬高右侧腰部。

(4)手术切口 上腹正中切口或肋缘下斜切口或上腹部人字形切口。

(5)特殊用物 肝脏拉钩、阻断血管物品及器械1套、肝缝线、双套管引流管。

手术步骤与手术配合见表12-6-1。

表 12-6-1 左半肝切除术的手术步骤与手术配合

手术步骤	手术配合
1. 同本章第一节“腹正中切口”1～5，探查腹腔并根据病变范围延长切口	配合同本章第一节“腹正中切口”1～5
2. 充分显露手术野	递肝脏拉钩固定手术床沿做牵引
3. 游离左半肝，将肝圆韧带、镰状韧带及左冠状韧带、左三角韧带离断	递长梅氏剪、长直角钳、长弯钳分离、钳夹，递22号刀切断、4号或7号丝线结扎
4. 显露肝门：分离出肝动脉、门静脉分支及肝管、肝门的管道，分别结扎胆囊管和肝左动脉	递长梅氏剪、长直角钳、长弯钳分离，钳夹，切断；递4号丝线或6×17圆针4号丝线贯穿缝扎、吸引器头吸引、湿盐水纱垫拭血
5. 阻断肝门，时间不超过20min(必要时不超过30min)	递棉绳、索套、直蚊式钳(钳尖套有胶管)、长直角钳阻断，记录阻断时间
6. 切肝	
①沿预切线切开肝包膜、肝实质	递电刀或超声刀、Ligasure™切开肝包膜，分离肝实质
②切断左门静脉主干和左肝管	递长弯钳分离、钳夹，递15号刀切断、中弯钳带4号丝线双重结扎
③切断肝左静脉	递长弯钳分离、钳夹，递15号刀切断、中弯钳带4号丝线双重结扎或直接用切割闭合器闭合(ϕ<2.5mm)
④完全切除左半肝	递长弯钳钳夹其余肝组织、15号刀切断、中弯钳带4号丝线结扎，切下标本放入弯盘内
7. 肝创面止血	递长镊、圆针0号可吸收线连续缝合肝创面，或递电凝器止血，(调至喷火花状态)或用生物止血材料止血
8. 肝面下放置引流	递粗胶管或双套管1条(引流管可另做切口引出)
9. 缝合切口同本章第一节“腹正中切口”6～11	配合同本章第一节“腹正中切口”6～11

二、肝动脉插管术(普通硅胶管)

(1)适应证　原发性肝癌无法切除而行姑息性治疗,原发病灶已切除的转移性肝癌的姑息性治疗,肝癌切除后的预防性化疗。

(2)麻醉方式　硬膜外麻醉。

(3)手术体位　仰卧位。

(4)手术切口　上腹正中切口。

(5)特殊用物　化疗管、0.1%肝素、眼科弯剪、整形镊(长尖镊)、酒精灯、亚甲蓝液。

手术步骤与手术配合见表 12-6-2。

表 12-6-2　肝动脉插管术(普通硅胶管)的手术步骤与手术配合

手术步骤	手术配合
1. 同本章第一节"腹正中切口"1～5,探查腹腔	配合同本章第一节"腹正中切口"1～5
2. 在肝门处游离出肝固有动脉,左、右肝动脉,肝总动脉及胃十二指肠动脉;结扎胃右动脉	递长直角钳、长镊、长梅氏剪、长弯钳分离,递 4 号丝线结扎止血
3. 将胃十二指肠动脉游离约 1cm 远端结扎,近端剪一小口置入化疗管至肝固有动脉或左、右肝动脉	递中弯钳分离,4 号丝线双重结扎远端,递眼科剪将近端剪一小口、充盈肝素液的化疗管置入、4 号丝线双重结扎固定导管近端、蚊式钳钳夹管末端;置管后注入亚甲蓝液,查看肝脏变蓝部分是否符合要求,否则调整位置
4. 腹壁切一小口,固定硅胶管	递 11 号刀切开、中弯钳扩大切口、长弯钳将硅胶管引出于腹壁外;递 7×20 角针 4 号丝线缝扎固定,末端用酒精灯烧灼封闭
5. 缝合切口同本章第一节"腹正中切口"6～11	配合同本章第一节"腹正中切口"6～11

三、胆囊切除术

(1)适应证　急性或慢性胆囊炎、胆石症、胆囊肿瘤、胆囊息肉等。

(2)麻醉方式　硬膜外麻醉。

(3)手术体位　仰卧位,抬高腰桥或肋缘平面之背部垫小沙袋。

(4)手术切口　右肋缘下斜切口。

手术步骤与手术配合见表 12-6-3。

表 12-6-3　胆囊切除术的手术步骤与手术配合

手术步骤	手术配合
1. 同本章第一节"肋缘下斜切口"1～7,探查腹腔	配合同本章第一节"肋缘下斜切口"1～7
2. 分离胆囊周围粘连组织,显露肝十二指肠韧带及胆囊颈部	递长镊夹持盐水纱垫将肠曲隔开,递"S"形拉钩、深直角拉钩牵开显露肝门区,递长镊、KD 钳夹持 KD 粒分离、长梅氏剪或电刀分离、中弯钳带 4 号丝线结扎止血,递海绵钳轻轻提吊胆囊
3. 切开十二指肠韧带右缘之腹膜,分离显露胆囊管、胆囊动脉	递长镊、长梅氏剪剪开、KD 钳夹持 KD 粒分离、长弯钳钳夹出血点、4 号丝线结扎或缝扎或电刀止血
4. 结扎胆囊管、胆囊动脉	递长直角钳、长弯钳钳夹胆囊管,递 15 号刀切断、中弯钳带 4 号丝线结扎近端、6×17 圆针 4 号丝线加强缝扎 1 针(胆囊动脉结扎同上)
5. 切除胆囊	递电刀沿胆囊边缘切开浆膜,递长镊、长梅氏剪或电刀剥离胆囊,递长弯钳钳夹出血点、4 号丝线结扎或电凝器止血
6. 缝合胆囊床,必要时放置双套管引流或胶管引流	递长镊、7×20 圆针 4 号丝线间断缝合,递中弯钳协助放置双套管引流条(引流条末端用别针扣住)
7. 缝合切口同本章第一节"肋缘下斜切口"8～13	配合同本章第一节"肋缘下斜切口"8～13

四、胆总管探查引流术

(1)适应证 胆总管结石、胆管炎、胆总管下段梗阻、阻塞性黄疸、肝胰壶腹(乏特壶腹)周围肿瘤。

(2)麻醉方式 硬膜外麻醉或气管插管全身麻醉。

(3)手术体位 仰卧位,抬高腰桥。

(4)手术切口 右上腹直肌切口或右侧肋缘下切口。

(5)特殊用物 胆道探条、取石钳、刮匙、"T"形管引流、双套管引流、探针。

手术步骤与手术配合见表12-6-4。

表12-6-4 胆总管探查引流术的手术步骤与手术配合

手术步骤	手术配合
1. 同本章第一节"腹直肌切口"1~7,探查腹腔	配合同本章第一节"腹直肌切口"1~7
2. 显露胆总管	递长镊夹盐水纱垫将肠曲隔开,另递一块纱垫填塞小网膜孔、套管吸引器头吸引
3. 穿刺确认胆总管,并纵行切开	递5mL注射器穿刺定位,递5×14圆针1号丝线于胆总管壁缝牵引线两针、蚊式钳两把钳夹线尾,递11号刀切开、吸引器头吸净胆汁
4. 探查胆总管:向上探查左、右肝管,向下探查胆总管下段及Oddis括约肌通畅情况	从小到大依次递胆道探条探查。如有结石,递取石钳、刮匙取出结石,放入小杯内。递12F普通导尿管、50mL注射器抽吸温盐水反复冲洗检查,必要时采用胆道镜探查取石
5. 放置"T"形管引流,缝合胆总管,检查是否通畅及漏水	递长镊夹"T"形管置入胆总管、圆针5-0可吸收缝线间断全层缝合、5×14圆针1号丝线间断缝合加固,递20mL注射器抽吸温盐水注入"T"形管检查
6. 于肋床底部网膜孔附近放置腹腔引流管	递海绵钳夹持乙醇纱球消毒皮肤;递15号刀在肋缘下侧壁做小切口、中弯钳扩大,并将引流管及"T"形管带出切口外;递9×28角针4号丝线缝扎固定"T"形管
7. 缝合切口同本章第一节"腹直肌切口"8~13	配合同本章第一节"腹直肌切口"8~13

五、胆总管空肠吻合术(以端-侧吻合术为例)

(1)适应证 胆总管损伤,胆总管囊肿,胆总管恶性肿瘤或胰腺切除术同时切除部分胆总管,肝脏移植术不适宜胆总管端-端吻合术。

(2)麻醉方式 硬膜外麻醉或气管插管全身麻醉。

(3)手术体位 仰卧位,手术床可行术中X线造影。

(4)手术切口 上腹直肌切口或旁正中切口。

(5)特殊用物 肠钳、胆道探条、取石钳、刮匙。

手术步骤与手术配合见表12-6-5。

表12-6-5 胆总管空肠吻合术(以端-侧吻合术为例)的手术步骤与手术配合

手术步骤	手术配合
1. 同本节"胆总管探查引流术"1~4,探查胆总管	配合同本节"胆总管探查引流术"1~4
2. 游离胆管	递长弯钳、梅氏剪游离,递盐水纱垫拭血、1号或4号丝线结扎或电凝器止血
3. 在Treity韧带远侧10~20cm处切断空肠,关闭远端	递中弯钳、梅氏剪分离系膜,递4号丝线结扎出血点,递肠钳两把钳夹空肠、盐水纱垫保护切口周围、15号刀切断、碘伏纱球消毒残端,递6×17圆针1号丝线关闭空肠远端

续表

手术步骤	手术配合
4. 提起横结肠，在结肠中动脉右侧系膜无血管区切开一孔，将关闭空肠的远段经此孔上提	递长镊、中弯钳、组织剪剪开一孔，递中弯钳钳夹止血、1号或4号丝线结扎
5. 距断端5cm处切开，空肠与胆总管吻合	递15号刀切开空肠、吸引器头吸净分泌液、弯蚊式钳止血、1号线结扎、圆针3-0可吸收缝线连续缝合或6×17圆针1号丝线间断缝合、1号丝线间断加固缝合前壁
6. 空肠端-侧吻合：将断端空肠近端与上提的空肠远端距胆管空肠吻合口50cm处做端-侧吻合	递15号刀切开空肠、吸引器头吸净分泌液、蚊式钳止血、1号丝线结扎，递6×17圆针1号丝线间断缝合或3-0可吸收线连续缝合
7. 放置腹腔引流管，缝合切口	配合同本节“胆总管探查引流术”6～7

六、经十二指肠Oddis括约肌成形术

(1)适应证　肝胰壶腹括约肌(Oddis括约肌)狭窄及缩窄性乳头炎，乳头部胆石嵌顿，Oddis括约肌狭窄胆总管无明显扩张。

(2)麻醉方式　持续硬膜外麻或气管插管全身麻醉。

(3)手术体位　仰卧位。

(4)手术切口　右肋缘下斜切口或右上腹直肌切口。

(5)特殊用物　眼科弯剪。

手术步骤与手术配合见表12-6-6。

表12-6-6　经十二指肠Oddis括约肌成形术的手术步骤与手术配合

手术步骤	手术配合
1. 同本节“胆总管探查引流术”1～4，探查胆总管	配合同本节“胆总管探查引流术”1～4
2. 切开十二指肠外侧腹膜并游离，十二指肠乳头定位	递电刀切开腹膜、长弯钳游离、长梅氏剪剪开、1号丝线结扎出血点，递3mm胆道探条，将乳头顶到十二指肠前壁
3. 于乳头顶起点的上下水平位缝牵引线，切开十二指肠，显露乳头部	递长镊、5×14圆针1号丝线缝牵引线两针，递直蚊式钳钳夹线尾，递15号刀切开十二指肠
4. 于乳头的9点、12点处缝牵引线，在乳头开口上方约11点钟处楔形切开Oddis括约肌和壶腹部前外侧壁的一部分，切开长度2～2.5cm	递5×14圆针1号丝线缝牵引线1针，递15号刀或眼科弯剪切开、5×14圆针1号丝线边切边缝
5. 缝合十二指肠	递长镊、圆针3-0可吸收缝线连续缝合、5×14圆针1号丝线间断缝合浆肌层
6. 缝合胆总管切口	递圆针3-0可吸收缝线缝合(根据情况放置“T”形管引流)
7. 放置腹腔引流管，缝合切口	配合同本节“胆总管探查引流术”6～7

七、胰十二指肠切除术

(1)适应证　无远处转移，全身情况允许，侵及胰头、肝胰壶腹(Vater壶腹)、十二指肠或胆总管下端能切除的恶性肿瘤，胰头和十二指肠严重的不能修复的损伤。

(2)麻醉方式　气管插管全身麻醉。

(3)手术体位　仰卧位。

(4)手术切口　右上腹旁正中切口或右肋缘下切口并左侧腹部正中。

(5)特殊用物　胃幽门钳、双套管引流。

手术步骤与手术配合见表 12-6-7。

表 12-6-7 胰十二指肠切除术的手术步骤与手术配合

手术步骤	手术配合
1. 同本章第一节“旁正中切口”1～6，显露腹腔	配合同本章第一节“旁正中切口”1～6
2. 探查腹腔：依次探查肝脏、胆道、胃、十二指肠、盆腔和肝门部、肠系膜及腹主动脉淋巴结有无转移	递盐水纱垫、腹腔自动拉钩、直角拉钩牵开显露；递长镊、梅氏剪、长弯钳分离，显露；递盐水湿手探查
3. 解剖十二指肠外侧，沿十二指肠外侧切开后腹膜，探查胰头病变范围	递长镊、长梅氏剪剪开腹膜并行分离，递 4 号丝线结扎或缝扎止血；递盐水纱垫保护肠曲，显示胰头
4. 显露肠系膜上静脉，探查肿瘤是否侵犯肠系膜上静脉前壁	递盐水，术者再次湿手探查
5. 常规切除胆囊	配合同本节“胆囊切除术”
6. 游离肝固有动脉，肝总动脉，胃、十二指肠动脉；同时清扫肝门部及胰头后淋巴结，切断肝总管、十二指肠动脉	递长梅氏剪、长弯钳、直角钳、蚊式钳分离，钳夹；递 4 号丝线结扎或缝扎。十二指肠动脉，递 4 号丝线双重结扎或缝扎
7. 剪开肝胃韧带，结扎、切断胃右动脉	递长镊、长组织剪剪开韧带，递长弯钳、直角钳分离，递 15 号刀切断动脉、4 号丝线双重结扎
8. 游离胃窦幽门部及十二指肠壶腹，距幽门下 2cm 处切断十二指肠	递长镊、长弯钳游离，递梅氏剪剪断、中弯钳带 4 号丝线结扎、盐水纱垫保护十二指肠周围组织，递肠钳 2 把钳夹十二指肠、15 号刀切断、碘伏纱球消毒断面
9. 清除幽门部淋巴结；如有癌细胞浸润，则应行胃大部分切除	配合同本章第五节“胃大部分切除术”
10. 游离近端空肠，于近端空肠 5～10cm 处切断空肠	递中弯钳游离、钳夹，递组织剪剪断、4 号丝线结扎或缝扎，递肠钳两把钳夹空肠、盐水纱垫保护切口周围、15 号刀或电刀切断、盐水纱垫包裹残端
11. 于胰腺颈部切断胰腺，显露胰管并保留之，将胰头部、十二指肠、空肠上段和胆总管整块取下	递长弯钳、无损伤血管钳各 1 把分别夹住胰腺颈部，递 15 号刀或电刀切断、5×14 圆针 1 号丝线间断缝合，切除之标本置入弯盘内
12. 重建消化道，按胰、胆、十二指肠的顺序进行吻合	
①将胰腺切面深入空肠腔内，胰空肠吻合	去除空肠断端的肠钳，递长镊将胰腺切面置入空肠内，递圆针 3-0 可吸收缝线或 5×14 圆针 1 号丝线吻合
②肝总管空肠端-侧吻合	递肠钳钳夹空肠、盐水纱垫保护切口周围、15 号刀切开、吸引器头吸净分泌液；递长镊、圆针 3-0 可吸收缝线或 5×14 圆针 1 号丝线端-侧吻合
③空肠十二指肠端-侧吻合或胃空肠吻合	配合同②
④于胃前壁置入胃管 2 条，行胃造口	递 6×17 圆针 4 号丝线于胃前壁荷包缝合、10 号刀切开，递胃管 2 条置入，收紧荷包线
13. 放置引流管，自腹壁戳洞引出	递双套管引流或胶管引流(配合方法同本节“胆总管探查引流术 6”)
14. 缝合切口同本章第一节“旁正中切口”8～13	配合同本章第一节“旁正中切口”8～13

八、脾切除术

(1)适应证　脾破裂，脾功能亢进，门静脉高压，血液病(血小板减少性紫癜、再生障碍性贫血、先天性溶血性贫血等)。

(2)麻醉方式　气管插管全身麻醉或硬膜外麻醉。

(3)手术体位　仰卧位，左腰背垫一软垫。

(4)手术切口　腹正中切口。

(5)特殊用物　脾蒂钳，取脾血及输血用物，乳胶引流管，较大纱垫。

手术步骤与手术配合见表 12-6-8。

表 12-6-8　脾切除术的手术步骤与手术配合

手术步骤	手术配合
1. 同本章第一节"腹正中切口"1～5，探查腹腔	配合同本章第一节"腹正中切口"1～5
2. 分离脾周围的粘连	递深直角拉钩牵开显露，递长镊、小直角钳、长梅氏剪及海绵钳(无齿)夹纱球分离，递 4 号丝线结扎止血或缝扎、吸引器头吸净渗血、盐水纱垫拭血
3. 分离、切断脾胃韧带，打开小网膜囊，在胰尾上缘游离、结扎脾动脉	递长镊、直角钳分离，递长组织剪剪断，递 4 号、7 号丝线双重结扎
4. 显露并剪断脾结肠韧带及脾肾韧带	递长弯钳、直角钳分离，钳夹；递长组织剪剪断、7×20 圆针 4 号丝线结扎或缝扎
5. 游离脾，将脾托出腹部切口	递长镊夹持热特大纱垫填塞脾床以垫高脾和压迫止血
6. 分离脾蒂并切断，切除脾	递大弯钳及脾蒂三叶血管阻断钳钳住脾动、静脉以及脾蒂；递 15 号刀切断、7 号丝线结扎、6×17 圆针 4 号丝线贯穿缝扎近侧断端
7. 详细检查创面，彻底止血	递长镊取出填塞于脾床纱垫、长弯钳钳夹出血点、4 号丝线结扎或缝扎，少量渗血则更换热盐水纱垫
8. 冲洗腹腔，放置引流管自腹壁戳洞引出	递温盐水冲洗、吸引器头吸净、干净纱垫拭干，于膈下放置一条多孔胶管引流
9. 缝合切口同本章第一节"腹正中切口"6～11	配合同本章第一节"腹正中切口"6～11

附 12B　脾血回收方法

(1)用物准备　不锈钢圆盆 1 个、抗凝剂、漏斗、纱布、输血器。

(2)回收方法　将切下脾的脾门对准有 ACD 保存液的容器，放开夹住脾蒂的止血钳，让脾内血液自动流出，器械护士不停地、均匀的摇动容器，使脾血和保存液均匀混合，经 8 层纱布过滤后，倒入输血瓶内，经过输血管回输给患者。

第七节　血 管 手 术

一、门奇静脉断流术

(1)适应证　食管胃底静脉曲张出血非手术治疗失效者，门奇静脉分流术后食管胃底静脉曲张出血。

(2)麻醉方式　气管插管全身麻醉或硬膜外麻醉。

(3)手术体位　仰卧位，左侧抬高 45°。

(4)手术切口　上腹正中切口，在脐上拐向左腋前线，使呈 L 形。

(5)特殊用物　脾蒂钳，取脾血及输血用物，双腔引流管。

手术步骤与手术配合见表 12-7-1。

表 12-7-1 门奇静脉断流术的手术步骤与手术配合

手术步骤	手术配合
1. 切除脾	配合同本章第六节"脾切除术"1～6
2. 显露食管下段和胃的上半部分，分离、切断及结扎胃左动脉主干，胃后动、静脉，腹部食管周围的曲张静脉丛，避免损伤前迷走神经干	递长弯钳、长直角钳分离，递梅氏剪剪断、中弯钳带 4 号或 7 号丝线结扎
3. 纵行切开胃底前壁，5～7cm	递电刀切开并止血，递长镊、6×17 圆针 1 号丝线于切口两侧各缝牵引线 1 针，递蚊式钳钳夹线尾
4. 将吻合器的头部经胃切口插入食管下段，用粗线于贲门上 2cm 将食管捆扎于吻合器杆上，切断和吻合食管下段	将吸引器头吸净胃内血凝块或胃液，递吻合器插入、7 号丝线双重牢牢捆扎
5. 缝合胃切口	递长镊、6×17 圆针 1 号丝线全层内翻间断缝合胃切口，间断缝合胃浆肌层
6. 左膈下放置双腔引流管	递双腔引流管 1 根、中弯钳协助置管
7. 缝合切口同本章第一节"腹正中切口"6～11	配合同本章第一节"腹正中切口"6～11

二、肠系膜上静脉右心房转流术

(1)适应证　门静脉高压症。

(2)麻醉方式　气管插管全身麻醉。

(3)手术体位　仰卧位。

(4)手术切口　胸骨正中切口＋上腹正中切口。

(5)特殊用物　心耳钳、胸骨锯、人造血管、0.1%肝素、血管吻合器械。

手术步骤与手术配合(表 12-7-2)。

表 12-7-2 肠系膜上静脉右心房转流术的手术步骤与手术配合

手术步骤	手术配合
1. 同本章第一节"腹正中切口"1～5，探查腹腔	配合同本章第一节"腹正中切口"1～5
2. 游离肠系膜上静脉，测量门静脉和下腔静脉的压力(测量方法同门静脉测压法)	递长镊，长弯钳分离、钳夹止血；递长梅氏剪剪断、1 号或 4 号丝线结扎
3. 剪开肠系膜上静脉，长度与人造血管斜径相当，选择合适的人造血管	递心耳钳夹住部分肠系膜上静脉，递长镊、梅氏剪剪开
4. 肠系膜上静脉与人造血管吻合	递血管镊、5-0 血管缝线吻合。若用国产人造血管，先预凝(配合方法同本节"腹主动脉瘤切除术")
5. 检查吻合口是否通畅及渗漏	放松心耳钳检查，再次递心耳钳钳夹吻合口上方，必要时用 5-0 血管缝线修补
6. 显露心脏：依次切开骨膜，锯开胸骨，切开心包膜，显露心脏	配合同第十六章第一节"胸骨正中切口"1～7
7. 人造血管与右心房吻合：将引入心包腔的人造血管一端与靠近右心耳下的右心房进行吻合(在吻合完成前，人造血管内须注入 0.1%肝素液并驱出气泡)	递心耳钳钳住部分右心房壁、15 号刀或剪刀切除一小条，递无损伤镊、5-0 血管缝线吻合
8. 再次测量门静脉和下腔静脉的压力，于心包腔内放置引流管	方法同上，递盐水纱布、血管钳彻底止血，递 1 号或 4 号丝线结扎，递引流管、中弯钳协助置管
9. 逐层缝合胸部和腹部切口	配合同第十六章第一节"胸部正中切口"9～14 及本章第一节"腹正中切口"6～11

三、脾肾静脉吻合术

(1)适应证　食管曲张破裂出血、门脉高压。

(2)麻醉方式　全身麻醉或硬膜外麻醉。

(3)手术体位　仰卧位。

(4)手术切口　腹正中切口，左脐上拐向左腋前线，呈“L”形。

(5)特殊用物　三叶血管阻断钳、心耳钳、长尖镊、血管吻合器械、血管缝线。

手术步骤与手术配合见表 12-7-3。

表 12-7-3　脾肾静脉吻合术的手术步骤与手术配合

手术步骤	手术配合
1. 脾切除	配合同本章第六节“脾切除术”1～6
2. 游离脾肾静脉，切断并结扎周围之小血管，切除脾静脉周围的脂肪及纤维组织	递长直角钳、长弯钳游离，钳夹；递长梅氏剪剪断、1 号或 4 号丝线结扎，递三叶血管阻断钳钳夹脾静脉
3. 切开左肾区后腹膜，游离肾静脉	递长镊、长梅氏剪剪开腹膜，递海绵钳夹持纱球分离、长弯钳带 1 号丝线结扎
4. 脾肾静脉吻合	递三叶血管阻断钳钳住部分肾静脉、脾静脉，递 15 号刀于脾肾静脉管壁切一小口、梅氏剪扩大，递持针钳、血管镊、5-0 血管缝线吻合
5. 放开脾静脉与肾静脉之阻断钳，检查血供情况及吻合口有无渗漏	递吸引器头吸引、长镊夹持纱垫检查；如漏血，可用热水纱垫压迫止血；若压迫后继续漏血，可间断缝合1～2针
6. 缝合切口同本章第一节“腹正中切口”6～11	配合同本章第一节“腹部正中切口”6～11

四、腹主动脉瘤切除术(肾下型)

(1)适应证　腹主动脉瘤，尤其当动脉瘤体增大发生疼痛；凡动脉瘤有趋于破裂征象或并发感染，瘤壁有附壁血栓形成，或伴内脏、下肢严重缺血，均应紧急手术。

(2)麻醉方式　气管插管全身麻醉。

(3)手术体位　仰卧位。

(4)手术切口　腹正中切口或旁正中切口。

(5)特殊用物　三叶血管阻断钳、心耳钳、人造血管、0.1%肝素、主动脉钳、卡尺、8F 或 10F 导尿管 3 根。

手术步骤与手术配合见表 12-7-4。

表 12-7-4　腹主动脉瘤切除术(肾下型)的手术步骤与手术配合

手术步骤	手术配合
1. 自剑突至耻骨联合做腹正中切口，探查腹腔	配合同本章第一节“腹正中切口”1～5
2. 探查肝、胃、肠及主动脉瘤类型	递生理盐水给术者湿手探查
3. 打开小网膜	递长镊、中弯钳分离，钳夹，递组织剪剪断
4. 游离腹主动脉，测量动脉瘤的横、纵径，以选择合适的人造血管	递长直角钳游离，递长梅氏剪剪开、中弯钳带 1 号丝线结扎止血，递卡尺测量动脉瘤大小
5. 打开后腹膜，钝性分离动脉瘤上方的腹主动脉，以及左、右髂总动脉	递长镊、长梅氏剪剪开，递 KD 钳夹 KD 粒钝性分离、长弯钳钳夹止血、1 号或 4 号丝线结扎；递 8F 导尿管 3 根、直角钳、直蚊式钳分别绕过主动脉瘤上方，以及左、右髂总动脉做牵拉提吊
6. 抽吸主动脉瘤体内血液，以备国产人造血管预凝用(进口人造血管无须预凝)	将人造血管放置在弯盘内，递 50mL 注射器连接 18 号粗针头抽吸血液注入弯盘内，使人造血管充分预凝至灌入人造血管内的血液无渗出为止

续表

手术步骤	手术配合
7. 瘤体内注射抗凝药，以便腹主动脉阻断时提供下肢保护性抗凝	递1/2支肝素加0.9%生理盐水，稀释至20mL，注射主动脉瘤体内
8. 分别阻断瘤体上方的主动脉及左右髂总动脉，记录阻断时间	递主动脉钳阻断主动脉、心耳钳阻断髂总动脉
9. 纵行切开瘤体，取出硬化包块	递15号刀切开、吸引器头吸净瘤体内的血块和积血
10. 缝扎成对的腰动脉及骶中动脉开口	递长镊、6×17圆针4号丝线缝扎数针
11. 移植人造血管，先行主动脉近端后壁全层连续缝合（前壁缝合方法相同），远端与腹主动脉残端做对端吻合	递血管镊、4-0聚丙烯缝线吻合，递注射器抽吸20mL盐水间断注水以利缝线打结
12. 依次放松左髂总动脉、腹主动脉及髂总动脉的阻断钳，排出人造血管的血块及空气	递注射器抽吸0.1%肝素液20mL驱出空气，及时更换血垫，备好4-0血管缝线以便随时补针
13. 以对叠法缝合腹主动脉瘤壁于人造血管前将血管包埋，修补包膜	递长尖镊、4-0血管缝线吻合
14. 缝合切口同本章第一节“腹正中切口”步骤6～11	配合同本章第一节“腹正中切口”6～11

五、大隐静脉高位结扎剥脱术

(1)适应证　下肢大、小隐静脉曲张。

(2)麻醉方式　硬膜外麻醉。

(3)手术体位　仰卧位。

(4)手术切口　腹股沟切口。

(5)特殊用物　大隐静脉剥脱器、弹力绷带、液状石蜡。

手术步骤与手术配合见表12-7-5。

表12-7-5　大隐静脉高位结扎剥脱术的手术步骤与手术配合

手术步骤	手术配合
1. 消毒皮肤	递海绵钳夹持碘伏纱球消毒皮肤2遍、0.5%碘伏消毒会阴部
2. 于腹股沟韧带下、大腿内侧的卵圆孔处做一纵或斜切口，切开皮肤、皮下组织	递有齿镊、22号刀切开，递直钳止血、1号丝线结扎或电凝器止血，更换手术刀片
3. 分离股部皮下组织及浅筋膜，寻找大隐静脉，分离、结扎其分支	递小甲状腺拉钩牵开、组织剪分离、中弯钳止血、1号或4号丝线结扎，递中弯钳2把钳夹血管分支、15号刀切断
4. 结扎大隐静脉，远端插入剥脱器	递4号丝线结扎或缝扎近端；递弯蚊式钳张开远端静脉口，插入静脉剥脱器（用前须以液状石蜡润滑）
5. 切开静脉剥脱器尖端的皮肤	递海绵钳夹持乙醇纱球消毒皮肤、15号刀切一小口
6. 将远端静脉与剥离器绑扎后切断	递7号丝线将静脉缚在剥脱器尾端上、15号刀切断静脉
7. 拔出剥脱器头端，同时抽出大隐静脉	递纱垫压迫，术者抽出大隐静脉
8. 膝部以下静脉须剥脱时，将剥脱器从膝部静脉插入，将曲张静脉全部抽出	递纱垫压迫，术者抽出曲张静脉
9. 冲洗切口，缝合筋膜	递温盐水冲洗，清点缝针、纱球等数目，递8×24圆针4号丝线缝合
10. 缝合皮下组织、皮肤	递6×17圆针1号丝线缝合皮下、乙醇纱球消毒、6×17角针1号丝线缝合皮肤
11. 覆盖切口，用弹性绷带加压包扎	递有齿镊两把对合皮肤、乙醇纱球再次消毒皮肤、纱布或敷贴覆盖切口、弹力绷带加压包扎

目前小腿曲张静脉旋切术越来越广泛，其方法是：于小腿曲张静脉的近、远端各切一小口，将旋切仪的灌注照明棒从切口插入，显示曲张静脉的范围和轮廓；然后术者将刨刀头从另一切口插入，沿静脉走行轻轻向前旋转滑动、刨吸，直至将曲张静脉刨吸完毕。用灌注液反复冲洗创面、切口，用弹力绷带加压包扎。

（林　岩　谭淑芳）

六、下肢静脉曲张激光治疗术

（1）适应证　下肢大隐静脉曲张、小腿静脉曲张。

（2）麻醉方式　硬膜外麻醉。

（3）手术体位　仰卧位。

（4）特殊用物　14 号套管针、止血带、激光治疗仪（图 12-7-1）及配件（光纤、蓝色导管、黑色导丝）、肝素、注射器、纱垫、棉垫、自粘弹力绷带。

手术步骤与手术配合见表 12-7-6。

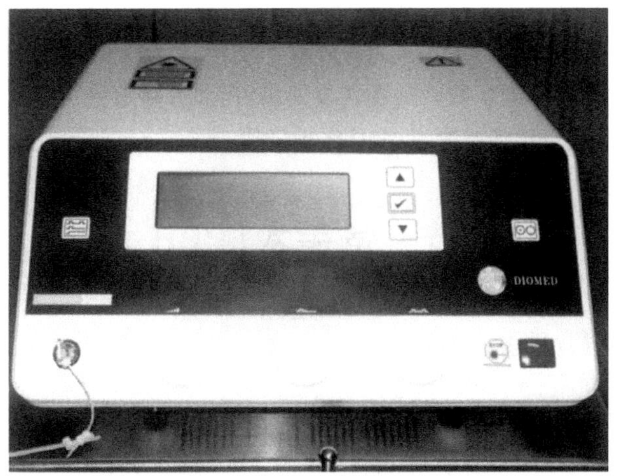

图 12-7-1　激光治疗仪

表 12-7-6　下肢静脉曲张激光治疗术的手术步骤与手术配合

手术步骤	手术配合
1. 消毒皮肤	递海绵钳夹持碘伏纱球消毒
2. 铺无菌巾	递双层单置于患肢下两条治疗巾“8”字环行包绕足根部；递布巾钳固定，再铺中单、大孔巾
3. 用乙醇消毒术野皮肤	递海绵钳夹持乙醇纱球消毒
4. 离穿刺点 6cm 处上止血带，寻找大隐静脉病变的穿刺点	递止血带止血；递 14 号套管针穿刺血管（必要时协助医生进行血管穿刺）
5. 拔出针芯，将导丝置入大隐静脉，确定导丝在大隐静脉时退出穿刺针	递黑色导丝（G-Y 管）
6. 将导管沿导丝送入大隐静脉，直至隐-股静脉交汇处，将导丝退出；导管内推肝素盐水抗凝	递蓝色导管，徒手送管；递 20mL 注射器抽吸肝素盐水冲管
7. 送入光纤：将光纤头端逆行送入距离股静脉交汇点 2cm 处，并露出导管 2cm	医生徒手操作，器械护士协助送管

续表

手术步骤	手术配合
8. 激光治疗：以 12W、1.0s 的工作脉冲和 8s 的间隔时间进行激光治疗；同时以 2～3mm/s 距离将光纤顺势退出，直至踝部(同样参数值可治疗小腿静脉曲张)	巡回护士协助调试仪器参数
9. 拔出光纤、导管	递纱垫压迫导管走行部位止血
10. 覆盖病变血管，加压包扎	递纱布、棉垫覆盖，递自粘弹力绷带加压包扎

（马育璇）

附 12C 门静脉测压方法

(1)物品准备 门静脉测压管或输液管 1 条、钢尺 1 把、生理盐水、头皮针或普通针头 1 个。

(2)测压方法 将充满生理盐水的测压管或输液管接上头皮针(或针头)排出气泡，选择网膜上的血管，记录水柱静止后的压力，以水柱停留于测压管之刻度代表其压力大小(用水柱法进行测量)，水柱最低点应与心脏同一水平，拔去针头后，用弯血管钳钳住穿刺点、4 号丝线结扎。

第八节 痔手术(PPH 术)

(1)适应证 内痔、外痔、混合痔。

(2)麻醉方式 硬膜外麻醉。

(3)手术体位 折刀位或截石位。

(4)特殊备物 3-0 可吸收缝线、2-0 血管缝线、PPH 吻合器、硅胶管、液状石蜡、凡士林纱布、扣针、肛门器械、阑尾敷料。

手术步骤及手术配合见表 12-8-1。

表 12-8-1 PPH 术的手术步骤与手术配合

手术步骤	手术配合
1. 麻醉成功后，取俯卧位，常规消毒皮肤，铺巾	递圈钳夹持碘伏纱球消毒，铺巾
2. 再次用碘伏消毒肛管、直肠，充分扩肛	再次用碘伏消毒、液状石蜡润滑扩肛器，充分扩肛
3. 置入窥肛器，在肛周皮肤 0、3、6、9 点位各缝合一针将肛窥固定	递 7×20 角针 7 号丝线固定肛窥、线剪剪掉多余丝线
4. 直视下在齿状线上 2cm 和 2.5cm 的黏膜处用 2-0 血管缝线各做一个荷包缝合	递针持钳 2-0 血管线荷包缝合
5. 将专用吻合器的旋转钮旋至最大，将其置入肛门内，使吻合器头通过双荷包，然后将两个荷包缝合线收紧打结固定于吻合器中心杆上，击发吻合器，坚持 30s 后，松开吻合器的旋钮，小心退出吻合器	液状石蜡润滑 PPH 吻合器头部，待医生置入吻合器击发后开始记录时间，30s 后提醒
6. 检查切除的痔上直肠黏膜为完整环状后，检查吻合口仍有出血，用 3-0 可吸收缝线仔细缝扎止血后，拆除肛窥	递 3-0 可吸收缝线缝合止血，拆除吻合器上直肠黏膜是否完整
7. 将硅胶管用凡士林纱布包绕，置入吻合口位置	将凡士林纱布包裹在硅胶管上，角针缝合固定，将硅胶管置入患者肛门内，做压迫止血

（谭淑芳）

第十三章

矫形外科手术的护理配合

第一节　常用手术切口

一、肩关节前上后侧切口

手术步骤与手术配合见表13-1-1。

表13-1-1　肩关节前上后侧切口的手术步骤与手术配合

手术步骤	手术配合
1. 术野贴手术薄膜	递手术薄膜、干纱布1块协助贴膜
2. 切口分两部分切开皮肤、皮下组织及深筋膜	
①前侧：同肩关节前上内侧切口或前侧弧形切口相同	于切口两侧铺干纱布两块拭血，递有齿镊、20号刀切皮，递电刀切开皮下组织
②后侧：自前侧切口向后延伸，绕过肩峰外缘止，再沿肩胛冈外1/2或1/3切口	
3. 于锁骨下切断三角肌起点，并分离	递无齿镊、20号刀切断，递中弯钳分离、电凝器止血
4. 将切断的三角肌向下外侧翻转，避免损伤腋神经及旋肱后动脉	递组织钳钳夹并翻转，递甲状腺拉钩牵开、显露
5. 向内侧牵开头静脉和胸大肌，显露喙突、肱二头肌长头肌腱、肩胛下肌腱膜和关节囊前部	递橡皮条牵引、中弯钳游离静脉，递深三爪拉钩牵开、显露
6. 切断肱骨大小结节后上方附着处，并牵开	递无齿镊、20号刀切开，递组织钳夹持牵开
7. 切开关节囊，显露肩关节前方、上方和后方	递无齿镊、20号刀切开
8. 缝合切口	
①冲洗切口	递生理盐水冲洗，清点器械、敷料等数目
②缝合肌肉	递无齿镊、9×24圆针7号丝线间断缝合
③缝合皮下组织	递海绵钳夹持乙醇纱球消毒皮肤，递无齿镊、9×24圆针1号丝线间断缝合；再次清点物品数目
④缝合皮肤	递有齿镊、9×24角针1号丝线间断缝合
⑤对合皮肤	递有齿镊两把
9. 覆盖切口	递海绵钳夹持乙醇纱球消毒皮肤、纱布覆盖

二、肩关节前内侧切口

手术步骤与手术配合见表13-1-2。

表 13-1-2　肩关节前内侧切口的手术步骤与手术配合

手术步骤	手术配合
1. 术野贴手术薄膜	递手术薄膜、干纱布 1 块协助贴膜
2. 先自肩锁关节沿锁骨外侧段向内，再沿三角肌内缘向外下方延伸，长约 10cm，切开皮肤、皮下组织及深筋膜	于切口两侧铺干纱布两块拭血，递有齿镊、20 号刀切皮、电刀切开皮下组织
3. 分离三角肌与胸大肌间隙和头静脉	递中弯钳分离，递甲状腺拉钩牵开、显露
4. 在锁骨下缘约 1cm 处切断三角肌，将肌瓣向外下方牵开	递 20 号刀或电刀切断、深四爪拉钩牵开
5. 切断肩胛下肌，显露喙突及关节囊的前部	递 15 号刀切断
6. 缝合切口	
①冲洗切口	递生理盐水冲洗；清点器械、敷料等数目
②缝合肌肉	递无齿镊、9×24 圆针 7 号丝线间断缝合或 1-0 无损伤缝线连续缝合
③缝合皮下组织	递海绵钳夹持乙醇纱球消毒皮肤，递无齿镊、9×24 圆针 1 号丝线间断缝合；再次清点物品数目
④缝合皮肤	递有齿镊、9×24 角针 1 号丝线间断缝合或 4-0 角线快吸收线缝合
⑤对合皮肤	递有齿镊两把
7. 覆盖切口	递海绵钳夹持乙醇纱球消毒皮肤，递纱布、绷带包扎

三、肘关节外侧切口

手术步骤与手术配合见表 13-1-3。

表 13-1-3　肘关节外侧切口的手术步骤与手术配合

手术步骤	手术配合
1. 患肢上止血带，术野贴手术薄膜	递治疗巾 1 块、驱血带驱血，递手术薄膜、干纱布 1 块协助贴膜
2. 先自肘关节上 5cm 向下经肱骨外上髁嵴向远侧延伸绕过桡骨小头，再沿肘后肌与尺侧腕伸肌间隙向后下止于尺骨上端背侧缘，略成弧形切开皮肤、皮下组织及深筋膜	于切口两侧铺干纱布两块拭血，递有齿镊、20 号刀切皮、电刀切开皮下组织
3. 分离肱三头肌、肱桡肌与桡侧腕长伸肌之间隙，显露肱骨外上髁、肱桡关节、肘关节外侧关节囊	递中弯钳分离，递甲状腺拉钩牵开、显露
4. 于切口上方沿外上髁嵴切开、剥离骨膜	递 10 号刀切开、骨膜剥离子剥离
5. 于切口下方分离肘后肌与尺侧腕伸肌间隙	递中弯钳分离
6. 切断尺骨处旋后肌	递 10 号刀切断
7. 纵行切开关节囊，显露桡骨小头、肱骨外上髁及外侧关节间隙	递 10 号刀切开，递小甲状腺拉钩牵开、显露
8. 缝合切口	
①冲洗切口	递生理盐水冲洗
②缝合肌肉及筋膜	递无齿镊、9×24 圆针 7 号丝线间断缝合
③放置橡皮引流条	递橡皮引流条
④缝合筋膜及皮下组织	递海绵钳夹持乙醇纱球消毒皮肤，递无齿镊、9×24 圆针 1 号丝线间断缝合

续表

手术步骤	手术配合
⑤缝合皮肤。	递有齿镊、9×24 角针 1 号丝线间断缝合或 1-0 无损伤缝线连续缝合。
⑥对合皮肤	递有齿镊两把
9. 覆盖切口	递海绵钳夹持乙醇纱球消毒皮肤，递纱布、绷带包扎

四、肘后外侧切口

手术步骤与手术配合见表 13-1-4。

表 13-1-4　肘后外侧切口的手术步骤与手术配合

手术步骤	手术配合
1. 患肢上止血带，术野贴手术薄膜	递治疗巾 1 块、驱血带驱血，递手术薄膜、干纱布 1 块协助贴膜
2. 自后外侧肘关节上 6～8cm 向下延伸，绕过鹰嘴突外侧，沿尺骨近端向后外侧延长 5cm 处切开皮肤、皮下组织及深筋膜	于切口两侧铺干纱布两块拭血，递有齿镊、20 号刀切皮、电刀切开皮下组织
3. 牵开、游离皮瓣	递组织钳两把提起皮缘、梅氏剪游离
4. 切开肱三头肌腱膜至骨面，剥离骨膜，显露肱骨下端、肘关节后部关节囊及尺骨鹰嘴	递 20 号刀切开、骨膜剥离子剥离，递甲状腺拉钩牵开、显露
5. 缝合切口	
①冲洗切口	递生理盐水冲洗
②缝合肌肉	递无齿镊、7×17 圆针 4 号丝线间断缝合或 1-0 无损伤缝线连续缝合
③缝合皮下组织	递海绵钳夹持乙醇纱球消毒皮肤，递无齿镊、7×17 圆针 1 号丝线间断缝合
④缝合皮肤	递有齿镊、7×17 角针 1 号丝线间断缝合或 4-0 快吸收线连续缝合
⑤对合皮肤	递有齿镊两把
⑥覆盖切口	递海绵钳夹持乙醇纱球消毒皮肤，递纱布、绷带包扎

五、腕背侧“S”形切口

手术步骤与手术配合见表 13-1-5。

表 13-1-5　腕背侧“S”形切口的手术步骤与手术配合

手术步骤	手术配合
1. 患肢上止血带，术野贴手术薄膜	递治疗巾 1 块、驱血带驱血，递手术薄膜、干纱布 1 块协助贴膜
2. 自第 2 掌骨基底起向近端横过腕背侧至尺骨小头上方 1～2cm 处“S”形切开皮肤、皮下组织	于切口两侧铺干纱布两块拭血，递有齿镊、20 号刀切皮、电刀切开皮下组织
3. 切开深筋膜及腕背侧韧带	递 20 号刀切开，递甲状腺拉钩牵开、显露
4. 分离指总伸肌腱，并牵向尺侧，将拇长伸肌、拇长展肌牵向桡侧	递小弯钳分离、甲状腺拉钩牵开
5. 切开腕部背侧关节囊，显露腕关节	递无齿镊、20 号刀切开

续表

手术步骤	手术配合
6. 缝合切口	
①冲洗切口	递生理盐水冲洗
②缝合肌肉	递无齿镊、7×14 圆针 4 号丝线间断缝合
③缝合皮下组织	递海绵钳夹持乙醇纱球消毒皮肤，递无齿镊、6×14 圆针 1 号丝线间断缝合
④缝合皮肤	递有齿镊、6×14 角针 1 号丝线间断缝合
⑤对合皮肤	递有齿镊两把
7. 覆盖切口	递海绵钳夹持乙醇纱球消毒皮肤，递纱布、绷带包扎

六、髋关节前外侧切口

手术步骤与手术配合见表 13-1-6。

表 13-1-6　髋关节前外侧切口的手术步骤与手术配合

手术步骤	手术配合
1. 术野贴手术薄膜	递手术薄膜、干纱布 1 块协助贴膜
2. 自髂嵴中点沿髂嵴外缘经髂前上棘向髋骨外缘直下至大腿上中 1/3 交界处切开皮肤、皮下组织	于切口两侧铺干纱布两块拭血，递有齿镊、20 号刀切皮、电刀切开皮下组织
3. 切开深筋膜	递三爪拉钩牵开，递 20 号刀切开
4. 解剖并牵引股外侧皮神经，结扎旋股外侧动脉升支，显露股直肌	递中弯钳解剖、橡皮片牵引神经，递中弯钳钳夹、组织剪剪断，递 4 号丝线结扎动脉
5. 沿髂嵴下缘切断阔筋膜张肌、臀中肌的起点直达骨膜，剥离骨膜，显露髋臼上缘	递 15 号刀切断、骨膜剥离子剥离
6. 剥离关节囊外脂肪并“T”形切开，显露股骨头、颈部及髋臼上缘	递骨膜剥离子剥离、15 号刀切开显露术野
7. 缝合切口	
①冲洗切口	递生理盐水冲洗，清点器械、敷料等数目
②切口处放置引流管	递多孔硅胶引流管(或多功能引流管)
③缝合各层肌肉、筋膜	递无齿镊、9×24 圆针 7 号丝线间断缝合
④缝合皮下组织	递海绵钳夹持乙醇纱球消毒皮肤，递无齿镊、9×24 圆针 1 号丝线间断缝合；再次清点物品数目
⑤缝合皮肤	递有齿镊、7×17 角针 1 号丝线间断缝合或 4-0 角线快吸收线连续缝合
⑥对合皮肤	递有齿镊两把
8. 覆盖切口	递海绵钳夹持乙醇纱球消毒皮肤、纱布覆盖

七、髋关节外侧切口

手术步骤与手术配合见表 13-1-7。

表 13-1-7　髋关节外侧切口的手术步骤与手术配合

手术步骤	手术配合
1. 术野贴手术薄膜	递手术薄膜、干纱布 1 块协助贴膜
2. 自髂前上棘外下方 2.5cm 向下、向后经股骨大转子外侧延伸至其基底部下 5cm 处弧形切开皮肤、皮下组织	于切口两侧铺干纱布两块拭血，递无齿镊、20 号刀切皮、电刀切开皮下组织
3. 分离臀大肌与阔筋膜肌间隙，显露关节囊外侧	递中弯钳分离、深三爪拉钩牵开显露
4. 缝合切口	
①冲洗切口	递生理盐水冲洗，清点器械、敷料等数目
②放置引流管	递引流管
③缝合各层肌肉	递无齿镊、9×24 圆针 4 号丝线间断缝合或 1-0 无损伤缝线缝合
④缝合皮下组织	递海绵钳夹持乙醇纱球消毒皮肤，递无齿镊、9×24 圆针 1 号丝线间断缝合；再次清点物品数目
⑤缝合皮肤	递有齿镊、7×17 角针 1 号丝线间断缝合
⑥对合皮肤	递有齿镊两把
5. 覆盖切口	递海绵钳夹持乙醇纱球消毒皮肤、纱布覆盖

八、股骨外侧切口

手术步骤与手术配合见表 13-1-8。

表 13-1-8　股骨外侧切口的手术步骤与手术配合

手术步骤	手术配合
1. 术野贴手术薄膜	递手术薄膜、干纱布 1 块协助贴膜
2. 自股骨大转子至股骨外髁连线上纵行切开皮肤、皮下组织及深筋膜	于切口两侧铺干纱布两块拭血，递有齿镊、20 号刀切皮、电刀逐层切开
3. 纵行切开髂胫束	递甲状腺拉钩牵开、15 号刀或电刀切开
4. 游离、切开股外侧肌，显露骨膜	递中弯钳游离、15 号刀切开，递深三爪拉钩牵开、显露
5. 剥离骨膜，显露股骨干	递胫骨牵开器保护周围组织、骨膜剥离子剥离、骨蜡或止血纱布止血
6. 缝合切口	
①冲洗切口	递生理盐水冲洗，清点器械、敷料等数目
②缝合肌肉及筋膜	递无齿镊、9×24 圆针 7 号丝线间断缝合
③缝合皮下组织	递海绵钳夹持乙醇纱球消毒皮肤，递无齿镊、9×24 圆针 1 号丝线间断缝合；再次清点物品数目
④缝合皮肤	递有齿镊、9×24 角针 1 号丝线间断缝合
⑤对合皮肤	递有齿镊两把
7. 覆盖切口	递海绵钳夹持乙醇纱球消毒皮肤、纱布覆盖

九、股骨下段后外侧纵行切口

手术步骤与手术配合见表 13-1-9。

表 13-1-9 股骨下段后外侧纵行切口的手术步骤与手术配合

手术步骤	手术配合
1. 术野贴手术薄膜	递手术薄膜、干纱布 1 块协助贴膜
2. 自股骨大转子后下方沿股骨后外侧向远延长纵行切开皮肤、皮下组织及深筋膜	于切口两侧铺干纱布两块拭血，递有齿镊、20 号刀切皮，递电刀逐层切开
3. 切开髂胫束	递甲状腺拉钩牵开，递无齿镊、电刀切开
4. 游离股外侧肌，并牵开，分离股外侧肌间隙至股骨	递深四爪拉钩牵开、中弯钳游离
5. 切开骨膜，剥离骨膜下股中间肌附着点，显露股骨	递胫骨牵开器保护周围组织、20 号刀切开、骨膜剥离子剥离、骨蜡或止血纱布止血
6. 缝合切口	
①冲洗切口	递生理盐水冲洗，清点器械、敷料等数目
②缝合肌肉	递无齿镊、9×24 圆针 7 号丝线间断缝合
③缝合皮下组织	递海绵钳夹持乙醇纱球消毒皮肤，递无齿镊、9×24 圆针 1 号丝线间断缝合；再次清点物品数目
④缝合皮肤	递有齿镊、9×24 角针 1 号丝线间断缝合
⑤对合皮肤	递有齿镊两把
7. 覆盖切口	递海绵钳夹持乙醇纱球消毒皮肤，递纱布、绷带包扎

十、膝关节切口

手术步骤与手术配合见表 13-1-10。

表 13-1-10 膝关节切口的手术步骤与手术配合

手术步骤	手术配合
1. 患肢上止血带，术野贴手术薄膜	递治疗巾 1 块、驱血带驱血，递手术薄膜、干纱布 1 块协助贴膜
2. 膝关节前正中纵行切口	
①自股骨前中下段 1/3 经髌骨至胫骨结节切开皮肤、皮下组织	于切口两侧铺干纱布两块拭血，递有齿镊、20 号刀切皮，递电刀切开皮下组织
②切开深筋膜，打开关节囊，充分显露膝关节	递无齿镊、20 号刀切开，递中弯钳、电凝器止血
3. 膝关节前内侧切口	
①自髌骨上 7cm 股四头肌腱内侧缘向下至髌骨上 1.5cm 处横过髌骨内缘下行至胫骨结节内缘弧形切开皮肤、皮下组织及深筋膜	于切口两侧铺干纱布两块拭血；递有齿镊、20 号刀切皮，递电刀切开
②游离、牵开皮瓣，显露髌骨、髌韧带及股四头肌腱	递组织钳提起皮缘、梅氏剪游离，递甲状腺拉钩牵开、显露
③切开股四头肌与股内侧肌之间的腱性部	递 20 号刀切开
④切开关节囊及滑膜	递无齿镊、20 号刀切开
⑤屈膝 90°，将髌骨、髌韧带向股骨外髁外侧翻转，显露股骨下端、半月板、交叉韧带	递有齿直钳夹持向下翻转
4. 膝关节前外侧切口	
①自髌骨外上方 5cm 经股外肌向下沿股四头肌腱、髌骨及髌骨韧带外缘至胫骨结节下方 2.5cm 处弧行切开皮肤、皮下组织及深筋膜	于切口两侧铺干纱布两块拭血；递有齿镊、20 号刀切皮，递电刀逐层切开
②游离、牵开皮瓣	递组织钳夹持皮瓣、梅氏剪游离

续表

手术步骤	手术配合
③切开关节囊及滑膜	递甲状腺拉钩牵开，递无齿镊、20 号刀切开
④屈膝 90°，牵开关节囊及胫前肌、髌骨、髌韧带，显露股骨外髁、外侧半月板及胫骨外侧髁	整理手术台物品，防止掉地
5. 膝关节前外侧短横切口	
①自髌韧带外缘沿关节间隙向后至腓骨小头顶端与胫骨外上髁连接之交点处切开皮肤、皮下组织及深筋膜	于切口两侧铺干纱布两块拭血，递有齿镊、20 号刀切皮、电刀逐层切开
②极度屈膝，切开髂胫束，显露腓侧副韧带	整理手术台物品，防止掉地；递甲状腺拉钩牵开、20 号刀切开
③切断、结扎膝下外侧动脉	递中弯钳分离、钳夹，递组织剪剪断、4 号丝线结扎
④切开关节囊及滑膜，显露外侧半月板	递 20 号刀切开，递半月板拉钩牵开、显露
6. 膝关节内侧弧形切口	
①自髌骨内侧缘 2.5cm 处向前下方至髌骨韧带止点弧形切开皮肤、皮下组织	于切口两侧拭血铺干纱布两块，递有齿镊、20 号刀切皮、电刀切开
②切开关节囊及滑膜，屈膝 90°，显露股骨、胫骨内侧髁、内侧半月板软骨及交叉韧带	递 20 号刀切断，递半月板拉钩牵开、显露
7. 缝合切口	
①冲洗切口	递生理盐水冲洗，清点器械、敷料等数目
②缝合肌肉和韧带	递无齿镊、9×24 圆针 7 号丝线间断缝合
③缝合皮下组织	递海绵钳持乙醇纱球消毒皮肤，递无齿镊、9×24 圆针 1 号丝线间断缝合
④缝合皮肤	递有齿镊、7×17 圆针 1 号丝线间断缝合
⑤对合皮肤	递有齿镊两把
8. 覆盖切口	递海绵钳持乙醇纱球消毒皮肤，递纱布、绷带包扎

十一、胫骨内侧切口

手术步骤与手术配合见表 13-1-11。

表 13-1-11　胫骨内侧切口的手术步骤与手术配合

手术步骤	手术配合
1. 患肢上止血带，术野贴手术薄膜	递治疗巾 1 块、驱血带驱血，递手术薄膜、干纱布 1 块协助贴膜
2. 自胫骨上端内侧至内髁顶端上方 1～1.5cm 处纵行切开并牵开皮肤、皮下组织，保护切口端隐神经、大隐静脉	于切口两侧铺干纱布两块拭血，递有齿镊、20 号刀切皮、电刀切开皮下组织
3. 切开深筋膜，游离胫前肌及内侧的肌肉	递电刀切开、中弯钳游离
4. 牵开胫前肌及后侧的肌肉，切开、剥离骨膜，显露胫骨干	递甲状腺拉钩 1 对牵开、15 号刀切开、骨膜剥离子剥离
5. 缝合切口	
①冲洗切口	递生理盐水冲洗
②缝合肌肉及筋膜	递无齿镊、7×17 圆针 4 号丝线间断缝合
③缝合皮下组织	递海绵钳夹持乙醇纱球消毒皮肤，递无齿镊、6×17 圆针 1 号丝线间断缝合

续表

手术步骤	手术配合
④缝合皮肤	递有齿镊、7×17 角针 1 号丝线间断缝合
⑤对合皮肤	递有齿镊两把
6. 覆盖切口	递海绵钳夹持乙醇纱球消毒皮肤，递纱布、绷带包扎

十二、踝前正中切口

手术步骤与手术配合见表 13-1-12。

表 13-1-12　踝前正中切口的手术步骤与手术配合

手术步骤	手术配合
1. 患肢上止血带，术野贴手术薄膜	递治疗巾 1 块、驱血带驱血，递手术薄膜、干纱布 1 块协助贴膜
2. 自距小腿关节上 6～8cm 处沿胫骨肌外缘向下至距舟关节处切开皮肤、皮下组织	于切口两侧铺干纱布两块拭血，递有齿镊、20 号刀切皮、电刀切开皮下组织
3. 游离皮瓣，解剖腓浅神经并保护	递组织钳提夹皮缘、梅氏剪游离皮瓣，递弯蚊式钳分离神经、橡皮片牵引、湿纱垫保护
4. 切开深筋膜、小腿韧带、十字韧带	递甲状腺拉钩牵开，递中弯钳分离、15 号刀切开
5. 分离躇长伸肌腱、趾长肌腱，显露胫骨下端及距小腿关节囊	递中弯钳、15 号刀分离
6. 切开、剥离骨膜，显露胫骨下端距小腿关节腔及距骨	递 10 号刀切开、骨膜剥离子剥离，递三爪拉钩牵开、显露
7. 缝合切口	
①冲洗切口	递生理盐水冲洗
②缝合肌肉	递无齿镊、7×17 圆针 4 号丝线间断缝合
③缝合皮下组织	递海绵钳夹持乙醇纱球消毒皮肤，递无齿镊、7×17 圆针 1 号丝线间断缝合
④缝合皮肤	递有齿镊、7×17 角针 1 号丝线间断缝合
⑤对合皮肤	递有齿镊两把
8. 覆盖切口	递海绵钳夹持乙醇纱球消毒皮肤，递纱布、绷带包扎

十三、距小腿关节外侧弧形切口

手术步骤与手术配合见表 13-1-13。

表 13-1-13　距小腿关节外侧弧形切口的手术步骤与手术配合

手术步骤	手术配合
1. 患肢上止血带，术野贴手术薄膜	递治疗巾 1 块、驱血带驱血，递手术薄膜、干纱布 1 块协助贴膜
2. 自距小腿关节顶点 5cm 处沿跟腱与胫骨后缘间向下绕过外踝顶点再向前延伸至骰骨前方止弧形切开皮肤、皮下组织	于切口两侧铺干纱布两块拭血，递有齿镊、20 号刀切皮、电刀切开皮下组织
3. 游离皮瓣，切开腓骨长、短肌腱腱鞘	递组织钳提夹皮缘、梅氏剪游离，递小甲状腺拉钩牵开、10 号刀切开腱鞘
4. 切开关节囊，显露距小腿关节	递 10 号刀切开，递小爪钩牵开、显露

续表

手术步骤	手术配合
5. 缝合切口	
①冲洗切口	递生理盐水冲洗
②缝合肌肉	递无齿镊、7×17 圆针 4 号丝线间断缝合
③缝合皮下组织	递海绵钳夹持乙醇纱球消毒皮肤，递无齿镊、7×17 圆针 1 号丝线间断缝合
④缝合皮肤	递有齿镊、7×17 角针 1 号丝线间断缝合
⑤对合皮肤	递有齿镊两把
6. 覆盖切口	递海绵钳夹持乙醇纱球消毒皮肤，递纱布、绷带包扎

（尤　慧　魏　革）

十四、颈前路经颈椎前方切口

手术步骤与手术配合见表 13-1-14。

表 13-1-14　颈前路经颈椎前方切口的手术步骤与手术配合

手术步骤	手术配合
1. 消毒皮肤	递海绵钳夹持乙醇纱球消毒皮肤
2. 切开皮肤、皮下组织常用的切口有三个	
①颈中线向外横行切口：于颈中线向外左或右锁骨上一横指、二横指、三横指处分别做横行切口，长约 10cm，分别显露 C_6～C_7、C_5～C_6、C_4～C_5	递干纱布拭血，递有齿镊、20 号刀切开
②胸锁乳突肌内侧缘斜切口：上起乳突，沿胸锁乳突肌内缘下行至其中点止做斜行切口，显露 C_1～C_3	递干纱布拭血，递有齿镊、20 号刀切开
③横形斜切口：在高位横行切口基础上，再沿胸锁乳突肌内侧缘向上延长，可显露C_1～C_2	递干纱布拭血，递有齿镊、20 号刀切开
3. 分离颈阔肌	递组织钳两把牵拉皮瓣，以便充分分离颈阔肌
4. 游离、悬吊皮瓣	递组织钳夹持皮缘、梅氏剪游离，递有齿镊、9×28 角针 7 号丝线悬吊皮瓣；递纱布垫于皮瓣与敷料之间，以便保护皮肤
5. 切开气管前筋膜，钝性分离，显露肩胛舌骨肌	徒手钝性分离，递颈椎拉钩两把向外侧牵开胸锁乳突肌及颈动脉鞘，向内牵开甲状腺、气管、食管显露术野
6. 切断并固定肩胛舌骨肌，根据手术平面决定是否处理甲状腺上、下动脉	递无齿镊、20 号刀、9×28 圆针双 4 号丝线缝合，递双 4 号丝线结扎已处理的甲状腺上、下动脉
7. 分离松解椎体前筋膜，显露前纵韧带及椎体的前方及颈长肌	递 11 号刀切开，递双极电凝器止血，递骨膜剥离子、KD 粒将附着于椎体前的筋膜向两侧推开
8. 放置负压引流管	递负压引流管、中弯钳协助置管
9. 缝合切口	
①缝合肩胛舌骨肌	清点器械、敷料等数目；递线剪剪去悬吊皮瓣的缝合线，递无齿镊 7×17 圆针 1 号丝线间断缝合
②缝合颈阔肌	递无齿镊、7×17 圆针 1 号丝线间断缝合；再次清点物品数目
③缝合皮肤	递海绵钳夹持乙醇纱球消毒皮肤，递 4-0 带针可吸收缝线做皮内缝合或 7×17 角针 1 号丝线间断缝合
10. 覆盖切口	数层纱布覆盖切口，以长条宽蝶形胶布固定敷料

十五、颈后路颈椎正中切口

手术步骤与手术配合见表 13-1-15。

表 13-1-15 颈后路颈椎正中切口的手术步骤与手术配合

手 术 步 骤	手术配合
1. 消毒皮肤,术野贴手术薄膜	递海绵钳夹持乙醇纱球消毒皮肤,递手术薄膜、干纱布协助贴膜
2. 在切口注射肾上腺素盐水,减少出血	递长针头、20mL 注射器注射肾上腺素盐水及干纱布擦拭
3. 自发际上 1.0cm 处至第 1 胸椎棘突连线的正中纵行直线切开皮肤、皮下组织,显露深筋膜	递 20 号刀、电刀切开、干纱布于切口两侧压迫止血,递浅椎板自动牵开器
4. 切开项韧带、颈项诸肌,切剥肌肉的附着点	递电刀、15 号刀切开,递骨膜剥离子
5. 于椎板与肌肉间填塞干纱布,显露椎板	递打开的干纱布,递深椎板自动牵开器
6. 彻底切除残留肌纤维组织	递电刀、15 号刀切除
7. 缝合切口	
①缝合肌肉及筋膜	清点器械、敷料等数目;递无齿镊、7×17 圆针 4 号或 7 号丝线缝合
②缝合皮下	递无齿镊、7×17 圆针 1 号丝线缝合
③缝合皮肤	递有齿镊、7×17 角针 1 号丝线缝合
8. 覆盖切口	递海绵钳夹持乙醇纱球消毒皮肤、纱布覆盖

十六、胸腰椎后路正中切口

手术步骤与手术配合见表 13-1-16。

表 13-1-16 胸腰椎后路正中切口的手术步骤与手术配合

手术步骤	手术配合
1. 消毒皮肤,术野贴手术薄膜	递海绵钳夹持乙醇纱球消毒皮肤,递手术薄膜、干纱垫 1 块协助贴膜
2. 在切口两旁注射肾上腺素盐水,减少出血	递长针头、20mL 注射器注射肾上腺素盐水
3. 以病椎为中心,向上、下各 2~3 个棘突纵行切开皮肤、皮下及腰背筋膜。如取髂骨,切口可由第 1 骶椎向远端一侧做弧形延伸至髂嵴	递 20 号刀或电刀切开、条形纱布于切口两侧压迫止血,递颅后窝牵开器两个或椎板自动牵开器牵开、显露
4. 于棘突中线切开棘上韧带与椎旁肌附着处	递电刀切开
5. 于骨膜下分离侧竖脊肌,于椎板与肌肉间填塞干纱布,显露椎板	递骨膜剥离子或 Cobb 骨膜剥离子剥离
6. 缝合切口	
①缝合肌肉及筋膜	清点器械、敷料等数目;递 9×28 角针 7 号丝线间断缝合
②缝合皮下	递 9×28 角针 1 号丝线缝合;再次清点物品数目
③缝合皮肤	递 9×28 角针 4 号丝线缝合
④对合皮肤	递有齿镊两把
7. 覆盖切口	递海绵钳夹持乙醇纱球消毒皮肤、纱布覆盖

(吴晓舟)

十七、经胸、腹膜后切口

手术步骤与手术配合见表13-1-17。

表13-1-17　经胸、腹膜后切口的手术步骤与手术配合

手术步骤	手术配合
1. 沿第10肋后方棘突旁开5cm、前方达肋缘下切开皮肤和浅筋膜	递20号刀切开、干纱垫擦拭、电凝器止血
2. 切开背阔肌、腹外斜肌，切开骨膜，做骨膜下剥离	递电刀切开，递骨膜剥离子、肋骨骨膜剥离子剥离
3. 切开肋骨床，并切除部分肋骨	递电刀切开、骨膜剥离子剥离、肋骨剪剪除部分肋骨，递胸腔自动牵开器牵开、显露
4. 沿第10肋软骨前下方切开腹侧壁三层肌肉，做腹膜外分离	递甲状腺拉钩牵开、显露，递电刀切开、中弯钳协助钳夹止血，递湿纱垫包裹手指分离腹膜外
5. 于腹膜外向后上方钝性分离腹膜后脂肪组织	递长镊、梅氏剪、KD粒分离
6. 沿胸椎上的膈肌肋部附着点旁1cm处剪断膈肌	递长弯钳分离，递钳夹、组织剪剪断，递6×17圆针1号丝线缝扎止血
7. 分离椎旁疏松组织，向前达椎体前正中线，向后显露出相应肋骨	递骨膜剥离子分离，递椎板拉钩牵开、显露
8. 紧贴椎体在胸膜外分离，显露腰椎体前缘	递Cobb剥离子或海绵钳夹持纱布向上推开，递小S形拉钩牵开、显露
9. 分离、结扎椎体中部节段血管	递中弯钳分离、钳夹，递15号刀切断、4号丝线结扎
10. 钝性剥离椎体前方腰大肌，并向前外翻开，显露椎体侧方	递Cobb剥离子剥离
11. 切除病变椎体上、下方的椎间盘	递神经根剥离子两把，边剥离边保护神经；递11号刀切开韧带及纤维环；递髓核钳摘除、纱布接取髓核，放入小杯
12. 切除病椎	递椎体保护器垫好截骨部对侧，递骨刀、骨锤截骨，递鹰嘴咬骨钳、椎板咬骨钳咬除
13. 切除突入椎管内的肿瘤、组织或爆裂型骨折块，清除病灶、彻底减压	递椎板咬骨钳咬除、11号刀协助切断
14. 冲洗切口	递生理盐水冲洗切口，清点器械、敷料等数目
15. 缝合膈肌	递长镊、1/2弧9×24圆针7号丝线间断缝合
16. 放置胸腔引流管	递负压引流管，递线剪剪2～3个侧孔，中弯钳协助放置
17. 缝合切口	
①缝合肌层	递长镊、9×28圆针7号丝线间断缝合
②缝合皮下组织、皮肤	递长镊、9×28圆/角针1号丝线分别间断缝合皮下组织、皮肤；再次清点物品数目
③对合皮肤	递有齿镊两把
18. 覆盖切口	递海绵钳夹持乙醇纱球消毒、纱布覆盖

第二节　内固定手术

(1)适应证　骨折、骨不连或重建性手术。

(2)麻醉方式　硬膜外麻醉或腰麻。

(3)手术体位　仰卧位。胫骨骨折交锁钉固定时，患肢屈膝。

一、股骨下端骨折钢板内固定术

(1)手术切口　股骨下段后外侧纵行切口。

(2)特殊用物　钢板。

手术步骤与手术配合见表 13-2-1。

表 13-2-1　股骨下端骨折钢板内固定术的手术步骤与手术配合

手术步骤	手术配合
1. 同本章第一节“股骨下段后外侧纵行切口”1～5，显露股骨干	配合同本章第一节“股骨下段后外侧纵行切口”1～5
2. 暴露外侧骨折端	递深四爪拉钩牵开、显露，递骨钩提拉骨折两断端，刮匙清除血凝块
3. 骨折端复位	递持骨钳或有齿直钳两把固定骨折两端
4. 骨折内固定	
①选择合适钢板，折弯成形并固定	递钢板、纱垫两块包住折弯器，将骨钢板弯成弧形，使钢板与股骨下端的弧度相适应；递骨把持器固定股骨与钢板
②先固定于骨折端最近的两个孔，然后固定剩余螺孔	递电钻、钻头钻孔，递 70～75mm 的骨栓固定
5. 若骨缝大，取骨折端骨松质或同侧髂骨嵌入骨折端，以利骨折愈合	递有齿直钳钳夹碎骨填入
6. 缝合切口同本章第一节“股骨下段后外侧纵行切口”6～7	配合同本章第一节“股骨下段后外侧纵行切口”6～7

二、胫骨外髁骨折内固定术

(1)手术切口　膝关节前外侧切口。

(2)特殊用物　骨栓。

手术步骤与手术配合见表 13-2-2。

表 13-2-2　胫骨外髁骨折内固定术的手术步骤与手术配合

手术步骤	手术配合
1. 同本章第一节“膝关节切口”中“膝关节前外侧切口”①～④，显露胫骨外踝	配合同本章第一节“膝关节切口”中“膝关节前外侧切口”①～④
2. 切除脂肪垫，修复或切除破裂的半月板	递甲状腺拉钩牵开、暴露，递组织钳提夹、10 号刀切除
3. 暴露处理骨折端	递骨膜剥离子、骨钩撬起骨折端、咬骨钳咬合修整断端、骨蜡止血
4. 骨折固定：于胫骨外髁外侧皮质横钻 2 孔，插入骨栓，切开对应的胫骨内侧皮肤，上螺母	递电钻、钻头钻孔，递骨栓插入孔中，递 15 号刀切开皮肤一孔，螺丝刀旋紧螺母，有齿直钳协助
5. 若骨缝大，填入碎骨，有利愈合	递有齿直钳夹持碎骨填入
6. 缝合切口同本章第一节“膝关节切口”7～8	配合同本章第一节“膝关节切口”7～8

三、胫骨骨折交锁髓内钉内固定术

(1)手术切口　胫前正中纵切口。

(2)特殊用物　交锁髓内钉器械(以 Orthofix 为例)、C-臂 X 线机。

手术步骤与手术配合见表13-2-3。

表13-2-3　胫骨骨折交锁髓内钉内固定术的手术步骤与手术配合

手术步骤	手术配合
1. 大腿根部上止血带	递治疗巾1块、上止血带驱血
2. 消毒皮肤，术野贴手术薄膜	递海绵钳夹持乙醇纱球消毒皮肤，递手术薄膜、干纱垫1块协助贴膜
3. 沿胫前正中、髌韧带内侧纵行切开皮肤、皮下组织及深筋膜，长约5cm	递有齿镊、20号刀切开
4. 分离、切开髌韧带，显露胫骨平台	递中弯钳分离、15号刀切开，递甲状腺拉钩牵开、显露
5. 选择两个进针点，向髓腔方向推进	
①确定打孔中心点与髓腔方向一致	使用影像增强仪或C-臂X线机确定
②高位进路，于胫骨平台距前缘8～10mm处打孔(图13-2-1)；前位进路，于胫骨中位距胫骨平台<1cm处打孔(图13-2-2)	递弓形支架、摇钻打孔器打孔
③探查髓腔是否被打开	递ϕ7mm扩髓钻探查
④检查对线是否正确	使用C-臂X线机确定
6. 准备扩髓	递ϕ9mm扩髓内钉或导针
7. 扩大干骺端进针孔至9mm	递7mm“T”形，ϕ8mm、ϕ9mm直髓腔扩大器扩髓，必要时递动力髓腔扩大器
8. 扩髓	
①在C-臂X线机导引下，由进钉孔插入导针至距小腿关节0.5～1cm处	准备C-臂X线机，递橄榄头导针插入。进针困难时，递“T”形手柄协助
②沿导针扩髓，直至扩大到比髓内钉直径大1～2mm为止	分别递扩髓钻扩髓，从ϕ9mm起，每次增加0.5mm(图13-2-3)
③冲洗切口，清除碎骨	撤出扩髓钻(导针不拔)；递生理盐水冲洗切口、中弯钳清除碎骨片
9. 估计髓内钉长度，并插入骨孔内	递多用钢尺检测，选择合适的髓内钉
10. 插入髓内钉	
①沿橄榄头导针插入塑料导针替换管	递塑料导针(图13-2-4)替换管插入，拔出导针
②沿替换管插入无橄榄头的直导针定位	递无橄榄头的直导针插入，拔出塑料管
③准备插入髓内钉(图13-2-5)	将选好的髓内钉插入手柄上的钉座，递髓内钉固定螺栓拧紧、5mm内六角扳手锁紧
④沿导针插入髓内钉达骨孔水平	卸下锁钉定位导杆，递髓内钉
⑤髓内钉的末端陷入骨内10～15mm，固定髓内钉	递滑动手锤或敲击板击打固定(若不需扩髓，则在C-臂X线机透视下直接插入髓内针、滑动手柄协助)
11. 远端交锁	
①安装锁钉定位导杆	递锁钉定位导杆插入手柄
②将安装锁钉定位器(图13-2-6)安装在锁钉定位导杆上，套入锁钉套管	递锁钉定位导针、锁钉定位器、锁钉套管插入手柄
③安装“T”形直径限位杆	递“T”形直径限位杆
④于胫骨对应之皮肤切开至胫骨前的骨皮质	递15号刀切一小口、中弯钳分离
⑤于胫骨嵴骨皮质钻孔(第1个孔)	递ϕ4mm钻头插入直径限位杆中钻孔
⑥扩大骨孔至前侧皮质，清除碎骨片	递ϕ4mm平头扩孔钻插入套管扩孔，递刮匙、中弯钳清除碎骨片

续表

手术步骤	手术配合
⑦插入直径限位杆达髓内钉处	徒手操作
⑧固定直径限位杆	递"U"形直径塞尺固定(图 13-2-7)
⑨同法钻远端锁骨孔(第 2 个孔)	配合同钻第 1 个孔
⑩于套管内插入定位探针	拔出钻头及套管,递 8/4 定位探针
⑪测量锁钉的长度(图 13-2-8)、上锁钉(图 13-2-9)2 个	递测量钻头、多用钢尺,递合适的髓内钉插入孔内、"T"形扳手协助推入
⑫检查锁钉是否穿过髓内钉、骨折复位是否满意,根据情况修正交锁钉位置	C-臂 X 线机透视。撤出远端的锁钉定位器和直径限位杆;必要时,递锁钉拔出器拔出锁钉、ϕ8mm 锁钉重新固定
12. 检查骨折是否分离,减小骨间隙,防止术后骨折愈合延迟	C-臂 X 线机透视检查。递骨锤击打髓内钉固定螺栓(图 13-2-10),以减小骨间隙
13. 近端交锁	
①将锁钉定位导杆移向手术柄的前缘,并锁紧	徒手操作
②将近端锁钉定位器安装在定位导杆上,固定锁钉套管	递近端锁钉定位器、锁钉套管
③于两锁钉套管下切一小口,分离显露骨皮质	递 15 号刀切开、中弯钳钝性分离
④将锁钉套管推进与骨皮质接触,并固定	徒手操作
⑤经套管内钻孔(2 个)	递钻头钻孔(图 13-2-11)
⑥固定锁钉	递锁钉两个、"T"形扳手固定
14. 检查骨折固定情况	C-臂 X 线机透视
15. 拆除支架,拧紧髓内钉的钉帽	取下近端锁钉定位器,松开导杆锁紧螺钉,取下锁钉定位导杆,递 5mm 内六角扳手取下手柄,递"T"形扳手拧紧钉帽(图 13-2-12)
16. 缝合切口	递生理盐水冲洗,放置细胶管引流,逐层缝合,递厚纱布覆盖、绷带包扎

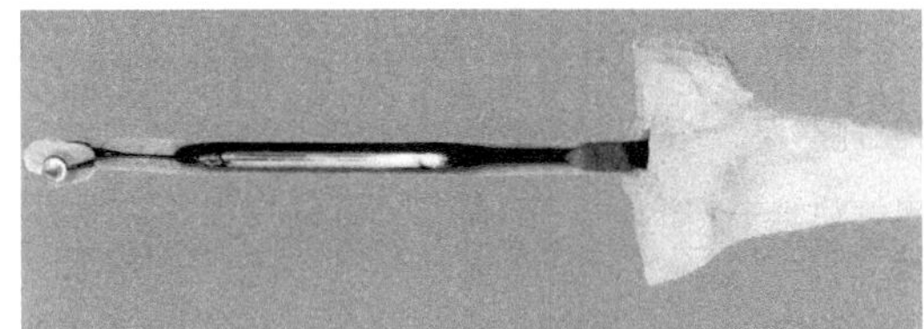

图 13-2-1 高位进路

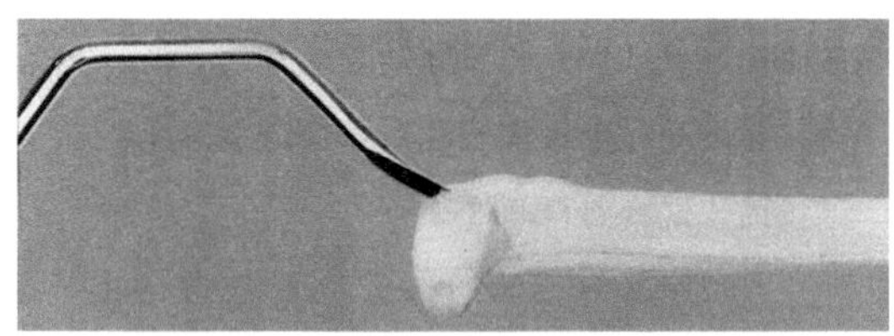

图 13-2-2 前位进路

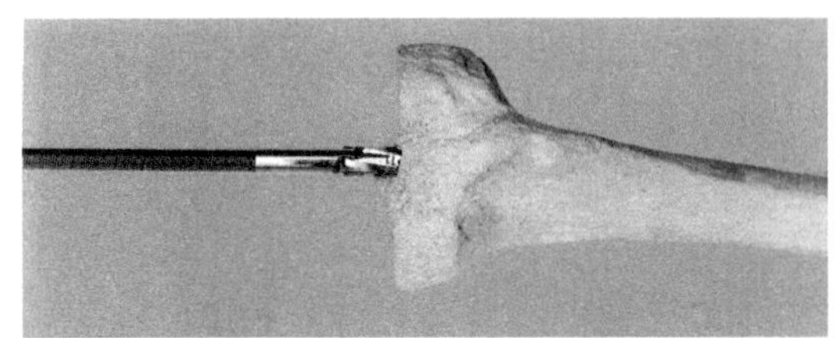

图 13-2-3 扩髓

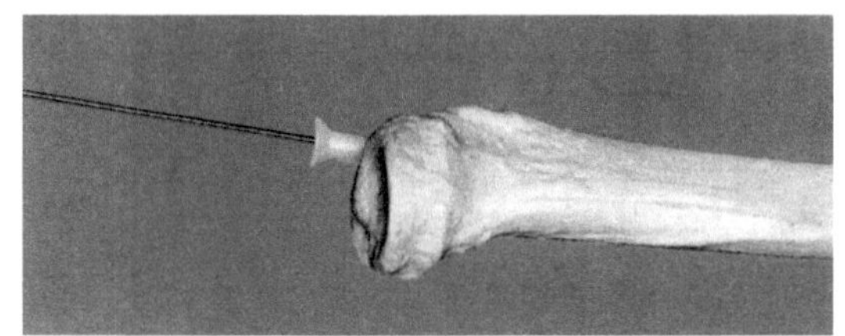

图 13-2-4 塑料导针

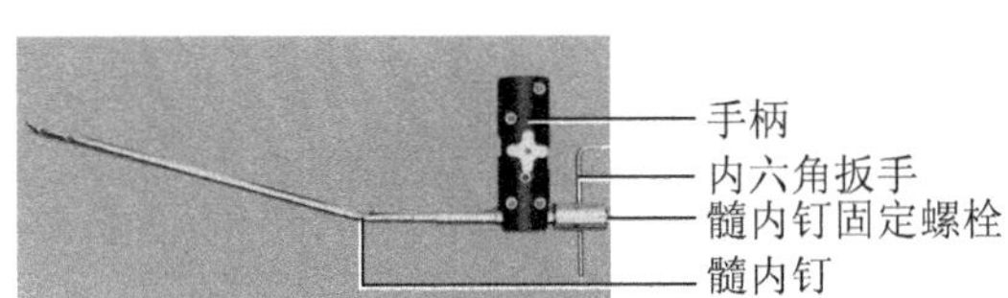

图 13-2-5　准备插入髓内钉

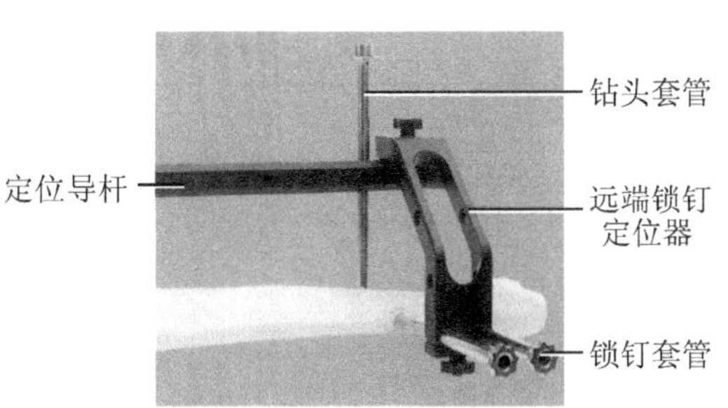

图 13-2-6　安装锁钉定位器

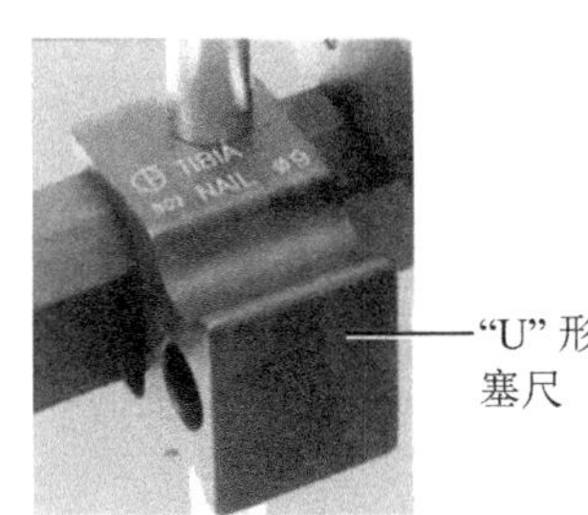

图 13-2-7　塞尺固定

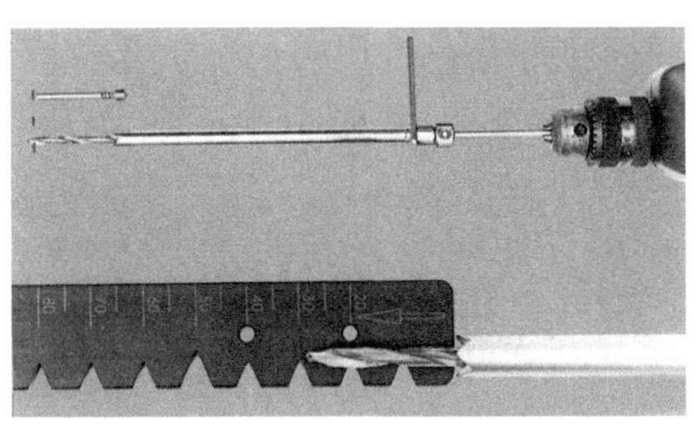

图 13-2-8　测量锁钉长度

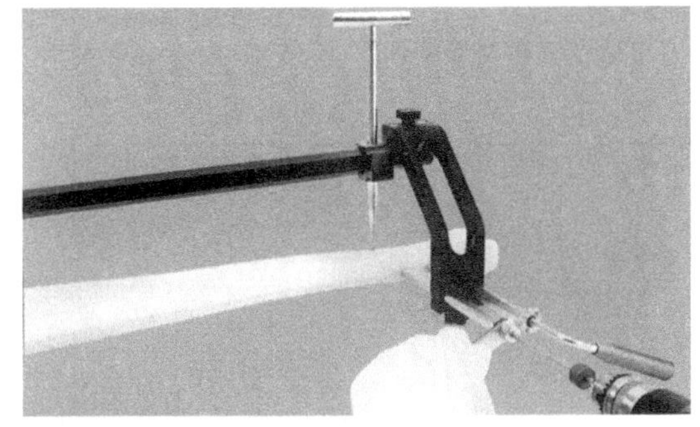

图 13-2-9　上锁钉

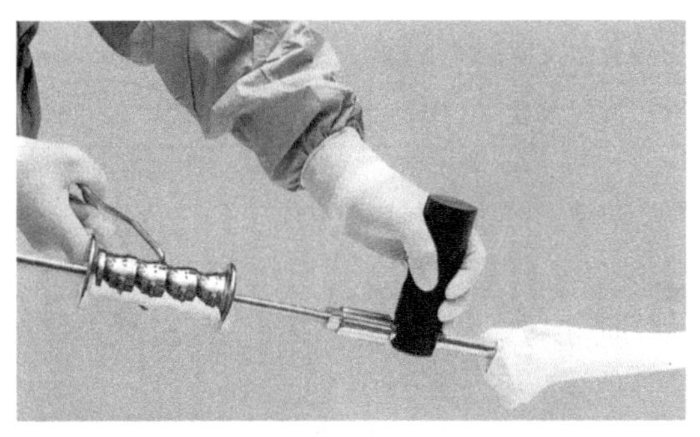

图 13-2-10　击打髓内钉固定螺栓

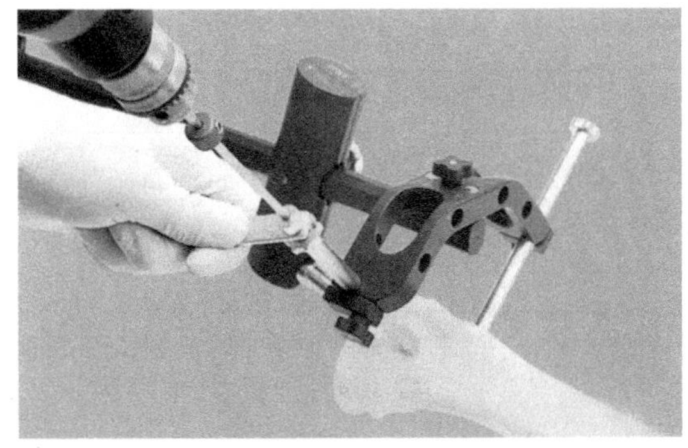

图 13-2-11　钻头钻孔

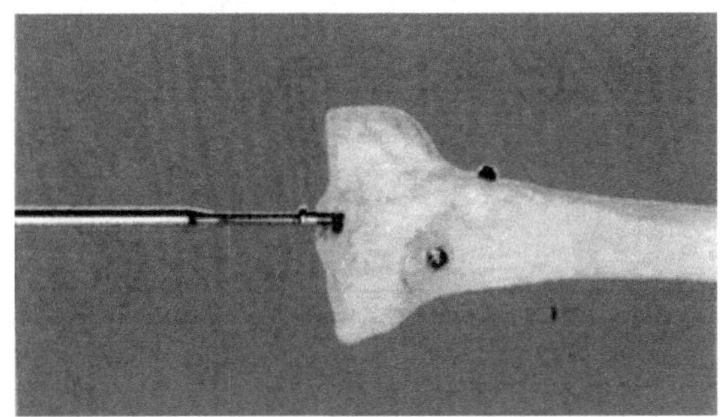

图 13-2-12　"T"形扳手拧紧钉帽

（魏　革）

四、髌骨骨折切开复位内固定术

(1)手术切口　膝关节前外侧短横切口。

(2)特殊用物　钢丝、尖嘴咬骨钳、置入物器械、记忆合金髌骨爪。

手术步骤与手术配合见表 13-2-4。

表 13-2-4 髌骨骨折切开复位内固定术的手术步骤与手术配合

手术步骤	手术配合
1. 同本章第一节“膝关节切口”5，显露膝关节前外侧	配合同本章第一节“膝关节切口”5
2. 清除骨折端血块及坏死组织	递中弯钳、组织剪清除，递生理盐水冲洗切口
3. 部分切除髌骨	
①摘除粉碎的骨块，保留髌腱起端的骨折片	递甲状腺拉钩牵开，递有齿镊、10 号刀切除
②修整固定骨折端	递咬骨钳修整
③缝合髌旁腱膜，用钢丝拧紧	递无齿镊、7×17 圆针 4 号丝线缝合，递尖嘴钢丝钳拧紧钢丝
4. 全部切除髌骨，安装置入物——髌骨爪	
①直视下复位，临时固定大骨块	递有齿直钳、布巾钳复位，固定大骨块
②碎骨块复位	递硬麻醉穿刺针，引导钢丝环行缠绕髌骨周缘；递有齿直钳，边收紧边扭紧钢丝、调整碎骨块位置；松去布巾钳
③用冰盐水浸泡髌骨爪，并撑开髌骨爪	递冰盐水浸泡髌骨爪，递持骨钳纵向展开上、下组爪枝
④将髌骨爪固定于髌骨处	先将下组爪枝钩刺入髌韧带、钩住髌尖下缘，向近端拉近；再将上组爪枝钩嵌入髌底上缘
⑤C-臂 X 线机透视，检查复位情况	C-臂 X 线机透视
⑥用热盐水浸泡髌骨爪，复原髌骨爪	递 40℃左右温盐水纱布加温髌骨爪 2min
5. 缝合切口同本章第一节“膝关节切口 7～8”	配合同本章第一节“膝关节切口”7～8

注：聚髌器的安装与取出，操作简单，既减少手术创伤和时间、易于碎骨解剖复位和膝功能锻炼，又可取代部分或全髌切除术，适用于各种类型的髌骨骨折，特别是髌骨粉碎性骨折。

五、髌骨张力带“8”字钢丝固定术

适用于髌骨粉碎性骨折或横断骨折，伴一块粉碎、另一块复位效果不佳。手术步骤与手术配合见表13-2-5。

表 13-2-5 髌骨张力带“8”字钢丝固定术的手术步骤与手术配合

手术步骤	手术配合
1. 骨折块手法复位，荷包缝合髌骨边缘	配合同周边缝合固定
2. 距髌骨内、外缘各 1cm 处经髌骨纵行穿过 2 根克氏针	递电钻、克氏针内固定，递钢丝钳折弯克氏针针尾
3. 将钢丝“8”字形缠绕克氏针以加强固定	递钢丝缠绕、尖嘴钢丝钳拧紧

（尤 慧 魏 革 李圣杰）

第三节 手部手术

手是一个主要的运动和感觉器官，外伤后的处理原则是：彻底清创，固定骨折端，修复肌腱、神经，缝合皮肤（或游离皮片、皮瓣覆盖），争取创口一期缝合。

(1)麻醉方式 臂丛神经阻滞麻醉。

(2)手术体位 仰卧位，患肢外展 90°。

一、手外伤清创术

一期缝合：开放伤口在6～8h清创；污染较轻，天气较凉爽的季节可以延至1h内进行。

二期缝合：时间过长或损伤严重、有潜在感染可能的创口。

手术步骤与手术配合见表13-3-1。

表13-3-1 手外伤清创术的手术步骤与手术配合

手术步骤	手术配合
1. 用纱布覆盖伤口，拭去皮肤油污	递无菌纱布1块、汽油或松节油拭去油污
2. 清洗肘关节以下创口周围皮肤	递2%肥皂液、软毛刷刷洗，用生理盐水反复冲洗2～3次，再分别用3%过氧化氢、生理盐水(0.05%氯己定)冲洗
3. 拭干创面水迹	递无菌纱布1块擦干
4. 消毒皮肤，铺无菌巾	常规消毒、铺巾
5. 清除创面异物、凝血块、游离骨片等坏死组织	递有齿镊提夹、组织剪剪除、弯蚊式钳钳夹止血、3-0号丝线结扎
6. 清洗创口内部	递3%过氧化氢、生理盐水(0.05%氯己定)清洗，递中弯钳夹持纱布清洗、擦干
7. 加铺一层无菌单，患肢上止血带	递无菌中单1块。巡回护士给止血带加压充气
8. 进一步清除坏死组织	递甲状腺拉钩牵开，显露术野，递有齿镊提夹、组织剪修剪、弯蚊式钳止血、3-0号丝线结扎，递纱布1块接取坏死组织
9. 缝合肌腱	递有齿镊、4×12肌腱缝合线缝合
10. 缝合神经、血管	递显微无齿镊、9-0～12-0无损伤缝合线缝合
11. 骨折固定	递电钻、克氏针两根交叉内固定，递尖嘴钢丝钳咬断并折弯
12. 冲洗创口	递生理盐水反复冲洗
13. 若肌肉缺损或遗有空腔，放置引流条	递橡皮片引流条，递中弯钳协助放入
14. 缝合肌肉、筋膜	递无齿镊、9×24圆针4号丝线间断缝合
15. 缝合皮下组织	递海绵钳夹持乙醇纱球消毒皮肤，递无齿镊、9×24圆针1号丝线间断缝合
16. 缝合皮肤	递6×14角针3-0丝线间断缝合
17. 对合皮肤	递有齿镊两把
18. 覆盖、包扎创口	递海绵钳夹持乙醇纱球消毒皮肤、纱布覆盖、绷带包扎

二、掌指关节侧副韧带切除术

适用于侧副韧带损伤。手术步骤与手术配合见表13-3-2。

表13-3-2 掌指关节侧副韧带切除术的手术步骤与手术配合

手术步骤	手术配合
1. 患肢上止血带，术野贴手术薄膜	递手术薄膜、驱血带驱血，递干纱布1块协助贴膜
2. 于手背掌指关节之间左纵行、右横行切开皮肤、皮下组织	于切口侧铺干纱布1块拭血，递眼科有齿镊、15号刀切开，递直蚊式钳协助钳夹止血
3. 在骨间肌肌腱背侧纵行切开筋膜，远端切断部分腱帽，显露侧副韧带	递手指拉钩牵开、3-0丝线结扎止血
4. 切除侧副韧带	递眼科有齿镊、15号刀切除

续表

手术步骤	手术配合
5. 若掌指关节处于过伸位，剥离关节背侧的指伸肌腱和关节囊并切除一块软骨	递小剥离子剥离、双关咬骨钳或15号刀切除软骨
6. 若背侧皮肤较紧、影响关节活动，于关节近端做横行减张切口，创面用中厚皮片修复	递眼科有齿镊、15号刀切开
7. 缝合切口	
①冲洗切口	递生理盐水冲洗
②缝合筋膜及皮下组织	递眼科无齿镊、6×14 圆针 3-0 丝线间断缝合
③缝合皮肤	递海绵钳夹持乙醇纱球消毒皮肤，递眼科有齿镊、6×14圆针 3-0 丝线间断缝合
④对合皮肤	递眼科有齿镊两把
8. 覆盖切口	递海绵钳夹持乙醇纱球消毒皮肤、纱布覆盖、绷带包扎

三、近侧指间关节侧副韧带切除术

适用于侧副韧带损伤。手术步骤与手术配合见表 13-3-3。

表 13-3-3 近侧指间关节侧副韧带切除术的手术步骤与手术配合

手术步骤	手术配合
1. 患肢上止血带，贴手术薄膜	递手术薄膜、驱血带驱血，递干纱布 1 块协助贴膜
2. 沿近侧指间关节两侧于侧正中切开皮肤、皮下组织	于切口侧铺干纱布 1 块拭血，递眼科有齿镊、15 号刀切开、直蚊式钳协助钳夹止血
3. 切开深筋膜，显露侧副韧带	递手指拉钩牵开、3-0 丝线结扎止血
4. 切除所有侧副韧带，包括起、止点	递眼科有齿镊、15 号刀切除
5. 若滑囊袋闭塞，进行探查	递可弯探针 1 根
6. 若骨间肌挛缩，延长或游离关节背侧的指伸肌腱	递眼科有齿镊、15 号刀或肌腱剥离子游离
7. 关节固定于屈曲位	递电钻、细克氏针固定
8. 缝合切口	
①冲洗切口	递生理盐水冲洗
②缝合筋膜及皮下组织	递眼科无齿镊、6×14 圆针 3-0 丝线间断缝合
③缝合皮肤	递海绵钳夹持乙醇纱球消毒皮肤，递眼科有齿镊、6×14圆针 3-0 丝线间断缝合
④对合皮肤	递眼科有齿镊两把
9. 覆盖切口	递海绵钳夹持乙醇纱球消毒皮肤，纱布覆盖

四、手指肌腱修复术

适用于肌腱断裂。手术步骤与手术配合见表 13-3-4。

表 13-3-4 手指肌腱修复术的手术步骤与手术配合

手术步骤	手术配合
1. 患肢上止血带，术野贴手术薄膜	递手术薄膜、驱血带驱血，递干纱布 1 块协助贴膜
2. 沿手指中节正中切开皮肤、皮下组织	于切口侧铺干纱布 1 块拭血，递眼科有齿镊、15 号刀切开、直蚊式钳协助钳夹止血
3. 切开腱鞘，显露深屈肌腱远侧断端	递手指拉钩牵开、3-0 丝线结扎止血
4. 于中节指骨远端掌面凿一粗糙面	递小骨锤和小骨刀
5. 向指骨背侧钻孔，将指深屈肌腱远侧断端固定中节指骨创面上，使远侧指间关节处于屈曲位	递电钻钻孔、细钢丝、尖嘴钢丝钳固定
6. 将远侧指间关节固定于屈曲位	递手摇钻、细克氏针内固定或指夹板外固定，递有齿直钳协助固定
7. 缝合切口	
①冲洗切口	递生理盐水冲洗
②缝合筋膜及皮下组织	递眼科无齿镊、6×14 圆针 3-0 丝线间断缝合
③缝合皮肤	递海绵钳夹持乙醇纱球消毒皮肤，递眼科有齿镊、6×14圆针 3-0 丝线间断缝合
④对合皮肤	递眼科有齿镊两把
⑤覆盖切口	递海绵钳夹持乙醇纱球消毒皮肤、纱布覆盖

五、腹部皮瓣修复术（以手部皮肤撕脱、脱套伤为例）

手部皮肤撕脱严重，伴肌腱、骨、关节外露，撕脱组织皮瓣缝回原处后不易成活，可造成部分或全部皮瓣坏死及继发性感染，严重影响手的功能，常采用腹部皮瓣或轴形皮瓣修复，手术步骤与手术配合见表13-3-5。

表 13-3-5 腹部皮瓣修复术(以手部皮肤撕脱、脱套伤为例)的手术步骤与手术配合

手术步骤	手术配合
1. 按创面大小、形状剪裁纱布 1 块在腹壁设计皮瓣	递纱布 1 块、线剪剪裁纱布形状，递蘸有亚甲蓝液的棉签绘皮瓣形状
2. 按设计的切口线切开皮肤和皮下组织，切取皮瓣	递有齿镊、10 号刀切开取皮，递弯蚊式钳钳夹止血、1 号或 3-0 号丝线结扎
3. 清洗腹部切口	递生理盐水纱布清洗
4. 缝合供皮区的皮下组织	递无齿镊、9×24 圆针 1 号丝线间断缝合
5. 缝合供皮区的皮肤	递有齿镊、9×24 角针 1 号丝线间断缝合
6. 冲洗手部切口	递生理盐水冲洗
7. 从深筋膜浅面剥离至蒂部，然后将皮瓣覆盖在创面上	递整形有齿镊、15 号刀剥离、小弯钳钳夹止血、3-0 号丝线结扎
8. 缝合皮瓣与手部创面的边缘	递整形有齿镊、6×14 角针 3-0 号丝线间断缝合
9. 若缝合后切口渗血，放置引流条	递橡皮引流条
10. 对合皮肤	递整形有齿镊两把
11. 覆盖切口	递海绵钳夹持乙醇纱球消毒皮肤、纱布覆盖

六、游离肌腱移植术(以中指腱鞘部指深屈肌腱损伤为例)

手术步骤与手术配合见表 13-3-6。

表 13-3-6 游离肌腱移植术(以中指腱鞘部指深屈肌腱损伤为例)的手术步骤与手术配合

手术步骤	手术配合
1. 患肢上止血带,术野贴手术薄膜	递治疗巾 1 块、驱血带驱血,递手术薄膜、干纱布 1 块协助贴膜
2. 自中指桡侧切开皮肤、皮下组织	递眼科有齿镊、15 号刀切开
3. 切开筋膜,显露腱鞘并切除指屈肌腱腱鞘	递手指拉钩拉开,递眼科有齿镊、15 号刀切开筋膜
4. 切除指深屈肌腱远侧断端	递眼科有齿镊、15 号刀切除
5. 自近侧掌横纹尺侧段切开皮肤、皮下组织和掌腱膜	递眼科有齿镊、15 号刀切开,递弯蚊式钳止血、3-0 丝线结扎
6. 沿掌腱膜深面游离皮瓣	递 15 号刀游离、有齿镊协助
7. 从手掌切口内,抽出肌腱近端,牵引指深屈肌腱近侧残端,待移植肌腱缝合时,从远端切除残端	递中弯钳抽出肌腱、弯蚊式钳牵引残端
8. 取阔筋膜或前臂浅筋膜作为衬垫,固定于指骨与移植肌腱之间,防止术后移植肌腱粘连	递眼科有齿镊、15 号刀切开,递 6×14 角针 3-0 丝线缝合固定
9. 切取移植肌腱:取掌长肌腱或趾长伸肌腱	
①于腕横纹近侧掌长肌腱止点做一小横切口,分离、切断掌长肌腱	递眼科有齿镊、15 号刀切开,递弯蚊式钳分离
②沿掌长肌腱近段每间隔 5～7cm 再做 2～3 个小横切口,于切口内深筋膜下显露掌长肌腱	递眼科有齿镊、15 号刀切开
③于节断切口皮下向远端分离掌长肌腱浅面和深面,至肌腱与肌腹交界处切断之	递弯蚊式钳或眼科弯剪分离、15 号刀切断
④保护切取的肌腱	递湿盐水纱布包裹,用组织钳将纱布钳夹置于弯盘内备用
⑤冲洗切口	递生理盐水冲洗
⑥缝合前臂切口皮下组织和皮肤	递眼科有齿镊、6×14 圆/角针 3-0 丝线缝合
10. 缝合移植的肌腱	递眼科无齿镊、4×12 肌腱缝合线缝合
11. 对合皮肤	递眼科有齿镊两把
12. 覆盖切口	递海绵钳夹持乙醇纱球消毒皮肤、纱布覆盖

附 13A 几种皮肤缺损的处理

(1)游离植皮 适用于指端,指腹皮肤及软组织较小的缺损,无肌腱及骨端外露,可用游离移植修复。用手术刀切取前臂上段或上臂内侧全厚皮或中厚皮片,移植于创面上,用 1 号丝线、6×14的角针间断缝合后加压包扎。

(2)复合组织瓣游离移植 适用于指端、指腹切割伤的缺损,创面平整,污染较轻,利用切下的复合组织缝回原处。

(3)局部皮瓣转移 局部缺损面积不大,有肌腱、骨、关节外露,可用局部皮瓣转移。局部皮瓣的种类很多,常用的有:指端三角皮瓣、V-Y 皮瓣、指背双蒂推进皮瓣加游离植皮、拇指掌面滑行推进皮瓣等。

(4)鱼际皮瓣移植 用于示指、中指指端缺损并有指骨外露者。将手指屈曲按一血印于大鱼际部,然后绘一马蹄形的皮瓣切口线。皮瓣掀起后的创面,应用游离植皮,术后用胶布或石膏托固定,防止牵拉,降低张力。

第四节　周围神经手术

一、神经缝合术

适用于修复部分或完全断裂的神经干。手术步骤与手术配合见表 13-4-1。

表 13-4-1　神经缝合术的手术步骤与手术配合

手术步骤	手术配合
1. 神经外膜缝合法	
①游离、修剪神经两断端，彻底切除神经瘤至正常神经组织为止。	递小甲状腺拉钩牵开显露，递弯蚊式钳、眼科弯剪游离并修剪，递电凝器止血
②神经外膜与神经束对位，于神经外膜做标记，防止缝合时发生扭转	递 5×12 圆针 3-0 号丝线缝两针、蚊式钳牵引
③二定点法或三定点法端-端缝合	递眼科无齿镊、6×14 角针 5-0～7-0 号无损伤线间断缝合
2. 神经束膜缝合法	
①于两断端的神经瘤接近正常神经处切开神经外膜	递整形无齿镊提夹、11 号刀切开
②分离神经束或束组，并延伸入神经瘤内正常的神经束至瘢痕处切断	递眼科无齿镊提夹、眼科弯剪分离、11 号刀切开
③确定相同功能的神经束	递电刺激器确定
④缝合两断端对应神经束膜	递眼科无齿镊、10-0～11-0 号无损伤线间断缝合
3. 将缝合的神经置于健康肌肉或皮下，减少瘢痕形成，有利神经再生	递弯蚊式钳协助提夹埋于组织中
4. 缝合切口	
①缝合筋膜	递无齿镊、7×17 圆针 4 号丝线缝合
②缝合皮下组织	递无齿镊、7×17 圆针 1 号丝线缝合
③缝合皮肤	递有齿镊、7×17 角针 1 号丝线缝合
④对合皮肤	递有齿镊两把
5. 覆盖切口	递海绵钳夹持乙醇纱球消毒皮肤，递纱布、绷带包扎

二、神经松解术

(1)适应证　慢性神经嵌压综合征及过度牵拉或外伤造成神经粘连。

(2)特殊用物　0.9%生理盐水、0.5%普鲁卡因。

手术步骤与手术配合见表 13-4-2。

表 13-4-2　神经松解术的手术步骤与手术配合

手术步骤	手术配合
1. 相应的手术切口，显露神经损伤部位	递 15 号刀切开，递小甲状腺拉钩牵开、显露
2. 神经外松解	
①切开或切除损伤部位坚硬的筋膜、韧带和瘢痕，显露神经外膜	递 11 号刀切开或切除

续表

手术步骤	手术配合
②沿神经健端向患部游离神经	递眼科无齿镊、眼科弯剪游离，递弯蚊式钳或显微弯钳协助
③修剪、切除神经周围组织，使之完全松解	递眼科无齿镊、11号刀切除
④必要时神经改道：将松解神经置于正常组织间并固定	递眼科无齿镊、6×14圆针3-0号丝线间断缝合两针固定
3. 神经内松解	
①患部注射药物，使粘连组织水肿易于分离	递0.9%生理盐水或0.5%普鲁卡因2～3mL注射
②直接切除增厚的神经外膜和束外神经外膜	递眼科无齿镊、11号刀切除
③纵行切开神经外膜，沿神经外膜表面剪开瘢痕化的神经外膜或束外神经外膜至正常神经为止	递眼科无齿镊、11号刀切开
④游离神经束，切除束间瘢痕组织使之完全松解	递弯蚊式钳游离，递眼科有齿镊、眼科弯剪剪除瘢痕组织，电凝器止血
4. 缝合切口同本节"神经缝合术"4～5	配合同本节"神经缝合术"4～5

三、自体神经移植术（以腓肠神经移植术为例）

适用于神经缺损较长，不能通过充分游离、改道、改变体位、伸屈邻近关节和缩短骨骼后达到无张力缝合的目的者。通常采用前臂内侧皮神经、腓肠神经和隐神经移植。神经移植不宜用于开放性损伤，以免因创口感染导致失败。手术步骤与手术配合见表13-4-3。

表13-4-3 腓肠神经移植术的手术步骤与手术配合

手术步骤	手术配合
1. 显露神经后，游离损伤神经的两断端	递眼科无齿镊、眼科弯剪游离
2. 于外踝后沿小隐静脉走向纵行切开皮肤、皮下组织，显露小隐静脉	递有齿镊、10号刀切开，递小甲状腺拉钩牵开、显露
3. 游离腓肠神经，并牵引	递弯蚊式钳游离，递橡皮片牵引、直蚊式钳固定
4. 沿神经走向向上游离至足够长度切断、取出神经	递弯蚊式钳、眼科弯剪游离，递电凝器止血；递钢尺度量长度、11号刀切断、湿盐水纱布包裹保护神经
5. 将取出的皮神经按所需长度切成相同的数段，缝合成束	递眼科无齿镊、眼科弯剪剪成数段，递7-0～8-0无损伤缝合线成束缝合
6. 将成束皮神经的外膜与神经断端外膜端-端吻合	递眼科无齿镊、7-0～8-0无损伤缝合线缝合，递弯蚊式钳协助
7. 缝合切口同本节"神经缝合术"4～5	配合同本节"神经缝合术"4～5
8. 石膏管型外固定	配合同本章"附13C 石膏绷带的使用"

附13B 缝合方法

(1)二定点端-端缝合法 将血管端-端对合，于吻合口缘0°、180°的部位各缝1针，分别打结，留有10～15mm长的尼龙线作为牵引，再缝合其余的部分。

(2)三定点端-端缝合法 先于血管吻合口缘的0°、120°及240°方位各缝1针；吻合口妥帖对合后打结，每结均剪去1根缝线，留下10～15mm尼龙线作为牵引；然后再在第1、2针间，第3、1针间视管径大小各缝1针。

第五节　断肢(指)再植手术

特殊物品：血管、神经吻合器械、骨骼固定器械、7-0～12-0无损伤缝合线、0.1%肝素盐水、显微镜。

一、上肢断肢(指)再植术

(1)适应证　肢体完全性或不完全性离断<6h或室温20℃<24h，血管床无严重破坏，再植后能恢复一定功能。

(2)麻醉方式　长效臂丛神经阻滞麻醉。

(3)手术体位　仰卧位，患肢外展90°。

手术步骤与手术配合见表13-5-1、表13-5-2。

表13-5-1　上肢断肢再植术的手术步骤与手术配合

手术步骤	手术配合
1. 清创同本章第三节“手外伤清创术”1～8	配合同本章第三节“手外伤清创术”1～8
2. 重建骨架	
①修整骨断端	递骨撬撬起骨折端、骨膜剥离子剥离、电钻或咬骨钳修整，骨锉锉平骨缘、骨蜡或止血纱布止血
②固定骨折端(骨干髓内钉或钢板螺钉固定；骨端螺钉或克氏针固定)	递电钻、克氏针固定，递尖嘴钢丝钳咬断克氏针末端，或递髓内钉、打入器、骨锤内固定
3. 吻合血管	递血管夹夹持血管断端、20mL肝素盐水注射器连接套管针头冲洗腔内血栓，递显微无齿镊、显微剪修剪血管壁，递显微持针钳钳夹8-0～12-0无损伤缝合线吻合
4. 修复神经	递显微无齿镊、7-0或8-0无损伤缝合线间断吻合
5. 冲洗切口，检查吻合口情况	递生理盐水冲洗、无菌棉签或纱布蘸擦吻合口周围
6. 由深至浅逐层修复肌肉及肌腱	递无齿镊、7×17圆针4号丝线缝合或4×12肌腱缝合针缝合
7. 缝合皮下组织	递海绵钳夹持乙醇纱球消毒皮肤，递有齿镊、7×17圆针1号丝线缝合
8. 缝合皮肤	递有齿镊、7×17角针1号丝线缝合
9. 对合皮肤	递显微有齿镊两把
10. 覆盖切口	递海绵钳夹持乙醇纱球消毒皮肤、纱布覆盖

表13-5-2　上肢断指再植术的手术步骤与手术配合

手术步骤	手术配合
1. 清创同本章第三节“手外伤清创术”1～8	配合同本章第三节“手外伤清创术”1～8
2. 游离血管、肌腱	递无齿手术镊，显微血管钳分离断离的血管、神经5-0丝线分别做标志
3. 冲洗血管内血栓	递20mL肝素盐水注射器连接22号套管针头冲洗，递小血管夹钳夹血管断端
4. 固定指骨	递手指拉钩牵开、显露
①修整骨断端	递咬骨钳修剪、骨锉锉平骨缘、骨蜡或止血纱布止血
②固定骨断端(骨干部位用克氏针栓式固定；骨端部位用克氏针交叉固定)	递电钻、克氏针1～3根插入近侧髓腔，使骨折断端合拢；递电钻、克氏针1～2根交叉固定，递尖嘴钢丝钳咬断克氏针末端

续表

手术步骤	手术配合
5. 缝合骨膜和指背腱膜	递有齿镊、6×14 圆针 3-0 丝线间断缝合
6. 吻合指背静脉，避免牵拉，外翻缝合皮缘	配合同第二十四章第一节“显微血管端-端吻合术”
7. 修复指屈肌腱和手部肌肉附着点	递无齿镊、3-0～5-0 号无损伤线间断缝合
8. 吻合指神经和指动脉	递眼科无齿镊、9-0～10-0 无损伤线缝合神经（同法缝合动脉）
9. 缝合切口同本节“上肢断肢再植术”步骤 5～10	配合同本节“上肢断肢再植术”5～10

二、下肢再植术

(1)适应证　大腿中下部节段性切除或创伤性缺损。

(2)麻醉方式　硬膜外麻醉或全身麻醉。

(3)手术体位　仰卧位。

手术步骤与手术配合见表 13-5-3。

表 13-5-3　下肢再植术的手术步骤与手术配合

手术步骤	手术配合
1. 常规消毒，铺无菌巾，大腿根部上无菌止血带	递海绵钳夹持乙醇纱球消毒皮肤，递止血带
2. 分两部切口，切开皮肤、皮下组织及深筋膜	
①大腿上部自腹股沟韧带中点向下外至大腿后部，再向上内至起点处	于切口两侧铺干纱布两块拭血，递有齿镊，20 号刀切开，递直钳钳夹止血、1 号丝线结扎
②大腿下部自腘窝上方向下绕过膝前方再向上外弧形至腘窝起点处	递甲状腺钩拉开，递无齿镊、20 号刀切开
3. 解剖神经、血管	
①自大腿后部做一纵切口，连接上下切口，呈“I”形	递四爪拉钩牵开、显露，递 20 号刀切开
②分离胫神经和腓总神经及大隐静脉	递中弯钳分离、1 号丝线结扎止血、湿纱布保护神经
③必要时切断血管	递血管钳分离、钳夹，递眼科弯剪剪断血管、血管夹两个钳夹两断端、20mL 注射器抽吸肝素盐水连接套管针头冲洗腔内血栓
4. 截除肢体	
①自上部切口处切断大腿前后部诸肌群	递无齿镊、电刀切开，递中弯钳钳夹并 7 号丝线结扎止血
②于大转子顶点下方 10cm、臀大肌止点处横断股骨	递电锯和宽锯片截骨、骨蜡或止血纱布止血
③断离膝关节	递 20 号刀离断
5. 骨骼固定	
①于胫骨上端关节面处做骨槽	递窄骨刀、娥眉凿、骨锤凿骨槽
②于股骨上段残端打入梅花髓内针、插入胫骨的骨槽内，再向胫骨髓腔内打入	递梅花髓内针、髓内针打入器及骨锤打入髓内针
③若固定不稳定，其周围植入碎骨块	递中弯钳持碎骨块塞入骨缝
6. 将切断的血管做股动、静脉吻合	递眼科无齿镊、7-0 无损伤缝合线间断缝合，递肝素盐水冲洗吻合口；吻合完毕，递热盐水纱布热敷血管，促进血供
7. 缝合切口同本节“上肢断肢(指)再植术”步骤 5～10	配合同本节“上肢断肢(指)再植术”5～10

第六节　截肢手术

(1)适应证　肢体恶性肿瘤，肢端坏死或无法控制的严重感染等。

(2)麻醉方式　上肢离断采用臂丛或颈丛神经阻滞麻醉；下肢离断采用硬膜外麻醉；肩关节、髋关节及粗隆下截肢采用气管插管全麻。

(3)手术体位　仰卧位。其中肩关节离断，患侧肩背部及躯干后侧抬高；上肢离断，患肢外展90°。

(4)特殊用物　2%普鲁卡因、大弯钳、直角钳；下肢截肢备胫骨保护器。

一、肩关节离断术

手术步骤与手术配合见表13-6-1。

表13-6-1　肩关节离断术的手术步骤与手术配合

手术步骤	手术配合
1. 术野贴手术薄膜	递治疗巾、驱血带驱血，递手术薄膜、干纱布1块协助贴膜
2. 分两部切开皮肤、皮下组织及深筋膜	
①自肩胛骨喙突沿三角肌前缘向下、向外至三角肌粗隆，然后转向后外，再沿三角肌缘向上至腋后皱裂中点	于切口两侧铺干纱布两块拭血，递20号刀切皮、电刀切开
②腋前皱裂向前经腋窝横行向后，与前切口会合	递甲状腺拉钩牵开、1号丝线止血
3. 切断胸大肌，显露喙突，于肱二头肌短头、喙肱肌内侧与胸小肌外缘之间切开筋膜	递无齿镊、20号刀切断，递四爪拉钩牵开
4. 双重结扎切断腋动、静脉	递中弯钳钳夹、4号丝线双重结扎，递20号圆刀切断
5. 鞘内封闭臂丛神经束并切断	递10mL普鲁卡因注射器封闭神经束、11号刀切断
6. 逐层切断肱二头肌短头、喙肱肌和三角肌、冈上肌、冈下肌、小圆肌和肱三头肌长头，切开后关节囊	递无齿镊、电刀切断肌肉，递中弯钳协助分离、钳夹，必要时递4号丝线结扎；递深三爪拉钩拉开、显露，递20号刀切开关节囊
7. 切断肩胛下肌、背阔肌、大圆肌，沿关节盂切开前关节囊，切断肱二头肌长头腱，移除残肢	递无齿镊、电刀切断
8. 冲洗切口	递生理盐水冲洗
9. 缝合肌肉	递无齿镊、9×24圆针7号丝线间断缝合
10. 放置引流条	递胶片引流条、中弯钳协助
11. 缝合筋膜、皮下组织	递无齿镊、9×24圆针4号丝线间断缝合
12. 缝合皮肤	递有齿镊、9×24角针1号丝线间断缝合
13. 对合皮肤	递有齿镊两把对皮
14. 覆盖切口	递海绵钳夹持乙醇纱球消毒皮肤，递纱布、绷带包扎

二、肩胛带离断术(肩胛胸廓间离断术)

手术步骤与手术配合见表13-6-2。

表 13-6-2 肩胛带离断术(肩胛胸廓间离断术)的手术步骤与手术配合

手术步骤	手术配合
1. 术野贴手术薄膜	递手术薄膜、干纱布 1 块协助贴膜
2. 分两部切开皮肤、皮下组织及深筋膜,显露锁骨	
①自胸锁乳突肌锁骨头外侧沿锁骨上缘向外越过肩锁关节行至肩胛下角	于切口两侧铺干纱布两块拭血,递 20 号刀切皮、电刀切开
②自锁骨上缘中 1/3 处沿胸大肌、三角肌间沟下行至腋前皱裂,横过腋窝于肩胛下角处与前切口会合	递深三爪拉钩牵开,递无齿镊,20 号刀切开
3. 切开锁骨骨膜并剥离	递 20 号刀切开、骨膜剥离子剥离骨膜
4. 截除锁骨中 1/3	递线锯锯断
5. 切断胸大肌、胸小肌,切开锁骨后侧骨膜,切断锁骨下肌	递中弯钳分离、钳夹,递 20 号刀切断、4 号丝线结扎
6. 分离锁骨下动、静脉,以及臂丛神经	递长镊、中弯钳分离
7. 切断锁骨下动、静脉,贯穿缝扎	递中弯钳钳夹、20 号刀切断、9×24 圆针 4 号丝线缝扎
8. 鞘内封闭臂丛神经并切断	递 20mL 普鲁卡因注射器封闭神经鞘,递小弯钳分离、11 号刀切断
9. 结扎并切断颈横动脉和肩胛上动脉	递中弯钳钳夹、7 号丝线结扎、20 号刀切断
10. 切开肩后皮肤、皮下组织和深筋膜	递海绵钳夹持乙醇纱球消毒皮肤,递有齿镊、20 号刀切开
11. 离断肩胛带及上肢,依次切断斜方肌,背阔肌,肩胛提肌,大、小菱形肌,以及与肩胛骨相连的其他肌肉、筋膜	递三爪拉钩牵开、电刀切断、中弯钳协助
12. 缝合切口同本节“肩关节离断术”8～14	配合同本节“肩关节离断术”8～14

三、前臂截肢术

手术步骤与手术配合见表 13-6-3。

表 13-6-3 前臂截肢术的手术步骤与手术配合

手术步骤	手术配合
1. 患肢上止血带,术野贴手术薄膜	递治疗巾 1 块,上止血带(不驱血),递手术薄膜、干纱布 1 块协助贴膜
2. 沿前臂桡、尺两侧截骨平面向掌、背侧各做一弧形皮瓣,切开皮肤、皮下组织	于切口两侧铺干纱布两块拭血,递有齿镊、10 号刀切开,递直蚊式钳协助钳夹止血
3. 切开筋膜,显露肌层	递小甲状腺拉钩牵开,递小弯钳、1 号丝线结扎止血
4. 结扎、切断尺、桡动脉,静脉,皮下各浅静脉,掌侧动、静脉	递甲状腺拉钩牵开,递无齿镊、小弯钳分离、钳夹,递 1 号丝线双重结扎动脉、单线结扎静脉,递 10 号刀切断
5. 分离桡神经浅支	递弯蚊式钳分离
6. 鞘内封闭正中神经、尺神经,并切断	递 20mL 普鲁卡因注射器封闭神经鞘、弯蚊式钳钳夹、11 号刀切断
7. 切开肌膜,分开肌肉,使神经断端埋入肌肉内	递 10 号刀切开、中弯钳分离
8. 将神经外膜与肌膜缝合,将桡神经浅支的近侧端埋入骨髓腔内	递无齿镊、6×14 圆针 1 号丝线间断缝合 2 针
9. 切断肌肉、肌腱和其他软组织	递中弯钳分离、钳夹,递组织剪剪断、4 号丝线结扎
10. 切开并剥离尺、桡骨骨膜并截骨,锉平骨端锐利的边缘	递 10 号刀切开骨膜、骨膜剥离子剥离、线锯截骨、骨锉锉平骨端、骨蜡或止血纱布止血
11. 松止血带,彻底止血	递弯蚊式钳钳夹、1 号丝线结扎
12. 缝合切口同本节“肩关节离断术”8～14	配合同本节“肩关节离断术”8～14

四、腕关节离断术

手术步骤与手术配合见表 13-6-4。

表 13-6-4　腕关节离断术的手术步骤与手术配合

手术步骤	手术配合
1. 患肢肱部上止血带，术野贴手术薄膜	递治疗巾 1 块，上止血带；递手术薄膜、干纱布 1 块协助贴膜
2. 自桡骨茎突桡侧上方向腕掌、背侧做弧形切开皮肤、皮下组织	于切口两侧铺干纱布两块拭血，递有齿镊、10 号刀切皮、电刀切开皮下，递直蚊式钳协助钳夹
3. 切断腕横韧带	递小甲状腺拉钩牵开、10 号刀切断
4. 分离尺、桡动，静脉，并双重结扎	递弯蚊式钳分离、1 号丝线双重结扎
5. 鞘内封闭正中神经、尺神经、桡神经后并切断	递 20mL 注射器抽吸普鲁卡因封闭神经鞘、弯蚊式钳钳夹、11 号刀切断
6. 切断所有屈、伸肌腱	递弯蚊式钳游离、10 号刀切断
7. 切开桡腕关节囊及其周围韧带，离断腕关节	递无齿镊、10 号刀切开
8. 切除尺、桡骨茎突，并将断端用骨锉锉光滑	递 10 号刀切除、骨锉锉平离断骨断面、骨蜡或止血纱布止血
9. 切除关节囊滑膜，刮除桡骨腕关节面软骨	递无齿镊、10 号刀切除，递小刮匙刮除
10. 缝合切口同本节“前臂截肢术”11～12	配合同本节“前臂截肢术”11～12

五、粗隆下截肢术与髋关节离断术

粗隆下截肢术和髋关节离断术的手术步骤大致相同，对股骨下端恶性肿瘤的治疗效果也一样，但前者对安装义肢有很大帮助，故在不影响治疗效果的原则下，应采取粗隆下截肢术。

手术步骤与手术配合见表 13-6-5。

表 13-6-5　粗隆下截肢术与髋关节离断术的手术步骤与手术配合

手术步骤	手术配合
1. 术野贴手术薄膜	递手术薄膜、干纱布 1 块协助贴膜
2. 切口分三部分	
①自髂前上棘垂直向下切至股骨颈平面，再与腹股沟韧带平行向下至内收肌起点以下 5cm 处	递有齿镊、20 号刀切皮、电刀切开，递中弯钳协助钳夹止血
②自上切口股骨颈部弧形向外下切至股骨大转子以下 8cm 处	递有齿镊、20 号刀切皮、电刀切开，递中弯钳协助钳夹止血
③自内侧切口的止点起呈弧形向后下至大腿后侧中线距坐骨结节平面约 5cm 处，再继续向大腿内侧与上切口止点相连	递有齿镊、20 号刀切皮、电刀切开，递中弯钳协助钳夹止血
3. 分离皮瓣至腹股沟韧带	递爪钩拉开，递组织钳提夹皮缘、20 号刀分离
4. 分离股动、静脉，股神经；切断股动、静脉及其分支	递中弯钳分离、钳夹血管，递 20 号刀切断；近端用 7×17 圆针 4 号线贯穿结扎，远端用 4 号线结扎
5. 分离、结扎股神经营养动脉	递中弯钳钳夹、电刀切断，递 9×24 圆针 4 号丝线缝扎
6. 于腹股沟韧带下缘封闭、切断股神经	递 20mL 普鲁卡因注射器封闭、11 号刀切断
7. 于耻骨和坐骨处切断内收肌和股薄肌断端	递中弯钳钳夹、电刀切断、4 号或 7 号丝线结扎
8. 切断闭孔动、静脉	递中弯钳钳夹、20 号刀切断、4 号丝线结扎

续表

手术步骤	手术配合
9. 切开外后侧皮肤和皮下组织	递有齿镊、电刀切开,递4号丝线结扎
10. 切断臀中肌、臀小肌,切开阔筋膜张肌、臀大肌	递中弯钳分离、电刀切断、4号丝线结扎止血
11. 分离坐骨神经和外旋诸肌,分离结扎坐骨神经营养血管,切断坐骨神经	递电刀切开,递20mL普鲁卡因注射器封闭神经,递11号刀切断
12. 切断股二头肌、半腱肌在坐骨结节上的起点,切断残存的肌纤维	递电刀切断
13. 剥离骨膜,截断股骨,锉平骨残端,移除肢体	递20号刀切开骨膜、骨膜剥离子剥离、电锯截断、骨锉锉平创缘、骨蜡或止血纱布止血
14. 若行髋关节离断	
①切断髂前上、下棘起点处的缝匠肌,股直肌	递中弯钳分离,递电刀切开,递电凝器或1号丝线结扎止血
②切断髂腰肌止点、内收肌腹	递电刀切断、中弯钳协助钳夹
③分离闭孔内肌与闭孔外肌间隙,结扎闭孔血管分支	递大弯钳分离、钳夹,递4号丝线结扎止血
④于外后侧切断阔筋膜和臀大肌下部纤维,剥离并切断外旋诸肌	递电刀切断、大弯钳协助钳夹,递骨膜剥离子剥离、电刀切断
⑤切断大腿后部肌肉的坐骨起点以及关节囊和圆韧带,离断肢体	递大弯钳分离、钳夹,递电刀切断、7号丝线结扎止血
15. 缝合切口同本节"肩关节离断术"8～14	配合同本节"肩关节离断术"8～14

六、大腿中段截肢术

手术步骤与手术配合见表13-6-6。

表13-6-6 大腿中段截肢术的手术步骤与手术配合

手术步骤	手术配合
1. 患肢上止血带,术野贴手术薄膜	递治疗巾1块,上止血带,递手术薄膜、干纱布1块协助贴膜
2. 自大腿内、外侧中轴线截骨平面上缘约2.5cm分别向前、后侧做弧形皮瓣切开皮肤、皮下组织,呈"鱼嘴"样	于切口两侧铺干纱布两块拭血,递有齿镊、20号刀切皮、电刀切开皮下组织、直钳协助钳夹
3. 截断大腿中下段	
①分离股动、静脉,隐神经;双重结扎股动、静脉,股内侧大隐静脉	递无齿镊、中弯钳分离,递4号丝线双重结扎血管、湿纱布保护神经
②分离、切断坐骨神经周围的血管支	递中弯钳分离、钳夹血管支,递4号丝线结扎
③分离、切断坐骨神经及骨前沟内的隐静脉,做神经鞘内封闭后切断	递中弯钳分离、20mL普鲁卡因注射器做神经鞘封闭、11号刀切断
④切断股四头肌、缝匠肌及大腿后侧肌群	递无齿镊、20号刀或电刀切断
⑤环行切开骨膜,横断股骨	递20号刀切开、骨膜剥离子剥离、电锯截骨、骨锉修整创缘、骨蜡或止血纱布止血
4. 松止血带,彻底止血	递弯蚊式钳钳夹、1号丝线或电凝器止血
5. 缝合切口同本节"肩关节离断术"8～14	配合同本节"肩关节离断术"8～14

七、Kirk股骨髁上截肢术

手术步骤与手术配合见表13-6-7。

表13-6-7　Kirk股骨髁上截肢术的手术步骤与手术配合

手术步骤	手术配合
1. 非血管栓塞者上气囊止血带，术野贴手术薄膜	递治疗巾1块，上止血带，递手术薄膜、干纱布1块协助贴膜
2. 自股骨前方关节软骨面上3cm处或膝伸直位时髌骨上缘上3cm处做一横切口，与大腿内外侧中轴线相交，该交点即为前后皮瓣的内外侧起点，由此向大腿前后侧做弧形皮瓣切开皮肤、皮下组织	递有齿镊、20号刀切开
3. 切开前侧皮瓣深筋膜，切断股直肌肌腱	递甲状腺拉钩牵开、显露，递纱布拭血，递无齿镊、电刀切开
4. 切开后侧皮瓣及其深筋膜和大腿后方肌群	递电刀切开、中弯钳协助
5. 分离股动脉、股深动脉及伴行静脉，双重结扎后切断；切断胫静脉	递中弯钳分离钳夹、4号丝线双重结扎、组织剪剪断
6. 鞘内封闭腓总神经并切断	递20mL普鲁卡因注射器做神经鞘封闭、11号刀切断
7. 环行切开骨膜并剥离	递20号刀切开、骨膜剥离子剥离
8. 截断股骨，锉平骨缘	递电锯截骨、骨锉修整骨缘、骨蜡或止血纱布止血
9. 松止血带，彻底止血	递弯蚊式钳钳夹、1号丝线或电凝器止血
10. 缝合切口同本节“肩关节离断术”8～14	配合同本节“肩关节离断术”8～14

八、小腿中段截肢术

手术步骤与手术配合见表13-6-8。

表13-6-8　小腿中段截肢术的手术步骤与手术配合

手术步骤	手术配合
1. 患肢大腿中段扎止血带，贴手术薄膜	递治疗巾1块，上止血带，递手术薄膜、干纱布1块协助贴膜
2. 沿术前设计好的皮瓣切开皮肤、皮下组织	递有齿镊、20号刀切开，递直钳协助钳夹止血
3. 切开深筋膜	递甲状腺拉钩牵开，递无齿镊、10号刀或电刀切开
4. 分离、结扎、切断胫前动、静脉	递中弯钳分离、钳夹，递4号丝线结扎、组织剪剪断
5. 封闭、切断神经，切断肌肉	递20mL普鲁卡因注射器做神经鞘封闭、11号刀切断
6. 在截肢平面上2～3cm处环行切断腓骨骨膜	递胫骨保护器，递无齿镊、10号刀切断
7. 锯断腓骨	递线锯或电锯锯骨、骨锉锉平骨缘
8. 在截肢平面环行切断胫骨骨膜	递无齿镊、10号刀切断
9. 在高于肌肉断端平面处用电锯锯断胫骨	递电锯锯骨、骨锉锉平骨缘
10. 松止血带，彻底止血	递中弯钳钳夹、电凝器或1号丝线结扎止血，或骨蜡或止血纱布止血
11. 缝合切口同本节“肩关节离断术”8～14	配合同本节“肩关节离断术”8～14

九、Syme截肢术

手术步骤与手术配合见表13-6-9。

表13-6-9 Syme截肢术的手术步骤与手术配合

手术步骤	手术配合
1. 非血管栓塞者上气囊止血带，贴手术薄膜	递治疗巾1块，上止血带，递手术薄膜、干纱布1块协助贴膜
2. 距小腿关节呈90°，切口分两部分	
①自内、外踝尖端前下方各1.5～2.0cm处横行切开	于切口两侧铺干纱布两块拭血，递有齿镊、20号刀切开、直钳协助钳夹
②自内侧切口起点垂直向下，再经足跖面至足外侧的切口止切开	于切口两侧铺干纱布两块拭血，递有齿镊、20号刀切开、直钳协助钳夹
3. 切断腓骨长、短肌，趾长伸肌，胫前肌和胫后肌腱	递三爪钩牵开、显露，递电刀切断
4. 双重结扎并切断胫前动、静脉	递中弯钳分离、钳夹，递4号丝线结扎、组织剪剪断
5. 鞘内封闭并切断胫前神经	递20mL普鲁卡因注射器做神经鞘封闭、弯蚊式钳钳夹、11号刀切断
6. 结扎、切断足底内、外侧动脉	递中弯钳钳夹、组织剪剪断、4号丝线结扎
7. 切开前关节囊，切断踝内、外侧韧带，以及其侧方关节囊，显露距骨	递10号刀切开、中弯钳协助
8. 切开后关节囊，切断跟腱，切除跟骨，横断胫、腓骨	递无齿镊、10号刀切开，递骨膜剥离子剥离、线锯或电锯截骨、骨锉锉平骨缘、骨蜡或止血纱布止血
9. 松止血带，彻底止血	递小弯钳钳夹，4号丝线结扎止血
10. 缝合切口同本节“肩关节离断术”8～14	配合同本节“肩关节离断术”8～14

十、半侧骨盆切除术(髂腹间离断术)

(1)适应证 髋臼发育不良，先天性髋关节脱位，大腿、骨盆严重外伤或恶性肿瘤。
(2)麻醉方式 全身麻醉。
(3)手术体位 侧卧位或45°侧卧位。
手术步骤与手术配合见表13-6-10。

表13-6-10 半侧骨盆切除术(髂腹间离断术)的手术步骤与手术配合

手术步骤	手术配合
1. 术野贴手术薄膜	递手术薄膜、干纱布1块协助贴膜
2. 切口分三部分切开皮肤、皮下组织及深筋膜	
①前面部分	
a. 自耻骨结节开始沿腹股沟韧带向外上方行至髂前上棘，再沿髂嵴后行显露髂嵴、髂前上棘及腹股沟韧带	于切口两侧铺干纱布两块拭血，递无齿镊、20号刀切皮、电刀逐层切开，递直钳协助钳夹
b. 切断腹外斜肌、腹内斜肌与腹横肌	递无齿镊、20号刀分离、切断
c. 分离切断腹股沟韧带，钝性分离腹外脂肪，显露髂窝、髂肌和腰大肌	递甲状腺拉钩牵开、中弯钳分离、20号刀切断
d. 于耻骨上切断腹直肌肌腱，显露膀胱间隙	递20号刀切断，递小“S”形拉钩牵开、显露

续表

手术步骤	手术配合
e. 分离髂外静脉和股神经，结扎、切断髂外动、静脉	递腹腔自动牵开器牵开，递中弯钳分离、钳夹，递4号丝线双重结扎血管
f. 分离股静脉，分离闭孔神经并做鞘内封闭后切断	递中弯钳分离、1号丝线结扎止血、20mL普鲁卡因注射器做神经鞘封闭、11号刀切断
②内侧会阴切口	
a. 自前切口和耻骨结节处起向下、向外沿耻骨支及坐骨达坐骨结节	递无齿镊、20号刀或电刀切开，递中弯钳协助止血；递深三爪拉钩牵开、显露术影
b. 剥离坐骨海绵体肌和会阴浅横肌	递无齿镊、20号刀剥离
c. 切断耻骨联合韧带及纤维软骨连接处	递11号刀切断
③后面切口	
a. 髋关节屈曲内收，将前两处切口沿髂嵴向后延至髂后上棘至股骨大粗隆，沿臀下皱裂切开与内侧会阴切口相连	递爪钩拉开，递无齿镊、20号刀切断，递中弯钳钳夹、4号丝线结扎
b. 切断臀大肌，分离臀上下动、静脉，结扎并切断	递三爪拉钩牵开、20号刀切断臀大肌、组织剪剪断，递中弯钳分离、钳夹血管，递4号丝线双重结扎
c. 分离坐骨神经和股后皮神经，做鞘内封闭后切断	递中弯钳分离、20mL普鲁卡因注射器做神经鞘封闭，递11号刀切断
d. 切断梨状肌及骶棘韧带、骶骨韧带，截断髂骨或离断骶髂关节	递20号刀切断、线锯截骨、骨蜡或止血纱布止血
3. 缝合切口同本节“肩关节离断术”8～14	配合同本节“肩关节离断术”8～14

（尤　慧　魏　革）

第七节　脊柱手术

一、经口咽前路寰枢椎复位螺钉内固定术

（1）适应证　双向牵引后难复位者。

（2）麻醉方式　气管切开插管全麻或经鼻插管全麻。

（3）手术体位　垂头仰卧位，维持头颅牵引。

（4）手术切口　咽后壁纵行切口。

（5）特殊用物　TARP钢板、Codman撑开器、微型高速磨钻、冷光源、一次性气管套管、0.05％氯己定棉球、0.3％碘伏、3％过氧化氢溶液。

手术步骤与手术配合见表13-7-1。

表13-7-1　经口咽前路寰枢椎复位螺钉内固定术的手术步骤与手术配合

手术步骤	手术配合
1. 建立口咽外通道	经鼻气管插管
2. 彻底清洗口腔、鼻腔	递盛有氯己定棉球、长弯钳1把的小碗给术者，反复清洗口腔；然后分别递过氧化氢、碘伏溶液浸泡口腔后，用吸引器吸出
3. 消毒面部、口腔、咽部，口周贴手术薄膜；消毒面部，铺巾	递碘伏纱球消毒面部，递手术薄膜1块，递碘酊、乙醇消毒髂部，常规铺巾

续表

手术步骤	手术配合
4. 再次消毒口腔	递碘伏棉球再次消毒口腔
5. 准备好高速磨钻、冷光源	递磨钻头
6. 撑开口腔，下压舌体，牵开咽皱襞及腭垂，暴露咽后壁	递 Condman 撑开器，撑开、显露术野
7. 依次纵行切开咽后壁黏膜、纤维膜、咽缩肌、咽颊筋膜、椎前肌和前纵韧带；向两侧剥离、显露寰椎前弓、寰枢关节和枢椎椎体前方	递 15 号刀做咽后壁切口，依次纵行切开；递 Cobb 剥离子协助
8. 磨除寰椎前弓、齿突和枢椎椎体后缘	递准备好的微型高速磨钻磨除或小号骨凿、骨锤
9. 切除齿突前后的瘢痕组织，直至脊髓前方，彻底减压，松解寰枢侧块关节，并用磨钻磨去关节软骨，制备植骨床	根据术者所需递小刮勺、椎板咬骨钳或髓核钳，并用纱布接取碎骨块，保存于专用盛器内
10. 透视	C-臂 X 线机透视
11. 选择合适寰枢椎复位(TARP)钢板	递钢板，用持板钳持钢板放入适当位置
12. 钻孔	递开路器开路，递丝攻攻丝
13. 置入骨松质螺钉(2 枚)	将安装在螺钉扳手上的螺钉递给术者
14. 于枢椎固定 1 枚复位螺钉	将安装在螺钉扳手上的螺钉递给术者
15. 复位	递复位钳；C-臂 X 线机透视，脱位改善
16. 再行枢椎螺钉固定(2 枚)	将安装在螺钉扳手上的螺钉递给术者
17. 取髂骨	
①修整骨块	递咬骨钳、骨锉
②植入骨块	将骨块植入寰枢椎之间
18. 冲洗切口	递 0.9%生理盐水冲洗切口
19. 缝合切口，填塞敷料	递 5×12 或 6×17 圆针 0 号或 1 号丝线逐层缝合，递碘伏纱条

注：1. 口腔清洗和术野消毒一定要彻底。用 0.05%氯己定棉球擦拭时，要注意口腔各个腔隙沟缝，尤其是咽部附近的扁桃体隐窝、咽腭部和鼻咽部。洁净处理至棉球由黄变白，再用碘伏消毒黏膜。

2. 手术特殊器械准备要充分、实用，磨钻要锐利，尽量减少术中非技术的时间耽搁，缩短手术时间。

二、寰枢椎后路减压植骨内固定术

(1)适应证 可复性寰枢椎脱位。

(2)麻醉方式 全身麻醉。

(3)手术体位 先仰卧位，后俯卧位。

(4)手术切口 ①咽后壁切口；②枕外隆突到 C_7 纵向直切口。

手术步骤与手术配合见表 13-7-2。

表 13-7-2 寰枢椎后路减压植骨内固定术的手术步骤与手术配合

手术步骤	手术配合
1. 常规消毒、铺巾，术野贴手术薄膜	递海绵钳碘酊、乙醇消毒，递无菌手术单，递手术薄膜、干纱垫 1 块协助贴膜
2. 取枕外隆突到 C_7 纵向直切口，切开皮肤、皮下组织、项韧带	于切口两侧铺两块干纱垫拭血，递有齿镊、20 号刀切开皮肤，递电刀切开皮下组织、项韧带，递剪式撑开器显露切口
3. 剥离骨膜，分离肌肉并向两侧牵开，显露寰椎后弓和椎板	递骨膜剥离子剥离、干纱条填塞止血

续表

手术步骤	手术配合
4. 磨除寰椎后弓及部分枕骨	递高速磨钻，递生理盐水注射器注水降温；递椎板咬骨钳、神经根剥离子协助切除
5. 选择合适的钢板	将钢板递术者选择；递持板钳，术者用以持钢板放入适当位置
6. 椎体钻孔	将钻头套上钻套，并递给术者进行手动钻孔
7. 置入螺钉	递安装在扳手上的螺钉给术者，递丝攻攻丝
8. 检查钢板、螺钉固定情况	C-臂 X 线机透视
9. 取髂骨	于髂后上棘取植骨块
①修整骨块	递咬骨钳、骨锉修剪骨块
②植入骨块	将骨块植入枕颈部
10. 冲洗切口	递 0.9%生理盐水冲洗切口
11. 缝合切口	递 9×28 圆针 7 号丝线缝合肌肉、4 号丝线缝合皮下组织，递 9×28 圆针或 9×28 角针 1 号丝线缝合皮肤

（魏　革）

三、颈椎前路椎间盘切除植骨融合内固定术

(1)麻醉方式　全身麻醉。

(2)手术体位　仰卧位，肩部垫一软垫，使颈部呈后伸位。若颈椎管狭窄严重或椎体骨折脱位者，不应过度后仰，避免黄韧带等增生组织折入椎管或骨块嵌入椎管，加重颈髓损伤。

(3)手术切口　颈前路经颈椎前方切口。

(4)特殊用物　脊柱手术专用器械、髂骨取骨器械、磨钻系统、颈椎前路钢板器械(以 Casper 为例)、双极电凝器、单极电凝器、C-臂 X 线机。

手术步骤与手术配合见表 13-7-3。

表 13-7-3　颈椎前路椎间盘切除植骨融合内固定术的手术步骤与手术配合

手术步骤	手术配合
1. 同本章第一节"颈前路经颈椎前方切口"1～7 显露椎体前方	配合同本章第一节"颈前路经颈椎前方切口"1～7
2. 在相应的椎间盘插入定位针头，行 C-臂 X 线机透视	递秃针头插入椎间盘(定位)；递纱布填于切口内，并以无菌中单遮盖术野，以便保持透视后术野的无菌。定好位后去除钉头，递电刀在椎间隙做标志
3. 切开前纵韧带，并向两侧牵开	递 11 号刀切开、6×17 号圆针 1 号丝线缝扎 2 针牵引线、蚊式钳固定；递吸引器吸血(注意：此时吸引器头前端应套长约 1.5cm 的细橡胶管，防止损伤脊髓)
4. 安装前路椎体撑开器	
①定位钻孔，在病变椎间隙上、下各一椎体上钻孔	将钻头安装在电钻上递术者
②安装前路椎体撑开器钉	递两个撑开器钉、小骨锤
③安装前路椎体撑开器，撑开，直至术者满意	递术者所需左侧或右侧的撑开器
5. 自椎间隙前方钻至椎体后缘，达后纵韧带	递安装在电钻上的磨头给术者，同时递助手注射器滴生理盐水于磨头上用于降温；递吸引器头吸除骨屑
6. 探查椎体后缘有无粘连	递神经剥离子探查

续表

手术步骤	手术配合
7. 将椎体后缘骨赘及椎间盘组织清除干净，彻底减压，形成骨槽	根据术者需要反复递椎板咬骨钳、不同角度的刮匙去除椎体后壁的骨赘(图 13-7-1)；递髓核钳取出椎间盘组织、纱布遮盖切口；递神经根剥离子剥离、骨蜡止血
8. 髂骨取骨	配合同本章第十二节“骨移植手术”
9. 修整骨块、嵌插入颈前减压的骨槽内(图 13-7-2)，卸除椎体撑开器	递骨剪修剪骨块，递嵌入器、小骨锤植骨(图 13-7-3)
10. 固定椎体间骨块	准备颈椎前路钢板器械
①钢板固定：	
a. 确定合适长度的钢板，并预弯成与颈椎曲线相一致的弧度	递术者所需的钢板及折弯器，协助术者预弯钢板(图13-7-4)
b. 将钢板放在植骨块上、下(图 13-7-5)	递持板钳持取钢板给术者
c. 根据椎体前后径，选择不同长度的螺钉，调整保险钻头的长度	保存术者选好长度的螺钉
d. 将钻套插入钢板(图 13-7-6)	递钻套
e. 将钻头插入钻套，根据螺钉长度钻孔	递连接好的长钻头与电钻给术者
f. 将合适长度的螺钉插入钢板并拧紧	递安置在内六角螺钉板手上的螺钉给术者
g. 在钢板的另一端对角置入第 2 个螺钉，再分别植入余下的 2 个螺钉	配合同 e～f 步骤
h. 最终拧紧 4 个螺钉	递内六角螺钉扳手，去除持板钳
i. 安装锁紧螺钉并拧紧(图 13-7-7)	将螺钉安置在锁紧螺钉钳上(图 13-7-8)递术者
②置入融合器：	
a. 矩形或环行切开椎间盘后部，夹除部分髓核组织	递 11 号刀、髓核钳
b. 撑开椎间隙，完全去除椎间盘组织及相邻椎体终板的软骨板(图 13-7-9)	递椎板拉钩和神经根拉钩保护硬膜和神经根；递椎板咬骨钳、刮勺和髓核钳清理椎间盘组织，依次递 8～12 号刮刀、绞刀将椎体终板软骨和椎间盘完全清理
c. 选择合适的椎间融合器(图 13-7-10)	依次递 8～12 号的融合器模具和骨锤进行试模，选择合适的椎间融合器
d. 于椎间融合器内植骨	递清理好的骨粒和冲子，递中弯钳将骨粒植入融合器中，并递骨冲和骨锤将其压紧
e. 放置椎间融合器(图 13-7-11)	安装固定棒，递椎间融合器、骨锤将其固定。将固定棒松动后再轻轻压缩，以保证植骨面 Cage 与椎体终板面的密切接触
11. 冲洗切口，彻底止血	递生理盐水冲洗、吸引器头吸引、干纱布拭干、双极电凝器止血
12. 放置引流管	递负压引流套管或 8 号多功能引流管，递中弯钳协助置管；递有齿镊、9×24 角针 1 号丝线固定
13. 缝合切口同本章第一节“颈前路经颈椎前方切口”8～9	配合同本章第一节“颈前路经颈椎前方切口”8～9

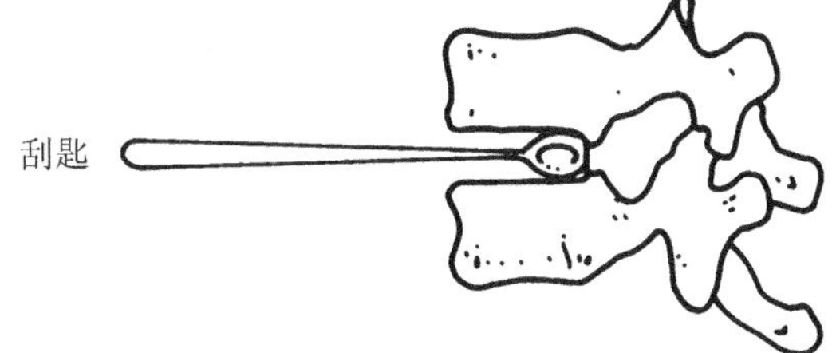

图 13-7-1　去除椎体后壁的骨赘

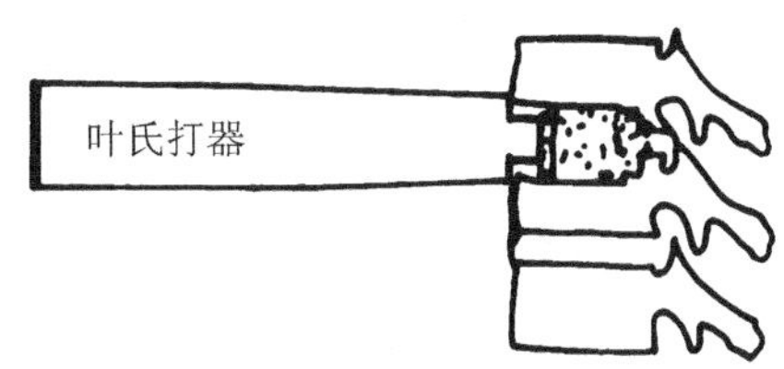

图 13-7-2　嵌入器植骨

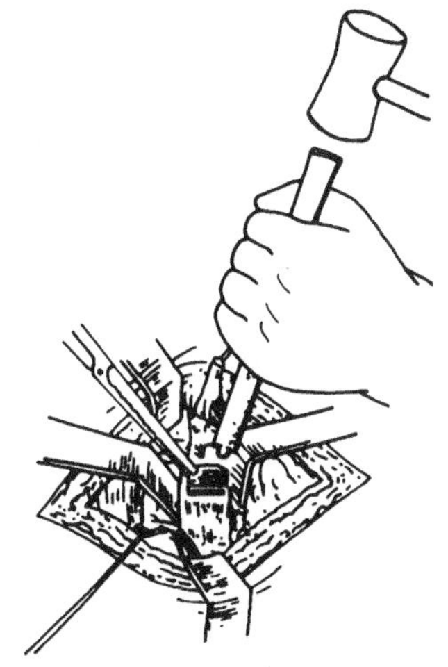

图 13-7-3　用嵌入器植骨

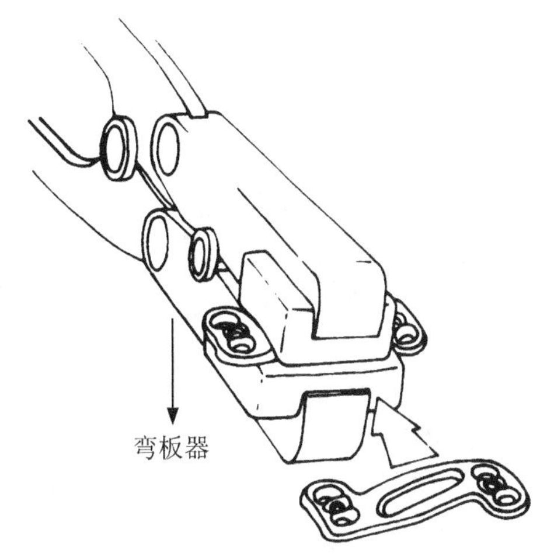

图 13-7-4　预弯钢板

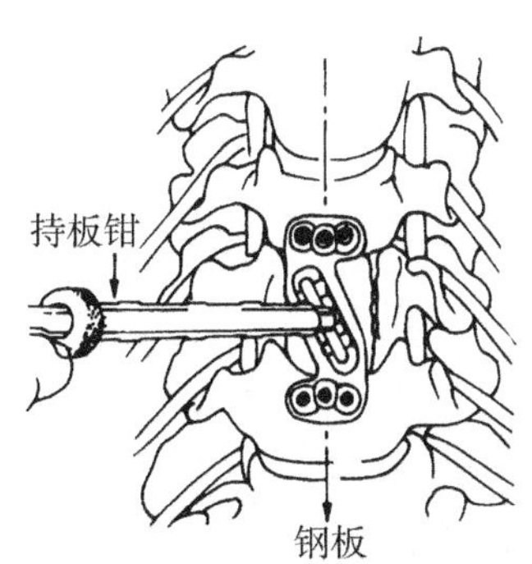

图 13-7-5　持板钳持取钢板

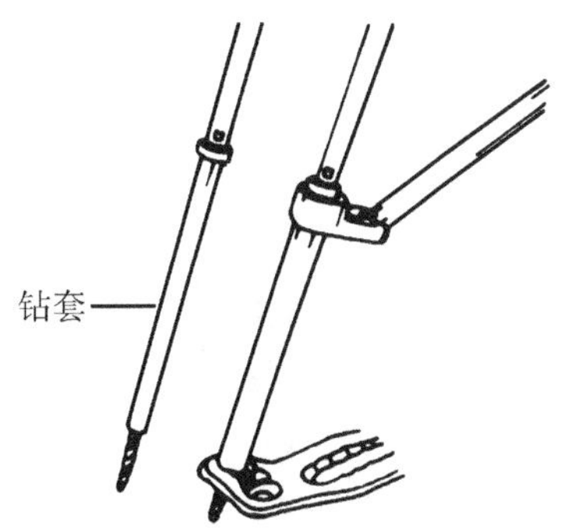

图 13-7-6　将钻套插入钢板

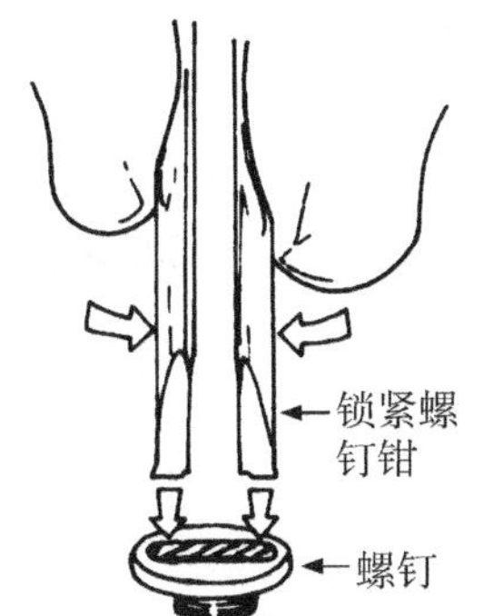

图 13-7-7　用锁紧螺钉钳锁紧螺钉

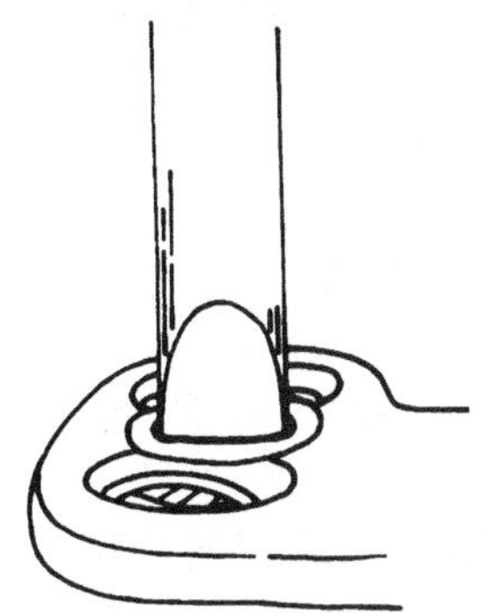

图 13-7-8　锁紧螺钉的放大

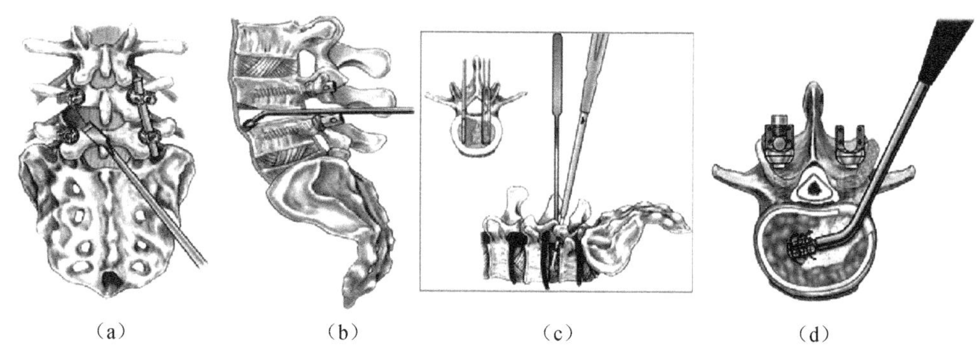

(a) (b) (c) (d)

图 13-7-9 清除椎间盘及其椎板

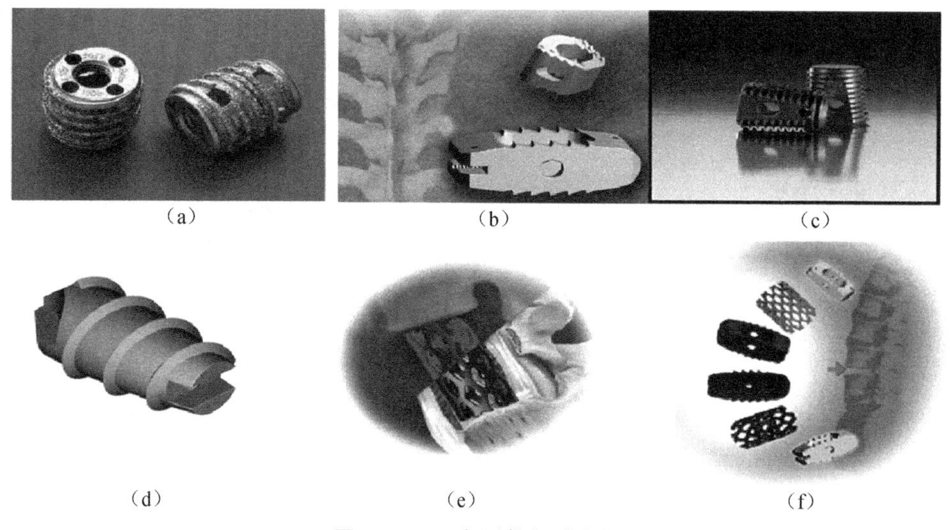

(a) (b) (c)

(d) (e) (f)

图 13-7-10 各型椎间融合器

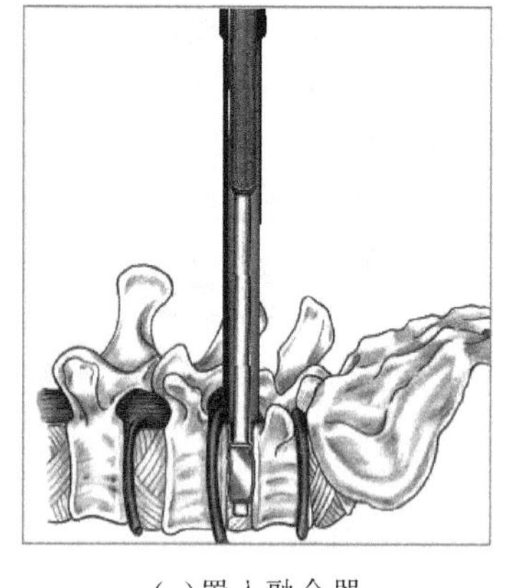

(a)置入融合器

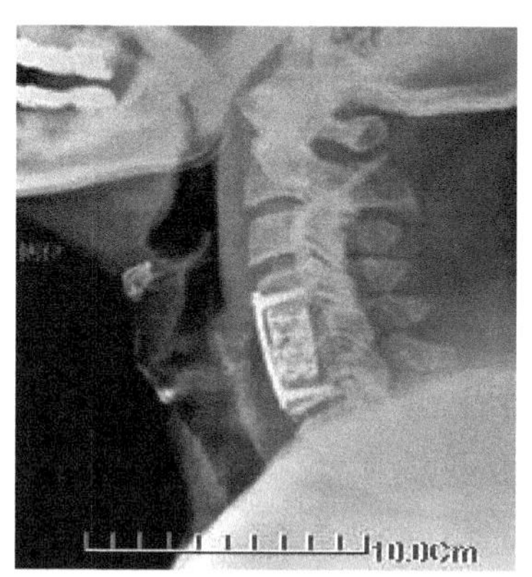

(b)融合后影像

图 13-7-11 放入椎间融合器

(吴晓舟 李圣杰)

四、腰椎椎板减压内固定术

(1)麻醉方式 硬膜外麻醉、全身麻醉或局部麻醉。

(2)手术体位 俯卧于脊柱塔形垫,双上肢向前微张两侧平放,膝、距小腿关节垫以软垫(图 13-7-12)。

(3)手术切口 腰椎后路正中切口。

(4)特殊用物 脊柱手术专用器械,脊柱椎弓根螺钉内固定系统(以 Trifix 系统为例),单、双极电凝器,生物蛋白胶，C-臂 X 线机及专用无菌罩。

手术步骤与手术配合见表 13-7-4。

表 13-7-4　腰椎椎板减压内固定术的手术步骤与手术配合

手术步骤	手术配合
1. 同本章第一节"胸腰椎后路正中切口"1～5，显露棘上韧带	配合同本章第一节"胸腰椎后路正中切口"1～5
2. 探查、确认有病变的椎间隙	递有齿直钳探查有病变的间隙
3. 剪除病变椎间隙上、下各一腰椎的棘突	递棘突咬骨剪剪去棘突(图 13-7-13)；递圆头咬骨钳，更彻底地去除棘突，充分暴露椎板(注意：剪下的棘突用咬骨钳咬下附着在上面的软组织，并用湿纱布保存好，修整后待植骨用)
4. 切除椎板间韧带及黄韧带	递 11 号刀在近中线切开黄韧带
5. 探查硬膜囊有无粘连	递神经剥离子 2 根，将黄韧带下的粘连分开；递吸引器头吸血(注意：吸引器头上套一长约 1.5cm 的细橡皮管，避免在吸血时误伤神经根及硬膜)
6. 将上、下椎板各切除一部分，扩大椎板间隙	递术者所需要的椎板咬骨钳咬除椎板(图 13-7-14)；递神经剥离子，边咬边探查，并用纱布接取咬下的骨块，保存好
7. 显露椎管，在神经拉钩的保护下切开后韧带	递神经拉钩 1 把保护神经根；递 11 号刀切开后韧带和纤维环
8. 摘除髓核(图 13-7-15)	递术者所需的髓核钳，并用纱布接取咬下的髓核装入小杯
9. 根据 Roy-Camille 或 Magerl 定法，在病变椎间隙上、下各一腰椎的两侧椎弓根内放置定位钉(图 13-7-16)	将椎弓根锥、开路器递给术者，备明胶海绵或骨蜡止血；将定位针依次固定于手柄上，还给术者
10. 确定椎弓根螺钉的位置、方向、深度，并确定探查、减压、固定的锥体节段是否正确	递纱布填于切口，术野盖中单或 C-臂 X 线机接收端罩无菌布套，行 C-臂 X 线机透视
11. 调整位置满意后，准备放椎弓根螺钉	准备椎弓根螺钉器械，选择术者所需不同长度、直径适宜的"U"形螺钉备用
①去除一个定位钉	递弯钳取出定位钉；递探针、明胶海绵卷放入孔中止血；递吸引器头吸引，保持定位钉所在小孔干净
②用椎弓根锥沿定位钉的方向在椎弓根处开孔	递椎弓根锥、小骨锤开孔
③用椎弓根探针测量进入椎体或椎弓根的深度(图13-7-17)	递椎弓根探针
④置入"U"形螺钉，至满意的深度	将"U"形螺钉固定在持钉器上递术者
⑤同法于另外定位钉的位置置入"U"形螺钉	配合同上
12. 准备安装后方固定棍	准备相应的器械
①选择适当长度的固定棍，并预弯成与腰前凸一致的弧度	递术者所需长度的固定棍；递弯棍器，协助术者弯棍
②将固定棍放入螺钉"U"形槽内(图 13-7-18)	递压棒器、小骨锤
③将锁定盖置入固定棍、"U"形螺钉间隙处	将锁定盖固定在持盖器上递术者放入间隙处，再递咬合固定钳将锁定盖完全置入固定棍与螺钉间隙处(图13-7-19)
④初步旋紧锁定盖上的锁固螺钉	递"T"形内六角扳手将螺钉拧紧
⑤同法于对侧脊柱放入相同的固定棍	配合同上
⑥使用撑开钳或压缩钳，调整两椎体间的间隙	根据术者所需递撑开器或加压器
⑦调整满意后，再次锁紧锁固螺钉，以确保牢固	递"T"形内六角扳手
13. 将横突椎板处理成粗糙面	递骨刀、骨锤或咬骨钳

续表

手术步骤	手术配合
14. 将咬下的棘突剪成火柴棍状，在棘突纵轴线上进行植骨或置入融合器	递保存好的骨块，递咬骨剪修剪，递有齿镊植骨，递生物蛋白胶黏附
15. 冲洗切口、彻底止血	递冲洗器、生理盐水；递庆大霉素 16 万单位，加盐水 2000mL，冲洗切口；递吸引器头吸净血和碎骨渣，递双极电凝器、干纱布止血
16. 放置引流管	递剪有 3 个侧孔的引流管（或输血器）、中弯钳置管，递 9×28 角针 4 号丝线缝扎固定
17. 配合同本章第一节"胸腰椎后路正中切口"6～7	缝合切口同本章第一节"胸腰椎后路正中切口"6～7

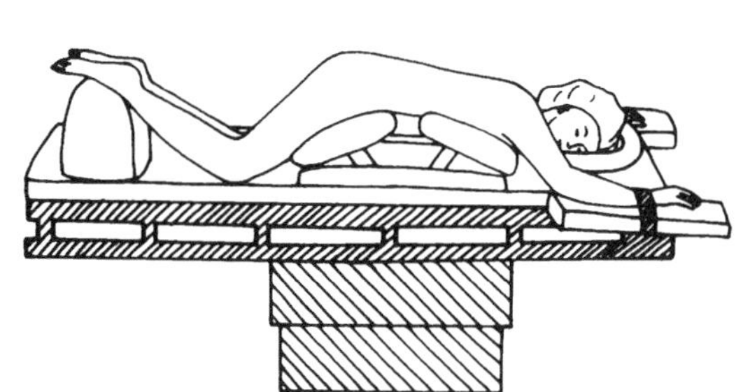
图 13-7-12 腰椎椎板减压内固定术患者体位

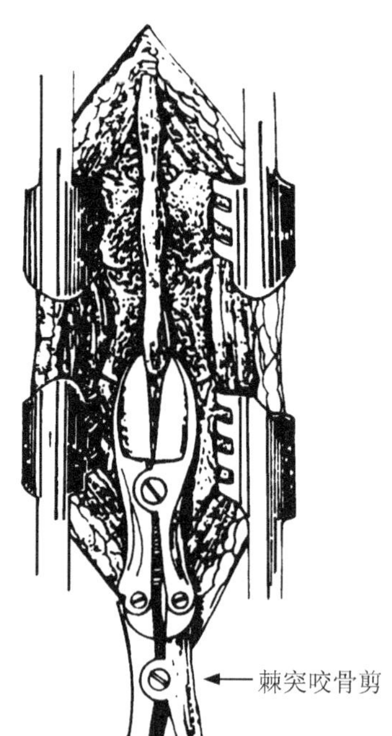

图 13-7-13 用咬骨剪剪去棘突

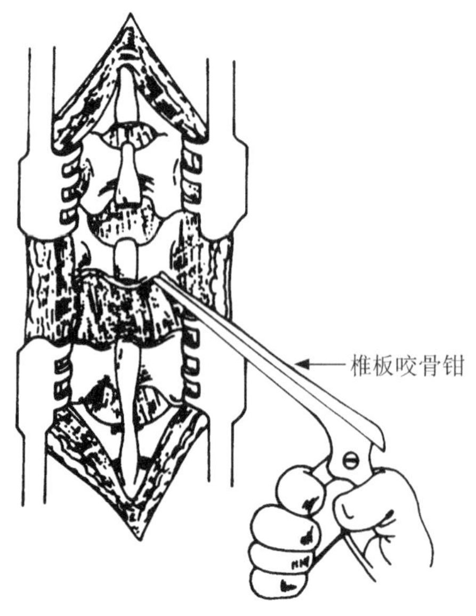

图 13-7-14 咬除椎板

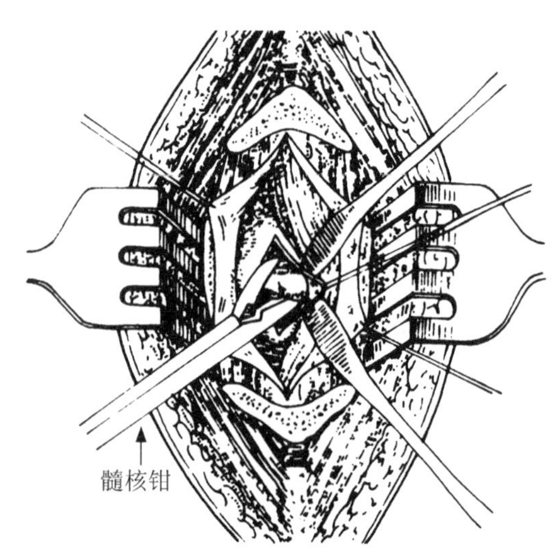

图 13-7-15 摘除髓核

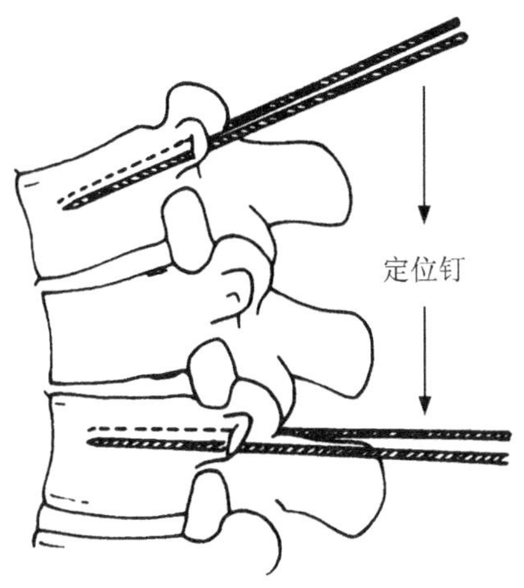

图 13-7-16　定位钉定位

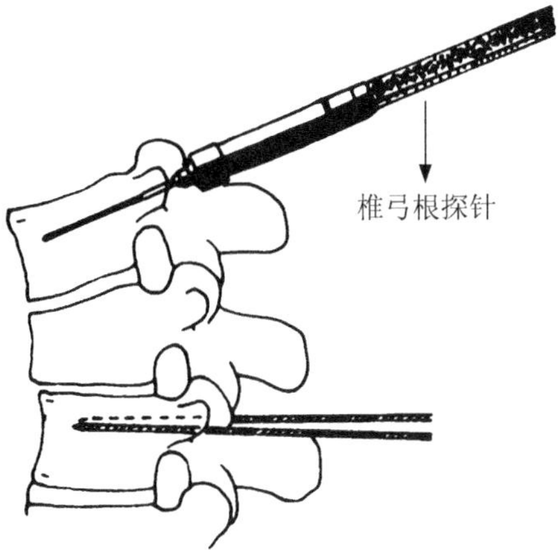

图 13-7-17　椎弓根探针测量

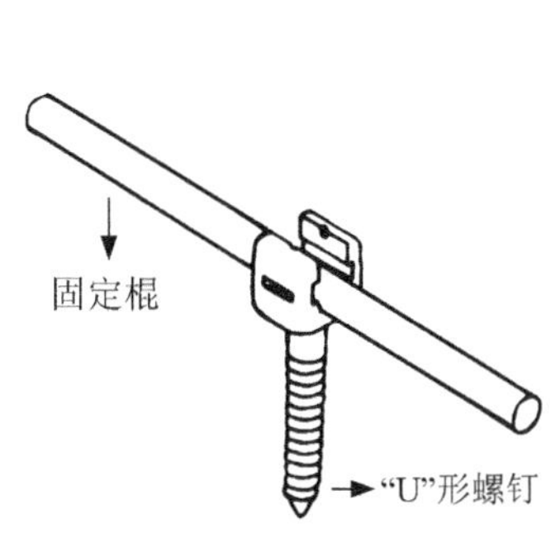

图 13-7-18　固定棍和"U"形螺钉

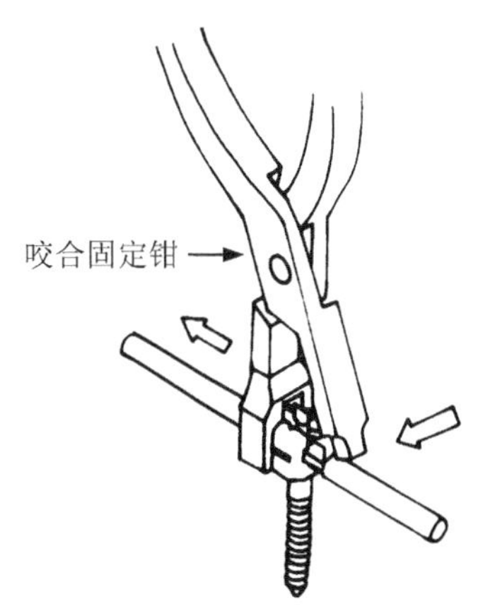

图 13-7-19　置入锁定盖

（吴晓舟）

五、腰椎复位钢板内固定术

(1)适应证　腰椎滑脱伴椎管狭窄，腰椎的不稳定性骨折，以及腰椎曾多次手术失败或假关节形成须再次手术者。

(2)麻醉方式　全身麻醉或硬膜外麻醉。

(3)手术体位　俯卧位。

(4)手术切口　腰椎后路正中切口。

(5)特殊用物　脊柱钉板系统固定器械(以 Dyna-Lok 为例)。

手术步骤与手术配合见表 13-7-5。

表 13-7-5　腰椎复位钢板内固定术的手术步骤与手术配合

手术步骤	手术配合
1. 同本章第一节"胸腰椎后路正中切口"1～5，显露椎板	配合同本章第一节"胸腰椎后路正中切口"1～5
2. 剥离棘突及双侧椎板；清除椎板、小关节附近残余韧带，脂肪软组织	递骨膜剥离子剥离、方头咬骨钳清除
3. 椎板开窗减压，咬除上、下椎板间部分椎板，开窗 1.5cm×1.5cm	递椎板咬骨钳咬除、神经根剥离子剥离，边咬边探查；并用纱布接取咬下的碎骨块，放入小杯内保存，留作植骨用
4. 切除黄韧带	递 11 号刀切除

续表

手术步骤	手术配合
5. 探查椎管及椎间孔	递神经根剥离子两把将黄韧带上的粘连分开，递吸引器头吸引（注意：吸引头上套 1.5cm 细胶管，避免吸引时损伤神经根及硬膜）
6. 摘除髓核	递 11 号刀绕髓核外缘切开，递髓核钳咬除；用纱布接取咬下的髓核，放入小杯
7. 刮除椎体间对应的软骨面	递小刮匙刮除软骨面
8. 确定椎弓螺钉的进针点	将定位针安装在电钻上，递角度测量器，行 C-臂 X 线机透视
9. 咬除上关节突部分骨皮质，以利于钻孔	递尖嘴双关节咬骨钳咬除
10. 探查钻孔四壁是否均为骨壁，再次 C-臂 X 线机透视	递细克氏针探测钻孔骨壁，递无菌单遮盖术野
11. 沿椎弓根向椎体钻孔	将术者所需的螺钉安装在电钻上递给术者慢速钻入
12. 两侧对称放置相同长度的钢板，旋上螺母（图 13-7-20）	递直钢板两块、螺母，递"T"形内六角扳手旋紧
13. 椎间植骨	
①修剪椎板开窗，咬除碎骨块	递碎骨块，递骨剪修剪
②植入椎间隙，并压实	递有齿直钳填塞
③缝合切口同本章第一节"胸腰椎后路正中切口"6～7	配合同本章第一节"胸腰椎后路正中切口"6～7

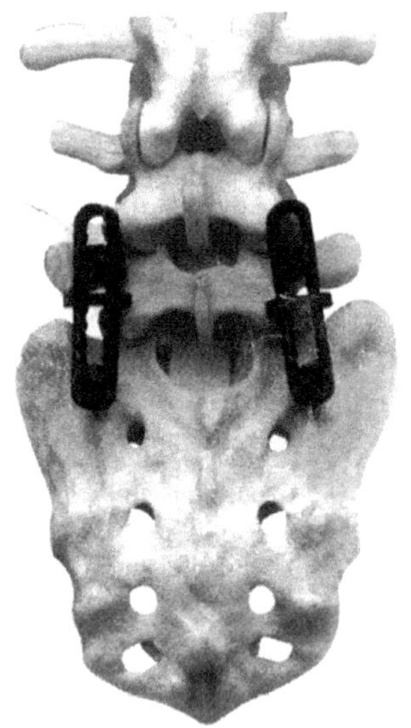

图 13-7-20　钢板内固定

六、胸腰椎段复位金属棒内固定术

(1)适应证　特发性脊柱侧弯、脊柱骨折、脊柱滑脱等。

(2)麻醉方式　气管插管全麻。

(3)手术体位　俯卧位。

(4)手术切口　胸腰椎后路正中切口。

(5)特殊用物　脊柱棒系统固定器械(以 C-D 手术为例)。

手术步骤与手术配合见表 13-7-6。

表 13-7-6 胸腰椎段复位金属棒内固定术的手术步骤与手术配合

手术步骤	手术配合
1. 同本章第一节"胸腰椎后路正中切口"1～5，显露椎板	配合同本章第一节"胸腰椎后路正中切口"1～5
2. 剥离棘突	递 Cobb 剥离子剥离
3. 清除椎板小关节囊附近残余韧带及脂肪软组织	递小刮匙、椎板咬骨钳清除，递电凝器止血
4. 放置椎弓根钩	
①于上端椎体两侧横突下缘连线下方 4mm 处凹侧下关节突上做一"口"形截骨，显露关节软骨面	递小骨刀、骨锤做一"口"形截骨；将碎骨装入小杯内，备植骨用
②刮除软骨	递刮匙刮除软骨
③剥离、探查椎弓根深度	递分叉的椎弓根探子剥离、探查后，不拔除探子
④将闭口椎弓根钩(上钩)卡在椎弓根上	将持钩器夹住闭口椎弓根钩递给术者，插入关节间隙，使椎弓根钩卡在椎弓根上
⑤同法安置凹侧上、中间椎体的开口椎弓根钩，凸侧端椎体的闭口椎弓根钩；顶住开口椎弓根钩	配合同上
5. 放置胸椎板钩	
①部分或全部切除凹侧下、中间椎体的棘突，线形切开黄韧带，切除上位椎体部分下关节突及椎板下缘	递双关节尖嘴咬骨钳咬除棘突、11 号刀切开黄韧带；递小号椎板咬骨钳咬除黄韧带及椎板
②放置后开口胸椎板钩于椎板上缘，通常在胸椎横突上、下各 3 个钩	递持钩器夹住开口胸椎椎板钩递给术者
6. 放置腰椎椎板钩	
①咬除棘间韧带，线形切开黄韧带，切除上位椎体部分下关节突的远端及部分外侧椎板，以利于放钩	递椎板咬骨钳咬除、11 号刀切开；递持钩器稳定上钩，撑开棍节段端、插入上钩，再用持钩器把住下钩，将棍的尾端插入下钩
②扩大椎间隙	递椎板扩大器扩大
③放置下钩	递撑开器插入、撑开矫形
7. 放置横突钩	
①去除凸侧上端椎肋骨横突韧带	递横突剥离子剥离
②放入横突钩	将持钩器夹紧横突钩递给术者
8. 小关节植骨融合	递骨剪修剪碎骨块、有齿直钳夹持植入骨间隙并压实
9. 凿去骨皮质，准备植骨床	递骨刀、骨锤凿骨
10. 放置凹金属棍	
①选择金属棍的长度并预弯	递金属棍及折弯器预弯
②金属棍上安好金属钩栓	分别递金属棍 1 根、钩栓两个(向上、向下各 1 个)；递"T"形内六角扳手将钩栓拧紧，暂时固定于棍中
③将金属棍上端插入上钩孔中并伸出钩外	徒手插入，持钩器球形双侧给术者夹持固定中间椎体钩
④将金属棍置于上、下中间椎钩的开口槽中	递持棍器给术者，将棍置入钩槽中，或递金属棍放入器将棍放入钩槽中
⑤将钩栓打入钩槽内并固定	递钩栓钩出器，递骨锤打入槽内；递小螺母，递"T"形内六角扳手拧紧
11. 矫正凹侧畸形	
①于上、下中间椎钩之间安装"C"形环两个，防止钩栓脱出	将持钩器夹住"C"形环递给术者(注意：任何一个金属钩被撑开后，都会引起其余同方向的金属钩变松，应用"C"形环稳住或递持钩钳稳住)
②撑开，矫正畸形	递持棍器给助手夹住钩间金属棍，递撑开器给术者分别将上、下中间椎钩向上、向下撑开矫形

续表

手术步骤	手术配合
③至旋转至脊柱满意弧度为止	递持棍器给助手稳住上、下端钩，递持棍器 2 个给术者夹住金属棍旋转
12. 放置凸侧金属棍	
①选择金属棍并预弯	递金属棍及折弯器预弯
②金属棍上放置金属钩栓	递金属棍 1 根，向上钩栓 1 个、内六角扳手，暂时固定于棍中
③将棍的上端放入端椎椎弓根钩及横突钩孔中，并伸出钩外	徒手插入，递持钩器球形双侧给术者夹持固定中间椎体钩
④将棍放入顶椎的后开口槽中	递持棍器给术者将棍置入钩槽中，或递金属棍放入器将棍放入钩槽中
⑤将钩栓打入钩槽内，暂不拧紧	递钩栓推进器、骨锤将棍打入槽内
⑥在撑开器的协助下将棍的远端滑入下端椎钩孔中	递持棍器两把给助手，一把夹住棍的上端并瞄准下端椎的钩孔；另一把夹住顶椎钩的下方金属棍。递撑开器给术者在顶椎钩与撑棍器之间给予撑开，使其滑入钩孔内
13. 矫正凸侧畸形	
①将横突钩与上端椎钩靠拢，避免横突骨折	递金属钩合拢器靠拢
②于顶椎钩下夹持棍器，在钩与持棍器之间撑开，使顶端向上加压，于下端钩夹持棍器，将端椎钩向上加压	递持棍器给术者夹住顶椎钩，递给术者撑开器撑开
③再次撑开凹侧，凸侧加压	递合拢器向上加压
④矫正满意后，拧紧钩端螺钉至拧断为止	递“T”形内六角扳手拧紧
14. 安置 DTT，使整个小孔成矩形	
①将 DTT 螺改棍置于上、下端椎钩的上或下方	递 DTT 螺纹棍两根
②锁住螺改棍于钩咬合面，靠拢两棍（图 13-7-21）	递持钉器给术者固定螺纹棍，递内六角扳手拧紧末端螺母，使螺纹棍与棍靠拢
15. 植骨融合	配合同 8
16. 缝合切口同本章第一节“胸腰椎后路正中切口”6～7	配合同本章第一节“胸腰椎后路正中切口”6～7

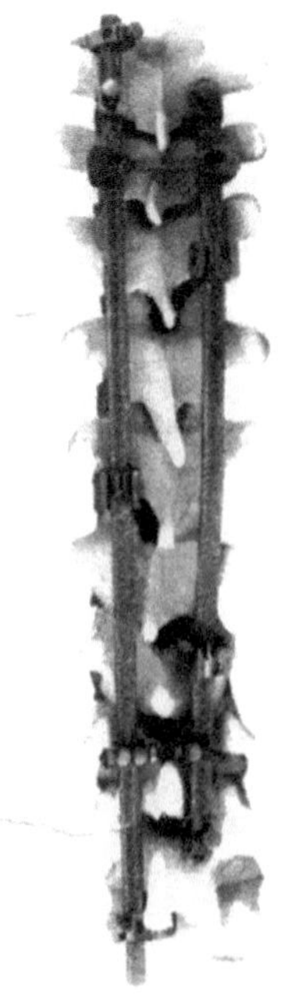

图 13-7-21 金属棒（C-D）内固定

七、脊柱前路钢板内固定术

(1)适应证　脊柱爆裂型骨折前路减压后,脊柱肿瘤切除植骨后或退行性脊柱不稳定等的前路固定。

(2)麻醉方式　气管插管全麻。

(3)手术体位　正侧卧位,腋下垫软枕,摇高腰桥,使腰椎平直,露出髂嵴,以备取髂骨。

(4)手术切口　经胸、腹膜后切口(多为左侧入路)。

(5)特殊用物　脊柱前路钢板固定器械(以 Z-plate 为例)。

手术步骤与手术配合见表 13-7-7。

表 13-7-7　脊柱前路钢板内固定术的手术步骤与手术配合

手术步骤	手术配合
1. 同本章第一节“经胸、腹膜后切口”1～13,清除病灶髓核及椎体后缘,彻底减压	配合同本章第一节“经胸、腹膜后切口”1～13
2. 于病椎上、下方的正常椎体上置入螺栓	
①测量切除椎体上、下横径,以确定螺栓长度	递深度计测量,递备用螺栓供术者挑选
②修整安装钢板所需的平面	递高速骨钻或椎板咬骨钳修整椎体终板侧面凸出部分
③于下椎体后缘置入第 1 颗螺栓	递螺栓定位套放在椎体上,递前路开路器打孔;将螺栓连接在螺栓起子和快速连接手柄上递给术者,下旋置入螺栓
④于上椎体后缘置入第 2 颗螺栓(图 13-7-22)	配合同第 1 颗螺栓置入法
3. 撑开椎体终板实现手术复位,矫正脊柱畸形;必要时切开前纵韧带,以免影响撑开	递标准椎体撑开钳顶住两个螺栓上的螺杆撑开减压(撑开钳暂不松开,直至植骨完毕)
4. 植入植骨块	
①测量复位后椎体缺损长度(图 13-7-23)	递卡尺测量
②修整椎体终板,以便植骨和采集植骨块	递椎板咬骨钳修整椎体终板,将碎骨装入小杯内
③取髂骨块做嵌入植骨,并将肋骨条、椎体碎骨块植入髂骨块前方	配合同本章第十二节“骨移植手术”。递骨剪修剪碎骨块、有齿直钳夹持填塞、吸收性明胶海绵止血
5. 确定钢板长度	递模板测量两螺栓之间的距离(也可测量钢板规格的大小)(图 13-7-24)
6. 置入钢板	递挑选的钢板置于置入的螺栓上
7. 预紧下、上端的两个螺母(图 13-7-25)	将垫圈持取器持住多用或槽用垫圈递给术者(共两个),将其套入钢板上的螺栓;再递锁紧螺母 1 个、螺母套板预紧下椎体上的螺母;同法预紧上端第 2 个螺母,此时不取出螺母套板
8. 向中央植骨处加压,压紧植骨(图 13-7-26)	递压紧钳,一端钩住螺母套板、一端顶住钢板的槽边,加压,仍保留压紧钳
9. 最终锁紧上、下螺母(图 13-7-27)	将套板头卡在扭矩套板上递给术者;将套板头上的槽与螺母套板连接,而后将上螺母锁紧;取下压紧钳,同法锁紧下螺母
10. 在垫圈前侧孔内置入螺钉固定(图 13-7-28)	递螺钉定位套、前路开路器打孔;将螺钉起子与快速连接手柄连接递给术者,插入孔内拧紧
11. 折断螺栓露出部分	递自断螺栓扳手(图 13-7-29)套入螺栓后部拧断,递有齿直钳取出折断部分,递对抗扳手协助
12. C-臂 X 线机透视检查固定情况	递无菌单两块铺盖术野,C-臂 X 线机透视
13. 冲洗切口,逐层缝合同本章第一节“经胸、腹膜后切口”14～18	配合同本章第一节“经胸、腹膜后切口”14～18

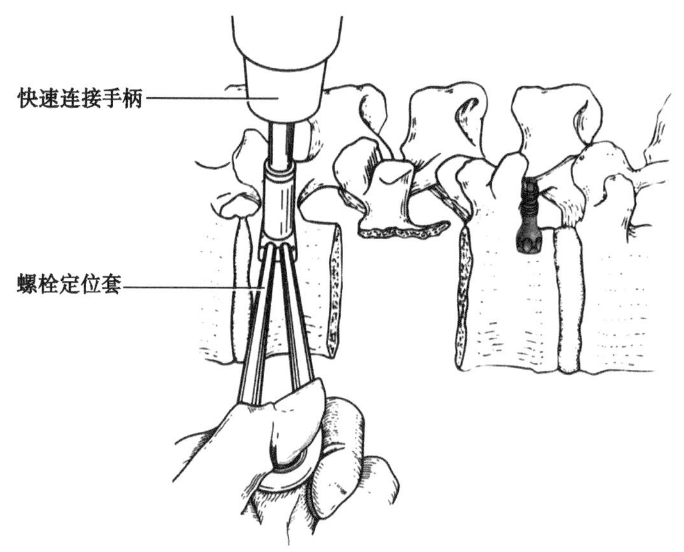

图 13-7-22 于上椎体后缘置入第 2 颗螺栓

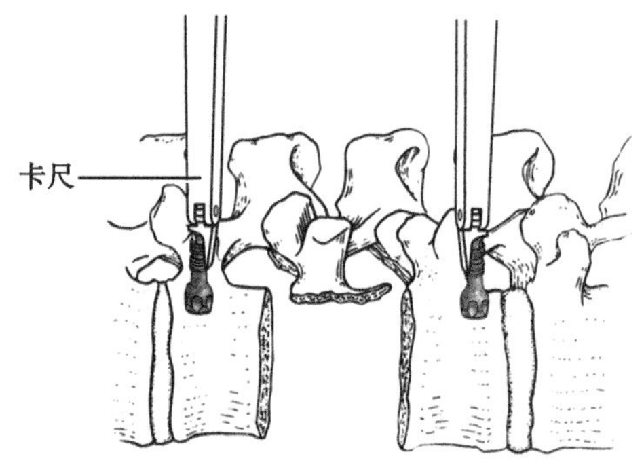

图 13-7-23 测量复位后椎体缺损长度

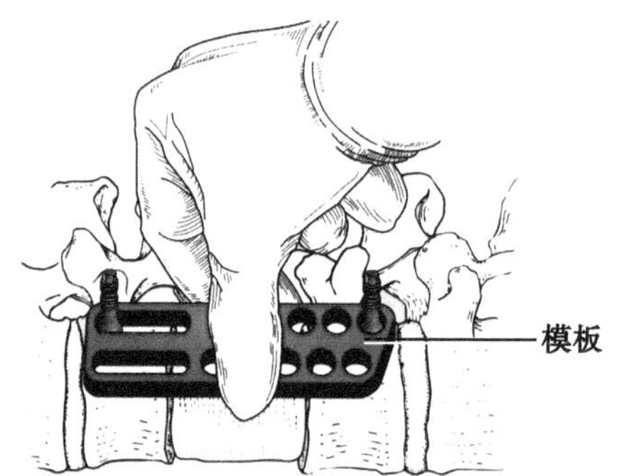

图 13-7-24 测量螺栓之间的距离

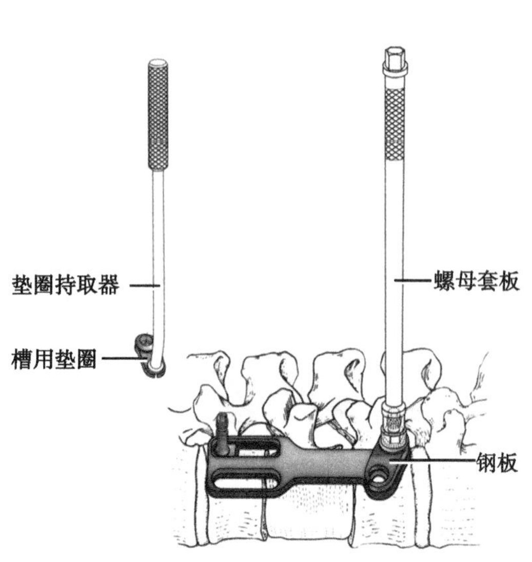

图 13-7-25 预紧螺母

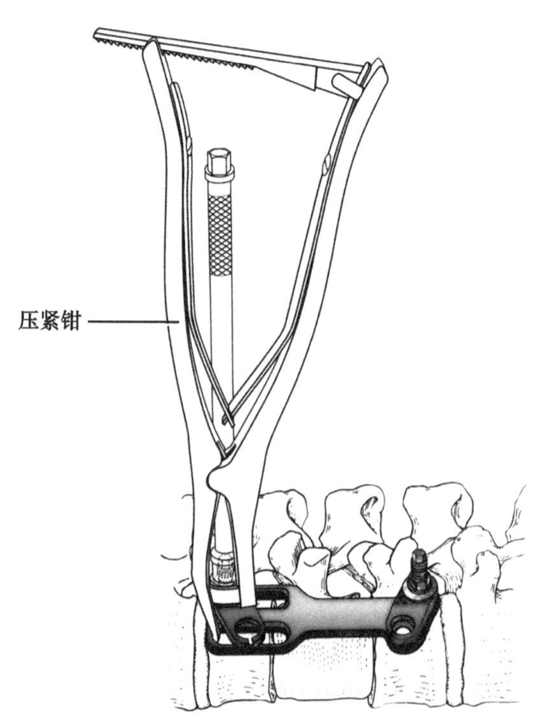

图 13-7-26 压紧植骨

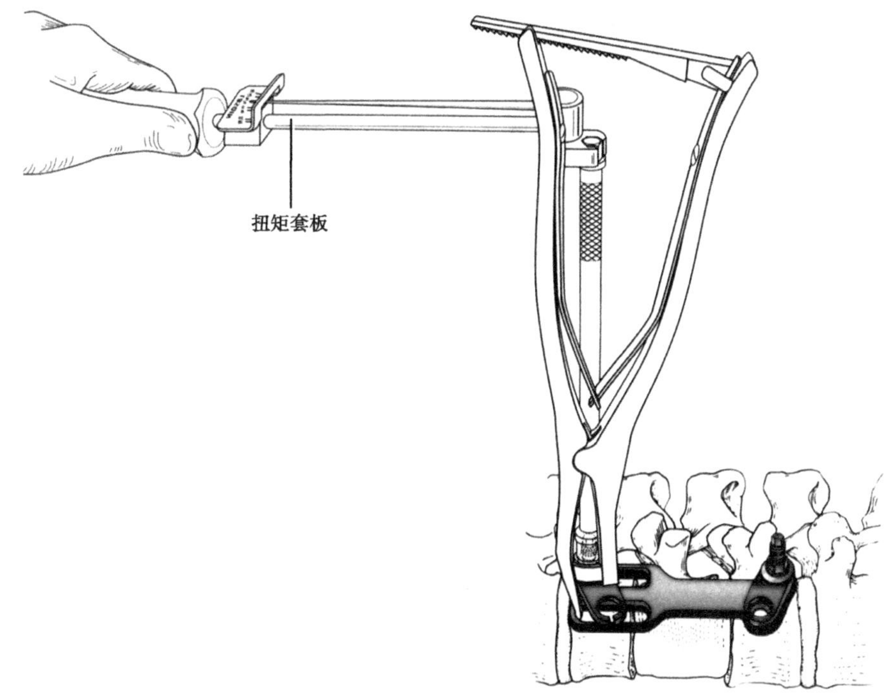

图 13-7-27　锁紧螺母

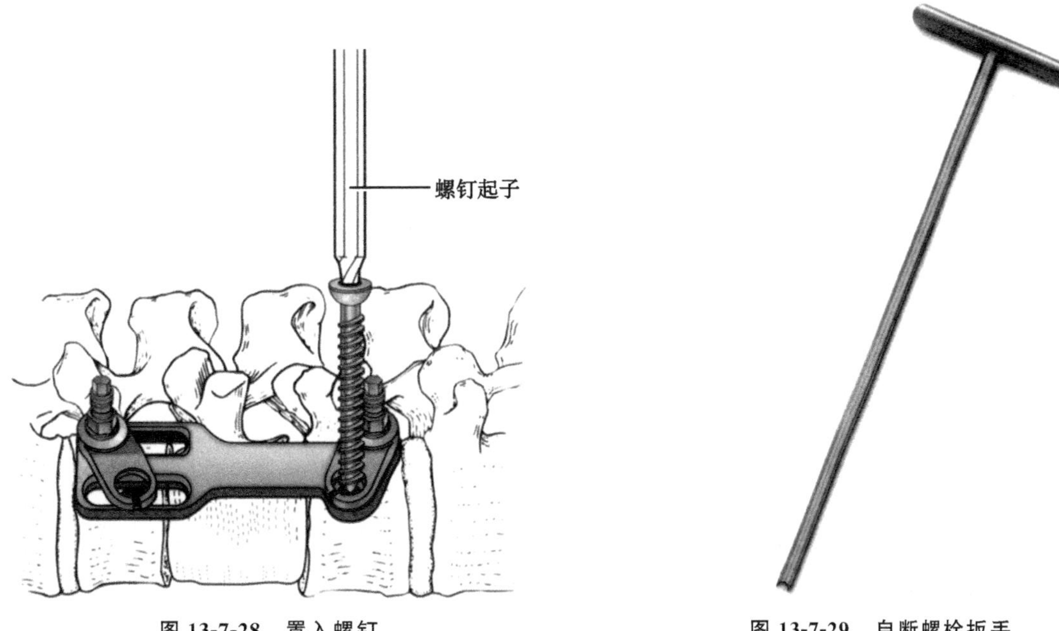

图 13-7-28　置入螺钉

图 13-7-29　自断螺栓扳手

八、腰椎间盘人工髓核置换术

(1)适应证　单一间隙，椎间盘高度 7.5mm，无腰椎滑脱、失稳等。

(2)麻醉方式　连续硬膜外麻醉。

(3)手术体位　俯卧位。

(4)手术切口　腰椎后路正中切口。

(5)特殊用物　C-臂 X 线机。

手术步骤与手术配合见表13-7-8。

表13-7-8 腰椎间盘人工髓核置换术的手术步骤与手术配合

手术步骤	手术配合
1. 同本章第一节"胸腰椎后路正中切口"1	配合同本章第一节"胸腰椎后路正中切口"1
2. 切开皮肤、皮下组织及腰背筋膜	递20号刀或电刀切开
3. 沿中线切开棘上韧带与椎旁肌附着处，剥离椎旁肌，显露椎板	递电刀切开；递纱条于椎板与肌肉间填塞止血；递骨膜剥离子剥离；递自动撑开器牵开
4. 修剪棘突侧肌肉	递电力切除、髓核钳咬除
5. 确定椎间隙位置	递布巾钳定位
6. 酌情去除椎板	递椎板咬骨钳、尖嘴咬骨钳或鹰嘴咬骨钳咬除
7. 切除椎间韧带及黄韧带	递中弯钳、11号刀切除
8. 探查硬膜囊有无粘连	递神经根剥离子两根分开黄韧带下粘连处
9. 显露椎管，切开后纵韧带及纤维环	递神经根剥离子、神经拉钩保护神经根；递11号刀切开
10. 摘除髓核	递给术者所需髓核钳(将取出的髓核保留)
11. 冲洗切口	递0.9%生理盐水冲洗
12. 牵开椎体	递椎体牵开器牵开
13. 依次选择合适型号的假体	将髓核假体模型从最小号起依次递给术者挑选，直至合适的型号为止
14. 置入假体	将所选型号的假体尾端用双7号线逢1针；递组织钳或可可钳持假体放入；递打入器将假体置入
15. C-臂X线机透视，确定假体置入位置良好	操作C-臂X线机照射
16. 冲洗切口	递0.9%生理盐水冲洗；清点器械、敷料数目
17. 放置引流	递乳胶管1根，递剪刀修剪、中弯钳置入
18. 缝合切口同本章第一节"胸腰椎后路正中切口"6～7	配合同本章第一节"胸腰椎后路正中切口"6～7

（魏 革）

九、选择性神经根切断术

(1)适应证 脑瘫。

(2)麻醉方式 气管插管全麻。

(3)手术体位 俯卧位(特制体位架)。

(4)手术切口 腰骶椎后路正中切口。

(5)特殊用物 手术放大镜、微型电钻、电刺激器。

手术步骤与手术配合见表13-7-9。

表13-7-9 选择性神经根切断术的手术步骤与手术配合

手术步骤	手术配合
1. 术野贴手术薄膜	递手术薄膜、干纱垫1块协助贴膜
2. 于第2腰椎至第1骶椎之间切开皮肤及皮下组织	递干纱垫两块于切口两侧拭血，递20号刀切皮、电刀切开皮下
3. 分离棘突及部分椎板	递甲状腺拉钩牵开棘旁肌、骨膜剥离子分离；递颅后窝牵开器(深爪)两个牵开暴露第2腰椎至第1骶椎棘突

续表

手术步骤	手术配合
4. 剪去棘突，切断棘间韧带及黄韧带，锯开部分椎板	递棘突剪剪去棘突，递15号刀切断韧带、微型电锯锯开椎板；递注射器抽吸生理盐水冲洗、吸引器头吸引、骨蜡止血
5. 切开硬膜	递无齿尖镊、4×10圆针1-0号丝线缝吊硬膜4针，递蚊式钳牵引线尾；递11号刀切开硬膜；递枪状镊夹持脑棉片塞住上方椎管，以减少脑脊液外漏(取头低足高位)
6. 分离神经束	递神经剥离子分离出神经束、弯蚊式钳钳夹，递蘸有液状石蜡的4号丝线提吊
7. 切断神经根	递电刺激针测试、双极电凝器烧灼、眼科剪剪断
8. 缝合硬膜	递无齿镊取出脑棉片、4×10圆针0号丝线缝合硬膜；递注射器抽吸0.9%生理盐水10mL注入蛛网膜下隙
9. 缝合切口	递有齿镊、8×20圆针7号丝线间断缝合腰背筋膜、6×17圆/角针1号丝线间断缝合皮下/皮肤
10. 对合皮肤	递有齿镊两把对合、乙醇纱球消毒皮肤
11. 覆盖切口	递敷料覆盖

(马育璇)

十、经皮穿刺椎体后凸成形术

(1)适应证　骨质疏松性椎体压缩性骨折、椎体肿瘤(椎体血管瘤、骨髓瘤、溶骨性转移瘤、椎体原发性恶性肿瘤)、新鲜的椎体骨折等。

(2)禁忌证　严重心肺疾病不能耐受手术者、出血性疾病、椎体严重压缩无法放置导针、椎体中柱破坏、脊髓受压等。

(3)麻醉方式　局麻加持续心电监护。

(4)手术体位　俯卧位。

(5)特殊用物　骨水泥及注射骨水泥穿刺用具、C-臂X线机、铅衣等。

手术步骤与手术配合见表13-7-10、图13-7-30。

表13-7-10　经皮穿刺椎体后凸成形术手术步骤与手术配合

手　术　步　骤	手　术　配　合
1. C-臂X线机透视下定位病变椎体，确定穿刺点	消毒、铺巾、套无菌C-臂X线机保护套，连接C-臂X线机进行透视。准备直径2.5cm克氏针放置于病变区域，经克氏针显影定位，并做标记
2. 局部麻醉(至椎板及骨膜)	递0.5%利多卡因10mL注射器做局部浸润麻醉
3. 穿刺定位。C-臂X线机监视下，沿伤椎椎弓根入路，经皮刺入穿刺针定位	递7号长针头经皮刺入小关节骨皮质内，定位，透视下标记准确位置和入路
4. 于穿刺点行椎弓根钻孔，直至伤椎椎体前中1/3交界处	递带针芯的穿刺针在穿刺点进行椎弓根钻孔，经透视确认至椎体处，取出针芯，做标记
5. 建立工作通道 ①去除穿刺针芯，置入引导丝后移除穿刺针外套管 ②在导丝引导下插入扩张套管，旋转进入以减小阻力 ③取出内芯和导丝，保留套管外鞘作为工作通道	 递导丝沿穿刺针外套管中置入 检查扩张套管和内芯是否完整，递带内芯扩张套管
6. 通过套管外鞘，扩大椎体骨性通道。如有骨头碎屑，可用钻头反复进出几次来移除	递专用钻头扩大通道

续表

手术步骤	手术配合
7. 球囊扩张椎体，复位 ①将抽真空球囊导管通过外鞘插入椎体内部，拔出球囊导丝，打开三通阀门，开始扩张球囊 ②球囊扩张至手术要求程度，停止扩张 ③抽真空并移除球囊导管(同法进行对侧操作)	透视下检查穿刺针未穿入静脉丛 递球囊导管及20mL注射器注射造影剂，每次增加造影剂0.5m；如规格为15mm长的球囊，不超过4mL。 扩张球囊过程中要间断停止查看球囊内压力是否降低(若存在骨质疏松球囊则压力上升缓慢) 球囊压力一般控制在15大气压以下
8. 评估椎体复位情况	透视。准备调制骨水泥(骨水泥用量一般比扩张球囊造影剂的量多0.5～1mL)
9. 将预先装满骨水泥的专用推杆沿工作通道直至椎体空腔前缘	移走气囊，递装有骨水泥注射器
10. 注射骨水泥。沿工作通道内腔缓慢注射骨水泥至椎体边缘，缓慢推注，边注边退杆	注射结束后，拔出工作的套管外鞘，局部按压数分钟
11. 缝合切口	递9×28角针4号线缝合伤口，递75%乙醇塞纱球消毒、无菌敷料覆盖

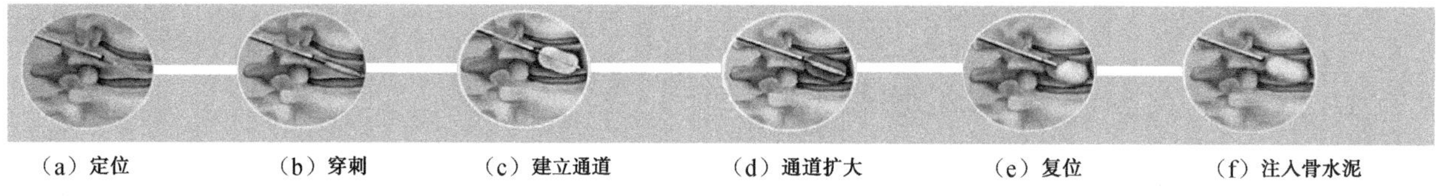

(a) 定位　(b) 穿刺　(c) 建立通道　(d) 通道扩大　(e) 复位　(f) 注入骨水泥

图 13-7-30　骨水泥注射步骤

(李圣杰)

第八节　人工关节置换手术

一、人工全髋关节置换术

(1)适应证　髋关节骨性关节炎，活动受限；类风湿关节炎，关节强直病变稳定；股骨头无菌性坏死，严重变形；先天性髋关节脱位或髋臼发育不良。

(2)麻醉方式　全身麻醉。

(3)手术体位　侧卧位。

(4)手术切口　髋关节外侧切口或髋关节后侧切口。

(5)特殊用物　全髋手术器械(以Plus为例)、动力系统、高压冲洗枪。

手术步骤与手术配合见表13-8-1)。

表 13-8-1　人工全髋关节置换术的手术步骤与手术配合

手术步骤	手术配合
1. 同本章第一节“髋关节外侧切口”1～3，显露关节囊外侧	配合同本章第一节“髋关节外侧切口”1～3
2. 切开臀中肌、臀外侧肌，切开关节囊	递电刀切开、有齿直钳钳夹，切除关节囊；递甲状腺拉钩、深四爪拉钩牵开，充分显露髋关节
3. 股骨头脱位	递骨撬两把协助脱位
4. 于股骨颈与大转子移行部切断股骨颈，取出股骨头(图13-8-1)，暴露髋臼(图13-8-2)	递电锯、宽骨凿、骨锤切开，递取头器取出股骨头，用湿盐水纱布包裹保存，以备植骨；递下板钩、前板钩、深四爪拉钩牵开、显露髋臼

续表

手术步骤	手术配合
5. 髋臼置换	
①削磨髋臼	根据术者所需，将 M_1 或 M_2 髋臼导向锉与手持动力系统连接好(图 13-8-3)递交术者时行削磨
②更换髋臼锉型号继续向内削磨，至髋臼壁周围露出健康骨松质为止	卸下髋臼导向锉，将 3～9 号髋臼锉(常用 1～7 号)由小到大依次更换并与动力系统连接好(图 13-8-4)后递给术者
③选择与最后一次髋臼锉型号相同的髋臼杯假体；冲洗已削磨好的髋臼	递髋臼杯假体，递高压冲洗枪、吸引器头吸干净，递干纱布拭干髋臼
④将髋臼杯置于已锉好的髋臼中心	将髋臼杯安装底盘与螺纹内接杆连接，再与髋臼杯与该整体相连(图 13-8-5)，另一端连接扳手和加压堵头(图 13-8-6)后递给术者
⑤调整角度，将髋臼杯旋入至髋臼杯顶部与臼底骨床完全接触(图 13-8-7)	递 45°角度尺
⑥关闭髋臼杯底部三个打开的窗口	递关窗器(图 13-8-8)
⑦清除髋臼边缘的骨赘及软组织	递圆头咬骨钳，用纱布接取咬下的骨赘及软组织
⑧安装聚乙烯臼衬	递纱布、弯止血钳将髋臼杯擦干净，将与髋臼杯型号一致的臼衬与相应的打入器(图 13-8-9)连接好递给术者，递骨锤轻叩臼衬
⑨将聚乙烯臼衬完全打入髋臼杯内	递球形打入器(图 13-8-10)、骨锤
⑩检查臼衬的稳定性	递骨膜起子(图 13-8-11)，用力刮衬的边缘，以检查固定的衬是否牢固
6. 股骨假体柄的置换	内收外旋患肢。递髋臼拉钩，暴露股骨近端
①将开髓器贴近股骨后方骨皮质开髓	递开髓器、骨锤
②使用滑动锤打入髓腔锉	将髓腔锉与滑动锤连接(图 13-8-12)后递给术者
③逐渐加大髓腔锉，直至髓腔锉与骨皮质完全接触	将 03～12 共 16 个型号(常用 1～12 号)的股骨柄，由小到大，依次更换髓腔锉递给术者
④确定假体柄的型号，将试柄打入已锉好的股骨干髓腔内	递与假体柄大小一致的试柄、递轴向打入器打入试柄(图 13-8-13)，递骨锤
⑤安装试头，复位	递给术者所需试头、复位器。根据颈长不同，试头分 S、M、L、XL、XXL 5 种(图 13-8-14)
⑥再次确认假体型号，取出试柄、试头，冲洗髓腔	递试柄取出器及滑动锤将试柄打出；递高压冲洗枪，递吸引器头吸干、干纱布拭干，准备安装假体
⑦将假体打入髓腔	递假体柄、轴向打入器、骨锤(注意保护帽留在柄颈上防止打入时损坏)
⑧使用有塑料垫的打入器轻击陶瓷头	去除柄颈上的保护帽，递纱布将柄颈擦拭干净；递所需的陶瓷或金属头、打入器、骨锤，打入股骨柄假体(图 13-8-15)
7. 复位，检查关节紧张度和活动范围	递复位器、高压冲洗枪，递吸引器头吸净
8. 分别在关节腔内和深筋膜浅层放入 2 根引流管并固定	递海绵钳夹持乙醇纱球消毒皮肤，递 11 号刀刺口、干纱布拭干；递引流管两根，递中弯钳协助置入、9×28 角针双 4 号线缝扎固定
9. 准备缝合	清点器械、敷料等数目
①缝合关节囊	递有齿镊、圆针 1 号可吸收缝线连续缝合
②缝合皮下组织	递 9×28 圆针 1 号丝线间断缝合；再次清点器械、敷料等数目
③缝合皮肤	递海绵钳夹持乙醇纱球消毒皮肤，递 9×28 角针 1 号丝线间断缝合
10. 覆盖切口	递海绵钳夹持乙醇纱球消毒皮肤；递 2 块剪有开衩的纱布分别垫于引流管处；切口用纱布、纱垫覆盖，在腘窝处垫一纱垫，并用绷带包裹膝关节，引流管接回吸收血器

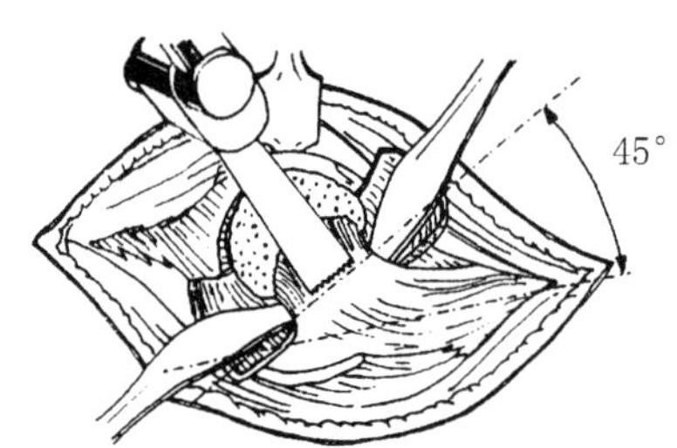

图 13-8-1 取出股骨头

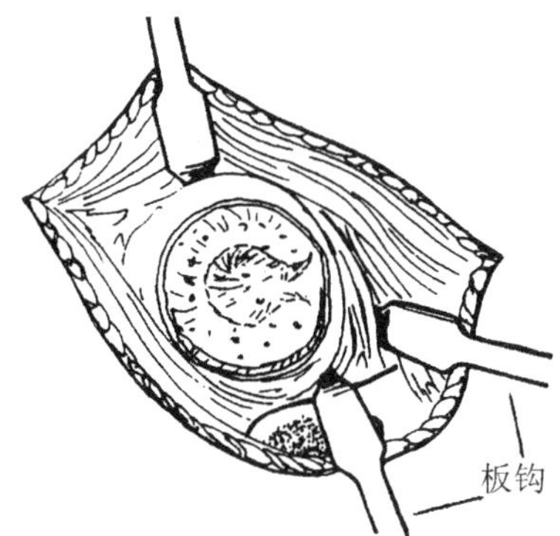

图 13-8-2 暴露髋臼

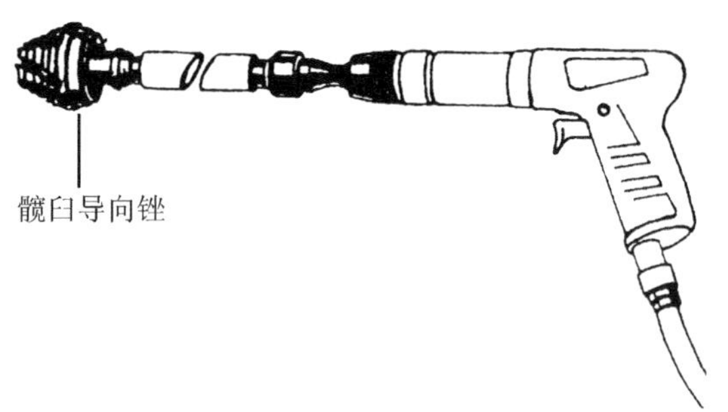

图 13-8-3 连接髋臼导向锉和手持动力系统

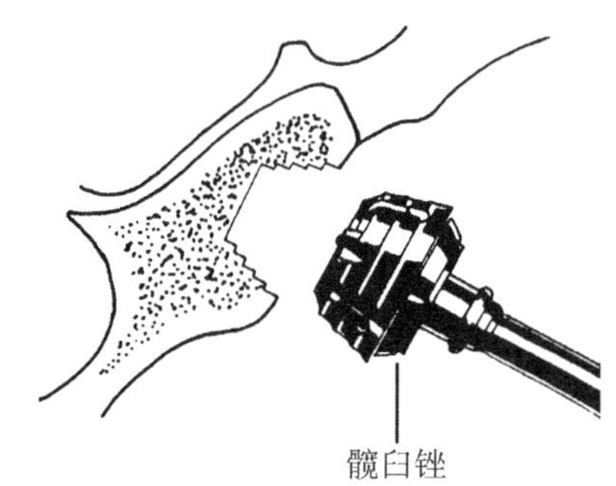

图 13-8-4 削磨髋臼

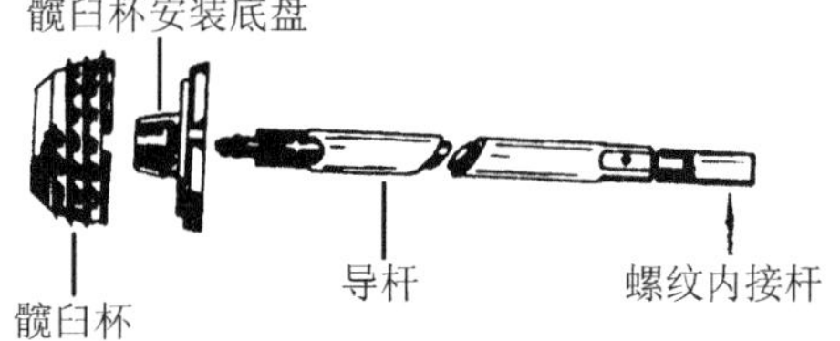

图 13-8-5 髋臼杯安装装置配件

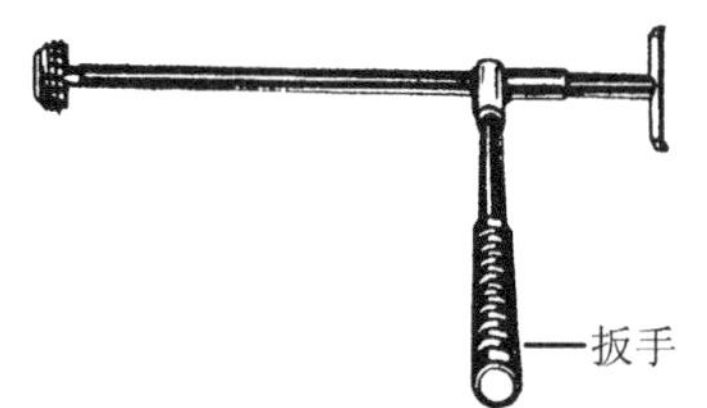

图 13-8-6 髋臼杯安装装置全貌

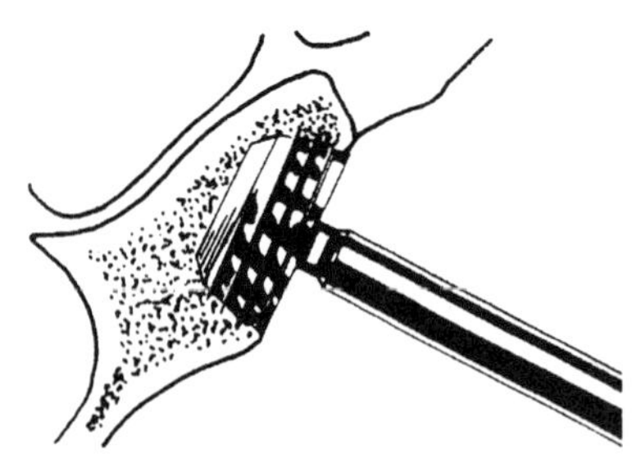

图 13-8-7 置入髋臼杯

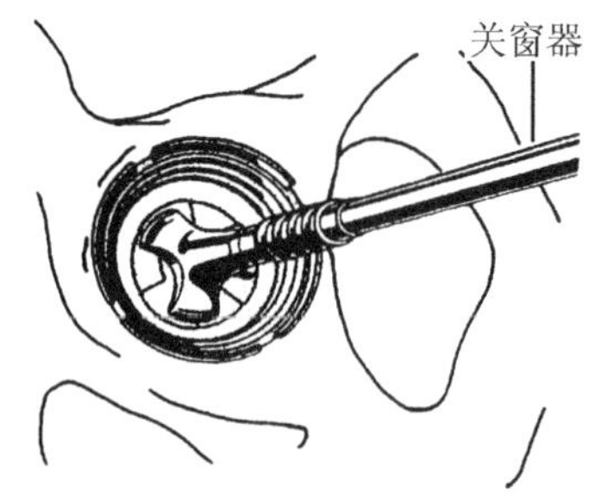

图 13-8-8 关窗器

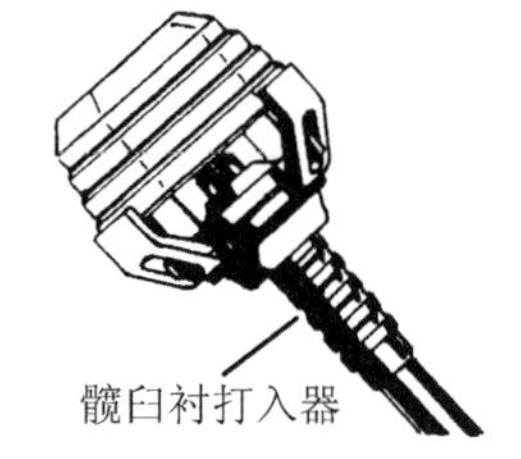

图 13-8-9 髋臼衬打入器

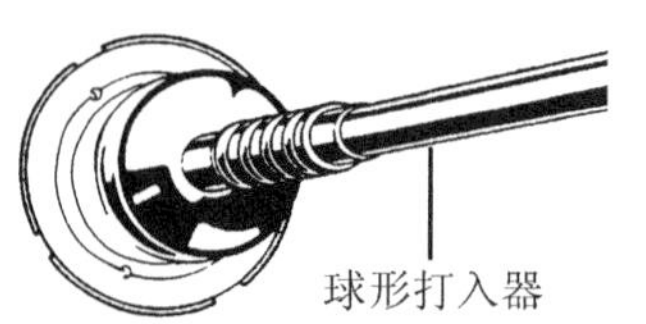

图 13-8-10 球形打入器

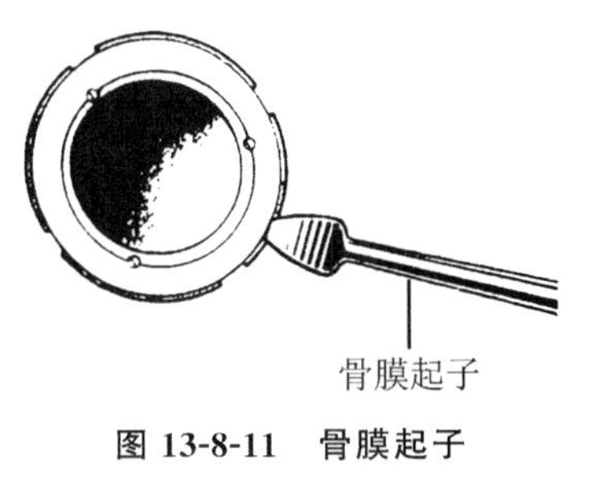

图 13-8-11　骨膜起子

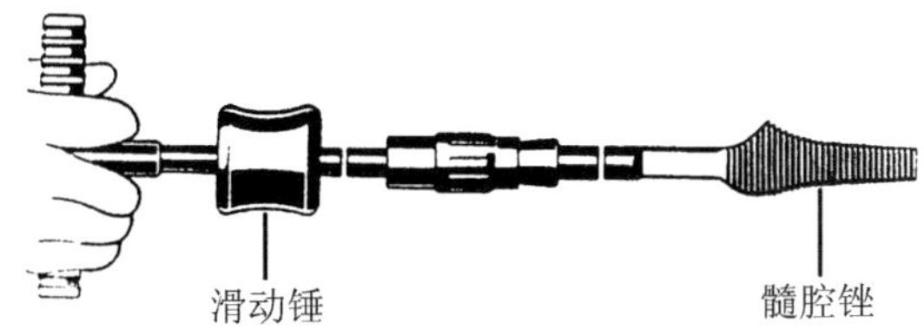

图 13-8-12　连接滑动锤和髓腔锉

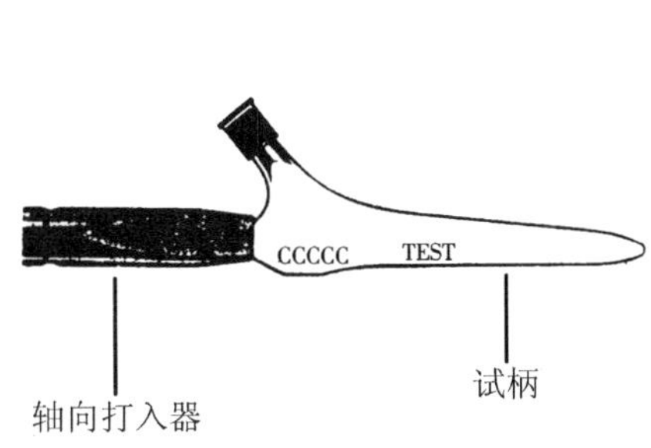

图 13-8-13　打入试柄

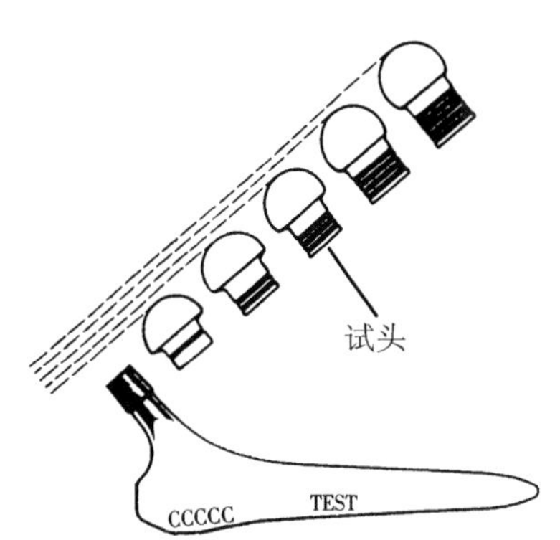

图 13-8-14　安装试头

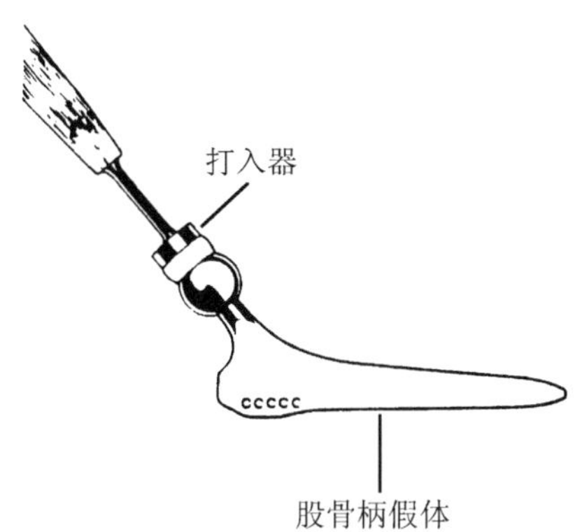

图 13-8-15　打入股骨柄假体

（吴晓舟）

二、人工股骨头置换术

(1)适应证　头下型股骨颈骨折、股骨头坏死。

(2)麻醉方式　硬膜外麻醉或全身麻醉。

(3)手术体位　仰卧位，患侧稍垫高 30°，侧卧位。

(4)手术切口　髋关节前外侧切口或外侧切口。

手术步骤与手术配合见表 13-8-2。

表 13-8-2　人工股骨头置换术的手术步骤与手术配合

手术步骤	手术配合
1. 同本章第一节“髋关节前外侧切口”1～6，显露髋臼上缘	配合同本章第一节“髋关节前外侧切口”1～6
2. 自髂前下棘下方约 1cm 处切断腹直肌腱，显露关节囊	递深四爪拉钩牵开、显露，递 20 号刀切断肌腱、干纱布拭血

续表

手术步骤	手术配合
3. 切开关节囊，脱出股骨头	递20号刀切开、髋臼凿脱出股骨头
4. 切除股骨头和大部分股骨颈(若不脱出股骨头，从大粗隆顶至小粗隆上缘1cm处截骨)	递骨锨拉开、骨凿或电锯切除骨头
5. 拔下股骨头，修整残端，保留股骨颈小粗隆上缘骨距	递取头器拔股骨头、有齿直钳清除；递宽骨刀、骨锤或电锯修整
6. 扩髓腔	由小到大号递髓腔扩大器
7. 安置股骨头试模，如合适取出，拟安假体	递股骨头试模、打入器、骨锤以置入试模，递打出器拔出试模
8. 安置适宜股骨头假体，将其基部置入髓腔；必要时用骨胶固定，将人工股骨头纳入髋臼内	用纱布包住假体头部递给术者，递打入器、骨锤，调好骨胶
9. 缝合切口同本章第一节“髋关节前外侧切口”7～8	配合同本章第一节“髋关节前外侧切口”7～8

（尤 慧）

三、人工膝关节表面置换术

(1)适应证 较严重的膝关节骨性关节炎，合并有胫骨面、股骨面、髌骨的退行性改变。

(2)麻醉方式 全身麻醉、硬脊膜外麻醉。

(3)手术体位 仰卧位。

(4)手术切口 膝关节前正中切口。

(5)特殊用物 全膝置换手术器械(以Stryten为例)、动力系统(电锯、电钻)、脉冲冲洗器、真空骨水泥搅拌器、抗生素、骨水泥。

手术步骤与手术配合见表13-8-3。

表13-8-3 人工膝关节表面置换术的手术步骤与手术配合

手术步骤	手术配合
1. 患肢上止血带，术野贴手术薄膜	递治疗巾1块、驱血带驱血，递手术薄膜、干纱垫1块协助贴膜
2. 自髌骨上5～8cm处沿正中线向下延伸至胫骨结节处为止切开皮肤、皮下组织及深筋膜	递20号刀切开、干纱布拭血
3. 切开股四头肌腱、髌骨及髌韧带	递电切或11号刀切开，递中弯钳协助
4. 切开关节囊，显露膝关节	递有齿镊、电刀切开，递骨膜剥离子分离胫骨上端内侧膜，骨撬撬起充分显露关节
5. 股骨准备：屈膝90°	递圆头咬骨钳咬除滑膜，用纱布接咬骨钳上的滑膜
①在股骨间凹的中心处钻孔(图13-8-16)	递ϕ3/8mm的钻头钻孔
②将股骨力线定位导向器插入股骨骨髓腔(图13-8-17)	牵拉股骨力线导向器上的圆柄卡锁，将其锁定手术者所需的角度刻槽内，再将“T”形手柄插入导向器内，组合完毕后递给术者
③将3°外旋导向器装入股骨力线定位导向器的夹缝中(图13-8-18)	递3°外旋导向器、小骨锤及ϕ1/8mm钉子两枚
④将前部截骨导向器与测深器同时插入股骨力线定位导向器前方的2个孔内，调节测深器尖端至前外侧骨皮质的高点处，用“蟹爪”进一步确认后拧紧侧方的螺钉(图13-8-19)	将测深器与前部截骨导向器组合后递给术者；待调整角度后，递“蟹爪”及六角形扳手固定(图13-8-20)
⑤截骨	递3孔长锯片(0.05mm厚)电锯截骨、20mL注射器注水降温；前方截骨后，递六角形扳手去除导向器

续表

手术步骤	手术配合
⑥将股骨远端截骨装置插入股骨力线导向器前方的孔中，用无头钉固定	根据术者所需，将 8mm 或 10mm 的远端截骨导向器与远端导向器架（图 13-8-21）装配组合后递给术者；递小骨锤及 1/8mm 无头钉子两枚固定用
⑦取下外旋导向器，去除髓内杆，拆除股骨远端截骨导向架，保留远端截骨导向器	递拔钉器拔除两枚 ϕ1/8mm 的无头钉，递打拔器去除股骨力线导向器
⑧调整远端截骨导向器以确定股骨远端的截骨量，截骨，去除截骨导向器	递髋臼挂钩两个剥离，显露；递 0.05mm 厚锯片、电锯截骨；截骨后递拔钉器，拔除两枚 ϕ1/8mm 的无头钉子（图 13-8-22）
⑨咬除股骨远端内、外侧的骨赘，显露远端真实大小，测量股骨截骨的尺寸及假体大小	递咬骨钳咬除骨赘，递胫骨测量器（图 13-8-23）测量（注意此后递各种截骨导向器、试膜及假体时，均是此次测量的尺寸）
⑩将股骨前方、后方和斜面截骨导向器放置在股骨远端的正确位置并固定（图 13-8-24）	递股骨前方、后方和斜面截骨导向器，小骨锤、木槌及带锯齿的钉子两枚，钉子用中弯钳夹持
⑪完成股骨四个截骨面截骨，用打拔器取下前、后、斜截骨面导向器（图 13-8-25）	递锯片为 0.05mm 厚的电锯截骨；递打拔器、递平凿将锯下的骨去除，将其中一块三角形骨松质用湿盐水纱布保存，植骨用
⑫将后稳定型全膝股骨截骨器置入已截骨的股骨远端并固定（图 13-8-26）	递截骨导向器、小骨锤（或 ϕ1/8mm 无头钉两枚固定）
⑬将锯引导器的固定脚导入截骨器前侧的两孔	递锯引导器
⑭锯除股骨远端的髁间切迹的内、外侧面（图 13-8-27）	递装有窄锯片的电锯锯骨；递寸凿、骨锤将余骨凿出
⑮用锉刀锉骨，完成髌骨沟的准备（图 13-8-28）	将手柄安装于合适尺寸的锉刀上递给术者
⑯去除截骨导向器	递小骨锤打出截骨导向器或递拔钉器去除两枚钉子
⑰将股骨试模植入准备好的股骨远端截骨器上（图13-8-29）	将股骨试模与股骨植入/取出器装配在一起后递给术者，同时递大骨锤
6. 胫骨准备	屈膝关节
①胫骨髓外力线定位固定（图 13-8-30）	将胫骨外力线导向器与抱踝器安装在一起后递给术者；同时递小骨锤击打导向器上的两枚固定钉、固定
②将胫骨截骨导向器和胫骨测深器套在胫骨髓外力线导向器上（图 13-8-31）	按压胫骨测深器上的按钮，将胫骨测深器装在术者所需角度（0°和 5°）的截骨导向器上后递给术者
③调整测深器的位置，固定胫骨截骨导向器	递小骨锤和 ϕ1/8mm 钉两枚；如骨质较硬，则需要用钻将钉子钻入，此时需将插入钉子的钻递给术者
④去除胫骨外力线导向器、抱踝器、测深器，保留胫骨截骨导向器	递打拔器，递小锤将钉子完全钉入
⑤胫骨截骨用叉子叉入胫骨外侧以保护髌韧带（图 13-8-32）	递 1.25mm 厚锯片的电锯截骨，递叉子
⑥去除胫骨截骨器	递拔钉器拔掉 ϕ1/8mm 钉两枚，递宽凿撬起锯开的骨块，递电刀、有齿镊、有齿直钳去除锯下的骨块
⑦充分显露胫骨平台，去除骨赘	递圆头咬骨钳去除胫骨平台骨赘，并以纱布擦拭咬下的骨质及皮下脂肪等组织
⑧选择能正好覆盖胫骨平台尺寸的胫骨试模，放在胫骨平台截骨面上	将术者所需的胫骨试模与力线手柄装配在一起（图 13-8-33）后递给术者
⑨固定试模于胫骨平台上（图 13-8-34）	递骨锤及小固定钉两枚，钉子要用弯止血钳夹持，以便使用

续表

手术步骤	手术配合
⑩在胫骨试模上装配 $\phi3/8$mm 的冲压导向器，并钻孔(图 13-8-35)	递冲压导向器、电钻、$\phi3/8$mm 钻头
⑪将冲压塔套在试模顶部的两枚固定钉上，再将适合的胫骨冲压器装进胫骨冲压塔内进行击打冲压(图13-8-36)	递冲压塔套，递适合的冲压器、大骨锤打击
⑫去除冲压器及冲压塔套	递打拔器
⑬将胫骨试模衬垫置于试模上	递与试模大小一致、术者所需厚度的衬垫
7. 髌骨准备：咬除髌骨周围滑膜及骨赘	膝关节稍屈曲，递咬骨钳咬除
①测量髌骨大小、厚度	递髌骨厚度测量器
②截骨	递安装好髌骨锯片的电锯截骨
③测量截骨后髌骨的厚度	递髌骨试量器
④将髌骨钻孔导向器置于已截骨的髌骨面上，钻孔	递髌骨钻孔导向器及装有髌骨钻孔的电钻
⑤安装合适的髌骨试模	递术者所需尺寸的髌骨试模
8. 伸直膝关节，检查各种试模是否合适	整理术野周围器械、物品，防止坠地
9. 去除股骨试模、胫骨平台试模、髌骨试模	递股骨置入/取出器取出股骨试模，递宽凿、骨锤取出胫骨平台试模
10. 用脉动冲洗器冲洗关节腔，将保存的三角条形松质骨植入股骨髁间中心孔内	备骨水泥真空搅拌器、抗生素、骨水泥，并将所需假体打开放在台上备用
11. 安装假体	递干纱布擦拭骨面
①将胫骨平台假体插入已涂骨水泥的胫骨截骨面至完全进入(图 13-8-37)	将胫骨假体置入/取出器与胫骨假体装配好后递给术者，同时递大骨锤
②去除胫骨置入/取出器，清除多余骨水泥	递鼻中隔剥离子剥离，递中弯钳清除
③将髌骨假体安放在涂有骨水泥的髌骨截骨面上并固定	递髌骨假体、髌骨夹
④去除髌骨夹，去除多余骨水泥	递鼻中隔剥离子、中弯钳
⑤将股骨假体安放在涂有骨水泥的股骨截骨面上，至完全匹配	将预涂骨水泥的股骨假体装配在股骨置入/取出器上后递给术者(图 13-8-38)
⑥去除股骨植入/取出器，去除多余骨水泥	递鼻中隔剥离子剥离，递弯止血钳取出
⑦装配胫骨平台内衬假体	递胫骨平台内衬及打入器
12. 假体安装完毕后，伸直膝关节，待骨水泥凝固	保存多余骨水泥，以便术者掌握骨水泥凝固时间(尽量让骨水泥自然凝固，避免揉捏)
13. 骨水泥凝固后，彻底冲洗关节，放松止血带后止血	递脉冲冲洗器，递吸引器头吸净；递电刀、有齿镊，递纱布止血、骨蜡止血
14. 在膝关节内、外两侧分别放置引流管并固定	递弯止血钳、海绵钳夹持乙醇棉球擦拭皮肤；递 11 号刀刺口；递引流管两根，递 9×28 角针 4 号线固定
15. 缝合切口同本节“人工全髋关节置换术”9～10	配合同本节“人工全髋关节置换术”9～10；在腘窝处垫一纱垫，并用绷带包裹膝关节，引流管接引流袋

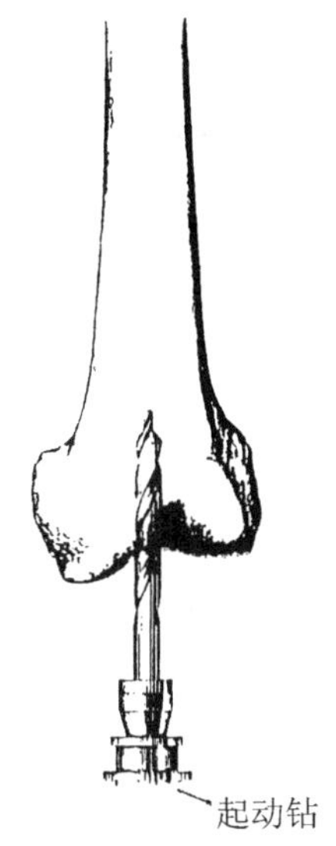

图 13-8-16　在股骨间凹的中心处钻孔

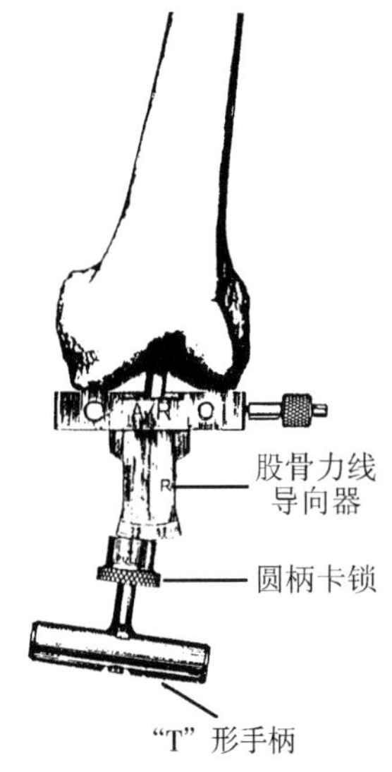

图 13-8-17　插入股骨力线定位导向器

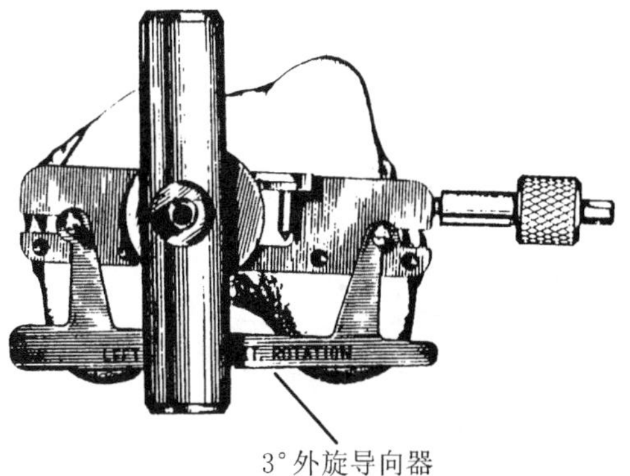

图 13-8-18　装入 3°外旋导向器

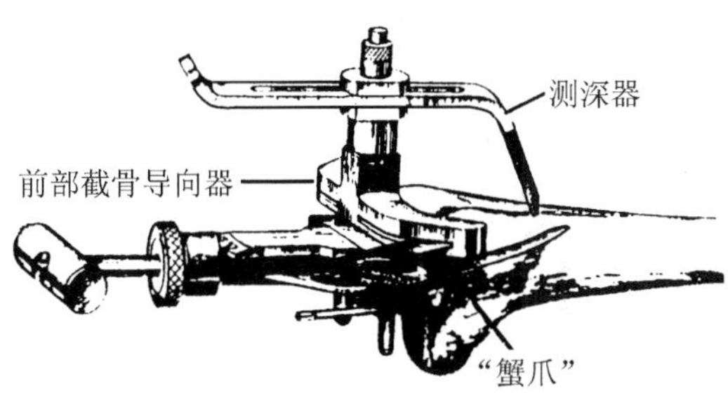

图 13-8-19　测深器、前部截骨导向器和“蟹爪”位置

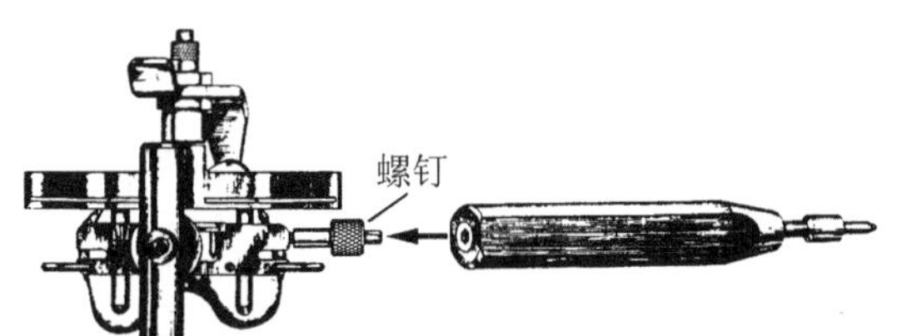

图 13-8-20　拧紧侧方的螺钉

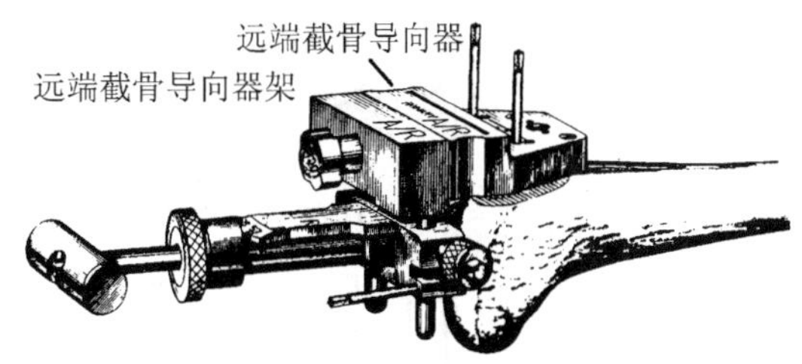

图 13-8-21　远端截骨装置位置

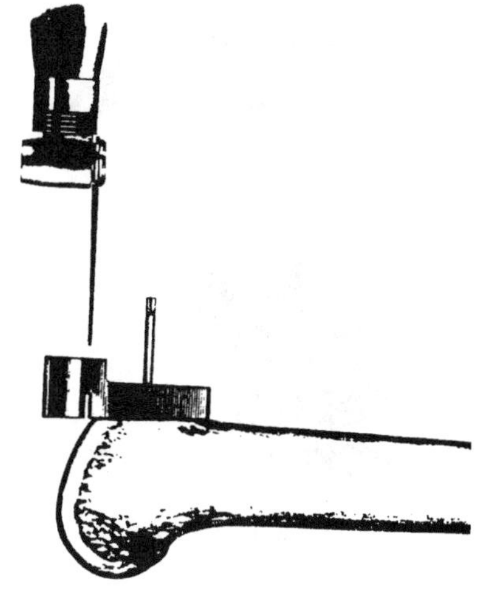
图 13-8-22　拔钉器拔钉

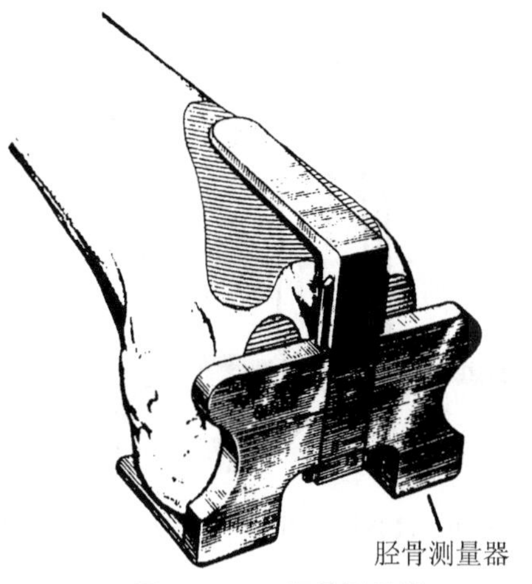

图 13-8-23　胫骨测量器

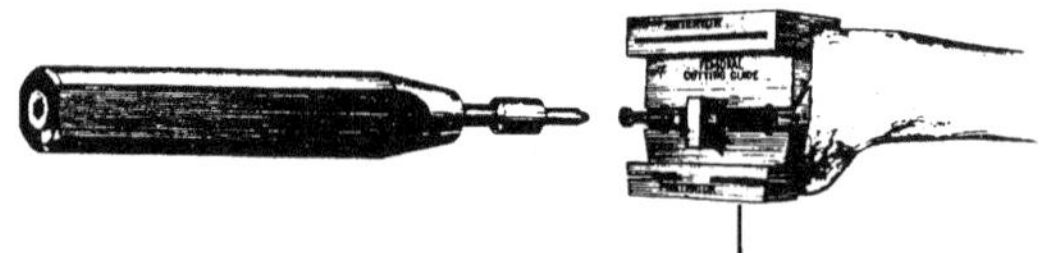

图 13-8-24 正确固定前、后、斜截骨导向器

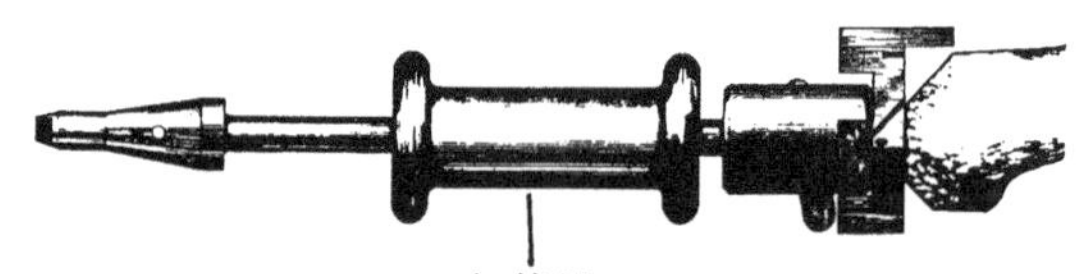

图 13-8-25 取下前、后、斜截骨导向器

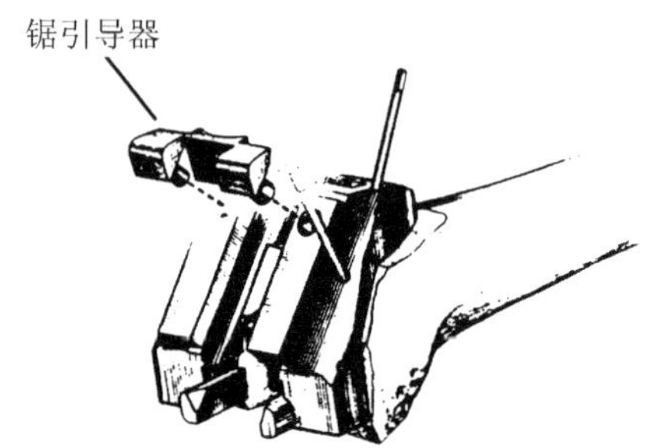

图 13-8-26 安装后稳定型全膝股骨截骨器

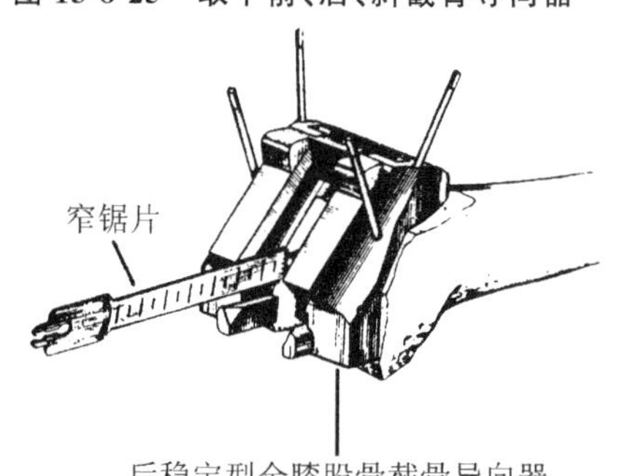

图 13-8-27 骨锯

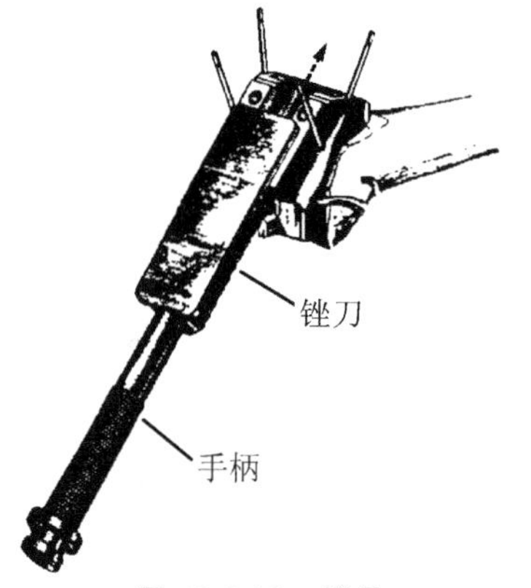

图 13-8-28 锉骨

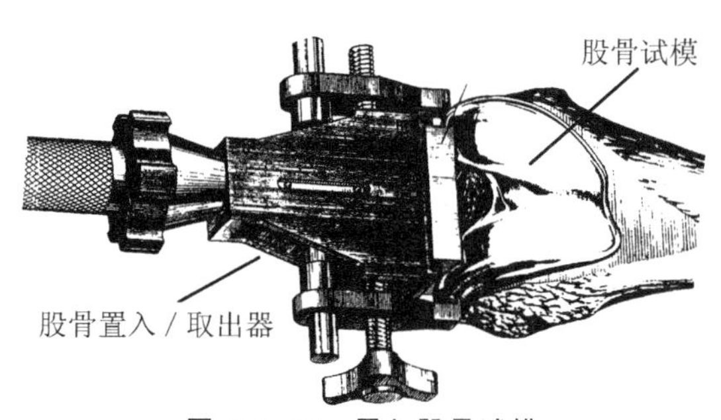

图 13-8-29 置入股骨试模

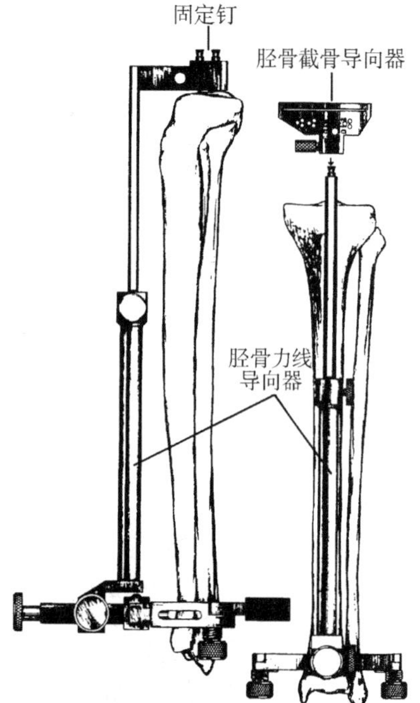

图 13-8-30 胫骨髓外力线导向器的位置与固定

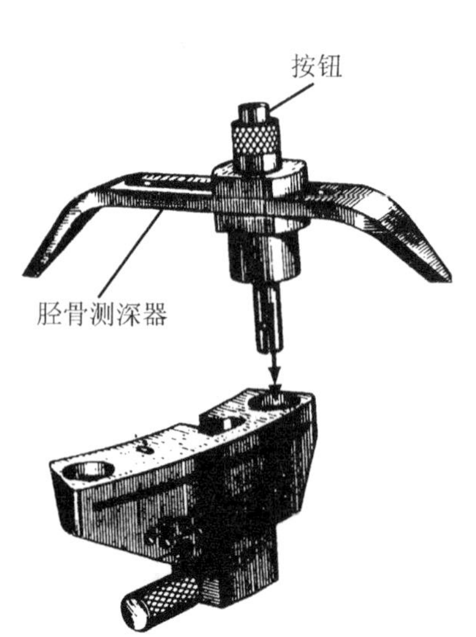

图 13-8-31 套胫骨测深器

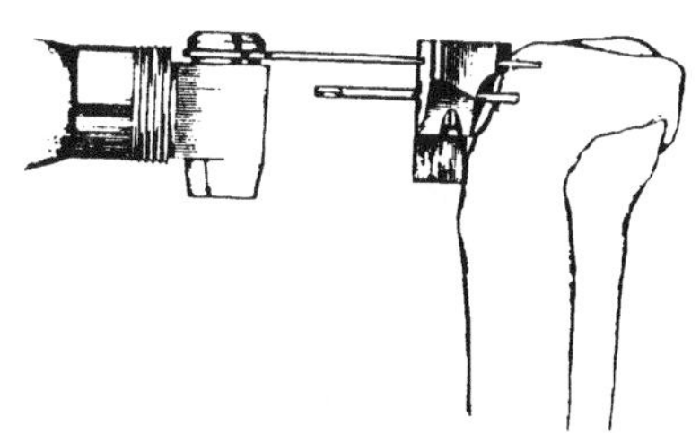
图 13-8-32 胫骨截骨用叉子叉入位置

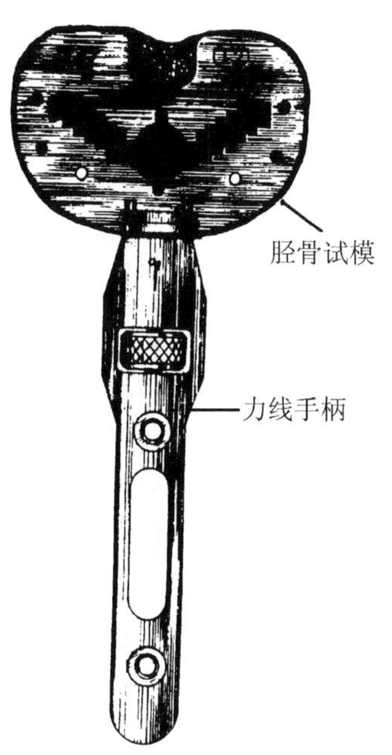

图 13-8-33 胫骨试模和力线手柄

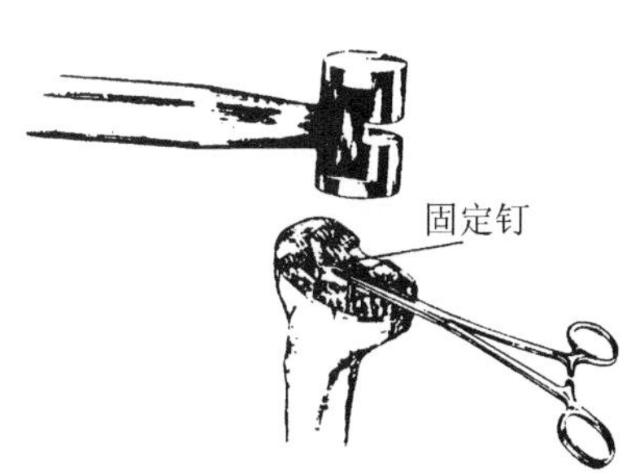

图 13-8-34 固定胫骨试模

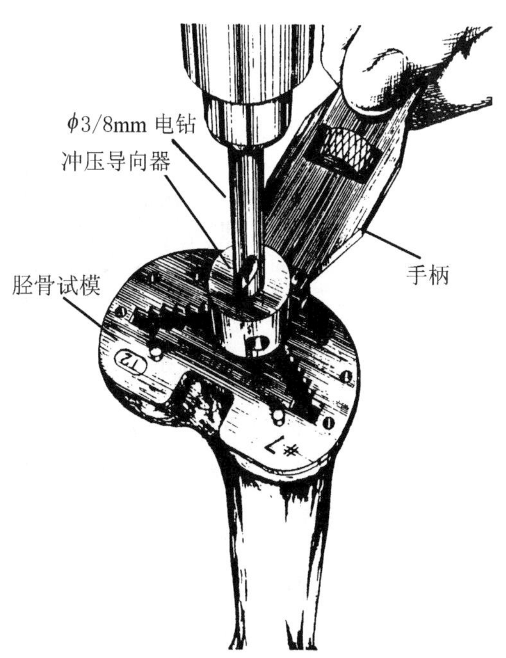

图 13-8-35 安装 ϕ3/8mm 冲压导向器

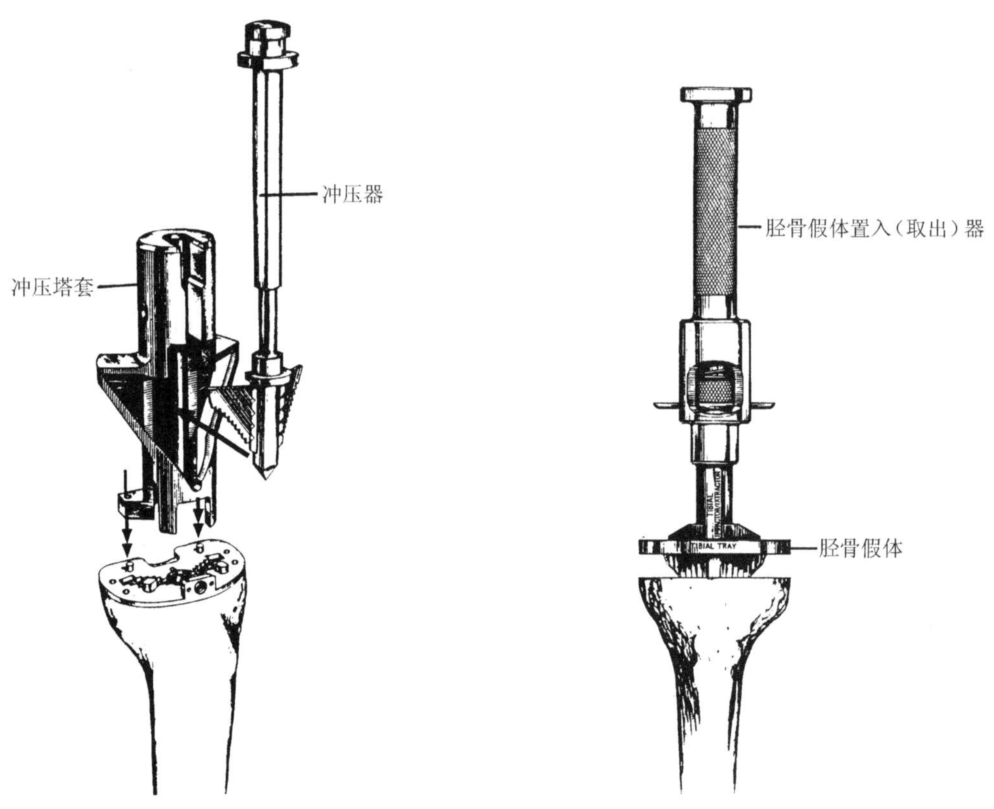

图 13-8-36 冲压塔套和冲压器安装位置

图 13-8-37 安装胫骨假体

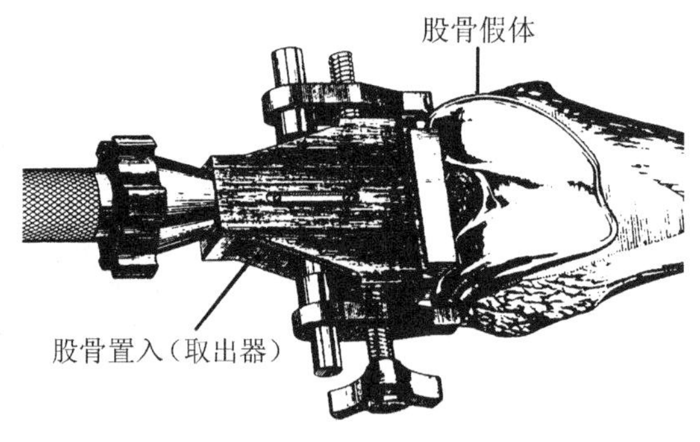

图 13-8-38 安装股骨假体

(吴晓舟)

四、人工髌骨置换术

(1)适应证 骨性关节炎、髌骨粉碎性骨折。

(2)麻醉方式 硬膜外麻醉。

(3)手术体位 仰卧位。

(4)手术切口 膝关节前内侧切口。

手术步骤与手术配合见表 13-8-4。

表 13-8-4　人工髌骨置换术的手术步骤与手术配合

手术步骤	手术配合
1. 配合同本章第一节“膝关节切口”3，显露髌骨	配合同本章第一节“膝关节切口”3
2. 外翻髌骨	递螃蟹钳协助
3. 将髌骨内面锯成平台，去除软骨面	递甲状腺剪刀、电锯及大锯片割锯
4. 中央凿一圆凹	递娥眉凿、骨锤
5. 将人工髌骨固定于原髌骨内面上，加压数分钟，清除边缘多余骨胶	用纱布保护人工髌骨，调好骨胶，递中弯钳、20 号刀清除骨胶
6. 放松止血带，彻底止血	递干纱布、中弯钳、电凝器或 1 号丝线结扎止血
7. 缝合切口同本章第一节“膝关节切口”7～8	配合同本章第一节“膝关节切口”7～8

（尤　慧）

第九节　膝关节手术

（1）适应证　开放性膝关节损伤致骨折合并韧带损伤。

（2）麻醉方式　腰麻或硬膜外麻醉。

（3）手术体位　仰卧位。

一、开放性膝关节损伤手术

手术步骤与手术配合见表 13-9-1。

表 13-9-1　开放性膝关节损伤手术的手术步骤与手术配合

手术步骤	手术配合
1. 清创	配合同本章第三节“手外伤清创术 1～8”
2. 关节内骨折固定	
①按手术需要，扩大切口，探查膝关节	递无齿镊、20 号刀切开
②大块关节内骨折块，用长螺钉固定；股骨髁或胫骨髁骨折，用双骨栓固定	递电钻、钻头钻孔；递螺钉或骨栓两个固定
③软骨面破坏，在破损处钻孔数个，术后软骨面可自行修复	递电钻、钻头钻孔
3. 修复韧带及关节囊	
①若有十字韧带损伤，用钢丝或螺钉固定	递电钻、钻头钻孔，递钢丝或螺钉固定，递一字螺丝刀、尖嘴钢丝钳协助
②副韧带损伤缝合、修复	递无齿镊、9×24 圆针 7 号丝线缝合
③严密缝合关节囊，不放引流，有缺损用阔筋膜修补	递无齿镊、9×24 圆针 4 号丝线间断缝合
4. 缝合皮肤，皮下放置引流管	递硅胶引流管，递 9×24 角针 1 号丝线缝合
5. 皮肤如有缺损，行局部旋转皮瓣加游离植皮修复	配合同第十八章第三节“皮瓣移植手术”

二、半月板切除术

1. 外侧半月板切除术

手术步骤与手术配合见表 13-9-2。

表 13-9-2 外侧半月板切除术的手术步骤与手术配合

手术步骤	手术配合
1. 患肢上止血带，膝屈曲	递治疗巾 1 块、驱血带驱血，递手术薄膜、干纱布 1 块协助贴膜
2. 自股外上髁上 4cm 处沿股二头肌前缘向远侧弧形切开皮肤、皮下组织	于切口两侧铺干纱布两块拭血；递有齿镊、20 号刀切皮，递电刀切开，递直钳协助钳夹
3. 游离皮瓣，切开深筋膜	递组织钳提夹皮缘、梅氏剪或 20 号刀锐性游离、20 号刀切开筋膜
4. 切开关节囊和滑膜，显露外侧半月板	递无齿镊、20 号刀切开，递半月板拉钩牵开、显露
5. 检查外侧半月板的损伤情况，探查膝关节	递半月板拉钩牵开、显露，递长镊探查
6. 游离、切断半月板前角，将其向关节外前方牵拉，挑割切断半月板外缘和关节囊连接部	递长镊、中弯钳游离，递 15 号刀切断，递有齿直钳钳夹牵拉、11 号刀切割
7. 切断后角，去除半月板	递有齿镊、12 号刀切除
8. 缝合切口	
①冲洗切口	递生理盐水冲洗
②缝合肌肉	递无齿镊、7×17 圆针 4 号丝线间断缝合
③缝合皮下组织	递海绵钳夹持乙醇纱球消毒皮肤，递无齿镊、7×17 圆针 1 号丝线间断缝合
④缝合皮肤	递有齿镊、7×17 角针 1 号丝线间断缝合
⑤对合皮肤	递有齿镊两把
9. 覆盖切口	递海绵钳夹持乙醇纱球消毒皮肤、纱布覆盖

2. 内侧半月板切除术

手术步骤与手术配合见表 13-9-3。

表 13-9-3 内侧半月板切除术的手术步骤与手术配合

手术步骤	手术配合
1. 同本章第一节“膝关节切口”6，显露内侧半月板	配合同本章第一节“膝关节切口”6
2. 关节内探查	递半月板拉钩拉开、长镊探查
3. 分离并剪断冠状韧带，游离半月板并切割，将半月板移除	递甲状腺剪刀分离、剪断韧带，递长镊夹持、12 号刀挑割切断并移除半月板
4. 彻底止血	递中弯钳钳夹、4 号丝线结扎
5. 缝合切口同本章第一节“膝关节切口”7～8	配合同本章第一节“膝关节切口”7～8

三、膝关节韧带损伤修复术

1. 前交叉韧带损伤修复术

手术步骤与手术配合见表 13-9-4。

表 13-9-4　前交叉韧带损伤修复术的手术步骤与手术配合

手术步骤	手术配合
1. 患肢上止血带，术野贴手术薄膜	递治疗巾 1 块、驱血带驱血，递手术薄膜、干纱布 1 块协助贴膜
2. 自股骨内髁上方 1.5～2.0cm 处至胫骨内髁的前内侧为止“S”形切开皮肤、皮下组织	于切口两侧铺干纱布两块拭血，递有齿镊、20 号刀切皮，递电刀切开皮下、直钳钳夹
3. 切开深筋膜，显露内侧副韧带浅层	递甲状腺拉钩牵开、10 号刀切开
4. 分离股内侧肌与股直肌间隙，向下切开股四头肌腱扩张部和关节囊	递爪钩牵开、显露，递中弯钳分离、20 号刀切开
5. 外翻髌骨，屈膝，显露关节内部结构	递有齿直钳协助外翻
6. 清除关节内积血，探查关节囊	递刮匙清除，递中弯钳、长镊探查
7. 韧带远端撕脱	
①于胫骨粗隆韧带止点稍下方的两侧平行钻骨孔 2 个	递电钻、细钻头钻孔
②用钢丝贯穿韧带断裂部，两端分别经骨孔穿出，拉紧结扎。若髁间窝有撕脱骨折，钢丝可穿过骨片，行复位固定	递钢丝、尖嘴钢丝钳固定，递有齿镊协助
8. 韧带近端撕脱	
①自大腿外侧髁上做纵切口，显露股骨外上髁上部骨面	递有齿镊、20 号刀切开，递甲状腺拉钩牵开、显露
②于髁间凹韧带撕脱部平行钻骨孔 2 个，用钢丝固定韧带撕脱部	递电钻、细钻头钻孔，递钢丝固定，递尖嘴钢丝钳、有齿镊协助
9. 缝合切口	
①冲洗切口	递生理盐水冲洗
②缝合肌肉及筋膜	递无齿镊、7×17 圆针 4 号丝线间断缝合
③缝合皮下组织	递海绵钳夹持乙醇纱球消毒皮肤，递无齿镊、7×17 圆针 1 号丝线间断缝合
④缝合皮肤	递有齿镊、7×17 角针 1 号丝线间断缝合
⑤对合皮肤	递有齿镊两把
10. 覆盖切口	递海绵钳夹持乙醇纱球消毒皮肤，递纱布、绷带包扎

2. 后交叉韧带损伤修复术

手术步骤与手术配合见表 13-9-5。

表 13-9-5　后交叉韧带损伤修复术的手术步骤与手术配合

手术步骤	手术配合
1. 患肢上止血带，术野贴手术薄膜	递治疗巾 1 块、驱血带驱血，递手术薄膜、干纱布 1 块协助贴膜
2. 于腘窝“S”形切开皮肤、皮下组织及深筋膜	于切口两侧铺干纱布两块拭血，递有齿镊、20 号刀切皮，递电刀逐层切开，递直钳协助钳夹
3. 在附着点下方切断腓肠肌内侧，显露后侧关节囊	递甲状腺拉钩牵开，递无齿镊、20 号刀切断
4. 清除血块、骨屑，找到骨折片	递刮匙，中弯钳清除
5. 若骨片较大，用螺钉固定；若骨片较小，将其切除，并固定韧带	递电钻、钻头钻孔，递螺钉固定；递 20 号刀切除骨片、7×17 圆针 1 号丝线缝合韧带
6. 修补关节囊，将腓肠肌归位缝合	递无齿镊、7×17 圆针 4 号丝线缝合
7. 缝合切口同上述“前交叉韧带损伤修复术”9～10	配合同上述“前交叉韧带损伤修复术”9～10

3. 内侧副韧带损伤修复术

手术步骤与手术配合见表 13-9-6。

表 13-9-6　内侧副韧带损伤修复术的手术步骤与手术配合

手术步骤	手术配合
1. 显露内侧副韧带浅层	配合同上页"前交叉韧带损伤修复术"1～3
2. 探查固定韧带	递甲状腺拉钩牵开
①浅层断裂	
a. 伴较大的撕脱骨折片，用螺钉固定	递电钻、钻头钻孔，递螺钉、螺丝刀固定骨片
b. 伴骨折片小或无，则在韧带附着处凿一浅槽，并在槽边缘钻孔 2 个，用丝线固定	递骨刀、骨锤凿槽，递 7 号丝线穿经骨孔固定骨断端于槽内
②中层断裂，行端-端或重叠缝合	递 9×24 圆针 4 号丝线缝合
③分离韧带前、后缘。若探查韧带深层损伤，行端-端缝合	递中弯钳分离、9×24 圆针 4 号丝线缝合
3. 检查半月板完整性，若半月板体部破裂，予切除；边缘裂伤，予缝合修复	递有齿镊夹持、12 号刀切除，或递 9×24 圆针 4 号丝线缝合
4. 缝合切口同上页"前交叉韧带损伤修复术"9～10	配合同上页"前交叉韧带损伤修复术"9～10

4. 外侧副韧带损伤修复术

手术步骤与手术配合见表 13-9-7。

表 13-9-7　外侧副韧带损伤修复术的手术步骤与手术配合

手术步骤	手术配合
1. 术野贴手术薄膜	递手术薄膜、干纱布 1 块协助贴膜
2. 自股骨大转子至股骨外髁纵行切开皮肤、皮下组织及深筋膜	于切口两侧铺干纱布两块拭血，递有齿镊、20 号刀切皮，递电刀逐层切开、直钳协助钳夹
3. 纵行切开髂胫束，显露外侧副韧带	递甲状腺拉钩牵开，递无齿镊、20 号刀或电刀切开
4. 清除血肿	递刮匙、中弯钳
5. 于髌韧带外缘切开关节囊，探查膝关节内部	递无齿镊、20 号刀切开，递甲状腺拉钩牵开、显露
6. 探查修复韧带	
①单纯韧带撕裂或撕脱直接缝合修复	递 9×24 圆针 4 号丝线缝合
②中部以下断裂部分：切断靠近韧带一侧肌腱并向远侧劈开至肌腱止点，将肌腱和韧带缝合修复增加韧带坚固性	递 20 号刀切断，递有齿镊提夹、11 号刀纵行劈开肌腱，递 9×24 圆针 4 号丝线缝合韧带
7. 若伴腓骨头骨折：骨片较大，复位后用螺钉固定；骨片较小，将其切除，并在腓骨头上钻孔，用钢丝固定韧带	递电钻、钻头钻孔，螺钉、螺丝刀固定骨片；或递细钢丝尖嘴钢丝钳固定韧带，递有齿直钳协助
8. 缝合切口同上页"前交叉韧带损伤修复切口"9～10	配合同上页"前交叉韧带损伤修复切口"9～10

第十节　关节脱位手术

(1)适应证　手法整复失败或不具备手法复位条件。

(2)麻醉方式　肩、髋关节切开复位术，气管插管全麻；膝关节、髌骨切开复位术，硬膜外麻醉；肘关节切开复位术，臂丛神经阻滞麻醉。

（3）手术体位　仰卧位。肩、髋关节切开复位术，患侧稍垫高；肘关节切开复位术，患侧肩部稍垫高，前臂置于胸前；俯卧位，患肢置于手术床旁小桌上。

一、肩关节脱位切开复位术

1. 陈旧性肩关节脱位复位术

手术步骤与手术配合见表 13-10-1。

表 13-10-1　陈旧性肩关节脱位复位术的手术步骤与手术配合

手术步骤	手术配合
1. 同本章第一节“肩关节前内侧切口”1～5，显露关节囊的前部	配合同本章第一节“肩关节前内侧切口”1～5
2. 切断肩胛下肌腱膜	递无齿镊、20 号刀切断，递深三爪拉钩向内侧牵开、显露
3. 切开关节囊，切断喙肱韧带，剥离、清除关节盂、肱骨上端瘢痕组织	递无齿镊、20 号刀切断，递骨膜剥离子剥离瘢痕组织
4. 必要时，切断胸大肌的肱骨止点，解脱肩关节，肱骨头手法复位	递无齿镊、20 号刀切断
5. 若伴有肌腱损伤，缝合修复	递无齿镊、7×17 圆针 4 号丝线缝合
6. 肩关节外展 20°～30°，将肱骨头固定于关节盂上，以防再脱位	递电钻、克氏针内固定，递钢丝钳咬断克氏针末端
7. 缝合切口同本章第一节“肩关节前内侧切口”6～7	配合同本章第一节“肩关节前内侧切口”6～7

2. 复发性肩关节脱位切开复位术

手术步骤与手术配合见表 13-10-2。

表 13-10-2　复发性肩关节脱位切开复位术的手术步骤与手术配合

手术步骤	手术配合
1. 同本章第一节“肩关节前内侧切口”1～5，显露关节囊的前内侧部	配合同本章第一节“肩关节前内侧切口”1～5
2. 肩关节内人工韧带成形术	
①游离肱二头肌长头肌腱	递深三爪拉钩牵开，递无齿镊、20 号刀锐性游离
②缝合肱二头肌长、短头的联合部	递无齿镊、9×24 圆针 10 号丝线间断缝合
③固定远端肌腹，于缝线的上方切断肌腱肱二头肌长头肌腱	递 20 号刀切断肌肉，递 10 号丝线结扎固定，线不剪断
④沿肱二头肌长头肌腱向肱骨头前、中 1/3 交界处钻孔	递电钻、粗钻头钻孔
⑤将肱二头肌长头肌腱近侧以丝线引导，穿过骨孔并拉出，对半劈开，拉出肌腱，分别固定缝合于骨孔两侧的骨膜和关节囊边缘上	递无齿镊、中弯钳协助将丝线穿过骨孔，递 20 号刀劈开肌腱、9×24 角针 4 号丝线缝合固定
⑥肌腱远侧断端就近缝合固定于三角肌上	递无齿镊、9×24 圆针 4 号丝线缝合
3. 肩胛下止点外移术	
①自喙突下约 1cm 处切断肱二头肌短头与喙肱肌联合腱	递深三爪拉钩拉开三角肌、20 号刀切断
②沿肩胛下肌腱膜上、下缘做两个平行切口	递无齿镊、20 号刀切开

续表

手术步骤	手术配合
③分离、切除肌腱止点及肱骨小结节，或将肌腱紧贴小结节剥下，显露肩关节	递有齿镊、20 号刀分离切开，递骨刀、骨锤或肌腱剥离子切除结节
④将肩胛下肌止点移至肱骨大结节的适当位置；肱骨大结节凿一骨槽，将肌腱断端或带骨块肌腱嵌入并缝合固定	递骨刀、骨锤凿骨槽，递中弯钳将肌肉外移，递 9×24 角针 4 号丝线缝合固定
4. 缝合切口同本章第一节"肩关节前内侧切口"6～7	配合同本章第一节"肩关节前内侧切口"6～7

二、肘关节脱位切开复位术

手术步骤与手术配合见表 13-10-3。

表 13-10-3 肘关节脱位切开复位术的手术步骤与手术配合

手术步骤	手术配合
1. 同本章第一节"肘关节外侧切口"1～7，显露肱骨	配合同本章第一节"肘关节外侧切口"1～7
2. 剥离肱骨下端内、外髁部所有的肌肉附着点和瘢痕组织，剥离肘关节前部肌肉	递骨膜剥离子剥离肌肉，递有齿镊、20 号刀切除瘢痕
3. 清除鹰嘴窝和尺骨切迹内残余的瘢痕组织	递无齿镊、20 号刀清除
4. 关节复位。若复位后关节不稳，用克氏针沿尺骨鹰嘴穿入肱骨固定	徒手复位，递电钻、克氏针内固定，递钢丝钳协助
5. 缝合骨膜和肱三头肌，行肱三头肌腱延长缝合	递无齿镊、7×17 圆针 4 号丝线缝合
6. 关节囊外放置橡皮片引流	递橡皮片引流条
7. 缝合切口同本章第一节"肘关节外侧切口"8～9	配合同本章第一节"肘关节外侧切口"8～9

三、髋关节脱位切开复位术

手术步骤与手术配合见表 13-10-4。

表 13-10-4 髋关节脱位切开复位术的手术步骤与手术配合

手术步骤	手术配合
1. 同本章第一节"髋关节前外侧切口"1～6，显露髋臼上缘	配合同本章第一节"髋关节前外侧切口"1～6
2. 分离股直肌及近侧肌腹。自髂前下棘下方约 1cm 处切断股直肌腱	递中弯钳分离、20 号刀切断
3. 结扎股外侧动、静脉分支，显露并切开关节囊	递中弯钳分离、钳夹，递 4 号丝线结扎、组织剪剪断；递骨膜剥离子剥离、20 号刀切开
4. 清除髋臼内的瘢痕组织，分离股骨头周围瘢痕	递无齿镊提夹、20 号刀锐性分离，切除瘢痕组织
5. 旋转患肢，股骨头复位	清理手术台周围器械敷料，防止摔落；递有齿直钳钳夹关节囊，协助复位
6. 缝合切口同本章第一节"髋关节前外侧切口"7～8	配合同本章第一节"髋关节前外侧切口"7～8

四、髌骨脱位切开复位术(以股骨外髁垫高术为例)

适用于股骨外髁发育扁平，14～16 岁患者，手术步骤与手术配合见表 13-10-5。

表 13-10-5　髌骨脱位切开复位术(以股骨外髁垫高术为例)的手术步骤与手术配合

手术步骤	手术配合
1. 同本章第一节"膝关节切口"4，显露股骨外髁	配合同本章第一节"膝关节切口"4
2. 探查关节面	递甲状腺拉钩牵开、显露，递无齿镊、20 号刀切开
3. 于关节面后方切开股骨外髁	递 20 号刀切开骨膜、骨膜剥离子剥离，递宽骨刀、骨锤凿开
4. 截取胫骨上段骨皮质骨块或取髂骨，填入股骨外髁切骨之间隙，并修平骨片，使股骨外髁垫高	递骨刀、骨锤截骨，递有齿直钳夹持碎骨植入切骨之间隙，递咬骨钳咬平碎骨端
5. 缝合切口同本章第一节"膝关节切口"7～8	配合同本章第一节"膝关节切口"7～8

五、先天性膝关节脱位切开复位术

手术步骤与手术配合见表 13-10-6。

表 13-10-6　先天性膝关节脱位切开复位术的手术步骤与手术配合

手术步骤	手术配合
1. 同本章第一节"膝关节切口"2，显露髌骨	配合同本章第一节"膝关节切口"2
2. 游离髌骨、髌韧带与股四头肌间隙	递甲状腺拉钩牵开、显露，递中弯钳游离
3. 松解挛缩肌腱，使其复位；若不能复位，自股骨剥离股四头肌，切开前关节囊	递无齿镊、20 号刀切断松解
4. 若前交叉韧带缺如，做支持带和肌腱或半腱肌腱重建术	递无齿镊、20 号刀切开肌腱，递 7×17 角针 4 号丝线缝合
5. 缝合切口同本章第一节"膝关节切口"7～8	配合同本章第一节"膝关节切口"7～8

第十一节　关节融合手术

(1)适应证　严重的关节结核，关节软骨明显破坏、疼痛、活动受限及严重功能障碍，不具备关节成形条件。

(2)麻醉方式　肩、髋关节融合术，气管插管全麻；上肢关节融合术，臂丛神经阻滞麻醉；下肢关节融合术，硬膜外麻醉。

(3)手术体位　肩关节融合术，半侧卧位，患侧肩部下垫软枕，抬高 30°～50°；髋关节融合术，仰卧位，患侧垫软垫，抬高 30°；肘关节融合术，侧卧位；腕关节融合术，外展 90°；下肢关节融合术，仰卧位。

一、肩关节融合术

手术步骤与手术配合见表 13-11-1。

表 13-11-1　肩关节融合术的手术步骤与手术配合

手术步骤	手术配合
1. 同本章第一节"肩关节前上后侧切口"1～7，显露关节囊	配合同本章第一节"肩关节前上后侧切口"1～7
2. 纵行切开喙肱韧带和关节囊	递甲状腺拉钩拉开，递无齿镊、20号刀切开，递中弯钳协助
3. 游离肱二头肌长头肌腱，显露肩关节内部，移除肱骨头和关节盂所有软骨面	递中弯钳或10号刀钝性分离、娥眉凿或骨膜剥离子移除软骨面
4. 若为结核，先清除病灶后融合关节	
①若为关节结核，彻底切除、刮除病变的滑膜组织及髌上滑囊、髌下脂肪垫	递无齿镊、20号刀切除，递刮匙搔刮
②冲洗切口，更换污染器械，加铺无菌巾	递生理盐水冲洗，将污染器械放入固定盘内，不再使用；递无菌中单1块覆盖术野
5. 固定肱骨头与关节盂	递电钻将克氏针经关节盂穿向后上方
6. 凿开肱骨结节部，形成鱼口样骨槽，增大肩关节接触面	递骨刀、骨锤凿槽
7. 肩峰和锁骨外侧端部分截断、折弯，将其嵌入骨槽内，或于肩关节附近切取骨块做嵌入或填充植骨，促进关节融合	递骨刀、骨锤截骨，递有齿直钳夹提骨块植入
8. 缝合切口同本章第一节"肩关节前上后侧切口"8～9	配合同本章第一节"肩关节前上后侧切口"8～9

二、肘关节融合术

手术步骤与手术配合见表 13-11-2。

表 13-11-2　肘关节融合术的手术步骤与手术配合

手术步骤	手术配合
1. 同本章第一节"肘后外侧切口"1～4，显露肘关节	配合同本章第一节"肘后外侧切口"1～4
2. 将肘关节脱位，切除关节囊，清除病变组织	递无齿镊、10号刀切除，递骨膜剥离子协助
3. 清除肱骨下端和尺骨鹰嘴半月切迹软骨面，使肱骨下端、半月切迹的粗糙面紧密接触	递有齿直钳钳夹、咬骨钳咬除软骨面
4. 行关节外架桥植骨	
①截取肱骨，于肱骨下端后侧和尺骨鹰嘴部凿成1.5cm宽浅骨槽	递骨刀、骨锤凿一浅骨槽
②固定骨板上、下端	递电钻钻孔，递螺丝刀、螺钉两枚内固定
③在关节间隙填以骨松质片，将肘关节复位	递有齿直钳夹持骨松质片填塞，徒手复位
5. 缝合切口同本章第一节"肘后外侧切口"8～9	配合同本章第一节"肘后外侧切口"8～9

三、腕关节融合术

手术步骤与手术配合见表 13-11-3。

表 13-11-3　腕关节融合术的手术步骤与手术配合

手术步骤	手术配合
1. 同本章第一节“腕背侧‘S’形切口”1～5，显露腕关节	配合同本章第一节“腕背侧‘S’形切口”1～5
2. 切除腕背侧关节囊和软骨面	递小甲状腺拉钩拉开、10 号刀切除
3. 移除桡骨下端，舟、月骨近侧软骨面，显露第三掌骨的近侧端	递有齿直钳钳夹、协助移除
4. 于桡骨下段至第三掌骨背侧凿浅骨槽，并向上、下翻开桡骨下段和腕骨骨瓣	递骨刀、骨锤凿骨槽，递有齿直钳钳夹翻开骨瓣
5. 松止血带，压迫止血	递湿盐水纱布压迫止血
6. 截取与骨槽大小的髂骨片，嵌入骨槽内，在关节间隙填塞骨松质片，必要时将骨片固定	递骨刀、骨锤切取骨片，递有齿镊夹持碎骨填塞
7. 若腕骨严重破坏或屈曲畸形，切除腕骨和尺骨下端，将桡骨下端与第二、三掌骨融合并固定	递骨刀、骨锤切除，递电钻、克氏针两根交叉固定
8. 修补伸肌支持带	递 7×17 圆针 4 号丝线间断缝合
9. 缝合切口同本章第一节“腕背侧‘S’形切口”6～7	配合同本章第一节“腕背侧‘S’形切口”6～7

四、髋关节融合术

手术步骤与手术配合见表 13-11-4。

表 13-11-4　髋关节融合术的手术步骤与手术配合

手术步骤	手术配合
1. 本章第一节“髋关节外侧切口”1～3，显露关节囊外侧	配合同本章“髋关节外侧切口”1～3
2. 股骨大粗隆架桥植骨融合	
①于股骨大粗隆下方切断并分离阔筋膜张肌，显露大粗隆的外侧部	递深三爪拉钩拉开、显露，递 20 号刀切断
②凿除股骨大粗隆	递宽骨刀、骨锤或电锯切除
③切开臀大肌后下部的联合腱，沿臀肌纤维方向钝性分离	递无齿镊、20 号刀切开，递中弯钳分离
④切开关节囊，显露股骨颈和髋关节的外侧部	递无齿镊、20 号刀切开
⑤剥离股骨上端前外侧的股外侧肌起点和部分股中间肌；必要时切断外旋诸小肌附着点，显露股骨颈的前侧、外上侧和斜后侧	递骨膜剥离子剥离、20 号刀切断
⑥脱出股骨头，切除有病变的滑膜及瘢痕组织	递无齿镊或有齿直钳钳夹、20 号刀片切除
⑦凿除股骨头髋臼软骨面及病变骨组织至正常骨质为止	递髋臼凿、骨锤凿除，递咬骨钳修整骨创缘
⑧清除关节内所有组织碎片并冲洗	递生理盐水冲洗
⑨将股骨头复位，在骨间隙填塞骨松质片	递中弯钳夹碎骨片填入
⑩于髋臼上缘凿一浅骨槽，将凿下的股骨大粗隆骨片上移嵌入骨槽内，并固定于其骨粗糙面上	递骨刀、骨锤凿槽；递电钻、钻头、长度适宜的螺钉固定骨片

续表

手术步骤	手术配合
⑪将臀肌附着点归位并固定于大粗隆下缘	递 9×28 角针 10 号丝线或钢丝固定、钢丝剪咬断钢丝
⑫在髋关节周围注入抗生素	递注射器抽吸抗生素液 5～10mL 注入
3. 股骨上端或髂骨架桥植骨融合	
①沿股骨大粗隆到髋臼上缘凿一骨槽	递骨刀、骨锤凿骨槽
②于髂嵴处切取与骨槽大小的整块髂骨块	递骨刀、骨锤切取骨块，递有齿直钳协助
③修整髂骨块并嵌入骨槽内，必要时上下骨块固定	递咬骨钳修整；必要时递电钻、钻头钻孔，递螺丝刀上螺钉固定
④沿股骨大粗隆、髋臼上缘各凿骨槽	递骨刀、骨锤凿骨槽
⑤将髋臼上缘骨瓣向上翻开，将股骨大粗隆部骨瓣向下或向两侧翻开	递有齿直钳协助钳夹翻开
⑥于股骨上端或髂骨外板切取骨块并嵌入上、下骨槽内；必要时用螺钉固定骨块	递骨刀、骨锤切取骨块，递有齿镊协助；必要时递电钻、钻头钻孔，递螺钉固定
4. 缝合切口同本章第一节“髋关节外侧切口”4～5	配合同本章第一节“髋关节外侧切口”4～5

五、膝关节融合术

手术步骤与手术配合见表 13-11-5。

表 13-11-5 膝关节融合术的手术步骤与手术配合

手术步骤	手术配合
1. 同本章第一节“膝关节切口”3，显露半月板	配合同本章第一节“膝关节切口”3
2. 切除半月板	递半月板拉钩拉开、12 号刀切除
3. 若为关节结核，先清除病灶后融合	递电锯截骨、骨蜡止血
4. 截除股骨下端	配合同本节“肩关节融合术”4
5. 切除胫骨平台软骨面及部分骨组织，剥除髌骨软骨面	递骨刀、骨锤凿除，递骨膜剥离子剥离骨面
6. 再次冲洗切口	递生理盐水冲洗
7. 松去止血带，压迫止血	递盐水纱布压迫止血
8. 于胫骨粗隆稍下方由内向外固定两骨端	递电钻、粗克氏针固定
9. 上加压器，行加压固定；若无关节加压装置，可用克氏针做交叉固定	递加压器，徒手拧紧螺钉
10. 修整髌骨深面的股骨、胫骨接合部，并形成浅骨槽	递骨刀、骨锤修整成槽
11. 将髌骨嵌入槽内，必要时用螺钉固定；若髌骨严重破坏，则将其切除	递电钻、钻头钻孔，递螺丝刀、螺钉内固定；递无齿镊、20 号刀切除
12. 清除碎屑，冲洗切口	递中弯钳清除、生理盐水冲洗
13. 若为关节结核，在关节周围注入抗生素	递注射器抽吸抗生素液 5～10mL 注入
14. 缝合切口同本章第一节“膝关节切口”7～8	配合同本章第一节“膝关节切口”7～8

六、距小腿关节融合术

手术步骤与手术配合见表 13-11-6。

表 13-11-6　距小腿关节融合术的手术步骤与手术配合

手术步骤	手术配合
1. 本章第一节"踝前正中切口"1～6，显露距小腿关节	配合同本章第一节"踝前正中切口"1～6
2. 切开关节囊	递小甲状腺拉钩拉开、10 号刀切开
3. 切除距小腿关节内、外侧的软骨，增加骨粗糙面	递有齿镊夹提、10 号刀切除
4. 若为结核病变，先清除病灶后融合关节	配合同本节"肩关节融合术"4
5. 切除软骨，截取 6cm×2cm 胫骨板，于距骨体前部凿一骨槽	递无齿镊、10 号刀切除软骨，递骨刀、骨锤截骨及凿槽
6. 松止血带，压迫止血	递盐水纱布压迫止血
7. 距小腿关节背屈 90°～100°，将胫骨板向下嵌入骨槽内并固定	递有齿直钳钳夹，将骨板嵌入骨槽；递电钻钻孔 2 个、螺丝刀、螺钉固定
8. 在关节间隙填充小骨松质片	递中弯钳夹持碎骨片填塞
9. 缝合切口同本章第一节"踝前正中切口"7～8	配合同本章第一节"踝前正中切口"7～8

七、三关节融合术

三关节融合术是足后部的距舟、跟与跟距三组关节同时融合的手术，治疗足下垂合并足内翻或足外翻畸形，手术步骤与手术配合见表 13-11-7。

表 13-11-7　三关节融合术的手术步骤与手术配合

手术步骤	手术配合
1. 同本章第一节"距小腿关节外侧弧形切口"1～4，显露距小腿关节	配合同本章第一节"距小腿关节外侧弧形切口"1～4
2. 清除脂肪组织，显露三组关节间隙	递小甲状腺拉钩拉开、小刮匙清除
3. 沿跟骨附着点切断趾短伸肌腱并向远侧翻开	递无齿镊、10 号刀切断，递中弯钳协助外翻
4. 分离三关节面软组织，并切除软骨面	递骨膜剥离子分离，递宽骨刀、骨锤切除软骨面
5. 检查畸形矫正情况。如骨截面接触不良，留有空隙，用碎骨块填充	摆正双足，递有齿直钳夹持碎骨块填塞
6. 若跟腱挛缩，行跟腱延长术	配合见本章第十三节"跟腱延长术"
7. 缝合切口同本章第一节"距小腿关节外侧弧形切口"5～6	配合同本章第一节"距小腿关节外侧弧形切口"5～6

第十二节　骨移植手术

一、取骨条块

手术步骤与手术配合见表 13-12-1。

表 13-12-1 取骨条块的手术步骤与手术配合

手术步骤	手术配合
1. 取胫骨骨条块	
①取骨侧大腿上止血带	递治疗巾 1 块、驱血带驱血
②于胫骨前内侧弧形切开皮肤、皮下组织及深筋膜	于切口两侧铺干纱布两块拭血，递有齿镊、20 号刀切皮，递电刀逐层切开
③切开并剥离胫骨内侧骨膜	递甲状腺拉钩牵开、20 号刀切开、骨膜剥离子剥离
④设计截骨块的大小，做骨标记，截下所需的骨块	递钢尺测量，递骨刀、骨锤凿标记，递电锯截骨、骨蜡止血
2. 取髂骨嵴骨条块	
①自髂骨嵴的皮下缘切开皮肤、皮下组织及深筋膜	递有齿镊、20 号刀切皮，递电刀逐层切开
②切开并剥离髂骨嵴骨膜	递甲状腺拉钩牵开、20 号刀切开、骨膜剥离子剥离
③截取髂骨嵴，刮除多量骨松质，以利于骨间隙填塞	递宽骨刀、骨锤截骨，递大刮匙取碎骨盛于小杯、骨蜡或止血纱布止血
3. 取腓骨骨条块	
①自腓骨中 1/3 或上 1/2 段切开皮肤、皮下组织及深筋膜	递有齿镊、20 号刀切皮，递电刀逐层切开
②分离比目鱼肌前缘及腓骨长、短肌后缘肌肉	递三爪拉钩牵开、中弯钳分离
③切开并剥离骨膜	递 20 号刀切开、骨膜剥离子剥离
④设计截骨块的大小，做骨标记，截下所需骨块	递钢尺测量，递骨刀、骨锤凿标记、电锯截骨、骨蜡或止血纱布止血
⑤结扎腓骨的营养动脉	递中弯钳分离、钳夹，递组织剪剪断、4 号丝线结扎止血
4. 取肋骨	
①于切除的肋骨处切开皮肤、皮下组织	递 20 号刀切皮、电刀切开皮下组织
②分离肋间肌肉	递甲状腺拉钩牵开、中弯钳分离
③切开、剥离肋骨骨膜，剪断肋骨	递 20 号刀切开、肋骨骨膜剥离子剥离、肋骨剪截骨、骨蜡止血

二、移植、固定骨条块术

1. 骨松质植骨术

适用于对位、对线较好的骨不愈、骨端硬化、脊柱融合和骨病灶无效腔（死腔）的填塞，手术步骤与手术配合见表 13-12-2。

表 13-12-2 骨松质植骨术的手术步骤与手术配合

手术步骤	手术配合
1. 截取自身髂嵴骨松质	配合同本节“取骨条块”2
2. 切成大小不等的骨块、骨片或骨条	递骨剪剪骨，并盛于盐水小杯内
3. 填充骨腔：脊柱融合，将骨松质条摆放于椎板粗糙面上；骨不愈合，则用稍长的骨松质片嵌其四周	递有齿直钳夹持填塞
4. 将剩余骨松质置于移植骨间隙，促进愈合	递盛骨的小杯、有齿镊填塞碎骨

2. 上盖植骨术

适用于长管状骨骨干的骨不愈，手术步骤与手术配合见表 13-12-3。

表 13-12-3 上盖植骨术的手术步骤与手术配合

手术步骤	手术配合
1. 截取骨条块	配合同本节“取骨条块”
2. 修剪骨折两断端，凿去部分骨皮质，形成骨平面，其范围与移植骨条块相符	递骨撬撬起、骨钩提起骨折端；递咬骨钳修整骨断端、骨蜡止血；递骨刀、骨锤凿骨
3. 钻开骨髓腔至正常的髓腔组织	递电钻、粗钻头钻孔，递持骨钳协助固定骨端
4. 固定骨断端	递骨把持器固定骨折端
5. 将骨条块放在骨平面上	递骨条块、有齿直钳夹持放置
6. 于植骨的两侧钻孔固定移植骨	递电钻钻孔两个，递螺钉、螺丝刀固定
7. 将剩余骨松质碎片加盖在骨条块上，促进愈合	递盛骨的小杯、有齿镊夹取加盖碎骨

3. 滑移植骨术

适用于胫骨下 1/3 段骨折不愈合，手术步骤与手术配合见表 13-12-4。

表 13-12-4 滑移植骨术的手术步骤与手术配合

手术步骤	手术配合
1. 切开、剥离骨膜，显露骨折端	递 20 号刀切开、骨膜剥离子剥离
2. 撬出骨折端，切除瘢痕组织，骨折端复位	递骨撬撬起、骨钩提起骨折端；递有齿镊、组织剪剪除；递咬骨钳修整骨断端，手法复位，递骨把持器暂时固定骨折端
3. 骨条块植骨	
①截取长骨纵轴长、短各一骨条块	配合同本节“取骨条块”1
②侧置骨条块，将长条骨块跨过骨折处嵌入一端骨槽中，将短条骨块嵌入另一端骨槽中	递骨条块、纱布，协助滑移植骨
4. 大块骨植骨	
①跨过骨折线纵行锯开骨干，并凿下 10cm 大骨块	递电锯锯开，递骨刀、骨锤截骨，递骨蜡或止血纱布止血
②将大块骨跨过骨折线固定于骨折段	递电钻、钻头钻孔，递螺丝刀、螺钉内固定

4. 嵌入植骨术

适用于较小的长管状骨骨干骨折不愈合，如尺、桡骨骨折，手术步骤与手术配合见表 13-12-5。

表 13-12-5 嵌入植骨术的手术步骤与手术配合

手术步骤	手术配合
1. 于骨折两端各距骨折线 8cm 处纵行凿 1～2cm 宽的骨槽，凿断骨条两端，并取出	递骨刀、骨锤凿骨槽，递有齿直钳夹持取出
2. 于胫骨上设计截骨的范围	递钢板测量截骨范围，截取的骨条与凿断的骨块等大
3. 将胫骨骨条块嵌入骨槽，并固定	递有齿直钳夹持骨条块嵌入；递细钢丝、尖嘴钢丝钳固定

5. 骨钉植骨术

适用于内踝、腕舟骨骨折不愈合，以及某些股骨颈骨折，手术步骤与手术配合见表 13-12-6。

表 13-12-6 骨钉植骨术的手术步骤与手术配合

手术步骤	手术配合
1. 截取胫骨(或骨库)骨块	配合同本节“取骨条块”1
2. 将骨条块修成长柱形钉	递骨剪剪成所需“钉”状
3. 于内踝尖端、跨过骨折处至胫骨下端钻孔	递电钻、钻头钻孔 1 个
4. 置入骨钉固定	递骨钉、骨锤将骨钉打入孔内

6. 带肌蒂植骨术

适用于股骨颈骨折和骶髂关节结核，手术步骤与手术配合见表 13-12-7。

表 13-12-7 带肌蒂植骨术的手术步骤与手术配合

手术步骤	手术配合
1. 于股方肌附着点股骨处，凿下一骨块，并连同股方肌外翻	递骨刀、骨锤凿骨块，股方肌用 15 号刀稍做游离，递有齿直钳夹持骨块外翻
2. 切开关节囊	递 20 号刀切开
3. 于股骨头内凿深 1～2cm 骨洞，跨越骨折处两端各凿一相应骨槽	递骨刀、骨锤凿骨洞、骨槽
4. 将截下的骨块近端插入股骨头的凿洞，骨块横过骨折线嵌入骨槽	递有齿直钳夹持骨块近端塞入骨洞，徒手以纱布协助将骨块嵌入槽中
5. 于股骨颈远侧固定骨块远端	递骨膜剥离子撬起、固定骨折端，递电钻、钻头钻孔，递螺丝刀、螺钉固定骨块远端

第十三节 骨关节及其他畸形矫正手术

一、上肢矫形截骨术(以肘内翻截骨矫正术为例)

(1)适应证 肘内翻伴关节功能障碍。

(2)麻醉方式 臂丛神经阻滞麻醉或全身麻醉。

(3)手术体位 仰卧位，患肢外展 90°。

(4)手术切口 肘后外侧切口。

手术步骤与手术配合见表 13-13-1。

表 13-13-1 肘内翻截骨矫正术的手术步骤与手术配合

手术步骤	手术配合
1. 患肢上止血带，术野贴手术薄膜	递治疗巾 1 块、驱血带驱血，递手术薄膜、干纱布 1 块协助贴膜
2. 自肱骨外上髁向上至上臂外侧中下 1/3 处切开皮肤、皮下组织及深筋膜	递干纱布两块于切口两侧拭血，递有齿镊、20 号刀切皮，递电刀逐层切开
3. 略加游离皮瓣，显露肱三头肌、肱桡肌及肱肌	递组织钳提夹皮缘、梅氏剪游离
4. 分离肌间隙，找出桡神经并保护	递弯蚊式钳分离、橡皮片牵引神经、湿盐水纱布保护
5. 牵开肌肉，显露肱骨外侧	递甲状腺拉钩牵开、显露
6. 切开、剥离骨膜，显露肱骨下端	递 20 号刀切开、骨膜剥离子剥离
7. 保护对侧组织，于肱骨髁上楔行截骨	递宽头骨膜剥离子两把保护组织，递骨刀、骨锤或电锯截骨
8. 固定骨断端	递电钻、克氏针两根交叉内固定；递有齿直钳或尖嘴钢丝钳折弯克氏针尾部，埋入组织中
9. 缝合切口同本章第一节“肘后外侧切口”5～6	配合同本章第一节“肘后外侧切口”5～6

二、下肢畸形矫正术

适应证　骨关节异常角度和畸形。

麻醉方式　硬膜外麻醉或全身麻醉。

手术体位　仰卧位。

1. 髋外翻截骨矫正术

手术步骤与手术配合见表13-13-2。

表13-13-2　髋外翻截骨矫正术的手术步骤与手术配合

手术步骤	手术配合
1. 同本章第一节"股骨外侧切口"1～5，显露股骨干	配合同本章第一节"股骨外侧切口"1～5
2. 粗隆间线形截骨	
①内收患肢，于股骨小粗隆上缘线形截骨至畸形矫正为止	递骨刀、骨锤截骨，递骨蜡或止血纱布止血，递有齿直钳协助钳夹骨块
②固定骨折断端：将钢板上端插入骨松质内，下端用螺钉固定于股骨上	递纱垫握持6孔钢板，徒手插入骨折部上端，递电钻钻孔，递螺丝刀、螺钉固定钢板下端
3. 粗隆间旋转截骨	
①粗隆线形截骨	配合同本表中2
②旋转、移位远侧骨断面，以矫正畸形	整理切口周围物品，防止掉地；徒手旋转
③固定骨折断端	递电钻、钻头钻孔，递钢板、螺钉、螺丝刀固定
4. 缝合切口同本章第一节"股骨外侧切口"6～7	配合同本章第一节"股骨外侧切口"6～7

2. 髋内翻截骨矫正术

手术步骤与手术配合见表13-13-3。

表13-13-3　髋内翻截骨矫正术的手术步骤与手术配合

手术步骤	手术配合
1. 同本章第一节"股骨外侧切口"1～5，显露股骨干	配合同本章第一节"股骨外侧切口"1～5
2. 设计截骨矫正角度	递钢尺设计角度，递骨刀、骨锤做标记
3. 于股骨上端粗隆下外侧面线形截骨	
①单纯髋内翻：内侧骨皮质不截断	递胫骨牵开器保护组织，递骨刀、骨锤或电锯截骨，递骨蜡或止血纱布止血
②伴旋转畸形：完全截断股骨，同时旋转矫正	递骨刀、骨锤或电锯截骨，递骨蜡止血；徒手旋转矫正
4. 固定骨折端	递电钻、钻头钻孔，递钢板、螺丝刀、螺钉固定
5. 缝合切口同本章第一节"股骨外侧切口"6～7	缝合切口同本章第一节"股骨外侧切口"6～7

3. 膝外翻截骨矫正术（胫骨上端楔形截骨术）

手术步骤与手术配合见表13-13-4。

表 13-13-4 膝外翻截骨矫正术的手术步骤与手术配合

手术步骤	手术配合
1. 同本章第一节“股骨下段后外侧纵行切口”1～5，显露股骨	配合同本章第一节“股骨下段后外侧纵行切口”1～5
2. 股骨髁上横行截骨	
①横断股骨外上髁，矫正畸形	递宽骨刀、骨锤或电锯锯骨横断，递骨蜡止血
②截骨面外侧的骨间隙过大，骨松质块填充	递有齿直钳协助钳夹植骨
③成年人截骨后，行骨固定，防骨端移位	递电钻、钻头钻孔，递螺钉固定
3. 股骨髁上楔形截骨	
①于股骨髁上设计矫正的角度	递钢尺设计截骨角度
②楔形截骨，保留对侧骨皮质	递骨刀、骨锤截骨，递骨蜡或止血纱布止血
③移除骨块，将残存骨皮质折弯，对合靠拢截骨片面	递有齿直钳移除并折弯骨皮质
4. 胫骨上端楔形截骨	
①于胫骨粗隆稍下方，设计矫正角度，楔形截骨，保留对侧骨皮质	递钢尺设计截骨角度，递宽骨刀、骨锤或电锯截骨，递骨蜡或止血纱布止血
②沿腓骨纵行切开小腿中下 1/3 交界处，显露腓骨	递 20 号刀切开、骨膜剥离子剥离，递小甲状腺拉钩牵开、显露
③斜行截断腓骨，徒手靠拢两截骨面	递电锯截骨、骨蜡止血
5. 缝合切口同本章第一节“股骨下段后外侧纵行切口”6～7	配合同本章第一节“股骨下段后外侧纵行切口”6～7

4. 膝内翻截骨矫正术

(1)麻醉方式 全身麻醉。

(2)手术体位 仰卧位。

手术步骤与手术配合见表 13-13-5。

表 13-13-5 膝内翻截骨矫正术的手术步骤与手术配合

手术步骤	手术配合
1. 自胫骨前畸形最显著处纵行切开皮肤至骨膜并剥离，显露胫骨	递有齿镊、20 号刀切开，递甲状腺拉钩牵开、显露；递骨膜剥离子剥离
2. 线形、楔形、“V”形或弧形截断畸形最显著处胫骨	递胫骨牵开器保护组织，递电锯或宽骨刀、骨锤截骨，递骨蜡或止血纱布止血
3. 于小腿外侧较低平面做一小切口，斜行截断腓骨	递有齿镊、20 号刀切开；递钢尺设计截骨角度，递骨刀、骨锤或电锯截骨、骨蜡或止血纱布止血
4. 手法矫正畸形	（术者徒手复位）
5. 缝合切口同本章第一节“股骨外侧切口”6～7	配合同本章第一节“股骨外侧切口”6～7

三、骨折畸形愈合截骨矫正术

适用于骨折畸形愈合致肢体功能障碍，主要包括成角畸形、旋转移位和重叠短缩等类型，这里列举成角畸形楔形截骨矫正术，手术步骤与手术配合见表 13-13-6。

表 13-13-6　成角畸形楔形截骨矫正术的手术步骤与手术配合

手术步骤	手术配合
1. 自畸形最显著处，以成角的顶点为中心、沿肢体纵轴逐层切开、分离软组织，显露畸形骨骼	递有齿镊、20 号刀切皮，递电刀逐层切开，递甲状腺拉钩牵开、显露
2. 保护骨深面软组织	递胫骨牵开器保护组织
3. 于成角顶点稍下方或稍上方骨质较正常的部位截骨	递钢尺设计矫正角度，递骨刀、骨锤或电锯截骨，递骨蜡或止血纱布止血
4. 矫正畸形，酌情行内固定术	递电钻、钻头钻孔，递螺丝刀、螺钉固定

四、跟腱延长术

(1)适应证　跟腱挛缩、马蹄足畸形。

(2)麻醉方式　硬膜外麻醉或全身麻醉。

(3)手术体位　侧卧位或俯卧位。

手术步骤与手术配合见表 13-13-7。

表 13-13-7　跟腱延长术的手术步骤与手术配合

手术步骤	手术配合
1. 患肢上止血带，术野贴手术薄膜	递治疗巾 1 块、驱血带驱血；递手术薄膜、干纱布 1 块协助贴膜
2. 自跟腱外缘向下 10～12cm 终止于跟腱抵止处纵行切开皮肤、皮下组织	递干纱布两块于切口两侧拭血；递有齿镊、20 号刀切皮，递电刀切开皮下组织
3. 切开深筋膜，向外侧牵开，显露跟腱	递小甲状腺拉钩牵开、10 号刀切开
4. 部分切断	
①切断跟腱止点上方 1cm 处内侧 1/2、5～6cm 处外侧的 1/2	递无齿镊、11 号刀切断
②背屈距小腿关节，充分拉长跟腱；必要时，于跟腱内侧间隔 5～6cm 做第二次切断，纠正足下垂	(术者徒手矫正)
③缝合固定	递有齿镊、7×17 角针 4 号丝线缝合固定
5.“梯”形切断	
①沿着跟腱附着点平行穿过跟腱中央，劈成前、后两半	递无齿镊、11 号刀劈开，递中弯钳协助钳夹
②于肌腹下缘切断浅层腱瓣的近端、深层腱瓣侧跟骨的 1/2	递 10 号刀切断
③沿跟腱中线，于腓肠肌肌腹与肌腱分界的下方将跟腱劈成左、右两半	递中弯钳提夹、11 号刀劈开
④背屈距小腿关节，矫正足下垂	(术者徒手矫正)
⑤必要时剥离踝关节囊，并横行切开，充分纠正畸形	递骨膜剥离子剥离、10 号刀切开
⑥缝合已延长的跟腱	递无齿镊、7×17 角针 4 号丝线缝合
6. 松止血带，彻底止血	递弯蚊式钳钳夹、电凝器止血
7. 缝合切口	
①冲洗切口	递生理盐水冲洗
②缝合深筋膜	递无齿镊、7×17 圆针 4 号丝线间断缝合

续表

手术步骤	手术配合
③缝合皮下组织	递海绵钳夹持乙醇纱球消毒皮肤；递无齿镊、7×17 圆针 1 号丝线间断缝合
④缝合皮肤	递有齿镊、7×17 角针 1 号丝线间断缝合
⑤对合皮肤	递有齿镊两把
8. 覆盖切口	递海绵钳夹持乙醇纱球消毒皮肤，递纱布、绷带包扎

五、斜颈矫正术

(1)适应证　斜颈。

(2)麻醉方式　气管插管全麻。

(3)手术体位　仰卧位，患侧肩部稍垫高。

手术步骤与手术配合见表 13-13-8。

表 13-13-8　斜颈矫正术的手术步骤与手术配合

手术步骤	手术配合
1. 术野贴手术薄膜	递手术薄膜、干纱布 1 块协助贴膜
2. 切断胸锁乳突肌上端	
①自乳突下方或绕乳突下缘横行切开皮肤、皮下组织	于切口两侧铺干纱布两块拭血；递有齿镊、20 号刀切开，递电刀切开皮下组织
②分离筋膜，显露胸锁乳突肌起点，切断肌肉附着点	递甲状腺拉钩牵开、中弯钳分离、电刀切断；必要时，递 4 号丝线结扎止血
③转动患者头部，检查有无紧张的纤维带，予松解	递无齿镊、20 号刀切断
3. 切断胸锁乳突肌下端	
①自锁骨内侧沿锁骨上缘切开皮肤、皮下组织	于切口两侧铺干纱布两块拭血，递有齿镊、20 号刀切开，递电刀切开皮下组织
②切开颈阔肌，显露肌肉	递甲状腺拉钩牵开；递无齿镊、电刀切开
③切开胸锁乳突肌前鞘，游离出胸锁乳突肌下端，切断紧靠附着点并夹住肌肉	递无齿镊、20 号刀切开，递中弯钳两把钳夹肌肉
④将近侧断端肌肉切除约 2cm，缝扎断端的血管	递中弯钳 1 把协助钳夹肌肉、20 号刀切除；递 7×17 圆针 4 号丝线缝合
⑤将筋膜与深层组织分开，于深筋膜做一小切口；将筋膜深面做锐性分离，边分离边将其剪开	递中弯钳轻轻提起胸锁乳突肌后鞘和颈深筋膜；递 20 号刀切开、甲状腺剪锐性分离并剪开
⑥转动患者头部，若仍有紧张的肌肉和挛缩的带状筋膜，将其切断	递无齿镊、20 号刀切断
4. 缝合切口同本章第一节“肩关节前内侧切口”6～7	配合同本章第一节“肩关节前内侧切口”6～7

第十四节　骨关节结核病灶清除手术

(1)手术方法　应根据患者的全身情况、年龄、病灶的范围和关节破坏程度的不同而有差异：髋关节滑膜结核一般只做滑膜切除；13 周岁以下儿童的全关节结核，行单纯病灶清除术，以求能保留部分关节功能；成年人的全关节结核，在彻底清除病灶后，可酌情行髋关节融合术；伴有病理性髋关节脱位、内收或屈曲畸形严重者，可同时或二期施行粗隆下截骨矫形术。

(2)适应证　脊柱结核伴明显椎旁脓肿，瘘管形成，或远位流注脓肿，X线片上显示有明显死骨；脊髓受压，致脊髓功能障碍；四肢骨结核，经长期非手术治疗，病变未稳定，症状依然存在等。

(3)麻醉方式　气管插管全麻。若为膝关节结核，为硬膜外麻醉。

一、胸椎结核病灶清除术

(1)手术体位　侧卧位或俯侧卧位。

(2)特殊用物　肋骨骨膜剥离子、颅后窝牵开器、脑膜剥离子、鼻黏膜剥离子、椎板咬骨钳。

1. 经背侧病灶清除术(肋骨横突切除)

手术步骤与手术配合见表13-14-1。

表13-14-1　经背侧病灶清除术的手术步骤与手术配合

手术步骤	手术配合
1. 术野贴手术薄膜	递手术薄膜、干纱垫1块协助贴膜
2. 以病椎为中心向上、下各2～3个棘突处纵行切开竖脊肌旁皮肤、皮下组织及深筋膜	于切口两侧铺干纱布两块拭血，递有齿镊、20号刀或电刀逐层切开，递直钳协助钳夹止血
3. 沿竖脊肌与脊最长肌之间分离，显露横突和肋骨角部	递无齿镊、电刀逐层切开，递甲状腺拉钩牵开、显露
4. 切开肋骨角至横突的肋骨骨膜，剥离其连接纤维至横突基底部	递20号刀切开、肋骨骨膜剥离子剥离纤维组织
5. 截取肋骨，截除横突，剪断残余韧带，取出肋骨，显露深部肋骨颈；必要时再切除1～2个肋骨和横突，显露病变区	递肋骨剪剪断肋骨、咬骨钳咬除横突；递有齿直钳提夹肋骨断端、甲状腺剪剪断残余韧带
6. 修平肋骨残端，以免刺破胸膜	递骨锉锉平、骨蜡止血
7. 确定脓肿部位	递长针头、20mL注射器抽取脓液
8. 椎体旁纵行切开肋床和肋间肌，结扎肋间血管和神经	递20号刀切开、中弯钳钳夹血管、组织剪剪断、4号丝线结扎止血
9. 保护切口周围组织，避免脓液污染；切开脓肿壁，吸除脓液	递长镊夹持盐水纱垫保护切口周围、20号刀切开、吸引器头吸引
10. 搔刮病灶，清除干酪样物质、结核性肉芽组织、死骨和病骨	递刮匙、咬骨钳清除病灶组织
11. 缝合切口	更换污染器械、敷料及术者手套，加铺无菌巾
①冲洗脓腔	递生理盐水冲洗，清点器械、敷料等数目
②于腔内放置抗生素	递抗生素
③缝合各层肌肉	递无齿镊、9×24圆针双4号丝线间断缝合
④缝合皮下组织	递海绵钳夹持乙醇纱球消毒皮肤；递无齿镊、9×24圆针1号丝线间断缝合；再次清点物品等数目
⑤缝合皮肤	递有齿镊、7×17角针1号丝线间断缝合
⑥对合皮肤	递有齿镊两把
12. 覆盖切口	递海绵钳夹持乙醇纱球消毒皮肤、纱布覆盖切口

2. 经胸廓内胸膜外病灶清除术

手术步骤与手术配合见表13-14-2。

表 13-14-2 经胸廓内胸膜外病灶清除术的手术步骤与手术配合

手术步骤	手术配合
1. 术野贴手术薄膜	递手术薄膜、干纱垫 1 块协助贴膜
2. 自肩胛骨内侧和棘突之间、肩胛冈平面开始，略呈弧形，绕过肩胛下角 2～3cm 止于胸侧壁腋前线切开皮肤、皮下组织及深筋膜	于切口两侧铺干纱布两块拭血，递有齿镊、20 号刀或电刀逐层切开，递直钳协助钳夹止血
3. 切开三角区的筋膜，钝性分离肌肉深面与胸壁之间的疏松结缔组织	递甲状腺拉钩拉开、显露，递无齿镊、电刀切开，递中弯钳协助、电凝器止血
4. 切断背阔肌和三角区后上方的斜方肌和大菱肌，显露肋骨	递无齿镊、电刀切开，递中弯钳协助钳夹、电凝器止血
5. 切开肋骨骨膜，行骨膜下剥离，切除肋骨角至腋中线的一段肋骨	递电刀切开骨膜、肋骨骨膜剥离子剥离、组织剪剪断肋骨
6. 于肋床上做一横切口，于胸膜外钝性剥离壁层胸膜，然后扩大切口。若剥离胸膜被撕破，应立即缝合	递无齿镊、20 号刀切开，递 KD 钳夹持 KD 粒钝性剥离；必要时，递 6×14 圆针 4 号丝线缝合胸膜
7. 牵开胸壁，显露脓肿壁	递胸腔自动牵开器牵开
8. 确定脓肿部位	递长针头、20mL 注射器抽取脓液
9. 保护切口周围组织，纵行切开脓肿壁，吸净脓液	递长镊夹持盐水纱垫保护切口周围；递无齿镊、20 号刀切开，递吸引器头吸引
10. 结扎肋间血管，扩大脓壁切口，沿脊椎两侧钝性剥离脓壁，显露病椎，彻底清除病灶	递中弯钳钳夹、4 号丝线结扎止血，递无齿镊、甲状腺剪扩大切口、肋骨骨膜剥离子钝性剥离、刮匙搔刮、咬骨钳清除病灶组织
11. 冲洗脓腔	递生理盐水冲洗，将污染器械置于盆内，术者更换手套，加铺无菌巾
12. 若同时行椎前植骨融合	
①于病椎的前外侧开槽植骨	递窄骨刀、骨锤凿内槽
②截取髂骨块，将髂骨块嵌入骨槽内或截成大小适宜的骨块行椎间植骨	配合同本章第十二节“骨移植手术”
13. 缝合切口同本节“经背侧病灶清除术”11～12	配合同本节“经背侧病灶清除术”11～12

3. 病灶清除＋前外减压术

手术步骤与手术配合见表 13-14-3。

表 13-14-3 病灶清除＋前外减压术的手术步骤与手术配合

手术步骤	手术配合
1. 同本节“经胸廓内胸膜外病灶清除术”1～10，彻底清除病灶	配合同本节“经胸廓内胸膜外病灶清除术”1～10
2. 夹住肋骨残端，剪断肋骨与横突的连接纤维，取出肋骨头颈部	递有齿直钳夹住肋骨残端、组织剪剪断
3. 切除横突，切断肋间神经，显露椎弓根；咬除椎弓根及病椎上下的肋骨头颈部	递 20 号刀切除、咬骨钳咬除、有齿直钳钳夹碎骨
4. 分离脂肪组织或肉芽组织，显露硬脊膜侧方并拨开	递脑膜剥离子或鼻中隔剥离子两把轻轻分离、显露
5. 清除椎管前方结核性肉芽组织、破坏的椎间盘和死骨	递刮匙搔刮、咬骨钳清除病灶
6. 如病椎严重后突、压迫脊髓，切除部分病椎后突，解除压迫	递脑膜剥离子剥离、椎板咬骨钳咬除病椎、11 号刀协助切断粘连组织
7. 同期行病椎植骨融合，促进病灶愈合，防止畸形发展	配合同本章第十一节“关节融合手术”
8. 缝合切口同本节“经背侧病灶清除术”11～12	配合同本节“经背侧病灶清除术”11～12

二、胸腰椎结核病灶清除术

(1)手术体位　侧卧位,健侧腰部垫一软枕,使患侧季肋部与髂骨充分分开。

(2)特殊用物　同胸椎结核病灶清除术。

手术步骤与手术配合见表 13-14-4。

表 13-14-4　胸腰椎结核病灶清除术的手术步骤与手术配合

手术步骤	手术配合
1. 术野贴手术薄膜	递手术薄膜、干纱垫 1 块协助贴膜
2. 自第 11 胸椎棘突旁 2～3cm 处垂直向下至第 12 肋向前向下延伸,止于髂前上棘内上方2～4cm 处切开皮肤、皮下组织及深筋膜	于切口两侧铺干纱布两块拭血,递有齿镊、20 号刀或电刀逐层切开,递直钳协助钳夹止血
3. 切断背阔肌、腹外斜肌、后下锯肌、腹内斜肌和竖脊肌后,显露第 12 肋和腹横筋膜	递甲状腺拉钩拉开;递无齿镊、20 号刀切开,递中弯钳钳夹、4 号丝线结扎止血
4. 切除第 12 肋骨骨膜,于肋床远端切开腹横筋膜,再剪开腹横筋膜及第 12 肋骨床	递 20 号刀切开、甲状腺剪剪开肌层、纱垫保护切口
5. 分离肾脂肪囊、腹膜及输尿管,显露椎旁或腰大肌前鞘脓肿	递中弯钳分离,递深三爪拉钩牵开、显露
6. 确定脓肿部位	递长针头、20mL 注射器抽取脓液
7. 保护切口周围组织	递长镊夹持盐水纱垫保护切口周围
8. 清除干酪样物质和结核性肉芽组织、死骨和病骨	递刮匙、咬骨钳清除,递吸引器头吸引;必要时,递骨刀、骨锤清除死骨
9. 牵开脓肿壁,于腔内纵行切开扩大切口,钝性剥离脓腔壁显露病椎,彻底清除病灶(必要时可行开槽植骨)	递深三爪拉钩牵开、20 号刀切开扩大切口;递骨膜剥离子钝性分离、刮匙搔刮、咬骨钳清除病灶
10. 缝合切口同本节“经背侧病灶清除术”11～12	配合同本节“经背侧病灶清除术”11～12

三、下腰椎及腰骶部结核病灶清除术

(1)手术体位　仰卧位,头低足高(倾斜 30°)。

(2)特殊用物　腹部拉钩。

1. 经腹膜外病灶清除术

手术步骤与手术配合见表 13-14-5。

表 13-14-5　经腹膜外病灶清除术的手术步骤与手术配合

手术步骤	手术配合
1. 术野贴手术薄膜	递手术薄膜、干纱垫 1 块协助贴膜
2. 自腋前线肋缘下向内下延伸,止于耻骨结节外上 3～5cm 切开皮肤、皮下组织及深筋膜,显露腹部肌肉	于切口两侧铺干纱布两块拭血,递有齿镊、20 号刀或电刀逐层切开,递直钳协助钳夹止血、甲状腺钩拉开
3. 切开腹外斜肌及其腱膜,切断腹内斜肌和腹横肌,于腹膜外将腹膜连同输尿管向内侧剥离,显露椎旁或腰大肌前鞘脓肿	递甲状腺拉钩牵开,递无齿镊、20 号刀、组织剪切开,递湿纱垫钝性剥离
4. 确定脓肿部位	递长针头、20mL 注射器抽取脓液
5. 保护切口周围组织,纵行切开脓肿壁,吸除脓液	递长镊夹持盐水纱垫保护切口周围;递无齿镊、20 号刀切开,递吸引器头吸引

续表

手术步骤	手术配合
6. 牵开脓腔，显露病椎，彻底清除病灶组织	递深三爪拉钩牵开，递刮匙、咬骨钳清除病灶
7. 若病椎显露良好，酌情同期行椎间植骨融合	配合同本章第十二节“骨移植手术”
8. 缝合切口同本节“经背侧病灶清除术”11～12	配合同本节“经背侧病灶清除术”11～12

2. 经腹腔病灶清除术

手术步骤与手术配合见表13-14-6。

表13-14-6 经腹腔病灶清除术的手术步骤与手术配合

手术步骤	手术配合
1. 自脐上2横指处向左绕过脐沿腹中线下行至耻骨联合上1～2横指处切开皮肤、皮下组织及深筋膜	于切口两侧铺干纱布两块拭血，递有齿镊、电刀逐层切开，递直钳协助钳夹止血
2. 切开腹肌，显露腹膜	递甲状腺钩拉开、20号刀切开、中弯钳协助；必要时，电凝器止血
3. 探查腹腔	递盐水给术者浸湿双手
4. 分离并保护小肠及乙状结肠，显露后腹膜	递腹腔自动牵开器牵开，递长镊持湿盐水纱布填塞阻挡推开肠管
5. 纵行分离后腹膜，显露主动脉和下腔静脉，钝性分离、结扎腰间血管	递长梅氏剪剪开腹膜，并游离；递中弯钳分离、钳夹止血、中弯钳带4号丝线结扎
6. 若病灶在腹主动脉和下腔静脉深部，钝性分离腹主动脉与下腔静脉间隙，显露脓肿前壁	递长镊、长弯钳分离，递梅氏剪剪开以显露
7. 若病灶在第5腰椎与第1骶椎之间，则于主动脉和下腔静脉分叉下切开后腹膜，剥离并结扎骶前静脉丛，即可显露	递20号刀切开后腹膜；递长弯钳分离、钳夹静脉，递中弯钳带4号丝线结扎
8. 保护切口周围组织，切开脓肿壁，吸除脓液	递长镊夹持盐水纱布保护切口周围，递无齿镊、20号刀切开，递吸引器头吸引
9. 充分显露病灶，彻底清除病灶组织	递深三爪拉钩牵开，递刮匙、咬骨钳清除病灶
10. 切除病椎椎间盘	递11号刀环行切开椎间盘、髓核钳或椎板咬骨钳摘除
11. 若病椎显露良好，酌情同期行椎前植骨融合	配合同本章第十二节“骨移植手术”
12. 缝合切口同本节“经背侧病灶清除术”11～12	配合同本节“经背侧病灶清除术”11～12

四、髋关节结核病灶清除术

(1)手术体位 仰卧位。

(2)手术切口 髋关节前外侧切口。

(3)特殊用物 股骨头打入器、电钻、电锯、钢丝钳。

手术步骤与手术配合见表13-14-7。

表13-14-7 髋关节结核病灶清除术的手术步骤与手术配合

手术步骤	手术配合
1. 同本章第一节“髋关节前外侧切口”1～6，显露髋臼上缘	配合同本章第一节“髋关节前外侧切口”1～6
2. 清除病灶，解脱股骨头	
①清除脓液和干酪样物质，切除结核性肉芽组织	递甲状腺拉钩拉开、吸引器头吸引脓液；递无齿镊提夹、20号刀切除肉芽组织
②剪断圆韧带	递无齿镊、甲状腺剪刀剪断

续表

手术步骤	手术配合
③分离关节内粘连组织，脱出股骨头	递无齿镊提夹、20号刀锐性分离、骨膜剥离子协助脱出
④若粘连严重、无法解脱股骨头时，行髋内截断粘连带和部分股骨头，使髋关节脱位	递髋臼凿、骨锤或电锯截骨、骨蜡或止血纱布止血
⑤彻底清除股骨头、颈部，髋臼内、外局限性骨病灶；切除圆韧带	递刮匙搔刮或骨膜剥离器剥离病灶；递中弯钳钳夹韧带、20号刀切除；更换污染的器械、敷料及术者手套，加铺无菌巾
3. 还纳并固定股骨头	
①将股骨头还纳髋臼	徒手还纳
②如复位后不稳定，宜加强固定；复位困难时，酌情行粗隆下截骨术	递电钻、粗克氏针固定
4. 缝合切口同本章第一节“髋关节前外侧切口”7～8	配合同本章第一节“髋关节前外侧切口”7～8

第十五节　骨与关节化脓性感染手术

（1）适应证　急性化脓性骨髓炎，伴骨膜下和髓腔内积脓；慢性骨髓炎经久不愈，瘘管反复穿破，伴有无效腔（死腔）。

（2）特殊用物　娥眉凿、电钻、粗钻头、大刮匙、胫骨牵开器。

一、急性化脓性关节炎切开引流术

1. 肩关节切开引流术

（1）麻醉方式　气管插管全麻。

（2）手术体位　仰卧位，患侧垫高30°或侧卧位。

手术步骤与手术配合见表13-15-1。

表13-15-1　肩关节切开引流术的手术步骤与手术配合

手术步骤	手术配合
1. 双重入路切开皮肤、皮下组织及深筋膜	
①前侧：自肩峰下沿肱骨头前方正中纵行切开，分离三角肌纤维至关节囊前部	递有齿镊、20号刀切开，递中弯钳分离、电凝器止血
②后侧：自肩峰后下缘沿三角肌纤维向下长4～5cm切开，分离三角肌，显露肱外旋诸肌；沿肱骨大结节后方切开冈下肌与小圆肌，至关节囊	递有齿镊、20号刀切开，递甲状腺拉钩牵开；递中弯钳分离、钳夹止血，递4号丝线结扎止血
2. 切开前关节囊，并由关节腔内伸向后方，在软组织隆凸处切开后关节囊	递长弯钳引导、20号刀切开
3. 清除脓液，彻底冲洗	递大刮匙清除脓液，递生理盐水和碘伏冲洗，更换污染器械、敷料及术者手套，加铺无菌单
4. 缝合肌肉	递无齿镊、9×24圆针4号丝线间断缝合
5. 缝合皮下组织	递海绵钳夹持乙醇纱球消毒；递无齿镊、9×24圆针1号丝线间断缝合
6. 缝合皮肤	递有齿镊、9×24角针1号丝线间断缝合
7. 对合皮肤	递有齿镊两把
8. 保留后侧切口做引流	递凡士林油纱条填塞引流
9. 覆盖切口	递海绵钳夹持乙醇纱球消毒、纱布覆盖

2. 肘关节切开引流术

(1)麻醉方式 臂丛神经阻滞麻醉。

(2)手术体位 仰卧位或45°侧卧位,患肢在上。

手术步骤与手术配合见表13-15-2。

表13-15-2 肘关节切开引流术的手术步骤与手术配合

手术步骤	手术配合
1. 切开皮肤、皮下组织及深筋膜(切口有两种)	
①自尺骨鹰嘴外侧纵行切开,切开肱三头肌腱扩张部,分离肘后肌	递有齿镊、20号刀切开;递直钳协助钳夹、电凝器止血、小弯钳分离
②自尺骨鹰嘴内侧切口,游离尺神经	递甲状腺拉钩牵开、10号刀切开;递弯蚊式钳游离、湿盐水纱布保护
2. 切开关节囊	递有齿镊、20号刀切开
3. 清除脓液,彻底冲洗	递吸引器头吸引、刮匙清除,递生理盐水和碘伏液冲洗、纱布擦拭
4. 缝合切口同本节"肩关节切开引流术"4～7	配合同本节"肩关节切开引流术"4～7
5. 保留外侧切口做引流	递凡士林油纱条填塞切口
6. 覆盖切口	递海绵钳夹持乙醇纱球消毒、纱布覆盖

3. 腕关节切开引流术

(1)麻醉方式 臂丛神经阻滞麻醉。

(2)手术体位 仰卧位或45°侧卧位,患侧向上。

手术步骤与手术配合见表13-15-3。

表13-15-3 腕关节切开引流术的手术步骤与手术配合

手术步骤	手术配合
1. 切口有两种	
①桡侧切口:以腕关节为中点纵行切开,长3～4cm;切开伸肌支持带,将拇长伸肌腱向桡侧牵开,显露关节囊	于切口两侧铺干纱布两块拭血,递无齿镊、10号刀切开,递直蚊式钳协助钳夹止血、小甲状腺拉钩牵开;必要时递小弯钳钳夹止血、3-0丝线结扎
②尺侧切口:沿尺侧腕伸肌腱与指伸肌腱之间纵行切开伸肌支持带,将小指固有伸肌腱向桡侧牵开,显露关节囊	方法同①
2. 切开关节囊	递有齿镊、20号刀切开
3. 清除脓液,彻底冲洗	递生理盐水和碘伏液冲洗
4. 缝合切口同本节"肩关节切开引流术"4～7	配合同本节"肩关节切开引流术"4～7
5. 保留外侧切口做引流	递橡皮引流条
6. 覆盖切口	递海绵钳夹持乙醇纱球消毒、纱布覆盖

4. 髋关节切开引流术

(1)麻醉方式 气管插管全麻。

(2)手术体位 侧俯卧位,患侧向上,患侧髋关节稍屈。

手术步骤与手术配合见表13-15-4。

表 13-15-4 髋关节切开引流术的手术步骤与手术配合

手术步骤	手术配合
1. 自股骨大粗隆向髂后上棘方向斜行切开皮肤、皮下组织	递有齿镊、20 号刀切开，递中弯钳钳夹、电凝器止血
2. 切开深筋膜，沿臀大肌纤维钝性分开肌肉	递深三爪拉钩牵开，递无齿镊、20 号刀切开筋膜，递中弯钳分离肌肉
3. 分离脂肪组织，显露股外旋诸肌，至关节囊后壁	递中弯钳分离
4. 确定脓肿部位，吸除脓液	递长针头、20mL 注射器穿刺抽取脓液
5. 保护切口周围组织，沿股骨颈方向纵行切开关节囊	递长镊夹持盐水纱垫保护切口周围；递无齿镊、20 号刀切开关节囊
6. 冲洗关节腔	递生理盐水反复冲洗、吸引器头吸引，更换污染的器械、敷料及术者手套，加铺无菌巾
7. 检查关节病变情况	
①关节软骨无明显破坏，彻底清除脓液后缝合关节囊	递无齿镊、9×24 圆针 4 号丝线缝合
②若关节软骨已有破坏	
a. 清除脓液和破碎的软骨组织	递咬骨钳咬除软骨
b. 关节内引流，或将关节囊翻转缝于臀筋膜上，以保持引流通畅	递中弯钳将硅胶引流管置入关节内引流或 9×24 圆针 4 号丝线翻转缝合
8. 缝合切口同本章第一节“髋关节外侧切口”4～5	配合同本章第一节“髋关节外侧切口”4～5

5. 股骨上端急性化脓性骨髓炎开窗引流术

(1)麻醉方式　硬膜外麻醉。

(2)手术体位　仰卧位，患侧臀部垫高 30°。

(3)手术切口　股骨外侧切口。

手术步骤与手术配合见表 13-15-5。

表 13-15-5 股骨上端急性化脓性骨髓炎开窗引流术的手术步骤与手术配合

手术步骤	手术配合
1. 同本章第一节“股骨外侧切口”1～4，显露骨膜	配合同本章第一节“股骨外侧切口”1～4
2. 切开、剥离骨膜，显露骨皮质；若有骨膜下脓肿，先吸净脓液	递 20 号刀切开、骨膜剥离子剥离或吸引器头吸引脓液
3. 于不同平面行骨髓腔钻孔 4～6 个，吸除脓液	递长镊夹持纱垫保护切口周围；递电钻、钻头钻孔，递吸引器头吸引
4. 沿骨孔依股骨纵轴方向凿 2cm×1cm 骨窗，充分减压	递骨刀、骨锤凿骨窗，递骨蜡止血
5. 反复冲洗，用抗生素液冲洗髓腔内	递生理盐水和抗生素液冲洗，更换污染的器械、敷料及术者手套，加铺无菌巾
6. 于骨窗内放置引流管	递中弯钳钳夹、硅胶引流管
7. 缝合切口同本章第一节“股骨外侧切口”6～7	配合同本章第一节“股骨外侧切口”6～7
8. 固定引流管于皮肤切口，防止脱出	递有齿镊、9×24 号角针 4 号丝线缝合固定

6. 距小腿关节切开引流术

(1)麻醉方式　腰麻或硬膜外麻醉。

(2)手术体位　仰卧位。

手术步骤与手术配合见表13-15-6。

表13-15-6 距小腿关节切开引流术的手术步骤与手术配合

手术步骤	手术配合
1. 切口分两种	
①前外侧切口	
a. 自腓骨前缘内侧距小腿关节上5cm处沿外踝内缘垂直向下延长，止于第4距骨基底部切开皮肤、皮下组织及深筋膜，显露伸肌支持带	递有齿镊、20号刀切开
b. 切开小腿横韧带及小腿十字韧带	递无齿镊、20号刀切开
c. 向内牵开趾长伸肌腱、腓浅神经、足背动脉、腓深神经，纵行切开胫骨下端骨膜及关节囊，显露距小腿关节前外侧	递甲状腺拉钩牵开，递20号刀切开骨膜及关节囊
②前内侧切口	
a. 沿胫前肌腱内缘做5～6cm的纵切口	递有齿镊、20号刀切开
b. 切开伸肌支持带，游离胫前动脉和腓深神经，结扎胫前动脉关节分支，显露并切开关节囊	递甲状腺拉钩牵开、10号刀切开，递弯蚊式钳游离、钳夹血管，递4号丝线结扎；递弯蚊式钳游离神经、湿纱布保护
2. 清除脓液	递吸引器头吸引、刮匙刮除
3. 冲洗切口，放置引流片	递生理盐水反复冲洗，递橡皮片引流条
4. 缝合切口同本章第一节“踝前正中切口”7～8	配合同本章第一节“踝前正中切口”7～8

二、股骨(胫骨)慢性骨髓炎病灶清除术

手术步骤与手术配合见表13-15-7。

表13-15-7 股骨(胫骨)慢性骨髓炎病灶清除术的手术步骤与手术配合

手术步骤	手术配合
消灭残腔方法	
1. 蝶形手术	
①显露骨部，摘除死骨及清除病灶	递三爪拉钩牵开、显露，递咬骨钳摘除死骨或递骨刀、骨锤截骨，
②刮除骨残腔内层的硬化骨，形成骨创面	递大刮匙刮除
③切除骨腔周缘的骨质，形成残腔底小、骨窗口大或底口等大的“骨槽”，以利引流	递咬骨钳或骨刀、骨锤切除骨质形成骨槽
④于骨槽内置引流条	递碘仿纱条填塞，递中弯钳协助
⑤切口不缝合，用厚敷料包扎	递纱垫、绷带包扎
2. 死骨摘除＋肌瓣填塞术	
①摘除死骨，清除病灶	
a. 显露骨部，凿除一条长方形的骨皮质	递胫骨牵开器牵开、显露，递骨刀、骨锤凿骨条
b. 探查窦道的走向和深度	递探针探查
c. 绕窦道做一菱形切口，近端适当向上延长	递有齿镊、20号刀切开
d. 切除窦道和瘢痕组织，显露骨瘘孔及部分死骨	递深三爪拉钩牵开、显露，递有齿镊、电刀切开

续表

手术步骤	手术配合
e. 摘除死骨	递咬骨钳摘除
f. 清除骨髓内的炎性肉芽组织和坏死组织	递大刮匙刮除或有齿镊、20 号刀切除
g. 冲洗骨髓腔，清除组织碎片和骨屑	递生理盐水反复冲洗；递乙醇纱球重新消毒皮肤，更换污染的器械、敷料及术者手套，加铺无菌巾
②肌瓣填塞	
a. 修整骨腔边缘，使骨腔口、底等大	递骨刀、骨锤或咬骨钳修整
b. 取邻近不影响肢体功能的肌肉做带蒂肌瓣，肌瓣的大小以能填满残腔为宜	配合同第十八章第五节“肌皮瓣转移术”
c. 将肌瓣与骨腔边缘的软组织缝合，防止脱出	递无齿镊、7×17 大圆针 4 号丝线缝合
3. 死骨清除，骨松质填塞	
①摘除死骨，彻底病灶清除	递咬骨钳摘除、刮匙搔刮、组织剪剪除病灶组织
②取髂骨，剪成碎骨块	配合同本章第十二节“骨移植手术”
③将骨松质填塞于局限性骨缺损灶	递有齿直钳夹持填入
4. 缝合切口同本章第一节“股骨外侧切口”6～7	配合同本章第一节“股骨外侧切口”6～7

（尤　慧　魏　革）

附 13C　石膏绷带的使用

自然界的石膏多半是生石膏（硫酸钙），含两个分子的结晶水，清晰透明，通常其中还有混杂的矽酸盐、铁质和苯酚（石炭酸）盐类。石膏本身微溶于水，加热到 107～130℃后，可失掉 3/4 的结晶水，成为不透明的白色粉末，称为熟石膏。生石膏加热变成熟石膏的方程式如下：

$$2CaSO_4 \cdot 2H_2O \longrightarrow (CaSO_4)_2H_2O + 3H_2O$$

石膏绷带是将熟石膏粉涂在纱布绷带上。由于熟石膏遇到水分时产热可重新结晶而硬化，故石膏绷带应储存在干燥阴凉的地方，不可暴露在空气中，使用前临时打开其外包装，以免失效。由于石膏绷带吸水后再硬固具有可塑性，常作为固定、制动、矫形及制作模型。

一、常用石膏绷带规格

常用的石膏绷带有 3 种：①0.152m(6in)用于固定成年人躯干、下肢，儿童躯干；②0.127m(5in)用于固定成年人上肢及儿童躯干；③0.102m(4in)用于固定儿童上肢。

二、石膏衬垫

石膏衬垫是指在石膏包扎时，在石膏绷带与皮肤（骨隆突处）之间放置一些衬垫物，用以保护局部皮肤不受摩擦与压迫。常用的衬垫有：棉花、棉卷、棉纸卷、棉织筒套、毡块等。

三、常用石膏的类型及用途

常用的石膏外固定类型：

(1)石膏托

①上肢：短臂石膏托、长臂石膏托。

②下肢:短腿石膏托、长腿石膏托。

(2)石膏管型 上肢石膏管型,下肢石膏管型。

(3)髋"人"字形石膏 髋"人"字形石膏用于髋部畸形矫正术后。

(4)石膏床、石膏背心 石膏托、石膏管型常用于骨折固定、畸形矫正、关节脱位、肌腱断裂、瘢痕松解、植皮、皮瓣移植等术后的外固定。石膏床、石膏背心用于脊柱侧弯矫正术后。

四、固定部位的石膏长度计算

1. 短臂石膏托

(1)前托 从前臂上1/3至中指尖长度,再加3～5cm(缩水长度),取合适宽度的石膏绷带按所量长度来回折叠,厚12～14层。

(2)后托 从前臂上1/3至掌指关节的长度,再加3～5cm(缩水长度),宽度根据肢体大小而定,厚14～16层。

2. 长臂石膏托

(1)前托 从上臂上中1/3交界处至中指尖的长度,再加3～5cm,宽度根据肢体大小而定,厚12～14层。

(2)后托 从前臂上中1/3交界处至掌指关节的长度,再加3～5cm,厚14～16层。

3. 短腿石膏托

(1)前托 从小腿上1/3至趾尖的长度,厚14～16层。

(2)后托 前托的长度再加上15～20cm,厚16～18层。

4. 长腿石膏托

(1)前托 从大腿上1/3至趾尖的长度,厚14～16层。

(2)后托 前托的长度加上15～20cm,厚16～18层。

5. 上臂石膏管型

在前、后石膏托基础上,再加石膏绷带环绕,厚8～10层。

6. 下肢石膏管型

在前、后石膏托基础上,再加石膏绷带环绕,厚8～10层。

7. 髋"人"字形石膏(成人)

(1)前上 从脐上水平至距小腿关节上5cm。取合适宽度的石膏绷带来回折叠、逐层缩短5～8cm,共8层,形成梯级。其中最长的一层是从脐水平至距小腿关节上5cm,最短的一层是从脐水平至膝关节下5cm。

(2)后上 从髂嵴至距小腿关节上5cm。取合适宽度的石膏绷带来回折叠、逐层缩短5～8cm,共8层,形成梯级。其中最长的一层是从髂嵴至距小腿关节上5cm,最短的一层是从髂嵴至膝关节下5cm。

(3)前下 从膝关节下5cm至趾尖。取合适宽度的石膏绷带来回折叠、逐层缩短5～8cm,共8层,形成梯级。其中最长的一层是从膝关节下5cm至趾尖,最短的一层是从距小腿关节上5cm至趾尖。

(4)后下 从膝关节下5cm至趾尖加15～20cm。取合适宽度的石膏绷带来回折叠、逐层缩短5～8cm,共8层,形成梯级。其中最长的一层是从膝关节下5cm至趾尖,再加15～20cm,最短的一层是从距小腿关节上5cm至趾尖,再加15～20cm。

(5)"8"字形石膏 绕过大腿根部,在下腹部交叉后延伸至两侧髂前上棘,一般为8层。

8. 石膏床

(1)正中 从枕骨粗隆至骶裂长度,宽度根据躯干的大小而定,厚度4层,3组,共3条。

(2)边直 从肩峰至大腿上1/3长度,厚度、宽度同"正中",3组,共6条。

(3)"8"字 绕过后颈于颈前交叉后再延伸至两侧12肋下缘,厚度、宽度同"正中",3组,共3条。

(4)交叉 从肩峰至对侧大腿上1/3长度,厚度、宽度同"正中",3组,共6条。

(5)横条 分别绕过肩、胸、腰、臀至两侧腋中线,厚度、宽度同"正中",3组共12条。

五、石膏包扎的步骤

(1)石膏托的配合

①患者仰卧于手术床上;

②将石膏绷带水平放于热水中,待气泡完全消失,取出石膏绷带;

③握其两端,两手对挤,挤去多余水分;

④平铺于胶单上,抹平其表面;

⑤放置衬垫,双手掌托住石膏,用绷带缠绕固定;

⑥干涸后,用手术刀修剪石膏边缘,显露指端。

(2)髋"人"字形石膏的步骤

①患者仰卧于打石膏的专用床上,腰背部、双下肢悬空。

②于患者腹部以棉垫作衬垫围一周(腹围)。注意在患者胃部体表加 5cm 厚衬垫,石膏打完后抽去,以保持呼吸、进食的活动度。

③于"8"字、前上及后上方用棉纸作衬垫。

④石膏包扎顺序:前上→后上→"8"字→石膏绷带环绕→前下→后下→石膏绷带环绕。

⑤干涸后,用手术刀修整。

若为小儿髋"人"字形石膏,除前上、前下,后上、后下为连续一条前托、后托外,其余同成人髋"人"字形石膏。

(3)石膏床的步骤

①患者俯卧于打石膏的专用床上,在其背部铺大纱布 1 块;

②石膏包扎顺序:正中→边直→横条→交叉→"8"字,如此反复 3 次;

③石膏干涸后,用红蓝笔画出石膏床的边缘,再用手术刀修整;

④待完全干硬后(2～3d),用棉花、纱布包绕石膏床后使用。

六、石膏包扎的注意事项

①浸泡石膏绷带的水温一般不超过 40℃,进口的石膏可用常温水(25℃左右)。

②石膏绷带从浸湿到硬固定型需 10～20min。浸泡石膏绷带前应准备好一切物品,以免临时寻找用物影响工作。

③浸泡石膏绷带时,应轻轻平放于水中,勿使其直立,以防石膏粉溢出。石膏绷带放入水中后,切勿震动或挤捏,以防浸泡不透致黏合不牢固。

④石膏绷带应完全浸泡于水中,挤压水分不宜过干或过湿,浸泡时间以气泡消失为准。

⑤石膏包扎时,皮肤不能与石膏直接接触,应预先在皮肤上铺棉花垫或棉纸卷垫,尤其是骨突部位(如髋"人"字形石膏的骶尾部,下肢石膏的足跟、内踝、外踝)应用棉花垫保护好;小儿应该全部使用棉花垫,防止皮肤压伤;肢体或关节应固定在功能或所需的特殊位置。

⑥石膏未干,搬动患者时,五指分开、用全手掌托起石膏,力量要均匀,防止手指用力时在石膏上压出凹陷形成压迫点,压伤皮肤。

⑦石膏固定的松紧要适中,过紧会影响血液循环,过松起不到固定作用。

⑧四肢上石膏时,应露出指(趾)端,以便观察血供、感觉及活动功能。

⑨石膏固定完毕,应在其表面以红蓝铅笔做好标志,注明上石膏、拆石膏的日期,切开位置及开窗位置。

⑩浸泡石膏绷带后的水,经过滤后再倒入下水道,以免堵塞。

(吴　敏)

附 13D 医用高分子矫形绷带

医用高分子矫形绷带是将化学合成物质均匀地涂在绷带布上制成的，具有模型强度高、重量轻、能透过 X 线、抗水性好、透气性强，对患者更具服帖性，而且硬化后可受潮等特点。适用于各型骨折外固定、矫形手术后的治疗及外伤急救、野战救护等。

医用高分子矫形绷带可分为热塑型和冷塑型两种。

(1)热塑型(树脂矫形绷带) 绷带网眼大、质地硬、塑形好，经 75℃热水浸泡后变软。成形托只需单层，管型需2～3 层，在未变硬前用刀片或手术剪即可开窗，拆除时可用石膏电锯拆除。

(2)冷塑型(聚氨酯矫形绷带) 绷带网眼较小、质地软，又分为水泡固化型、固化剂固化型两种。

①水泡固化型：将绷带卷浸入 20～25℃温水约 20s，取出后甩沥多余水分(不要挤或揉)，塑形需 4～5min。成形托需 5～6 层，管型需 4～5 层，操作需在 3min 内完成，在未变硬前用刀片或手术剪即可开窗，拆除时可用石膏电锯拆除。

打管型时，绷带在患部以螺旋状缠绕，后层与前层互叠，宽度为 1/2～2/3，也可以折、扭转、铺开或改变方向或绕角来适合身体外形。

②固化剂固化型：将绷带包撕开，打开固化剂，将固化剂均匀地挤在绷带上，揉挤绷带数次，使固化剂充分渗透，塑型需 8min 左右。成形托需 5～6 层，管型需 4～5 层，操作需在 7min 内完成，在未变干前用手术刀片或手术剪即可开窗，拆除时只需找到绷带头然后顺绷带方向撕开即可。

(马晓军)

第十四章 泌尿外科手术的护理配合

第一节 常用手术切口

一、腰部斜切口

手术步骤与手术配合见表 14-1-1。

表 14-1-1 腰部斜切口的手术步骤与手术配合

手术步骤	手术配合
1. 术野贴手术薄膜	递手术薄膜、干纱垫 1 块协助贴膜
2. 由 12 肋下缘 1cm 处横行斜向外下达髂嵴中点上 3cm 处切开皮肤、皮下组织	于切口两侧铺干纱垫两块拭血；递 20 号刀或电刀切开、直钳协助钳夹止血
3. 切开背阔肌、下后锯肌，显露深面的腰背筋膜	递甲状腺拉钩牵开、湿纱垫拭血；递电刀切开肌层、中弯钳协助并止血；必要时，递 4 号丝线结扎
4. 切开腰背筋膜，推开腹膜，切断腹外斜肌、腹内斜肌、腹横肌	递电刀逐层切开、甲状腺拉钩牵开、中弯钳协助钳夹止血；必要时，递 7 号丝线结扎
5. 牵开竖脊肌，剪开腰肋韧带，显露肾周筋膜	递甲状腺拉钩牵开、梅氏剪剪开韧带、胸腔自动牵开器牵开，即可显露
6. 缝合切口	
①冲洗切口①	递生理盐水冲洗，清点物品数目
②在切口处放置多孔引流管	递引流管，递中弯钳协助置管
③缝合各层肌肉	递有齿镊、9×28 圆针 7 号丝线间断缝合
④缝合皮下组织	递海绵钳夹持乙醇纱球消毒皮肤，递无齿镊、9×28 圆针 1 号丝线间断缝合；再次清点物品数目
⑤缝合皮肤	递有齿镊、9×28 角针 1 号丝线间断缝合
⑥对合皮肤	递有齿镊两把
7. 覆盖切口	递海绵钳夹持乙醇纱球消毒皮肤、纱布覆盖

①恶性肿瘤切除后，冲洗切口。常规使用无菌注射用水，其目的是利用渗透压差致细胞破坏。

二、12 肋切口

手术步骤与手术配合见表 14-1-2。

表 14-1-2 12 肋切口的手术步骤与手术配合

手术步骤	手术配合
1. 术野贴手术薄膜	递手术薄膜、干纱垫 1 块协助贴膜
2. 沿 12 肋并向外延长切开皮肤、皮下组织	递干纱垫两块于切口拭血，递电刀切开、直钳钳夹止血
3. 切开背阔肌、下后锯肌，显露 12 肋骨	递甲状腺拉钩牵开、湿纱垫拭血、电刀切开、中弯钳协助钳夹止血
4. 切开骨膜背侧及肋骨尖软组织，游离肋骨，分离骨膜	递电刀切开，递骨膜剥离子分离背侧骨膜、肋骨骨膜剥离子分离腹侧骨膜，使肋骨游离
5. 剪断 12 肋骨	递甲状腺拉钩牵开、显露，递白求恩剪剪断、鹰嘴咬骨钳修整、骨蜡止血
6. 切开骨膜，推开胸膜及膈肌，剪开腰背筋膜及部分膈肌，显露肾周筋膜	递 15 号刀切开、弯蚊式钳钝性分离，递梅氏剪剪开，递胸腔自动牵开器、“S”形拉钩牵开即可显露
7. 缝合切口	
①冲洗切口	递生理盐水冲洗，清点物品数目
②于切口处放置多孔引流管	递引流管，递中弯钳协助置管
③缝合肾脂肪囊	递长镊、9×28 圆针 4 号丝线间断缝合
④缝合各层肌肉	递有齿镊、9×28 圆针 7 号丝线间断缝合
⑤缝合皮下组织	递海绵钳夹持乙醇纱球消毒皮肤，递无齿镊、9×28 圆针 1 号丝线间断缝合；再次清点物品数目
⑥缝合皮肤	递有齿镊、9×28 角针 1 号丝线间断缝合
⑦对合皮肤	递有齿镊 2 把
8. 覆盖切口	递海绵钳夹持乙醇纱球消毒皮肤、纱布覆盖

三、11 肋间切口

手术步骤与手术配合见表 14-1-3。

表 14-1-3 11 肋间切口的手术步骤与手术配合

手术步骤	手术配合
1. 术野贴手术薄膜	递手术薄膜、干纱垫 1 块协助贴膜
2. 由 11 肋间前段向前方做一斜切口至腹直肌外缘切开皮肤、皮下组织	递干纱垫两块于切口拭血，递电刀切开、直钳钳夹止血
3. 切开背阔肌、腹外斜肌，显露 12 肋尖	递甲状腺拉钩牵开、电刀切开、湿纱垫拭血
4. 切开腰背筋膜及肋间组织	递 15 号刀切开
5. 推开肾周筋膜、腹横筋膜、腹膜，显露胸膜反折，切断部分膈肌脚	递湿纱垫，用手钝性分离，递组织剪剪开
6. 切开腹外斜肌、腹内斜肌、腹横肌，显露肾周脂肪组织	递电刀切开，用手指伸入腹肌下边推开腹膜、腹膜外脂肪边切开；递“S”形拉钩牵开即可显露
7. 缝合切口	撤除胸腔自动牵开器
①冲洗切口	递生理盐水冲洗，清点物品数目
②于切口处放置多孔引流管	递引流管
③缝合各层肌肉	递有齿镊、9×28 圆针 7 号丝线间断缝合
④缝合皮下组织	递海绵钳夹持乙醇纱球消毒皮肤，递无齿镊、9×28 圆针 1 号丝线间断缝合；再次清点物品数目

续表

手术步骤	手术配合
⑤缝合皮肤	递有齿镊、9×28 角针 1 号线间断缝合
⑥对合皮肤	递有齿镊两把
8. 覆盖切口	递海绵钳夹持乙醇纱球消毒皮肤，递纱布覆盖

四、上腹部横切口

手术步骤与手术配合见表 14-1-4。

表 14-1-4 上腹部横切口的手术步骤与手术配合

手术步骤	手术配合
1. 术野贴手术薄膜	递手术薄膜、干纱垫 1 块协助贴膜
2. 由 11 肋骨尖向内达脐上 2 横指切开皮肤、皮下组织	递干纱垫两块于切口拭血，递电刀切开、直钳钳夹止血
3. 横切开腹外斜肌、腹内斜肌，剪开腹直肌前鞘	用手指于腹肌下协助牵开，递电刀切开、组织剪剪开、中弯钳协助钳夹止血；必要时，递 7 号线结扎
4. 顺肌纹切开腹横肌、腹横筋膜	递电刀或 20 号刀切开，递甲状腺拉钩牵开、显露术野
5. 推开腹膜外脂肪、腹膜及肾周筋膜	递湿纱垫，用手指钝性分离
6. 牵开腹直肌，横切腹直肌后鞘、肾周筋膜	递小“S”形拉钩牵开、电刀切开
7. 牵开腹膜，显露肾周脂肪组织	递“S”形拉钩将腹膜向内侧牵开即可显露
8. 缝合切口	
①冲洗切口	递生理盐水冲洗，清点物品数目
②于切口处放置引流管	递引流管，递中弯钳协助置管
③缝合肾周筋膜及各层肌肉	递有齿镊、9×28 圆针 7 号线间断缝合
④缝合皮下组织	递海绵钳夹持乙醇纱球消毒皮肤，递无齿镊、9×28 圆针 1 号线间断缝合；再次清点物品数目
⑤缝合皮肤	递有齿镊、9×28 角针 1 号线间断缝合
⑥对合皮肤	递有齿镊两把
9. 覆盖切口	递海绵钳夹持乙醇纱球消毒皮肤，递纱布覆盖

五、胸腹联合切口

手术步骤与手术配合见表 14-1-5。

表 14-1-5 胸腹联合切口的手术步骤与手术配合

手术步骤	手术配合
术野贴手术薄膜，沿第 9 肋间斜向前下止于脐上逐层切开，直至切开胸膜进入胸腔，切开腹直肌后鞘及腹膜，进入腹腔	配合同第十五章第一节“胸腹联合切口”1～6

六、腹部斜切口（显露输尿管中段）

手术步骤与手术配合见表 14-1-6。

表 14-1-6　腹部斜切口(显露输尿管中段)的手术步骤与手术配合

手术步骤	手术配合
1. 术野贴手术薄膜	递手术薄膜、干纱垫 1 块协助贴膜
2. 沿髂前上棘上方 3cm 处斜向内下方处切开皮肤、皮下组织	递干纱垫两块于切口拭血,递电刀切开、直钳钳夹止血
3. 顺肌纹切开腹外斜肌腱膜、腹内斜肌、腹横肌及腹横筋膜	递甲状腺拉钩牵开、组织剪剪开筋膜、电刀逐层切开
4. 向内推开腹膜至椎体边缘,显露输尿管	递湿纱垫包裹手指做钝性分离即可显露
5. 缝合切口	
①冲洗切口	递生理盐水冲洗,清点物品数目
②于切口处放置多孔引流管	递引流管,递中弯钳协助置管
③缝合各层肌肉	递无齿镊、9×28 圆针 7 号线间断缝合
④缝合皮下组织	递海绵钳夹持乙醇纱球消毒、9×28 圆针 1 号线间断缝合;再次清点物品数目
⑤缝合皮肤	递有齿镊、9×28 角针 1 号线间断缝合
⑥对合皮肤	递有齿镊两把
6. 覆盖切口	递海绵钳夹持乙醇纱球消毒皮肤,递纱布覆盖

七、下腹部斜切口(显露输尿管下段)

手术步骤与手术配合见表 14-1-7。

表 14-1-7　下腹部斜切口(显露输尿管下段)的手术步骤与手术配合

手术步骤	手术配合
1. 术野贴手术薄膜	递手术薄膜、干纱垫 1 块协助贴膜
2. 由髂前上棘内下方 3cm 处斜向内下方,与腹股沟韧带相平行达耻骨联合上缘切开皮肤、皮下组织	递干纱垫两块于切口拭血,递电刀切开、直钳钳夹止血
3. 顺肌纹切开腹外斜肌腱膜、腹内斜肌、腹横肌、腹横筋膜及联合腱膜	递电刀逐层切开、中弯钳协助钳夹止血、电凝器止血或 4 号线结扎,递甲状腺拉钩牵开、显露术野
4. 推开腹膜,沿腹膜后向骨盆钝性分离腹膜至椎体边缘,显露输尿管	递湿纱垫包裹手指分离、“S”形拉钩牵开即可显露
5. 缝合切口	
①冲洗切口	递生理盐水冲洗,清点物品数目
②于切口处放置多孔引流管	递引流管,递中弯钳协助置管
③缝合各肌层	递无齿镊、9×28 圆针 7 号线间断缝合
④缝合皮下组织	递海绵钳夹持乙醇纱球消毒、9×28 圆针 1 号线间断缝合;再次清点物品数目
⑤缝合皮肤	递有齿镊、9×28 角针 1 号线间断缝合
⑥对合皮肤	递有齿镊两把
6. 覆盖切口	递海绵钳夹持乙醇纱球消毒皮肤,递纱布覆盖

八、腹部正中切口

手术步骤与手术配合见表 14-1-8。

表 14-1-8　腹部正中切口的手术步骤与手术配合

手术步骤	手术配合
1. 术野贴手术薄膜	递手术薄膜、干纱垫 1 块协助贴膜
2. 由耻骨联合上缘沿下腹中线向上达脐下或绕脐达上腹部切开皮肤、皮下组织	递干纱垫两块于切口拭血、电刀切开、直钳钳夹止血
3. 切开腹白线，显露膀胱前脂肪及腹膜	递甲状腺拉钩牵开术野、组织剪剪开、湿纱垫钝性分离即可显露
4. 向上推开膀胱脂肪组织及膀胱顶部腹膜反折，显露膀胱前壁或切开腹膜进入腹腔	递湿纱垫包裹手指分离、“S”形拉钩牵开即可显露
5. 缝合切口	
①冲洗切口	递生理盐水冲洗，清点物品数目
②于切口处放置多孔引流管	递引流管，递中弯钳协助置管
③缝合各肌层	递无齿镊、9×28 圆针 7 号线间断缝合
④缝合皮下组织	递海绵钳夹持乙醇纱球消毒、9×28 圆针 1 号线间断缝合；再次清点物品数目
⑤缝合皮肤	递有齿镊、9×28 角针 1 号线间断缝合
⑥对合皮肤	递有齿镊 2 把
6. 覆盖切口	递海绵钳夹持乙醇纱球消毒皮肤，递纱布覆盖

九、下腹部弧形切口

手术步骤与手术配合见表 14-1-9。

表 14-1-9　下腹部弧形切口的手术步骤与手术配合

手术步骤	手术配合
1. 术野贴手术薄膜	递手术薄膜、干纱垫 1 块协助贴膜
2. 由耻骨联合上 2cm 处做下腹部弧形切口达两侧腹直肌外缘切开皮肤、皮下组织	递干纱垫两块于切口拭血，递电刀切开、直钳钳夹止血
3. 剪开腹直肌前鞘	递组织剪剪开
4. 将腹直肌鞘、锥状肌从腹直肌表面潜行剥离	递组织钳两把提起前鞘，递电刀钝性剥离、切开
5. 于腹正中线顺纹向两侧分开腹直肌至耻骨联合附着点	递甲状腺拉钩牵开腹白线上下端显露术野、中弯钳或湿盐水纱垫包裹手指分开
6. 牵开腹直肌，显露膀胱前脂肪组织及腹膜	递“S”形拉钩牵开即可显露
7. 缝合切口	
①冲洗伤口	递生理盐水冲洗，清点物品数目
②于切口处放置多孔引流管	递引流管，递中弯钳协助置管
③缝合腹白线	递有齿镊、9×28 圆针 7 号线间断缝合

续表

手术步骤	手术配合
④缝合皮下组织	递海绵钳夹持乙醇纱球消毒皮肤，递无齿镊、9×28 圆针 1 号线间断缝合；再次清点物品数目
⑤缝合皮肤	递有齿镊、9×28 角针 1 号线间断缝合
⑥对合皮肤	递有齿镊两把
8. 覆盖切口	递海绵钳夹持乙醇纱球消毒皮肤，递纱布覆盖

十、腹直肌切口

手术步骤与手术配合见表 14-1-10。

表 14-1-10　腹直肌切口的手术步骤与手术配合

手术步骤	手术配合
1. 术野贴手术薄膜	递手术薄膜、干纱垫 1 块协助贴膜
2. 由脐旁、腹直肌表面做一直切口切开皮肤、皮下组织	递干纱垫两块于切口拭血，递电刀切开、直钳钳夹止血
3. 剪开腹直肌前鞘，钝性分开腹直肌	递湿纱垫钝性分离，递甲状腺拉钩牵开、剪刀剪开、4 号线结扎
4. 剪开后鞘，向内推开腹膜及其内容物，显露输尿管	递湿纱垫包裹手指分离、“S”形拉钩牵开即可显露
5. 缝合切口	
①冲洗切口	递生理盐水冲洗，清点物品数目
②于切口处放置多孔引流管	递引流管，递中弯钳协助置管
③缝合腹直肌鞘	递无齿镊、9×28 圆针 7 号丝线间断缝合
④缝合皮下组织	递海绵钳夹持乙醇纱球消毒皮肤，递无齿镊、9×28 圆针 1 号线间断缝合；再次清点物品数目
⑤缝合皮肤	递有齿镊、9×28 角针 1 号线间断缝合
⑥对合皮肤	递有齿镊两把
6. 覆盖切口	递海绵钳夹持乙醇纱球消毒皮肤，递纱布覆盖

第二节　肾上腺手术

一、经腰肾上腺切除术

(1)适应证　一侧肾上腺病变。

(2)麻醉方式　硬膜外麻醉或全身麻醉。

(3)手术体位　侧卧位、升腰桥。

(4)手术切口　12 肋切口或 11 肋间切口。

手术步骤与手术配合见表 14-2-1。

表 14-2-1　经腰肾上腺切除术的手术步骤与手术配合

手术步骤	手术配合
1. 同本章第一节“12 肋切口”1～6，显露肾周筋膜	配合同本章第一节“12 肋切口”1～6
2. 切开肾周筋膜，游离肾上极上方和内方，显露肾上腺	递 20 号刀切开、中弯钳或 KD 钳夹持 KD 粒游离、4 号丝线结扎止血
3. 沿肾上极上方向内、前方锐性分离肾上腺	递胸腔自动牵开器，递“S”形拉钩牵开、显露术野，递长弯钳分离、4 号丝线结扎
4. 切断肾上腺下动脉、中心静脉	递直角钳或 KD 粒分离、长弯钳钳夹、梅氏剪剪断，4 号丝线结扎、6×17 圆针 4 号丝线加固缝扎 1 针
5. 切除肾上腺	递长弯钳钳夹、20 号刀切断或组织剪剪断、6×17 圆针 4 号丝线缝合残端
6. 缝合切口同本章第一节“12 肋切口”7～8	配合同本章第一节“12 肋切口”7～8

二、经腹肾上腺切除术

(1)适应证　双侧肾上腺病变或主动脉两旁可疑病变。

(2)麻醉方式　硬膜外麻醉或全身麻醉。

(3)手术体位　仰卧位、升腰桥。

(4)手术切口　上腹部横切口。

手术步骤与手术配合见表 14-2-2。

表 14-2-2　经腹肾上腺切除术的手术步骤与手术配合

手术步骤	手术配合
1. 同本章第一节“上腹部横切口”1～7，显露肾周脂肪组织	配合同本章第一节“上腹部横切口”1～7
2. 切开腹膜，进入腹膜腔	递 20 号刀切开，递中弯钳钳夹、提起两侧腹膜，递甲状腺拉钩牵开、显露术野；递组织剪剪开，以扩大切口；递生理盐水洗手、创缘拉钩牵开后探查
3. 沿脾结肠韧带上方和外方切开壁层后腹膜	递“S”形拉钩牵开、显露术野，递长镊协助、梅氏剪剪开、长弯钳钳夹止血、4 号丝线结扎
4. 切断脾结肠韧带并将其推向下内方，显露肾周筋膜前叶	递长弯钳分离、钳夹，递组织剪剪断、4 号丝线结扎韧带，然后递湿纱垫包裹手指将其推开
5. 切开肾周筋膜显露肾上腺，并切除	递 20 号刀切开、中弯钳或 KD 粒游离、4 号丝线结扎止血，显露肾上腺；并递长弯钳钳夹，递刀将其切除之，递 6×17 圆针 4 号丝线缝合断面
6. 缝合后腹膜	递 9×28 圆针 4 号丝线间断缝合，递长镊协助
7. 缝合切口同本章第一节“上腹部横切口”8～9	配合同本章第一节“上腹部横切口”8～9

三、嗜铬细胞瘤剜出术

(1)适应证　肾上腺或肾上腺外较大嗜铬细胞瘤、表面血管曲张难与周围剥离。

(2)麻醉方式　气管插管全麻或硬膜外麻醉。

(3)手术体位　侧卧位、升腰桥。

(4)手术切口　11 肋间切口或 12 肋切口。

(5)特殊用物　经锁骨下静脉插入中心静脉导管。

手术步骤与手术配合见表 14-2-3。

表 14-2-3 嗜铬细胞瘤剜出术的手术步骤与手术配合

手术步骤	手术配合
1. 同本章第一节"11 肋间切口"1～6，显露肾周脂肪组织	配合同本章第一节"11 肋间切口"1～6
2. 切开肾周筋膜，游离肾上极，显露肾上腺及肿瘤	递"S"形拉钩牵开、显露术野，递 20 号刀切开、KD 粒游离、长弯钳钳夹止血、4 号丝线结扎
3. 切开肿瘤纤维包囊，剜出肿瘤	递长镊提起包囊、梅氏剪剪开，以手指剜出肿瘤，递纱垫填塞囊腔压迫止血
4. 检查创面出血情况	递长弯钳钳夹止血，递长镊协助，递 4 号丝线结扎或 6×17 圆针缝扎
5. 切除肿瘤包囊，处理残腔	递长镊夹持、长梅氏剪剪除、长弯钳钳夹止血、4 号丝线结扎；递 0.5%碘伏纱球涂抹残腔，并用 8×20 圆针 4 号丝线缝合
6. 缝合切口同本章第一节"11 肋间切口"7～8	配合同本章第一节"11 肋间切口"7～8

第三节 肾脏手术

一、肾极切除术

(1)适应证 肾上、下极的肾肿瘤。

(2)麻醉方式 硬膜外麻醉或全身麻醉。

(3)手术体位 侧卧位、升腰桥。

(4)手术切口 12 肋切口或 11 肋间切口。

(5)特殊用物 无菌冰屑。

手术步骤与手术配合见表 14-3-1。

表 14-3-1 肾极切除术的手术步骤与手术配合

手术步骤	手术配合
1. 同本章第一节"12 肋切口"1～6 或"11 肋间切口"1～6，显露肾周筋膜	配合同本章第一节"12 肋切口"1～6 或"11 肋间切口"1～6
2. 切开肾周筋膜，分离脂肪囊，显露肾及输尿管上段	递 20 号刀切开、中弯钳分离、4 号丝线结扎止血
3. 充分游离肾，静脉注射肌苷 2g，10min 后阻断肾蒂，用无菌冰屑外敷肾以局部降温	递胸腔自动牵开器、"S"形拉钩牵开、显露术野，递长弯钳分离、4 号丝线结扎；递心耳钳阻断，记录阻断时间；递无菌冰屑降温
4. 肿瘤远离肾包膜者，可沿肾凸面切开包膜，钝性剥离并翻转，显露肾实质	递 15 号小刀切开、组织钳夹持包膜边缘、弯蚊式钳剥离
5. 切除肾极，剪去残留肾乳头(若肿瘤靠近肾表面者，可距肿瘤 1cm 处直接横断肾极)	递湿纱垫以手握住肾、20 号刀切除肾极，递长镊、长梅氏剪修整残端
6. 闭合肾盏漏斗部及肾盂残端，缝合肾实质	递长镊、圆针 4-0 可吸收线褥式缝合肾盏或肾盂、圆针 2-0 可吸收线间断缝合肾实质
7. 开放肾蒂，彻底止血	松开阻断钳，记录时间，递湿纱垫压迫或圆针 2-0 可吸收线缝扎止血
8. 切开肾盂，必要时放置肾盂引流管	递 15 号刀切开、中弯钳夹持 10F 导尿管放入肾盂内、20mL 注射器抽吸盐水冲洗肾盂；递长镊、圆针 4-0 可吸收线缝合肾盂切口，递 14F 导尿管引流
9. 缝合肾周筋膜，固定肾	递长镊、9×28 圆针 4 号线缝合
10. 缝合切口同本章第一节"12 肋切口"7～8 或"11 肋间切口"7～8	配合同本章第一节"12 肋切口"7～8 或"11 肋间切口"7～8

二、肾楔形切除术

(1)适应证　肾中部肿瘤。
(2)麻醉方式　硬膜外麻醉或全身麻醉。
(3)手术体位　侧卧位、升腰桥。
(4)手术切口　腰部斜切口或11肋间切口。
(5)特殊用物　无菌冰屑。
手术步骤与手术配合见表14-3-2。

表14-3-2　肾楔形切除术的手术步骤与手术配合

手术步骤	手术配合
1. 同本章第一节"腰部斜切口"1～5,显露肾周筋膜	配合同本章第一节"腰部斜切口"1～5
2. 切开肾周筋膜,分离脂肪囊,显露肾	递20号刀切开、中弯钳分离、4号丝线结扎止血
3. 充分游离肾,静脉注射肌苷2g,10min后阻断肾蒂,用无菌冰屑外敷肾以局部降温	递胸腔自动牵开器、"S"形拉钩牵开、显露术野,递长弯钳分离、4号丝线结扎;递心耳钳阻断,记录时间,递无菌冰屑降温
4. 距肿瘤1cm处环行切开包膜,钝性剥离并翻转,显露肾实质	递15号刀切开、组织钳夹持包膜边缘、长弯钳剥离
5. 切开肿瘤部肾实质,处理创面	递湿纱垫以手握住肾,递20号刀切除之;递圆针4-0可吸收线褥式连续缝合断面血管及肾盂、肾盏切缘,递2-0可吸收线间断缝合肾实质
6. 开放肾蒂,彻底止血	松开阻断钳,记录时间,递湿纱垫压迫或长镊、圆针2-0可吸收线缝扎止血
7. 切开肾盂,必要时放置肾盂引流管	递15号刀切开、中弯钳夹持10F橡胶导尿管放入肾盂内、20mL注射器抽吸盐水冲洗肾盂;递长镊、圆针4-0可吸收线缝合肾盂切口,递胶管引流
8. 缝合肾周筋膜,固定肾	递长镊、9×28圆针4号线缝合
9. 缝合切口同本章第一节"腰部斜切口"6～7	配合同本章第一节"腰部斜切口"6～7

三、肾切除术

(1)适应证　肾功能丧失。
(2)麻醉方式　硬膜外麻醉或全身麻醉。
(3)手术体位　侧卧位、升腰桥。
(4)手术切口　11肋间切口或12肋切口。
手术步骤与手术配合见表14-3-3。

表14-3-3　肾切除术的手术步骤与手术配合

手术步骤	手术配合
1. 同本章第一节"11肋间切口"1～6或"12肋切口"1～6,显露肾周筋膜	配合同本章第一节"11肋间切口"1～6或"12肋切口"1～6
2. 切开肾周筋膜,分离脂肪囊,显露肾	递20号刀切开、中弯钳分离、4号丝线结扎止血
3. 充分游离肾,切除其周围粘连组织	递胸腔自动牵开器、"S"形拉钩牵开、显露术野,递长弯钳分离、组织剪剪断、4号丝线结扎
4. 显露、提起输尿管	递直角钳分离、中弯钳夹持8F橡胶导尿管穿过并提起输尿管、直蚊式钳牵引尿管末端

续表

手术步骤	手术配合
5. 向其远端游离输尿管，并切断	递中弯钳、梅氏剪锐性分离，递2把中弯钳钳夹末段输尿管、15号刀切断、7号丝线结扎
6. 分离肾蒂周围组织，集束切断肾蒂血管	递直角钳、长弯钳分离、钳夹，递梅氏剪剪断、4号丝线结扎止血；递肾蒂钳3把钳夹肾蒂血管、15号刀切开，递10号、7号丝线双重结扎或缝扎
7. 清理肾周不佳创面组织	递长镊、梅氏剪修整，递4号丝线结扎止血
8. 缝合切口同本章第一节“11肋间切口”7～8或“12肋切口”7～8	配合同本章第一节“11肋间切口”7～8或“12肋切口”7～8

肾因长期感染和炎症反应或有肾手术史，使肾与肾周筋膜和周围组织严重粘连，强行分离可能造成周围重要器官损伤。采用“包膜下肾切除术”则较为安全。其手术步骤与手术配合与肾切除术基本相同。

四、马蹄肾峡部切除术

(1)适应证　马蹄肾。

(2)麻醉方式　硬膜外麻醉或全身麻醉。

(3)手术体位　仰卧位、腰部垫高。

(4)手术切口　上腹部横切口或腹直肌旁切口。

手术步骤与手术配合见表14-3-4。

表14-3-4　马蹄肾峡部切除术的手术步骤与手术配合

手术步骤	手术配合
1. 同本章第一节“上腹部横切口”1～7，显露肾周脂肪组织	配合同本章第一节“上腹部横切口”1～7
2. 沿结肠外侧剪开侧腹膜，显露马蹄肾	递“S”形拉钩牵开、显露术野长镊，递梅氏剪剪开
3. 钝性分离马蹄肾峡部纤维束带或肾组织，分开两侧肾	递湿纱垫包裹手指分离，递KD粒、中弯钳协助分离，递1号丝线结扎止血；若峡部为肾组织，递长镊、圆针2-0可吸收线褥式连续缝合残端
4. 游离肾周异位血管支	递弯蚊式钳分离，递长镊协助、1号丝线结扎止血
5. 若须切除一侧肾，其步骤同本节“肾切除术”3～7	配合同本节“肾切除术”3～7
6. 缝合切口同本章第一节“上腹部横切口”8～9	配合同本章第一节“上腹部横切口”8～9

五、肾肿瘤剜出术

(1)适应证　肾良性肿瘤。

(2)麻醉方式　硬膜外麻醉或全身麻醉。

(3)手术体位　侧卧位、升腰桥。

(4)手术切口　11肋间切口。

(5)特殊用物　吸收性明胶海绵、脑膜剥离子。

手术步骤与手术配合见表14-3-5。

表 14-3-5 肾肿瘤剜出术的手术步骤与手术配合

手术步骤	手术配合
1. 同本章第一节"11 肋间切口"1～6，显露肾周筋膜	配合同本章第一节"11 肋间切口"1～6
2. 切开肾周筋膜，分离脂肪囊，显露肾	递 20 号刀切开、中弯钳分离、4 号丝线结扎止血
3. 游离肾蒂（必要时阻断肾蒂）	递胸腔自动牵开器、"S"形拉钩牵开、显露术野，递长弯钳分离、4 号丝线结扎
4. 切开肾包膜，钝性分离覆盖肿瘤的肾皮质达其包膜外侧	递 15 号圆刀切开，递 7 号刀柄或脑膜剥离子分离
5. 沿包膜由外向内剜出肿瘤	用示指剜出，递湿纱垫填塞压迫止血
6. 处理创面：缝合肾创面的血管断端，以及被切除的肾盂、肾盏	递长镊、圆针 4-0 可吸收线褥式连续缝合肾盂、圆针 2-0 可吸收线缝合肾实质；必要时，递吸收性明胶海绵或止血纱止血
7. 杀灭残留瘤细胞	递抗癌药液浸泡 5min
8. 取带蒂肾周脂肪填入肾创面，并固定于肾包膜创缘	递长弯钳夹持，递长镊、圆针 2-0 可吸收线缝合固定
9. 缝合肾周筋膜，固定肾	递长镊、9×28 圆针 4 号丝线缝合
10. 缝合切口同本章第一节"11 肋间切口"7～8	配合同本章第一节"11 肋间切口"7～8

六、肾癌根治切除术

(1)适应证　局限性肾癌无远处转移。

(2)麻醉方式　硬膜外麻醉或全身麻醉。

(3)手术体位　侧卧位、升腰桥。

(4)手术切口　11 肋间切口或 12 肋切口。

(5)特殊用物　1%～2%(质量分数)氮芥生理盐水、无损伤血管钳、心耳钳、取瘤钳、静脉拉钩。

手术步骤与手术配合见表 14-3-6。

表 14-3-6 肾癌根治切除术的手术步骤与手术配合

手术步骤	手术配合
1. 同本章第一节"11 肋间切口"1～6 或"12 肋切口"1～6，显露肾周筋膜	配合同本章第一节"11 肋间切口"1～6 或"12 肋切口"1～6
2. 切开肾周筋膜前层，显露肾蒂	递组织剪剪开、中弯钳分离、4 号丝线结扎止血，递胸腔自动牵开器、"S"形拉钩牵开、显露术野
3. 处理肾蒂：分离肾蒂血管，依次结扎并切断动脉、静脉	递直角钳分离、长弯钳钳夹、15 号刀切断、7 号丝线结扎、6×17 圆针 4 号线缝扎加固 1 针
4. 结扎、切断输尿管	递直角钳分离、长弯钳钳夹、15 号刀切断、4 号丝线结扎
5. 清除淋巴结：沿肾蒂上缘向下至肠系膜下动脉清除腹主动脉旁、腔静脉周围的淋，巴脂肪组织	递长弯钳分离、钳夹，递长镊协助、组织剪剪除、4 号丝线结扎止血
6. 分离肾及脂肪囊：沿肾周筋膜后层及腰肌间分离肾脂肪囊及其内容物	递长弯钳分离、钳夹，递梅氏剪剪断、4 号丝线结扎止血；或递湿纱垫包裹手进行分离
7. 整块切除肾、肿瘤、肾脂肪囊及肾蒂淋巴组织	递长弯钳钳夹、组织剪剪开、7 号丝线结扎
8. 遇瘤栓时，阻断瘤栓静脉两端及对侧肾静脉，袖口状切开静脉，取出瘤栓后缝合	递无损伤血管钳或心耳钳夹持静脉、15 号刀切开；递脑膜剥离子及静脉拉钩牵开管壁，递取瘤钳取瘤；递长尖镊、5-0 无损伤缝合线间断缝合
9. 杀死创面残留癌细胞	递 1%～2%(质量分数)氮芥生理盐水浸泡 5min
10. 缝合切口同本章第一节"11 肋间切口"7～8 或"12 肋切口"7～8	配合同本章第一节"11 肋间切口"7～8 或"12 肋切口"7～8

七、肾盂癌根治切除术

(1)适应证 一侧肾盂癌、多发性乳头状瘤、上尿路多源性肿瘤。

(2)麻醉方式 硬膜外麻醉或全身麻醉。

(3)手术体位 侧卧位、升腰桥。

(4)手术切口 11肋间切口＋腹部正中或一侧下腹弧形小切口。

(5)特殊用物 1%～2%(质量分数)氮芥生理盐水。

手术步骤与手术配合见表14-3-7。

表14-3-7 肾盂癌根治切除术的手术步骤与手术配合

手术步骤	手术配合
1. 同本章第一节“11肋间切口”1～6,显露肾周筋膜	配合同本章第一节“11肋间切口”1～6
2. 向腹内侧分离后腹膜,显露主动脉、腔静脉及肾蒂	递胸腔自动牵开器、“S”形拉钩牵开、显露术野,递长弯钳分离、组织剪剪断、4号丝线结扎,递湿纱垫包裹手进行分离
3. 分离、结扎输尿管	递直角钳分离、7号丝线结扎
4. 沿腹主动脉或下腔静脉旁切开部分肾周筋膜,显露肾静脉	递直角钳分离、长弯钳钳夹、组织剪剪断、4号丝线结扎
5. 切断肾上腺静脉、生殖静脉,显露肾动脉并切断	递肾盂拉钩牵开肾静脉、中弯钳钳夹、组织剪剪断、7号丝线结扎
6. 切断肾静脉	递中弯钳钳夹、组织剪剪断、7号丝线结扎
7. 沿肾周筋膜后叶与腰肌间游离肾周脂肪囊及其内容物及肾周淋巴组织	递长弯钳分离、钳夹,递梅氏剪剪断、4号丝线结扎
8. 整块切除肾、肿瘤、肾脂肪囊、输尿管及肾周淋巴组织	递长弯钳钳夹,组织剪剪开、4号丝线结扎
9. 杀死创面残留癌细胞	递1%～2%(质量分数)氮芥生理盐水浸泡5min
10. 缝合切口同本章第一节“11肋间切口”7～8。若肿瘤波及输尿管下段时,可采用下面手术方法	配合同本章第一节“11肋间切口”7～8
(1)膀胱外分离切除法	
①提起输尿管,将其外膜剥离至末段	递中弯钳、梅氏剪锐性分离,递1号丝线结扎止血
②切开膀胱肌层,游离壁段输尿管	递组织钳夹持输尿管根部、15号刀切开、中弯钳游离
③沿输尿管口环行切开部分膀胱黏膜,拉出全程输尿管	递长镊、15号刀切开,递长弯钳止血
④缝合膀胱裂孔	递长镊、带圆针2-0可吸收线连续缝合
(2)经裂孔输尿管切除法	
①切除肾、输尿管上部后,牵拉输尿管残端并将其外膜剥离至根部	递15号刀切除,递长镊牵拉、梅氏剪锐性分离
②做腹部正中小切口,切开膀胱,显露输尿管口,缝合输尿管开口	递20号刀切开、中弯钳逐层分离肌肉,递中弯钳撑开膀胱,递膀胱拉钩牵开、显露,递9×28圆针4号丝线连续缝合
③沿输尿管口环行切除膀胱黏膜,游离壁段输尿管	递组织钳夹持输尿管口、组织剪及中弯钳游离
④将输尿管残端从膀胱内取出,缝合其裂孔	递中弯钳取出、圆针2-0可吸收线连续缝合
(3)经膀胱输尿管套入切除法	
①切除肾及上部输尿管后,由输尿管断端口向膀胱插入输尿管导管,缝扎固定	递6F输尿管导管,递5×12圆针4号丝线缝扎固定1针

续表

手术步骤	手术配合
②游离近膀胱端的输尿管外膜	递中弯钳、梅氏剪锐性分离，递1号丝线结扎止血
③做耻骨上正中切口，显露并切开膀胱前壁	递20号刀切皮、中弯钳分离，递中弯钳撑开膀胱，递膀胱拉钩牵开、显露
④拉出输尿管导管，同时使输尿管内翻脱入膀胱	递中弯钳拉出
⑤于输尿管口环行切除部分膀胱黏膜	递15号刀切开、中弯钳钳夹止血
⑥缝合膀胱裂孔	递长镊、圆针2-0可吸收线连续缝合
(4)改良电切拉出法	
①术前在膀胱镜下插入输尿管导管，在其引导下用电切刀切除输尿管的前壁	配合同第二十五章第八节"膀胱镜检查术"1～7及第九节"输尿管镜检查术"2～7
②边退输尿管导管边切除其后壁和周围膀胱黏膜	术者自行操作
③留置尿管引流	递18F三腔气囊导尿管
④做11肋间切口处理肾和输尿管(方法同本术式步骤1～10)	配合同本术式1～10

八、原位肾盂切开取石术

(1)适应证　肾盂结石。

(2)麻醉方式　硬膜外麻醉或全身麻醉。

(3)手术体位　侧卧位、稍向前倾斜，升腰桥。

(4)手术切口　腰部斜切口。

(5)特殊用物　双"J"管。

手术步骤与手术配合见表14-3-8。

表14-3-8　原位肾盂切开取石术的手术步骤与手术配合

手术步骤	手术配合
1. 同本章第一节"腰部斜切口"1～5，显露肾周筋膜	配合同本章第一节"腰部斜切口"1～5
2. 切开肾周筋膜，分离脂肪囊，显露肾盂	递20号刀切开、中弯钳分离、4号丝线结扎止血
3."V"形或纵行切开肾盂，并取石	递胸腔自动牵开器、静脉拉钩牵开、显露术野，递11号刀切开或膝状剪剪开、取石钳取石
4. 取石困难时，向肾窦内延长肾盂切口	递梅氏剪剪开，递长镊协助
5. 冲洗输尿管及肾盂	递8F橡胶导尿管、长镊放管、注射器抽吸生理盐水冲洗
6. 必要时放置内支架引流管	递双"J"管及导丝各一根，递长镊协助置管
7. 缝合肾盂切口及周围组织	递长镊、圆针5-0可吸收线间断缝合肾盂、9×28圆针4号丝线间断缝合周围组织数针
8. 缝合切口同本章第一节"腰部斜切口"6～7	配合同本章第一节"腰部斜切口"6～7

九、肾窦内肾盂切开取石术

(1)适应证　肾内型肾盂合并鹿角形结石。

(2)麻醉方式　硬膜外麻醉或全身麻醉。

(3)手术体位 侧卧位、稍向前倾斜，升腰桥。

(4)手术切口 12肋切口或11肋间切口。

手术步骤与手术配合见表14-3-9。

表14-3-9 肾窦内肾盂切开取石术的手术步骤与手术配合

手术步骤	手术配合
1. 同本章第一节"12肋切口"1～6或"11肋间切口"1～6，显露肾周筋膜	配合同本章第一节"12肋切口"1～6或"11肋间切口"1～6
2. 切开肾周筋膜，分离脂肪囊，显露肾	递20号刀切开、中弯钳分离、4号丝线结扎止血
3. 将肾翻向前侧，显露上段输尿管	递胸腔自动牵开器、"S"形拉钩牵开、显露术野，递中弯钳或直角钳分离、8F导尿管提起输尿管
4. 切开肾窦脂肪包膜，充分游离肾窦内肾盂	递肾盂拉钩牵开显露肾盂、梅氏剪剪开，递长镊协助、长弯钳钳夹止血、1号丝线结扎
5. 切开肾盂及肾盏漏斗部，分离结石于肾盂、肾盏壁的粘连部分，取出结石	递11号刀切开、肾盂拉钩牵开、显露术野，递脑膜剥离子分离粘连部、取石钳或刮匙取石
6. 冲洗输尿管及肾盂	递8F橡胶导尿管，递长镊放管、注射器抽吸生理盐水冲洗
7. 缝合肾盂切口及周围组织	递长镊、圆针5-0可吸收线间断缝合肾盂、9×28圆针4号丝线间断缝合周围组织数针
8. 缝合切口同本章第一节"12肋切口"7～8或"11肋间切口"7～8	配合同本章第一节"12肋切口"7～8或"11肋间切口"7～8
9. 若行肾盂下盏吻合术时	
①在肾下极内侧缘切口两侧缝扎肾实质	递长镊、圆针2-0可吸收线间断缝合
②沿两侧缝扎线之间切开肾实质	递20号刀切开、弯蚊式钳钳夹止血
③倒"U"形切开肾盂、肾下盏，并取石	递15号刀切开、取石钳取石
④冲洗输尿管及肾盂	递8F橡胶导尿管，递长镊放管、注射器抽吸生理盐水冲洗
⑤将肾盂、肾下盏做侧-侧吻合，扩大肾盏漏斗部	递长镊、圆针5-0可吸收线间断缝合
⑥肾造口	同本节"原位肾造口术"4～6

十、肾盂切开气压冲击取石术

(1)适应证 巨大肾盂结石、铸形结石、肾内型肾盂并肾大盏结石。

(2)麻醉方式 硬膜外麻醉或全身麻醉。

(3)手术体位 侧卧位、稍向前倾斜，升腰桥。

(4)手术切口 腰部斜切口或11肋间切口。

(5)特殊用物 冲击治疗针。

手术步骤与手术配合见表14-3-10。

表14-3-10 肾盂切开气压冲击取石术的手术步骤与手术配合

手术步骤	手术配合
1. 同本章第一节"腰部斜切口"1～5，显露肾周筋膜	配合同本章第一节"腰部斜切口"1～5
2. 切开肾周筋膜，分离脂肪囊，显露肾	递20号刀切开、中弯钳分离、4号丝线结扎止血
3. 游离肾背侧及肾下极，显露输尿管上段	递胸腔自动牵开器、"S"形拉钩牵开、显露术野，递长弯钳游离、1号丝线结扎止血

续表

手术步骤	手术配合
4. 剪开肾盂外膜,并分离至肾门	递肾盂拉钩牵开、显露术野,递梅氏剪剪开、中弯钳分离,递长镊协助、1号丝线结扎
5. 切开肾盂,直视下将冲击碎石治疗针直接置于结石表面,连续脉冲击碎石块并取出	递11号刀切开,递冲击治疗针碎石、取石钳或刮匙取石
6. 冲洗输尿管及肾盂	递8F橡胶导尿管,递长镊放管、注射器抽吸生理盐水冲洗
7. 缝合肾盂切口及周围组织	递长镊、圆针5-0可吸收线间断缝合肾盂、9×28圆针4号丝线间断缝合周围组织数针
8. 缝合切口同本章第一节"腰部斜切口"6～7	配合同本章第一节"腰部斜切口"6～7

十一、肾切开取石及肾盏整形术

(1)适应证　鹿角形肾结石。

(2)麻醉方式　硬膜外麻醉或全身麻醉。

(3)手术体位　侧卧位、稍向前倾斜,升腰桥。

(4)手术切口　12肋切口。

(5)特殊用物　无菌冰屑。

手术步骤与手术配合见表14-3-11。

表14-3-11　肾切开取石及肾盏整形术的手术步骤与手术配合

手术步骤	手术配合
1. 同本章第一节"12肋切口"1～6,显露肾周筋膜	配合同本章第一节"12肋切口"1～6
2. 切开肾周筋膜,分离脂肪囊,显露肾	递20号刀切开、中弯钳分离、4号丝线结扎止血
3. 游离全肾,显露输尿管上段	递胸腔自动牵开器、"S"形拉钩牵开,递组织剪、中弯钳游离协助显露术野
4. 阻断肾蒂,肾局部降温	递心耳钳阻断,递4℃无菌冰屑外敷降温
5. 切开肾实质,取出结石	递20号刀切开、取石钳取石,递长镊、圆针5-0可吸收线缝合止血
6. 肾盏整形	
①剪开肾盏漏斗部或肾大盏	递梅氏剪剪开,递长镊协助
②肾盏创缘与相邻肾盏切口侧缘侧-侧吻合	递长镊、圆针5-0可吸收线连续缝合,防止狭窄
7. 开放肾蒂	松开肾蒂钳,递湿纱垫压迫止血
8. 缝合肾盂、肾实质及肾包膜	递长镊、圆针2-0可吸收线间断缝合
9. 冲洗输尿管及肾盂	递8F橡胶导尿管,递长镊放管、注射器抽吸生理盐水冲洗
10. 放置肾造口管	同本节"原位肾造口术4～6"
11. 缝合肾盂切口及周围组织	递长镊、圆针5-0可吸收线间断缝合肾盂、9×28圆针4号丝线间断缝合周围组织数针
12. 缝合切口同本章第一节"12肋切口"7～8	配合同本章第一节"12肋切口"7～8

十二、肾固定术

(1)适应证　肾下垂。

(2)麻醉方式　硬膜外麻醉或全身麻醉。

(3)手术体位 侧卧位。

(4)手术切口 11肋间切口或12肋下切口。

手术步骤与手术配合见表14-3-12。

表14-3-12 肾固定术的手术步骤与手术配合

手术步骤	手术配合
1. 同本章第一节"11肋间切口"1～6或"12肋切口"1～6,显露肾周脂肪组织	配合同本章第一节"11肋间切口"1～6或"12肋切口"1～6
2. 向脊柱方向游离肾周筋膜,切开肾周筋膜	递胸腔自动牵开器、"S"形拉钩牵开、显露术野,递中弯钳分离、20号刀切开、4号丝线结扎止血
3. 游离肾及输尿管上段	递中弯钳或KD粒游离、中弯钳钳夹、组织剪剪开、4号丝线结扎
4. 固定肾	
①于12肋前方剪断部分膈肌脚,分离一间隙以容纳肾	递组织剪剪开、长弯钳分离、4号丝线结扎
②荷包缝合肾背侧下极包膜,不结扎	递长镊、9×28圆针4号丝线荷包缝合,递直蚊式钳牵引
③纵行切开肾背侧上极包膜,将12肋骨从此切口穿入达肾凸缘的中部	递15号刀切开,递湿纱垫协助
④切开肾凸缘包膜,12肋骨尖从此切口穿出,将肾悬挂于肋骨后	递15号刀切开,递中弯钳协助
⑤向前游离腹膜至肾下极,一并将腹膜、肾周筋膜、肾脂肪组织缝于腰肌上,不结扎	递长弯钳游离,递长镊协助、9×28圆针7号丝线间断缝合、直蚊式钳牵拉
⑥减小腰部张力	摇床降腰桥
⑦将下极包膜的荷包线缝于腹横肌深面或腰方肌外缘	递9×28空圆针协助穿过原有荷包线的一端
⑧逐层结扎缝线	递线剪剪线
⑨将肾周筋膜外侧部分缝合于腹横肌深面,以加强肋骨末段对肾的固定作用	递长镊、9×28圆针4号丝线间断缝合固定
5. 冲洗切口	递生理盐水冲洗
6. 缝合切口同本章第一节"11肋间切口"7～8或"12肋切口"7～8	配合同本章第一节"11肋间切口"7～8或"12肋切口"7～8

十三、肾囊肿去盖术

(1)适应证 肾囊肿。

(2)麻醉方式 硬膜外麻醉或全身麻醉。

(3)手术体位 侧卧位。

(4)手术切口 11肋间切口。

手术步骤与手术配合见表14-3-13。

表14-3-13 肾囊肿去盖术的手术步骤与手术配合

手术步骤	手术配合
1. 同本章第一节"11肋间切口"1～6,显露肾周脂肪组织	配合同本章第一节"11肋间切口"1～6
2. 切开肾周筋膜,分离脂肪囊,显露肾	递20号刀切开、中弯钳分离、4号丝线结扎止血
3. 游离囊肿部位肾包膜	递胸腔自动牵开器、"S"形拉钩牵开、显露术野,递湿纱垫或KD粒分离、长弯钳分离、1号丝线结扎止血

续表

手术步骤	手术配合
4. 穿刺囊肿减压，环行剪除囊壁顶部变薄部分	递20mL注射器连接长针头穿刺，递长镊、梅氏剪剪开
5. 烧灼囊壁切缘	递0.5%碘伏棉签擦拭切缘，将用过的棉签放于弯盘内
6. 缝合肾	递长镊、圆针3-0可吸收线连续缝合
7. 冲洗切口	递生理盐水冲洗
8. 缝合切口同本章第一节“11肋间切口”7～8	配合同本章第一节“11肋间切口”7～8

十四、原位肾造口术

(1)适应证　肾巨大积水。
(2)麻醉方式　局麻或硬膜外麻醉。
(3)手术体位　侧卧位。
(4)手术切口　腰部斜切口。
手术步骤与手术配合见表14-3-14。

表14-3-14　原位肾造口术的手术步骤与手术配合

手术步骤	手术配合
1. 同本章第一节“腰部斜切口”1～5，显露肾周筋膜	配合同本章第一节“腰部斜切口”1～5
2. 切开肾周筋膜，分离脂肪囊，显露肾	递20号刀切开、中弯钳分离，4号丝线结扎止血
3. 穿刺肾	递“S”形拉钩牵开、显露术野，递20mL注射器连接长针头穿刺
4. 沿穿刺部位切开肾包膜，经肾实质及肾盏戳一孔	递15号刀切开，递直蚊式钳戳孔
5. 放置引流管	递长镊、16F硅胶导尿管放入肾造口
6. 荷包缝合肾包膜，以固定肾造口	递长镊、圆针3-0可吸收线缝合包膜、4-0可吸收线固定造口
7. 缝合切口同本章第一节“腰部斜切口”6～7	配合同本章第一节“腰部斜切口”6～7
8. 在皮肤处固定肾造口	递有齿镊、9×28角针4号丝线缝合一针
9. 覆盖切口	递纱布覆盖切口

第四节　输尿管手术

一、肾盏输尿管吻合术

(1)适应证　肾盂周围纤维化及肾下极内侧肾实质较薄。
(2)麻醉方式　硬膜外麻醉。
(3)手术体位　侧卧位、髂嵴上方垫软枕。
(4)手术切口　腰部斜切口或12肋切口。
(5)特殊用物　双“J”管。
手术步骤与手术配合见表14-4-1。

表 14-4-1　肾盏输尿管吻合术的手术步骤与手术配合

手术步骤	手术配合
1. 同本章第一节“腰部斜切口”1～6，显露肾周筋膜	配合同本章第一节“腰部斜切口”1～6
2. 切开肾周筋膜，游离脂肪囊，显露肾及输尿管	递10号刀切开、中弯钳分离、4号丝线结扎止血
3. 游离输尿管上段，于狭窄部下方切断，结扎近端，剪开末端输尿管外侧壁	递胸腔自动牵开器、“S”形拉钩牵开，显露术野；递长弯钳分离、组织剪剪断、4号丝线结扎；递梅氏剪剪开输尿管，递长镊协助
4. 切开肾实质、肾盏	递心耳钳阻断肾蒂、10号刀切开，递肾盂拉钩牵开、显露，递中弯钳钳夹、圆针4-0可吸收线缝合切面出血点
5. 将肾盏与输尿管末端吻合	递长镊、圆针4-0可吸收线间断缝合，递直蚊式钳牵引，暂不结扎
6. 放置肾造瘘管及双“J”管支架引流	递双“J”管，递长镊放置，递圆针4-0可吸收线缝合固定肾造瘘管
7. 将肾周组织填于吻合口周围，固定肾包膜，保护吻合口，防止受压狭窄	递长镊、6×17圆针1号丝线缝合
8. 缝合肾实质	递长镊、圆针2-0可吸收线间断缝合
9. 缝合切口同本章第一节“腰部斜切口”7～8	配合同本章第一节“腰部斜切口”7～8

“离断的肾盂成形术”是治疗肾盂输尿管连接部梗阻的一种方式，手术原理是：切除肾盂与输尿管连接部；切除过多的肾盂；连成漏斗状肾盂输尿管连接。其手术步骤与手术配合可参阅原位肾盂切开取石术和肾输尿管吻合术。

二、经腰输尿管切开取石术

(1)适应证　非手术治疗无效的较大输尿管上段结石。

(2)麻醉方式　硬膜外麻醉。

(3)手术体位　侧卧。

(4)手术切口　腰部斜切口。

手术步骤与手术配合见表14-4-2。

表 14-4-2　经腰输尿管切开取石术的手术步骤与手术配合

手术步骤	手术配合
1. 同本章第一节“腰部斜切口”1～4，显露输尿管	配合同本章第一节“腰部斜切口”1～4
2. 确定输尿管结石部位并固定，防止结石上移	递胸腔自动牵开器、“S”形拉钩牵开，显露术野，用手探查，递阑尾钳钳夹固定
3. 提起输尿管，切开肾周筋膜	提起阑尾钳，递20号刀切开或组织剪剪开
4. 游离结石部位输尿管后壁，缝支持线	递中弯钳游离、6×17圆针1号丝线缝支持线
5. 切开输尿管后壁，取出结石	递11号刀切开、长弯钳分离粘连处、取石钳取石
6. 冲洗肾盂，检查远端输尿管管腔通常情况	递长镊夹持8F橡胶导尿管插入肾盂，输尿管远段用注射器抽吸生理盐水反复冲洗
7. 缝合输尿管	递长镊、圆针5-0可吸收线间断缝合
8. 缝合切口同本章第一节“腰部斜切口”5～7	同本章第一节“腰部斜切口”5～7

三、经膀胱输尿管切开取石术

(1)适应证　输尿管近膀胱壁间段结石。

(2)麻醉方式　硬膜外麻醉。

(3)手术体位　仰卧位。

(4)手术切口　腹部正中切口。

手术步骤与手术配合见表14-4-3。

表 14-4-3　经膀胱输尿管切开取石术的手术步骤与手术配合

手术步骤	手术配合
1. 同本章第一节“腹部正中切口”1～4，显露膀胱前壁	配合同本章第一节“腹部正中切口”1～4
2. 切开膀胱前壁	递组织钳钳夹膀胱、中弯钳撑开膀胱、4号丝线结扎止血
3. 膀胱后壁一侧、输尿管结石表面缝支持线，于缝线间切开	递长镊、6×17圆针1号丝线缝合，递直蚊式钳牵引、15号刀切开膀胱
4. 游离输尿管，夹持结石上方输尿管，并切开、取石	递中弯钳游离、阑尾钳夹持固定结石、神经剥离子分离结石粘连处、取石钳取石
5. 冲洗输尿管	递长镊夹持6F输尿管导管插入肾盂及膀胱、注射器抽吸生理盐水反复冲洗
6. 缝合输尿管	递长镊、圆针5-0可吸收线间断缝合
7. 缝合膀胱	递长镊、圆针2-0可吸收线连续缝合
8. 缝合切口同本章第一节“腹部正中切口”5～6	配合同本章第一节“腹部正中切口”5～6

四、输尿管膀胱吻合术

(1)适应证　输尿管下段狭窄、损伤及先天畸形。

(2)麻醉方式　硬膜外麻醉。

(3)手术体位　仰卧位。

(4)手术切口　下腹部弧形切口或斜切口。

手术步骤与手术配合见表14-4-4。

表 14-4-4　输尿管膀胱吻合术的手术步骤与手术配合

手术步骤	手术配合
1. 同本章第一节“下腹部弧形切口”1～6，显露膀胱前壁及腹膜	配合同本章第一节“下腹部弧形切口”1～6
2. 切开膀胱	递组织钳钳夹膀胱、中弯钳撑开膀胱、4号丝线结扎止血
3. 将导尿管于输尿管断端插入肾盂，留作支架管，环行切开输尿管末端开口处	递长镊、8F橡胶导尿管，递组织钳钳夹、提起切开部位，递15号刀切开、中弯钳止血、4号丝线结扎
4. 游离末端输尿管，分离附着其周围的组织	提起组织钳，递梅氏剪剪开、中弯钳止血
5. 输尿管抗反流吻合	
①沿膀胱后壁向外上方做黏膜下隧道	递膀胱拉钩牵开术野，递15号刀切开、中弯钳游离
②于隧道末端切开膀胱全层	递15号刀切开或长弯钳戳开
③将输尿管末端从此孔拉入膀胱	递中弯钳钳夹输尿管支架管
④剖开输尿管末端，与膀胱吻合	递长镊、梅氏剪剪开，递圆针4-0可吸收线间断缝合
⑤缝合隧道上膀胱黏膜缺损	递长镊、圆针4-0可吸收线间断缝合
6. 缝合膀胱	递长镊、圆针2-0可吸收线连续缝合
7. 缝合切口同本章第一节“下腹部弧形切口”7～8	配合同本章第一节“下腹部弧形切口”7～8

五、回肠代输尿管术

(1)适应证 长段输尿管损伤或狭窄难以做输尿管膀胱吻合者。
(2)麻醉方式 硬膜外麻醉。
(3)手术体位 仰卧位。
(4)手术切口 腹部正中切口或腹直肌切口。
手术步骤与手术配合见表 14-4-5。

表 14-4-5 回肠代输尿管术手术步骤与手术配合

手术步骤	手术配合
1. 同本章第一节"腹直肌切口"1～4,显露输尿管	配合同本章第一节"腹直肌切口"1～4
2. 沿升或降结肠外侧剪开侧腹膜,游离并在病变上方切断输尿管	递腹腔自动拉钩、"S"形拉钩牵开、显露术野,递长镊、中弯钳游离,递组织剪剪断、4 号丝线结扎
3. 向肾盂处插入导尿管作为支架	递组织钳提起输尿管末端,插 8F 导尿管
4. 游离肠系膜,截取回肠襻	递肠钳 4 把截取肠管、10 号刀切断、弯蚊式钳夹止血、1 号丝线结扎、碘伏纱球消毒残端
5. 恢复肠管连续性	递长镊、6×17 圆针 1 号丝线间断缝合全层、1 号丝线间断缝合浆膜层
6. 修补肠系膜空隙	递长镊、6×17 圆针 1 号丝线间断缝合
7. 开放、冲洗游离肠襻	松开肠钳,递 0.02%碘伏反复冲洗
8. 游离、切开膀胱	递湿纱垫包裹手指分离、组织钳钳夹膀胱切口两侧,递中弯钳撑开膀胱
9. 将肠襻远端与膀胱切口、近端与输尿管断端吻合,形成代输尿管	分别用 6×17 圆针 2-0 可吸收线连续缝合膀胱、4-0可吸收线间断缝合输尿管全层、1 号丝线间断缝合浆膜肌层
10. 切开膀胱壁,放置代输尿管引流管	递 15 号刀切开、中弯钳置内支架管
11. 缝合腹膜切口,固定肠襻	递长镊、9×28 圆针 4 号丝线间断缝合
12. 缝合切口同本章第一节"腹直肌切口"5～6	配合同本章第一节"腹直肌切口"5～6

第五节 膀胱手术

一、耻骨上膀胱造口术

(1)适应证 尿潴留、膀胱尿道手术后尿转流。
(2)麻醉方式 硬膜外麻醉。
(3)手术体位 仰卧位。
(4)手术切口 腹部正中切口。
手术步骤与手术配合见表 14-5-1。

表 14-5-1　耻骨上膀胱造口术的手术步骤与手术配合

手术步骤	手术配合
1. 同本章第一节“腹部正中切口”1～4，显露膀胱前壁	配合同本章第一节“腹部正中切口”1～4
2. 提起膀胱	递组织钳两把钳夹提起
3. 膀胱穿刺	递 20mL 注射器连接长针头穿刺
4. 切开膀胱，吸尽膀胱内尿液	递 11 号刀切开或中弯钳撑开、吸引器头吸引
5. 放置双腔气囊导尿管	递中弯钳夹持 18F 双腔气囊导尿管置入膀胱
6. 缝合膀胱切口	递长镊、圆针 2-0 可吸收线全层缝合荷包，并间断加固缝合数针
7. 缝合切口同本章第一节“腹部正中切口”5～6	配合同本章第一节“腹部正中切口”5～6

二、耻骨上膀胱切开取石术

(1)适应证　儿童膀胱结石、巨大膀胱结石不宜采用经尿道膀胱碎石，以及膀胱结石合并前列腺增生、尿道狭窄、膀胱颈挛缩、膀胱憩室等。

(2)麻醉方式　硬膜外麻醉。

(3)手术体位　仰卧位。

(4)手术切口　腹部正中切口。

手术步骤与手术配合见表 14-5-2。

表 14-5-2　耻骨上膀胱切开取石术的手术步骤与手术配合

手术步骤	手术配合
1. 同本章第一节“腹部正中切口”1～4，显露膀胱前壁	配合同本章第一节“腹部正中切口”1～4
2. 推开腹膜反折，提起膀胱穿刺并切开	递“S”形拉钩牵开、显露术野，递湿纱垫包裹手指分离推开，递组织钳两把钳夹提起、20mL 注射器连接长针头穿刺、中弯钳戳穿膀胱壁
3. 扩大膀胱切口，吸净膀胱内液体，取出结石	徒手扩大切口，递膀胱拉钩牵开、显露，递取石钳取石
4. 冲洗膀胱，彻底止血	递生理盐水冲洗、中弯钳钳夹止血或电凝器止血，递长镊、圆针 4-0 可吸收线缝扎
5. 缝合切口同本章第一节“腹部正中切口”5～6	配合同本章第一节“腹部正中切口”5～6

三、膀胱颈楔形切除术

(1)适应证　膀胱颈挛缩合并膀胱结石、膀胱憩室、膀胱输尿管反流。

(2)麻醉方式　硬膜外麻醉。

(3)手术体位　仰卧位、臀部垫高。

(4)手术切口　腹部正中切口或弧形切口。

手术步骤与手术配合见表 14-5-3。

表 14-5-3　膀胱颈楔形切除术的手术步骤与手术配合

手术步骤	手术配合
1. 同本章第一节“腹部正中切口”1～4，显露膀胱前壁	配合同本章第一节“腹部正中切口”1～4
2. 推开腹膜反折，提起膀胱穿刺并切开	递“S”形拉钩牵开、显露术野，递湿纱垫包裹手指分离推开，递组织钳两把钳夹提起、20mL 注射器连接长针头穿刺、中弯钳戳穿膀胱壁

续表

手术步骤	手术配合
3. 扩大膀胱切口，吸净膀胱内液体	徒手扩大切口，递膀胱拉钩牵开、显露
4. 缝支持线牵拉、显露膀胱颈	递 1/2 弧 12×20 圆针 10 号丝线缝合两针，递蚊式钳牵引
5. 切开膀胱颈黏膜，并潜行剥离	递 15 号刀切开、长弯钳剥离
6. 楔形切除膀胱颈	递长弯钳钳夹、长梅氏剪剪除，递长镊、圆针 2-0 可吸收线间断缝合
7. 经尿道置三腔气囊导尿管	递 20F 三腔气囊导尿管，递润滑剂润滑
8. 缝合膀胱	递长镊、圆针 2-0 可吸收线分别缝合膀胱全层、9×28 圆针 4 号丝线间断缝合膀胱外膜及肌层
9. 缝合切口同本章第一节“腹部正中切口”5～6	配合同本章第一节“腹部正中切口”5～6

四、膀胱憩室切除术

(1)适应证　膀胱憩室。

(2)麻醉方式　硬膜外麻醉。

(3)手术体位　仰卧位、臀部垫高。

(4)手术切口　腹部正中切口。

手术步骤与手术配合见表 14-5-4。

表 14-5-4　膀胱憩室切除术的手术步骤与手术配合

手术步骤	手术配合
1. 同本章第一节“腹部正中切口”1～4，显露膀胱前壁	配合同本章第一节“腹部正中切口”1～4
2. 推开腹膜反折，提起膀胱穿刺并切开	递“S”形拉钩牵开、显露术野，递湿纱垫包裹手指分离推开，递组织钳 2 把钳夹提起、20mL 注射器连接长针头穿刺、中弯钳戳穿膀胱壁
3. 扩大膀胱切口，吸净膀胱内液体	徒手扩大切口，递膀胱拉钩牵开、显露
4. 膀胱内憩室切除	
①内翻憩室入膀胱	递组织钳夹持内翻
②沿憩室颈部环行切开并剥离膀胱黏膜及黏膜下层，必要时置输尿管导管	递 15 号刀切开、中弯钳剥离，递 5F 输尿管导管插入肾盂
③切除憩室	递长弯钳钳夹、梅氏剪剪除
5. 膀胱外憩室切除	
①于膀胱外剥离憩室与周围粘连组织	递梅氏剪分离、中弯钳钳夹止血、4 号丝线结扎
②切开憩室外侧壁，环绕憩室口切开膀胱；若输尿管靠近憩室，将输尿管导管插入肾盂	递组织钳提起膀胱壁、10 号刀切开或组织剪剪开、中弯钳钳夹止血，递 5F 输尿管导管引流
6. 缝合膀胱壁	递长镊、圆针 2-0 可吸收线缝合膀胱全层、9×28 圆针 4 号丝线间断缝合膀胱外膜及肌层
7. 膀胱造口同本节“耻骨上膀胱造口术”5～6	配合同本节“耻骨上膀胱造口术”5～6
8. 缝合切口同本章第一节“腹部正中切口”5～6	配合同本章第一节“腹部正中切口”5～6

五、膀胱部分切除术

(1)适应证　不能经尿道电切的局限性、浅表性较大的膀胱癌，孤立性浸润癌。

(2)麻醉方式　硬膜外麻醉。

(3)手术体位　仰卧位、臀部垫高。
(4)手术切口　腹部正中切口或弧形切口。
(5)特殊用药　1%～2%(质量分数)氮芥生理盐水。
手术步骤与手术配合见表14-5-5。

表14-5-5　膀胱部分切除术的手术步骤与手术配合

手术步骤	手术配合
1. 同本章第一节"腹部正中切口"1～4,显露膀胱前壁	配合同本章第一节"腹部正中切口"1～4
2. 靠近肿瘤侧提起膀胱并切开,延长切口至肿瘤附近	递湿纱垫两块保护切口,递"S"形拉钩牵开、显露术野,递组织钳两把钳夹提起、10号刀切开、组织剪延长切口
3. 切除部分膀胱壁	递长弯钳两把夹持膀胱壁、15号刀或电刀切除
4. 杀灭残留癌细胞	递1%～2%(质量分数)氮芥生理盐水500mL浸泡5min,递生理盐水给术者洗手、清洗器械,更换铺巾
5. 经尿道插入三腔气囊导尿管	递18F三腔气囊导尿管、润滑剂
6. 缝合膀胱壁	递长镊、圆针2-0可吸收线连续缝合膀胱全层、9×28圆针4号丝线间断缝合膀胱外膜及肌层
7. 缝合切口同本章第一节"腹部正中切口"5～6	配合同本章第一节"腹部正中切口"5～6

六、单纯膀胱切除术

(1)适应证　严重膀胱挛缩,难以控制的膀胱出血,膀胱反复感染并积脓,多次手术失败的膀胱瘘、尿失禁。
(2)麻醉方式　硬膜外麻醉。
(3)手术体位　仰卧位、躯干向下倾斜10°～15°。
(4)手术切口　腹部正中切口。
手术步骤与手术配合见表14-5-6。

表14-5-6　单纯膀胱切除术的手术步骤与手术配合

手术步骤	手术配合
1. 同本章第一节"腹部正中切口"1～4,进入腹腔	配合同本章第一节"腹部正中切口"1～4
2. 切开后腹膜,游离输尿管	递湿纱垫两块保护切口,递腹腔自动牵开器或"S"形拉钩牵、开显露术野;递中弯钳或直角钳游离、组织剪剪开、4号丝线结扎止血
3. 切断双侧输尿管,插入导尿管引流肾盂尿液	递中弯钳钳夹、组织剪剪断,递4号丝线结扎远端,递8F导尿管插近端,并递1号丝线结扎固定
4. 切开盆腔腹膜,分离、切断膀胱脐韧带	递20号刀切开,递中弯钳游离、钳夹,递梅氏剪剪断、7号丝线结扎
5. 游离膀胱,切断膀胱后侧韧带	递长弯钳游离、钳夹,递梅氏剪剪断、1/2弧8×20圆针7号丝线"8"字贯穿缝扎
6. 切除膀胱	递长弯钳钳夹膀胱、组织剪剪断、1/2弧8×20圆针2-0可吸收线缝合膀胱颈断端
7. 缝合切口同本章第一节"腹部正中切口"5～6	配合同本章第一节"腹部正中切口"5～6

七、男性根治性膀胱尿道切除术(保存性功能)

(1)适应证　浸润性膀胱癌,膀胱实体癌,多发性、复发性表浅膀胱癌,术前性功能正常。
(2)麻醉方式　硬膜外麻醉。
(3)手术体位　仰卧位、臀部垫高。

(4)手术切口 腹部正中切口。

(5)特殊用物 气管钳(大直角钳)。

手术步骤与手术配合见表14-5-7。

表14-5-7 男性根治性膀胱尿道切除术的手术步骤与手术配合

手术步骤	手术配合
1. 同本章第一节"腹部正中切口"1～4,左侧绕脐向上延长进入腹腔	配合同本章第一节"腹部正中切口"1～4
2. 切开后腹膜,延长切口至盆腔	递湿纱垫两块保护切口,递腹腔自动牵开器及"S"形拉钩牵开、显露术野,递长镊、梅氏剪剪开
3. 分离输尿管,并切断	递直角钳及中弯钳分离、钳夹,递梅氏剪剪断,递4号丝线结扎远端,递8F导尿管插近端,并递1号丝线结扎固定
4. 清扫盆腔淋巴结	配合同本章第十二节"盆腔淋巴结清除术"2～9
5. 切开盆腔腹膜,切断膀胱脐韧带	递20号刀切开,递中弯钳游离、钳夹,递梅氏剪剪断、4号丝线结扎
6. 分离腹膜与膀胱间隙,切断、结扎输精管	徒手或递梅氏剪锐性分离,递中弯钳钳夹、组织剪剪断、4号丝线结扎
7. 分离前列腺与直肠	递组织钳提起、牵开膀胱,递直角钳及长弯钳分离,递梅氏剪剪断
8. 切开前列腺外侧筋膜;切断并结扎精囊门血管蒂,前列腺上、下蒂	递15号刀切开、长弯钳钳夹、梅氏剪剪断、7号丝线结扎
9. 切断耻骨前列腺韧带	递组织剪剪断
10. 切断阴茎背深静脉	递直角钳、中弯钳分离、钳夹,递梅氏剪剪断、4号丝线结扎
11. 剪断尿道膜部,取出标本	递大直角钳、长弯钳钳夹,递梅氏剪剪断、圆针2-0可吸收线连续缝合,将标本放于盛器内
12. 若须切除尿道时	
①截石位,做会阴部弧形切口于中线切开球海绵体肌	递15号刀切开,递电凝器止血,递甲状腺拉钩牵开、显露
②剥离尿道球部	递直角钳引导束带牵拉尿道、蚊式钳固定、梅氏剪锐性剥离、电凝器止血
③分离尿道与阴茎海绵体	递15号刀锐性分离、电凝器止血
④环绕尿道外口切开皮肤,剥离末段尿道,将其从会阴部切口取出,缝合阴茎头创缘	递15号刀切开、中弯钳剥离并取出递长镊、角针5-0可吸收线间断缝合
⑤分离、结扎尿道球部动脉	递直角钳或中弯钳钳夹、组织剪剪断、4号丝线结扎
⑥牵引尿道球部,切除尿道膜部	递组织钳牵引、中弯钳钳夹、组织剪剪除、4号丝线结扎止血
13. 若须将膀胱尿道全切除时	
①截石位,做会阴部弧形切口纵行切开尿道球海绵体肌	递10号刀切开、电凝器止血,递阑尾拉钩牵开、显露术野
②分离会阴部尿道	递梅氏剪锐性剥离、电凝器止血
③从腹部切口切断尿道,取出整块标本	递长弯钳2把钳夹、梅氏剪剪断、1/2弧7×20圆针4号丝线缝扎止血,将标本放入盛器内
14. 腹部手术组做尿流改道	配合同本节"回肠新膀胱术"
15. 冲洗、缝合会阴部切口,放置胶管或胶片引流	递生理盐水冲洗、6×17圆针4号丝线间断缝合、6×17角针1号丝线缝皮
16. 对合皮肤	递有齿镊两把
17. 覆盖切口	递海绵钳夹持乙醇纱球消毒皮肤,递纱布覆盖

八、女性根治性膀胱切除术

(1)适应证　膀胱浸润性癌，多次复发无法控制的多中心表浅膀胱癌，尿道癌侵犯尿道后段。

(2)麻醉方式　硬膜外麻醉。

(3)手术体位　截石位。

(4)手术切口　腹部正中切口＋会阴切口。

(5)特殊用药　1%～2%(质量分数)氮芥生理盐水。

手术步骤与手术配合见表 14-5-8。

表 14-5-8　女性根治性膀胱切除术的手术步骤与手术配合

手术步骤	手术配合
1. 同本章第一节"腹部正中切口"1～4，进入腹腔	配合同本章第一节"腹部正中切口"1～4
2. 切开后腹膜	递腹腔自动牵开器、"S"形拉钩牵开、显露术野，递长镊、梅氏剪剪开
3. 分离、切断及结扎卵巢血管	递组织钳提起子宫，递直角钳分离、钳夹，递梅氏剪剪断、4 号丝线结扎
4. 延长腹膜切口至圆韧带，并结扎、切断	递长镊、梅氏剪剪开，递长弯钳分离、钳夹，递 15 号刀切断、4 号丝线结扎
5. 清除盆腔淋巴结	配合同本章第十二节"盆腔淋巴结清除术"2～9
6. 提起子宫，显露、切断膀胱上动脉、子宫动脉及髂内动脉分支	递组织钳提起、牵引，递直角钳、长弯钳分离、钳夹，递 15 号刀切断、9×28 圆针 7 号丝线缝扎止血
7. 切断输尿管，远端结扎、近端插导尿管做肾盂尿引流	递直角钳、中弯钳分离、钳夹，递梅氏剪剪断、4 号丝线结扎，递长镊、插 8F 导尿管，递 1 号丝线固定末端
8. 对合缝合两侧阔韧带、输卵管、卵巢	递长镊、9×28 圆针 4 号丝线缝合
9. 切开阔韧带基部及盆底腹膜，钝性分离子宫颈后方及阴道上部与直肠	递长镊、梅氏剪剪开，徒手分离
10. 分离、切断阔韧带、主韧带	递长镊、梅氏剪分离，递长弯钳钳夹、15 号刀切开、1/2 弧 8×20 圆针 10 号丝线贯穿缝扎
11. 切开膀胱顶腹膜及膀胱韧带，分离膀胱与周围组织	递 15 号刀切开，递长弯钳分离、钳夹，递 7 号丝线结扎止血
12. 经阴道抬高阴道后穹窿，分离阴道侧壁与直肠交界处上缘，结扎、切断膀胱外侧韧带	递无齿环钳夹持纱球抬高，递长弯钳分离、钳夹，递 15 号刀切断、7 号丝线结扎
13. 切开盆筋膜，显露远侧段的阴道壁	递长镊、梅氏剪剪开，徒手分离、显露
14. 切开阴道壁	递 15 号刀切开、组织钳夹持阴道创缘，递长镊、圆针 2-0 可吸收线缝扎止血(边切边缝)
15. 切断耻骨处尿道韧带，缝扎静脉丛	递梅氏剪剪断、1/2 弧 8×20 圆针 4 号丝线缝扎
16. 经会阴途径，环绕尿道口切开，将标本从腹部取出	递 15 号刀切开、递中弯钳分离、止血，递 1 号丝线结扎
17. 若须切除外阴时	
①环绕小阴唇切开皮肤、皮下组织	递 15 号刀切开、弯蚊式钳钳夹、电凝器止血
②切断、结扎阴蒂悬韧带及阴唇后血管	递中弯钳分离、钳夹，递 15 号刀切开、4 号丝线结扎
③剪开阴道侧壁	递梅氏剪剪开、电凝器止血、4 号丝线结扎
④钝性分离尿道	递中弯钳或徒手分离
⑤分离、切除前盆脏器及外阴，从会阴取出标本	递中弯钳分离、钳夹，递梅氏剪剪断，将标本放入盛器内

续表

手术步骤	手术配合
18. 杀灭残留癌细胞	递1%～2%(质量分数)氮芥生理盐水500mL浸泡5min
19. 缝合阴道壁及会阴部	递有齿镊、带针2-0可吸收线间断缝合各层
20. 腹部组做尿流改道	配合同本节有关内容

九、去带盲结肠新膀胱术

(1)适应证　膀胱全切除后尿道括约肌功能完好，无尿失禁、尿道梗阻。

(2)麻醉方式　硬膜外麻醉。

(3)手术体位　仰卧位。

(4)手术切口　腹部正中切口。

手术步骤与手术配合见表14-5-9。

表14-5-9　去带盲结肠新膀胱术的手术步骤与手术配合

手术步骤	手术配合
1. 同本节"单纯膀胱切除术"1～6	配合同本节"单纯膀胱切除术"1～6
2. 游离肠系膜，截取盲升结肠15cm、末段回肠5～6cm的游离肠襻	递中弯钳分离、1号丝线结扎，递肠钳4把钳夹、10号刀切断、碘伏纱球消毒断面
3. 清洗游离肠襻肠腔	递0.02%碘伏液反复冲洗
4. 将结肠、回肠做端-端或端-侧吻合，恢复肠管连续性	递长镊、6×17圆针4号丝线间断缝合全层、1号丝线间断缝合浆肌层
5. 关闭肠系膜缺损	递长镊、9×28圆针1号丝线间断缝合
6. 切断结肠袋间的系带，扩大容量	递15号刀切断
7. 留置肾盂支架引流管	递长镊、8F导尿管
8. 劈开两输尿管末端，与回肠断端侧-侧缝合	递组织剪剪开；递长镊、圆针4-0可吸收线间断缝合，外加数针减张缝合
9. 将输尿管支架引流管于盲肠壁引出腹壁外，闭合结肠断端	递中弯钳戳孔引出、圆针2-0可吸收线连续缝合断端
10. 切除阑尾	配合同第十二章第五节"阑尾切除术"4～5
11. 切开盲肠壁，与膜部尿道断端做侧-端吻合	递15号刀切开，递长镊、圆针2-0可吸收线吻合
12. 经尿道留置三腔气囊导尿管	递20F三腔气囊导尿管、润滑剂，递20mL注射器抽吸盐水充盈气囊
13. 检查新膀胱有无漏液	递50mL注射器抽吸生理盐水200mL
14. 固定输尿管肠吻合口于腹膜外	递6×17圆针4号丝线间断缝合
15. 缝合切口同本章第一节"腹部正中切口"5～6	配合同本章第一节"腹部正中切口"5～6

注：目前市售超滑型气囊导尿管，只需在水中浸湿即可插管，无须使用润滑剂；若遇前列腺肥大、尿道狭窄等特殊情况，须使用润滑剂辅助。

十、回肠新膀胱术

(1)适应证　同"去带盲结肠新膀胱术"。

(2)麻醉方式　硬膜外麻醉。

(3)手术体位　仰卧位。

(4)手术切口　腹部正中切口。

手术步骤与手术配合见表 14-5-10。

表 14-5-10　回肠新膀胱术的手术步骤与手术配合

手术步骤	手术配合
1. 同本节“单纯膀胱切除术”1～6	配合同本节“单纯膀胱切除术”1～6
2. 游离肠系膜，截取带蒂回肠段 40cm 的游离肠襻	递中弯钳分离、4 号丝线结扎，递肠钳 4 把钳夹、10 号刀切断、碘伏纱球消毒断面
3. 清洗游离肠襻肠腔	递 0.02%碘伏液反复冲洗
4. 将回肠做端-端吻合，恢复肠管连续性	递长镊、6×17 圆针 4 号丝线间断缝合全层、1 号丝线间断缝合浆肌层
5. 关闭肠系膜缺损	递长镊、6×17 圆针 4 号丝线间断缝合
6. 纵行剖开肠襻，对折、“U”形吻合	递组织剪剖开、直针或圆针 2-0 可吸收线连续交锁缝合
7. 将回肠段下缘后壁与膀胱颈吻合，重建膀胱颈	递长镊、圆针 2-0 可吸收线间断缝合 6 针
8. 于回肠段后壁两侧切一小口，切开黏膜下形成黏膜沟，固定输尿管末段于此	递中弯钳戳口，递 15 号刀切开黏膜下，递长镊、圆针 4-0 可吸收线缝合固定 3～4 针
9. 留置肾盂支架引流管，将支架管与输尿管末端固定，并引出腹壁外	递长镊、8F 导尿管，递圆针 4-0 可吸收线固定 1 针
10. 闭合新膀胱前壁	递长镊、直针或圆针 2-0 可吸收线连续缝合
11. 经尿道留置三腔气囊导尿管	递 20F 三腔气囊导尿管、润滑剂，递 20mL 注射器抽吸盐水充盈气囊
12. 检查新膀胱有无漏液	递 50mL 注射器抽吸生理盐水 200mL
13. 固定输尿管肠吻合口于腹膜外	递 6×17 圆针 4 号丝线间断缝合
14. 缝合切口同本章第一节“腹部正中切口”5～6	配合同本章第一节“腹部正中切口”5～6

十一、膀胱腹直肌间置术

(1)适应证　神经源性膀胱，逼尿肌无反射而尿道压力正常。

(2)麻醉方式　硬膜外麻醉。

(3)手术体位　仰卧位。

(4)手术切口　腹部正中切口。

手术步骤与手术配合见表 14-5-11。

表 14-5-11　膀胱腹直肌间置术的手术步骤与手术配合

手术步骤	手术配合
1. 同本章第一节“腹部正中切口”1～2，切开皮肤、皮下组织	配合同本章第一节“腹部正中切口”1～2
2. 切开腹直肌前鞘，钝性分离双侧腹直肌	递甲状腺拉钩牵开、显露术野，递组织剪剪开、中弯钳或湿纱垫包裹手指分离
3. 近耻骨联合处切断双侧腹直肌肌腱内侧的 1/2	递组织钳牵开前鞘，递中弯钳分离、钳夹，递组织剪剪断；递 9×28 圆针 7 号丝线缝扎断端，不剪线，留作牵引
4. 推开腹膜反折，分离膀胱两侧、顶部及后部腹膜	递长镊、中弯钳，徒手分离
5. 游离、剪开腹直肌后鞘外侧缘	递中弯钳游离、组织剪剪断
6. 将膀胱置于腹直肌后鞘与腹直肌之前，前鞘之后的间隙中	递创缘钩、“S”形拉钩牵开、显露术野

续表

手术步骤	手术配合
①将腹直肌后鞘下缘与膀胱顶后壁缝合	递长镊、1/2 弧 9×11 圆针 7 号丝线间断缝合
②将腹直肌肌腱的断端与膀胱颈的侧壁及耻骨后方的骨膜缝合	递长镊、1/2 弧 9×11 圆针 7 号丝线间断缝合
③将腹直肌内侧与膀胱的侧后壁缝合	递长镊、1/2 弧 9×11 圆针 7 号丝线间断缝合
7. 缝合切口同本章第一节“腹部正中切口”5～6	配合同本章第一节“腹部正中切口”5～6

十二、膀胱横断术

(1)适应证　严重尿频、尿急、急迫性尿失禁经非手术治疗无效，麻醉后膀胱容量可达正常范围者；成年人严重遗尿症。

(2)麻醉方式　硬膜外麻醉。

(3)手术体位　仰卧位。

(4)手术切口　腹部正中切口或弧形切口。

手术步骤与手术配合见表 14-5-12。

表 14-5-12　膀胱横断术的手术步骤与手术配合

手术步骤	手术配合
1. 同本章第一节“腹部正中切口”1～4，显露膀胱前壁	配合同本章第一节“腹部正中切口”5～6
2. 游离膀胱前面、侧面	递创缘钩、“S”形拉钩牵开、显露术野，递湿纱垫包裹手指分离
3. 切断膀胱传入神经纤维	
①距膀胱颈 2cm 处缝扎血管，横断膀胱前壁，并向两侧延伸	递长镊、6×17 圆针 1 号丝线缝扎血管，递 15 号刀切开、组织钳提夹断壁
②探查膀胱，插输尿管导管	递膀胱拉钩牵开，递长镊、5F 输尿管导管
③距输尿管间嵴上 2cm 处横切断膀胱后壁，并游离切缘后壁 1cm	递 20 号刀切断，递组织钳提夹、梅氏剪锐性分离
4. 缝合膀胱壁，去除输尿管导管	递长镊、圆针 2-0 可吸收线全层连续缝合
5. 经尿道留置气囊导尿管	递 20F 三腔气囊导尿管、润滑剂，递 20mL 注射器抽吸盐水充盈气囊
6. 缝合切口同本章第一节“腹部正中切口”5～6	配合同本章第一节“腹部正中切口”5～6

十三、膀胱自体扩大术

(1)适应证　膀胱容量小、逼尿肌反射亢进，经非手术治疗无效。

(2)麻醉方式　硬膜外麻醉。

(3)手术体位　仰卧位。

(4)手术切口　腹部正中切口或弧形切口。

手术步骤与手术配合见表 14-5-13。

表 14-5-13　膀胱自体扩大术的手术步骤与手术配合

手术步骤	手术配合
1. 经尿道插气囊导尿管	递 20F 三腔气囊导尿管、润滑剂，递 20mL 注射器抽吸盐水充盈气囊
2. 同本章第一节“腹部正中切口”1～4，显露膀胱前壁	配合同本章第一节“腹部正中切口”1～4
3. 推开腹膜反折，游离脐尿管及其周围膀胱顶部	递创缘沟、“S”形拉钩牵开、显露术野，递湿纱垫包裹手指或中弯钳分离
4. 提起脐尿管，距之 4cm 环行缝扎膀胱纤维肌层血管	递直角钳提起、6×17 圆针 4 号丝线缝扎 8～12 针，递长镊协助
5. 沿缝扎线上缘切开、剥离膀胱浆肌层，显露膨出的膀胱黏膜	递 15 号刀切开、剥离，递弯蚊式钳协助、组织钳夹提膀胱断壁
6. 缝合切口同本章第一节“腹部正中切口”5～6	配合同本章第一节“腹部正中切口”5～6

十四、男性膀胱外翻修复术

(1)适应证　膀胱外翻。

(2)麻醉方式　硬膜外麻醉。

(3)手术体位　仰卧位。

(4)手术切口　腹部正中切口。

手术步骤与手术配合见表 14-5-14。

表 14-5-14　男性膀胱外翻修复术的手术步骤与手术配合

手术步骤	手术配合
1. 同本章第一节“腹部正中切口”2	配合同本章第一节“腹部正中切口”2
2. 沿外翻膀胱下半的两侧切取带蒂皮瓣，延长切口至精阜远侧	递甲状腺牵开、显露术野，递组织剪、15 号刀、有齿镊切取，递中弯钳协助分离、电凝器止血
3. 环绕膀胱黏膜边缘向上延长切口，切除脐部及黏膜边缘皮肤	递 20 号刀、有齿镊切除
4. 沿腹直肌内侧向下分离至尿生殖膈，并离断	递长镊、中弯钳夹持，递组织剪剪断、4 号丝线结扎
5. 切断悬韧带，游离阴茎海绵体脚远侧部分	递整形镊或 15 号刀锐性分离
6. 分离膀胱壁	徒手分离，递长镊、中弯钳或梅氏剪协助
7. 阴茎海绵体向中线靠拢缝合，以延长阴茎	递有齿镊、1/2 弧 6×17 圆针 4 号丝线间断缝合
8. 带蒂皮瓣向中线靠拢缝合，覆盖阴茎海绵体	递有齿镊、6×17 圆针 1 号丝线间断缝合
9. 放置耻骨上膀胱造口及肾盂输尿管导管	递引流管、5F 输尿管导管
10. 经尿道放置气囊导尿管	递 14F 双腔气囊导尿管、润滑剂，递 20mL 注射器抽吸盐水充盈气囊
11. 缝合后尿道	递长镊、圆针 5-0 可吸收线连续缝合
12. 缝合膀胱颈及膀胱壁	递长镊、圆针 2-0 可吸收线连续缝合，外加 1 号丝线间断缝合
13. 缝合尿生殖膈筋膜	递长镊、1/2 弧 8×20 圆针 7 号丝线间断缝合
14. 平行褥式缝合耻骨联合及腹直肌	递有齿镊、1/2 弧 8×20 圆针 7 号丝线间断缝合
15. 缝合切口同本章第一节“腹部正中切口”5～6	配合同本章第一节“腹部正中切口”5～6

十五、外翻膀胱修复、分期的结肠膀胱扩大术

(1)适应证 完全膀胱外翻，膀胱壁较健康，但不足以重建有一定容量的膀胱。

(2)麻醉方式 硬膜外麻醉。

(3)手术体位 仰卧位。

(4)手术切口 腹部切口。

手术步骤与手术配合见表 14-5-15。

表 14-5-15 外翻膀胱修复、分期的结肠膀胱扩大术的手术步骤与手术配合

手术步骤	手术配合
1. 环行切开外翻膀胱黏膜与腹壁交界处皮肤，顶部延长至脐上，进入腹腔	配合同本章第一节“腹部正中切口”2
2. 探查腹腔	递生理盐水给术者洗手，并更换
3. 游离肠系膜，截取乙状结肠 15cm 的游离肠襻	递腹腔自动牵开器、“S”形拉钩牵开，显露术野；递中弯钳钳夹、4 号丝线结扎；递肠钳 4 把钳夹、15 号刀切断、海绵钳夹持碘伏纱球消毒断面
4. 缝合结肠，恢复肠管连续性	递 6×17 圆针 4 号丝线连续缝合全层、1 号丝线间断缝合浆肌层
5. 缝合肠系膜缺损	递长镊、6×17 圆针 1 号丝线间断缝合
6. 关闭肠襻远端	递长镊、圆针 2-0 可吸收线连续缝合全层
7. 分离、切断两侧输尿管下段，插管做肾盂尿引流	递长镊、梅氏剪分离，递 6F 输尿管导管，递 1 号丝线结扎固定
8. 将输尿管近端与肠襻做黏膜下隧道吻合	递 15 号刀切开、中弯钳分离、组织剪修剪吻合口，递长镊、圆针 4-0 可吸收线间断吻合
9. 将结肠膀胱远端、输尿管导管、结肠膀胱引流管一并引出腹壁外，并固定	递乙醇纱球消毒皮肤、15 号刀切开、中弯钳分离、组织钳夹持结肠膀胱、6×17 角针 4 号丝线缝合固定
10. 将结肠膀胱远端固定于膀胱顶部腹膜上，以利二期膀胱扩大术	递长镊、9×28 圆针 4 号丝线间断缝合
11. 游离膀胱上、侧壁，斜行切开侧壁	递湿纱垫包裹手指游离，递中弯钳、组织剪协助，递电刀切开
12. 剥离切口线下方膀胱黏膜，并包裹 10F 气囊导尿管缝合	递长镊、梅氏剪剥离，递长镊、圆针 4-0 可吸收线连续缝合
13. 将逼尿肌交叉重叠缝合固定	递长镊、圆针 2-0 可吸收线间断缝合
14. 将膀胱壁顶部缝合成小膀胱	递长镊、圆针 2-0 可吸收线间断缝合
15. 悬吊膀胱颈，形成尿道后角	递长镊、1/2 弧 9×11 圆针 4 号丝线缝合 4～6 针
16. 酌情扩大皮肤切口，以利修复腹壁	递组织钳提夹牵引、20 号刀切开
17. 游离双侧腹直肌前鞘；交叉缝合固定其筋膜瓣，以加强腹前壁张力	递有齿镊、组织剪游离，递 1/2 弧 8×20 圆针 7 号丝线间断缝合
18. 缝合切口同本章第一节“腹部正中切口”5～6	配合同本章第一节“腹部正中切口”5～6

十六、女性膀胱外翻修复术

(1)适应证 膀胱外翻。

(2)麻醉方式 硬膜外麻醉。

(3)手术体位 仰卧位。

(4)手术切口 腹部纵切口。

手术步骤与手术配合见表 14-5-16。

表 14-5-16　女性膀胱外翻修复术的手术步骤与手术配合

手术步骤	手术配合
1. 插输尿管导管入肾盂，并固定	递 6F 输尿管导管，递长镊、圆针 4-0 可吸收线缝合 1 针
2. 环行切开外翻膀胱黏膜与腹壁交界处，切开膀胱壁全层	递 20 号刀切开，递组织钳协助，递创缘钩、“S”形拉钩牵开、显露术野
3. 分离膀胱与腹腔平面	递组织剪剪开，递中弯钳、梅氏剪分离
4. 潜行剥离腹直肌后方达耻骨联合处	徒手分离，递梅氏剪协助
5. 将膀胱两侧缘于中线靠拢缝合，留置导尿管	递 10F 双腔气囊导尿管、润滑剂，递 20mL 注射器抽吸盐水充盈气囊，递长镊、圆针 2-0 可吸收线间断缝合
6. 游离两侧腹直肌前鞘，交叉缝合其筋膜瓣，加强腹前壁张力	递中弯钳游离、组织剪剪断，递长镊、9×28 圆针 7 号丝线间断缝合
7. 平行褥式缝合耻骨联合部位	递有齿镊、1/2 弧 9×11 角针 7 号丝线缝合
8. 将双侧腹直肌于中线靠拢缝合，以修复腹前壁缺损	递有齿镊、9×28 圆针 7 号丝线缝合
9. 潜行剥离皮下	递组织钳提夹、组织剪分离
10. 缝合切口同本章第一节“腹部正中切口”5～6	配合同本章第一节“腹部正中切口”5～6

第六节　膀胱（尿道）阴道瘘手术

一、膀胱（尿道）阴道瘘修复术（经阴道途径）

（1）适应证　膀胱（尿道）阴道瘘。
（2）麻醉方式　硬膜外麻醉。
（3）手术体位　膀胱截石位。
（4）手术切口　会阴切口。
（5）特殊用物　重锤拉钩、窥阴器。
手术步骤与手术配合见表 14-6-1。

表 14-6-1　膀胱（尿道）阴道瘘修复术（经阴道途径）的手术步骤与手术配合

手术步骤	手术配合
1. 消毒会阴部	递海绵钳夹持碘伏纱球消毒
2. 固定小阴唇，显露瘘孔	递 9×28 角针 4 号线缝扎，递重锤拉钩牵开、显露
3. 于尿道口近侧切开阴道壁全层及瘘孔缘膀胱黏膜	递 15 号刀切开、梅氏剪剪开，递中弯钳、组织钳协助
4. 分离阴道壁与尿道、膀胱壁平面，显露瘘孔	递长镊、梅氏剪分离，递组织钳提夹协助
5. 修剪瘘孔两旁瘢痕组织	递长镊、梅氏剪修剪
6. 横行褥式缝合膀胱（尿道）瘘孔创缘	递长镊、圆针 3-0 可吸收线缝合
7. 缝合阴道瘘孔创缘	递长镊、圆针 2-0 可吸收线间断缝合
8. 取一侧大阴唇纤维脂肪垫穿过阴道黏膜下隧道，覆盖瘘孔，缝合固定，加强“屏障”作用	递 15 号刀切开、蚊式弯钳游离，递长镊、圆针 2-0 可吸收线加固缝合
9. 插气囊导尿管，检查缝合口有无漏液	递 14F 双腔气囊导尿管，递 20mL 注射器抽吸亚甲蓝稀释液
10. 冲洗切口，消毒黏膜及皮肤，覆盖切口	撤出拉钩，递生理盐水冲洗，递海绵钳持碘伏纱球消毒，递碘伏纱条及纱布覆盖

二、膀胱(尿道)阴道瘘修复术(经膀胱途径)

(1)适应证　高位膀胱阴道瘘或膀胱子宫颈阴道瘘,瘘孔较小。
(2)麻醉方式　硬膜外麻醉。
(3)手术体位　仰卧位,头端稍降低。
(4)手术切口　腹部正中切口或弧形切口。
手术步骤与手术配合见表 14-6-2。

表 14-6-2　膀胱(尿道)阴道瘘修复术(经膀胱途径)的手术步骤与手术配合

手术步骤	手术配合
1. 同本章第一节"腹部正中切口"1~4,显露膀胱前壁并切开	配合同本章第一节"腹部正中切口"1~4
2. 于膀胱瘘孔边缘缝支持线	递腹腔自动拉钩、"S"形拉钩牵开、显露术野,递 6×17 圆针 4 号线缝合、蚊式钳牵引
3. 沿瘘孔边缘切开膀胱壁,潜行剥离与阴道或子宫颈间隙,必要时插输尿管导管	递 15 号刀切开、梅氏剪剥离,递中弯钳协助,递 6F 输尿管导管
4. 剪去瘘孔创缘瘢痕组织	递长镊、梅氏剪剪除,递纱垫压迫止血
5. 纵行缝合阴道壁全层	递长镊、圆针 2-0 可吸收线间断缝合
6. 横行褥式黏膜下缝合膀胱壁	递长镊、6×17 圆针 1 号丝线间断缝合
7. 缝合膀胱黏膜	递长镊、圆针 2-0 可吸收线间断缝合
8. 拔除输尿管导管,经尿道插入气囊导尿管	递 14F 双腔气囊导尿管,递 20mL 注射器抽吸亚甲蓝稀释液注入导尿管内,检查修复情况
9. 缝合膀胱前壁切口	递长镊、圆针 2-0 可吸收线加固缝合
10. 缝合切口同本章第一节"腹部正中切口"5~6	配合同本章第一节"腹部正中切口"5~6

三、膀胱(尿道)阴道瘘修复术(经耻骨上途径)

(1)适应证　高位膀胱阴道瘘或膀胱子宫颈阴道瘘,瘘孔较大。
(2)麻醉方式　硬膜外麻醉。
(3)手术体位　仰卧位,头端稍降低。
(4)手术切口　腹部正中切口或弧形切口。
手术步骤与手术配合见表 14-6-3。

表 14-6-3　膀胱(尿道)阴道瘘修复术(经耻骨上途径)的手术步骤与手术配合

手术步骤	手术配合
1. 同本章第一节"腹部正中切口"1~4,显露膀胱前壁	配合同本章第一节"腹部正中切口"1~4
2. 分离膀胱顶、底部,显露瘘孔边缘	递腹腔自动拉钩、"S"形拉钩牵开、显露术野,递中弯钳、组织剪分离
3. 切开膀胱底部,并牵引,延长切口达瘘孔处	递梅氏剪剪开、9×28 圆针 7 号丝线缝支持线两针、蚊式钳牵引;递组织钳夹持、组织剪延长切口,递膀胱拉钩牵开、显露术野
4. 插输尿管导管入肾盂,并固定末端	递 6F 输尿管导管,递 1 号丝线缝扎固定
5. 分离膀胱与阴道、子宫颈平面,剪去其边缘瘢痕组织	递长镊、梅氏剪分离、剪除,递中弯钳协助、湿纱垫压迫止血
6. 缝合阴道及子宫颈裂口	递长镊、圆针 0 号可吸收线间断缝合

续表

手术步骤	手术配合
7. 缝合膀胱瘘孔	递长镊、圆针 2-0 可吸收线间断缝合，递 1 号丝线间断加强缝合外层
8. 经尿道留置气囊导尿管	递 18F 三腔气囊导尿管，递 20mL 注射器抽吸盐水充盈气囊
9. 缝合切口同本章第一节“腹部正中切口”5～6	配合同本章第一节“腹部正中切口”5～6

第七节　女性尿失禁手术

经闭孔无张力阴道吊带术(TVT-O 术)

(1)适应证　女性真性压力性尿失禁。

(2)麻醉方式　局麻，硬膜外麻醉或全麻。

(3)手术体位　截石位。

(4)手术切口　大腿根部及阴道。

(5)特殊用物　特制螺旋穿刺针及配套网带(图 14-7-1)。

手术步骤与手术配合见表 14-7-1。

表 14-7-1　经闭孔无张力阴道吊带术(TVT-O 术)的手术步骤与手术配合

手术步骤	手术配合
1. 留置双腔气囊导尿管，排空膀胱	递海绵钳夹持碘伏纱球消毒，递 14F 双腔气囊导尿管，20mL 注射器抽吸盐水充盈气囊
2. 双侧大腿根部标记穿刺点位置：在坐骨耻骨支内缘，长内收肌附着点下方，相当于阴蒂水平	递画线笔标记部位
3. 切口：在尿道口后方 1cm 处阴道前壁做一长 1～2cm 切口，在阴道黏膜下用薄剪向外钝性分离直至碰到耻骨与耻骨下支联合处	递 15 号刀切开，递中镊协助，递梅氏剪纯性分离
4. 经右侧大腿根部切口标记点向阴道腔插入特制螺旋穿刺针	递特制螺旋穿刺针。术者右手握持特制螺旋穿刺针手柄，将尖端刺入右侧大腿根部标记切口；左手示指置入阴道切口引导穿刺针尖刺破闭孔膜，进入阴道腔
5. 安装吊带：将吊带的一端与螺旋穿刺针尖套接紧，在顺势退出穿刺针的同时将吊带拖出大腿根部	递配套网带，徒手操作
6. 同法在左侧进针，安装吊带另一端；理顺吊带	递配套网带，徒手操作
7. 拔除双腔气囊导尿管	递 20mL 注射器抽出气囊内液体，拔管
8. 调整吊带松紧度：松解吊带与尿道之间组织维持适度张力，然后抽出网带外层塑料鞘	徒手牵拉提起网带外层的塑料鞘远端，递梅氏剪置入吊带与尿道之间游离，抽出塑料鞘
9. 紧贴皮肤剪去多余吊带	递线剪、有齿镊协助
10. 重新插入 14F 双腔气囊导尿管引流尿液	递 14F 双腔气囊导尿管，递 20mL 注射器抽吸盐水充盈气囊固定
11. 缝合切口	递 3-0 可吸收线缝合阴道切口、1 号丝线缝合皮肤
12. 消毒、覆盖切口	递海绵钳夹持乙醇纱球消毒，递碘仿纱条填塞阴道，递纱布覆盖

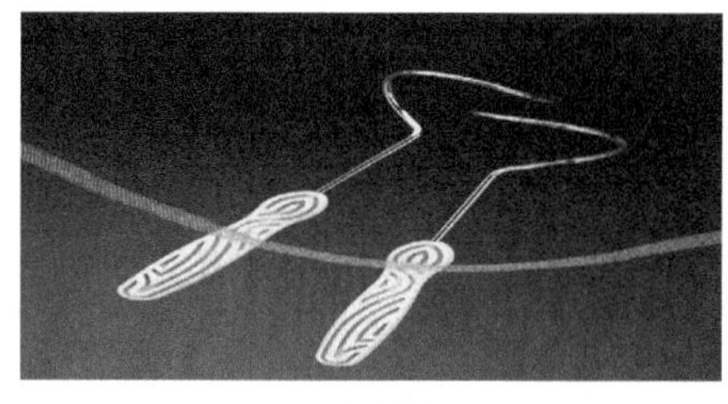

(a) 穿刺针

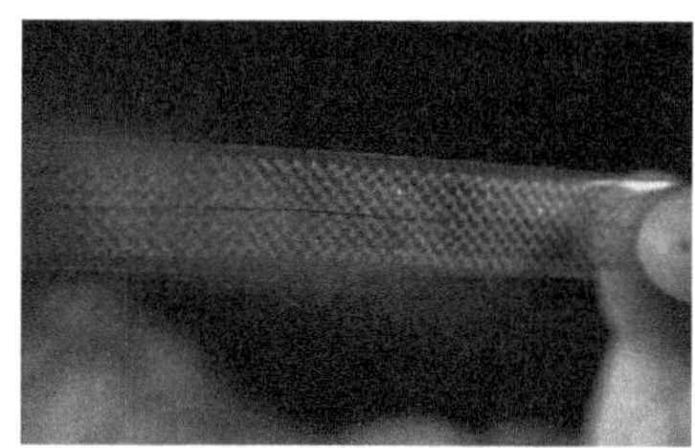

(b) 配套网带

图 14-7-1 特制螺旋穿刺针及配套网带

第八节 尿流改道手术

一、输尿管末段皮肤造口术

(1)适应证 患膀胱或邻近器官晚期恶性肿瘤、严重下尿路梗阻疾病。

(2)麻醉方式 硬膜外麻醉。

(3)手术体位 仰卧位。

(4)手术切口 双下腹部斜切口或腹部正中切口。

手术步骤与手术配合见表 14-8-1。

表 14-8-1 输尿管末段皮肤造口术的手术步骤与手术配合

手术步骤	手术配合
1. 同本章第一节"下腹部斜切口"1～4,显露输尿管	配合同本章第一节"下腹部斜切口"1～4
2. 分离、切断双侧输尿管下段,插输尿管导管入肾盂,将导管与输尿管断端固定	递中弯钳分离、直角钳钳夹、梅氏剪剪断,递 6F 输尿管导管,递 4 号丝线结扎远端
3. 钝性分离乙状结肠系膜后方,将一侧输尿管经此插入对侧	徒手分离,递中弯钳协助
4. 修剪输尿管吻合口,端-侧吻合	递长镊、梅氏剪修剪,递圆针 4-0 可吸收线间断缝合全层加固
5."S"形切开腹壁皮肤造口,游离成皮瓣	递海绵钳夹持乙醇纱球消毒,递 10 号刀切开、梅氏剪剥离,递有齿镊协助
6. 切开腹壁肌层少许,缝合腹外斜肌腱膜与腹横肌肌膜创缘,形成纽扣状通道,将输尿管从此处拉出	递 15 号刀切开,递无齿镊、9×28 圆针 4 号丝线间断缝合数针,递中弯钳拉出
7. 缝合皮瓣基部两侧创缘	递无齿镊、6×17 圆针 10 号丝线减张缝合两针
8. 将皮瓣包绕输尿管缝合,形成皮管状,固定引流管	递有齿镊、9×28 角针 1 号丝线间断缝合
9. 消毒、覆盖切口	递海绵钳夹持乙醇纱球消毒,递凡士林纱布、纱布覆盖

二、回肠膀胱术

(1)适应证 膀胱或邻近器官晚期恶性肿瘤、神经性膀胱功能障碍。

(2)麻醉方式 硬膜外麻醉。

(3)手术体位 仰卧位。

(4)手术切口 腹部正中切口。

手术步骤与手术配合见表 14-8-2。

表 14-8-2　回肠膀胱术的手术步骤与手术配合

手术步骤	手术配合
1. 同本章第一节“腹部正中切口”1～4，进入腹腔	配合同本章第一节“腹部正中切口”1～4
2. 切开盆腔后腹膜	递腹腔自动拉钩、“S”形拉钩牵开、显露术野，递长镊、梅氏剪剪开
3. 分离、切断双侧输尿管下段，插输尿管导管入肾盂，将导管与输尿管断端固定	递中弯钳分离、直角钳钳夹、梅氏剪剪断，递 6F 输尿管导管，递 4 号丝线结扎输尿管近端及远端
4. 钝性分离乙状结肠系膜后方，将一侧输尿管经此插入对侧(徒手分离)	递中弯钳协助
5. 切除阑尾	配合同第十二章第五节“阑尾切除术”
6. 分离肠系膜，截取回肠末段 10～15cm 的游离肠襻	递中弯钳分离、钳夹，递组织剪剪断、4 号丝线结扎；递肠钳 4 把、10 号刀切断，递海绵钳夹持碘伏纱球消毒
7. 清洗肠襻腔	递 0.02%碘伏、生理盐水冲洗
8. 缝合回肠断端，恢复肠管连续性	递长镊、6×17 圆针 1 号丝线间断缝合全层、加固浆肌层
9. 修补肠系膜缺损	递长镊、6×17 圆针 4 号丝线间断缝合
10. 肠襻近端切 2 个小口，与两侧输尿管吻合	递长镊、15 号刀切开，递梅氏剪修剪，递圆针 4-0 可吸收线间断缝合全层、5×14 圆针 1 号丝线加固外层数针
11. 关闭肠襻近端	递长镊、圆针 2-0 可吸收线间断缝合、1 号丝线加固浆肌层 3～4 针
12. 做右下腹直切口达腹腔，垂直方向切断两侧腱膜和肌肉，将皮肤切口剪成椭圆形造口	递海绵钳夹持乙醇纱球消毒，递 10 号刀切开、组织钳钳夹、组织剪修剪，递有齿镊协助
13. 缝合腹外斜肌腱膜与腹横肌肌膜创缘，形成纽扣状通道	递有齿镊、9×28 圆针 7 号丝线间断缝合
14. 将肠襻远端引出腹壁外，并与腹膜固定	递组织钳引出，递长镊、9×28 圆针 4 号丝线缝合数针
15. 经肠襻远端插气囊导尿管	递 18F 双腔气囊导尿管
16. 纵行切开肠襻对系膜侧，并与皮缘外翻缝合，形成乳头，固定引流管	递组织剪剪开，递无齿镊、6×17 角针 4 号丝线间断缝合，并固定
17. 将回肠膀胱近端固定于腹膜外	递长镊、6×17 圆针 4 号丝线缝合
18. 缝合切口同本章第一节“腹部正中切口”5～6	配合同本章第一节“腹部正中切口”5～6
19. 消毒、覆盖回肠膀胱造口	递海绵钳夹持乙醇纱球消毒，递凡士林纱布、纱布覆盖

三、结肠膀胱术

(1)适应证　同“回肠膀胱术”。
(2)麻醉方式　硬膜外麻醉。
(3)手术体位　仰卧位。
(4)手术切口　腹部正中切口。
(5)特殊用物　球后针头(5 号细长针头)。
手术步骤与手术配合见表 14-8-3。

表 14-8-3　结肠膀胱术的手术步骤与手术配合

手术步骤	手术配合
1. 同本章第一节"腹部正中切口"1～4，进入腹腔	配合同本章第一节"腹部正中切口"1～4
2. 切开盆腔后腹膜	递腹腔自动拉钩、"S"形拉钩牵开、显露术野，递长镊、梅氏剪剪开
3. 分离、切断双侧输尿管下段，插输尿管导管入肾盂，将管子与输尿管断端固定	递中弯钳分离、直角钳钳夹、梅氏剪剪断；递 6F 输尿管导管，递 4 号丝线结扎输尿管近端及远端
4. 钝性分离乙状结肠系膜后方，将右侧输尿管经此插入左侧(徒手分离)	递中弯钳协助
5. 分离肠系膜，游离结肠脾曲，截取乙状结肠近段 18～20cm 的游离肠襻	递中弯钳分离、钳夹，递组织剪剪断、1 号丝线结扎；递肠钳 4 把、10 号刀切断，递海绵钳夹持碘伏消毒残端
6. 清洗肠襻肠腔	递 0.02%碘伏、生理盐水冲洗
7. 关闭肠襻近段，恢复肠管连续性，将肠襻拉至结肠左侧造口位置	递长镊、6×17 圆针 1 号丝线间断缝合全层、加固浆肌层
8. 输尿管、乙状结肠及膀胱抗反流吻合	
①水压分离肠管浆肌层，形成隧道	递球后针头、20mL 盐水注射器，递 15 号刀锐性分离
②做隧道远端黏膜下小切口与输尿管吻合	递长镊、15 号刀切开，递梅氏剪修剪，递圆针 4-0 可吸收线端-侧吻合
9. 将肠襻固定于后腹膜，缝合肠系膜缺损	递长镊、6×17 圆针 4 号丝线缝合
10. 做左下腹直切口达腹腔，垂直方向切断两侧腱膜和肌肉，将皮肤切口剪成椭圆形造口	递海绵钳夹持乙醇纱球消毒，10 号刀切开、中弯钳分离、组织剪修剪，递有齿镊协助
11. 缝合腹外斜肌腱膜与腹横肌肌膜创缘，形成纽扣状通道	递有齿镊、9×28 圆针 7 号丝线间断缝合
12. 将肠襻远端引出腹壁外，并与腹膜固定	递组织钳引出，递长镊、9×28 圆针 7 号丝线缝合数针
13. 经肠襻远端插气囊导尿管	递 18F 双腔气囊导尿管
14. 缝合切口同本章第一节"腹部正中切口"5～6	配合同本章第一节"腹部正中切口"5～6
15. 消毒、覆盖结肠膀胱造口	递海绵钳夹持乙醇纱球消毒，递凡士林纱布、纱布覆盖

四、回肠输出道的可控性回结肠膀胱术

(1)适应证　同"回肠膀胱术"。

(2)麻醉方式　硬膜外麻醉。

(3)手术体位　仰卧位。

(4)手术切口　腹部正中切口。

手术步骤与手术配合见表 14-8-4。

表 14-8-4　回肠输出道的可控性回结肠膀胱术的手术步骤与手术配合

手术步骤	手术配合
1. 同本章第五节"去带盲结肠新膀胱术"1～10	配合同本章第五节"去带盲结肠新膀胱术"1～10
2. 将肠襻对折成"U"形，缝合相邻肠壁浆肌层	递腹腔自动拉钩、"S"形拉钩牵开、显露术野；递长镊、6×17圆针 1 号丝线间断缝合
3. 纵行切开缝线两侧结肠，缝合贮尿囊后壁	递组织剪剪开、海绵钳持碘伏纱球消毒、圆针 2-0 可吸收线连续缝合
4. 纵行切开结肠带，剥离肠襻黏膜，做输尿管肠襻隧道式吻合，固定输尿管引流管	递 15 号刀切开、剥离，递长镊、圆针 4-0 可吸收线间断缝合、固定

续表

手术步骤	手术配合
5. 缝合、固定结肠系带之切口，防止输尿管退缩	递长镊、6×17 圆针 1 号丝线间断缝合数针
6. 折曲结肠瓣，缝合结肠创缘，形成贮尿囊	递长镊、圆针 2-0 可吸收线连续缝合全层、6×17 圆针 1 号丝线加固浆肌层
7. 戳孔将肾盂输尿管支架引流管从贮尿囊引出腹壁外	递 15 号刀戳孔、中弯钳引出
8. 从回肠断端插导尿管入贮尿囊，内翻对折缝合回肠壁对系膜侧，形成缩窄回肠输出道	递 12F 导尿管，递长镊、6×17 圆针 1 号丝线间断缝合浆肌层、连续缝合加固外层
9. 试插导尿管，检查输出道张力	递 14F 导尿管、润滑剂
10. 切除脐部皮肤达腹腔，形成造口	递海绵钳夹持乙醇纱球消毒，递 11 号刀切开、中弯钳分离、组织剪修剪，递有齿镊、组织钳协助
11. 将缩窄回肠输出道固定于脐孔创缘	递有齿镊、9×28 角针 4 号丝线间断缝合
12. 将贮尿囊及输出道固定于腹前壁	递长镊、9×28 圆针 4 号丝线缝合数针
13. 缝合后腹膜及肠系膜缺损	递长镊、6×17 圆针 4 号丝线间断缝合
14. 缝合切口同本章第一节“腹部正中切口”5～6	配合同本章第一节“腹部正中切口”5～6
15. 消毒、覆盖结肠膀胱造口	递海绵钳夹持乙醇纱球消毒；递凡士林纱布、纱布覆盖

五、阑尾输出道的可控性回结肠膀胱术

(1)适应证　同“回肠膀胱术”。

(2)麻醉方式　硬膜外麻醉。

(3)手术体位　仰卧位。

(4)手术切口　腹部正中切口。

手术步骤与手术配合见表 14-8-5。

表 14-8-5　阑尾输出道的可控性回结肠膀胱术手术步骤与手术配合

手术步骤	手术配合
1. 同本章第五节“单纯膀胱切除术”1～6	配合同本章第五节“单纯膀胱切除术”1～6
2. 游离肠系膜，截取盲升结肠及等长末段回肠的游离肠襻	递腹腔自动拉钩、“S”形拉钩牵开，显露术野；递中弯钳分离、钳夹，递组织剪剪断、4 号丝线结扎；递肠钳 4 把夹持、10 号刀切断、海绵钳夹持碘伏纱球消毒残端
3. 纵行切开回肠及结肠	递长镊、组织剪剪开
4. 清洗肠襻肠腔	递 0.02%碘伏、生理盐水冲洗
5. 缝合回结肠断端，恢复肠管连续性	递长镊、6×17 圆针 1 号丝线间断缝合全层、加固浆肌层
6. 剥离肠襻黏膜，做输尿管结肠瓣隧道式吻合，固定输尿管引流管	递 15 号刀剥离，递长镊、圆针 4-0 可吸收线间断缝合、固定
7. 缝合、固定结肠系带之切口，防止输尿管退缩	递 6×17 圆针 1 号丝线间断缝合数针
8. 将结肠瓣与回盲瓣侧-侧吻合，形成贮尿囊	递长镊、圆针 2-0 可吸收线连续缝合全层、6×17 圆针 1 号丝线加固浆肌层
9. 戳孔将肾盂输尿管支架引流管、贮尿囊引流管从贮尿囊引出腹壁外	递 15 号刀戳孔、粗胶管引流管、中弯钳引出
10. 切开阑尾盲端，试插导尿管，检查输出道张力	递无齿镊、15 号刀切开，递 10F 导尿管、润滑剂

续表

手术步骤	手术配合
11. 环绕阑尾基底"Y"形切开盲肠浆肌层，潜行黏膜下剥离，去除部分阑尾系膜血管间的脂肪组织	递15号刀切开，递长镊、梅氏剪或弯蚊式钳剥离，递1号丝线结扎止血
12. 缝合盲肠浆肌层创缘，包埋阑尾	递长镊、6×17圆针4号丝线间断缝合
13. 切除脐部皮肤达腹腔，形成造口	递海绵钳夹持乙醇纱球消毒，递20号刀切开、中弯钳分离、组织剪修剪，递有齿镊协助
14. 将阑尾输出道固定于脐孔创缘	递有齿镊、9×28角针4号丝线间断缝合
15. 将贮尿囊及输出道固定于腹前壁	递长镊、6×17圆针4号丝线缝合数针
16. 缝合后腹膜及肠系膜缺损	递长镊、6×17圆针4号丝线间断缝合
17. 缝合切口同本章第一节"腹部正中切口"5～6	配合同本章第一节"腹部正中切口"5～6
18. 消毒、覆盖结肠膀胱造口	递海绵钳夹持乙醇纱球消毒；递凡士林纱布、纱布覆盖

六、去带盲结肠可控性膀胱术

(1)适应证　同"回肠膀胱术"。

(2)麻醉方式　硬膜外麻醉。

(3)手术体位　仰卧位。

(4)手术切口　腹部正中切口。

手术步骤与手术配合见表14-8-6。

表14-8-6　去带盲结肠可控性膀胱术的手术步骤与手术配合

手术步骤	手术配合
1. 同本章第五节"单纯膀胱切除术"1～6	配合同本章第五节"单纯膀胱切除术"1～6
2. 游离肠系膜，切断横结肠、回肠末段	递腹腔自动拉钩、"S"形拉钩牵开、显露；递中弯钳分离、钳夹，递组织剪剪断、4号丝线结扎；递肠钳4把夹持、10号刀切断，递海绵钳夹持碘伏纱球消毒
3. 纵行切开肠管，清洗肠襻肠腔	递组织剪剪开，递0.02%碘伏、生理盐水冲洗
4. 端-端吻合回肠近端与结肠远端，恢复肠管连续性	递长镊、6×17圆针1号丝线间断缝合全层、加固浆肌层
5. 切断结肠带，使肠腔增长、增宽	递15号刀切断、弯蚊式钳协助
6. 采取黏膜下隧道法做双侧输尿管结肠吻合	递15号刀剥离，递长镊、圆针4-0可吸收线间断缝合、固定
7. 戳孔，将输尿管支架管引出腹壁外	递10号刀切开，中弯钳戳孔、引出
8. 关闭结肠断端	递长镊、圆针3-0可吸收线间断缝合全层、6×17圆针1号丝线缝合加固浆肌层
9. 戳孔放置贮尿囊造口	递中弯钳戳孔、粗胶管引流管
10. 切开阑尾末端，插入尿管，检查输出道张力	递15号刀切开，递12F导尿管、液状石蜡
11. 将阑尾基部包埋于盲肠黏膜下	递15号刀切开、分离；递长镊、6×17圆针1号丝线间断缝合
12. 切除脐部皮肤达腹腔，形成造口	递海绵钳夹持乙醇纱球消毒，递11号刀切开、中弯钳分离、组织剪修剪，递有齿镊协助
13. 将阑尾输出道固定于脐孔创缘	递有齿镊、6×17角针4号丝线间断缝合
14. 将贮尿囊及输出道固定于腹前壁	递长镊、6×17圆针4号丝线缝合数针
15. 切除末段回肠，关闭断端	递长有齿直钳两把钳夹、10号刀切断，递海绵钳夹持碘伏纱球消毒残端；递长镊、圆针2-0可吸收线间断缝合

续表

手术步骤	手术配合
16. 缝合后腹膜及肠系膜缺损	递长镊、6×17 圆针 4 号丝线间断缝合
17. 缝合切口同本章第一节“腹部正中切口”5～6	配合同本章第一节“腹部正中切口”5～6
18. 消毒、覆盖结肠膀胱造口	递海绵钳夹持乙醇纱球消毒；递凡士林纱布、纱布覆盖

第九节 前列腺、精囊、尿道手术

一、耻骨上前列腺切除术

(1)适应证 前列腺增生引起明显膀胱颈梗阻症状或出现并发症。
(2)麻醉方式 硬膜外麻醉。
(3)手术体位 仰卧位，头、躯干下倾 10°～15°。
(4)手术切口 腹部正中切口或弧形切口。
手术步骤与手术配合见表 14-9-1。

表 14-9-1 耻骨上前列腺切除术的手术步骤与手术配合

手术步骤	手术配合
1. 同本章第一节“腹部正中切口”1～4，显露膀胱前壁	配合同本章第一节“腹部正中切口”1～4
2. 牵开、戳穿膀胱前壁，吸净尿液	递组织钳两把牵开、中弯钳戳孔
3. 弧形切开、分离膀胱颈黏膜及前列腺包膜	递膀胱拉钩牵开、11 号刀切开、梅氏剪分离
4. 剥离腺体，剪断尿道	徒手剥离，递梅氏剪剪断
5. 压迫止血 5～10min	递湿纱条填塞止血
6. 楔形切除膀胱颈后唇，将其固定于腺窝后壁	递长镊、梅氏剪剪除，递圆针 4-0 可吸收线缝合
7. “8”字缝合膀胱颈后唇创缘，以结扎前列腺动脉	递长镊、圆针 2-0 可吸收线贯穿缝合
8. 检查腺窝有无残留腺体和出血	撤出湿纱条，递组织钳牵开、显露腺窝，递电凝器止血，递长弯钳协助或圆针 2-0 可吸收线缝扎
9. 经尿道插气囊导尿管，自尿道外口向根部退缩阴茎，绑扎固定，协助压迫前列腺窝	递 22F 三腔气囊导尿管、液状石蜡，递 20mL 注射器抽吸盐水充盈气囊；递干纱布 1 块束缚尿管阻挡阴茎伸直
10. 缝合膀胱	递长镊、圆针 2-0 可吸收线缝合、6×17 圆针 1 号丝线加固外层
11. 缝合切口同本章第一节“腹部正中切口”5～6	配合同本章第一节“腹部正中切口”5～6

二、耻骨后前列腺切除术

(1)适应证 较大的前列腺合并梗阻。
(2)麻醉方式 硬膜外麻醉。
(3)手术体位 仰卧位，头躯干下倾 10°～15°。
(4)手术切口 腹部正中切口。
手术步骤与手术配合见表 14-9-2。

表 14-9-2 耻骨后前列腺切除术的手术步骤与手术配合

手术步骤	手术配合
1. 同本章第一节"腹部正中切口"1～4，显露膀胱前壁	配合同本章第一节"腹部正中切口"1～4
2. 钝性分离耻骨后间隙，显露前列腺前壁	徒手或KD粒分离，递干纱布两块填塞显露
3. 前列腺前壁做两排缝合	递长镊、6×17圆针4号丝线间断缝合
4. 沿缝线间横行切开前列腺包膜	递15号刀或电刀切开
5. 分离包膜与腺体间隙，捏断(视野窄、深、剪刀不易操作)尿道，取出前列腺标本	徒手分离、捏断或梅氏剪剪断尿道，将标本放于盛器内
6. 压迫止血5～10min	递湿纱条填塞止血
7. 检查腺窝有无残留腺体和出血	撤出湿纱条，递组织钳牵开、显露腺窝，递电凝器止血，递长弯钳协助或圆针2-0可吸收线缝扎
8. 必要时，楔形切除膀胱颈后唇，将其固定于腺窝后壁	递长镊、梅氏剪剪除，递圆针4-0可吸收线缝合
9. 经尿道插气囊导尿管，退缩尿道并束缚于尿道口(使前列腺向尿生殖膈靠拢)	递22F三腔气囊导尿管、润滑剂，递20mL注射器抽吸盐水充盈气囊；递干纱布1块束缚尿管阻挡阴茎伸直
10. 缝合前列腺前壁及膀胱颈	递长镊、圆针2-0可吸收线贯穿缝合、6×17圆针1号丝线加固外层
11. 缝合切口同本章第一节"腹部正中切口"5～6	配合同本章第一节"腹部正中切口"5～6

三、保存性功能的前列腺癌根治术

(1)适应证 前列腺癌A、B期。
(2)麻醉方式 硬膜外麻醉或全身麻醉。
(3)手术体位 仰卧位，头、腰各垫一软枕。
(4)手术切口 腹部正中切口。
(5)特殊用物 术前插导尿管。
手术步骤与手术配合见表14-9-3。

表 14-9-3 保存性功能的前列腺癌根治术的手术步骤与手术配合

手术步骤	手术配合
1. 同本章第一节"腹部正中切口"1～4，显露耻骨后间隙	配合同本章第一节"腹部正中切口"1～4
2. 分离、切开盆内筋膜	递长镊、梅氏剪剪开
3. 切断耻骨前列腺韧带，显露前列腺侧面	递15号刀切开、梅氏剪剪断
4. 游离前列腺尖部及尿道，切断阴茎背静脉丛，显露前列腺前壁及膀胱颈前壁	递长弯钳游离、直角钳钳夹、梅氏剪剪断、4号丝线结扎止血
5. 沿尿道剥离盆侧筋膜，横行切开尿道前壁	递长弯钳、梅氏剪剥离，递15号刀切断、圆针2-0可吸收线缝扎止血
6. 牵引气囊导尿管，切断尿管及尿道后壁	递梅氏剪剪断
7. 尿道远端缝悬吊线	递长镊、圆针2-0可吸收线缝合4针，递蚊式钳牵引
8. 切断直肠尿道肌	递长弯钳钳夹、梅氏剪剪断、4号丝线结扎止血
9. 钝性分离前列腺与直肠间隙，显露输精管壶腹部、精囊	徒手分离，长弯钳、梅氏剪协助
10. 于前列腺包膜切开盆侧筋膜，分开前列腺血管蒂	递长弯钳分离、梅氏剪剪断、7号丝线结扎止血

续表

手术步骤	手术配合
11. 于前列腺上方切开膀胱颈前壁，将气囊导尿管对折悬吊前列腺	递15号刀切开、蚊式钳牵引
12. 横断膀胱颈后壁	递组织剪剪断
13. 分离精囊，整块切除前列腺、输精管壶腹部、精囊及邻近膀胱颈	递组织钳钳夹膀胱创缘，递长弯钳分离、钳夹，递梅氏剪剪除、4号丝线结扎止血，将标本放入盛器内
14. 缝合、缩小膀胱颈口	递长镊、圆针2-0可吸收线间断缝合
15. 将膀胱颈与尿道远端的悬吊线对应缝合	递长镊、6×17空圆针穿尿道远端悬吊线间断缝合
16. 经尿道插气囊导尿管	递22F三腔气囊导尿管、润滑剂，递20mL注射器抽吸盐水充盈气囊
17. 缝合切口同本章第一节“腹部正中切口”5～6	配合同本章第一节“腹部正中切口”5～6

四、经膀胱精囊切除术

(1)适应证　慢性精囊炎久治不愈、输尿管异位开口于精囊及精囊肿瘤。

(2)麻醉方式　硬膜外麻醉或全身麻醉。

(3)手术体位　仰卧位，头、腰各垫一软枕。

(4)手术切口　腹部正中切口或弧形切口。

手术步骤与手术配合见表14-9-4。

表14-9-4　经膀胱精囊切除术的手术步骤与手术配合

手术步骤	手术配合
1. 同本章第一节“腹部正中切口”1～4，显露膀胱前壁	配合同本章第一节“腹部正中切口”1～4
2. 分离耻骨后间隙，横切膀胱前壁	递长镊、梅氏剪剪开
3. 插双侧输尿管导管	递膀胱拉钩牵开、显露；递5F输尿管导管，递长镊协助
4. 横断膀胱，后壁断端缝支持线	递长弯钳分离、组织钳钳夹、梅氏剪剪断；递1/2弧8×20圆针4号丝线缝扎
5. 游离膀胱后壁，显露精囊	递长镊、长弯钳、梅氏剪游离
6. 游离精囊，切断精囊血管	递长弯钳、梅氏剪游离、剪断，递4号丝线结扎止血
7. 切除精囊、输精管壶腹部及射精管	递长弯钳游离、直角钳钳夹、梅氏剪剪断、4号丝线结扎止血
8. 缝合膀胱三角区及后壁	递1/2弧8×20圆针1号丝线间断缝合纤维肌层，递2-0可吸收线间断缝合黏膜、肌层
9. 膀胱戳孔，将输尿管引流管引出腹壁外	递中弯钳戳孔、引出，递圆针4-0可吸收线缝合固定
10. 缝合膀胱前壁、侧壁	递长镊、圆针2-0可吸收线间断缝合
11. 经尿道插气囊导尿管	递22F三腔气囊导尿管、润滑剂，递20mL注射器抽吸盐水充盈气囊
12. 缝合切口同本章第一节“腹部正中切口”5～6	配合同本章第一节“腹部正中切口”5～6

五、男性尿道口背侧切开成形术

(1)适应证　尿道外口狭窄。

(2)麻醉方式　硬膜外麻醉。

(3)手术体位　仰卧位。

(4)手术切口　尿道切口。

(5)特殊用物　有槽探针。

手术步骤与手术配合见表14-9-5。

表14-9-5　男性尿道口背侧切开成形术的手术步骤与手术配合

手术步骤	手术配合
1. 消毒会阴部	递海绵钳夹持碘伏纱球消毒
2. 撑开尿道外口，显露尿道舟状窝	递弯蚊式钳或有槽探针撑开
3. 纵行切开阴茎头皮肤达海绵体	递15号刀切开，递弯蚊式钳协助
4. 横行缝合尿道黏膜切口，扩大尿道口及舟状窝口径	递整形齿镊、角针5-0可吸收线间断缝合；必要时，递导尿管插入压迫止血

六、尿道板纵切卷管尿道成形术(TIP术)

(1)适应证　冠状沟型、阴茎体型及部分阴茎阴囊型尿道下裂。

(2)麻醉方式　连续硬膜外麻醉。

(3)手术体位　仰卧位，两腿稍张开、固定。

(4)手术切口　阴茎切口。

(5)特殊用物　膀胱穿刺针、尿道扩张器、双极电凝器。

手术步骤与手术配合见表14-9-6。

表14-9-6　尿道板纵切卷管尿道成形术(TIP术)的手术步骤与手术配合

手术步骤	手术配合
1. 耻骨上膀胱造口，留置导尿管	递膀胱穿刺针，14F～16F双腔气囊导尿管
2. 纵行缝合阴茎头，起外向牵引作用	递6×17角针4号丝线缝合，不剪线，递蚊式钳牵引
3. 放置"U"形尿道支架引流管：在尿道探子的引导下，于尿道内置入多孔硅胶管，一端从球部尿道穿出皮肤，另一端从尿道外口引出	递尿道探子、润滑剂润滑，递8F～14F多孔硅胶管
4. 设计尿道板切口：尿道板两侧切口向远端延伸至阴茎头尿道沟旁，近端绕尿道开口后会合，呈"U"形	递15号圆刀、有齿镊，递弯蚊式钳协助，递电凝器止血
5. 适当游离尿道板，使之可以成管缝合	递整形齿镊、15号刀游离
6. 矫正下曲 ①在阴茎背侧距离冠状沟0.5cm处环行切开包皮深度达阴茎深筋膜深层 ②沿此平面先脱套背侧皮肤，再向腹侧游离，去除阴茎腹侧的纤维组织，伸直阴茎	 递15号刀切开，递弯蚊式钳及弯整形剪协助，递电凝器止血或递3-0丝线结扎 递整形镊、整形弯剪游离，递电凝器止血
7. 阴茎头成形 ①沿阴茎头尿道沟切口继续向深层切开，至阴茎海绵体表面 ②游离出阴茎头两侧翼	 递15号刀切开，递有齿镊、整形弯剪协助，递电凝器止血或递3-0丝线结扎 递整形镊、整形弯剪游离，递电凝器止血
8. 尿道成形 ①纵行切开尿道板背侧，深度达阴茎海绵体表面 ②将尿道板围绕支架管缝合成管	 递15号刀切开、弯蚊式钳协助，递电凝器止血 递整形镊、5-0～6-0可吸收缝线缝合
9. 缝合阴茎头两翼	递整形镊、5-0可吸收缝线缝合
10. 成形后的尿道外口与阴茎头端-端缝合	递整形镊、5-0可吸收缝线缝合

续表

手术步骤	手术配合
11. 转移阴茎背侧包皮，将肉膜瓣覆盖加固成形的尿道	递整形镊、整形弯剪、弯蚊式钳协助，递 5-0 可吸收缝线间断缝合
12. 适当修整转移的背侧包皮，覆盖阴茎	递整形镊、梅氏剪修整
13. 缝合固定在龟头和会阴部的“U”形支架管	递整形镊、角针 4 号丝线间断缝合
14. 缝合、加压包扎阴茎	递尼龙网纱缠绕阴茎 1 周、6×17 圆针 4 号丝线缝合数针、纱布覆盖

七、包皮岛状瓣尿道成形术

（1）适应证　阴茎型尿道下裂。

（2）麻醉方式　硬膜外麻醉。

（3）手术体位　仰卧位。

（4）手术切口　阴茎切口。

（5）特殊用物　龟头打孔器（图 14-9-1）。

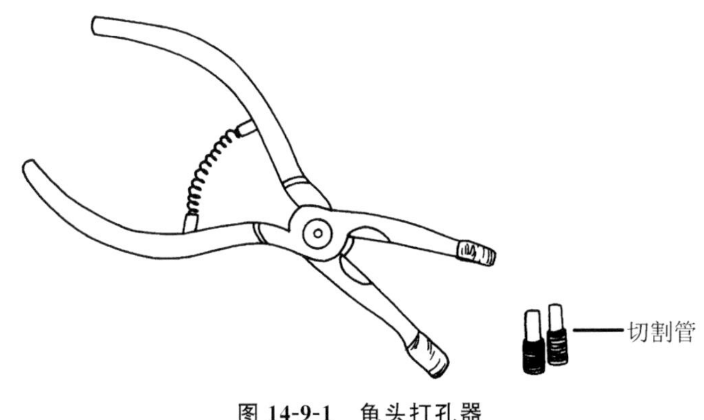

图 14-9-1　龟头打孔器

手术步骤与手术配合见表 14-9-7。

表 14-9-7　包皮岛状瓣尿道成形术的手术步骤与手术配合

手术步骤	手术配合
1. 消毒会阴部皮肤	递海绵钳夹持碘伏纱球消毒
2. 矫正阴茎下曲	
①阴茎头缝牵引线	递 6×17 角针 4 号丝线缝合，蚊式钳牵引
②切开阴茎皮肤	递 15 号刀切开，弯蚊式钳协助，3-0 丝线结扎止血或电凝器止血
③牵开两侧皮瓣	递 6×17 角针 4 号丝线缝合，蚊式钳或组织钳牵引
④分离、切开阴茎筋膜	递整形镊、整形弯剪分离、剪断
⑤横断浅面尿道板	递 15 号刀切断，弯蚊式钳协助
⑥游离末段尿道 1～2cm	递整形镊、15 号刀游离
⑦剪开阴茎两侧筋膜及皮下组织，使阴茎完全伸直	递整形镊、整形弯剪剪开，弯蚊式钳钳夹，3-0 丝线结扎止血
⑧分离阴茎背侧筋膜	递整形镊、整形弯剪分离
3. 张开包皮瓣，切开包皮达皮下层	递整形镊、15 号刀截取，递 5×14 角针 0 号丝线缝合牵引张开

续表

手术步骤	手术配合
4. 分离阴茎浅筋膜浅面，形成包皮岛	递整形镊、整形弯剪分离，递细齿组织钳协助牵开皮瓣
5. 包绕硅胶管缝合包皮，形成管状	递多孔硅胶管，递整形镊、角针 5-0 可吸收线间断缝合
6. 旋转皮管至阴茎腹侧，固定于阴茎体白膜两侧	递整形镊、蚊式钳旋转，递圆针 5-0 可吸收线间断缝合数针
7. 分离阴茎头皮下隧道，切开远侧皮肤，形成新尿道造口	递组织钳夹持、整形弯剪锐性分离、15 号刀切开或用打孔器切割，递弯蚊式钳协助
8. 将新尿道末端穿过隧道	递弯蚊式钳引出
9. 将皮管近端与尿道断端斜行端-端吻合	递整形弯剪修剪，递整形镊、圆针 5-0 可吸收线间断缝合
10. 转移并缝合阴茎皮瓣	
①纵行切开包皮背侧	递组织钳 2 把牵开、整形弯剪剪开
②将冠状沟创缘及两侧皮瓣缝合	递整形齿镊、圆针 5-0 可吸收线间断缝合
③侧切阴茎基部皮瓣，并交错缝合，形成阴茎阴囊交界	递整形镊、整形弯剪剪开，递圆针 5-0 可吸收线间断缝合
④将新尿道末端与皮缘缝合	递整形齿镊、角针 5-0 可吸收线间断缝合
11. 消毒、加压包裹阴茎，并固定	递海绵钳夹持乙醇纱球消毒；递网眼纱，递 6×17 圆针 1 号丝线固定数针，递纱布覆盖

八、内尿道重建术(改良 Young-Dees-Leadbetter 法)

(1)适应证 女性先天性短尿道或尿道缺如伴尿道阻力低、尿失禁。

(2)麻醉方式 硬膜外麻醉。

(3)手术体位 仰卧位。

(4)手术切口 下腹部弧形切口。

(5)特殊用物 术前留置 10F 双腔气囊导尿管。

手术步骤与手术配合见表 14-9-8。

表 14-9-8 内尿道重建术(改良 Young-Dees-Leadbetter 法)的手术步骤与手术配合

手术步骤	手术配合
1. 同本章第一节“下腹部弧形切口”1～6，显露膀胱	配合同本章第一节“下腹部弧形切口”1～6
2. 充分游离膀胱颈	递长弯钳游离、梅氏剪剪开、4 号丝线结扎止血
3. 纵行切开膀胱前壁	递组织钳夹持、中弯钳撑开膀胱，梅氏剪剪开
4. 插双输尿管导管	递 6F 输尿管导管及长镊
5. 切开输尿管膀胱连接部，游离一段输尿管，并固定	递长镊、15 号刀或梅氏剪切开，递长弯钳止血，递 1 号丝线缝扎输尿管末端、固定输尿管导管
6. 采取黏膜下隧道法将输尿管再植入膀胱后壁较高位置	递长镊、15 号刀切开，递梅氏剪剥离、圆针 4-0 可吸收线间断缝合
7. 自膀胱颈向近侧做两个平行黏膜切口，并剥离外侧黏膜	递长镊或组织钳、15 号刀切开，递梅氏剪剥离
8. 将留下的膀胱黏膜包绕缝合气囊导尿管，形成膀胱颈及后尿道	递长镊、圆针 3-0 可吸收线连续缝合
9. 将剥离黏膜的外侧膀胱壁缝合	递长镊、圆针 2-0 可吸收线双褥式缝合

续表

手术步骤	手术配合
10. 膀胱戳孔，将输尿管导管引出腹壁	递中弯钳戳孔、引出
11. 留置膀胱造口管，缝合膀胱	递18F双腔气囊导尿管、注射器抽吸25mL盐水充盈气囊；递长镊、圆针2-0可吸收线连续缝合
12. 将膀胱壁固定于耻骨联合上	递长镊、1/2弧8×20圆针4号丝线缝合2针
13. 缝合切口同本章第一节“下腹部弧形切口”7～8	配合同本章第一节“下腹部弧形切口”7～8

九、外尿道重建术（改良Young-Dees-Leadbetter法）

(1)适应证　女性先天性短尿道或尿道缺如。

(2)麻醉方式　硬膜外麻醉。

(3)手术体位　膀胱截石位。

(4)手术切口　尿道切口。

(5)特殊用物　碘仿纱条、重锤拉钩。

手术步骤与手术配合见表14-9-9。

表14-9-9　外尿道重建术（改良Young-Dees-Leadbetter法）的手术步骤与手术配合

手术步骤	手术配合
1. 消毒会阴部，插气囊导尿管	递海绵钳夹持碘仿纱球消毒；递12F双腔气囊导尿管，递20mL注射器抽吸盐水充盈气囊
2. “U”形切开阴道前庭黏膜，形成尿道瓣	递重锤拉钩牵开、显露术野，递15号刀切开，递整形齿镊协助
3. 游离尿道瓣，包绕尿管缝合，形成新的外尿道	递整形齿镊、整形弯剪游离，递角针5-0可吸收线连续缝合
4. 游离两侧阴道括约肌，中线靠拢缝合	递弯蚊式钳、整形弯剪游离，递6×17圆针4号丝线连续缝合
5. 潜行剥离小阴唇皮下，中线靠拢缝合，覆盖成形尿道	递整形镊、15号刀切开、剥离，递角针4-0可吸收线缝合
6. 缝合尿道口创缘	递整形齿镊、6×17圆针5-0可吸收线间断缝合
7. 消毒、覆盖切口	递海绵钳夹持乙醇纱球消毒、碘仿纱条填塞、纱布覆盖

十、前尿道狭窄切除吻合术

(1)适应证　前尿道短段狭窄。

(2)麻醉方式　硬膜外麻醉。

(3)手术体位　仰卧位、双腿稍分开。

(4)手术切口　阴茎切口。

手术步骤与手术配合见表14-9-10。

表14-9-10　前尿道狭窄切除吻合术的手术步骤与手术配合

手术步骤	手术配合
1. 消毒会阴部	递海绵钳夹持碘伏纱球消毒
2. 固定龟头，探查，确定尿道狭窄部位	递6×17角针4号丝线缝扎固定龟头1针，递直蚊式钳牵引；递金属尿道探子，递润滑剂润滑
3. 直切阴茎侧面狭窄部皮肤	递15号刀切开，递弯蚊式钳协助
4. 分离、切除狭窄段尿道	递小甲状腺拉钩或组织钳牵开、显露术野；递弯蚊式钳分离、钳夹，递整形弯剪剪断

续表

手术步骤	手术配合
5. 将尿道断端吻合	递整形镊、圆针 5-0 可吸收线间断缝合
6. 插气囊导尿管，放置会阴部引流胶片	递 14F 气囊导尿管、润滑剂，递 20mL 注射器抽吸盐水充盈气囊；递引流胶片，递 8×20 角针 4 号丝线缝扎固定 1 针
7. 缝合阴茎切口	递整形镊、6×17 角针 1 号丝线间断缝合
8. 消毒、覆盖切口	递海绵钳夹持乙醇纱球消毒、纱布覆盖

十一、带蒂包皮片尿道加盖成形术

(1)适应证　尿道远段长段狭窄。

(2)麻醉方式　硬膜外麻醉。

(3)手术体位　仰卧位、双腿稍分开。

(4)手术切口　阴茎切口。

手术步骤与手术配合见表 14-9-11。

表 14-9-11　带蒂包皮片尿道加盖成形术的手术步骤与手术配合

手术步骤	手术配合
1. 消毒会阴部	递海绵钳夹持碘伏纱球消毒
2. 探查，确定尿道狭窄部位	递金属尿道探子，递润滑剂润滑
3. 固定龟头，切开阴茎侧面狭窄部皮肤及尿道狭窄部	递 6×17 角针 4 号丝线缝扎固定龟头 1 针，递直蚊式钳牵引；递 15 号刀切开
4. 截取带蒂包皮片	递组织钳牵开、整形弯剪截取
5. 将包皮片转向尿道侧-侧吻合	递整形镊、圆针 5-0 可吸收线间断缝合
6. 插多孔硅胶管，放置会阴部引流胶片；必要时，行耻骨上膀胱造口	递多孔硅胶管，递引流胶片，递 6×17 角针 4 号丝线缝扎固定 1 针
7. 缝合包皮及阴茎切口	整形镊、6×17 角针 1 号丝线间断缝合
8. 消毒、覆盖切口	递海绵钳夹持乙醇纱球消毒、纱布覆盖

十二、尿道球部狭窄切除吻合术

(1)适应证　尿道球部狭窄。

(2)麻醉方式　硬膜外麻醉。

(3)手术体位　膀胱截石位。

(4)手术切口　会阴切口。

(5)特殊用物　膀胱穿刺针。

手术步骤与手术配合见表 14-9-12。

表 14-9-12　尿道球部狭窄切除吻合术的手术步骤与手术配合

手术步骤	手术配合
1. 消毒会阴部	递海绵钳夹持碘伏纱球消毒
2. 纵行或倒“U”形切开会阴部皮肤、皮下组织、尿道球海绵体肌，显露尿道球部	递有齿镊、15 号刀切开，递直蚊式钳钳夹，电凝器止血
3. 探查，确定尿道狭窄部位	递金属尿道探子，递润滑剂润滑

续表

手术步骤	手术配合
4. 清除狭窄周围瘢痕组织	递甲状腺拉钩或组织钳牵开、显露术野；递弯蚊式钳分离、整形弯剪剪除，递电凝器止血
5. 分离、切除狭窄段尿道	递弯蚊式钳分离、钳夹，递整形弯剪剪断
6. 留置硅胶管支架引流，尿道断-端吻合	递多孔硅胶管，递整形镊、圆针 5-0 可吸收线间断缝合
7. 放置会阴部引流胶片（必要时做耻骨上膀胱穿刺造口）	递 10 号刀切开、中弯钳分离，递引流胶片，递 8×20 圆针 4 号丝线缝扎固定 1 针
8. 缝合会阴切口	递整形镊、6×17 角针 1 号丝线间断缝合
9. 消毒、覆盖切口	递海绵钳夹持乙醇纱球消毒、纱布覆盖

十三、尿道球部人工尿道下裂术

（1）适应证　尿道球部长段狭窄。

（2）麻醉方式　硬膜外麻醉。

（3）手术体位　膀胱截石位。

（4）手术切口　会阴切口。

（5）特殊用物　膀胱穿刺针。

手术步骤与手术配合见表 14-9-13。

表 14-9-13　尿道球部人工尿道下裂术的手术步骤与手术配合

手术步骤	手术配合
1. 消毒会阴部	递海绵钳夹持碘伏纱球消毒
2. 探查，确定尿道狭窄部位	递金属尿道探子，递液状石蜡润滑
3. 牵开阴囊，显露阴囊切口	递有齿镊、9×28 角针 4 号丝线缝扎固定 2 针
4. 切开阴囊皮肤、皮下组织，显露狭窄段尿道	递有齿镊、15 号刀切开，递直蚊式钳钳夹、电凝器止血
5. 切开狭窄段尿道	递组织钳夹提创缘，递弯蚊式钳分离、钳夹，递 15 号刀切开
6. 将尿道黏膜与阴囊皮肤缝合，形成人工尿道下裂	递整形齿镊、6×17 角针 1 号丝线间断缝合
7. 留置气囊导尿管	递 14F 双腔气囊导尿管、润滑剂、20mL 注射器

十四、经会阴后尿道吻合术

（1）适应证　尿道膜部及膜上部狭窄。

（2）麻醉方式　硬膜外麻醉。

（3）手术体位　高膀胱截石位。

（4）手术切口　腹部正中切口＋会阴切口。

（5）特殊用物　特制有孔克氏针、硅胶管（长 50cm）。

手术步骤与手术配合见表 14-9-14。

表 14-9-14　经会阴后尿道吻合术的手术步骤与手术配合

手术步骤	手术配合
1. 同本章第一节“腹部正中切口”1～4，显露膀胱前壁	配合同本章第一节“腹部正中切口”1～4
2. 切开膀胱，探查膀胱及后尿道	递 10 号刀切开，递膀胱拉钩牵开、显露

续表

手术步骤	手术配合
3. 经尿道插导尿管或尿道扩张器，牵开阴囊，显露会阴	递10F导尿管、尿道扩张器、液状石蜡；递有齿镊、9×28角针4号丝线缝扎2针牵开阴囊
4. 倒“U”形切开会阴部	递整形齿镊、15号刀切开，递直蚊式钳协助钳夹，递电凝器止血
5. 分离皮瓣与尿道球海绵体肌筋膜浅面	递组织钳夹提创缘、弯蚊式钳或整形剪分离
6. 切开球海绵体肌，剥离尿道球部	递小甲状腺拉钩牵开、显露，递15号刀切开，递弯蚊式钳、直角钳剥离
7. 游离尿道膜部，切开尿生殖膈	递11号刀切开或整形弯剪锐性游离、切开，递长弯钳协助
8. 切除尿道膜部瘢痕组织，横断尿道	递11号刀或整形镊、整形弯剪分离、切除
9. 分离前列腺，并切除周围瘢痕组织，显露前列腺尖部	递长弯钳或11号刀分离、梅氏剪剪断、4号丝线结扎
10. 充分游离前尿道，经尿道膀胱插金属尿道探子检查瘢痕组织切除情况	递整形镊、整形弯剪游离，递金属尿道探子，递液状石蜡润滑
11. 缝合尿道球部与前列腺断端(缝线不结扎)	递整形镊、圆针2-0可吸收线间断缝合4～6针，递蚊式钳牵引线端，或递特制有孔克氏针缝合
12. 一端经尿道插多孔硅胶管，另一端从膀胱切口引出，呈“U”形，依次结扎吻合缝线	递20F多孔硅胶管
13. 缝合尿道球海绵体肌	递整形镊、6×17圆针4号丝线缝合数针
14. 缝合会阴部切口，放置会阴部引流胶片	递海绵钳夹持乙醇纱球消毒，递整形镊及胶片，递6×17角针1号丝线间断缝合
15. 消毒、覆盖切口	递海绵钳夹持乙醇纱球消毒、纱布覆盖
16. 缝合膀胱切口	递长镊、圆针2-0可吸收线连续缝合
17. 缝合切口同本章第一节“腹部正中切口”5～6	配合同本章第一节“腹部正中切口”5～6

十五、经耻骨下部分尿道成形术

(1)适应证　后尿道狭窄段长、无法经会阴部吻合。

(2)麻醉方式　硬膜外麻醉。

(3)手术体位　截石位。

(4)手术切口　会阴切口＋腹部正中切口。

(5)特殊用物　线锯、骨蜡、骨膜剥离子、骨锤、骨凿、硅胶管(长50cm)。

手术步骤与手术配合见表14-9-15。

表14-9-15　经耻骨下部分尿道成形术的手术步骤与手术配合

手术步骤	手术配合
1. 消毒腹部及会阴部	递海绵钳夹持碘伏纱球分别消毒
2. 牵开阴囊，倒“U”形切开会阴部皮肤及球海绵体肌	递有齿镊、9×28角针4号丝线缝扎2针牵开阴囊；递整形齿镊、15号刀切开，递直蚊式钳协助钳夹，递电凝器止血
3. 游离尿道球部，切断狭窄段尿道	递蚊式钳或直角钳游离、钳夹，整形弯剪剪断
4. 同本章第一节“腹部正中切口”1～4，向下延长至阴茎旁两侧，显露膀胱前壁及前列腺尖部	配合同本章第一节“腹部正中切口”1～4
5. 剥离附着于耻骨联合处肌肉	递骨膜剥离子或10号刀剥离
6. 切断阴茎悬韧带	递中弯钳分离、15号刀切断

续表

手术步骤	手术配合
7. 梯形切除耻骨下部分	递骨凿劈开、骨蜡止血
8. 切开膀胱，探查膀胱及后尿道，切除瘢痕	递 10 号刀切开，递膀胱拉钩牵开、显露
9. 经膀胱将金属尿道探子插入前列腺尿道，并在前列腺前壁做一切口	递金属尿道探子、润滑剂，递 15 号刀切开、圆针 3-0 可吸收线缝扎止血，递长镊协助
10. 经会阴部沿阴茎海绵体脚之间切开，分离其近侧，形成一通道	递 15 号刀切开、分离，递中弯钳协助
11. 将前尿道经通道与前列腺切口吻合	递整形镊、圆针 3-0 可吸收线间断缝合
12. 一端经尿道插入多孔硅胶管，另一端经膀胱切口引出	递 20F 多孔硅胶管
13. 缝合膀胱切口	递长镊、粗引流胶管，递圆针 2-0 可吸收线连续缝合
14. 缝合切口同本章第一节“腹部正中切口”5～6	配合同本章第一节“腹部正中切口”5～6
15. 缝合尿道球海绵体肌	递整形镊、6×17圆针 4 号丝线缝合数针
16. 缝合会阴部切口，放置会阴部引流胶片	递海绵钳夹持乙醇纱球消毒，递整形镊及胶片，递6×17角针 1 号丝线间断缝合
17. 消毒、覆盖切口	递海绵钳夹持乙醇纱球消毒、纱布覆盖

十六、经括约肌经直肠的后尿道直肠瘘修补术（York Mason 法）

(1)适应证　后尿道直肠瘘。

(2)麻醉方式　硬膜外麻醉。

(3)手术体位　俯卧位，臀部抬高，双腿分开。

(4)手术切口　骶尾部切口。

手术步骤与手术配合见表 14-9-16。

表 14-9-16　经括约肌经直肠的后尿道直肠瘘修补术（York Mason 法）的手术步骤与手术配合

手术步骤	手术配合
1. 消毒臀部及会阴部	递海绵钳夹持碘伏纱球消毒
2. 由正中线尾骨尖达肛门缘切开皮肤、皮下组织，显露肛门括约肌	递有齿镊、15 号刀切开，递直钳协助，递电凝器止血
3. 切断肛门括约肌、耻骨直肠肌及肛提肌，并做标志线，显露直肠前壁及瘘孔	递甲状腺拉钩牵开创缘、15 号刀切断；递长镊、圆针 3-0 可吸收线缝扎标记每组肌肉断端
4. 沿瘘孔切开、分离直肠壁，游离瘘孔周围的直肠肌层	递组织钳提夹、15 号刀切开、整形弯剪分离
5. 将瘘孔壁与前列腺、尿道分层缝合	递长镊、圆针 5-0 可吸收线间断缝合
6. 缝合直肠壁切口	递长镊、圆针 3-0 可吸收线间断缝合
7. 按原标志线缝合肛门括约肌、耻骨直肠肌及肛提肌两断端	递长镊、6×17 圆针 7 号丝线间断缝合
8. 缝合切口	递整形镊、6×17 角针 1 号丝线间断缝合
9. 消毒、覆盖切口	递海绵钳夹持乙醇纱球消毒、纱布覆盖

十七、尿道球部损伤修补术

(1)适应证　伤后排尿困难、导尿管不能插入膀胱；伤后会阴部有尿外渗或较大血肿，局部未发生感染。

(2)麻醉方式　硬膜外麻醉。

(3)手术体位　膀胱截石位。

(4)手术切口　会阴切口+腹部正中切口。

手术步骤与手术配合见表14-9-17。

表14-9-17　尿道球部损伤修补术的手术步骤与手术配合

手术步骤	手术配合
1. 消毒臀部及会阴部	递海绵钳夹持碘伏纱球消毒
2. 牵开阴囊,倒"U"形切开会阴皮肤、皮下组织及筋膜,显露尿道球海绵体肌	递有齿镊、9×28角针4号丝线缝扎2针牵开;递整形齿镊、15号刀切开,递弯蚊式钳协助,递电凝器止血
3. 纵行切开球海绵体肌,显露尿道受伤部位	递小甲状腺拉钩牵开创缘、组织剪剪开,递弯蚊式钳协助、6×17圆针3-0丝线结扎止血
4. 清除血肿,经尿道插入导尿管,寻找尿道远端	递中弯钳清理,递14F导尿管,递润滑剂润滑
5. 同本章第一节"腹部正中切口"1~4,显露膀胱	配合同本章第一节"腹部正中切口"1~4
6. 切开膀胱,用金属尿道探子寻找尿道近端	递组织钳2把钳夹膀胱、中弯钳撑开或梅氏剪剪开膀胱,递膀胱拉钩牵开、显露;递金属尿道探子,递润滑剂润滑
7. 沿阴茎白膜游离尿道断端,并劈成斜行开口	递整形镊、整形弯剪游离、剪开,递弯蚊式钳协助
8. 经尿道留置硅胶支架引流管	递多孔硅胶管
9. 尿道断端间断褥式缝合	递整形镊、圆针4-0可吸收线间断缝合
10. 将尿道远段固定于三角韧带上	递整形镊、6×17圆针4号丝线缝合2针
11. 缝合尿道球海绵体肌	递整形镊、6×17圆针4号丝线间断缝合
12. 冲洗会阴部切口,放置会阴引流管	递盐水冲洗,递海绵钳夹持乙醇纱球消毒,递20号刀切开、中弯钳分离;递带侧孔细引流胶管,递9×28角针4号丝线缝合1针
13. 缝合会阴部切口	递整形镊、6×17圆(角)针1号丝线间断缝合
14. 消毒、覆盖切口	递海绵钳夹持乙醇纱球消毒、纱布覆盖
15. 缝合膀胱,放置膀胱造口	递长镊、圆针2-0可吸收线间断缝合,递粗引流胶管
16. 缝合切口同本章第一节"腹部正中切口"5~6	配合同本章第一节"腹部正中切口"5~6

十八、后尿道损伤会师牵引术

(1)适应证　骨盆骨折合并后尿管断裂,导尿管不能插入膀胱。

(2)麻醉方式　硬膜外麻醉。

(3)手术体位　膀胱截石位。

(4)手术切口　腹部正中切口。

手术步骤与手术配合见表14-9-18。

表14-9-18　后尿道损伤会师牵引术的手术步骤与手术配合

手术步骤	手术配合
1. 同本章第一节"腹部正中切口"1~4,显露膀胱	配合同本章第一节"腹部正中切口"1~4
2. 切开膀胱	递组织钳两把夹持、中弯钳撑开,递膀胱拉钩牵开、显露
3. 经尿道插金属尿道探子入膀胱	递金属尿道探子、润滑剂,术者用手引导
4. 经膀胱将导尿管套入金属尿道探子尖端,并将导尿管引出尿道	递10F导尿管

续表

手术步骤	手术配合
5. 将气囊导尿管缝于引出的尿管末端，并顺势拉入膀胱，固定气囊导尿管	递 20F 三腔气囊导尿管，递 9×28 角针 4 号丝线缝扎 1 针
6. 缝合膀胱	递长镊、圆针 2-0 可吸收线间断缝合
7. 缝合切口同本章第一节“腹部正中切口”5～6	配合同本章第一节“腹部正中切口”5～6
8. 尿管牵引前列腺复位	将尿管向下牵引，后用胶布固定于大腿上

十九、后尿道吻合术

(1)适应证　后尿道断裂，导尿管不能插入膀胱、受伤<72h、病情稳定或前列腺尖部完全断裂。

(2)麻醉方式　硬膜外麻醉。

(3)手术体位　膀胱截石位。

(4)手术切口　腹部正中切口＋会阴切口。

手术步骤与手术配合见表 14-9-19。

表 14-9-19　后尿道吻合术的手术步骤与手术配合

手术步骤	手术配合
1. 同本节“尿道球部损伤修补术”1～6	配合同本节“尿道球部损伤修补术”1～6
2. 同本章第一节“腹部正中切口”1～4，显露膀胱	配合同本章第一节“腹部正中切口”1～4
3. 全层提夹膀胱颈，防止断端回缩	递组织钳 2 把提夹
4. 游离、修剪两侧尿道断端，并行端-端吻合	递整形镊或中弯钳、整形弯剪游离、修剪，递圆针 4-0 可吸收线间断缝合
5. 同本节“尿道球部损伤修补术”5～6	配合同本节“尿道球部损伤修补术”5～6

二十、后尿道癌根治切除术

(1)适应证　有局限性扩展的尿道球部、膜部和前列腺部恶性肿瘤，包括已发生盆腔腹股沟淋巴结转移者。

(2)麻醉方式　硬膜外麻醉或气管插管全麻。

(3)手术体位　膀胱截石位。

(4)手术切口　腹部正中切口＋会阴切口。

(5)特殊用物　线锯、线锯导引器、骨蜡、阴茎套。

手术步骤与手术配合见表 14-9-20。

表 14-9-20　后尿道癌根治切除术的手术步骤与手术配合

手术步骤	手术配合
1. 同本章第五节“男性根治性膀胱(尿道)切除术”1～4，但不切断尿道	配合同本章第五节“男性根治性膀胱(尿道)切除术”1～4
2. 套住阴茎，牵开阴囊壁，环绕阴茎、阴囊切开会阴皮肤、皮下组织及筋膜	递阴茎套，递 7 号丝线结扎套口，递有齿镊、9×28 角针 4 号丝线缝扎两针牵引，递 10 号刀切开
3. 向外侧分离皮瓣	递组织钳提起，递有齿镊协助、整形弯剪分离
4. 切除阴囊，切断、结扎阴茎背静脉	递小甲状腺拉钩牵开、显露术野，递中弯钳分离、钳夹，递整形剪剪断、4 号丝线结扎或缝扎止血
5. 切开阴茎脚间的会阴横肌	递长镊、中弯钳分离、钳夹，递梅氏剪剪断
6. 分离前列腺、精囊后间隙，进入盆腔	徒手或递中弯钳分离

续表

手术步骤	手术配合
7. 切开肛提肌，切除耻骨支	递组织钳提起、梅氏剪剪断，递线锯、线锯导引器切除，递骨蜡止血
8. 切断股薄肌、内收大肌、内收长肌及闭孔外肌的肌起点	递电刀切断
9. 横断耻骨联合、耻骨升支(腹部组)	递中弯钳，递线锯、引导线锯器切除，递骨蜡止血
10. 切断肛提肌纤维，从会阴取出标本	递长镊、组织剪剪断，将标本放入盛器内
11. 于中线靠拢、缝合肛提肌	递有齿镊、1/2 弧 8×20 圆针 7 号丝线间断缝合
12. 做回肠膀胱术	配合同本章第五节“回肠膀胱术”
13. 留置会阴及盆腔引流管	递海绵钳夹持乙醇纱球消毒，递 11 号刀切开、中弯钳分离；递引流管 2 条，递 9×28 角针 4 号丝线缝扎固定
14. 缝合腹部及会阴切口	递整形镊、9×28 角针 1 号丝线间断缝合
15. 消毒、覆盖切口	递海绵钳夹持乙醇纱球消毒、纱布覆盖

二十一、前盆脏器清除术

(1)适应证 女性全尿道癌、膀胱癌侵犯三角区全层，子宫颈癌侵及膀胱。

(2)麻醉方式 硬膜外麻醉。

(3)手术体位 膀胱截石位。

(4)手术切口 腹部正中切口＋会阴切口。

(5)特殊用药 1%～2%(质量分数)氮芥生理盐水。

手术步骤与手术配合见表 14-9-21。

表 14-9-21 前盆脏器清除术的手术步骤与手术配合

手术步骤	手术配合
1. 同本章第五节“女性根治性膀胱切除术”1～4，但不切断尿道	配合同本章第五节“女性根治性膀胱切除术”1～4
2. 行双侧盆腔淋巴结清除术	配合同本章第十二节“盆腔淋巴结清除术”
3. 环绕阴蒂、阴唇、阴道切开会阴皮肤、皮下组织及筋膜	递 10 号刀切开
4. 分离皮瓣与筋膜间隙	递组织钳提起，递整形弯剪分离、切除
5. 分离、结扎、切断阴蒂、阴唇血管	递小甲状腺拉钩牵开、显露术野，递中弯钳分离、钳夹，递组织剪剪断、4 号丝线结扎或电凝器止血
6. 环绕切开阴道后半并延长、游离至两侧穹窿部附近	递梅氏剪游离、剪断，递中弯钳协助
7. 横断阴道后壁(腹部组织)	递组织钳钳夹、长弯钳分离、梅氏剪剪断
8. 钝性分离耻骨联合后旁组织，切断与盆腔相连组织，从会阴取出标本	递长弯钳分离、梅氏剪剪断，将标本放入盛器内
9. 杀灭残留癌细胞	递 1%～2%(质量分数)氮芥生理盐水或注射用水浸泡 5～10min
10. 缝合阴道后壁	递整形镊、圆针 2-0 可吸收线间断缝合
11. 缝合外阴切口	递整形镊、6×17 圆针 1 号丝线间断缝合(角针缝皮)
12. 消毒、覆盖切口	递海绵钳夹持乙醇纱球消毒、纱布覆盖
13. 做回肠膀胱术	配合同本章第五节“回肠新膀胱术”
14. 缝合盆底腹膜	递长镊、6×17 圆针 4 号丝线间断缝合
15. 缝合腹部切口同本章第一节“腹部正中切口”5～6	配合同本章第一节“腹部正中切口”5～6

二十二、女性尿道憩室切除术

(1)适应证　尿道憩室合并结石、肿瘤。

(2)麻醉方式　硬膜外麻醉。

(3)手术体位　膀胱截石位。

(4)手术切口　阴道切口。

(5)特殊用物　直板拉钩、重锤拉钩

手术步骤与手术配合见表14-9-22。

表14-9-22　女性尿道憩室切除术的手术步骤与手术配合

手术步骤	手术配合
1. 消毒会阴部	递海绵钳夹持碘伏纱球消毒
2. 插导尿管	递14F气囊导尿管、润滑剂，递20mL注射器抽吸盐水充盈气囊
3. 牵开小阴唇，显露阴道前壁	递重锤拉钩牵开，递有齿镊、9×28角针4号丝线缝扎2针，显露术野
4. 倒“U”形切开阴道前壁远侧	递整形齿镊、15号刀切开，递组织钳协助钳夹，递电凝器止血
5. 向尿道近端、膀胱颈方向分离尿道周围筋膜	递组织钳夹提创缘、弯蚊式钳或KD粒分离、整形弯剪剪开
6. 横行切开尿道周围筋膜，缝牵引线	递整形齿镊、15号刀切开，递6×17圆针4号丝线缝2针牵引
7. 分离憩室周围筋膜至顶部	递整形镊、弯蚊式钳或整形弯剪分离
8. 切除憩室顶部及部分尿道壁，取出标本	递组织钳提起憩室、15号刀切除，将标本放入盛器内
9. 缝合尿道	递整形镊、圆针5-0可吸收线间断缝合
10. 缝合阴道切口	递整形镊、圆针2-0可吸收线间断缝合
11. 消毒、覆盖切口	递海绵钳夹持乙醇纱球消毒、纱布覆盖

第十节　阴茎、阴囊内容物手术

一、隐匿阴茎矫正术

(1)适应证　隐匿阴茎。

(2)麻醉方式　硬膜外麻醉或局部麻醉。

(3)手术体位　仰卧位。

(4)手术切口　阴茎切口。

手术步骤与手术配合见表14-10-1。

表14-10-1　隐匿阴茎矫正术的手术步骤与手术配合

手术步骤	手术配合
1. 纵行切开后环行切开包皮背侧达阴茎深筋膜	递15号刀切开、双极电凝器止血
2. 牵引阴茎体，切除限制阴茎伸出的肉膜及纤维条索	递蚊式钳牵引、递整形镊、整形剪、15号刀切除
3. 在阴茎根部3～4点及8～9点处将包皮深面固定在阴茎白膜	递整形镊、5-0角针可吸收线

续表

手术步骤	手术配合
4. 修剪包皮,使阴茎皮肤成形	递整形镊、整形剪,递双极电凝器止血,递蚊式钳协助
5. 加压包扎阴茎	递网眼纱布缠绕一圈、纱布稍加包扎,最后递自粘弹性网纱加压包扎

二、阴茎部分切除术

(1)适应证　阴茎头局限性癌肿。

(2)麻醉方式　硬膜外麻醉。

(3)手术体位　仰卧位、双腿稍分开。

(4)手术切口　阴茎切口。

(5)特殊用物　阴茎套、橡皮圈、1%～2%(质量分数)氮芥生理盐水。

手术步骤与手术配合见表 14-10-2。

表 14-10-2　阴茎部分切除术的手术步骤与手术配合

手术步骤	手术配合
1. 用阴茎套覆盖肿瘤,于阴茎根部扎橡皮圈阻断阴茎血供	递阴茎套、7 号丝线结扎套口,递橡皮圈扎紧、蚊式钳夹持固定
2. 环绕阴茎"S"形切开皮肤、皮下组织及筋膜	递 15 号刀切开
3. 游离阴茎皮瓣	递组织钳夹持创缘、15 号刀游离
4. 分离、结扎、切断阴茎背深静脉、背动脉及神经	弯蚊式钳分离、钳夹,递整形剪剪断、4 号丝线结扎止血
5. 切断阴茎海绵体,并向远侧分离、切断尿道	递 15 号刀切开,弯蚊式钳钳夹,递整形弯剪分离、剪断
6. 杀灭残留癌细胞	递 1%～2%(质量分数)氮芥生理盐水冲洗创面
7. 缝合阴茎海绵体	递无齿镊、6×17 圆针 4 号丝线间断缝合
8. 检查创面出血情况	撤除橡皮圈,递弯蚊式钳钳夹止血、4 号丝线缝扎
9. 于腹侧皮瓣戳孔做尿道造口	递 11 号刀戳孔、弯蚊式钳引出
10. 将腹侧皮瓣翻向背侧与皮瓣缝合	递整形齿镊、6×17 针 1 号丝线间断缝合
11. 横切尿道末端,将皮瓣外翻与皮肤创缘缝合	递整形镊、整形弯剪剪开,递圆针 4-0 可吸收线间断缝合
12. 放置导尿管	递 14F 双腔气囊导尿管、润滑剂,递 20mL 注射器抽吸盐水充盈气囊
13. 消毒、覆盖切口	递海绵钳夹持乙醇纱球消毒、纱布包裹

三、阴茎全部切除术

(1)适应证　阴茎体部肿瘤,阴茎部分切除术后癌肿复发。

(2)麻醉方式　硬膜外麻醉。

(3)手术体位　仰卧位、双腿稍分开。

(4)手术切口　阴茎切口。

(5)特殊用物　阴茎套、橡皮圈。

手术步骤与手术配合见表 14-10-3。

表 14-10-3　阴茎全部切除术的手术步骤与手术配合

手术步骤	手术配合
1. 套阴茎套	递阴茎套，递 7 号丝线结扎套口
2. 环绕阴茎根部上至耻骨联合上方，下至阴囊切开皮肤、皮下组织及筋膜	递有齿镊、15 号刀切开，递弯蚊式钳协助
3. 分离、切断阴茎悬韧带	递组织钳夹持创缘，递 15 号刀分离、切断，递 1 号丝线结扎止血
4. 切开阴茎白膜，分离、切断、结扎阴茎背深静脉、背动脉及神经	递 15 号刀切开，递组织钳夹持、显露术野，递弯蚊式钳分离、钳夹血管，递整形剪剪断，递 4 号丝线结扎止血
5. 潜行剥离耻骨上方及两侧皮瓣	递组织钳夹持创缘、15 号刀分离
6. 清除阴茎根部周围和耻骨前区淋巴、脂肪组织	递中弯钳分离、15 号刀切除、1 号丝线结扎止血
7. 分离阴茎腹侧皮缘，显露尿道海绵体	递组织钳夹持创缘，递 15 号刀、整形弯剪分离
8. 游离、切断尿道，并将近心端游离至尿道球部	递弯蚊式钳游离、钳夹，15 号刀切断，整形弯剪游离
9. 游离两侧阴茎海绵体，分开海绵体脚并切断	递中弯钳游离、钳夹，递 15 号刀切断，递 7 号丝线双重缝合结扎
10. 于阴囊下方戳孔做尿道造口	递 11 号刀戳孔、弯蚊式钳引出
11. 横切尿道末端，将皮瓣外翻与皮肤创缘缝合	递整形镊、整形弯剪剪开，递 6×17 角针 1 号丝线间断缝合
12. 放置导尿管	递 14F 双腔气囊导尿管、润滑剂，递 20mL 注射器抽吸盐水充盈气囊
13. 缝合切口，放置引流胶片	递整形齿镊、6×17 针 1 号丝线间断缝合，递胶片
14. 消毒、覆盖切口	递海绵钳夹持乙醇纱球消毒、纱布包裹

四、阴茎离断再植术

(1)适应证　意外伤所致阴茎断离且小于 18～24h。

(2)麻醉方式　全身麻醉或硬膜外麻醉。

(3)手术体位　仰卧位、双腿稍分开。

(4)手术切口　阴茎切口。

(5)特殊用物　10 倍放大镜、过氧化氢溶液、0.1%肝素盐水、显微血管吻合器械。

手术步骤与手术配合见表 14-10-4。

表 14-10-4　阴茎离断再植术的手术步骤与手术配合

手术步骤	手术配合
1. 清洗阴茎近侧残端，修剪、去除失活或不规则组织	递过氧化氢溶液、盐水清洗，递无齿镊、组织剪修剪
2. 阴茎血管断端上血管夹，显露阴茎残端尿道	递血管夹，递整形镊、弯蚊式钳夹持、显露
3. 经离断的阴茎远端插导尿管，并通过近端尿道入膀胱，以形成尿道支架	递 18F 双腔气囊导尿管、润滑剂，递 20mL 注射器抽吸盐水充盈气囊
4. 吻合尿道断端	递整形镊、圆针 4-0 可吸收线间断缝合
5. 缝合阴茎海绵体和中膈	递无齿镊、6×17 圆针 4 号丝线缝合
6. 缝合阴茎背动脉、背深静脉及神经鞘	分别递 10-0、9-0 无损伤缝合线间断缝合，同时递注射器连接套管针头抽吸 5mL 0.1%肝素盐水冲洗吻合口
7. 开放血流，检查吻合情况	撤除血管夹，递显微血管钳协助止血
8. 缝合阴茎白膜	递无齿镊、6×17 圆针 4 号丝线间断缝合
9. 缝合切口	递整形齿镊、6×17 圆针 1 号丝线间断缝合，递胶片
10. 消毒、覆盖切口	递海绵钳夹持乙醇纱球消毒、纱布覆盖

五、阴茎背深静脉阻断术

(1)适应证　阴茎背深静脉瘘。
(2)麻醉方式　局部麻醉或腰麻。
(3)手术体位　仰卧位、双腿稍分开。
(4)手术切口　阴茎切口。
(5)特殊用物　亚甲蓝盐水 50～100mL、可脱球囊导管、60%泛影葡胺。
手术步骤与手术配合见表 14-10-5。

表 14-10-5　阴茎背深静脉阻断术的手术步骤与手术配合

手术步骤	手术配合
1. 背深静脉结扎	
①纵行或弧形切开阴茎基部皮肤、皮下组织及筋膜，显露阴茎背浅静脉	递整形齿镊、15 号刀切开，递弯蚊式钳协助
②分离、结扎阴茎背浅静脉	递组织钳夹持创缘，递弯蚊式钳分离、钳夹，递整形剪剪断、1 号丝线结扎止血
③纵行切开阴茎深筋膜，显露血管、神经束	递小爪钩牵开、显露术野，递 15 号刀切开
④游离、切断、结扎阴茎背深静脉	递弯蚊式钳分离、钳夹，递整形剪剪断、4 号丝线结扎
⑤向海绵体远端注入亚甲蓝盐水，辨认有无漏扎血管束	递 20mL 注射器抽吸亚甲蓝稀释液
2. 背深静脉切除	
①环行切开阴茎冠状沟皮肤，并将皮肤翻向近端至阴茎基部	递整形齿镊、15 号刀切开，递整形弯剪分离
②游离阴茎背深静脉	递小爪钩牵开、显露术野，递弯蚊式钳游离
③向海绵体注入亚甲蓝盐水，显示扩张的背深静脉及其分支，并切除	递 20mL 注射器抽吸亚甲蓝稀释液；递弯蚊式钳游离、钳夹，递 15 号刀切断，递 4 号丝线双重结扎
3. 背深静脉栓塞	
①横行切开阴茎基部	递整形齿镊、15 号刀切开，递弯蚊式钳协助
②插可脱球囊导管入静脉	递可脱球囊导管
③在球囊内注入造影剂，并脱放 2～3 个至静脉，使静脉闭塞	递 20mL 造影剂的注射器
4. 缝合切口，放置引流胶片	递整形齿镊、6×17 角针 1 号丝线间断缝合，递胶片
5. 消毒、覆盖切口	递海绵钳夹持乙醇纱球消毒、纱布覆盖

六、阴茎血管重建术(腹壁下动脉-海绵体吻合术)

(1)适应证　动脉性勃起功能障碍。
(2)麻醉方式　全身麻醉或硬膜外麻醉。
(3)手术体位　仰卧位、双腿稍分开。
(4)手术切口　腹直肌旁切口。
(5)特殊用物　血管吻合器械、0.1%肝素盐水。
手术步骤与手术配合见表 14-10-6。

表 14-10-6　阴茎血管重建术(腹壁下动脉-海绵体吻合术)的手术步骤与手术配合

手术步骤	手术配合
1. 左下腹直肌外缘切口上至脐下 2 指,下达耻骨联合切开皮肤、皮下组织	配合同本章第一节"腹直肌切口"1～2
2. 分离、钳夹、剪断腹壁下动脉,结扎远端,钳夹近端,并予动脉内灌注肝素盐水,防止血栓形成	递无损伤血管钳分离、钳夹,递组织剪剪断、4 号丝线双重结扎远端,并用无损伤血管钳钳夹近端,递注射器连接套管针头抽吸 5mL 0.1%肝素盐水冲洗近端
3. 直行切开阴茎背侧根部皮肤,分离皮瓣	递有齿镊、15 号刀切开,递整形剪分离、组织钳协助
4. 切开阴茎海绵体并切除部分白膜	递整形镊、15 号刀切开,递整形剪剪除白膜,递 0.1%肝素盐水冲洗
5. 做皮下隧道,引出腹壁下动脉断端	递弯蚊式钳分离、引出
6. 腹壁下动脉与阴茎海绵体开窗端-侧吻合	递整形镊提起、9-0 无损伤缝合线连续缝合
7. 开放血流,检查吻合情况	撤除血管夹,递盐水棉球协助止血
8. 缝合阴茎筋膜	递无齿镊、6×17 圆针 4 号丝线间断缝合
9. 缝合阴茎及耻骨上切口	递整形齿镊、6×17 圆(角)针 1 号丝线间断缝合,递胶片
10. 消毒、覆盖切口	递海绵钳夹持乙醇纱球消毒、纱布覆盖
11. 留置导尿管	递碘伏消毒,递 14F 双腔气囊导尿管、润滑剂,递注射器抽吸 20mL 盐水

七、阴茎背静脉阴茎海绵体分流术

(1)适应证　阴茎异常勃起经非手术治疗无效。
(2)麻醉方式　局部麻醉或腰麻。
(3)手术体位　仰卧位、双腿稍分开。
(4)手术切口　阴茎基部切口。
(5)特殊用物　弹性绷带、小爪钩、血管吻合器械、0.1%肝素盐水。
手术步骤与手术配合见表 14-10-7。

表 14-10-7　阴茎背静脉阴茎海绵体分流术的手术步骤与手术配合

手术步骤	手术配合
1. 纵行切开阴茎根部皮肤、皮下组织及筋膜,显露阴茎背浅静脉	递整形齿镊、15 号刀切开,递弯蚊式钳协助
2. 游离阴茎背浅静脉	递弯蚊式钳、整形剪游离
3. 牵开阴茎背神经、背动脉,切断、结扎阴茎背深静脉近心端,远心端剪成斜面	递小爪钩牵开、显露术野,递胶片、蚊式钳牵开神经、血管,递整形弯剪剪开,递无损伤血管钳协助
4. 切开一侧阴茎海绵体白膜	递 15 号刀切开
5. 向海绵体注入 0.1%肝素盐水冲洗	递注射器抽吸 20mL 0.1%肝素(去针头)
6. 将阴茎背深静脉与海绵体切口吻合	递整形镊、圆针 9-0 无损伤缝合线间断缝合
7. 缝合切口,放置引流胶片	递整形齿镊、6×17 圆(角)针 1 号丝线间断缝合,递胶片
8. 消毒、覆盖切口	递海绵钳夹持乙醇纱球消毒、纱布覆盖、弹性绷带包扎

八、置入硅橡胶-银阴茎假体术

(1)适应证　勃起功能障碍。
(2)麻醉方式　硬膜外麻醉。

(3)手术体位　仰卧位、双腿稍分开。

(4)手术切口　阴茎切口或会阴切口。

(5)特殊用物　阴茎假体、弹性绷带、尿道扩张器或子宫颈扩张器、眼睑拉钩、小创缘钩或爪钩、皮肤清洁液、软毛刷、庆大霉素、冲洗器。

手术步骤与手术配合见表14-10-8。

表14-10-8　置入硅橡胶-银阴茎假体术的手术步骤与手术配合

手术步骤	手术配合
1. 清洗、消毒会阴	递皮肤清洁液、软毛刷轻轻刷洗阴茎、会阴，递海绵钳夹持碘伏纱球消毒
2. 经阴茎背侧径路	
①半环状切开阴茎背侧近冠状沟皮肤、皮下组织及筋膜	递整形齿镊、15号刀切开，递弯蚊式钳协助
②分离、显露白膜，并悬吊固定	递整形齿镊、15号刀、弯蚊式钳分离、显露，递6×17圆针1号丝线悬吊缝合2针
③切开白膜	递15号刀切开
④沿白膜下潜行剥离一腔隙，并扩大至阴茎脚、阴茎头基底部	递整形弯剪剥离，逐个递20F～30F尿道扩张器扩大
⑤洗涤创口	递盛有抗生素液的冲洗器洗涤创口
⑥徒手置入假体	递假体
⑦悬吊缝合海绵体，防止腔内出血(同法做对侧)	递整形齿镊、圆针2-0可吸收线悬吊缝合
3. 经会阴径路	
①纵行或弧行切开会阴中线皮肤、皮下组织及筋膜	递整形齿镊、15号刀切开，递弯蚊式钳协助
②牵开阴茎球海绵体肌，分离坐骨海绵体肌，显露阴茎海绵体脚	递小爪钩牵开、显露术野，递中弯钳分离
③阴茎海绵体做一小切口，并扩大至阴茎脚、阴茎头基底部	递整形弯剪剥离，逐个递20F～30F尿道扩张器扩大
④洗涤创口	递冲洗器抽吸抗生素盐水洗涤创口
⑤徒手置入假体(同法做对侧)	递假体
4. 缝合切口，放置引流胶片	递整形齿镊、6×17圆(角)针1号丝线间断缝合，递胶片
5. 覆盖切口	递海绵钳夹持乙醇纱球消毒、纱布覆盖，递弹性绷带包扎

九、置入可充胀性阴茎假体术

(1)适应证　勃起功能障碍。

(2)麻醉方式　硬膜外麻醉。

(3)手术体位　仰卧位、双腿稍分开。

(4)手术切口　耻骨上横切口或阴茎阴囊交界切口。

(5)特殊用物　假体(图14-10-1)、带假体Furlow导针、尿道扩张器或子宫颈扩张器或专用测量器、弹性绷带、眼睑拉钩、小创缘钩或爪钩、皮肤清洁液、软毛刷、万古霉素或庆大霉素、冲洗器、保护钳(弯蚊式钳套细硅胶管)。

手术步骤与手术配合见表14-10-9。

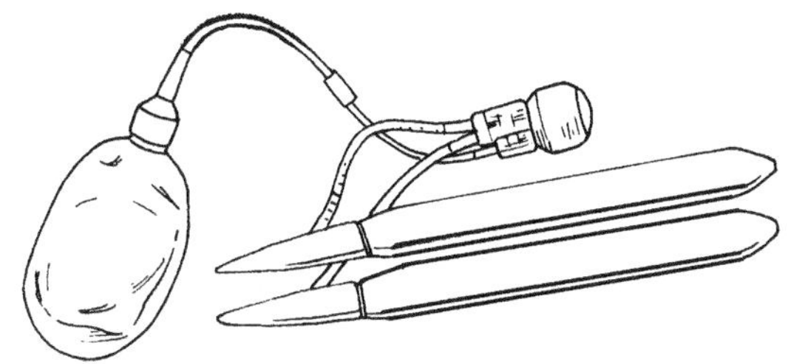

图 14-10-1 三件套阴茎假体

表 14-10-9 置入可充胀性阴茎假体术的手术步骤与手术配合

手术步骤	手术配合
1. 清洗、消毒腹部及会阴(耻骨上横切口),留置导尿管	递皮肤清洁液、软毛刷轻轻刷洗下腹部及会阴,递海绵钳夹持碘伏纱球消毒;递 14F 双腔气囊导尿管、润滑剂,递 20mL 注射器抽吸盐水充盈气囊
2. 横行切开耻骨上皮肤、皮下组织及腹直肌前鞘	递整形齿镊、10 号刀切开,递弯蚊式钳协助
3. 分离腹直肌、锥状肌,扩大腹膜外间隙	徒手及递中弯钳分离,递甲状腺拉钩牵开、显露
4. 将连接贮袋的硅胶管引入右侧外环皮下,将贮袋置入右腹直肌下间隙,并夹住管子末端	递小爪钩牵开显露术野,递保护钳夹住末端并引出
5. 将生理盐水注入贮袋内	递 60mL 注射器,递保护钳夹管
6. 缝合腹直肌前鞘	递整形镊、6×17 圆针 1 号丝线连续缝合
7. 牵开创口下缘,显露阴茎根部的阴茎海绵体,于白膜处缝对应线	递小爪钩牵开、显露术野,递 6×17 圆针 4 号丝线每侧悬吊缝合 2 针、蚊式钳牵引
8. 沿对应线纵行切开白膜	递 15 号刀切开
9. 扩张阴茎海绵体腔	递整形弯剪剥离,逐个递 20F～30F 尿道扩张器扩大
10. 洗涤创口	递抗生素液、冲洗器洗涤创口
11. 沿阴茎海绵体腔向阴茎头基底部插入带假体 Furlow 导针,并拉出牵引线	递带假体 Furlow 导针,徒手插入,递中弯钳协助拉出牵引线
12. 缝合白膜,引出连接假体的硅胶导管	递整形镊、保护钳、圆针 2-0 可吸收线间断缝合
13. 耻骨-阴囊肉膜下做皮下隧道,置入假体充吸泵	徒手分离,递假体充吸泵、长镊及保护钳
14. 缝合切口,放置引流胶片	递整形齿镊、6×17 角针 1 号丝线间断缝合,递胶片
15. 覆盖切口	递海绵钳夹持乙醇纱球消毒、纱布覆盖,递弹性绷带包扎

注:本假体为机械性密闭装置,结构精细、价格昂贵,操作中应防针刺、防钳夹、防压折。

十、睾丸固定术

(1)适应证 隐睾或睾丸下降不全。

(2)麻醉方式 硬膜外麻醉。

(3)手术体位 仰卧位、双腿稍分开。

(4)手术切口 腹股沟切口。

(5)特殊用物 无损伤血管夹。

手术步骤与手术配合见表 14-10-10。

表 14-10-10 睾丸固定术的手术步骤与手术配合

手术步骤	手术配合
1. 斜行切开腹股沟皮肤、皮下组织，显露腹股沟管前壁	递整形齿镊、10 号刀切开，递弯蚊式钳协助
2. 切开腹外斜肌腱膜，显露未降睾丸	递甲状腺拉钩牵开、显露术野，递 10 号刀切开、组织剪剪开
3. 切开睾丸表面疝囊，切开睾丸系膜	递无齿镊、蚊式钳提起两侧，递组织剪剪开
4. 分离疝囊与精索	递弯蚊式钳 3 把提起牵开睾丸系膜，递中弯钳分离、钳夹，递组织剪剪断、1 号丝线结扎止血
5. 横断疝囊，结扎疝颈	递组织剪剪开、6×17 圆针 4 号丝线荷包缝扎疝颈，递整形镊、弯蚊式钳协助
6. 剪开精索外侧韧带及结缔组织，松解、游离精索	递小甲状腺拉钩牵开、显露，递中镊、组织剪剪开、松解，递中弯钳协助
7. 沿腹壁筋膜深面分离至阴囊最低处(徒手分离)	
8. 阴囊做一小切口，分离阴囊皮肤与内膜间隙，形成内膜外囊袋	递 15 号刀切开、中弯钳分离，递组织钳协助
9. 撑开肉膜，引出睾丸	递中弯钳分离、引出
10. 缝合内膜、阴囊壁切口	递整形镊、6×17 圆针 1 号丝线间断缝合
11. 缝合腹股沟管	递整形镊、6×17 圆针 4 号丝线间断缝合
12. 缝合、覆盖切口	递整形齿镊，6×17 圆(角)针 1 号丝线间断缝合；递胶片引流、纱布覆盖

十一、经阴囊睾丸切除术

(1)适应证　睾丸、附睾或精索恶性肿瘤，广泛性睾丸结核，睾丸损伤，成年人单侧高位隐睾，前列腺癌。

(2)麻醉方式　硬膜外麻醉或局部麻醉。

(3)手术体位　仰卧位、双腿稍分开。

(4)手术切口　阴囊切口。

手术步骤与手术配合见表 14-10-11。

表 14-10-11 经阴囊睾丸切除术的手术步骤与手术配合

手术步骤	手术配合
1. 横行切开阴囊腹侧皮肤、皮下组织及筋膜	递 15 号刀切开，递弯蚊式钳协助
2. 徒手挤出睾丸、附睾及鞘膜	递组织钳、弯蚊式钳协助
3. 游离、切断精索，结扎近侧断端	递甲状腺拉钩牵开、显露术野，递中弯钳游离、钳夹，递组织剪剪断、6×17 圆针 4 号丝线双重缝合结扎
4. 切除睾丸，取出标本	递中弯钳钳夹、组织剪剪断、4 号丝线结扎，将标本放入盛器内
5. 缝合切口，留置引流胶片	递整形镊、6×17 圆(角)针 1 号丝线间断缝合，递胶片引流
6. 消毒、覆盖切口	递海绵钳夹持乙醇纱球消毒、纱布覆盖

十二、睾丸鞘膜翻转术

(1)适应证　睾丸鞘膜积液。

(2)麻醉方式　硬膜外麻醉。

(3)手术体位　仰卧位、双腿稍分开。

(4)手术切口　阴囊切口。

手术步骤与手术配合见表 14-10-12。

表 14-10-12　睾丸鞘膜翻转术的手术步骤与手术配合

手术步骤	手术配合
1. 纵行切开阴囊腹侧皮肤、皮下组织及筋膜	递 15 号刀切开，递弯蚊式钳协助
2. 充分游离鞘膜囊及精索血管	递弯蚊式钳游离、钳夹，递组织剪剪断、1 号丝线结扎止血
3. 切开鞘膜囊壁层，吸净囊液	递组织钳夹持、15 号刀切开、吸引头吸引
4. 高位结扎鞘突	递小甲状腺拉钩牵开、显露术野，递中镊、中弯钳游离，递组织剪剪断、6×17 圆针 4 号丝线缝扎
5. 裁剪鞘膜囊，并翻转至睾丸和精索后面	递无齿镊、组织剪剪裁，递弯蚊式钳或组织钳钳夹止血
6. 缝合鞘膜囊	递整形镊、圆针 2-0 可吸收线连续缝合
7. 固定睾丸，防止扭转	递整形镊、6×17 圆针 4 号丝线缝扎固定
8. 缝合切口，留置引流胶片	递整形镊、6×17 圆(角)针 1 号丝线间断缝合，递胶片引流
9. 消毒、覆盖切口	递海绵钳夹持乙醇纱球消毒、纱布覆盖

十三、鞘膜囊内睾丸扭转整复术

(1)适应证　睾丸扭转。
(2)麻醉方式　硬膜外麻醉。
(3)手术体位　仰卧位、双腿稍分开。
(4)手术切口　阴囊切口。
手术步骤与手术配合见表 14-10-13。

表 14-10-13　鞘膜囊内睾丸扭转整复术的手术步骤与手术配合

手术步骤	手术配合
1. 纵行切开阴囊皮肤、皮下组织及筋膜	递 15 号刀切开，递弯蚊式钳协助
2. 充分游离鞘膜囊及精索	递弯蚊式钳游离、钳夹，递组织剪剪断、1 号丝线结扎止血
3. 切开鞘膜囊壁层，提出睾丸	递组织钳钳夹、15 号刀切开
4. 睾丸复位，检查其活力(徒手复位)	递温湿纱垫包绕睾丸组织协助判断
5. 固定睾丸，防止再扭转	递整形镊、6×17 圆针 1 号丝线缝扎固定，递小甲状腺拉钩牵开、显露
6. 缝合肉膜	递整形镊、6×17 圆针 1 号丝线间断缝合
7. 缝合切口，留置引流胶片	递整形镊、6×17 圆(角)针 1 号丝线间断缝合，递胶片引流
8. 消毒、覆盖切口	递海绵钳夹持乙醇纱球消毒、纱布覆盖

十四、睾丸假体移植术

(1)适应证　睾丸缺失或萎缩以及改性别手术。
(2)麻醉方式　硬膜外麻醉。
(3)手术体位　仰卧位、双腿稍分开。
(4)手术切口　阴囊切口或腹股沟阴囊垂直切口。
(5)特殊用物　睾丸假体。
手术步骤与手术配合见表 14-10-14。

表 14-10-14 睾丸假体移植术的手术步骤与手术配合

手术步骤	手术配合
1. 腹股沟阴囊垂直手术切口	
①垂直切开阴囊腹股沟皮肤、皮下组织及筋膜	递 10 号刀切开,递弯蚊式钳协助
②沿筋膜深面钝性扩张至阴囊最低处,分离阴囊,形成阴囊袋(徒手分离扩张)	递中弯钳协助
③经切口翻出阴囊底部,将其肉膜与睾丸假体固定,放入阴囊底部,术者用手顶起、翻出	递持针器(缝针于假体上)
④缩窄阴囊袋颈部	递整形镊、6×17 圆针 1 号丝线间断缝合
2. 阴囊切口(Ⅰ)	
①垂直切开阴囊腹股沟皮肤、皮下组织及筋膜	递 10 号刀切开,递弯蚊式钳协助
②挤出睾丸,分离附睾,切除睾丸(徒手挤出)	递弯蚊式钳分离、钳夹,递整形弯剪剪开、1 号丝线结扎止血,将标本放入盛器内
③将假体置入睾丸鞘膜内,将附睾与假体缝合	递整形镊、6×17 圆针 4 号丝线间断缝合
3. 阴囊切口(Ⅱ)	
①垂直切开阴囊腹股沟皮肤、皮下组织及筋膜	递 10 号刀切开,递弯蚊式钳协助
②挤出睾丸,切开睾丸白膜(徒手挤出、固定)	递 15 号刀切开
③剥离细精管	递弯蚊式钳、整形弯剪剥离,递电凝器止血
④将假体置入包膜内,并缝合	递假体,递整形镊、6×17 圆针 1 号丝线间断缝合
4. 缝合阴囊切口	递整形镊、6×17 圆(角)针 1 号丝线间断缝合
5. 消毒、覆盖切口	递海绵钳夹持乙醇纱球消毒、纱布覆盖

十五、自体睾丸移植术

(1)适应证 高位隐睾不适宜或不能行睾丸下降固定术,以及外伤性或手术损伤精索而无法行血管修补。

(2)麻醉方式 硬膜外麻醉。

(3)手术体位 仰卧位、双腿稍分开。

(4)手术切口 腹股沟切口。

(5)特殊用物 20～30 倍手术显微镜、显微外科器械、0.1%肝素盐水。

手术步骤与手术配合见表 14-10-15。

表 14-10-15 自体睾丸移植术的手术步骤与手术配合

手术步骤	手术配合
1. 斜行切开腹股沟皮肤、皮下组织及筋膜	递 10 号刀切开,递弯蚊式钳协助
2. 切开腹外斜肌腱膜	递甲状腺拉钩牵开、显露术野,递 10 号刀切开、组织剪扩大
3. 推开腹膜,寻找、显露睾丸	递湿纱垫钝性推开、"S"形拉钩显露、长镊寻找
4. 游离血管	
①靠近心端分离、切断精索内动脉、静脉	递弯蚊式钳分离、钳夹,递整形弯剪剪断、4 号丝线结扎止血
②分离、切断腹壁下动脉、静脉,结扎远心端,用 0.1%肝素盐水冲洗近心端并上血管夹	递无损伤血管钳分离、钳夹,递整形弯剪剪断、4 号丝线结扎远端,递 5mL 注射器连接套管针头抽吸 0.1%肝素盐水冲洗,递微型血管夹 2 个钳夹近端

续表

手术步骤	手术配合
③切下睾丸，结扎附睾、精索血管远心端，用0.1%肝素盐水冲洗近心端并上血管夹	递整形剪剪断，递弯蚊式钳钳夹、4号丝线结扎远端，递5mL注射器连接套管针头抽吸0.1%肝素盐水冲洗，递微型血管夹2个钳夹近端
5. 血管吻合	
①精索内动脉、静脉，与腹壁下动脉、静脉端-端吻合	递血管镊、9-0～11-0无损伤尼龙线间断缝合
②去除血管夹，观察吻合情况	
6. 充分游离输精管	递中弯钳游离、整形剪剪断、1号丝线结扎止血
7. 沿筋膜深面钝性扩张至阴囊最低处，分离阴囊，形成阴囊袋并做一小切口(徒手扩张、分离)	递15号刀切开、中弯钳扩开切口，递组织钳协助
8. 将睾丸引入阴囊袋，缩窄阴囊袋顶部	递中弯钳协助引出，递无齿镊、6×17圆针1号丝线间断缝合
9. 缝合阴囊切口	递整形镊、6×17圆(角)针1号丝线间断缝合
10. 缝合切口，放置引流胶片	递整形镊、8×20圆(角)针1号丝线间断缝合
11. 消毒、覆盖切口	递海绵钳夹持乙醇纱球消毒、纱布覆盖

十六、输精管节育术(直视钳穿法)

(1)适应证　同意节育者。
(2)麻醉方式　局部麻醉。
(3)手术体位　仰卧位、双腿稍分开。
(4)手术切口　阴囊切口。
(5)特殊用物　输精管分离钳、阑尾钳、1%普鲁卡因或1%利多卡因、创可贴1块。
手术步骤与手术配合见表14-10-16。

表14-10-16　输精管节育术的手术步骤与手术配合

手术步骤	手术配合
1. 于输精管周围注入局麻药液	递20mL注射器抽吸1%普鲁卡因溶液注射，递干纱布擦拭
2. 由阴囊皮肤外夹持、固定输精管	递阑尾钳夹持，术者用手协助
3. 沿阴囊壁至输精管壁一次戳孔	递输精管分离钳戳孔并稍做切口扩大
4. 环绕输精管壁分离一周，重新固定、提起裸露输精管	递弯蚊式钳分离，将阑尾钳松开后再钳夹、提起
5. 分离一段输精管，并钳夹、切断	递弯蚊式钳分离、钳夹，递整形弯剪剪断，递1号丝线结扎断端
6. 还纳输精管	松开、撤除阑尾钳
7. 覆盖切口(不需缝合)	递海绵钳夹持乙醇纱球消毒、创可贴覆盖

十七、输精管吻合术

(1)适应证　输精管结扎后需要再育或并发非手术疗法不能治愈的附睾淤积症。
(2)麻醉方式　硬膜外麻醉。
(3)手术体位　仰卧位、双腿稍分开。
(4)手术切口　阴囊切口。
(5)特殊用物　输精管支架物、7号针头、小爪钩、10～40倍放大镜、血管吻合支架、显微手术器械。
手术步骤与手术配合见表14-10-17。

表 14-10-17 输精管吻合术的手术步骤与手术配合

手术步骤	手术配合
1. 纵行切开阴囊皮肤、皮下组织及筋膜	递 15 号刀切开，递弯蚊式钳协助
2. 将输精管结节与周围组织分离	递组织钳牵开，显露术野，递中弯钳或整形剪分离
3. 游离输精管，切除瘢痕结节	递弯蚊式钳游离，递组织钳协助，递整形弯剪剪除，递电凝器止血
4. 输精管吻合	
①传统法	
a. 远睾端灌注，确定输精管通畅情况	递注射器连接套管针头抽吸 5mL 盐水灌注，递整形镊协助
b. 放置输精管支架管	递输精管支架物、7 号针头
c. 修剪输精管断端并吻合	递整形镊、整形剪修剪，递 8-0 无损伤缝合线全层间断缝合
②显微外科法	
a. 修剪输精管两断端	递血管吻合支架固定，递整形镊、整形剪修剪
b. 吻合输精管，并复位	递血管镊、9-0 或 11-0 无损伤缝合线全层间断缝合
5. 缝合阴囊切口，放置引流胶片	递整形镊、6×17 圆(角)针 1 号丝线间断缝合，递胶片
6. 消毒、覆盖切口	递海绵钳夹持乙醇纱球消毒、纱布覆盖

十八、精索内静脉高位结扎术

(1)适应证　精索静脉曲张。

(2)麻醉方式　硬膜外麻醉。

(3)手术体位　仰卧位、手术床头抬高 10°～15°。

(4)手术切口　腹股沟切口。

手术步骤与手术配合见表 14-10-18。

表 14-10-18 精索内静脉高位结扎术的手术步骤与手术配合

手术步骤	手术配合
1. 斜行切开腹股沟皮肤、皮下组织	递 10 号刀切开、直血管钳钳夹、1 号丝线结扎止血
2. 切开腹外斜肌腱膜	递甲状腺钩牵开、显露术野，递 10 号刀切开、组织剪扩大
3. 经腹股沟法	
①切开提睾肌	递中弯钳分离、钳夹，递组织剪剪开
②游离、切除、并拢结扎曲张静脉	递中弯钳游离、钳夹，递组织剪剪断、4 号丝线并拢结扎
4. 经腹膜后法	
①分开腹内斜肌、腹横肌	递中弯钳分开，递小"S"形拉钩牵开、显露
②推开腹膜，寻找精索	递长镊、中弯钳、湿纱垫推开
③游离、切除、结扎曲张静脉	递中弯钳游离、钳夹，递组织剪剪断、4 号丝线并拢结扎
5. 缝合提睾肌及皮下组织	递无齿镊、6×17 圆针 4 号丝线间断缝合
6. 缝合切口同本章第一节"下腹部斜切口"5～6，无须放置引流	配合同本章第一节"下腹部斜切口"5～6

第十一节　性别畸形手术

一、阴道-尿生殖窦低位入口的女性外生殖器成形术

(1)适应证　女性假两性畸形。
(2)麻醉方式　硬膜外麻醉。
(3)手术体位　膀胱截石位。
(4)手术切口　外阴切口。
(5)特殊用物　碘仿纱条。
手术步骤与手术配合见表14-11-1。

表14-11-1　阴道-尿生殖窦低位入口的女性外生殖器成形术的手术步骤与手术配合

手术步骤	手术配合
1. 缝阴蒂头牵引线	递6×17角针4号丝线缝扎固定1针
2. 牵开大阴唇，环绕尿生殖窦"U"形切开阴唇融合部位皮肤、皮下组织及筋膜	递6×17角针4号丝线固定两针，递15号刀切开，递组织钳协助，递电凝器止血
3. 潜行剥离会阴浅筋膜深面，形成阴道成形的皮瓣	递组织钳夹提创缘，整形弯剪剥离，递电凝器止血
4. 切开尿生殖窦后壁，显露阴道口	递整形剪剪开
5. 切开狭窄阴道后壁，插入"U"形皮瓣	递整形齿镊，递整形剪剪开、组织钳夹持皮缘插入
6. 将阴道壁与皮瓣缝合，形成宽阔阴道	递整形齿镊、角针2-0可吸收线间断缝合
7. 向上延长切口，切开包皮	递整形齿镊、15号刀切开，递整形剪协助
8. 游离阴蒂腹侧带状组织	递15号刀或弯蚊式钳游离、整形弯剪剪开
9. 分离阴蒂海绵体与包皮间隙至阴蒂脚	递组织钳提夹、整形弯剪锐性分离
10. 切开阴蒂背侧白膜	递15号刀切开，递弯蚊式钳、整形剪分离
11. 切除阴蒂海绵体	递中弯钳游离、钳夹，递整形剪剪断、6×17圆针7号丝线缝扎止血
12. 切除阴蒂头近侧部分皮肤	递15号刀切开，递整形齿镊、整形弯剪剪除
13. 固定阴蒂头	递6×17圆针1号丝线固定缝合
14. 对半切开背侧包皮，转移皮瓣至会阴，与阴蒂头、尿道板、阴道及阴唇创缘缝合	递弯蚊式钳提起两侧、整形剪剪开；递6×17角针1号丝线间断缝合皮缘
15. 放置气囊导尿管	递16F气囊导尿管、润滑剂，递20mL注射器抽吸盐水充盈气囊
16. 覆盖切口	递碘仿纱条、纱布覆盖

二、阴道-尿生殖窦高位入口的女性外生殖器成形术

(1)适应证　女性假两性畸形。
(2)麻醉方式　硬膜外麻醉。
(3)手术体位　膀胱截石位。
(4)手术切口　外阴切口＋腹部正中切口。
(5)特殊用物　碘仿纱条。
手术步骤与手术配合见表14-11-2。

表 14-11-2 阴道-尿生殖窦高位入口的女性外生殖器成形术的手术步骤与手术配合

手术步骤	手术配合
1. 环绕阴蒂冠状沟切开皮肤，横断腹侧尿生殖窦前方的片状组织，纵行切开覆盖尿生殖窦的皮肤、皮下组织	递6×17角针4号丝线缝扎阴蒂头牵引线1针；递15号刀切开，递电凝器止血，递弯蚊式钳协助
2. 切开阴蒂深筋膜，充分游离尿生殖窦、阴蒂海绵体至海绵体脚	递整形齿镊、15号刀切开，递整形弯剪游离
3. 楔形切除阴蒂腹侧组织及海绵体	递15号刀切开、弯蚊式钳钳夹、整形剪剪除
4. 切断阴蒂，并止血	递弯蚊式钳钳夹、15号刀切断、8×24圆针7号丝线缝扎止血
5."V"形剪开尿生殖窦腹侧，显露阴道口	递整形镊、整形弯剪剪开，递弯蚊式钳协助
6. 对半切开包皮背侧，转移皮瓣至会阴，与尿生殖窦创缘汇合并缝合，形成阴道入口及阴道远段	递弯蚊式钳提夹两侧、整形弯剪剪开；递整形齿镊、角针5-0可吸收线间断缝合
7. 缝合阴蒂头楔形切口，以缩小阴蒂	术者用手持住阴蒂，递6×17角针1号丝线间断缝合
8. 将阴蒂与皮肤、尿生殖窦黏膜缝合、固定，形成阴蒂	递整形齿镊、6×17角针1号丝线间断缝合并固定
9. 同本章第一节"腹部正中切口"2～4，显露并切开膀胱	配合同本章第一节"腹部正中切口"2～4，递组织剪剪开膀胱，递膀胱拉钩牵开
10. 插双输尿管导管	递6F输尿管导管
11. 沿膀胱三角区中线切开，显露阴道	递15号刀切开、组织钳提夹创缘，递长弯钳分离、显露
12. 游离、切断狭窄段阴道末端	递长直角钳游离、长弯钳钳夹、梅氏剪剪断
13. 分离尿生殖窦与直肠平面	递长弯钳
14. 经膀胱小切口将会阴部的皮肤黏膜管道引入膀胱	递无齿环钳钳夹、引导
15. 修剪阴道断端，与皮肤黏膜管道吻合，并悬吊固定于膀胱肌层，防止阴道脱垂	递长镊、梅氏剪修剪，递圆针2-0可吸收线端-端缝合、1号丝线固定缝合
16. 缝合会阴部创缘	递长镊、8×20角针1号丝线间断缝合皮缘
17. 缝合膀胱切口，放置气囊导尿管	递长镊、圆针2-0可吸收线间断缝合，递16F双腔气囊导尿管
18. 缝合切口同本章第一节"腹部正中切口"5～6	配合同本章第一节"腹部正中切口"5～6
19. 覆盖会阴	递碘仿纱条，递纱布覆盖

三、阴蒂成形、乙状结肠阴道成形术

(1)适应证 男性假两性畸形。

(2)麻醉方式 硬膜外麻醉。

(3)手术体位 膀胱截石位。

(4)手术切口 外阴切口＋腹部正中切口。

(5)特殊用物 碘仿纱条、阴道塞(中空的凡士林纱布轴)。

手术步骤与手术配合见表14-11-3。

表 14-11-3 阴蒂成形、乙状结肠阴道成形术的手术步骤与手术配合

手术步骤	手术配合
1. 环绕冠状沟切开包皮至腹侧尿道沟两旁做平行切口，其中点切口向两侧延长呈倒"U"形	递6×17角针4号丝线缝扎阴茎头牵引线1针；递15号刀切开，递电凝器止血，递弯蚊式钳协助
2. 切开、分离阴茎筋膜	递弯蚊式钳提夹筋膜，递整形弯剪分离、剪开

续表

手术步骤	手术配合
3. 游离腹侧前尿道、尿道板，于背侧血管神经束两旁切开白膜	递15号刀切开、弯蚊式钳游离
4. 切除阴茎海绵体，横断及结扎阴茎脚	递中弯钳分离、钳夹，递整形剪剪断，递8×24圆针7号丝线缝扎止血
5. 楔形切除阴蒂腹侧组织及海绵体，缝合切口，形成小阴蒂	递15号刀切开、弯蚊式钳钳夹、整形剪剪除、6×17角针1号丝线间断缝合
6. 固定阴蒂	递整形镊、6×17角针1号丝线间断缝合
7. 游离会阴皮瓣，钝性分离至坐骨肛门窝	递整形剪游离
8. 于会阴体切开会阴浅筋膜，切断会阴中央膜	递15号刀切断
9. 切断部分肛门外括约肌、肛提肌、尿道直肠肌、前列腺后方精囊筋膜	协助术者戴手套入肛门指引，递中弯钳分离、钳夹，递组织剪剪断
10. 同本章第八节"结肠膀胱术"1～6	配合同本章第八节"结肠膀胱术"1～6
11. 切开前列腺上方精囊筋膜，形成通向会阴通道	递长镊、梅氏剪剪开
12. 对半切开包皮背侧，转移皮瓣至会阴，与阴蒂头创缘缝合	递组织钳提夹两侧、整形弯剪剪开，递电凝器止血；递整形齿镊、6×17角针5-0可吸收线间断缝合
13. 劈开前尿道，切除背侧尿道瓣，将断端与尿道板缝合	递整形齿镊、整形弯剪剪开，递6×17角针1号丝线间断缝合
14. 将包皮创缘与尿道两瓣外侧缘缝合	递整形齿镊、6×17角针1号丝线间断缝合
15. 将结肠襻远端与腹侧尿道瓣断端皮缘缝合，形成宽阔阴道口	递长镊、圆针3-0可吸收线间断缝合、1号丝线加固外层
16. 整容性缝合外阴	递整形齿镊、6×17角针0号丝线缝合
17. 缝合乙状结肠断端，恢复肠管连续性	递长镊、6×17圆针1号丝线间断缝合、1号丝线间断缝合浆肌层
18. 缝合肠系膜缺损及腹膜孔道	递长镊、6×17圆针1号丝线间断缝合
19. 缝合切口同本章第一节"腹部正中切口"5～6	配合同本章第一节"腹部正中切口"5～6
20. 放置阴道塞，覆盖会阴	递阴道塞、碘仿纱条，递纱布覆盖

第十二节　淋巴系统手术

一、肾蒂淋巴管结扎术

(1)适应证　长期严重乳糜尿。

(2)麻醉方式　硬膜外麻醉。

(3)手术体位　侧卧位。

(4)手术切口　11肋间切口。

手术步骤与手术配合见表14-12-1。

表14-12-1　肾蒂淋巴管结扎术的手术步骤与手术配合

手术步骤	手术配合
1. 同本章第一节"11肋间切口"1～6，显露肾周脂肪组织	配合同本章第一节"11肋间切口"1～6
2. 切开肾周脂肪囊，分离上段输尿管	递中弯钳分离、钳夹，递组织剪剪开、4号丝线结扎止血；递8F导尿管提起输尿管

续表

手术步骤	手术配合
3. 保护肾血管，提起肾，显露肾门	递长镊、湿纱垫3块套住肾保护血管并提起、显露
4. 游离、结扎肾门动、静脉，周围淋巴管	递弯蚊式钳分离、钳夹，递1号丝线结扎、组织剪剪除，递肾盂拉钩牵开、显露
5. 肾回位，固定肾	撤除湿纱垫，递9×28圆针4号丝线缝合
6. 缝合切口同本章第一节“11肋间切口”5～6，不置引流管	配合同本章第一节“11肋间切口”5～6

二、精索内(卵巢)静脉-腰干淋巴管吻合术

(1)适应证　长期严重乳糜尿。

(2)麻醉方式　硬膜外麻醉。

(3)手术体位　侧卧位。

(4)手术切口　腰部斜切口。

(5)特殊用物　显微血管器械、0.1%肝素盐水。

手术步骤与手术配合见表14-12-2。

表14-12-2　精索内(卵巢)静脉-腰干淋巴管吻合术的手术步骤与手术配合

手术步骤	手术配合
1. 同本章第一节“腰部斜切口”1～5，显露肾周脂肪组织	配合同本章第一节“腰部斜切口”1～5
2. 切开肾周脂肪囊	递中弯钳分离、钳夹，递组织剪剪开、4号丝线结扎止血
3. 保护肾血管，提起肾，显露肾门	递长镊、湿纱垫3块套住肾保护血管并提起、显露
4. 游离腰干淋巴管	递显微血管钳分离、无损伤血管钳阻断、9-0无损伤缝合线结扎、显微手术剪剪除
5. 游离精索内(卵巢)静脉	递弯蚊式钳分离，递整形弯剪协助、1号丝线结扎
6. 淋巴管-精索内(卵巢)静脉端-侧吻合	
①阻断淋巴管近端，结扎远端	递无损伤血管夹阻断、显微剪剪断、9-0无损伤尼龙线结扎远端，递注射器连接显微针头抽吸5mL 0.1%肝素盐水冲洗，递微型血管夹两个钳夹近端
②阻断静脉近端，结扎远端	配合同①
③淋巴管-静脉端-侧吻合	递血管镊、9-0无损伤尼龙线缝合
7. 开放血流，检查淋巴液流动情况	撤除血管夹
8. 肾回位，固定肾	撤除湿纱垫，递9×28圆针4号丝线缝合
9. 缝合切口同本章第一节“腰部斜切口”6～7(不置引流管)	配合同本章第一节“腰部斜切口”6～7

三、保留神经的腹膜后淋巴结清除术

(1)适应证　瘤期较低睾丸恶性肿瘤。

(2)麻醉方式　硬膜外麻醉。

(3)手术体位　仰卧位。

(4)手术切口　腹部正中切口。

(5)特殊用物　放置肠管塑料袋。

手术步骤与手术配合见表14-12-3。

表14-12-3　保留神经的腹膜后淋巴结清除术的手术步骤与手术配合

手术步骤(以右侧为例)	手　术　配　合
1. 同本章第一节“腹部正中切口”1～4，进入腹腔	配合同本章第一节“腹部正中切口”1～4
2. 切开盲肠外侧后腹膜切口延长至十二指肠悬韧带	递长镊、组织剪剪开
3. 牵开十二指肠及肠系膜，显露腔静脉旁和前方，主动脉与腔静脉间的上部区域，以及腹主动脉下段髂血管	递长镊、塑料袋盛肠管，递湿纱垫，“S”形拉钩牵开、显露血管区域
4. 清除淋巴结	递长镊提夹、中弯钳分离，递梅氏剪剪开、清除，递1号丝线结扎止血
5. 分离、结扎、切断右精索内静脉、腰静脉以及分支血管	递中弯钳分离、钳夹，递1号丝线结扎、组织剪剪断
6. 分离、切除静脉侧的淋巴、疏松组织	递长镊提夹，递中弯钳分离、钳夹，递梅氏剪剪开、1号丝线结扎止血
7. 缝合后腹膜	递长镊、9×28圆针4号丝线间断缝合
8. 缝合切口同本章第一节“腹部正中切口”5～6	配合同本章第一节“腹部正中切口”5～6

四、改良的腹股沟淋巴结清除术

(1)适应证　阴茎癌经活检淋巴结阴性、可疑或轻度增大。

(2)麻醉方式　硬膜外麻醉。

(3)手术体位　仰卧位。

(4)手术切口　腹股沟切口。

手术步骤与手术配合见表14-12-4。

表14-12-4　改良的腹股沟淋巴结清除术的手术步骤与手术配合

手术步骤	手术配合
1. 横行切开腹股沟皮肤、皮下组织及筋膜	递10号刀切开，递甲状腺拉钩牵开、显露，递组织剪剪开，递中弯钳协助，递电凝器止血
2. 沿Scarpa筋膜下向上潜行剥离，显露淋巴结索状物	递组织钳夹持，递中弯钳、组织剪潜行剥离
3. 分离、切除阴茎根部浅组淋巴结，显露、牵开精索	递中弯钳分离、钳夹，递组织剪剪断、4号丝线结扎、8F导尿管牵引
4. 沿Scarpa筋膜下向下潜行剥离皮瓣、显露大隐静脉并牵开	递中弯钳分离、钳夹，递组织剪剪断、4号丝线结扎、8F导尿管牵引
5. 切除大隐静脉与股静脉交汇处浅组淋巴结、淋巴管，分离、切除股血管周围深组淋巴结	递长镊提夹，递梅氏剪分离、剪开，递1号丝线结扎，递长弯钳协助
6. 缝合筋膜	递长镊、引流胶管，递9×28圆针4号丝线间断缝合
7. 缝合切口	递镊子、9×28圆(角)针1号丝线间断缝合

注：淋巴结清除范围：内界为内收长肌，外界为股动脉，上界为精索，下界为卵圆窝。

五、盆腔淋巴结清除术

(1)适应证　前列腺癌、膀胱癌、阴茎癌及近侧尿道癌伴淋巴结转移。

(2)麻醉方式　全身麻醉或硬膜外麻醉。

(3)手术体位　仰卧位。

(4)手术切口　腹部正中切口或斜切口。

手术步骤与手术配合见表 14-12-5。

表 14-12-5　盆腔淋巴结清除术的手术步骤与手术配合

手　术　步　骤	手　术　配　合
1. 同本章第一节"下腹部斜切口"1～4，进入腹膜外	配合同本章第一节"下腹部斜切口"1～4
2. 沿髂总动脉分叉处纵行切开髂外血管鞘至髂旋动脉	递长镊、中弯钳夹提，递 15 号刀切一小口、梅氏剪剪开
3. 分离、剪除动脉外膜淋巴组织，显露髂外动脉、静脉	递中弯钳分离，递长镊、梅氏剪剪除，递静脉拉钩牵开、显露
4. 在髂外动脉、静脉远侧，结扎切断髂旋动脉、静脉	递长弯钳或直角钳分离、钳夹，递梅氏剪剪断、4 号丝线结扎止血
5. 剥离表浅脂肪、淋巴组织	递静脉拉钩牵开、显露血管，递长镊、中弯钳分离、钳夹，递梅氏剪剥离
6. 分离、结扎、切断腹下动脉	递直角钳分离、钳夹，递梅氏剪剪断、4 号丝线结扎止血
7. 钝性分离、清除髂血管外、内侧淋巴组织	递长镊、中弯钳及 KD 粒分离，递梅氏剪清除
8. 结扎、切断闭孔动脉	递直角钳分离、挑起，递 4 号丝线结扎、梅氏剪剪断
9. 剥离、切除闭孔窝周围淋巴组织(同法处理对侧)	递长镊、中弯钳及 KD 粒分离，递梅氏剪清除，递引流胶管
10. 缝合筋膜	递长镊、9×28 圆针 4 号丝线间断缝合
11. 缝合切口同本章第一节"下腹部斜切口"5～6	配合同本章第一节"下腹部斜切口"5～6

附 14A　淋巴结清除范围

(1)右侧　上至右肾静脉，下达同侧髂动脉分叉处外侧，右侧至输尿管内缘，左侧达主动脉前中部至肾下极稍下方水平。

(2)左侧　上至左肾静脉，下达同侧髂总动脉下段，左侧至输尿管内缘，右侧达腔静脉前方至肾下极稍下方水平。

(魏　革)

第十五章

胸外科手术的护理配合

第一节 常用手术切口

一、后外侧切口

手术步骤与手术配合见表15-1-1。

表15-1-1 后外侧切口的手术步骤与手术配合

手术步骤	手术配合
1. 消毒皮肤，术野贴手术薄膜	递海绵钳夹持乙醇纱球消毒，递含碘伏手术薄膜，递干纱垫1块协助贴膜
2. 自第5肋或第6肋骨床或肋骨起，前至锁骨中线的肋骨与肋软骨交界处、与肋间平行至肩胛下角，后至脊柱与肩胛骨中线，稍向上延长至第5胸椎平面切开皮肤、皮下组织	递有齿镊、22号刀切皮，递电刀切开皮下组织，边切边凝血或递直钳钳夹出血点、1号丝线结扎，递干纱垫2块拭血
3. 切开前锯肌、背阔肌	递电刀切开、中弯钳钳夹出血点、4号或7号丝线结扎或电凝器止血
4. 游离斜方肌、背阔肌与大菱形肌，切断附着在脊突的筋膜束	递中弯钳游离、电刀切断
5. 拉起肩胛骨，切开、剥离第5肋或第6肋骨骨膜	递肩胛骨拉钩拉起肩胛骨，递电刀切开、骨膜剥离子剥离
6. 切除或切断肋骨，经肋骨床进入胸腔	递肋骨剪截断肋骨两端、中弯钳取去肋骨、骨蜡止血；递湿纱垫两块保护切口，递胸腔自动牵开器牵开切口，递方头咬骨钳咬平肋骨残端，递9×28圆针7号丝线缝扎肋间血管
7. 冲洗胸腔	递温生理盐水彻底冲洗胸腔并吸净，清点器械、敷料等数目
8. 于腋中线与腋后线之间第7～8肋间留置胸腔引流管(胸腔引流管的侧孔距胸壁1.5～2.0cm)	递海绵钳夹持乙醇纱球消毒皮肤，递22号刀切一小口、大弯钳分离进入胸腔；递胸腔引流管，递9×28角针4号丝线固定胸管于皮肤上，连接水封瓶
9. 关闭胸腔，缝合胸膜及肋间肌	递肋骨合拢器拉拢肋骨，递9×28圆针双10号丝线或1号肠线缝合肋骨3针固定，然后递7号丝线缝合；关胸完毕前，麻醉医生做气管内加压，充分膨肺
10. 缝合各层肌肉	递生理盐水再次冲洗切口，递无齿镊、9×28圆针7号丝线间断缝合
11. 缝合皮下组织	递海绵钳钳夹乙醇纱球消毒切口皮肤，递有齿镊、9×28圆针1号丝线间断缝合；再次清点物品数目
12. 缝合皮肤	递有齿镊、9×28角针1号丝线间断缝合
13. 对合皮肤	递有齿镊两把
14. 覆盖切口	递乙醇纱球消毒皮肤、敷料覆盖切口

二、前外侧切口

手术步骤与手术配合见表 15-1-2。

表 15-1-2　前外侧切口的手术步骤与手术配合

手术步骤	手术配合
1. 消毒皮肤，术野贴手术薄膜	递海绵钳夹持乙醇纱球消毒，递含碘仿手术薄膜，递干纱垫 1 块协助贴膜
2. 自第 5 肋间平面沿乳房下皮肤褶皱转向外上方，顺肋骨走行切开达腋中线或腋后线皮肤、皮下组织	有齿镊、22 号刀切皮，递电刀切开皮下组织，边切边凝血或递直钳钳夹出血点、1 号丝线结扎，递干纱垫两块拭血
3. 沿肌纤维走向分开胸大肌和前锯肌，避开胸长神经	递中弯钳分离、电刀切开肌层、递 4 号或 7 号丝线结扎或电凝器止血
4. 切开肋间肌、胸膜，入胸(于第 4 肋骨以上平面进胸时，需在胸小肌内侧止处切开)	递 22 号刀切开、4 号刀柄戳破胸膜，其余肋间肌在手指引导下用组织剪剪开(有时为充分显露，可在乳内动脉的外侧切断相应的肋软骨，被切断肋软骨下面的肋间血管应钳夹结扎)；递盐水纱垫 2 块保护切口，递胸腔牵开器牵开切口，直至显露满意
5. 冲洗胸腔	递温生理盐水彻底冲洗胸腔并吸净，清点器械、敷料等数目
6. 于腋中线与腋后线之间第 7～8 肋间留置胸腔引流管(胸腔引流管的侧孔距胸壁 1.5～2.0cm)	递海绵钳夹持乙醇纱球皮肤消毒；递 22 号刀切一小口、长弯钳分离进入胸腔；递胸腔引流管，递 9×28 角针 4 号丝线固定胸管于皮肤上，连接水封瓶
7. 关闭胸腔，缝合胸膜及肋间肌	递肋骨合拢器拉拢肋骨，递 9×28 圆针双 10 号丝线缝合肋骨 3 针固定，然后递 7 号丝线缝合；关胸完毕前，麻醉医生做气管内加压通气，充分膨肺
8. 缝合各层肌肉	递生理盐水再次冲洗切口，递无齿镊、9×28 圆针 7 号丝线间断缝合
9. 缝合皮下组织	递海绵钳夹持乙醇纱球消毒切口皮肤，递有齿镊、9×28圆针 1 号丝线间断缝合；再次清点物品数目
10. 缝合皮肤	递有齿镊、9×28 角针 1 号丝线间断缝合
11. 对合皮肤	递有齿镊 2 把
12. 覆盖切口	递海绵钳夹持乙醇纱球消毒皮肤、敷料覆盖切口

三、胸腹联合切口

手术步骤与手术配合见表 15-1-3。

表 15-1-3　胸腹联合切口的手术步骤与手术配合

手术步骤	手术配合
1. 消毒皮肤，术野贴手术薄膜	递海绵钳夹持乙醇纱球消毒皮肤，递手术薄膜，递干纱垫 1 块协助贴膜
2. 经第 7 肋间沿肋骨床切开、延伸胸部切口与腹直肌切口相连，切开皮肤、皮下组织	递有齿镊、22 号刀切皮，递电刀逐层切开，边切边凝血或直钳钳夹出血点、1 号丝线结扎，递干纱垫两块拭血
3. 切开背阔肌、前腹壁浅层肌肉及腹直肌前鞘	递电刀切开、中弯钳钳夹止血，递甲状腺拉钩牵开、显露术野
4. 切断肋软骨，切开肋间肌、腹内斜肌及腹横肌，切断同侧腹直肌	递骨膜剥离子游离肋软骨、白求恩剪剪断、电刀逐层切开肌肉，递中弯钳协助钳夹止血；必要时，递 7 号线结扎
5. 切开胸膜进入胸腔；切开膈肌、切开腹直肌后鞘及腹膜进入腹腔	递梅氏剪剪开胸膜，递组织剪剪开后鞘及腹膜

续表

手术步骤	手术配合
6. 缝合膈肌	递长镊、1/2 弧 9×11 圆针 7 号丝线间断缝合
7. 缝合切口	
①冲洗切口	递温生理盐水彻底冲洗胸腔并吸净，清点器械、敷料等数目
②放置胸腔闭式引流管	递海绵钳夹持乙醇纱球皮肤消毒；递 22 号刀切一小口、长弯钳分离进入胸腔；递胸腔引流管，递 9×28 角针 4 号丝线固定胸管于皮肤上，连接水封瓶
③关闭胸腔	递肋骨合拢器拉拢肋骨，递 9×28 圆针双 10 号丝线缝合肋骨 3 针固定，然后递 7 号丝线缝合；关胸完毕前，麻醉医生做气管内加压通气，充分膨肺
④缝合各肌层	递生理盐水再次冲洗切口，递无齿镊、9×28 圆针 7 号丝线间断缝合
⑤缝合皮下组织	递海绵钳夹持乙醇纱球消毒切口皮肤，递有齿镊、9×28圆针 1 号丝线间断缝合，再次清点物品数目
⑥缝合皮肤	递有齿镊、9×28 角针 1 号丝线间断缝合
⑦对合皮肤	递有齿镊两把
8. 覆盖切口	递海绵钳夹持乙醇纱球消毒皮肤、敷料覆盖切口

第二节　胸 壁 手 术

一、胸壁结核及病灶清除术

(1)适应证　胸壁结核脓肿或慢性窦道，病情已较稳定，肺及其他器官无进行性结核性病变者。

(2)麻醉方式　气管插管静吸复合麻醉。

(3)手术体位　仰卧位或侧卧位。

手术步骤与手术配合见表 15-2-1。

表 15-2-1　胸壁结核及病灶清除术的手术步骤与手术配合

手术步骤	手术配合
1. 沿脓肿的长轴走行或梭形切开皮肤、皮下组织	递有齿镊、22 号刀切开
2. 向两侧游离皮肤及肌层(尽量不要切入脓肿，如脓腔已破，则清除脓液及干酪样物)	递组织钳提夹切口缘、中弯钳分离、1 号丝线结扎或电凝器止血，递干纱垫两块拭血；若脓腔已破，递弯盆盛接脓液，湿纱垫擦拭
3. 探寻窦道及深部脓肿	递探针或中弯钳查找窦道及肋骨下的脓腔
4. 彻底清除窦道、脓肿深层组织(包括肋骨、肋间肌、胸膜等)，清除肉芽组织及脓腔壁，完全敞开脓腔	递有齿镊、10 号刀切除窦道及脓肿组织，递中弯钳钳夹止血、4 号丝线结扎、吸引器头吸净脓液
5. 游离切口附近肌瓣，填充平铺在创腔内	递结核刮匙搔刮，递 3%过氧化氢溶液及生理盐水冲洗干净
6. 缝合肌层	递有齿镊、10 号刀锐性分离，递 9×28 圆针 4 号丝线缝合固定
7. 放置橡皮引流条，创面放抗生素	递中弯钳放置橡皮引流条，创口内放入青霉素、链霉素
8. 缝合皮下组织及皮肤	递有齿镊、9×28 圆针 4 号丝线缝合皮下组织、角针 1 号丝线缝合皮肤

续表

手术步骤	手术配合
9. 对合皮肤	递有齿镊两把
10. 覆盖、加压包扎切口	递纱布覆盖、绷带加压包扎

二、胸腔闭式引流术

(1)适应证 胸内手术后;中等量(超过第4肋平面)血胸;开放性气胸经清创术后缝闭伤口;张力性气胸经减压后复发;自发性气胸经反复胸穿抽气后气体明显增加;早期脓胸,特别是脓气胸等。

(2)麻醉方式 肋间神经浸润麻醉(包括胸膜),胸内手术置管另施麻醉。

(3)手术体位 低半坐位(非开胸患者)。

(4)手术切口 膈顶平面腋中线稍后(开胸术后);腋后线第7肋间置管或锁骨中线外侧第2肋间置管(非开胸患者)。

手术步骤与手术配合见表15-2-2。

表15-2-2 胸腔闭式引流术的手术步骤与手术配合

手术步骤	手术配合
1. 由胸壁做一胸壁小切口	递有齿镊、10号刀切开
2. 分离肋间肌,戳破壁层胸膜进入胸腔	递大弯钳分离肌层、4号刀柄戳破胸膜
3. 修剪引流管前端呈鸭嘴状、侧面剪椭圆孔2~3个	递26F~30F胸腔引流管1~2根,递线剪修剪引流管前端
4. 拖出引流管尾端至切口外	递大弯钳钳夹引流管末端脱出切口外
5. 缝合固定引流管于皮肤上	递9×28圆针4号丝线缝扎1~2针固定引流管
6. 连接引流瓶	
①向水封瓶注水,浸没瓶内长管末端2cm	递有容量刻度的引流瓶或胸腔闭式引流袋1~2个,倒生理盐水约200mL
②连接水封瓶	将塑料连接管两端分别与水封瓶口长管末端、胸腔引流管末端相连
③钳夹、固定引流管,防止过床时胸腔进气	递长有齿直钳4把分别钳夹住连接管口的两端,再递纱布加固绑扎一道(此钳待患者回病房后方可撤除)
7. 覆盖切口	递敷料覆盖切口

三、胸膜剥脱术

(1)适应证 慢性胸腔肺内无病灶,无广泛的肺纤维性变,剥除脏层纤维板后估计肺组织能扩张;慢性脓胸无结核性支气管炎、支气管狭窄、支气管扩张和支气管胸膜瘘;机化性和凝固性血胸;特发性胸膜纤维化。

(2)麻醉方式 气管插管静吸复合麻醉。

(3)手术体位 侧卧位。

(4)手术切口 后外侧切口。

手术步骤与手术配合见表15-2-3。

表 15-2-3　胸膜剥脱术的手术步骤与手术配合

手术步骤	手术配合
1. 同本章第一节"后外侧切口"1～6，进入胸腔。于胸顶和后肋膈角同时解剖分离	配合同本章第一节"后外侧切口"1～6
2. 切除肋骨、切开骨膜及肌纤维，进入胸膜外层	递肋骨剪及咬骨钳切除肋骨
3. 钝性分离胸膜外至能插入肋骨牵开器为止	递组织剪或盐水纱垫包裹手指做钝性分离；递湿纱垫两块保护切口两侧、中号肋骨牵开器显露术野
4. 剥离壁层胸膜，压迫止血	递 KD 钳夹持 KD 粒、直角钳分离、中弯钳钳夹出血点、4 号丝线结扎或缝扎；递热盐水纱垫填塞压迫数分钟或电凝止血
5. 分离肺表面脏层胸膜	递组织钳拉起纤维层，递 10 号刀、KD 粒、组织剪和电刀剥离脏层纤维板（如剥破脓腔，则应吸净脓液、消毒脓腔后继续剥离）
6. 手术结束前，正压通气，使肺膨胀，检查细支气管漏气部位并止血	麻醉医生经气管插管正压通气、膨肺；递 6×17 圆针 1 号丝线缝合漏气的裂口，递热盐水纱垫压迫出血点或电凝器止血
7. 冲洗胸腔	递 1/5000 苯扎溴铵溶液、1/2000 氯己定溶液或稀释的过氧化氢溶液冲洗胸腔，再递温生理盐水冲洗胸腔一，两次
8. 于距第 1 肋骨前上缘 1cm 处、后肋膈角分别放置引流管，连接水封瓶	递胸腔闭式引流管两根，递 22 号刀切开、大弯钳协助放管，连接水封瓶
9. 缝合、覆盖切口	配合同本章第一节"胸后外侧切口"7～14

第三节　肺　手　术

肺切除包括全肺切除、肺叶切除、肺段切除、肺楔形切除术 4 种。本节仅介绍肺叶切除术（以左下肺叶切除术为例）。

（1）适应证　肺部肿瘤、空洞型肺结核及反复大出血。

（2）麻醉方式　气管插管静吸复合麻醉。

（3）手术体位　侧卧位。

（4）手术切口　左或右后外侧切口。

左下肺叶切除术的手术步骤与手术配合见表 15-3-1。

表 15-3-1　左下肺叶切除术的手术步骤与手术配合

手术步骤	手术配合
1. 同本章第一节"后外侧切口"1～6，进入胸腔	配合同本章第一节"后外侧切口"1～6
2. 探查病变	递生理盐水给术者浸湿双手进行探查
3. 松解下肺韧带	递肺叶钳钳夹拟切除之肺叶；递长镊、长弯钳分离、钳夹，递长梅氏剪剪断、中弯钳带双 4 号丝线结扎
4. 于左肺下叶背段与上叶之间切开斜裂胸膜，解剖、结扎、切断下叶动、静脉	递长镊、长梅氏剪剪开胸膜；递长弯钳、直角钳游离、钳夹肺动脉分支，递中弯钳带双 4 号丝线结扎近、远端，递 6×17 圆针双 4 号丝线加固缝扎中间 1 针，递长梅氏剪剪切断（同法处理下叶静脉）
5. 分离支气管周围结缔组织，游离、切断肺叶支气管，切除病变肺叶	递扁桃体腺钳、长梅氏剪分离；递气管钳夹住拟切除肺叶支气管、长镊夹持湿纱垫保护切口周围，递 15 号刀紧贴气管钳切断
6. 处理支气管残端	递苯酚棉签消毒残端；递组织钳 1 把夹住支气管残端、6×17 圆针 4 号丝线间断缝合；取下病变的肺叶放入标本盘
7. 胸腔冲洗，检查支气管残端是否漏气	递温生理盐水冲洗胸腔，备 6×17 圆针 1 号丝线修补
8. 将胸膜或余肺覆盖支气管残端，彻底止血	递长镊、6×17 圆针 1 号丝线缝合、覆盖残端，递电凝器止血，清点器械、敷料等数目
9. 常规放置胸腔引流管，连接水封瓶，缝合切口	配合同本章第一节"后外侧切口"7～14

第四节 纵隔手术

(1)适应证 纵隔肿瘤。

(2)麻醉方式 气管插管静吸复合麻醉。

(3)手术体位 仰卧位、斜卧位或侧卧位(根据手术切口而定)。

(4)手术切口 前纵隔肿瘤——前外侧切口;后纵隔肿瘤——后外侧切口;前上纵隔肿瘤及双侧性前纵隔肿瘤——胸骨正中切口;胸内甲状腺——颈部切口,必要时劈开部分胸骨。

(5)特殊用物 内径0.5～1cm软硅胶管1根。

胸腺瘤切除术的手术步骤与手术配合见表15-4-1。

表15-4-1 胸腺瘤切除术的手术步骤与手术配合

手术步骤	手术配合
1. 同第十六章第一节“胸骨正中切口”1～6,显露纵隔	配合同第十六章第一节“胸骨正中切口”1～6
2. 向两侧剥离胸膜反折,显露位于胸腺右下叶的胸腺瘤	递长镊,递KD钳钳夹KD粒钝性剥离
3. 提起胸腺瘤下极,由下至上仔细剥离	递中弯钳或黏膜钳钳夹、提起胸腺瘤;递长梅氏剪剥离、长弯钳钳夹出血点、中弯钳带1号丝线结扎或电凝器止血
4. 分离胸腺瘤上极,一并切除肿瘤与部分胸腺组织(胸腺瘤上极与正常组织相连)	递长镊、长梅氏剪分离,递8×20圆针4号丝线间断缝合胸腺断端
5. 切断无名静脉分支	递小直角钳分离分支血管,递中弯钳带双4号丝线分别结扎血管远、近两端,再递6×14圆针1号丝线缝扎中间1针,递15号刀切断
6. 冲洗纵隔腔,彻底止血	递生理盐水冲洗,递电凝器止血
7. 于胸骨后放置纵隔引流管,于剑突下、上腹壁另戳口引出体外,连接水封瓶(如术中一侧胸膜破裂,应在该侧另置胸腔闭式引流管)	递软硅胶管、线剪剪侧孔;递乙醇纱球消毒皮肤,递22号刀切一小口、大弯钳分离并牵出引流管末端,连接水封瓶
8. 缝合、覆盖切口	配合同第十六章第一节“胸骨正中切口”11～14

第五节 食管手术

食管癌分食管上段(主动脉弓水平以上至胸腔上口)、中段(主动脉弓水平向下至肺下静脉)、下段(肺下静脉水平至贲门)癌3种。手术入路取决于病变部位、手术方式、术者经验和习惯,常用手术入路:

①经第6肋或第7肋左胸后外侧切口:适用于绝大多数食管下段病变,包括贲门癌。

②经左胸后外侧切口+颈部切口:适用于食管上段病变。

一、颈部切口手术

手术步骤与手术配合见表15-5-1。

表15-5-1 颈部切口手术的步骤与手术配合

手术步骤	手术配合
1. 用亚甲蓝液皮肤切口定样	消毒皮肤前,递亚甲蓝液切口定样,递0.5%碘伏固定亚甲蓝液,防消毒时擦去
2. 沿胸锁乳突肌内侧,上至甲状软骨平面、下达胸锁关节切开皮肤、皮下组织及颈阔肌	递有齿镊、22号刀切开,电凝器止血

续表

手术步骤	手术配合
3. 分离胸锁乳突肌内侧，并连同颈动脉鞘牵向外侧，胸骨舌骨肌及胸骨甲状肌牵向内侧	递梅氏剪锐性分离，递甲状腺拉钩两个牵开、显露术野
4. 切断肩胛舌骨肌	递中弯钳分离、电刀切断
5. 于颈动脉鞘中游离、结扎、切断甲状腺下动脉及中静脉	递无齿镊、小直角钳游离，递中弯钳带双 4 号丝线结扎血管远、近端，再递 6×14 圆针 1 号丝线缝扎中间 1 针，递 15 号刀切断
6. 分离食管	
①钝性分离食管周围组织	递湿纱布 1 块包裹手指做钝性分离
②游离出食管一处，提起食管向上、向下扩大游离面(此时，经胸部切口向食管、颈部切口向下可感觉到分离的指端)	递小直角钳分离出食管一处，递中弯钳带湿束带 1 条穿过，递蚊式钳牵引、提起食管；递梅氏剪锐性分离、剪开、游离出一段食管

二、食管下段癌根治术

(1)适应证　食管癌。

(2)麻醉方式　气管插管静吸复合麻醉。

(3)手术体位　右侧卧位。

(4)手术切口　左侧后外侧切口。

(5)特殊用物　灭菌避孕套 1 个、8F 导尿管。

手术步骤与手术配合见表 15-5-2。

表 15-5-2　食管下段癌根治术的手术步骤与手术配合

手术步骤	手术配合
1. 同本章第一节“后外侧切口”1～6，进入胸腔	配合同本章第一节“后外侧切口”1～6
2. 探查病变，检查胸主动脉旁有无淋巴结转移及粘连等现象	递生理盐水给术者浸湿手进行探查
3. 将肺向前方牵开，显露后纵隔	递长镊夹持 40cm×40cm 湿纱垫覆盖左肺、大“S”形拉钩或压肠板折弯将肺叶牵开
4. 于膈上纵行切开纵隔胸膜，游离、牵引食管及迷走神经，显露食管下段	递长镊、长梅氏剪剪开胸膜；递长弯钳游离并钳夹出血点、4 号丝线结扎；递中弯钳将束带穿过食管做牵引
5. 于食管裂孔左前方、肝脾之间切开膈肌，向内至食管裂孔、向外至胸壁切口前方扩大切口	递长镊、22 号刀切开膈肌一小口、递中弯钳两把夹提切缘、长梅氏剪扩大、4 号丝线结扎或 6×17 圆针 4 号丝线缝扎止血
6. 缝扎膈肌角处的膈动脉	递长镊、长弯钳分离、钳夹，递中弯钳带 4 号丝线结扎、6×17 圆针 4 号丝线加强缝扎 1 针，递 15 号刀切断
7. 游离胃体	
①经膈肌切口提起胃体	递长镊提起
②于胃大弯处切断大网膜	递中弯钳分离、钳夹，递组织剪剪断、4 号丝线结扎
③处理胃网膜左动脉	递中弯钳分离、中弯钳 3 把钳夹、15 号刀切断，递中弯钳带双 4 号丝线结扎近、远端，近端递 6×17 圆针 4 号丝线加固缝扎 1 针
④向左分离胃短韧带并逐支处理胃短动脉，分离胃膈韧带；向右分离胃结肠韧带至幽门下(保留胃网膜右动脉血管弓)	递长镊、长弯钳分离、钳夹，递长梅氏剪剪断、4 号丝线结扎或电凝器止血
⑤处理小网膜，分离、钳夹、切断胃左动脉	递中弯钳分离，再递中弯钳 3 把钳夹、15 号刀切断、递中弯钳带双 4 号丝线结扎近、远端，近端递 6×17 圆针 4 号丝线加固缝扎 1 针

续表

手术步骤	手术配合
⑥再次游离幽门部	递长镊，递中弯钳钳夹止血、4 号丝线结扎或电凝器止血
8. 距贲门 3～5cm 处之胃体部断胃	递 22cm 有齿直钳两把钳夹胃体、长镊夹持湿纱垫保护切口周围；递 10 号刀切断、碘伏纱球消毒断端；将胃内容物污染的血管钳、手术刀放入指定盛器，不可再用于分离、钳夹其他组织
9. 缝合胃切口两端	递长镊、6×17 圆针 4 号丝线褥式缝合远端，递 5×14 圆针 1 号丝线“8”字缝合浆肌层、包盖残端；递 9×18 圆针双 4 号丝线缝合近端
10. 由下自上游离食管，广泛切除其邻近淋巴脂肪组织(争取在较高部位切除食管)	递湿纱布包裹手指做钝性分离
11. 距癌肿 7cm 以上切除食管(于主动脉弓上食管吻合)	递大直角钳钳夹食管，梅氏剪切除；递灭菌避孕套 1 个套住食管近端，递 7 号丝线绑扎
12. 游离食管至主动脉弓上，将近端食管提至主动脉弓上	递中弯钳带束带或 8F 导尿管穿过食管牵引、梅氏剪分离
13. 食管胃吻合	
①缝合胃前壁与食管后壁浆肌层	递长镊、6×17 圆针 4 号丝线间断缝合 5～6 针，递蚊式钳牵引两端缝线
②于缝合线下方 0.5cm 处切开胃浆肌层(切口长度与食管宽度相当)，缝扎黏膜下血管	递 15 号刀切开、6×17 圆针 1 号丝线缝扎
③剪开胃黏膜	递 15 号刀切一小口、梅氏剪剪开扩大，递吸引器头吸净胃内容物，递碘伏纱球消毒切口
④全层缝合胃及食管后壁	递长镊、6×17 圆针 4 号丝线间断缝合
⑤将胃管自食管拉出放入胃内	递长镊协助送管，巡回护士重新固定鼻处胃管
⑥切断食管后壁	递 15 号刀切断，将食管及部分胃组织放于弯盆中
⑦全层内翻缝合前壁内层(吻合口大小以能通过拇指为宜)，包套住吻合口	递长镊、6×14 圆针 4 号丝线全层内翻吻合
⑧将胃与周围纵隔胸膜、侧胸壁缝合固定，减少吻合口张力	递 8×24 圆针 4 号丝线缝合数针
⑨检查胃左动脉结扎处及食管沟，彻底止血	递长镊检查，递中弯钳钳夹止血、1 号丝线结扎或电凝器止血
14. 缝合膈肌，缝合固定胃通过膈肌处防止术后切口疝发生	缝合前清点物品数目，递 1/2 弧 9×11 圆针 7 号丝线“8”字缝合
15. 冲洗胸腔(若手术损伤对侧胸膜，可修补或扩大胸膜破口使之完全敞开，于关胸前由破口放胸腔引流管于胸腔)	递生理盐水冲洗、8×24 圆针 4 号丝线缝合固定数针
16. 关胸	配合同本章第一节“后外侧切口”7～14

(王 玫)

第十六章

心脏外科手术的护理配合

第一节 心脏手术切口

一、胸骨正中切口

手术步骤与手术配合见表16-1-1。

表16-1-1 胸骨正中切口的手术步骤与手术配合

手术步骤	手术配合
1. 消毒皮肤	递海绵钳夹持碘伏纱球消毒两遍
2. 铺手术巾，术野贴手术薄膜	递手术巾，递手术薄膜，递干纱垫1块协助贴膜
3. 自胸骨切迹起沿前胸中线向下达剑突下方4～5cm腹壁白线上段切开皮肤、皮下组织	递有齿镊、23号刀切开，递电刀止血，递干纱布拭血
4. 剥离胸骨甲状肌的胸骨附着处，紧贴胸骨后壁全长推开疏松结缔组织	递小直角钳撑开胸骨上窝处肌肉组织；递胸骨后剥离子游离胸骨后壁；递有齿直钳夹住剑突，递线剪纵向剪开剑突软骨
5. 纵向锯开胸骨	递电锯锯开胸骨，并递骨蜡涂在骨髓腔
6. 显露胸腺、前纵隔及心包	递胸骨开胸器显露手术野，开胸后更换纱布
7. 切开心包，显露心脏	递长镊或血管钳夹起心包，递组织剪剪开心包，递压舌板垫在心包下，递电刀切开心包，并递圆针7号丝线悬吊心包
8. 心脏手术完成后，在纵隔下方、心包膜腔下方各放置一根引流管，从上腹壁切小口引出；酌情放置胸膜腔引流管，从胸腔引出体外	递23号刀切开引流管切口；递纵隔引流管、心包引流管或胸腔引流管各1根；递角针7号丝线在皮肤上固定引流管
9. 关胸	清点器械、敷料等数目
10. 缝合心包	递血管钳提起心包缘，递8×20圆针7号丝线缝合
11. 固定胸骨	递4～5根钢丝穿绕左、右胸骨片，递钢丝钳对合钢丝；麻醉医生做气管内加压通气，充分膨肺
12. 缝合肌肉、皮下组织和皮肤	递7号、4号、1号丝线或可吸收线间断或连续缝合肌肉、皮下组织和皮肤
13. 对合皮肤	递有齿镊两把
14. 覆盖切口	递海绵钳夹持乙醇纱球消毒切口皮肤、纱布或贴膜覆盖切口

（宋　玲）

二、再次心脏手术切口(原胸骨正中切口)

特殊用物:摆动锯,胸外和胸内除颤器,小儿开胸器。

手术步骤与手术配合见表16-1-2。

表16-1-2 再次心脏手术切口(原胸骨正中切口)的手术步骤与手术配合

手术步骤	手术配合
1. 消毒皮肤,铺手术巾及贴手术薄膜	配合同本节"胸骨正中切口"1～2。消毒范围:胸部加双侧腹股沟、至大腿下1/3
2. 按原切口切开皮肤、皮下组织及肌层,切除切口瘢痕	递有齿镊、22号刀切开皮肤;递组织钳提夹瘢痕组织、整条切除;递电刀逐层切开皮下肌层、干纱布拭血、中弯钳清除线头,递电凝器止血
3. 从胸骨表面由浅入深纵行锯开胸骨	递钢丝剪剪断胸骨钢丝,递有齿直钳或粗持针钳逐条拔除钢丝;递摆动锯锯开胸骨,递小儿胸腔牵开器微微撑开胸骨下段
4. 松解胸骨后粘连,显露心包	递三齿钩牵开胸骨,递无齿镊、KD粒和组织剪松解胸骨后粘连,再递成年人胸腔牵开器显露术野
5. 从心脏正前方偏左依次分离左、右心室正面,升主动脉远端,右房,上、下腔静脉的粘连组织	递无齿镊、KD粒和梅氏组织剪钝性和锐性分离心包。如心包粘连严重时,不必强行分离,可打开右侧胸膜,从心包外经右房插静脉引流管
6. 心脏手术结束后,关胸	配合同本节"胸骨正中切口"8～14

注:术前CT显示胸骨后壁与心脏表面紧密相连时,可先经股动、静脉插管,建立体外循环,再从正中切开胸骨、分离粘连。

(谢 庆)

第二节 体外循环的建立

(1)适应证 心内直视手术、大血管手术及冠状动脉搭桥手术。

(2)麻醉方式 气管插管全麻。

(3)手术体位 仰卧位。

(4)手术切口 胸骨正中切口。

(5)特殊用物 各种动、静脉插管。

一、全身体外循环动、静脉插管术

1. 主动脉插管

手术步骤与手术配合见表16-2-1。

表16-2-1 主动脉插管的手术步骤与手术配合

手术步骤	手术配合
1. 显露心脏	递组织剪或电刀切开心包;递8×20圆针7号丝线悬吊心包;递纱布两块保护胸骨创面;递胸腔牵开器显露术野
2. 剪开升主动脉与肺总动脉之间结缔组织	递长镊、组织剪或电刀剪开动脉外膜
3. 经切口处深入主动脉后方游离升主动脉,并上阻断带	递大弯钳、肾蒂钳游离;递11号刀挑破主动脉外膜;递中弯钳带阻断带、小弯钳夹住套好的阻断带
4. 在选定的主动脉插管处设置圆形荷包线	递5×14单头涤纶编织线3-0缝双层荷包线两根;递细线引子、细阻断管(橡胶导管8号或10号)两根、弯蚊式钳2把,待固定
5. 在荷包线中央剪开主动脉一小口,行主动脉插管	递梅氏组织剪刀剪除荷包缝线内血管外膜,递11号尖刀在血管壁上切一小口,随即递主动脉导管插入,收紧荷包缝线止血;递10号丝线双重结扎,将收紧荷包线的阻断管与主动脉导管一起绑扎

2. 腔静脉插管

手术步骤与手术配合见表 16-2-2。

表 16-2-2 腔静脉插管的手术步骤与手术配合

手术步骤	手术配合
1. 于上腔静脉、肺静脉隐窝处剪开心包膜反折，游离上腔静脉，并上阻断带	递梅氏剪刀或电刀剪开心包膜；递直角钳游离并绕过上腔静脉后壁；递阻断带并拉出；递粗线引、中号阻断管、小弯钳，待固定
2. 沿下腔静脉下缘心包反折区，绕过下腔静脉后壁游离下腔静脉，并上阻断带	递肾蒂钳游离，递阻断带并拉出；递粗线引、粗血管阻断管、小弯钳，待固定
3. 在右心耳基部放置荷包缝线	递 5×14 涤纶编织线缝荷包，递细线引、阻断管、弯蚊式钳，待固定
4. 于心耳尖部剪开或剪去一小块心耳组织，剪断肌小梁，做上腔静脉插管	递心耳钳在缝线下方钳夹右心耳，递剪刀剪开；递上腔静脉插管；收紧荷包线，固定插管，连接体外循环配套管
5. 于右心房外侧壁下方置一荷包缝线	递 5×14 双头针 3-0 涤纶编织线缝荷包；递细线引、阻断管、弯蚊式钳，待固定
6. 于荷包线中面切开心房壁，做下腔静脉插管	递无创镊固定该荷包线心房壁，递 11 号刀切开；递下腔静脉导管经切口插入，收紧荷包线，固定插管

3. 插左心减压管

手术步骤与手术配合见表 16-2-3。

表 16-2-3 插左心减压管的手术步骤与手术配合

手术步骤	手术配合
1. 在右肺上静脉近心包处设置荷包线	递 5×14 双头针 3-0 带小垫片涤纶编织线缝荷包；递细线引、细阻断管（8F 或 10F 橡胶导尿管）、小蚊式钳，待固定
2. 于荷包线中央切开肺静脉，插左心导管	递 11 号刀切开，递左心管插入左房内，收紧缝线，固定插管

4. 插冠状动脉灌注管

手术步骤与手术配合见表 16-2-4。

表 16-2-4 插冠状动脉灌注管的手术步骤与手术配合

手术步骤	手术配合
1. 于主动脉根部置一荷包缝线，做主动脉插管	递 5×14 双头针 3-0 涤纶编织缝合线缝荷包；递细线引、细阻断管、弯蚊式钳，待固定；递冠状动脉灌注管经荷包中央插入主动脉，收紧缝线，固定插管
2. 剪开主动脉根部，经左、右冠状动脉口直接插管	递刀、组织剪剪开；递冠状动脉灌注管直接插入行冠状动脉直接灌注
3. 于右心房切一小口，逆行冠状动脉灌注	递 5×14 双头针 3-0 涤纶编织缝线在右心房做荷包线；递细线引、阻断带、小弯钳，待固定；递 11 号刀切开；递冠状动脉灌注管经切口插入右房，逆行入冠状静脉窦，灌注

二、全身体外循环股动脉插管术

手术步骤与手术配合见表 16-2-5。

表 16-2-5 全身体外循环股动脉插管术的手术步骤与手术配合

手术步骤	手术配合
1. 沿腹股沟韧带中点下方 2cm 处向下做直切口，长约 10cm，切开皮肤、皮下组织及筋膜，暴露股动脉	递有齿镊、23 号刀切开，递电刀止血或递血管钳钳夹、1 号丝线结扎止血、线剪剪线

续表

手术步骤	手术配合
2. 插动脉导管	
(1)方法一	
①夹住股动脉近、远两端，于血管中间放置阻断带	递无损伤血管钳或血管夹钳夹；递中弯钳夹持阻断带于血管中间套过；递血管保护套，递弯蚊式钳待固定
② 斜行切开动脉壁(约 1/3 周径)，显露血管腔，插入动脉导管	递 11 号刀切开，递血管镊提起切口一侧显露血管腔，插入动脉导管，收紧阻断带，固定导管
(2)方法二	
①纵行切开股动脉约 0.8cm，将人工血管与动脉端-侧吻合	递 11 号刀切断，递 ϕ0.8cm、长 5cm Gore-Tex 人工血管，递 5-0 Gore-Tex 缝合线端-侧缝合
②将动脉导管经人工血管远端置入股动脉	递动脉插管插入

(宋　玲)

三、全身体外循环锁骨下动脉插管术

手术步骤与手术配合见表 16-2-6。

表 16-2-6　全身体外循环锁骨下动脉插管术的手术步骤与手术配合

手术步骤	手术配合
1. 于右锁骨中、内 1/3 交点下 1cm 处做一长 5cm 横切口，切开皮肤、皮下组织及筋膜	递 10 号刀切皮、电刀逐层切开；递乳突撑开器暴露切口
2. 分离、显露锁骨下动脉，上阻断带	递无齿镊、弯蚊式钳、直角钳、组织剪分离；递 10 号丝线或细棉绳、线引、阻断管套过阻断带，待固定
3. 插动脉导管	
①夹住锁骨下动脉近端和远端	递无损伤血管钳两把夹住
②斜行切开动脉壁	递长镊提夹动脉壁、11 号刀切开
③插入动脉导管	递无创镊提起切口一侧显露管腔，递动脉导管插入，收紧阻断带；递 10 号丝线结扎固定导管，接管后递布巾钳将导管固定在切口单上

四、心脏辅助循环动、静脉插管术

1. *左心辅助循环插管术*

(1)适应证　心脏手术后不能脱开体外循环机及对其他处理无效的严重心力衰竭；等待心脏移植的末期患者；急性心肌梗死合并严重心源性休克；主动脉内球囊反搏(intra-aortic balloon counter pulsation，IABP)无效或不宜用 IABP 者。

(2)体位　仰卧位。

(3)麻醉方式　气管插管全麻。

(4)特殊用物　各种动静脉插管。

手术步骤与手术配合见表 16-2-7。

表 16-2-7　左心辅助循环插管术的手术步骤与手术配合

手术步骤	手术配合
1. 主动脉插管	
① 于升主动脉设置缝线	递主动脉侧壁钳钳夹升主动脉前壁、11 号刀于升主动脉前壁挑开一小口，递带垫片 3-0 聚丙烯线由内向外间断褥式缝合 8～10 针

续表

手术步骤	手术配合
②间断缝合动脉导管	递动脉管，递持针钳将每条缝线依次穿过动脉管缝环，理顺、拉直后递胶套钳分两组夹住，待打结
③插入动脉管	松开侧壁钳，递动脉管插入主动脉，逐条线打结、剪线、排气，接延长管
2. 插左心引流管	
① 在右肺上静脉近心包处设置荷包线	递带垫片 4-0 聚丙烯线缝一荷包线；递细线引、阻断管、蚊式胶钳（前端套有胶管），待固定
②于荷包线中央切开肺静脉，插左心引流管	递 11 号刀切开，递左心管插入左房内，收紧荷包线；递 10 号丝线固定插管
3. 于腹壁口固定管道	递 11 号刀于腹壁上切两个小口、中弯钳分离并引出插管至体外，递 9×28 角针 7 号丝线缝扎固定

2. *右心辅助循环插管术*

手术步骤与手术配合见表 16-2-8。

表 16-2-8　右心辅助循环插管术的手术步骤与手术配合

手术步骤	手术配合
1. 肺动脉插管	
①在肺动脉设置缝线	递动脉侧壁钳钳夹肺动脉前壁、11 号刀在其前壁挑开一小口，递带垫片 4-0 聚丙烯线由内向外间断褥式缝合8～10 针
②间断缝合动脉导管	递动脉管，递持针钳将每条缝线依次穿过动脉管缝环，理顺、拉直后，递胶套钳分两组夹住，待打结
③插入动脉管	松开侧壁钳，递动脉管插入肺动脉，逐条线打结、剪线、排气，接延长管
2. 插右心引流管	
①在右心耳基部放置荷包线	递长镊、5×14 单头针 3-0 涤纶编织线做一荷包缝合；递细线引、阻断管、蚊式胶钳，待固定
②插右心引流管	
a. 于心耳尖部剪去一小块心耳组织，剪断肌小梁	递心耳钳在缝线下方钳夹右心耳，递剪刀剪除
b. 经切口插管入右心房	递右心导管插入，收紧荷包，递 10 号丝线固定插管
3. 于腹壁上固定管道	递 11 号刀于腹壁上切两个小口、中弯钳分离并引出插管至体外，递 9×28 角针 7 号丝线缝扎固定

五、心脏辅助循环动、静脉管撤离术

1. *左心辅助循环管撤离术*

手术步骤与手术配合见表 16-2-9。

表 16-2-9　左心辅助循环管撤离术的手术步骤与手术配合

手术步骤	手术配合
1. 停止辅助循环	递夹管钳两把分别夹住动、静脉管
2. 拔除左心引流管	递镊子、剪刀剪断固定线，松开阻断带，拔出左心引流管；膨肺，排出左心房内空气；收紧荷包线，打结，剪线
3. 拔除主动脉管	

续表

手术步骤	手术配合
①于主动脉插管口周围设置荷包线	递毡片、4-0聚丙烯线缝荷包线；递线引、阻断管、蚊式胶钳，待固定
②拔出主动脉管	递镊子，11号刀拆除导管缝合线，拔出主动脉管，收紧荷包线，打结，剪线；如有漏血，再递毡片、4-0聚丙烯线"8"字缝合或用2条毡片夹住切口连续缝合

2. 右心辅助循环管撤离术

手术步骤与手术配合见表16-2-10。

表16-2-10 右心辅助循环管撤离术的手术步骤与手术配合

手术步骤	手术配合
1. 停止辅助循环	递夹管钳两把分别夹住动、静脉管
2. 拔除右心引流管	递镊子、剪刀剪断固定线，松开阻断带，拔出右心引流管；收紧荷包线，打结，剪线；递心耳钳、7号丝线结扎心耳尖
3. 拔除肺动脉管	
①于肺动脉插管口周围设置荷包线	递毡片、4-0聚丙烯线缝荷包线；递线引、阻断管、蚊式胶钳，待固定
②拔出肺动脉管	递镊子、11号刀拆除导管缝合线，拔出主动脉管，收紧荷包线，打结，剪线；如有漏血，再递4-0聚丙烯线缝补

（谢 庆）

六、撤离体外循环

手术步骤与手术配合见表16-2-11。

表16-2-11 撤离体外循环的手术步骤与手术配合

手术步骤	手术配合
1. 开放主动脉循环，拔出冠状动脉灌注管	递有尾纱布1块，备心内吸引器；慢慢松开主动脉阻断钳，摇床至头低脚高位，经灌注管排气数秒钟，拔出灌注管，用纱布挡住喷血口，等待心脏复跳
2. 准备电击除颤，使心脏复跳	若心脏不能自动复跳，递除颤器电击复跳
3. 将上、下腔静脉管退回右心房	递镊子、剪刀剪开绑扎管道的10号丝线，松开阻断套，分别将上、下腔静脉管退回右心房，收紧荷包线，递10号线重新绑扎固定
4. 拔出左心减压管	递镊子、剪刀松开绑扎线和荷包缝线，拔出左心引流管，收紧荷包线并打结
5. 拔出下腔静脉管	递镊子、剪刀，拔出下腔管后收紧荷包线并打结；必要时，递心房钳、7号丝线加固结扎
6. 停体外循环转流，拔出上腔静脉管，结扎冠状动脉灌注管荷包线	递镊子、剪刀，拔出上腔插管后收紧荷包线，待主动脉插管拔出后再结扎；将灌注管荷包线打结，递4-0聚丙烯线缝合加固
7. 拔出主动脉插管	递镊子、剪刀，松开绑扎线和荷包线，拔出主动脉管，收紧荷包线并打结；必要时，递4-0聚丙烯线缝合加固止血；递心耳钳、7号丝线结扎右心耳

第三节 心包手术

(1)适应证 缩窄性心包炎。

(2)麻醉方式 气管插管全麻。

(3)手术体位　仰卧位。

(4)手术切口　胸骨正中切口。

(5)特殊用物　心包剥离子、刮匙。

心包切除术的手术步骤与手术配合见表 16-3-1。

表 16-3-1　心包切除术的手术步骤与手术配合

手术步骤	手术配合
1. 分离胸腺,左、右胸膜,显露增厚的心包	递胸骨自动牵开器撑开胸骨;递剪刀锐性和钝性分离,显露心包
2. 沿心脏正前方偏左、"十"字形切开增厚的心包膜达心肌表面	递 15 号刀切开
3. 剥离心包膜:按左、右心室,左、右心室流出道,部分主动脉,肺动脉,右心房,上、下腔静脉的顺序剥离心包膜;上达主肺动脉心包反折处,下至膈面,左、右各达膈神经前水平	递组织钳提起心包膜,递剥离子、KD 粒钝性或剪刀锐性剥离心包
4. 分块剪除剥离的心包片	递血管镊,组织剪剪除剥离心包片
5. 于心包切除残缘前行心脏创面出血点止血	递长镊、电凝器止血或缝扎止血

第四节　先天性心脏病手术

(1)适应证　房、室间隔缺损,动脉导管未闭,法洛三联症、法洛四联症,大动脉转位,心内膜垫畸形等。

(2)麻醉方式　气管插管静吸复合麻醉＋体外循环。

(3)手术体位　仰卧位。

(4)手术切口　胸骨正中切口。

(5)相同手术配合　开、关胸配合同本章第一节"胸骨正中切口",建立体外循环配合同本章第二节"全身体外循环动、静脉插管术"。

一、经肺动脉动脉导管闭合术

特殊用物:动脉导管堵塞器(套)或 8F 气囊导尿管 1 条。

手术步骤及手术配合见表 16-4-1。

表 16-4-1　经肺动脉动脉导管闭合术的手术步骤与手术配合

手术步骤	手术配合
1. 于肺动脉两侧缝牵引线	递 5×14 无损伤针 3-0 线全层缝合牵引线两针,递蚊式钳牵引线尾
2. 切开肺动脉全层,显露动脉导管口	递 11 号刀于牵引线中间纵行切开、组织剪扩大
3. 缝合动脉导管口(自动脉导管口下缘穿入,经肺动脉前壁穿出);如动脉导管口经＞1.5cm,可递涤纶片或自体心包片修补	递动脉导管堵塞器插入肺动脉堵塞导管开口,防止血液涌出;或递 8F 气囊导尿管插入肺动脉堵塞导管开口,注水 3～5mL 入气囊。递带垫片 4×12 双头针 4-0 或 5×14 双头针 3-0 心脏缝线间断褥式缝合动脉导管口,递弯蚊式钳牵引;缝合完毕,退出堵塞器,一一打结。必要时,递补片
4. 缝合肺动脉口	递带小垫片 4-0～6-0 双头针心脏缝线连续缝合

二、房间隔缺损修补术

手术步骤与手术配合见表 16-4-2。

表 16-4-2 房间隔缺损修补术的手术步骤与手术配合

手术步骤	手术配合
1. 斜行切开右心房	递 11 号刀切开右心房全层、组织剪扩大切口
2. 显露三尖瓣及房间隔	递心房拉钩将右心房切口之前缘向左牵拉、显露
3. 用直接缝合法，闭合房缺	递 5×14 单头针 3-0 无损伤涤纶编织线“8”字缝合缺损上、下缘各 1 针，然后由上向下或由下向上做连续缝合；最后一针结扎前，递血管钳撑开缺损，请麻醉医生做肺充气，排出心房内气体，然后结扎（亦可采用间断缝合）
4. 补片修补法	
①单纯房间隔缺损补片	递带垫片 4×12 双头针 4-0 或 5×14 双头针 3-0 无损伤涤纶编织线将适当大小涤纶织片缝合在缺损下缘，两根缝线先后按逆时针与顺时针方向向上连续缝合，在缺损上缘汇合；递血管钳撑开缺损，麻醉医生做肺充气，排出左心房内气体，结扎缝线闭合房间隔
②房缺合并右肺静脉异位引流者	递组织剪剪除部分肺静脉开口附近的房间隔；递带垫片无创线和适当涤纶织片于肺静脉开口右方做间断褥式缝合，将补片缝于右心房壁，一般需 4～5 针；其余缺损边缘可用连续缝合法
5. 缝合右心房切口	递 5-0 聚丙烯双头针、镊子连续缝合右心房壁切口，最后一针打结前暂行阻断腔静脉引流管，使回心血驱出右心房内气体

三、经右心室室间隔缺损修补术

手术步骤与手术配合见表 16-4-3。

表 16-4-3 经右心室室间隔缺损修补术的手术步骤与手术配合

手术步骤	手术配合
1. 斜行、横行或纵行切开右心室流出道心肌全层	递 11 号刀切开、组织剪扩大切口
2. 显露嵴上型、嵴下型或干下型室间隔缺损	递 4×12 单头针 4-0 涤纶编织线在切口两缘各缝置牵引线两针或递小心室拉钩牵开、显露室间隔缺损
3. 用直接缝合法，闭合室间隔缺损	递带垫片 5-0 心脏缝线做间断褥式缝合
4. 补片修补法（中、大口径缺损补片修补）	递心脏拉钩将三尖瓣叶向右侧牵拉充分显露三尖瓣口，递带小垫片 4×12 双头针 4-0 心脏缝线、适当涤纶补片经三尖瓣口做间断褥式或连续缝合
5. 缝合关闭右室流出道	递带垫片 4-0 心脏缝线、牛心包片连续缝合

四、经右心房室间隔缺损修补术

手术步骤与手术配合见表 16-4-4。

表 16-4-4 经右心房室间隔缺损修补术的手术步骤与手术配合

手术步骤	手术配合
1. 与房室沟平行于右心房横行或斜行切开右心房	递 11 号刀切开、组织剪扩大
2. 于心房切口缘缝牵引线，显露膜部型、房室通道型或肌部型室间隔缺损	递 4×12 单头针 4-0 涤纶编织线缝牵引线，递心房拉钩向前牵拉三尖瓣前瓣叶，显露室间隔缺损
3. 修补中、大型室间隔缺损	递带垫片 4×12 双头针 4-0 无损伤涤纶编织线、适当涤纶织片间断褥式缝合或连续缝合关闭缺损
4. 缝合右房切口	递 4-0 或 5-0 心脏缝线连续缝合

五、经肺动脉室间隔缺损修补术

手术步骤与手术配合见表16-4-5。

表16-4-5　经肺动脉室间隔缺损修补术的手术步骤与手术配合

手术步骤	手术配合
1. 纵行或横行切开肺动脉总干	递11号刀切开、组织剪扩大
2. 显露嵴上型或干下型室间隔缺损	递心脏拉钩经肺动脉瓣向下牵拉，显露室间隔缺损的周界与肺动脉半月瓣的关系
3. 修补室间隔缺损	递带小垫片4×12双头针4-0涤纶编织缝线、适当涤纶织片，间断或连续缝合，闭合缺损
4. 闭合肺动脉切口	递带小垫片4-0心脏缝线两根连续缝合

六、法洛四联症矫治术

特殊用物：脑压板；流出道探条；10cm×10cm涤纶织片1张；4×12、5×14、6×14双色无损伤涤纶编织线；4-0或5-0聚丙烯。

手术步骤与手术配合见表16-4-6。

表16-4-6　法洛四联症矫治术的手术步骤与手术配合

手术步骤	手术配合
1. 常规开胸，取自体心包，建立体外循环	开胸配合同本章第一节“胸骨正中切口”。递4×12单针、涤纶织片、组织剪，将自体心包片与涤纶片间断缝合在一起，剪下泡在生理盐水中备用；或在0.6%戊二醛溶液中浸泡15min，用生理盐水清洗备用
2. 单纯右心室流出道切开	
①横行、斜行或纵行（若漏斗部狭窄）切开右心室	递11号刀切开、缝牵引线两根，递组织剪扩大
②横行切开漏斗口，疏通右心室流出道	递15号刀切开，切除大部分室上嵴
③肺动脉瓣成形（如有肺动脉瓣狭窄）	递心脏拉钩将心室切口上缘向上牵引，递15号刀在瓣膜交界融合处切开直至瓣环，以解除狭窄；递流出道探条探查肺动脉大小及肺动脉瓣成形情况
④常见嵴下型室间隔缺损的修复	
a. 经三尖瓣口向右上、左上牵开主动脉瓣环和室间隔缺损前缘，显露室间隔缺损全貌和主动脉瓣口	递扁平小拉钩两个牵开
b. 室间隔缺损补片修复	递适当补片、带小垫片4×12双头针4-0聚丙烯缝线间断褥式和连续缝合室间隔缺损补片，并将骑跨于右室的主动脉开口缘隔补在左室内
⑤缝合右心室切口	递带小垫片4-0心脏缝线、自体心包片，扩大右室流出道连续双层缝合切口
⑥若漏斗部狭窄可施行右心室流出道补片法（自体心包补片）	递适当的椭圆形补片、4×12双头针4-0聚丙烯缝线将补片连续缝合至右心室纵切口的边缘
3. 跨越瓣环的右心室流出道补片法	
①如有肺动脉干狭窄，延长右室纵切口至肺动脉干，经右室纵切口纵行切开肺动脉干	递11号刀延长切口、组织剪剪开肺动脉

续表

手术步骤	手术配合
②跨瓣环补片：先缝至肺动脉切口右缘和左缘，检查肺动脉瓣环通畅后，再连续缝合右心室切口	递合适的椭圆形补片、带垫片 4×12 双头针 4-0 聚丙烯缝线缝合
③如左肺动脉开口狭窄，延伸肺动脉切口至正常的肺动脉	递 11 号刀切开、组织剪扩大切口
④做跨越瓣环至左肺动脉的补片	递合适的椭圆形补片、带小垫片 4×12 双头针 4-0 涤纶编织缝线
⑤如右肺动脉开口狭窄，先做右肺动脉离断，补片扩大	递心脏拉钩将升主动脉向右侧牵引，显露右肺动脉起始部；递组织剪自其起始部切断右肺动脉，递组织剪纵行剪开其狭窄处，并递合适补片、带垫片 4×12 双头针 4-0 聚丙烯缝线做扩大缝合
⑥将扩大的右肺动脉起始部与肺动脉主干吻合	递 4×12 双头针 4-0 聚丙烯缝线吻合
4. 右心室到肺动脉心外管道法	
①横断肺动脉中部	递 11 号刀、组织剪横断
②将同种带瓣主动脉远端与肺动脉干远端吻合；将近端后缘与圆锥隔缝合；将前缘和右心室切口与其覆盖的合适的补片缝合	递同种带瓣主动脉合适补片、4-0 或 5-0 聚丙烯线缝合

注：自体心包用 0.5%戊二醛浸泡 15min 后，用无菌生理盐水冲洗 3 遍，再浸泡在无菌生理盐水中备用。(0.5%戊二醛＝2%戊二醛 10mL＋灭菌注射用水 30mL)

七、心内膜垫缺损修补术

手术步骤与手术配合见表 16-4-7。

表 16-4-7 心内膜垫缺损修补术的手术步骤与手术配合

手术步骤	手术配合
1. 第一孔房间隔缺损修补术	
①切开右心房，显露冠状静脉窦及房间隔缺损	递 11 号刀、组织剪切开右心房
②修补卵圆孔未闭	递 4×12 单头针 4-0 涤纶编织缝线缝合
如卵圆孔缺损较大时	
a. 切开其与第一孔房间隔缺损之间的组织	递组织剪剪开
b. 于二、三尖瓣瓣环靠二尖瓣环侧与瓣环平行缝合	递合适的涤纶片或自体心包片、4×12 双头针 4-0 聚丙烯缝线间断褥式缝合
c. 缝合房间隔缺损的前、上、后缘	递 3-0 聚丙烯缝线连续缝合
③关闭右房切口	递 4-0 聚丙烯缝线连续缝合
2. 部分房室共道修补法	
①切开右心房	配合同“第一孔房间隔缺损修补术”①
②修补二尖瓣大瓣裂隙	递 4×12 单头针 4-0 聚丙烯缝线先靠瓣环处做一牵引缝线以利显露和操作；递 4×12 双头针 5-0 聚丙烯缝线间断缝合大瓣裂隙 2～4 针
③检查二尖瓣关闭情况	递导管插入左心室，再递 50mL 注射器，经此管注入生理盐水，观察二尖瓣关闭情况
④补片修补房间隔缺损	配合同“第一孔房间隔缺损修补术”②
⑤关闭右心房	配合同“第一孔房间隔缺损修补术”③

续表

手术步骤	手术配合
3. 完全房室共道修补法	
(1)方法一:单片修补	
①切开右心房	配合同“第一孔房间隔缺损修补术”①
②检查房室瓣膜,观察共同瓣关闭能力及回流部位	递导管将生理盐水注入左心室
③修剪瓣膜	
a. 如为 Rastelli A 型:沿大瓣裂及其腱索附着切开共同瓣	递长组织剪剪开
b. 如为 Rastelli C 型:沿室间隔缺损右心室侧切开共同瓣	递长组织剪剪开
④修补二尖瓣大瓣裂	递带垫片 5-0 或 6-0 聚丙烯缝线间断缝合2～4针
⑤修补室房间隔缺损	递适合房、室间隔缺损形态的补片
a. 修补室间隔缺损	递带垫片 4×12 双头针 4-0 聚丙烯线将补片与室间隔缺损边缘右心室侧间断褥式缝合
b. 修补二尖瓣	递带垫片 4×12 双头针 4-0 聚丙烯缝线做间断褥式缝合,并穿过补片的适当平面
c. 关闭房缺前,测试二尖瓣关闭能力	递导管,抽生理盐水注入左心室检查
d. 修补心房间隔缺损	递 4×12 双头针聚丙烯缝线将房缺边缘与补片连续缝合
e. 修补三尖瓣裂	递带垫片 5×14 或 6×14 双头针 4-0 聚丙烯缝线间断缝合;将修补的隔瓣叶在补片的适当平面做间断缝合固定,保持三尖瓣关闭功能
⑥关闭心心房	递 4-0 聚丙烯线连续缝合
(2)方法二:两片修补	
①切开右房	配合同“第一孔房间隔缺损修补术”①
②切开共同瓣叶,显露室间隔缺损	递心房拉钩牵拉心房切口缘,递 11 号刀切开,递组织剪扩大
③补片修补室房间隔缺损	
a. 于室间隔缺损心室侧距室缺边缘 3～4mm 缝合缺损	递适合的室间隔缺损补片,递带垫片 4×12 双头针 4-0 聚丙烯缝线间断褥式缝合
b. 缝合二尖瓣大瓣裂基底	递 4×12 双头针 4-0 聚丙烯缝线穿过室缺补片上缘中点缝合
c. 修补房缺	递适合的房间隔缺损补片,递 4×12 双头针 4-0 聚丙烯缝线穿过房缺补片下缘中点依次缝合
d. 修补二尖瓣裂	递 4×12 双头针 4-0 聚丙烯缝线间断缝合
④悬吊重建瓣环	
a. 由修补室缺两侧向两补片边缘的中点、穿过三尖瓣隔瓣室缺补片、二尖瓣大瓣基底和房缺补片做连续缝合	递 4-0 聚丙烯线连续缝合
b. 将心包补片与房缺边缘连续缝合	递 4×12 双头针 4-0 聚丙烯缝线连续缝合
⑤关闭右心房	递 4-0 聚丙烯线连续缝合

八、大动脉错位矫治术

手术步骤与手术配合见表 16-4-8。

表 16-4-8　大动脉错位矫治术的手术步骤与手术配合

手术步骤	手术配合
1. Mustard 法	
①准备心包补片：切取长方形心包片(8cm×4cm)，修剪成裤状	递组织剪剪取；清洗心包片后，将其浸泡在肝素化生理盐水中
②纵向或横向切开右心房，于切口边缘缝牵引线	递 11 号刀、组织剪剪开，递 4×12 单头针 4-0 涤纶编织线缝牵引线或递心房拉钩牵开、显露术野
③修剪心房间隔组织	递组织剪剪除
④用补片矫正大动脉错位	
a. 将心包片裤腰部分与左上、下肺静脉开口之间的左侧心房壁缝合	递补片、5-0 双头针聚丙烯线缝合
b. 将心包片的裤裆部分与房间隔缺损的前缘缝合	递 5-0 聚丙烯线缝合
c. 将心包片的一条裤腿与左、右肺上静脉开口上缘心房壁缝合	递 4-0 聚丙烯线连续缝合
d. 沿右心房外侧壁绕过上腔静脉开口前缘与房间隔缺损右上缘缝合	递 4-0 聚丙烯线连续缝合
e. 将心包补片的另一个裤腿沿左、右肺下静脉开口下方与房间隔缺损右下缘缝合	递 4-0 聚丙烯线连续缝合
2. Senning 法	
①沿界嵴前方约 10cm 处纵向切开右心房	递 11 号刀切开、组织剪扩大
②于左心房切口缘缝牵引线，显露心房间隔	递 4×12 单头针 4-0 涤纶编织线缝牵引线，显露术野
③房间隔成形：纵向切开房间隔缺损前缘，再将切口上、下端分别向右肺静脉开口上、下方横向延伸至房间沟	递组织剪切开
④切开右心前壁，显露右肺静脉开口，并使房间隔瓣片处于游离状态	递组织剪剪开
⑤用自身心房组织将腔静脉与肺静脉隔断矫正大动脉错位：将房间隔瓣片的切缘与左肺静脉开口周边的心房壁缝合；将右房切口后缘与房间隔切口左缘缝合；将右心房切口左缘与房间沟处左心房切口右缘缝合	递带垫片 4×12 双头针 6-0 或 7-0 聚丙烯缝线连续缝合；必要时，递合适的心包片或织片缝补切口
3. Jantene 法	
①于冠状动脉窦上方横向切断升主动脉	递 11 号刀、组织剪剪断
②剪取冠状动脉开口及其邻近的主动脉壁	递组织剪剪取
③靠近肺动脉分叉处横向切断肺总动脉	递 11 号刀、组织剪剪断
④矫正大动脉错位	
a.将切下的左、右冠状动脉与肺总动脉吻合	递 7-0 或 8-0 聚丙烯线端-侧缝合
b. 将远端主动脉与近端肺动脉总干吻合	递 7-0 或 8-0 聚丙烯线对端缝合
c. 将近端主动脉与远端肺总动脉吻合	递 7-0 或 8-0 聚丙烯线端-端缝合
⑤修补房、室间隔缺损	
a. 切开右心房或右心室，显露房间隔缺损或室间隔缺损	递组织剪剪开；递心脏拉钩牵拉心房或心室切口缘
b. 缝闭或缝补并存的房间隔缺损或室间隔缺损	递带垫片 4×12 双头针 4-0 无损伤涤纶编织线或合适补片缝合

续表

手术步骤	手术配合
4. Rastelli 法	
①切开右心房，检查室缺情况	递 11 号刀、组织剪剪开右心房，递心房拉钩牵引心房切口缘
②切断肺总动脉	递 11 号刀、组织剪剪开，递 4-0～6-0 聚丙烯线缝合或结扎近段切口
③于右心室前壁纵行或斜行切开右心室	递 11 号刀、组织剪剪开，同时备 1 根与主动脉开口直径相似的人造血管作为心脏内管道
④缝合心室内通道：修剪人造血管管道，于室间隔缺损与主动脉开口之间缝合	递 4-0 或 5-0 聚丙烯线连续或间断缝合，形成心室内通道
⑤缝合心室外通道：将口径相当的带瓣心外管道的出口端与肺总动脉远段切口缝合；将另一端与右室切口缝合	递 6-0 或 7-0 聚丙烯线端-端吻合

九、纠正型大动脉错位室间隔缺损修补术

手术步骤与手术配合见表 16-4-9。

表 16-4-9　纠正型大动脉错位室间隔缺损修补术的手术步骤与手术配合

手术步骤	手术配合
1. 切开右心房（右侧心室、左侧心室、肺动脉或主动脉），显露室间隔缺损	递组织剪剪开，递心脏拉钩或缝牵引线显露术野
2. 修补室间隔缺损	递带垫片 4×12 双头针 4-0 聚丙烯缝线、合适补片间断褥式缝合室缺
3. 关闭路径切口：右心房（右心室、左心室、肺动脉或主动脉）切口	递 4-0 或 5-0 聚丙烯线缝合

（宋　玲）

十、体-肺动脉分流术

（1）适应证　法洛四联症、三尖瓣闭锁、肺动脉瓣闭锁以及其他合并肺动脉狭窄。

（2）麻醉方式　气管插管全身麻醉。

（3）手术切口　右前外侧切口或胸骨正中切口。

（4）特殊用物　阻断钳、血管吻合线。

锁骨下动脉与肺动脉吻合术的手术步骤与手术配合见表 16-4-10。

表 16-4-10　锁骨下动脉与肺动脉吻合术的手术步骤与手术配合

手术步骤	手术配合
1. 经第 3、4 肋间进入胸腔	配合同第十五章第一节　“前外侧切口”1～4
2. 分离右颈动脉及右锁骨下动脉；分离椎动脉，胸廓内动脉及其分支血管、毗邻的神经	递长镊、剪刀、KD 粒、直角钳分离，递 1 号丝线结扎止血
3. 阻断右锁骨下动脉	递阻断钳阻断右锁骨下动脉近心端，递 7 号丝线结扎远心端
4. 于胸廓内动脉分支处剪断锁骨下动脉	递阻断钳阻断、剪刀剪断，递 5-0 聚丙烯线缝扎远端，将近心端转向右肺动脉
5. 游离、阻断右肺动脉	递长镊、剪刀、直角钳游离右肺动脉；递 7 号丝线、阻断钳分别阻断肺动脉远心端近肺门处分支血管；递阻断钳钳闭近心端，递肝素注入血管内（1mg/kg）
6. 纵向切开右肺动脉，将右锁骨下动脉与右肺动脉行端-侧吻合	递 11 号刀切开，递 7-0 聚丙烯线连续缝合切口后缘、间断或连续缝合前缘，打结前先松开阻断带和阻断钳排气

十一、上腔静脉与肺动脉双向分流术(双向 Glenn 术)

(1)适应证 右心室发育不全的三尖瓣闭锁、不伴有室缺的肺动脉闭锁及各类单心室。

(2)麻醉方式 常温或低温体外循环下全身麻醉。

(3)手术体位 仰卧位。

(4)手术切口 胸骨正中切口。

手术步骤与手术配合见表 16-4-11。

表 16-4-11 上腔静脉与肺动脉双向分流术的手术步骤与手术配合

手术步骤	手术配合
1. 游离上腔静脉及右肺动脉	递电刀、无齿镊、扁桃体钳游离血管;递中弯钳、10 号丝线分别套过上腔静脉及右肺动脉
2. 游离奇静脉并结扎(当合并下腔静脉中段以奇静脉为交通时,则保留奇静脉)	递 11 号刀、直角钳、10 号丝线套过奇静脉,结扎奇静脉或套阻断管暂时阻断奇静脉
3. 非体外循环条件下,建立上腔静脉-右心房旁路	
①于右心房插管	递心房钳、3-0 涤纶线在右心耳缝荷包;套阻断管,插入静脉管;递夹管钳,递 10 号丝线绑扎管道
②于上腔静脉置直角管	递双头针 5-0 聚丙烯线在上腔静脉缝荷包,递侧壁钳、11 号刀、扁桃体钳,插管;递夹管钳,递 10 号丝线绑扎固定
③连接两条静脉管,形成旁路	递 8mm×8mm 直接头,递 30mL 注射器抽生理盐水,连接 2 条静脉插管形成一个密闭的静脉通路
4. 切断上腔静脉	递直无损伤钳 2 把在上腔静脉入右房处阻断上腔静脉;递剪刀剪断、5-0 聚丙烯线连续缝合,关闭上腔静脉近心端
5. 将上腔静脉远端与右肺动脉做端-侧吻合	递动脉侧壁钳夹住右肺动脉,递 11 号刀纵向切开;递 6-0 聚丙烯线做上腔静脉与右肺动脉端-侧吻合
6. 开放循环,拔出管道,止血	松开肺动脉侧壁钳和上腔静脉阻断钳,拔除静脉旁路插管;用生物蛋白胶和止血纱止血
7. 体外条件下,直接切断上腔静脉,行上腔静脉远端与肺动脉端-侧吻合	配合同本表中 5～6

十二、肺动脉环缩术(Banding 术)

(1)适应证 婴幼儿复杂先天性心脏病合并严重肺动脉高压、不能马上进行根治的手术。

(2)麻醉方式 气管插管全身麻醉。

(3)手术切口 胸骨正中切口或左前外侧切口。

(4)特殊用物 ϕ18～20mm Gore-Tex 人造血管 2cm、8 号头皮针、压力延长管、三通接头。

手术步骤与手术配合见表 16-4-12。

表 16-4-12 肺动脉环缩术(Banding 术)的手术步骤与手术配合

手术步骤	手术配合
1. 游离、结扎动脉导管或切断动脉韧带	递长镊、KD 粒、直角钳解剖动脉导管;递 10 号丝线结扎动脉导管或递 11 号刀切断动脉韧带
2. 钝性分离升主动脉、肺动脉之间的脏层心包	递长镊、直角钳钝性分离;递人造血管,递剪刀修剪成环缩带;递 11 号刀,递肾蒂钳将环缩带一端绕过主动脉穿出,另一端绕过肺动脉穿出,两端合拢,递弯蚊式钳夹住
3. 插针测肺动脉压	递 8 号头皮针插入肺动脉腔,连接三通接头、延长管,用注射器回抽头皮针内气体,再注入肝素盐水,下接换能器测压

续表

手术步骤	手术配合
4. 收紧并缝合环缩带	用弯蚊式钳试行勒紧环缩带，同时观察压力变化；当压力达到要求后，递 4-0 聚丙烯线贯穿缝合环缩带，将弯蚊式钳撤离后再加固缝合 2 针
5. 拔出测压针头	拔出头皮针，递 5-0 聚丙烯线“8”字缝合插针口止血

十三、改良 Fontan 术

(1)适应证　单心室、三尖瓣闭锁、二尖瓣闭锁等。

(2)麻醉方式　气管插管全身麻醉＋体外循环。

(3)手术切口　胸骨正中切口。

(4)手术体位　仰卧位。

手术步骤与手术配合见表 16-4-13。

表 16-4-13　改良 Fontan 术的手术步骤与手术配合

手术步骤	手术配合
1. 开胸，建立体外循环	配合同本章第一节“胸骨正中切口”1～7、第二节“全身体外循环动、静脉插管术”
2. 解剖肺动脉、升主动脉与肺动脉分支	递长镊、电刀、剪刀充分解剖、分离
3. 游离、切断动脉导管或动脉韧带	递长镊、剪刀游离，递中弯钳带 10 号丝线结扎动脉导管、11 号刀切断
4. 近肺动脉分叉处切断肺动脉主干	递长镊、剪刀分离，递血管阻断钳 2 把钳夹、剪刀剪断
5. 缝闭肺动脉近心端残端	递长镊，递中弯钳带 7 号丝线结扎肺动脉残端，再递5-0聚丙烯线连续褥式及连续单针缝闭两道，防止漏血及出血
6. 切开右心耳，闭合右房室口	递长镊、11 号刀切开右心耳；递自体心包或涤纶补片、5-0 聚丙烯线连续缝合右房室口。如有房间隔缺损，也一并缝合
7. 将右房与肺动脉远端吻合	
①将右心耳与肺动脉直接吻合	递长镊、5-0 聚丙烯线连续端-侧缝合
②于右房壁与肺动脉之间缝自体心包外管道	
a. 将自体心包缝成一个管道	递长镊、5-0 聚丙烯线缝合
b. 管道一端与肺动脉远心端行端-端吻合，另一端与右房壁之间行端-侧吻合；或利用右房壁片作管道后壁与肺动脉切口后缘，自体心包片作管道前壁，与肺动脉切口前缘、右房切口缘连续缝合	递长镊、5-0 聚丙烯线连续端-端缝合
③于右房与肺动脉之间缝合人造血管或同种异体血管(先缝切口后缘，再缝前缘)	递长镊、5-0 聚丙烯线连续端-侧缝合

十四、胸主动脉缩窄矫治术

(1)适应证　胸主动脉缩窄。

(2)麻醉方式　常温或低温下全身麻醉。

(3)手术切口　左后外侧切口(第 4 肋间)。

(4)手术体位　右侧卧位。

(5)特殊用物　0.8～1.0cm 内径 Gore-Tex 人造血管、5-0 或 6-0 Gore-Tex 吻合线、各式动脉阻断钳。

1. 切除狭窄段行对端吻合术

手术步骤与手术配合见表 16-4-14。

表 16-4-14 切除狭窄段行对端吻合术的手术步骤与手术配合

手术步骤	手术配合
1. 解剖、游离左锁骨下动脉和降主动脉远端，狭窄段，动脉导管（韧带），外侧肋间血管	递长镊、直角钳、KD 粒游离；递中弯钳带 10 号丝线绕过血管，待阻断
2. 于胸主动脉狭窄段上、下端阻断胸主动脉（上端尽可能夹在锁骨下动脉下方），结扎或切断动脉导管	递阻断钳两把钳夹狭窄段动脉，结扎预先设置的丝线，递 11 号刀切断动脉导管（或韧带）
3. 切除降主动脉狭窄段	递长镊，递阻断钳两把阻断、剪刀剪断
4. 血管对端吻合或人造血管移植术	将两把动脉钳靠拢，递 5-0 聚丙烯线连续端-端吻合；或递 0.8～1.0cm 内径 Gore-Tex 人造血管、6-0 Gore-Tex 吻合线分别与降主动脉近、远心端做端-端吻合；缝到最后 1 针时，松开下端阻断钳，使回血充满管腔并使管腔内残余气体随血液喷出，再收紧缝线打结；松开上端阻断钳，如有出血或渗血，再递带垫片 5-0 聚丙烯线加缝几针止血

2. 狭窄段血管成形术

手术步骤与手术配合见表 16-4-15。

表 16-4-15 狭窄段血管成形术的手术步骤与手术配合

手术步骤	手术配合
1. 用补片做血管成形术	
①解剖、游离胸主动脉缩窄段、动脉导管	递镊子、扁桃体钳、直角钳游离；递中弯钳带 10 号丝线绕过动脉导管
②阻断胸主动脉缩窄段两端，结扎动脉导管	递直阻断钳两把分别阻断缩窄段两端，递 10 号丝线结扎
③纵行切开狭窄段胸主动脉	递 11 号刀切开
④修剪管腔内增生的瘢块或横膈组织	递长镊、剪刀修剪
⑤吻合血管：先将一侧血管切口缘与补片缝合，然后将两头针线在切口中部汇合并打结	递大小合适的涤纶片或自体心包片、5-0 聚丙烯线连续缝合；排气方法与止血方法同“切除狭窄段行对端吻合术 4”
2. 用锁骨下动脉做血管成形术	
①充分解剖左锁骨下动脉全长、缩窄段，以及邻近的各血管	递长镊、剪刀、直角钳充分游离
②结扎、切断动脉导管	递 7 号丝线结扎、11 号刀切断
③于左锁骨下动脉开口以上阻断主动脉弓远端、降主动脉缩窄远端，以及其附近的肋间动脉	递短阻断钳阻断主动脉弓远端；递较长的扁血管阻断钳阻断降主动脉及其肋间血管
④锁骨下动脉嵌补缩窄段	
a. 于近胸膜顶处结扎左锁骨下动脉远端	递直角钳，递中弯钳带 4 号丝线结扎
b. 于结扎线以下切断左锁骨下动脉	递长镊、11 号刀切开，递剪刀扩大
c. 于胸主动脉管壁前外侧面自缩窄段的远侧起向左锁骨下动脉切开管腔	递长镊、剪刀剪断
d. 修剪管腔内增生的组织，去除梗阻	递长镊、剪刀剪除
e. 将剖开的锁骨下动脉管壁折向胸主动脉切口，以嵌补在缩窄段切口上	递长镊、5-0 聚丙烯线连续缝合

3. 左锁骨下动脉-胸降主动脉吻合术

手术步骤与手术配合见表 16-4-16。

表 16-4-16　左锁骨下动脉-胸降主动脉吻合术的手术步骤与手术配合

手术步骤	手术配合
1. 充分解剖左锁骨下动脉、缩窄段，以及邻近血管	配合同上页“狭窄段血管成形术”2
2. 于主动脉弓远端胸主动脉狭窄段上、下端阻断胸主动脉	递阻断钳 2 把钳夹阻断
3. 于近胸膜顶处结扎左锁骨下动脉远端	递中弯钳带 4 号丝线结扎
4. 于结扎线以下切断左锁骨下动脉及缩窄段远端	递长镊、剪刀剪断；递 5-0 聚丙烯线缝闭锁骨下动脉远端和胸主动脉狭窄段近端
5. 将切断后的左锁骨下动脉近心端与胸主动脉远端吻合	递长镊、5-0 聚丙烯线连续缝合

（谢　庆）

十五、完全性肺静脉异位引流矫治术

(1)适应证　部分性、完全性肺静脉异位引流。

(2)麻醉方式　静脉-吸入复合麻醉。

(3)手术体位　仰卧位。

(4)手术切口　胸骨正中切口。

(5)特殊用物　精细镊子、笔式持针钳、5-0～7-0 聚丙烯线、压肠板(或脑压板)、120°冠脉剪刀、无损伤阻断钳。

手术步骤及手术配合见表 16-4-17。

表 16-4-17　完全性肺静脉异位引流矫治术的手术步骤与手术配合

手术步骤	手术配合
1. 心内型矫治方法	
①切开右心房，探查	递心房拉钩充分暴露
②将冠状窦去顶，将冠状窦口与房间隔缺损相连，使左心房与冠状窦之间形成一个大型开口	递镊子、剪刀剪除左心房与冠状静脉窦之间的间隔，扩大房间隔；必要时，递聚丙烯线连续修复窦口边缘
③修补扩大的房间隔缺损，矫治异位引流	递自体心包片，递镊子、剪刀修剪，递 5-0 或 6-0 聚丙烯线、笔式针持连续缝合，将冠状窦口也缝在其中
④缝合右心房切口	递笔式持针钳、镊子、5-0 或 6-0 聚丙烯线连续缝合
2. 心上型矫治方法	
①切开右心房，心内探查	递心房拉钩、吸引器充分暴露右心房
②暴露左心房和肺静脉共汇	递压肠板(或脑压板)将心脏向右下方拨开，递皮钳固定压肠板，充分暴露左心房及肺静脉共汇
③切开左心耳及肺静脉共汇	递 6-0～7-0 聚丙烯线分别悬吊肺静脉共汇 3 针及左心耳两针；递尖刀切开，递 120°冠脉剪剪开左心耳及肺静脉共汇
④吻合左心耳及肺静脉共汇	递 7-0～8-0 聚丙烯线连续缝合
⑤修补房间隔缺损	递自体心包，递 6-0 聚丙烯线连续缝合
⑥缝合右心房切口	递聚丙烯线连续缝合

十六、体外膜肺氧合(ECMO)插管术

(1)适应证 心源性休克、呼吸衰竭、顽固性肺高压、体外循环支持。

(2)体位 仰卧位。

(3)麻醉方式 气管插管全麻。

(4)特殊用物 乳突牵开器、无损伤阻断钳3把、夹管钳两把、穿刺针、导丝。

(5)体外膜肺方式 V-V,V-A,A-V,其中V-A常用。常见V-A转流模式有:右心房—主动脉或右股静脉—右股动脉或右颈内静脉—右颈动脉之间的转流。

(6)插管途径 体重>20kg,选择股V-A;体重<10kg,选颈内V及颈总A;术中:选择右心房-主动脉插管。

手术步骤与手术配合见表16-4-18。

表16-4-18 体外膜肺氧合(ECMO)插管术的手术步骤与手术配合

手术步骤	手术配合
1. V-A模式(术中,主动脉—右心房)	
①主动脉插管、腔静脉插管	同本章第二节"全身体外循环动、静脉插管术"
②建立动-静脉管道连接	递灭菌注射用水于动、静脉连接处,递直剪、夹管钳剪开灌注器已排气的管道并与之相连接,开始ECMO转流
③固定动静脉管道,延迟关胸	递角针丝线将动、静脉管固定于胸骨皮肤处;递皮肤贴膜及棉垫敷料覆盖、密闭胸腔送ICU
2. V-A模式	
①股动脉插管	
a. 穿刺法	递穿刺针,见回血后退出套管针头;依次递导丝、针芯、鞘管,递尖刀切开皮肤一小口,递鞘管,递动脉管,递10号丝线结扎固定,递角针丝线将动脉管固定于皮肤上
b. 切开法	同本章第二节"全身体外循环锁骨下动脉插管术"
②股静脉插管	同本章第二节"全身体外循环股动脉插管术"
③连接动-静脉管道	同V-A模式(术中,主动脉—右心房)
3. V-A式(锁骨下V-A)	
①锁骨下动脉插管	同本章第二节"全身体外循环锁骨下动脉插管术"
②锁骨下静脉插管	同本章第二节"全身体外循环锁骨下动脉插管术"
③连接动静脉管道	同V-A模式(术中,主动脉—右心房)

十七、肺动脉闭锁矫治术

(1)适应证 肺动脉闭锁(伴室间隔缺损)。

(2)麻醉方式 静脉、吸入复合麻醉。

(3)手术体位 右侧卧位、仰卧位。

(4)手术切口 左后外侧切口、胸骨正中切口。

(5)特殊用物 精细镊子、笔式持针钳、5-0至7-0聚丙烯线、压肠板(或脑压板)、无损伤阻断钳、流出道扩张器、钛夹及钛夹钳。

手术步骤及手术配合见表16-4-19。

表 16-4-19　肺动脉闭锁矫治术的手术步骤与手术配合

手术步骤	手术配合
1. 右后外侧切口行侧支动脉结扎术	
①于第 4 或第 5 肋间开胸	递圆刀切皮，钝性分离皮下、肌肉、筋膜、胸膜；递牵开器显露胸腔
②游离主肺动脉侧支	递牵开器将肺组织拨开，暴露降主动脉；递电烙、剪刀分离侧支动脉及动脉导管组织，递直角钳、10 号丝线套带并做标志
③关胸	递可吸收线或 10 号丝线缝合，拉拢肋骨，逐层关胸
2. 正中切口行右心室流出道重建术	
①正中开胸，留取心包组织	递电烙、剪刀剪取自体心包，递 0.6%戊二醛溶液固定心包备用
②进一步分离侧支血管	递电烙、剪刀进一步分离侧支血管，递镊子将套带从胸腔转移到前纵隔；递电刀再次分离侧支血管，套带
③插管，建立体外循环	同本章第二节“全身体外循环动、静脉插管术”
④缩紧所有侧支血管套带，行肺血管单一化	递镊子、电刀或剪刀逐一切断侧支血管，递 6-0 聚丙烯线缝闭近心端
⑤行肺动脉重建术	递自体心包片，6-0 聚丙烯线、流出道扩张器，根据患者体重缝制相应大小的心包卷；递镊子、6-0 聚丙烯线将心包卷远端与侧支血管断端连续吻合；递尖刀切开右心室，递聚丙烯线将心包卷近端与右心室切口连续吻合
⑥修补室间隔缺损	递镊子、剪刀、自体心包片，修剪心包大小；递针持、镊子、6-0聚丙烯线连续缝合
⑦缝合右心房	递聚丙烯线连续缝合

注：肺动脉重建材料也可采用同种异体带瓣管道。

（李双梅　谢　庆）

第五节　瓣膜置换手术

(1)适应证　主动脉瓣狭窄及关闭不全，二尖瓣脱垂、狭窄或关闭不全，三尖瓣脱垂或关闭不全等。

(2)麻醉方式　体外循环下全身麻醉。

(3)手术体位　仰卧位。

(4)手术切口　胸骨正中切口。

(5)特殊用物　准备换瓣器械、测瓣器、相应瓣膜。

一、主动脉瓣置换术

手术步骤与手术配合见表 16-5-1。

表 16-5-1　主动脉瓣置换术的手术步骤与手术配合

手术步骤	手术配合
1. 本章第一节“胸骨正中切口”1～7，显露心脏	配合同本章第一节“胸骨正中切口”1～7
2. 于升主动脉前壁右冠状动脉入口的上方，左侧至主动脉与肺总动脉间沟，右侧向下至无冠窦的中点，切开主动脉；灌注心肌保护液，于心包腔内置冰屑	递 11 号刀切一小口、梅氏组织剪扩大；递主动脉直接灌注头两支，排气后经左冠窦和右冠窦直接灌注心肌保护液；递冰屑置于心包腔内

续表

手术步骤	手术配合
3. 显露主动脉瓣	递猫耳朵拉钩两个从上下相反的方向牵开、显露瓣膜
4. 从左、右冠状瓣交界处开始,依次切除左冠瓣、无冠瓣与右冠瓣	递组织钳夹住瓣叶中点做牵引、组织剪依次切除
5. 间断缝合上瓣法	
①按瓣环的3个弧形,逐针缝合并依次排列固定	递缝线固定圈放在切口上;递带垫片换瓣线褥式缝合,递线圈固定每条线,全圈缝合12～15针
②测量瓣环,选择适当型号的人造瓣膜	递测瓣器测量,递人造瓣膜(测瓣器必须与所使用的瓣膜品牌一致)
③安装瓣	将缝线穿过人造瓣膜的缝环;递两把短持针钳给术者,递带橡皮头蚊式钳,分3组钳夹缝线,然后下瓣、打结;递线剪剪除多余缝线
④检查瓣膜开放情况	递测瓣器(试瓣器)检查
6. 关闭主动脉切口	递带垫片4-0聚丙烯线两根,先于切口两端各做一个带垫片缝合,然后做外翻连续缝合,两端缝线在切口中部会合打结
7. 关胸以下步骤同本章第一节"胸骨正中切口"9～14	配合同本章第一节"胸骨正中切口"9～14

二、二尖瓣置换术

手术步骤与手术配合见表16-5-2。

表16-5-2 二尖瓣置换术的手术步骤与手术配合

手术步骤	手术配合
1. 手术切口	
(1)房间沟左心切口	
①分离房间沟处左右心房交界面	递无损伤镊夹持左心房,递梅氏剪解剖分离
②于左心房壁上做纵向长切口	递11号刀切开,递长梅氏组织剪扩大切口
③向前左方牵开心房切口,显露左房腔	递心房拉钩牵开、显露
(2)房间隔切口	
①切开右心房	递11号刀切开
②纵向切开房间隔,进入左心房	递组织剪剪开,递5×14单头针涤纶线牵引房间隔
2. 如左心房及左心耳内有血栓,应先予以清除	递血栓勺或刮匙取出血栓,递大量生理盐水(1000mL)冲洗左心房,递血栓镊夹出残留小血栓
3. 距前瓣叶基部2～3mm处,切除二尖瓣	递持瓣钳两把夹持前瓣中央牵向后瓣侧,展开前瓣叶;递11号刀切开、单头7×17正针做牵引,递蚊式钳给助手。术者用圆刀、单头7×17反针,助手用蚊式钳;术者用剪刀、单头7×17正针,助手用蚊式钳,将瓣膜剪下
4. 缝合上瓣法	
(1)间断缝合上瓣法	
①于瓣环上(相当于3、6、9、12点处)依次缝合	递缝线固定圈于切口上;递带垫片2-0聚丙烯线反针连续缝合
②测定瓣环大小	递测瓣器测量,递所需人工瓣膜
③将上述4点缝线按4等份缝在人工瓣缝合环上,瓣膜就位、固定	递带垫片7×17双头针1-0涤纶编织线褥式缝合16～20针;每完成1/4周,递蚊式钳夹住缝线;缝完全程后人工瓣膜就位,打结,用线圈固定每条线

续表

手术步骤	手术配合
④检查瓣膜开放情况	递试瓣器检查
(2)连续缝合上瓣法	
①于瓣环上分4等份缝置定点线	递2-0双头针聚丙烯线缝合
②自后瓣侧起针向两侧缝瓣环，上人工瓣缝合环，每定点线处打结，直至完成瓣环	递2-0双头针聚丙烯线缝合
5. 关闭左心房切口或右心房切口	递带垫片3-0聚丙烯线连续缝合左心房切口；或递6×14双头针涤纶线连续缝合房间隔，再递带垫片4-0血管缝线双头针连续缝合右心房切口

三、二尖瓣成形术

手术步骤与手术配合见表16-5-3。

表16-5-3　二尖瓣成形术的手术步骤与手术配合

手术步骤	手术配合
1. 显露二尖瓣同本节“二尖瓣置换术”1	配合同本节“二尖瓣置换术”1
2. 人造环(Capertrer's)瓣环成形术	递缝线固定圈于切口上；递带垫片7×17双头针1-0涤纶编织线在前叶侧褥式缝合4～6针，后叶侧褥式缝合8～10针；递人造环，将缝线酌情按常规间距通过该环，收紧缝线，打结
3. Reed法缩环术或交界区折叠缩环术	递无创镊夹住瓣叶游离缘，确定进针位置；递带垫片7×17双头针1-0涤纶编织线褥式缝合或半荷包缝合，然后按成形标准打结
4. 关闭左心房切口	递灌洗器注水检查瓣膜闭合情况；递带垫片2-0或3-0聚丙烯线连续缝合

四、三尖瓣成形术

手术步骤与手术配合见表16-5-4。

表16-5-4　三尖瓣成形术的手术步骤与手术配合

手术步骤	手术配合
1. 于上、下腔静脉插管之间纵行切开右心房壁	递11号刀、组织剪切开
2. 显露三尖瓣	递心房拉钩牵开右房壁，显露三尖瓣
3. 三尖瓣瓣环扩大成形术	
①从下移的瓣叶基部进针，向正常的瓣环在室壁上做折叠缝合	递带垫片双头针4-0涤纶编织线缝6～10针，并结扎缝线
②于前瓣叶后端与冠状静脉窦之间的瓣环上做瓣环缝缩术	递带垫片双头针4-0涤纶编织线缝合
4. 关闭右心房切口	递灌洗器注水检查三尖瓣闭合情况；递4-0聚丙烯线或4×12单头针4-0涤纶编织线连续缝合

五、三尖瓣置换术(房位置换术)

手术步骤与手术配合见表16-5-5。

表 16-5-5　三尖瓣置换术(房位置换术)的手术步骤与手术配合

手术步骤	手术配合
1. 显露三尖瓣同本节“三尖瓣成形术”1～2	配合同本节“三尖瓣成形术”1～2
2. 距瓣叶基部 2～3mm 处，沿瓣环切除三尖瓣及所附腱索	递持瓣钳 2 把夹持前瓣中央处，展开瓣叶；递 11 号刀切开、长梅氏剪剪除
3. 设置保护冠状静脉窦的缝线：于冠状静脉窦开口上方的右心房壁上、距窦口边缘 2～3mm 处出针	递带垫片双头针 4-0 无损伤线缝合 1 针
4. 设置新瓣环及其缝线	
①在相当于前瓣口两端的瓣环上设置第 2、3 针缝线使之形成新的瓣环支点	递带涤纶垫片 7×17 涤纶编织线、双头针 1-0 无损伤缝线
②缝置新瓣环上其他缝线	递带涤纶垫片 7×17 涤纶编织线、双头针 1-0 无损伤线缝 12～14 针
5. 缝置人工瓣膜(多为生物瓣)	
①测定新瓣环大小	递测瓣器测定；递所需人工瓣膜，如为生物瓣须在生理盐水中漂洗 3 遍，彻底清除戊二醛残留液
②将人工瓣膜固定在新瓣环上	将缝线设置在人工瓣膜缝合环上，结扎缝线，递线剪剪除多余缝线
③检查瓣膜成形情况	递试瓣器检查。
6. 关闭右心房切口	配合同本节“三尖瓣成形术”4

（宋　玲）

六、瓣膜手术同期行房颤矫治术(射频消融术)

(1)适应证　瓣膜病变合并房颤者。
(2)麻醉方式　全身麻醉＋体外循环。
(3)手术体位　仰卧位。
(4)手术切口　胸骨正中切口。
(5)特殊用物　双极射频钳或单极射频笔(双极常用)、12cm 长电刀头、引导管(14F 橡胶导尿管)。
手术步骤及手术配合见表 16-5-6。

表 16-5-6　瓣膜手术同期行房颤矫治术(射频消融术)的手术步骤及手术配合

手术步骤	手术配合
1. 常规建立体外循环	同本章第二节“体外循环的建立”
2. 在心脏跳动下(前并行时段)，游离右肺静脉(心房有血栓者，先阻断主动脉予以清除)	递电刀(换上 12cm 长电刀头)、长镊
3. 于右肺静脉下方过引导管、射频钳，行右肺静脉消融	依次递长镊、肾蒂钳、引导管、双极射频钳
4. 游离左肺静脉、马氏韧带并切断马氏韧带	递长电刀头的电刀、长镊
5. 于左肺静脉下方过引导管、射频钳，行左肺静脉消融	同右肺静脉消融
6. 阻断升主动脉，灌注心脏停搏液	递镊子和主动脉阻断钳，无菌冰屑
7. 切开左心耳	递长镊和长组织剪刀
8. 经左心耳切口行左肺静脉口、右肺静脉口及心包横窦的环形消融	递双极射频钳、长镊
9. 切除部分左心耳，缝合左心耳切口	递长镊、长针持 5-0 聚丙烯线带毛毡片连续缝合

续表

手术步骤	手术配合
10. 在右肺静脉旁做左心房侧切口，行左-右肺静脉环形消融线之间的消融	递长镊子、11 号刀、左心房拉钩、双极射频钳
11. 做右心房切口、右房壁提吊，暴露右心房后壁	递镊子、11 号刀、组织剪，递 2-0 涤纶线缝 2～4 针，递小弯钳夹尾部
12. 右心房消融	递心房拉钩、双极射频笔
13. 心内操作(包括瓣膜置换或瓣膜成形)	同本节前面对应内容
14. 关闭左、右心房切口	递镊子、4-0 聚丙烯线、5-0 聚丙烯线连续缝合
15. 开放升主动脉阻断钳、心脏复跳	备心脏除颤板
16. 安装心外膜临时起搏导线并固定导线	递长镊、持针钳，将 2 条心外膜起搏导线近端缝合
17. 在右心室表面，用 5-聚丙烯线缝合加固；远端穿出皮肤表面	递角针、7 号丝线缝合加固
18. 关胸	配合同本章第一节“胸骨正中切口”8～14

（陈　思　谢　庆）

第六节　心脏肿瘤手术

(1)适应证　左心房黏液瘤、右心房黏液瘤、左心室黏液瘤。

(2)麻醉方式　气管插管静吸复合麻醉＋体外循环。

(3)手术体位　仰卧位。

(4)手术切口　胸骨正中切口。

(5)特殊用物　取瘤匙、刮匙。

一、左心房黏液瘤切除术

手术步骤与手术配合见表 16-6-1。

表 16-6-1　左心房黏液瘤切除术的手术步骤与手术配合

手术步骤	手术配合
1. 右心房入路法	
①纵行或平行于房室沟斜行切开右心房，长约 5cm	递 11 号刀、组织剪切开
②于卵圆窝前缘纵行切开房间隔，显露左心房黏液瘤	递心房拉钩牵开右房切口，显露房间隔；递 11 号刀切开、显露肿瘤
③距瘤蒂外周 5mm 处切除房间隔全层组织，完整切除瘤体	递 15 号刀、组织剪切除；如瘤蒂不易找到，递小刮匙将瘤体托出后，再递 15 号刀切除瘤蒂
④冲洗各心腔，排除肿瘤碎块	递有尾盐水纱布塞住二尖瓣口，防止肿瘤碎片掉进左心室腔；递生理盐水冲洗
⑤缝合房间隔切口	递 3-0 聚丙烯线或涤纶线连续缝合；如房间隔切除后缺损较大，递补片、带垫片 6×14 双头针 2-0 涤纶编织线修补 2 针
⑥关闭右心房	递 4-0 聚丙烯缝线连续缝合
2. 左心房入路法	
①于房间沟后方约 1cm 处切开左房壁	递 11 号刀、组织剪切开

续表

手术步骤	手术配合
②显露房间隔及肿瘤	递4×12单头针4-0涤纶编织线于心房壁切缘做牵引线；或递心房拉钩牵开切缘，显露术野
③距瘤蒂瓣0.5mm处，将房间隔组织全层连同肿瘤一并切除	递15号刀、组织剪切除
④冲洗左房、左室心腔，排除肿瘤碎块残留及多发性肿瘤	递带盐水纱布塞住二尖瓣口，防止肿瘤碎片掉进左心室腔；递生理盐水冲洗
⑤关闭房间隔	递带垫片6×14双头针2-0涤纶编织线2根直接缝合缺损；若房间隔缺损较大，可用补片修补
⑥关闭左房	递2-0聚丙烯线连续缝合
3. 双心房切口入路法	
①切开双心房：先切开左房，显露肿瘤；再纵行切开右房(房间隔位于左、右房两切口之间)	递11号刀、组织剪切开
②于房间隔左侧在肿瘤蒂附着外周约5mm切除房间隔全层组织	递15号刀切一小口，递组织剪扩大、切除
③切除肿瘤及间隔，一并从左心房切口取出	递血管镊，组织剪剪除，将标本盛于容器中
④冲洗左、右心腔	同本表上页“右心房入路法”④
⑤关闭房间隔	同本表上页“右心房入路法”⑤
⑥关闭左、右心房切口	递4-0聚丙烯线连续缝合双心房切口

二、右心房黏液瘤切除术

手术步骤与手术配合见表16-6-2。

表16-6-2 右心房黏液瘤切除术的手术步骤与手术配合

手术步骤	手术配合
1. 纵行或斜行切开右心房，长4～6cm	递11号刀、组织剪切开
2. 于心房切口缘做牵引线，显露肿瘤	递4×12单头4-0涤纶编织线缝合；或递心房拉钩牵开切口，显露术野
3. 游离肿瘤	
①如肿瘤与各心房壁粘连	递15号刀、组织剪锐性分离
②如肿瘤浸润心房壁	递15号刀、组织剪将心房壁一并切除
4. 切除肿瘤：于附着处沿其外周0.5cm将心房间隔或心房壁全层连同肿瘤一并切除	递15号刀、组织剪切除
5. 冲洗心腔	递生理盐水冲洗
6. 修复房间隔缺损	同本节“左心房黏液瘤切除术”
7. 关闭右房切口	递4-0聚丙烯线连续缝合

第七节 肺动脉栓塞手术

(1)适应证 肺动脉血栓。

(2)麻醉方式 气管插管全麻+体外循环。

(3)手术体位 仰卧位。

(4)手术切口　胸骨正中切口。

(5)特殊用物　Fogarty 气囊导管。

肺动脉栓塞栓子摘除术的手术步骤与手术配合见表 16-7-1。

表 16-7-1　肺动脉栓塞栓子摘除术的手术步骤与手术配合

手术步骤	手术配合
1. 纵行切开肺总动脉	递 11 号刀、组织剪切开
2. 取左、右肺动脉血栓	递海绵钳(无齿)取出血栓
3. 切开双侧胸膜,取肺动脉分支内血栓	递 11 号刀、组织剪切开胸膜,用手轻柔地从边缘向肺门按压肺组织,同时递吸引器头导入肺动脉远端吸除肺动脉分支内血栓;必要时,递 Fogarty 气囊导管,插入肺动脉分支,拉出血栓碎块
4. 关闭肺总动脉切口	递 4-0 聚丙烯缝线连续缝合

第八节　胸主动脉瘤手术

一、升主动脉瘤切除术

(1)适应证　升主动脉瘤、升主动脉夹层动脉瘤。

(2)麻醉方式　气管插管全麻+体外循环。

(3)手术体位　仰卧位。

(4)手术切口　胸骨正中切口,备右侧股动脉插管。

(5)特殊用物　大血管专用器械、股动脉插管器械、人造血管、带瓣人工血管。

手术步骤与手术配合见表 16-8-1。

表 16-8-1　升主动脉瘤切除术手术步骤与手术配合

手术步骤	手术配合
1. 同本章第一节“胸骨正中切口”1～7,显露心脏;建立体外循环,行股动脉插管	配合同本章第一节“胸骨正中切口”1～7 及第二节“全身体外循环动、静脉插管术”2 以及“全身体外循环股动脉插管术”
2. 充分显露瘤体,阻断主动脉瘤	递组织剪、钳、镊充分游离瘤体远侧部,递阻断钳阻断主动脉瘤
3. 切开瘤体	递 11 号刀切开主动脉瘤,递组织剪纵向切开瘤体
4. 无主动脉瓣损坏者;切除主动脉瘤体,单纯行升主动脉人工血管移植术	递组织剪剪除瘤体,递合适的人工血管、毡条及3-0聚丙烯线将人工血管分别与升主动脉近、远端连续褥式缝合
5. 如主动脉瓣膜有严重病变,而无冠状动脉开口移位:行 Wheats 术(即主动脉瓣置换升主动脉人工血管移植术)	
①距左、右冠状动脉开口处远心端适当位置切除瘤体	递组织剪剪除
②主动脉瓣置换	同本章第五节“主动脉瓣置换术”
③行升主动脉人工血管移植术	配合同本表 4
6. 如主动脉瓣膜有严重病变,同时伴有冠状动脉开口移位:行 Bentall 术(即主动脉瓣置换术、主动脉人工血管移植术及冠状动脉原位移植术)	

续表

手术步骤	手术配合
①游离冠状动脉开口部位，距冠状动脉开口边缘4～5mm处环行切下左、右冠状动脉开口	递组织剪游离、剪开
②切除瘤体	递组织剪适当切除瘤体
③将带瓣人造血管与近心端主动脉残端吻合	递带垫片6×14双头针2-0涤纶编织线(进口换瓣线)间断褥式或连续缝合吻合(缝线穿过主动脉壁、人工瓣环和涤纶血管3层)
④移植左冠状动脉	递一次性电灼器在人工血管相对应处切一ϕ1.5cm圆孔；递5-0聚丙烯线连续端-侧缝合左冠状动脉与人工血管
⑤移植右冠状动脉	配合同上④
⑥将带瓣人造血管与远心端吻合	递3-0血管缝线、毡条，行人造血管与主动脉远心端的血管壁吻合，用3-0血管缝线连续缝合瘤体壁包裹人造血管

二、降主动脉瘤切除术

(1)适应证　降主动脉瘤。
(2)麻醉方式　气管插管全麻＋左心转流。
(3)手术体位　右侧卧位。
(4)手术切口　左后外侧切口。
(5)特殊用物　无损伤侧壁钳一套、人工血管。
手术步骤与手术配合见表16-8-2。

表16-8-2　降主动脉瘤切除术的手术步骤与手术配合

手术步骤	手术配合
1. 经第4肋间进入胸腔	配合同第十五章第一节“后外侧切口”1～6
2. 切开心包，行左房-股动脉转流(左心转流)	配合同本章第二节“体外循环的建立”
3. 游离瘤体的近、远端，设置近、远端阻断带	递组织剪、钳游离出胸主动脉瘤体，递无损伤侧壁钳和阻断带
4. 阻断降主动脉瘤，主动脉近、远端；切开动脉瘤，清除附壁血栓	递无损伤钳阻断、组织剪纵行剪开动脉瘤，递海绵钳(无齿)取出血栓
5. 处理瘤体内肋间动脉开口，并游离瘤体	递4×12双头针4-0涤纶编织线缝合肋间动脉开口；递组织剪游离出整圈全层主动脉残端
6. 移植人工血管：将人工血管与主动脉近、远心端吻合	递口径合适、经预凝处理的低孔涤纶血管，递3-0聚丙烯线连续缝合吻合；如主动脉残端组织不结实，递聚四氟乙烯垫片于残端内侧进行缝合
7. 开放阻断钳，止血	松开阻断钳；如吻合口有活动性出血，递针线、毡片平行褥式补针止血；缝合残端瘤壁，将其覆盖在移植血管表面

三、主动脉弓部动脉瘤切除术

(1)适应证　主动脉弓部动脉瘤。
(2)麻醉方式　气管插管全麻＋体外循环。
(3)手术体位　仰卧位、左侧抬高30°。
(4)手术切口　胸骨正中切口。
(5)特殊用物　无损伤侧壁钳一套、人工血管。
手术步骤与手术配合见表16-8-3。

表 16-8-3　主动脉弓部动脉瘤切除术的手术步骤与手术配合

手术步骤	手术配合
1. 经胸骨正中切口劈开胸骨，打开心包，建立体外循环，行升主动脉或股动脉插管	配合同本节“升主动脉瘤切除术”1
2. 阻断主动脉近、远端（目前采用上腔静脉逆灌术，无须阻断无名、颈总和左锁骨下动脉）	递阻断钳阻断血管
3. 沿主动脉长轴切开动脉瘤，清除瘤体内血栓及碎片	递 11 号刀、组织剪切开，海绵钳（无齿）取出血栓
4. 设计瘤体切除范围切除瘤体	递 11 号刀、组织剪切除瘤体
5. 游离出主动脉远端侧全层残端，含大血管开口（无名动脉、颈总动脉、左锁骨下动脉）的“瘤壁岛”、主动脉近心侧残端	递组织剪、血管钳游离
6. 移植人工血管	
①将人工血管与主动脉远端吻合	递口径合适的人工血管、3-0 聚丙烯线和毡条端-端吻合
②沿人工血管纵轴合适位置上做一小切口	递 11 号刀、组织剪切一小口
③将带 3 支大血管开口的“瘤壁岛”与人工血管的小切口吻合	递 3-0 聚丙烯线吻合
④将人工血管与主动脉近侧吻合	递 3-0 聚丙烯线、毡条与人工血管端-端吻合

四、胸主动脉夹层动脉瘤切除术

（1）适应证　胸主动脉夹层动脉瘤。

（2）麻醉方式　气管插管全麻＋体外循环。

（3）手术体位　右侧卧位。

（4）手术切口　胸骨正中切口或左后外侧切口。

（5）特殊用物　无损伤侧壁钳一套、人工血管。

手术步骤与手术配合见表 16-8-4。

表 16-8-4　胸主动脉夹层动脉瘤切除术的手术步骤与手术配合

手术步骤	手术配合
1. Stanford A 型主动脉夹层（夹层动脉瘤）切除术	
①经胸骨正中切口劈开胸骨、打开心包，建立左心转流，行股动脉插管	配合同本节“升主动脉瘤切除术”1
②靠近无名动脉开口的近心侧阻断升主动脉，斜行切开升主动脉，进入真腔	递无创血管钳阻断，递 11 号刀、组织剪切开升主动脉进入假腔，剥离切开的主动脉内膜进入真腔
③如主动脉严重损害，行主动脉瓣置换术	配合同本节“升主动脉瘤切除术”5 或 6
④如主动脉无严重损害，做保留主动脉的主动脉根部修整	递毡片 1 条置于内膜内侧，递 3-0 聚丙烯线连续缝合成形，消除并封闭假腔
⑤将人工血管与主动脉近心端吻合	递人工血管、3-0 聚丙烯线和毡条吻合
⑥修整主动脉远端	用修整主动脉夹层的方法闭合远端夹层
⑦将人工血管与主动脉远心端吻合	递 3-0 聚丙烯线、毡条吻合
⑧如合并严重冠状动脉疾病，同时行冠状动脉旁路移植术	配合同本章第九节“冠状动脉旁路移植术”

续表

手术步骤	手术配合
⑨如夹层动脉瘤累及无名动脉，行无名动脉搭桥术	递合适的人工血管、3-0聚丙烯线行升主动脉-无名动脉搭桥吻合
2. Stanford B型主动脉夹层（夹层动脉瘤）切除术	
①经第4肋间进入胸腔，切开心包，建立体外循环行股动脉插管术	配合同本节“降主动脉瘤切除术”1
②游离夹层动脉瘤	递组织镊、剪、钳游离瘤体适当部位
③于左锁骨下动脉近、远心端阻断主动脉，切除瘤体	递阻断钳2把阻断（两把钳之间应包括病变最严重部分）；递11号刀、组织剪切除瘤体
④修整、封闭两个残端的假腔	递聚四氟乙烯片垫在近、远两个残端外周，递4-0聚丙烯线连续缝合残端
⑤缝扎创面不重要的肋间动脉（如遇主要肋间动脉，则将其移植在人工血管上）	递血管钳钳夹、组织剪剪断、6×17圆针1号丝线缝扎
⑥移植人工血管	递3-0聚丙烯线连续缝合近、远侧吻合口
3. 如主动脉夹层（夹层动脉瘤）波及主动脉横弓部，则行次全弓或全弓部切除移植术	
①延长切口至左颈部，分开喉部肌肉及胸锁乳突肌，充分游离、显露主动脉横弓部	递组织剪延长切口，递血管钳游离、显露
②阻断瘤体近、远心端主动脉	递无创血管钳阻断瘤体
③切除瘤体，清除血栓及碎片，切除瘤壁（保留带无名动脉、左颈总动脉和左锁骨下动脉开口的“瘤体岛”）	递11号刀、组织剪切开瘤体，递海绵钳（无齿）清除血块，递长镊、组织剪剪除瘤壁
④缝合修补“瘤体岛”假腔，修整主动脉近、远侧切端	递3-0聚丙烯线、毡片连续缝合修补
⑤移植人工血管	
a. 将人工血管与远侧主动脉残端吻合	递相应口径的涤纶血管、3-0聚丙烯线吻合
b. 于人工血管与岛状动脉片相对处切一卵圆形缺口	递11号刀、组织剪剪一小缺口
c. 将人工血管与岛状主动脉片端-侧吻合	递3-0聚丙烯线吻合
d. 钳闭人工血管游离端，恢复循环进行脑灌注	递阻断钳阻断
e. 将人工血管与主动脉近侧切端吻合	递3-0聚丙烯线吻合

五、胸主动脉瘤切除术

(1)适应证　胸动脉夹层动脉瘤。

(2)麻醉方式　双腔气管插管＋体外循环。

(3)手术体位　右侧卧位，胸段垂直手术床，左侧股动、静脉保持水平位，上肢自然位。

(4)手术切口　左后外侧切口(由第4和第7肋间进入胸腔)。

(5)特殊用物　无损伤侧壁钳1套、人工血管、胸腹联合手术器械、长电刀头、鞋带、无菌塑料袋(洗血球血液回收灌内层)、洗血球专用大碗、大血管口单、二氧化碳。

手术步骤与手术配合见表16-8-5。

表 16-8-5 胸主动脉瘤切除术的手术步骤与手术配合

手术步骤	手术配合
1. 先行左侧股动、静脉插管，进行自体血液回输	配合同本章第二节“全身体外循环股动脉插管术”
2. 沿第4肋间进入胸腔，顺序游离胸降主动脉；必要时，切断第5肋骨或于第7肋间另做切口	配合同第十五章第一节“后外侧切口”1～6
3. 游离夹层动脉瘤	递组织镊、剪、钳游离瘤体适当部位，递鞋带悬吊，递7×17半针缝扎，递7号丝线结扎
4. 游离主动脉弓，术中保护迷走神经、膈神经及喉返神经	用鞋带悬吊肋骨，用细线绳牵开神经组织，递组织镊、剪、钳游离
5. 游离近心端后全量肝素化，再游离远端主动脉	递合适的阻断钳阻断主动脉弓，同时阻断左锁骨下动脉，递组织镊、剪、钳游离
6. 纵行切断主动脉壁，探查并清除血栓	递长组织剪、粗齿无损伤组织镊进行瘤体的修剪，准备水碗清洗器械。医生洗手后再结扎缝线，防止微栓子进入血管
7. 自左锁骨下动脉开口远端1cm水平横断胸主动脉	递组织镊、血管钳结扎，递11号刀切断；取人工血管，递3-0聚丙烯线端-端吻合
8. 打开左锁骨下动脉阻断钳排气	递5mL注射器针头扎在人工血管上
9. 在人工血管相应部位开口后进行吻合	递4-0聚丙烯线做肋间动脉开口与人造血管端-侧吻合，远端主动脉与人工血管行端-端吻合
10. 如假腔较大，将人工血管与外壁吻合	递长组织剪剪除部分膜片，递4-0聚丙烯线缝合

六、全胸腹主动脉瘤切除术

(1)适应证　胸腹主动脉夹层动脉瘤。

(2)麻醉方式　双腔气管插管＋自体血回输常温阻断下手术(特殊情况在体外循环深低温停循环下手术)。

(3)手术体位　右侧卧位90°，腰部充分向左旋，使腹部呈45°～60°。

(4)手术切口　左后外侧切口(由第四和第七肋间进入胸腔)，“S”形胸腹联合切口。

(5)特殊用物　无损伤侧壁钳1套、人工血管、胸腹联合手术器械、长电刀头、纱垫、鞋带、无菌塑料袋(洗血球血液回收灌内层)、洗血球专用大碗、大血管口单、二氧化碳、留置胃管。

手术步骤与手术配合见表16-8-6)。

表 16-8-6 全胸腹主动脉瘤切除术的手术步骤与手术配合

手术步骤	手术配合
1. 先行左侧股动静脉插管，准备常温阻断自体血液回输	配合同本章第二节“全身体外循环股动脉插管术”
2. 行左后外切口，于第4肋间进入胸腔；另行左前第7肋间和腹直肌旁胸腹联合切口	配合同第十五章第一节“后外侧切口”1～6
3. 经腹膜外游离达腹膜后，显露降主动脉	递长组织镊、剪、钳游离瘤体适当部位，递鞋带悬吊，递7×17半针缝扎，递7号丝线结扎；准备湿纱垫2～4块(用温盐水浸湿)；递无菌大塑料袋将腹腔组织包裹；递长电刀头做保护套进行游离
4. 股动脉-股静脉转流，心脏不停搏	胸主动脉替换配合同上
5. 在膈肌水平阻断主动脉或人工血管，脊髓由心脏供血灌注，腹腔脏器由体外循环供血灌注	递合适的阻断钳、剪刀剪开瘤体；备大量7×17半针缝扎
6. 阻断髂动脉或夹层未累及的腹主动脉，同时停止体外循环；纵行切开腹主动脉缝合腰动脉开口	递阻断钳、11号刀、剪刀游离，递4-0或5-0聚丙烯线吻合
7. 将腹腔动脉、肠系膜上动脉和右肾动脉开口修剪成一个血管片，左肾动脉开口单独游离	递组织剪修剪、7×17半针缝扎牵引

续表

手术步骤	手术配合
8. 另取人工血管,先与胸主动脉或胸段人工血管行端-端吻合	递4-0大针聚丙烯线
9. 剪侧孔,分别与血管片及左肾动脉开口吻合	递组织剪,递笔式持针钳夹递4-0小针或5-0聚丙烯线吻合;必要时加涤片
10. 排气后将阻断钳移至远端,使腹腔脏器恢复心脏供血	递5mL注射器针头排气
11. 再将人工血管远端与腹主动脉或髂动脉吻合	递4-0聚丙烯线吻合
12. 排气后开放阻断钳,完成手术。安放胸腹腔引流管,逐层关胸、关腹	严格清点手术用物,备大量丝线及涤纶线进行缝扎止血,递钉皮器缝皮

第九节　冠状动脉手术

一、冠状动脉旁路移植术(冠状动脉搭桥术)

(1)适应证　冠状动脉粥样硬化性心脏病。

(2)麻醉方式　气管插管全麻。

(3)手术体位　仰卧位。

(4)手术切口　胸骨正中切口+取大隐静脉切口+乳内动脉切口。

(5)特殊用物　搭桥器械、取大隐静脉器械、侧壁钳。

手术步骤与手术配合见表16-9-1。

表16-9-1　冠状动脉旁路移植术(冠状动脉搭桥术)的手术步骤与手术配合

手术步骤	手术配合
1. 常规消毒、铺巾	配合同本章第一节"胸骨正中切口"1～2,包括双下肢会阴部
2. 切取大隐静脉	
①自内踝上2指沿大隐静脉走行切开,做多个间断小横切口,每个切口相隔5～6cm	递22号刀切开
②无创剥取一段大隐静脉	递大隐静脉剥离器、皮筋,递弯蚊式钳游离、钳夹小分支,递银夹或1号丝线结扎,递15号刀切断
③扩张静脉	递含肝素液注射器加压自远端注入
④修整大隐静脉断端,以备吻合	递锋利组织剪修整残端
3. 同本章第一节"胸骨正中切口"3～7,显露心脏	配合同本章第一节"胸骨正中切口"3～7
4. 切开胸内筋膜,游离胸廓内动脉	递乳内动脉牵开器牵开胸骨,递电刀切开、血管钳游离;递银夹结扎肋间支止血
5. 于动脉内注入抗凝药,局部喷洒防痉挛药	递罂粟碱液注入动脉,防血栓;递罂粟碱液喷洒,防动脉痉挛
6. 阻断、切取胸廓内动脉	递动脉夹钳夹、冠状动脉剪剪断,递7号丝线结扎远端
7. 修整胸廓内动脉断端,以备吻合	递组织剪修整吻合口、血管钳夹持吻合口
8. 将胸骨正中切口向下延长,进入腹腔	递23号刀切皮、电刀逐层切开;递腹腔自动牵开器牵开、显露术野
9. 自远端向近端游离胃网膜右动脉	递组织剪剪开大网膜,递中弯钳分离、钳夹,递4号丝线结扎其前后分支

续表

手术步骤	手术配合
10. 于胰十二指肠动脉上方切断胃网膜右动脉	递中弯钳钳夹、组织剪剪断
11. 于胃网膜右动脉内注射药物	递含有罂粟碱液的注射器注药，防止动脉痉挛或血块栓塞
12. 阻断胃网膜右动脉近端，剪修远端以备吻合	递动脉夹阻断、组织剪修剪远端
13. 切开心包，建立体外循环	配合同本章第二节“全身体外循环动、静脉插管术”
14. 在并行循环下主动脉阻断之前，选定冠状动脉吻合部位	递冠状动脉刀选择好心脏搭桥部位、切开冠脉浆膜层做标志
15. 探查搭桥部位冠状动脉远端是否通畅	递橄榄针探查
16. 将动、静脉桥远端与冠状动脉端-侧吻合	递 7-0 聚丙烯线连续缝合
17. 于升主动脉壁打孔	心脏复跳后，递无创血管侧壁钳钳夹升主动脉前方；递 11 号刀先刺透主动脉壁，然后递心脏打孔器在预定的主动脉壁上打孔
18. 将动静脉桥近端与升主动脉端-侧吻合	递 6-0 聚丙烯线连续端-侧吻合，每个“桥”上递血管夹夹住。吻合完成后，撤走侧壁钳；如有残存气泡，递7-0缝线的针头刺透有气的血管壁使气泡逸出
19. 关胸	配合同本章第一节“胸骨正中切口”9～14

二、非体外循环冠状动脉旁路移植术（冠状动脉搭桥术）

（1）适应证　冠状动脉粥样硬化性心脏病。

（2）麻醉方式　气管插管全麻。

（3）手术体位　仰卧位。

（4）手术切口　胸骨正中切口。

（5）特殊用物　冠状动脉刀、成年人体外循环器械、乳内动脉牵开器、取大隐静脉器械、侧壁钳、6-0 血管缝合线、7-0血管缝合线、8-0 血管缝合线、心脏固定器、分流栓、CO_2吹气管、主动脉打孔器。

（6）配液　生理盐水 200mL＋肝素 20mg，生理盐水 20mL＋罂粟碱 60mg，硝酸甘油 1mg＋利多卡因 100mg。

手术步骤与手术配合见表 16-9-2。

表 16-9-2　非体外循环冠状动脉旁路移植术（冠状动脉搭桥术）的手术步骤与手术配合

手术步骤	手术配合
1. 消毒皮肤，铺无菌单	递海绵钳夹持碘伏消毒皮肤，包括胸部、腹部、会阴部和双下肢；下肢抬高消毒，双足包三角巾后放在无菌台面上
2. 切取大隐静脉，检查移植静脉	配合同本节“冠状动脉旁路移植术”2；静脉采取后，递肝素盐水冲洗静脉腔 3 遍，静脉远端放置无损伤橄榄针固定；于静脉内注入盐水，检查静脉质量备用，必要时更换肝素盐水
3. 做胸骨正中切口，劈开胸骨，显露心脏，切开心包	配合同本章第一节“胸骨正中切口”3～7
4. 切取乳内动脉	
①沿乳内动脉两侧 0.5～1cm 处切开	递乳内牵开器牵开、显露；递精细镊、电刀纵行切开组织，递钛夹备用止血
②游离乳内动脉，全身肝素化（1～1.5mg/kg）	递钛夹钳夹闭分支；递罂粟碱液喷洒乳内动脉，防止痉挛
③离断乳内动脉远端	递中弯钳、超锋利剪刀离断；递血管夹（俗称“哈巴狗”）夹闭远端，递弯钳带 7 号丝线结扎、小园针 7 号线反针固定
④局部喷洒或封闭罂粟碱液	递配制的罂粟碱液
5. 吊心包	在胸骨两侧垫纱布，将治疗巾放置固定器的底座；递圆针 7 号线吊心包 6 针，递蚊式钳夹线固定；递长持针钳反针 10 号线预置心包牵引线 1～2 根，套细线引子备用（也可采用心尖固定器）

续表

手术步骤	手术配合
6. 修剪吻合口	递精细镊两把、超锋利剪刀游离动脉边缘；递 PO 剪修剪吻合口
7. 检查乳内动脉有无损伤、夹层	松开血管夹，检查乳内动脉流量；血流满意时，递夹血管夹备用
8. 乳内动脉桥吻合法	
(1)左乳内动脉-前降支吻合法	
①利用荷包牵引线和垫纱布块抬高心脏，显露左前降支	递固定器，选择好吻合部位后用心脏固定器做局部固定；心脏固定器外接负压吸引器，负压保持在 45kPa(300mmHg)；递镊子、15 号圆刀切开心外膜
②阻断近端冠状动脉，挑开前降支	递血管夹阻断近端冠状动脉，递冠状刀挑开，递 PO 剪纵行剪开至合适长度
③探查吻合口远端靶血管并吻合	递探条探查吻合口远端靶血管；吻合口两端分别夹持血管夹或递分流栓经吻合口插入冠状动脉两端；递镊子、双头针 7-0 或 8-0 血管缝合线吻合，递橡胶蚊式钳固定另一端线尾，其间用 30mL 注射器抽吸温盐水，冲洗吻合口确保术野显露；随时检查水的温度并及时更换，避免对心脏的冷刺激；或是用 CO_2 吹气管，分别连接 CO_2 气体和温盐水成喷雾状吹吻合口，以显露术野
④固定乳内动脉蒂	吻合毕，递持针钳夹 7-0 残余的血管缝合线将乳内动脉蒂固定于心脏表面，递钛夹再次止血
(2)“Y”形桥吻合法	
①离断右乳内动脉	递镊子、剪刀、血管夹取右乳内动脉，离断后注入肝素盐水检查，并夹闭其分支
②修剪吻合口	递超锋利剪、PO 剪修剪吻合口备用；递长镊子垫纱布块；递镊子、圆刀在左乳内动脉上选择合适的吻合部位
③挑开左乳内动脉	递圆刀切开外膜，递冠状刀挑开乳内动脉、PO 剪剪开至合适长度作为吻合口
④将左、右乳内动脉端-侧吻合	递双头针 8-0 或 9-0 血管缝合线吻合
⑤将左、右乳内动脉与冠状动脉前降支吻合	递双头针 8-0 或 9-0 血管缝合线吻合
9. 静脉桥吻合法	选择大隐静脉须吻合的靶血管，注肝素盐水检查静脉质量。根据患者病情，可选择先吻合远端或近端，修剪静脉吻合口备用
(1)近端吻合法	
①夹闭部分主动脉	递侧壁钳钳夹；递纱布缠绕钳体闭合端，防止钳子闭合端松开
②剪除主动脉外膜，切开主动脉	递镊子、剪刀修剪；递电刀止血；递 11 号刀切开主动脉、打孔器打孔，递湿纱布清除打孔器尖端残留的主动脉壁，递 30mL 注射器抽温盐水冲洗主动脉壁吻合口内残留物
③将大隐静脉与近端主动脉吻合	递镊子、5-0 或 6-0 血管缝合线吻合近端，递橡胶蚊式钳固定另一端线尾，吻合完毕打结；递血管夹夹闭静脉远端，松开侧壁钳
(2)远端吻合法	
①充分显露心尖部	利用心包牵引线和纱布，使心尖部显露；手术床取头低脚高位
②固定吻合之血管	递固定器选择固定部位
③静脉序贯吻合	配合同上述的“‘Y’形桥吻合法”。吻合毕，摇平手术床
10. 主动脉钙化或粥样硬化的病例，可使用近端吻合器(heartstring)或“易扣(enclose)”，避免侧壁钳对升主动脉的损伤	
“易扣”使用法：	
①在主动脉上缝荷包线	递双头针 3-0 血管缝合线带毡片褥式荷包缝合；递剪刀剪针后，套线引子夹蚊式钳

续表

手术步骤	手术配合
②切开主动脉壁，置入“易扣”	递16号针刺穿主动脉壁，置入“易扣”封堵器，收紧荷包线，拧紧“易扣”，固定吻合部
③切开主动脉吻合口处	递15号刀、镊子切开吻合口处的主动脉，递吸引器插排气针与“易扣”连接进行吸引
④在主动脉打孔	递打孔器打孔
⑤吻合血管	递双头针5-0或6-0血管缝合线缝合；缝合完毕拔除“易扣”，荷包线打结；递剪刀剪线
11. 将血管桥排气	递1mL注射器针头或持夹7-0缝针排气
12. 将心脏恢复正常解剖位置	取出牵引线和纱布，复原备罂粟碱盐水或注射用盐酸地尔硫䓬（合贝爽）10mg进行封闭
13. 检查“桥”的血流量	将流量笔探头一端垂直嵌入新移植的血管桥，另一端与流量仪相连，当PI（搏动指数）>5、DF（舒张期血流比值）>50%、EF（单位时间血流量）>15时，提示“桥”的血流量好
14. 核对搭桥器械，缝合荷包	与巡回护士清点器械；重点检查血管夹和橄榄针；递无损伤镊、纱布止血；递9×28圆针7号线缝合心包
15. 逐层关闭胸腔	再次清点器械、物品；准备6号或7号钢丝3根，止血钳12把关闭胸骨；递1-0或3-0可吸收线连续缝合，逐层关闭胸腔

三、心肌梗死后室壁瘤切除及左心室成形术

（1）适应证　心肌梗死后并发室壁瘤。

（2）麻醉方式　气管插管全麻+体外循环。

（3）手术体位　仰卧位。

（4）手术切口　胸骨正中切口。

（5）特殊用物　毡片。

手术步骤与手术配合见表16-9-3。

表16-9-3　心肌梗死后室壁瘤切除及左心室成形术的手术步骤与手术配合

手术步骤	手术配合
1. 胸骨正中切口，打开心包，建立体外循环	配合同本章第一节“胸骨正中切口”1～7及第二节“全身体外循环动、静脉插管术”
2. 在并行循环下分离粘连的室壁瘤	递组织剪游离粘连
3. 沿瘤壁边界线保留1～1.5cm的纤维化组织，全部切除室壁瘤	递组织剪剪除室壁瘤
4. 清除附壁血栓	递刮匙清除附壁血栓，递生理盐水冲洗，以免残留微栓
5. 修补心尖部较小的室壁瘤	闭合切口时，递涤纶毡片两条置于切口两侧，递2-0聚丙烯线连续褥式缝合；穿过瘤壁基底边缘，将缝线拉紧打结后再递1块毡片置于切口正上方，然后递2-0聚丙烯线连续缝合固定
6. 行巨大室壁瘤成形术	递涤纶毡片1块、2-0聚丙烯线沿室壁瘤边缘连续缝合；递合适圆形补片、2-0聚丙烯线行补片成形术；补片后递针线将瘤体残余组织缝合包盖在补片外侧
7. 关胸	配合同本章第一节“胸骨正中切口”8～14

四、心肌梗死后室间隔穿孔修补术

（1）适应证　心肌梗死并发室壁破裂、室间隔穿孔。

(2)麻醉方式　气管插管全麻+体外循环。
(3)手术体位　仰卧位。
(4)手术切口　胸骨正中切口。
(5)特殊用物　毡片(备瓣膜置换器械)。
手术步骤与手术配合见表16-9-4。

表16-9-4　心肌梗死后室间隔穿孔修补术的手术步骤与手术配合

手术步骤	手术配合
1. 取胸骨正中切口,打开心包,建立体外循环	配合同本章第一节"胸骨正中切口"1～7及第二节"全身体外循环动、静脉插管术"
2. 自心尖部切开心室,显露室间隔穿孔	递11号刀、组织剪切开;递心脏拉钩牵引心室切缘,显露术野
3. 剪去穿孔附近及左心室切口附近坏死的心肌组织	递组织剪剪除
4. 探查二尖瓣乳头肌,如有明显坏死或断裂行二尖瓣置换术	配合同本章第五节"二尖瓣置换术"
5. 缝合心尖部较小的室间隔穿孔	先递毡片1块放在室间隔穿孔后缘;再递长毡片两块分别置于左心室侧和右心室侧,递2-0聚丙烯线褥式间断缝合,每条线均穿过此3块毡片,缝合完毕同时拉紧打结
6. 修补室间隔大穿孔	递合适的大毡片、2-0聚丙烯线缝合修补室间隔穿孔;递另一圆形毡片、2-0聚丙烯线修补心室切口
7. 关胸	配合同本章第一节"胸骨正中切口"8～14

五、激光心肌血供重建术

(1)适应证　冠状动脉粥样硬化性心脏病。
(2)麻醉方式　气管插管全麻。
(3)手术体位　右侧卧位,左侧抬高45°。
(4)手术切口　左前外侧切口。
(5)特殊用物　CO_2激光打孔机、激光导管、开胸器械包。
手术步骤与手术配合见表16-9-5。

表16-9-5　激光心肌血供重建术的手术步骤与手术配合

手术步骤	手术配合
1. 患者入手术室	将激光打孔机开机,给患者连接心电图导联线;在其眼睛上敷盖湿盐水纱布,以防激光损伤。插食管超声心动图监测手术效果
2. 经第5肋间进入胸膜腔,显露心脏	配合同第十五章第一节"前外侧切口"1～4
3. 剪开、悬吊心包	递胸腔自动牵开器牵开、显露心包;递长镊、组织剪剪开心包,递电刀止血;递7×28圆针7号丝线悬吊心包
4. 准备激光臂	递无菌保护套套在激光臂上,做打孔准备
5. 行心肌打孔	递无菌激光臂行心肌打孔;按术者指令操作激光打孔器,并及时清洗激光导管
6. 行心外膜止血	递纱布压迫心外膜激光打孔口止血;出血明显者,递6-0聚丙烯线缝扎止血
7. 关胸	配合同第十五章第一节"前外侧切口"7～12

(宋　玲)

附 16A　心血管手术中常用操作技术

一、股动脉切开法行主动脉内球囊(IABP)导管置入及撤离

(1)适应证　穿刺法行 IABP 导管置入失败者。

(2)联单手术体位　仰卧位。

(3)手术切口　左腹股沟切口。

(4)特殊用物　40mL 球囊导管、ϕ8mm 人造血管一小段(5cm)。

手术步骤与手术配合见附表 16A-1。

附表 16A-1　股动脉切开法行主动脉内球囊(IABP)导管置入及撤离的手术步骤与手术配合

手术步骤	手术配合
1. 于左腹股沟韧带下方 2cm 处切开皮肤、皮下组织及筋膜，暴露股动脉	递有齿镊、10 号刀切开皮肤，递电凝器止血，递纱布拭血，递 1 号丝线结扎
2. 解剖股动脉、股深动脉及股浅动脉	递乳突牵开器撑开切口，显露术野；递无齿镊、直角钳、组织剪分离，递 10 号丝线分别套过血管；递线引、阻断钳，待阻断
3. 准备球囊导管	递球囊导管、50mL 注射器，充气试气囊后再回抽；参照股动脉切口到胸骨切迹下方长度，递 1 号丝线在导管上打结做插管深度标志；递 ϕ8mm 人造血管 5cm，递剪刀将一端剪成斜面，套在导管外面备用
4. 插入球囊导管	
①钳夹股动脉近、远心端	递阻断钳两把钳闭
②纵行切开动脉前壁	递 11 号刀切开
③经动脉切口将球囊导管徐徐送入至降主动脉	松开近心端阻断钳，提拉丝线显露血管腔，递球囊导管插入；收紧近心端阻断带，暂时固定导管；协助与机器动力部分连接，并尽快开机
5. 缝合人造血管及固定球囊导管	递 6-0 聚丙烯线将人造血管斜面与动脉切口做端-侧吻合；递 10 号丝线将人造血管与导管绑扎在一起；再递 6×17 圆针 4 号线缝过人造血管壁，与导管结扎固定
6. 冲洗、逐层缝合切口	递灌洗器用盐水冲洗，递止血钳、电刀、纱布止血；依次递圆针 7 号丝线间断缝合筋膜、8×24 圆针 1 号丝线缝合皮下组织、8×24 角针 1 号丝线缝合皮肤
7. 撤离球囊导管	递长镊、11 号刀切断人造血管固定线，拔出球囊导管；递剪刀将人造血管剪短，递 5-0 聚丙烯线连续缝合闭残端
8. 如疑有动脉血栓，予以清除	递 Fogarty 球囊导管经动脉切口送入近心端，递注射器打气囊，由上向下拉出管腔内可能存在的血栓；递 0.1%肝素液反复冲洗动脉腔
9. 缝合切口	递海绵钳夹持碘伏纱球消毒，递 6×17 角针 1 号丝线缝合，递纱布覆盖、胶布加压固定

二、自体心包处理技术

①开胸后递无齿镊、剪刀，自左下方起剪出一大块心包，备干纱布 1 块将剪下的心包铺开、拉平；必要时，在 4 角缝牵引线或上蚊式钳 4 把固定。

②用 0.6%戊二醛溶液浸泡 15～20min，待心包变硬后，用生理盐水清洗 3 遍，放在盐水中备用。

三、制无菌冰泥技术

(1)制冰机制冰

①物品准备:不锈钢面盆、搅拌勺、手术衣、中单、塑料单各一,空冰盒若干,全部灭菌待用;冷藏林格液多瓶;50%乙醇200mL。

②将乙醇倒入制冰机井内,插上电源,预冷15min。

③护士刷手、穿手术衣、戴手套,将塑料单铺在机器上,放入面盆与机器紧贴;倒3000mL林格液入盆,待面盆边上出现冰屑后开始搅拌,直至变成冰泥(如搅拌不及时会结成冰块)。

④用空冰盒装上冰泥,递给手术台上备用;如暂不需要,可盖上盖子,用双层无菌包布包好放在冰箱冷冻层备用(只限于当天使用)。

(2)手工凿冰

①物品准备:不锈钢冰盒(饭盒),骨刀、骨锤灭菌备用。

②术前一天制冰:戴手套打开无菌冰盒,倒入林格液八成满,盖紧后用双层包布包好,放置冰箱速冻。

③术前拿出冰盒解冻1h,递给器械护士,洒50℃温盐水在冰面上,用骨刀划几道槽使水渗透进去,半小时后用骨刀垂直凿冰,成冰泥。

有文章报道,在冰盒内加入50%的乙醇可使冰水变成冰泥,省却凿冰之苦。此法值得商榷,因为冰水最终会吸进体外循环机参与血液循环,乙醇随之进入循环,对人体有害。

(3)简易制冰方法

①将袋装林格液放在冰箱冷冻2h;术前拿出解冻后,消毒、剪开外层包装袋递给手术台上;器械护士剪开内层袋,将冰块倒在碗中,用22号刀片或骨刀凿开即可。

②将塑料瓶装(瓶口较大)林格液放在冰箱速冻1~1.5h,拿出后使劲摇晃变成冰泥,拭干瓶外面的冷凝水,直接将冰泥倒给手术台上使用,随要随倒,非常方便。

四、同种异体瓣膜(血管)保存与解冻术

(1)灭菌及保存　同种带瓣管道,是取材于同种异体的带瓣大动脉。将修剪好的带瓣大动脉放入含青霉素(500U/L)及链霉素(500μg/L)的RPMI1640液中,4℃下灭菌24h,取部分心室肌和血管壁组织送细菌和真菌培养。灭菌处理后,放入含有8%二甲基亚砜RPMI1640保养液的3层塑料袋中,内两层结扎,外层用热合机封口,在−20℃和−40℃冰箱中各2h后编号登记,保存在−196℃的液氮罐内。

(2)解冻　有两种方法。

①慢速解冻

a. 手术前一晚,将所选的同种带瓣管道从液氮中取出,移入−80℃低温冰箱过夜。

b. 手术当天早晨,放入4℃冰箱中30min。

c. 手术中,以碘伏消毒袋口3次,用无菌剪刀剪开外层塑料袋;戴无菌手套拿出内层包装袋,再消毒3次后剪开塑料袋;递给台上,用42℃生理盐水反复漂洗至管道变软;递给助手检查和修剪,留取小块血管壁组织送细菌和真菌培养。

②快速解冻:将所选的同种带瓣管道从液氮中取出,放在42℃温水解冻20min;再开给台上,用42℃生理盐水中漂洗。(快速解冻方法容易造成血管壁断裂、包装袋胀爆至外管道被污染等后果,建议采用慢速解冻法。)

五、体外常用药物配制与灌注液配方

体外常用药物配制与灌注液配方见附表16A-2~附表16A-6。

附表 16A-2　体外常用药品配制与制作方法

药名	剂量	作用	用法	常用量
肝素钠	2mL：12500U	阻抑血液凝结过程，防止血栓形成	1. 静脉注射 2. 静脉滴注	3mg/kg 10mg+500mL 盐水
鱼精蛋白	5mL：50mg	抗肝素药。能迅速中和肝素的抗凝作用	静脉注射	4.5mg/kg
呋塞米	2mL：20mg	利尿药	静脉注射或肌内注射	10～20mg/次
氯化钾	10mL：1g	电解质补充药。用于低血钾及洋地黄中毒引起的心律失常	1. 配制停搏液 2. 稀释后静脉滴注(浓度在 3%以下)	1～1.5g/次
硫酸镁	10mL：2.5g	抗惊厥药	配制停搏液。根据动脉血气分析酌情给药。配置心肌灌注液用法：晶体停搏液 0.6g(2.4mL)/500mL，含钾停搏液 4.8g(19.2mL)/500mL	1～2g
葡萄糖酸钙	10mL：1g	补钙药。维持神经与肌肉的正常兴奋性	1. 静脉注射 2. 加入鱼精蛋白静脉注射	1～2g/次， 成年人 1g，小儿 0.5g
地塞米松	1mL：5mg	肾上腺皮质激素类药	静脉注射	2～20mg/次
胰岛素	10mL：400U	用于糖尿病	配制停搏液	4U/0.1mL
盐酸多巴胺	2mL：20mg	升压、兴奋心脏、增加肾血容量	1. 静脉注射 2. 稀释后微量泵静脉注射	20mg/次 3mg/kg
盐酸多巴酚丁胺	2mL：20mg	用于不同原因引起的心肌收缩力衰竭的心衰	微量泵静脉注射	2.5～10μg/kg
重酒石酸间羟胺(阿拉明)	1mL：10mg	收缩外周血管，轻、中度增强心肌收缩力，防治急性低血压、抗休克	静脉注射(稀释)	10～40mg，极量：100mg
酚妥拉明	1mL：10mg	降压，扩张血管，增强心肌收缩力和速率	微量泵静脉注射	1.5mg/kg→25mL
前列腺素 E_1	1 支：100μg	用于体外循环保护血小板、慢性动脉闭塞症、心绞痛、肺动脉高压等	微量泵静脉注射	3μg/kg→ 50mL，加入 500mL
硝普钠	1 支：50mg	松弛血管平滑肌、扩张周围血管、降低血压，用于急性左心衰导致的高血压	1. 微量泵静脉注射 2. 静脉滴注 [注意：配制→使用<4h(避光)]	3mg/kg→ 50mL，加入 500mL
硝酸甘油	1mL：5mg	血管扩张药。用于心肌梗死及心绞痛	1. 静脉缓慢滴注 2. 稀释后缓慢静脉注射	10～50μg/min 3mg/kg→50mL
盐酸肾上腺素(副肾)	1mL：1mg	兴奋心脏、收缩血管、松弛支气管平滑肌，用于过敏性休克及心搏骤停的抢救	1. 心内或静脉注射 2. 微量泵静脉注射	0.25～1mg/次
盐酸去氧肾上腺素(苯肾)	1mL：10mg	拟肾上腺素药。兴奋 α 受体，加强周围血管收缩，增加外周阻力而升高血压	1. 肌内注射 2. 稀释后缓慢静脉滴注	2～5mg/次 10～20mg/次
异丙肾上腺素	2mL：1mg	用于心搏骤停、完全性房室传导阻滞	1. 心内或静脉注射(稀释) 2. 微量泵静脉注射	0.5～1mg/次
盐酸利多卡因	5mL：100mg	用于室性心动过速、室颤、室性期前收缩	1. 心脏表面喷洒 2. 静脉注射	100mg 50mg
毛花苷 C(西地兰)	2mL：0.4mg	强心药。加强心肌收缩力、减慢心率、抑制心脏传导	缓慢静脉注射(稀释)	0.2mg→20mL(稀释)
维生素 K_1	1mL：10mg	促进肝内凝血酶原等凝血因子合成	静脉注射或肌内注射	10mg/次

附表 16A-3 体外常用制剂的剂量与作用

制剂名称	剂量/mL	作用
复方林格液	500	扩充血容量，补充电解质，防止或纠正酸中毒
冷冻复方林格液	500	配制心脏停搏液
0.9%氯化钠注射液	500	配制肝素盐水及稀释各种药液
5%碳酸氢钠	250	抗酸药。治疗代谢性酸中毒、碱化尿液
1%普鲁卡因	100	局麻药。此处用来配制停搏液
50%葡萄糖	100	营养药。增加人体能量，并有解毒、利尿作用
25%甘露醇	250	脱水、利尿，防止早期肾功能不全

附表 16A-4 心脏手术停搏液配方Ⅰ

高钾		低钾	
0.9%氯化钠液	440mL	0.9%氯化钠液	460mL
氯化钾（KCl）	3.5g	氯化钾（KCl）	1.4g
硫酸镁（$MgSO_4$）	4.8g	硫酸镁（$MgSO_4$）	4.8g
利多卡因	200mg	利多卡因	50mg

注：1. 此配制方法可用于二尖瓣置换、主动脉瓣置换、冠状动脉搭桥、心脏移植受体灌注、法洛四联症等复杂心脏手术。
2. 灌注方法：停搏液与血液混合灌注（1∶4）。
3. 冠状动脉搭桥停搏液中各加硝酸甘油 5mg。
4. 灌注量 10～20mL/kg，每 20～30min 灌 1 次。

附表 16A-5 心脏手术停搏液配方Ⅱ（单纯晶体灌注 pH7.40～7.45）

名称	剂量	名称	剂量
冷冻复方林格液	400mL	5%碳酸氢钠	18mL
10%氯化钾	5mL	25%硫酸镁（10%硫酸镁 6mL）	2.4mL
1%普鲁卡因或（2%利多卡因 12.5mL）	50mL	胰岛素	4U∶0.1mL
50%葡萄糖	40mL	地塞米松	4mg

注：此配方适用于先天性心脏病手术，灌注量按 10～20mL/kg。

附表 16A-6 心脏手术停搏液配方Ⅲ（美国斯坦福大学配方，用于心脏移植手术供体心脏灌注）

名　称	剂　量/mL
5%葡萄糖	440
10%氯化钾	10
50%葡萄糖	2
25%甘露醇	32.4
5%碳酸氢钠	20

（谢　庆　康卫平）

参 考 文 献

[1] 丁文祥．婴幼儿心脏外科进展．岭南心血管病杂志，2000，6(1)：72-74.
[2] 陈文生，潭红梅，蔡振杰．同种带瓣大动脉的取材、灭菌及保存．中国胸心血管外科临床杂志，2001，8(20)：138-139.
[3] 郭加强，吴清玉．心脏外科护理学．北京：人民卫生出版社，2003：356-364.

第十七章

颅脑外科手术的护理配合

第一节　开颅手术切口

颅脑外科常用的手术切口有前额开颅切口、额颞部开颅切口、额顶部开颅切口、颞部开颅切口、顶部切口、枕部开颅切口、后颅凹切口、幕上和幕下联合切口。幕上开颅手术切口有两种，一是冠状手术切口，沿额颞部的发线、冠状缝切开，皮肤-腱膜瓣向前翻下；二是额颞部切口，起自鼻根以上3～4cm处，沿中线矢状线上行至发际略后处，即弧形弯向下方至颞部止于颧弓上缘。幕上切口常用于额叶、颅前窝底部、蝶鞍结节区域、蝶骨小翼内侧部分、视交叉和视神经部、侧脑室前部、三脑室肿瘤、垂体瘤、颅咽管瘤、颅前窝内血管性疾病、三脑室造口、经颅眼眶内手术；矢状窦旁、嗅沟、蝶脊、鞍结节部脑膜瘤、胼胝体肿瘤、前交通动脉瘤等。幕下颅后窝开颅手术切口有正中线直切口、旁中线直切口、钩状切口和倒钩形切口4种。幕下切口常用于颅后窝肿瘤、颅后窝外伤性或自发性血肿、颅后窝动脉瘤、动-静脉畸形、某些先天性疾病（颅颈交界畸形）或梗阻性脑积水、颅后窝炎症或寄生虫性占位性病变等。

特殊用物：止血纱布、骨蜡、吸收性明胶海绵、20%甘露醇、头皮夹、冲洗球、颅骨锁等。

每个切口的手术步骤与手术配合基本一致（表17-1-1）。

表17-1-1　开颅手术切口的手术步骤与手术配合

手术步骤	手术配合
1. 消毒皮肤，铺巾，贴手术薄膜	递海绵钳夹持碘伏纱球消毒，递手术巾、布巾钳，递手术薄膜，递干纱垫1块协助贴膜
2. 头皮注射：沿切口每隔2～3cm做腱膜下注射	备0.25%普鲁卡因200mL＋肾上腺素4～5滴，先递20mL注射器、7号针头做皮下注射，再换长针头做腱膜下注射，固定吸引器管，递双极电凝器
3. 弧形切开皮肤、皮下组织及腱膜层	递干纱垫2块于切口两侧，递20号刀切开，递头皮夹钳夹头皮止血，递3mm侧孔吸引头持续吸引
4. 游离皮瓣止血，用弹簧拉钩拉开皮瓣，暴露骨板	递20号刀游离皮瓣，递电凝器止血，递头皮拉钩牵开
5. 切开及剥离骨膜	递20号刀切开、骨膜剥离子剥离
6. 颅骨钻孔	递手摇钻连钻头或电动颅骨钻开颅，边钻边用冲洗球滴注盐水浸湿骨孔；递骨蜡止血
7. 锯骨瓣	递线锯导板、线锯条、线锯柄或电动铣刀
8. 撬开骨瓣	递骨膜剥离子撬开骨瓣，递湿纱布包裹、组织钳固定
9. 创面止血，冲洗切口，保护手术野	递鹰嘴咬骨钳咬除不整齐的骨缘、骨蜡止血；递冲洗器抽吸生理盐水冲洗，递治疗巾1块保护术野，前托盘重新铺治疗巾1块；递脑棉片保护脑组织，更换细吸引器头，术者洗手
10. 切开硬脑膜调节显微镜	递脑膜钩提起脑膜，递11号刀切一小口，递脑膜剪扩大、脑膜镊夹棉片拭血，备银夹止血；上自动牵开器，准备显微镜

续表

手术步骤	手术配合
11. 缝合硬脑膜	清点棉片、缝针数目,递 5×12 圆针 1 号丝线缝合,递生理盐水冲洗
12. 放置引流条覆盖骨板缝合骨膜	递橡皮引流条,递中弯钳协助盖骨瓣,递颅骨锁固定或递 8×24 圆针 1 号丝线间断缝合
13. 缝合帽状腱膜	递 8×24 圆针 4 号丝线间断缝合
14. 缝合皮肤,覆盖切口	递中弯钳取下头皮夹、海绵钳夹持乙醇纱球消毒皮肤;递 9×24 角针 1 号丝线间断缝合(或用皮肤缝合器);递海绵钳夹持乙醇纱球消毒皮肤,递纱布、棉垫覆盖,递绷带包扎

(宋 烽 高建萍)

第二节 颅脑肿瘤手术

一、术中唤醒下脑功能区病变切除术

(1)适应证 脑功能区占位性病变,如脑胶质瘤、脑膜瘤、脑血管畸形。

(2)麻醉方式 经口喉罩插管全麻,局部浸润麻醉(0.25%丁哌卡因 20mL+0.9%氯化钠 20mL)。

(3)手术体位 侧卧位或根据肿瘤部位采取相应体位。

(4)手术切口 根据导航系统定位确定手术切口。

(5)特殊用物 9 号长针头、3mm×3mm 带编码无菌纸标记片、头架、喉罩、B 超探头、皮质脑电图电极片、电刺激探头及连接线、以及神经外科手术导航系统。

手术步骤与手术配合见表 17-2-1。

表 17-2-1 术中唤醒下脑功能区病变切除术的手术步骤与手术配合

手术步骤	手术配合
1. 导航定位,确定手术切口	递导航定位棒探测肿瘤的部位及范围;递标记笔皮肤定位
2. 检测体感诱发电位及头皮脑电图	递碘伏棉签消毒头皮、小胶布固定电极针头
3. 上头架,调整手术床角度	递灭菌头钉给术者,巡回护士协助上固定架;摇床
4. 消毒皮肤、铺巾、贴手术薄膜	递海绵钳夹持碘伏纱球消毒;递一次性腔镜保护套 1 个罩住床架上的导航棒;递手术巾、布巾钳;递手术薄膜,递干纱垫 1 块协助贴膜
5. 头皮局部浸润麻醉	递 20mL 注射器、9 号长针头做皮下及帽状腱膜下注射;固定吸引管、双极电凝器,B 超探头、皮质脑电图电极片、电刺激探头及连接线
6. 同本章第一节"开颅手术切口"3～9,显露硬脑膜	配合同本章第一节"开颅手术切口"3～9
7. 电凝脑膜上可见粗大血管,切开硬脑膜并悬吊;将全麻药逐渐减量至患者清醒	递双极电凝器止血;递 5×12 空圆针挑起硬脑膜,递 11 号刀切一小口,递脑膜剪扩大、枪状镊夹持棉片拭血;递 5×12 圆针 1 号丝线悬吊硬脑膜;递脑棉片保护脑组织
8. 术中唤醒 ①停用全麻药(异丙酚) ②保持呼吸道通畅	巡回护士:床旁看护,协助苏醒;确保应急吸引器处于备用状态;与患者进行指令性语言对话、看图识物,观察肢体运动情况;检查患者体位变动,必要时做调整
9. 诱发电位,确定脑功能区(运动、语言)	
①在硬脑膜上,初次描记脑电图、皮质体感诱发电位,初步定位脑功能区	递皮质脑电图电极片、刺激探头连接线及无菌标记片
②进入脑组织,再次检测皮质体感诱发电位及电刺激,精确定位脑功能区并标记	递 1 块湿纱布覆盖皮质电极片,确保电极片与脑皮质贴附紧密;脑功能区精确定位后,用标记片确定刺激点与脑功能相应部位

续表

手术步骤	手术配合
10. B超检查，确定病变部位	递无菌B超探头
11. 导航系统定位，再次确定肿瘤区域	递导航棒
12. 切开蛛网膜，直至肿瘤切除	配合同本节“小脑幕下肿瘤切除术”6～7
13. 瘤体切除后，再次检测皮质体感诱发电位及电刺激，确认脑功能区功能状况	递皮质脑电图电极片、刺激探头、连接线及无菌标记片
14. 再次经口喉罩插管全麻	协助麻醉医生工作
15. 缝合、覆盖切口	配合同本节“小脑幕下肿瘤切除术”9～14

注：1. 实施术前访视时，告知患者术中唤醒状态下指令性语言的意义，使患者学会看图识物，指导肢体语言的表达方式，并进行示范练习。

2. 术前体位摆放要稳妥，防止术中唤醒时患者躁动造成误伤。

3. 进行脑功能区定位标记时，无菌纸标记片与电极片序号应有序摆放，避免定位错误。

4. 术中唤醒时，应调整一定的光线，使光线间接照射于患者面部区，方便麻醉医生拔出喉罩、观察病情、进行对话等活动。

5. 唤醒状态下切除肿瘤，患者听力感觉正常，此时要特别注意保持手术间安静；手术铺巾尽量不要遮挡患者视线，并辅以持续心理支持。

（胡　玲）

二、神经电生理监测下癫痫病灶切除术

(1)适应证　难治性癫痫、继发性癫痫。

(2)麻醉方式　气管插管全麻。

(3)手术体位　仰卧位(头偏侧)或侧卧位。

(4)手术切口　颞侧或癫痫病灶所在处的相应部位。

(5)特殊用物　脑电波监测仪、皮质电极(环氧乙烷灭菌)软膜下横刀，必要时备手术显微镜。

手术步骤与手术配合见表17-2-2。

表17-2-2　神经电生理监测下癫痫病灶切除术的手术步骤与手术配合

手术步骤	手术配合
1. 同本章第一节“开颅手术切口”1～9，显露术野	配合同本章第一节“开颅手术切口”1～9
2. 切开硬膜	递11号刀切开硬膜；递蚊式钳或脑膜镊、硬膜剪剪开硬膜
3. 安装皮质下电极，确定病变部位	递皮质电极及其连线。巡回护士启动脑电监测仪，并输入患者相关资料；将皮质电极连线分别与脑电监测仪相应的接头连接
4. 非功能区癫痫病灶，切除病灶(必要时在显微镜下操作)	递双极电凝器烧灼切缘周围的血管；递吸引器持续吸引保持术野清晰；递脑压板或脑自动牵开器显露术野，递吸收性明胶海绵或止血纱止血
5. 功能区癫痫病灶：低能量皮质热凝及软膜下横切术(切断细胞柱的横形纤维，尽量保留细胞柱的纵行纤维)	器械护士递双极电凝镊子热凝；递软膜下横刀切断纤维。此时，巡回护士将双极电凝输出功率调至0.6～1W(常用功率的1/4～1/3)
6. 缝合、覆盖切口	配合同本章第一节“开颅手术切口”11～14

三、神经导航仪导航下脑肿瘤切除术

(1)适应证　各种脑肿瘤，尤其是部位深、肿瘤体积小、重要功能部位或术中发生移位的肿瘤。

(2)麻醉方式　气管插管全麻。

(3)手术体位　仰卧位、侧卧位或侧俯卧位。

(4)手术切口 根据肿瘤所在位置而定。

(5)特殊用物 脑外科手术显微镜,神经导航仪及其用物(包括无菌物品及非无菌物品),脑科头架,脑深部牵开器,电动颅骨钻,铣刀。

手术步骤与手术配合见表 17-2-3。

表 17-2-3 神经导航仪导航下脑肿瘤切除术的手术步骤与手术配合

手术步骤	手术配合
1. 影像资料的三维重建,标记肿瘤位置	将患者术前 1d 连续扫描所得的 MRI 或 CT 资料,通过光盘输入术前规划工作站进行数据处理,标记肿瘤位置
2. 术前定位:用三钉头架固定患者头部,并安装参考架(非无菌)	把经术前规划工作站进行数据处理的资料输入导航仪工作站进行术前导航,确定手术切口后,拆下参考架
3. 皮肤消毒,铺无菌巾	递碘伏纱球消毒,递无菌手术巾铺单
4. 安装参考架(无菌)	递无菌的参考架
5. 同本章第一节“开颅手术切口”1～9,显露术野	配合同本章第一节“开颅手术切口”1～9
6. 摘除肿瘤	同本节“神经电生理监测下癫痫病灶切除术”4
7. 缝合、覆盖切口	配合同本章第一节“开颅手术切口”11～14

(李柳英)

四、颅骨肿瘤切除术

(1)适应证 骨囊肿、颅骨血管瘤、巨细胞瘤、局限性恶性肿瘤。

(2)麻醉方式 全身麻醉或局部麻醉。

(3)手术切口 在肿瘤表面头皮上弧形或“S”形切口。

(4)手术体位 根据肿瘤部位采取相应的手术体位。

手术步骤与手术配合见表 17-2-4。

表 17-2-4 颅骨肿瘤切除术的手术步骤与手术配合

手术步骤	手术配合
1. 同本章第一节“开颅手术切口”1～9,显露术野	配合同本章第一节“开颅手术切口”1～9
2. 固定安装颅骨板(非良性肿瘤骨板切除后不做一期修补)	准备骨板(硅胶板、钛合金板),备厚剪或钛板专用剪;用钛合金板须备相应螺钉及螺丝刀;如用钢丝固定,备钢丝、钢丝剪、钢丝钳
3. 放置引流管,缝合切口	配合同本章第一节“开颅手术切口”12～14

五、小脑幕上脑膜瘤切除术(以大脑凸面脑膜瘤切除术为例)

(1)适应证 大脑凸面、矢状窦旁、大脑镰、小脑幕和颅底部脑膜瘤。

(2)麻醉方式 局部麻醉或气管插管全麻。

(3)手术切口 根据部位采取相应手术切口。

(4)手术体位 仰卧位,头偏向健侧。

手术步骤与手术配合见表 17-2-5。

表 17-2-5　大脑凸面脑膜瘤切除术的手术步骤与手术配合

手术步骤	手术配合
1. 同本章第一节“开颅手术切口”1～9，显露硬脑膜	配合同本章第一节“开颅手术切口”1～9
2. 暴露肿瘤周围硬脑膜，缝扎或切断脑膜上可见的粗大血管	递 5×12 圆针 1 号丝线缝扎血管，递双极电凝器止血、切断
3. 切开硬脑膜，剥离肿瘤边缘蛛网膜	递 11 号刀、有槽探针切开硬脑膜，递神经剥离子剥离、枪状镊夹持脑棉片置于肿瘤表面、吸引器头吸引
4. 悬吊骨缘下的硬膜	递 5×12 圆针 1 号丝线线吊硬脑膜
5. 切开蛛网膜	递双极电凝器切开
6. 分离脑组织与肿瘤，切除肿瘤，将暴露的血管电凝后切断，夹闭较粗动脉并检查止血情况	巡回护士接好显微镜，协助套好无菌套；铺好托手架，备好脑棉片，递 ϕ1.5mm 吸引器头吸引、银夹夹闭血管；如有出血，递双极电凝器、吸收性明胶海绵、棉片止血或生物蛋白胶止血，递冲创器清洗术野
7. 缝合硬脑膜	清点棉片、缝针，递脑膜镊、5×12 圆针 1 号丝线缝合
8. 放置负压引流管，固定骨板，缝合骨膜(脑组织无水肿、肿胀、非恶性肿瘤者)	递负压引流管，递中弯钳协助置管；将骨板复位，递 8×24 圆针 1 号丝线或 2-0 可吸收缝线间断缝合骨膜
9. 缝合帽状腱膜，覆盖切口	配合同本章第一节“开颅手术切口”13～14

六、大脑半球内肿瘤切除术

(1)适应证　神经胶质瘤。

(2)麻醉方式　气管插管全麻。

(3)手术切口　双侧额顶部入路，双顶部切口。

(4)手术体位　仰卧位，上 Mayfield 头架。

手术步骤与手术配合见表 17-2-6。

表 17-2-6　大脑半球内肿瘤切除术的手术步骤与手术配合

手术步骤	手术配合
1. 同本章第一节“开颅手术切口”1～10，进入颅腔	配合同本章第一节“开颅手术切口”1～10
2. 探测肿瘤的部位和深度	递脑室针进入脑表面，递电凝器止血，递 18F 脑室针穿刺探测
3. 切开脑皮质，直达白质内进行肿瘤切除	安装 Mayfield 自动脑固定牵开器，递活检钳或持瘤镊钳出瘤体
4. 摘除瘤体	递吸引器吸除坏死软化的瘤体，递超声刀切除进入大血管和神经的瘤体，递双极电凝器、棉片、吸收性明胶海绵止血；用小杯盛装生理盐水，接取脑瘤组织送活检
5. 冲洗切口，彻底止血	递洗创器吸生理盐水冲洗；麻醉医生协助压双颈静脉；递双极电凝器止血
6. 缝合、覆盖切口	配合同本章第一节“开颅手术切口”11～14

七、小脑幕脑膜瘤切除术(以小脑幕裂孔脑膜瘤切除术为例)

(1)适应证　幕上型脑膜瘤。

(2)麻醉方式　气管插管全麻。

(3)手术切口　顶颞枕切口。

(4)手术体位　侧卧位或侧俯卧位。

手术步骤与手术配合见表 17-2-7。

表 17-2-7 小脑幕裂孔脑膜瘤切除术的手术步骤与手术配合

手术步骤	手术配合
1. 同本章第一节"开颅手术切口"1～10,进入颅腔	配合同本章第一节"开颅手术切口"1～10
2. 切断1～2根术野区的大脑下静脉,向上提起枕叶(如暴露不够,向上方延长脑膜切口)	递枪状镊、双极电凝器切断血管,递直蚊式钳或脑膜镊提起枕叶脑膜,递11号刀或组织剪剪开脑膜
3. 分离、显露、切除肿瘤	递枪状镊夹持脑棉片保护脑组织、电凝镊切除肿瘤并止血,递ϕ2mm吸引器头或绝缘吸引器头(可换柄)
4. 缝合、覆盖切口	配合同本章第一节"开颅手术切口"11～14

注:小脑幕下肿瘤切除,按范围做一侧或双侧枕下骨窗开颅,沿横突下方1cm处切开硬脑膜,其他步骤与幕上肿瘤相似。

八、侧脑室内肿瘤切除术

(1)适应证 侧脑室部位的室管膜瘤,脉络丛乳头状瘤和脑膜瘤,神经胶质瘤。

(2)麻醉方式 气管插管全麻。

(3)手术体位 侧卧位,患侧向上,上头架。

(4)手术切口 额部切口。

手术步骤与手术配合见表17-2-8。

表 17-2-8 侧脑室内肿瘤切除术的手术步骤与手术配合

手术步骤	手术配合
1. 同本章第一节"开颅手术切口"1～10,进入颅腔	配合同本章第一节"开颅手术切口"1～10
2. 探查脑室与肿瘤位置,了解脑组织厚度及肿瘤性质	递探针探查,递双极电凝器烧灼
3. 电凝脑皮质血管	递脑室针探查
4. 平行矢状线脑回方向,于冠状缝瓣切开额中回皮质,钝性分离白质	递枪状镊、棉片,递绝缘吸引器头吸引,递双极电凝器、神经剥离子
5. 切开脑室壁室管膜,吸出部分脑脊液	递双极电凝器沿室壁管膜止血后切开,递脑膜钩及脑膜剥离子牵开,递吸引器头吸出部分脑脊液
6. 切除肿瘤	递双极电凝镊止血,递取瘤钳或取瘤镊,备银夹
①若带部细长,予切断	递取瘤钳夹取瘤部,轻轻牵拉;递银夹钳、银夹夹闭根带,电凝切断
② 若肿瘤较大	
a. 包膜内或囊内分块切除	递脑膜剥离子游离,递枪状镊,递电凝器切除
b. 包膜表面的血管止血	显微镜下电凝止血
c. 游离肿瘤基底,全部切除肿瘤	递脑膜剥离子游离,递电凝器止血,递银夹夹闭血管后电凝切除
7. 疏通室间孔,恢复脑脊液流通	递吸引器头吸除脆软的瘤体组织,递电凝器止血
8. 若室间孔、导水管、三脑室或小脑幕切迹仍有脑脊液阻塞,行分流手术:于三脑室底或松果区的孔道处置入约ϕ2.4mm硅胶管,使三脑室与蛛网膜下隙或枕小脑延髓池相通	递枪状镊、棉片,递吸引器头吸引;递ϕ2.4mm硅胶管,递中弯钳协助置入
9. 缝合、覆盖切口	配合同本章第一节"开颅手术切口"11～14

(张石红)

九、小脑幕下肿瘤切除术

(1)适应证 小脑半球和蚓部神经胶质瘤，星形细胞瘤和髓母细胞瘤，第四脑室肿瘤。

(2)麻醉方式 全身麻醉、局部麻醉。

(3)手术体位 侧卧位、俯卧位或上 Mayfield 头架、坐位。

(4)手术切口 枕下开颅，正中直切口。

(5)特殊用物 颅后窝牵开器、颅后窝咬骨钳、骨蜡、Mayfield 自动脑牵开器。

手术步骤与手术配合见表 17-2-9。

表 17-2-9 小脑幕下肿瘤切除术的手术步骤与手术配合

手术步骤	手术配合
1. 消毒皮肤，切开皮肤、皮下组织	递海绵钳夹持碘伏纱球消毒皮肤；递 20 号刀切开、干纱布拭血；递头皮夹止血、电凝器止血，递小拉钩牵开切口
2. 切开筋膜，向外剥离枢椎棘突及两侧椎板上的肌肉	递 8×24 圆针 7 号丝线缝扎肌肉，递 20 号刀切开、骨膜剥离子剥离，递电凝器止血
3. 暴露枕骨鳞部，颅骨开窗	递颅后窝牵开器牵开、颅骨电钻钻孔
4. 咬除枕骨及寰椎后弓	递鹰嘴咬骨钳、颅后窝咬骨钳或小咬骨钳咬骨，递骨蜡止血
5. 清理切口，保护脑膜	递冲创器抽吸生理盐水冲洗切口；于切口两边铺治疗巾，术者洗手；递脑棉片保护脑膜，更换细吸引器头，备银夹止血
6. 切开脑膜，止血	递脑膜钩提起脑膜，递 11 号刀切一小口，递脑膜剪扩大，递双极电凝器或银夹止血
7. 显露颅后窝结构：显露小脑下面、下蚓部、扁桃体、第四脑室下部，延髓和颈髓交界处等结构	上显微镜；递显微器械(吸引器头、剥离子、剥离刀、显微剪、镊)进行分离、显露
8. 探查及取瘤	安装并固定 Mayfield 自动脑固定牵开器暴露病变部位；递脑针穿刺后，递取瘤钳、显微取瘤镊、超声吸引器等摘取瘤组织，递脑棉片拭血，递银夹、吸收性明胶海绵止血，将标本放于生理盐水杯内
9. 探查第四脑室，检查脑脊液是否通畅	递硅胶引流管放入脑室后角，递碘酯注入脑室(本步骤不作为常规)
10. 创面止血，冲洗切口	递冲创器生理盐水冲洗切口，清点脑棉片、缝针数目
11. 缝合脑膜	递 5×12 圆针 1 号丝线或 4-0 血管缝线连续缝合
12. 缝合枕肌	递 9×28 圆针 7 号丝线或 2-0 可吸收缝线贯穿全层肌肉或分层重叠缝合，不可留有间隙，以免形成脑脊液漏或假性囊肿
13. 缝合筋膜	递 9×28 圆针 7 号丝线间断缝合
14. 缝合皮下组织	递海绵钳夹持乙醇纱球消毒，递中弯钳或有齿镊去除头皮夹，递 8×24圆针 4 号丝线间断缝合
15. 缝合皮肤，覆盖切口	递 9×28 角针 1 号丝线间断缝合，递海绵钳夹持乙醇纱球再次消毒切口，递纱布、棉垫覆盖，递绷带包扎

(宋 烽)

十、脑室镜下单鼻腔蝶窦入路垂体瘤切除术

(1)适应证 无明显向鞍上扩展的Ⅰ～Ⅳ级 0、A 级肿瘤，尤其是内分泌功能活跃的肿瘤，如泌乳素腺瘤、生长激素腺瘤、库欣病及其他鞍内型垂体肿瘤；有明显向蝶窦侵袭的Ⅲ、Ⅳ级肿瘤，无视力、视野改变或稍有改

变；向海绵窦侵袭的 E 级腺瘤，而无视力、视野改变；有明显向鞍上扩展的 A～B 级肿瘤，如无严重视力损害，有蝶鞍及鞍隔孔扩大，可经蝶窦入路向鞍上操作，且鞍上瘤块位于中线、左右对称。

(2)麻醉方式　气管插管全麻。

(3)手术体位　仰卧位，头后仰 30°。

(4)手术切口　经单鼻腔蝶窦入路。

(5)特殊用物　Cushing 扩张器(鼻腔固定牵开器)，鼻甲钳，大、中、小旋转咬骨钳，磨钻，显微取瘤镊，各方向的垂体瘤刮圈，活检钳，25cm 膝状双极镊子，生物蛋白胶，庆大霉素，脑室镜操作器械及监视系统。

手术步骤与手术配合见表 17-2-10。

表 17-2-10　脑室镜下单鼻腔蝶窦入路垂体瘤切除术的手术步骤与手术配合

手术步骤	手术配合
1. 用碘伏消毒鼻周、面部皮肤、鼻孔，铺手术巾	递海绵钳夹持消毒纱球消毒面部；递消毒小鱼纱条填塞消毒双侧鼻孔；递手术巾、布巾钳
2. 固定吸引管、双极电凝线、冷光源导光纤维、摄像器连线	递布巾钳、吸引管、吸引头、双极电凝线、双极电凝镊子、导光纤维、摄像器、0°观察镜
3. 用肾上腺盐水浸湿鼻黏膜 5～10min，使鼻黏膜收缩	递枪状镊夹持肾上腺盐水棉片(0.9%生理盐水 100mL＋肾上腺素 10 滴)
4. 在右侧鼻孔置入 Cushing 扩张器，用 0°观察镜沿右侧鼻腔进入找到蝶窦开口	递 Cushing 扩张器，递 0°观察镜
5. 在内镜监视下，切开鼻中隔黏膜，离断鼻中隔根部，暴露对侧蝶窦开口，扩大蝶窦开口，止血，保持视野清晰	递垂体瘤手术尖刀或 ENT 剥离子切开分离，递双极电凝镊烧灼黏膜；递微型咬骨钳、旋转咬骨钳咬除部分蝶窦前壁或用磨钻磨开蝶窦骨壁，递双极电凝镊、骨蜡止血，递侧孔吸引器头持续吸引
6. 将内镜和显微器械进入鞍底，去除鞍底骨性组织，烧灼鞍底硬脑膜，穿刺确认硬脑膜并“十”字切开硬脑膜	递微型咬骨钳和旋转咬骨钳咬除骨性组织，递双极电凝镊烧灼；递 9 号长针头接 1mL 注射器穿刺，递 11 号刀切开
7. 清除肿瘤组织	递活检钳、各种角度取瘤镊、垂体瘤刮圈、吸引器；用小杯盛装少许盐水接取切下的肿瘤组织，送病理检查
8. 用 30°观察镜观察术野，检查肿瘤切除情况，彻底止血，封闭鞍底	递 30°观察镜更换 0°观察镜，递双极电凝镊、止血纱布、吸收性明胶海绵、骨蜡等止血；清点棉片、缝针数目；递已溶解的生物蛋白胶封闭
9. 蝶窦开口处用碘仿纱条填塞，取出 Cushing 扩张器	递长 60cm、宽 1.27cm 的碘仿纱条

注：1. 垂体瘤微侵袭外科治疗的方法较多，有神经导航显微镜下切除术、经眉锁孔入路切除术、经单鼻孔蝶窦入路切除、立体定向放射外科治疗等。

2. 垂体腺瘤的分类。

(1)根据垂体腺瘤在鞍隔下方扩展的情况，可分为：

①封闭型：肿瘤未破坏蝶鞍骨质，鞍底完整，肿瘤限于骨及硬脑膜的范围之内。依其大小可分为：

Ⅰ级：蝶鞍大小正常，肿瘤直径＜10mm。

Ⅱ级：蝶鞍扩大，肿瘤直径＞10mm，但鞍底骨质无损坏。

②侵袭型：肿瘤破坏鞍底向蝶窦内突出。

Ⅲ级：蝶鞍稍增大，鞍底骨质有局限性破坏。

Ⅳ级：蝶鞍骨质广泛破坏、消失，肿瘤充满整个蝶窦。

Ⅴ级：肿瘤在鞍区可分为上述任何一型，但合并脑脊液或血行转移。

(2)根据肿瘤向鞍隔上方扩展的情况，可分为：

0 级：肿瘤仅在鞍隔下生长，无鞍隔上扩展。

A 级：肿瘤侵及鞍上池，但未达第三脑室底。

B 级：第三脑室底部被肿瘤推移，CT 及其他影像检查可见第三脑室底充盈缺损。

C 级：第三脑室底明显受压变形，可达室间孔。

D 级：肿瘤由硬脑膜内侵至颅前窝(D_1)、颅中窝(D_2)或颅后窝(D_3)。

E 级：肿瘤侵袭海绵窦。

（李柳英　张石红）

第三节 颅内血管瘤手术

一、颞浅动脉-大脑中动脉吻合术

(1)适应证 脑动脉闭塞性狭窄病变引起的脑梗死、肿瘤、动脉瘤累及颈内动脉,须切除颈内动脉、复杂性脑动脉瘤。

(2)麻醉方式 气管插管全麻。

(3)手术体位 仰卧位或侧卧位。

(4)手术切口 额颞切口,皮肤切口延至耳前平耳垂。

(5)特殊用物 显微镜、显微手术器械、9-0无损伤缝合线、血管夹。

手术步骤与手术配合见表17-3-1。

表17-3-1 颞浅动脉-大脑中动脉吻合术的手术步骤及手术配合

手术步骤	手术配合
1. 消毒皮肤,切开皮肤、皮下组织、帽状腱膜	递海绵钳夹持碘伏纱球消毒,递20号刀切开、头皮夹钳夹止血
2. 游离皮瓣止血	递20号刀游离皮瓣、双极电凝器止血
3. 游离颞浅动脉,并于远心端离断	递显微小弯钳及剪刀、血管钳,递微血管钳夹于近心端阻断血流、1号丝线结扎远心端,递肝素盐水冲洗管腔
4. 开骨窗	递颅钻钻孔,钻孔时不断滴注生理盐水,润滑及局部降温;递咬骨钳开窗、骨蜡止血
5. 在显微镜下切开硬脑膜并游离大脑中动脉分支	备好显微镜。递脑棉片保护脑组织、脑膜钩提起硬脑膜,递11号刀切开,递脑膜剪扩大、微型血管钳分离游离大脑中动脉分支,递微血管夹2把夹住阻断血流,递小橡皮片置于血管下方
6. 切开大脑中动脉分支	递微型手术刀切开大脑中动脉分支,递肝素盐水冲洗管腔
7. 吻合颞浅动脉和大脑中动脉分支,术野彻底止血	递9-0无损伤尼龙缝合线吻合血管,递双极电凝器、吸收性明胶海绵、脑棉止血
8. 缝合硬膜	清点棉片、缝针数目,递5×12圆针1号丝线缝合,递生理盐水冲洗
9. 放置引流条,缝合骨膜	递橡皮引流条,递中弯钳协助放置;递8×24圆针1号丝线间断缝合
10. 缝合帽状腱膜	递8×24圆针4号丝线间断缝合
11. 缝合皮肤,覆盖切口	递血管钳取下头皮夹、海绵钳夹持乙醇纱球消毒皮肤,递9×28角针1号丝线间断缝合;递乙醇纱球再次消毒皮肤,递纱布、棉纱垫覆盖,递绷带包扎

(宋 烽)

二、颅内动脉瘤夹闭术(以前交通动脉瘤切除、夹闭术为例)

(1)适应证 前交通动脉瘤、反交通动脉瘤、大脑中动脉瘤、颈内动脉分叉部动脉瘤等。

(2)麻醉方式 气管插管全麻。

(3)手术体位 仰卧位,头前屈20°,保持颈部平直,颈部血管不受扭曲、牵拉、压迫。

(4)手术切口 双额矢旁入路,冠状切口。

(5)特殊用物 血管夹,血管瘤夹及相应的夹持钳,Mayfield自动脑固定牵开器,带孔神经剥离子,脑显微剪，显微镊，显微镰状刀，20%甘露醇，吸收性明胶海绵。

手术步骤与手术配合见表17-3-2。

表17-3-2 前交通动脉瘤切除、夹闭术的手术步骤与手术配合

手术步骤	手术配合
1. 术前准备	20%甘露醇250～500mL+可的松静脉快速输入
2. 同本章第一节"开颅手术切口"1～9，显露硬脑膜	配合同本章第一节"开颅手术切口"1～9
3."U"形切开硬脑膜(蒂在后方)，向后翻开硬脑膜	递脑膜钩勾起脑膜、11号刀切一小孔，递有槽探针由孔插入硬脑膜下作为引导，递12号刀顺槽切开脑膜；巡回护士协助摆好显微镜
(以下步骤在显微镜下进行)	
4. 分开两大脑半球	递神经剥离子分离，递枪状镊、脑棉片，递显微剪剪开
5. 沿大脑前动脉找到胼周动脉，分离两侧相互粘连的胼周动脉，围绕胼胝体膝部分离，直至动脉瘤	递显微镊、显微剪、显微镰状刀小心分离(勿做钝性分离，避免牵拉，勿使瘤体破裂)
6. 将动脉瘤与周围粘连组织切断，充分游离后向前或后推开，暴露大脑前动脉的近段主干	递显微镊、显微剪边剪断边游离，递棉片和明胶海绵保护
7. 游离大脑前动脉主干	递显微镊、显微剪游离；备好动脉夹，以备瘤体破裂时临时夹动脉主干两端
8. 解剖动脉瘤颈，予以钳夹	递显微剪分离，递动脉瘤夹钳夹
9. 彻底止血，冲洗切口	递电凝器止血，递冲洗器吸盐水冲洗切口
10. 缝合、覆盖切口	配合同本章第一节"开颅手术切口"11～14

注：近10年来，微侵袭神经外科发展迅速，相当部分的颅内血管瘤是在脑血管造影定位下，经血管内施以载瘤动脉夹闭技术和动脉瘤内栓塞技术，以达到治疗目的。

(张石红)

三、颈动脉内膜剥脱术

(1)适应证 单侧颈动脉系统、椎-基底动脉系统短暂性脑缺血发作(TIA)症状，动脉造影显示同侧、双侧颈内动脉或椎基底动脉严重狭窄或动脉狭窄不严重，但伴有动脉粥样硬化斑块、溃疡形成；无症状的颈内动脉严重狭窄，因其他疾病将要进行大手术，为防止术中血压降低致脑缺血或脑梗死，行预防性切除等。

(2)麻醉方式 气管插管全麻，最好采用鼻插管。

(3)手术体位 仰卧位，头偏向对侧，肩部垫高，使颈部伸展。

(4)手术切口 斜切口或横切口。

(5)特殊用物 血管夹、血液回收机、皮筋、5-0可吸收线、肝素、止血纱布、显微镜及显微镜套、阻断管、显微剪刀、显微剥离刀、显微持针钳、吸收性明胶海绵等。

手术步骤与手术配合见表17-3-3。

表17-3-3 颈动脉内膜剥脱术的手术步骤与手术配合

手术步骤	手术配合
1. 消毒皮肤	递海绵钳夹持碘伏纱球消毒
2. 以下颌角平面为中点，在其后2cm处沿胸锁乳突肌前缘分开颈阔肌，颈前皮神经多须切断，显露颈动脉	递4号刀柄、22号刀片切开，电凝器止血，递甲状腺拉钩牵开、显露

续表

手术步骤	手术配合
3. 测定阻断血流时脑供血是否充分，以决定是否安置分流管，防止脑缺血	递皮筋1根绕过动脉，套入一段阻断管，以便在切除内膜时拉紧皮筋以便控制血流。如需安置分流管，先置管
4. 动脉斑块内膜切除：切开动脉壁，沿可见的黄色斑块与动脉壁肌层之间的界面剥离，切除内膜	递7号刀柄、11号刀片切开动脉壁；递生理盐水500mL内加肝素半支(1250U)，用注射器不断冲洗切开部位；递显微剥离刀剥离。内膜切除完毕后，递肝素盐水冲洗管腔，递止血纱布、电凝器彻底止血
5. 缝合动脉壁	递5-0可吸收线缝合动脉壁切口；剩最后两针时，先放开颈内动脉上的阻断带，使反流的血将空气和可能存在的血块和碎片冲出，收紧阻断带，再放开颈总动脉上的阻断带，冲出空气和血块，然后收紧，迅速缝合
6. 彻底止血，放置引流条，缝合切口	放置橡皮引流条；递6×17圆针1号丝线间断缝合皮下组织，递6×17角针3-0丝线间断缝合皮肤；递纱布覆盖切口

四、体外循环下动脉瘤切除术

(1)适应证　椎-基底动脉巨大动脉瘤。

(2)麻醉方式　气管插管全麻。

(3)手术体位　仰卧位。

(4)手术切口　眶-颧-颞-翼点联合入路。

(5)特殊用物　止血纱布、骨蜡、明胶海绵、耳脑胶、冲洗球、冰袋、油布、5-0血管缝线、鱼精蛋白、肝素、地塞米松、硫喷妥纳、20%甘露醇、维生素C、庆大霉素、皮肤缝合器、绷带等。

手术步骤与手术配合见表17-3-4。

表17-3-4　体外循环下动脉瘤切除术的手术步骤与手术配合

手术步骤	手术配合
1. 常规消毒头部及腹股沟部，联合铺单	递海绵钳夹持碘伏纱球消毒，铺无菌单；接好血液回收机、体外循环机、鼻咽温、肛温及各种管道；备好冰袋；递电凝器止血
2. 采用眶-颧-颞-翼点联合入路切开皮肤、皮下组织、帽状腱膜、骨膜，打开颅骨	递4号刀柄、22号刀片切开；递多功能头架，递开颅钻钻孔、铣刀锯开骨瓣；递7号刀柄、11号刀片切开硬脑膜，递5×12圆针1号丝线悬吊，递棉片保护脑组织
3. 显露动脉瘤	备好喷水双极电凝器、动脉瘤针、显微剥离子、剥离刀、显微棉片、显微剪刀。递显微自动牵开器、显微镜、显微器械分离、显露动脉瘤
4. 建立体外循环：在显露动脉瘤的同时，行股动静脉插管，建立体外循环，转流，通过体外循环机和变温毯逐渐降温	备好股动、静脉插管，肝素、冰屑；准备合适的动脉瘤夹；巡回护士给硫喷妥钠、甘露醇、地塞米松、维生素C等作为脑保护剂，并在患者双颈部、对侧腹股沟放置冰袋
5. 夹闭动脉瘤	递动脉瘤夹夹闭动脉瘤
6. 复温：夹闭动脉瘤后体外循环机复温，恢复循环	准备除颤器电击复苏
7. 拔除体外循环管道	撤去冰袋，遵医嘱递鱼精蛋白中和肝素
8. 彻底止血，关颅	递电凝器止血，递5×12圆针1号丝线或4-0血管缝线连续缝合硬脑膜；放引流管，盖骨瓣，递颅骨锁固定；缝合皮下组织、皮肤(或用皮肤缝合器缝合)；覆盖切口，递绷带包裹头颅

(宋　烽　高建萍)

第四节 脑神经手术

一、三叉神经减压术(入脑段)

(1)适应证 原发性三叉神经痛。
(2)麻醉方式 气管插管全麻。
(3)手术体位 侧卧位。
(4)手术切口 患侧乳突内侧直切口。
(5)特殊用物 手术显微镜、显微手术器械。
手术步骤与手术配合见表17-4-1。

表17-4-1 三叉神经减压术(入脑段)的手术步骤与手术配合

手术步骤	手术配合
1. 术野贴手术薄膜	递手术薄膜,递干纱垫1块协助贴膜
2. 于乳突内2cm处直切开皮肤、皮下组织,暴露枕骨	递有齿镊、10号刀切开,递纱布拭血,电凝器止血,递甲状腺拉钩或静脉拉钩牵开、显露
3. 做直径3～4cm的骨窗,暴露横突和乙状窦边缘	递10号刀切开骨膜,递骨膜剥离子分离骨膜、电动钻或手摇颅骨钻钻孔,递咬骨钳咬骨扩大,递骨蜡止血;打开的乳突气房用骨蜡封闭,递乳突牵开器牵开术野
4. 牵开小脑半球外上角	递固定脑压板牵开,于脑压板下用棉片和明胶海绵衬垫,摆好显微镜,协助套无菌套
(以下步骤在显微镜下进行)	
5. 暴露岩上静脉,电凝后切断	递微型剥离子小心剥离静脉,电凝后切断
6. 于静脉前内方打开脑桥侧池,暴露三叉神经	递棉片,递神经剥离子剥离
7. 分离神经根周围蛛网膜	递显微镊、显微剪剪除
8. 游离压迫神经根的血管,分离开神经与小脑上动脉内、外支的动脉襻	递钝头显微剥离子剥离,显微剪剪除粘连组织;递小片涤纶片垫入神经与血管襻之间、吸收性明胶海绵片覆盖蛛网膜开口
9. 缝合硬脑膜	清点缝针、棉片数目,冲洗创面,递5×12圆针1号丝线间断缝合
10. 缝合筋膜	递8×20圆针4号丝线间断缝合
11. 缝合皮肤,覆盖切口	递乙醇纱球消毒皮肤,递有齿镊、8×20角针4号丝线间断缝皮,递纱布覆盖切口

(张石红)

二、三叉神经半月节感觉神经切断术(以Frazier术为例)

(1)适应证 原发性三叉神经痛。
(2)麻醉方式 全身麻醉或局部麻醉。
(3)手术体位 半坐位。
(4)手术切口 直切口。
(5)特殊用物 三叉神经切断刀、骨蜡。
手术步骤与手术配合见表17-4-2。

表 17-4-2　三叉神经半月节感觉神经切断术(以 Fraziar 术为例)的手术步骤与手术配合

手术步骤	手术配合
1. 消毒皮肤	递海绵钳夹持乙醇纱球消毒皮肤
2. 自颧弓中点上缘向上呈 70°倾斜，长约 5cm 切开皮肤、皮下组织	递 20 号刀切开，递干纱布拭血、小弯钳及电凝器止血，递头皮夹钳止血
3. 切开筋膜，牵开颞肌	递小牵开器(或弹簧头皮拉钩)牵开、显露术野
4. 剥离骨膜	递 20 号刀切开，递骨膜剥离子剥离、乳突牵开器牵开颞肌
5. 钻孔，扩大骨窗 3.5～4cm	递颅骨钻钻孔；递鹰嘴咬骨钳，大、小咬骨钳扩大
6. 冲洗切口	递冲创器抽吸生理盐水冲洗、骨蜡止血；术者洗手，更换吸引器头
7. 剥离颅底硬脑膜，暴露棘孔，阻断脑膜中动脉，沿棘孔切断	递脑膜剥离子剥离、脑压板自颅底分离硬脑膜，递棉片拭血，递枪状镊夹持小棉片或 KD 粒剥离；准备米粒大小的骨蜡填塞棘孔、阻断脑膜中动脉，电凝脑膜中动脉，递 11 号刀切断
8. 将硬脑膜下神经外膜、固有膜分开，暴露三叉神经后根	递剥离子剥离、分开；递枪状镊夹持 2%丁卡因棉片于神经根局部浸润麻醉
9. 切断 2/3 的三叉神经感觉根	递三叉神经刀切断
10. 彻底止血，缝合硬脑膜	清点缝针、棉片数目，递电凝器止血，递 5×12 圆针 1 号丝线间断缝合
11. 冲洗切口，放置引流条	递冲创器抽吸生理盐水冲洗；递橡皮引流条，递中弯钳协助
12. 缝合颞肌	递无齿镊、9×28 圆针 7 号丝线间断缝合
13. 缝合筋膜	递 9×28 圆针 4 号丝线间断缝合
14. 缝合皮下组织	递海绵钳夹持乙醇纱球消毒切口皮肤，递 9×28 圆针 1 号丝线间断缝合
15. 缝合皮肤，覆盖切口	递 7×20 角针 0 号丝线间断缝合，递纱布、棉垫覆盖，递绷带包扎

（宋　烽）

三、枕下乙状窦后锁孔入路听神经瘤切除术

(1)适应证　位于内听道骨管内的听神经瘤。

(2)麻醉方式　气管插管全麻。

(3)手术体位　Sugita 体位(侧俯卧位，又称“醉汉”体位)，上 Mayfield 头架(三钉头架)。

(4)手术切口　枕下乙状窦后切口。

(5)特殊用物　Mayfield 头架、Mayfield 自动脑固定牵开器(脑深部固定牵开器)、神经内镜 30°观察镜及监测系统、磨钻、椎板咬骨钳或气动微型开颅钻、开颅铣。

手术步骤与手术配合见表 17-4-3。

表 17-4-3　枕下乙状窦后锁孔入路听神经瘤切除术的手术步骤与手术配合

手术步骤	手术配合
1. 同本章第一节“开颅手术切口”1～5，暴露骨板	配合同本章第一节“开颅手术切口”1～5，递小脑牵开器牵开皮肤、腱膜
2. 钻骨孔	递磨钻或微型开颅钻在切口边缘钻一小孔，边钻边用冲洗器滴盐水浸湿
3. 锯骨瓣(骨瓣约 3cm×4cm)：从小骨孔出发，沿切口边缘锯下或咬除一骨瓣	递微型开颅铣或椎板咬骨钳
4. 撬开骨瓣	递小骨撬，递骨蜡止血

续表

手术步骤	手术配合
5. 在骨瓣四周和切口骨缘相应的位置用磨钻分别钻 4 个小孔(为骨瓣复位做准备)	递磨钻或微型开颅钻钻小孔
6. 上显微镜无菌保护套	递专用无菌显微镜套,铺置托手架
7. 整理术野	器械托盘重新铺治疗巾,递一治疗巾保护术野;术者洗手,更换 2mm 侧孔吸引器头
8. 悬吊硬脑膜	递条状明胶海绵,递 5×12 圆针 1 号丝线缝牵引线
9. 显微镜下切开硬脑膜(以下步骤在显微镜下完成)	递双极电凝镊子烧灼术野硬脑膜血管;递 11 号刀切开硬脑膜一小口,递脑膜剪或组织剪扩大;备银夹钳夹止血
10. 电凝术野脑皮质血管,用冲洗器滴水湿润	递双极电凝镊、冲洗器,递枪状镊夹脑棉片(备不同大小脑棉片若干)
11. 上 Mayfield 自动脑牵开器,牵开脑组织,暴露肿瘤	递牵开器架并固定,递配套的脑压板
12. 分离、切除肿瘤组织	递双极电凝镊止血、分离;递吸引器、显微手术器械;递枪状镊夹脑棉片保护脑组织,递明胶海绵止血(备不同大小、厚薄明胶海绵若干)
13. 检查肿瘤切除情况(因切口小,必要时使用神经内镜检查)	神经内镜的使用见本章第五节"脑室镜下脑积水内引流术"
14. 冲洗术野,彻底止血	递冲洗器吸盐水冲洗,递双极电凝镊、明胶海绵、脑棉片止血
15. 缝合硬膜	清点棉片、缝针数目,递 5×12 圆针 1 号丝线缝合
16. 放置引流管,放回并固定骨瓣,缝合骨膜	递乙醇纱球消毒皮肤;递 11 号刀做一小切口以导出引流管,递小弯钳协助放置,递 8×24 角针 4 号丝线固定引流管;递 8×24 圆针 7 号丝线穿过骨瓣及切口缘小孔,固定骨瓣(或用颅骨固定钛钉固定),递 4 号丝线间断缝合骨膜
17. 缝合帽状腱膜、皮肤,覆盖切口	配合同本章第一节"开颅手术切口"13～14

注:1. 锁孔入路手术以 MR 或 CT 的准确定位为基础,根据患者的具体情况,个体化地设计和选择恰当的解剖窗口和手术通路,同时减少对周围结构的侵袭。锁孔入路技术可用于颅内多种病变的手术治疗。

2. 中、小型听神经瘤,也可采用 γ 刀进行治疗。

(李柳英　张石红)

第五节 脑积水手术

一、侧脑室-枕大池分流术

(1)适应证　凡在室间孔,第三脑室,大脑导水管,第四脑室及其出口处发生阻塞引起的脑积水。

(2)麻醉方式　全身麻醉或局部麻醉。

(3)手术体位　仰卧位,头偏一侧。

(4)手术切口　两个切口分别于枕部和枕下。

(5)特殊用物　分流导管。

手术步骤与手术配合见表 17-5-1。

表 17-5-1 侧脑室-枕大池分流术的手术步骤与手术配合

手术步骤	手术配合
1. 术野贴手术薄膜	递无菌手术薄膜,递干纱垫 1 块协助贴膜
2. 枕部切口,长 3～4cm	递 10 号刀切开头皮,电凝器止血

续表

手术步骤	手术配合
3. 分离骨膜，钻孔开窗，并于骨缘下方咬去外板棱角，呈沟形	递10号刀切开骨膜、骨膜剥离子剥离骨膜，递手摇颅骨钻钻孔，递骨蜡止血，递乳突牵开器牵开术野
4. 枕下正中切口：从枕下粗隆下方1～2cm处至第5颈椎棘突切开皮肤、皮下组织及项韧带，将肌肉向两旁分开，暴露枕骨和颈椎骨板	递10号刀切开，递电凝器止血；递乳突牵开器或后颅凹牵开器牵开皮肤及项肌，显露术野
5. 枕下钻孔、开骨窗，直径3～4cm	递手摇颅骨钻钻孔，必要时递尖头咬骨钳及颅后窝咬骨钳扩大骨窗；递骨蜡止血
6. 枕部钻孔部放置导管	
①“十”字切开硬脑膜	递脑膜钩、有槽探针、11号刀切开硬脑膜
②用脑室针做侧脑室穿刺	递脑棉片及吸收性明胶海绵保护，递脑室针行脑室穿刺
③将导管沿脑针穿刺孔道插入侧脑室中	递分流管(脑室段)
7. 于枕下切口与枕部切口间，帽状腱膜与骨板层之间做一隧道	递ENT剥离子分离帽状腱膜，贯穿两切口
8. 将脑室分流管下端穿过隧道	递血管钳于枕下骨窗切口穿过隧道，钳夹管下端拉出隧道
9. 将导管下端置入小脑延髓池	
①在切开的枕下硬脑膜切口处缝牵引线	递脑膜钩、11号刀切开硬脑膜；递5×12圆针1号丝线穿过硬脑膜、蛛网膜下隙，经脑池再从对面蛛网膜下隙穿出(过硬脑膜外)，缝2～3针
②将导管穿过硬脑膜和蛛网膜进入脑池，与牵引线相互打结，关闭硬脑膜，并缝扎固定导管下端	递分流导管
10. 缝合切口：检查导管通畅情况，先缝合枕下切口的项韧带、皮下组织、枕下皮肤，再缝上段枕部切口、帽状腱膜、皮下组织及头皮	清点缝针、棉片数目；递9×24圆针7号丝线缝合腱膜和韧带、9×24圆针1号丝线缝合皮下组织、8×20角针4号丝线缝合头皮、8×20角针1号丝线缝合颈部
11. 消毒皮肤，覆盖切口	递海绵钳夹持乙醇纱球消毒皮肤，敷料覆盖

注：在脑室镜下放置引流管，对插入的深度和位置控制得恰当，能大大提高手术的成功率。使用脑室镜手术，行枕下切口略小，过程与上述步骤相似。

二、侧脑室-右心房分流术

(1)适应证　各类型的脑积水，包括阻塞性脑积水、交通性脑积水和常压性脑积水。

(2)麻醉方式　全身麻醉或局部麻醉。

(3)手术体位　仰卧位，头偏向左侧，肩下垫一小枕。

(4)手术切口　头部切口＋颈部切口。

(5)特殊用物　带储液器和分流阀的分流管(以Rickham储液器加Holter阀导管为例)。

手术步骤与手术配合见表17-5-2。

表17-5-2　侧脑室-右心房分流术的手术步骤与手术配合

手术步骤	手术配合
1. 术野贴手术薄膜	递手术薄膜，递干纱垫1块协助贴膜
2. 切口一	
①于耳部上4～5cm向后4～5cm小马蹄形切开皮瓣、骨膜，并外翻	递10号刀切开头皮、皮下组织、帽状腱膜，递电凝器止血，递组织剪适当分离头皮四周与骨膜、10号刀切开骨膜、骨膜剥离子剥离骨膜
②位于皮瓣中央偏下方颅骨钻孔，孔径大小需同储液器底座相当	递骨钻和合适的钻头修整骨孔缘，递骨蜡止血

续表

手术步骤	手术配合
③脑室穿刺，置入导管：用带金属导丝的脑室管通过硬膜孔穿刺入右侧脑室前角，剪取适当长度的导管，接在储液器底座接头上	电凝硬脑膜表面，递脑膜钩勾起、11号刀切一小口，递带导丝导管及线剪
④将储液器座放入颅骨钻孔内，将阀门近端接在储液器出口和导管接头上	递储液器座，递阀门
3. 切口二：沿右侧胸锁乳突肌前缘自上而下切开皮肤、皮下组织、颈阔肌和深筋膜，切口长约3cm，于颈动脉外侧找到颈内静脉	递10号刀切开、蚊式钳钳夹止血，递电凝器边切边止血，递静脉钩牵开暴露
4. 于上、下两个切口之间，帽状腱膜和深筋膜下做一隧道，放置分流导管(心房管)	递长弯钳或长金属通条穿通隧道，从颈部切口穿到额部切口，引导心房导管通过隧道
5. 将阀门于耳屏前上方旁入颈部切口	递分流管(心房管)理顺全段导管，勿扭曲
6. 游离面总静脉，缝扎远心端	递整形镊、梅氏剪分离，递5×12圆针4号丝线缝扎，小血管以电凝止血
7. 在进入颈内静脉前的面总静脉下方，穿过一条丝线，牵吊起丝线；于面总静脉上切一小口，插入心房导管，导管经颈内静脉、上腔静脉达右心房	递血管钳分离面总静脉，递中弯钳带4号丝线绕过静脉，递蚊式钳牵引；于静脉插管切口部位，递4×10圆针3-0血管线做一荷包缝合，递11号刀切一小口
8. 收紧荷包线，将面总静脉壁结扎在导管上	递线剪剪线
9. 确定分流管通畅、长度适宜后关闭切口	清点缝针、棉片、纱布数目
10. 缝合颈部切口：缝合颈阔肌、深筋膜、皮下组织、皮肤	递8×20圆针4号丝线缝合肌肉、深筋膜，递1号丝线缝合皮下组织、8×20角针1号丝线缝合皮肤
11. 缝合头部切口：帽状腱膜、皮下组织、头皮	递9×24圆针7号丝线缝帽状腱膜、1号丝线缝皮下组织、8×20角针4号丝线缝头皮
12. 覆盖切口	递海绵钳夹持乙醇纱球消毒皮肤，递纱布覆盖，头部敷料外套加压网状帽

三、脑室-腹腔分流术

(1)适应证　各类型的脑积水，包括阻塞性脑积水、交通性脑积水、常压性脑积水以及某些不适于做右心房分流术者。

(2)麻醉方式　全身麻醉或局部麻醉。

(3)手术体位　仰卧位，头侧向左侧，右肩下垫一小枕。

(4)手术切口　头部切口+剑突下切口。

(5)特殊用物　脑室腹腔分流管，40cm、60cm金属通条各一。

手术步骤与手术配合见表17-5-3。

表17-5-3　脑室-腹腔分流术的手术步骤与手术配合

手术步骤	手术配合
1. 消毒，铺巾，术野贴手术薄膜	常规消毒铺巾，递手术薄膜，递干纱布1块协助贴膜
2. 头部切口和置管	配合同本节“侧脑室-右心房分流术”2
3. 剑突下正中切口，长2～3cm，直达腹膜	递10号刀切皮，递电刀逐层切开、纱布拭血，递甲状腺拉钩牵开、显露
4. 金属通条穿越皮下，经颈、胸到腹部切口，打通留管隧道	递金属通条做隧道
5. 于金属通条头端孔上拉出通条，留置导管，将腹腔导管上端接在阀门出口端	递7号丝线将导管绑扎金属通条头端

续表

手术步骤	手术配合
6. 切开腹膜，暴露肝脏左叶部分，将腹腔管末端置于肝脏膈面上(在腹腔内长度约 15cm)	递小弯钳 2 把吊起腹膜、10 号刀切一小口，递组织剪扩大、小“S”形拉钩牵开，递长镊、中弯钳置管
7. 将导管固定在肝圆韧带上	递 8×20 圆针 4 号丝线缝扎固定导管
8. 关腹	清点用物；递 9×28 圆针 7 号丝线缝合腹膜、鞘膜，递 1 号丝线缝皮下组织、8×20 角针 1 号丝线缝合皮肤
9. 覆盖切口	递海绵钳夹持乙醇纱球消毒皮肤，纱布覆盖
10. 缝合头部切口，覆盖切口	配合同本节“侧脑室-右心房分流术”11～12

(张石红)

四、脑室镜下脑积水内引流术

(1)适应证　具内镜操作空间的阻塞性脑积水及阻塞性脑积水合并交通性脑积水。

(2)麻醉方式　气管插管全麻。

(3)手术体位　仰卧位(第三脑室底部造口术、透明膈造口术)，俯卧位(侧脑室枕角入路)，使颅骨钻孔位置处于最高点。

(4)手术切口　额部切口(瞳孔位置的矢状线与冠状缝相交的前方 1.0cm 处)；枕部切口。

(5)特殊用物　37℃林格乳酸钠 500mL，神经内镜操作镜以及与之配套的剪刀，活检钳，双极电凝镊子，球囊扩张器，监视系统等。

手术步骤与手术配合见表 17-5-4。

表 17-5-4　脑室镜下脑积水内引流术的手术步骤与手术配合

手术步骤	手术配合
1. 皮肤消毒，铺巾，贴手术薄膜	递海绵钳夹持碘伏纱球消毒，递手术巾、递手术薄膜(带受水袋)
2. 顶部直线切开皮肤约 3cm，切开皮下组织、腱膜、骨膜，剥离骨膜	递 10 号刀切开皮肤，更换另一 10 号刀切开皮下组织到骨膜；递骨膜剥离子剥离
3. 用手摇钻在颅骨上钻一直径 1cm 的骨孔，止血	递手摇钻柄带扁钻头，至板障层换磨钻头；递骨蜡止血；清理手术器械台用物，重新铺一治疗巾于器械台上
4.“十”字切开硬脑膜，硬脑膜止血，电凝术野脑表面血管，导入脑室镜	将脑室操作镜连接冷光源，将摄像器、输液管分别连接脑室镜的冲洗通道和冲洗液(37℃林格乳酸钠溶液 500mL＋庆大霉素 8 万单位)；递 11 号刀切开硬脑膜，递脑膜剪扩大；递普通双极电凝镊止血；递脑室操作镜
5. 经脑室镜冲洗通道以保持术野清晰，防止皮质塌陷；止血	通过输液器的调节器调节林格乳酸钠溶液滴入的速度
6. 经脑室镜工作通道，用与脑室镜配套的双极电凝条、剪刀、活检钳、球囊扩张器进行分离、烧灼、活检、造口、止血等操作	更换脑室镜专用双极电凝条，按需要递双极电凝镊、剪刀、活检钳、球囊扩张器(液量≤0.8mL)
7. 取出脑室镜，术野脑皮质表面、硬膜彻底止血，用明胶海绵覆盖骨孔(无须缝合硬膜)	递普通双极电凝镊止血；清点棉片、缝针数目；递明胶海绵置于骨孔
8. 缝合帽状腱膜、皮肤，覆盖切口	递 9×11 圆针 4 号丝线间断缝合腱膜；递海绵钳夹持乙醇纱球消毒皮肤，递 9×11 角针 1 号丝线间断缝合皮肤；重新递乙醇纱球消毒皮肤，递纱布覆盖切口

(李柳英　张石红)

第六节 颅脑损伤手术

一、颅骨凹陷性骨折整复术

(1)适应证 凹陷性骨折严重,骨折片刺入脑内或压迫脑的功能区。

(2)麻醉方式 全身麻醉或局部麻醉。

(3)手术体位 仰卧位或侧卧位。

(4)手术切口 骨折区外周。

手术步骤与手术配合见表 17-6-1。

表 17-6-1 颅骨凹陷性骨折整复术的手术步骤与手术配合

手术步骤	手术配合
1. 消毒皮肤,铺巾	递海绵钳夹持碘伏纱球消毒皮肤,铺无菌巾
2. 于骨折外周马蹄形切开头皮至骨膜,翻转皮瓣后检查骨折情况	递 20 号刀切开,递骨膜剥离子剥离皮瓣与凹陷骨膜分开
3. 钻孔,复位:于凹陷骨折线旁钻孔,撬起陷下的骨折片(撬起困难时,用咬骨钳咬除少许重叠骨质再撬)	递颅骨钻钻孔,递骨膜剥离子从骨孔处撬起骨折片
4. 检查有无脑脊液或碎化脑组织溢出:无则缝合头皮;有则扩大骨孔,暴露硬脑膜后修补之	递鹰嘴咬骨钳扩大骨孔、骨蜡止血,递 5×12 圆针 1 号丝线修补硬脑膜、11×24 圆针 7 号丝线缝帽状腱膜、9×24 圆针 4 号丝线缝皮下组织、9×24 角针 4 号丝线缝合皮肤
5. 覆盖、包扎切口	递海绵钳夹持乙醇纱球消毒皮肤,递纱布覆盖,递网状弹力帽包扎

二、急性硬脑膜下血肿清除术

(1)适应证 外伤引起的急性硬脑膜下血肿所致的颅内压增高者。

(2)麻醉方式 全身麻醉。

(3)手术体位 仰卧位或侧卧位。

(4)手术切口 根据血肿部位确定。

手术步骤与手术配合见表 17-6-2。

表 17-6-2 急性硬脑膜下血肿清除术的手术步骤与手术配合

手术步骤	手术配合
1. 同本章第一节“开颅手术切口”1～5,显露颅骨	配合同本章第一节“开颅手术切口”1～5
2. 于血肿骨板上方钻孔	递电动颅骨钻钻孔,递冲洗器抽吸生理盐水,边钻边滴于孔周;递骨蜡止血
3. 切开硬脑膜(此时淤血立即喷出),迅速缓解颅内高压	递脑膜钩勾起脑膜、11 号刀切开,递吸引器头吸除血块
4. 轻轻压下脑皮质,进一步排出凝血块	递窄脑压板
5. 锯开骨瓣:在需切开骨瓣的边缘上钻一小骨孔,再用电铣刀切开颅骨瓣,扩大硬脑膜切口	递电动或气动开颅钻、开颅铣刀锯开骨瓣,递骨蜡止血,递脑膜剪剪开硬脑膜
6. 检查清除脑室内积血,清理血肿,彻底止血	递吸引器头吸除残余血块及碎化脑组织,递电凝器止血
7. 于硬脑膜下放置引流管	递引流管,递中弯钳协助放置
8. 缝合切口	配合同本章第一节“开颅手术切口”11～14

三、开放性颅脑损伤修复术

(1)适应证　外伤引起的头皮、颅骨、硬脑膜缺损。

(2)麻醉方式　全身麻醉。

(3)手术体位　仰卧位,头略高。

(4)手术切口　受伤部位。

手术步骤与手术配合见表17-6-3。

表17-6-3　开放性颅脑损伤修复术的手术步骤与手术配合

手术步骤	手术配合
1. 早期清创:头皮清创冲洗干净后,消毒皮肤,铺巾	递2%皂液、过氧化氢溶液、大量生理盐水清洗头皮;递海绵钳夹持碘伏纱球消毒皮肤,递无菌巾
2. 再次冲洗术野	递过氧化氢溶液、生理盐水、庆大霉素液冲洗,递纱垫拭干
3. 清除颅骨创口内异物和失活组织,修整骨孔边缘,剪去失活的硬脑膜	递咬骨钳修剪骨创缘;递无齿镊、组织剪剪去失活组织;递电凝器止血及递吸收性明胶海绵止血,递吸引器头吸引
4. 修补硬脑膜缺损	
①自体创周硬脑膜分层法修补	递脑膜镊、脑膜剪分层,递5×12圆针1号丝线缝合修补
②转移或切取邻近部位健康的帽状腱膜、颞肌筋膜、颅骨骨膜等修补	递无齿镊、15号刀切取,递6×17圆针4号丝线缝合修补
③缺损大的可取自体大腿阔筋膜	另备手术器械包
④人工硬膜修补	用聚四氧乙烯或涤纶片修补材料,修剪成缺损部分大小和形状;递5×12圆针0号丝线固定于自身硬脑膜上
5. 于硬脑膜下放置引流管	递引流管,递中弯钳协助放管
6. 缝合硬脑膜及修复材料	清点缝针、棉片、纱布数目,递5×12圆针1号丝线缝合
7. 缝合帽状腱膜及头皮(如该两层组织缺如,可视缺损情况,做双侧弧形切口或三叉形扩口减张缝合,或是转移皮瓣修复创口)	准备钢尺、整形镊测量皮瓣,递10号刀切开、电凝器切取皮瓣,递8×20角针1号丝线缝合头皮
8. 覆盖创口	递海绵钳夹持乙醇纱球消毒皮肤,递纱布、棉垫覆盖,递绷带包扎

(张石红)

四、颅骨修补术

(1)适应证　颅骨缺损。

(2)麻醉方式　全身麻醉或局部麻醉。

(3)手术体位　根据缺损部位而定,仰卧位或侧卧位。

(4)手术切口　颅骨缺损处。

手术步骤与手术配合见表17-6-4。

表17-6-4　颅骨修补术的手术步骤与手术配合

手术步骤	手术配合
1. 同本章第一节“开颅手术切口”1～3,剥离腱膜层	配合同本章第一节“开颅手术切口”1～3
2. 测量颅骨缺损大小,术前塑形钛核	递布样测量缺损部位大小,按缺损范围剪裁成形,灭菌;递塑形好的颅骨修补材料
3. 修整、固定颅骨替代物	

续表

手术步骤	手术配合
4. 钛合金板替代	递钢丝剪剪裁钛合金板形状,递螺钉固定、螺丝刀拧紧
5. 放置引流管,缝合切口	配合同本章第一节“开颅手术切口”12～14

（马晓军）

参 考 文 献

[1] 宋烽,王建荣.手术室护理管理学.北京:人民军医出版社,2004:527-538.

第十八章 整形外科手术的护理配合

第一节 常用手术切口

整形外科手术皮肤切口，对局部的功能与外形影响很大，要求切口瘢痕细小，不影响功能。因此，切口的位置应注意以下几点。

(1)郎格线　顺纹理走向的切口或创缘。

(2)皮肤自然皱纹线　切口应顺此皱纹走向。

(3)轮廓线　如耳郭、鼻侧、红唇与口唇皮肤的接合线，发际线等。

(4)推挤试验　切口方向应与平行纹理一致。

(5)关节部位　切口应与关节面平行；必须跨越关节时，应由关节的侧正中线或将切口成“S”形或锯齿形。

(6)隐蔽切口　如经口腔或鼻腔内切口。

手术步骤与手术配合见表 18-1-1。

表 18-1-1　整形外科切口的手术步骤与手术配合

手术步骤	手术配合
1. 消毒皮肤	递海绵钳夹持乙醇纱球消毒皮肤
2. 供区皮肤用亚甲蓝液定样	递钢尺(毫米刻度)度量，递无菌牙签或直蚊式钳夹小纱头，递亚甲蓝液定样
3. 切开皮肤、皮下组织	递整形有齿镊、15 号或 11 号刀切开，递干纱布拭血，递电凝器止血
4. 剥离，在浅筋膜平面做锐性或钝性分离	递无齿镊、15 号刀或刀柄、组织剪剥离，递生理盐水纱布拭血、蚊式钳钳夹出血点，电凝器止血
5. 创面止血	递弯蚊式钳钳夹止血、0 号或 3-0 丝线结扎或电凝器止血；递温热生理盐水纱布压迫止血，于局麻药液中加入 0.1%肾上腺素止血
6. 冲洗切口	递 10mL 注射器抽吸抗生素溶液反复冲洗
7. 放置引流管，引流管通连无效腔(死腔)并放在低位	递引流片或负压引流管
8. 缝合皮下组织，皮肤	递乙醇纱球消毒皮肤，递 3-0 或 5-0 可吸收线缝合皮内、5×14 角针丝线缝合皮肤
9. 覆盖切口	递海绵钳夹持乙醇纱球消毒皮肤，递凡士林油纱布、纱布、棉垫覆盖，递绷带包扎固定

(陈雅琴)

第二节 皮片移植手术

由于身体各个部位皮肤的颜色、纹理、厚度、血液供应和毛发生长各不相同，通常供区与受区越接近，皮肤性质就越匹配。最常选择的供皮部位是胸侧、大腿、臀、腹部；头皮可作为多次取皮的供区；上臂内侧、腹股沟区域的皮肤隐蔽(后者更为优越)，且提供皮量也较多，可用来修复手、足部位的缺损。

受区皮瓣移植前，首先，应彻底清除创面不健康的瘢痕、肉芽、坏死组织，解除挛缩，使创面平实；其次，应彻底止血，防止皮下积液，影响皮片的成活。

皮片固定，最常用的是受区创缘与皮片缘、受区皮缘与皮片缘的间断和连续缝合。此外，手掌、足心及受皮区创面较深，成凹面时，为防止皮片悬浮于创面，可采用打包法包扎，即将切缘与皮片的缝线每间隔约 3 针、预留一条缝线(线尾不剪断)，然后打开一块纱布，将碎纱布包裹做成一个大小适中的纱布包放于植上的皮肤中央，利用预留线尾相互打结、固定纱布包。

四肢和活动度大的部位植皮，术后要打石膏托，以限制活动。

皮片移植手术一般可分为表层皮片移植、全厚皮片移植、中厚皮片移植。

一、表层皮片移植术(刃厚皮片)

皮片最薄，在各种创面上极易存活，但后期收缩性、色泽改变(变深)最显著。主要用于肉芽创面、大面积烧伤及撕脱伤皮肤缺损的覆盖；选择性用于鼻腔、外耳道、口腔内衬的修复，皮片厚度为 0.2～0.25mm。

手术步骤与手术配合见表 18-2-1。

表 18-2-1　表层皮片移植术(刃厚皮片)的手术步骤与手术配合

手术步骤	手术配合
1. 消毒皮肤	递海绵钳夹持乙醇纱球消毒皮肤
2. 润滑皮肤	递组织钳夹液状石蜡纱布润滑皮肤
3. 取皮：助手绷紧取皮区皮肤的一端，术者左手绷紧取皮区的另一端，使取皮区皮肤紧张且平坦；术者右手持滚轴式取皮刀或电动取皮刀，使刀与皮肤 15°～30°，轻轻均匀地拉动切入皮肤，切取皮肤的表皮和真皮乳头层	安装刀片，调节刻度，于刀架涂液状石蜡。递滚轴式取皮刀或电动取皮刀取皮，递干纱布压迫供皮区；切取皮片置于盐水容器中并清洗后，置于抗生素溶液中
4. 创面止血	递温热盐水湿纱布压敷，递 0.1%肾上腺素液湿敷止血
5. 覆盖创面	递凡士林油纱布或其他生物敷料覆盖，递大纱布包裹、绷带包扎固定

二、全厚皮片移植术(全层皮片)

适用于外观或功能要求较高及耐磨部位(面部、关节、手足)等的修复，皮片厚度平均 1mm。

手术步骤与手术配合见表 18-2-2。

表 18-2-2　全厚皮片移植术(全层皮片)的手术步骤与手术配合

手术步骤	手术配合
1. 消毒皮肤	递海绵钳夹持乙醇纱球消毒皮肤
2. 供区皮肤切口用亚甲蓝液定样	递钢尺(毫米刻度)度量，递无菌牙签或蚊式钳夹小纱头，递亚甲蓝液定样
3. 裁剪与受皮区创面大小、形状相同模型	递消毒纸片或纱布，递亚甲蓝液绘出轮廓、线剪依图剪下
4. 切开皮肤并止血	
①切开表皮，沿真皮与皮下脂肪间层处直接切剥取下	递 20 号刀切开皮肤，递组织钳夹提一处皮缘，用刀直接切剥皮片，递干纱布拭血、蚊式钳钳夹止血，递电凝器或双极电凝器止血，必要时递 0 号丝线结扎
②切开皮肤、皮下组织及深筋膜浅面，剪去皮瓣上脂肪，制成全厚皮片	递 20 号刀切开，递组织剪剪去皮瓣上脂肪

续表

手术步骤	手术配合
5. 略加游离供区创缘皮瓣，直接对合缝合；若张力大，可做辅助切口或局部皮瓣、断层皮片移植	递组织钳提夹皮缘。递弯蚊式钳及整形弯剪游离创缘，递 9×28 圆针 1 号丝线间断缝合皮下组织、角针缝合皮肤。需皮片移植时，配合同本节“表层皮片移植术”
6. 覆盖切口	递海绵钳夹持乙醇纱球消毒皮肤，递纱布、棉垫覆盖

三、中厚皮片移植术（断层皮片）

中厚皮片存活较易，在收缩性、耐磨性、色泽改变等方面接近全厚皮片，广泛应用于整形外科。中厚皮片可分为：薄中厚皮片（0.3～0.4mm）、一般中厚皮片（0.5～0.6mm）、厚中厚皮片（0.7～0.78mm）。

手术步骤与手术配合见表 18-2-3。

表 18-2-3　中厚皮片移植术（断层皮片）的手术步骤与手术配合

手术步骤	手术配合
1. 消毒皮肤	递海绵钳夹持乙醇纱球消毒皮肤
2. 准备取皮鼓	递双面胶胶膜粘在鼓面上，取皮刀安在刀架上，调节刻度
3. 取皮：将鼓面前缘紧贴供皮区皮肤，拉起皮肤并将取皮刀左右拉锯切入皮肤，取皮肤的真皮层	递鼓式取皮刀，递止血钳 2 把轻压鼓面两侧皮肤，递干纱布压迫止血
4. 割断皮片，从鼓面上取下大张皮片	递中弯钳两把取下皮片，放入盐水弯盘中
5. 创面止血	递干纱布、温热生理盐水纱布按压止血
6. 覆盖创面	递凡士林油纱布或其他生物敷料覆盖，递纱布、棉垫、绷带加压包扎

（魏　革）

第三节　皮瓣移植手术

一、颞顶部皮瓣移植术

（1）适应证　修复额顶部或鬓角瘢痕性秃发、肿瘤切除后的缺损、男性上唇缺损以及眉再造。

（2）麻醉方式　局部麻醉或全身麻醉。

（3）手术体位　仰卧位。

（4）特殊用物　显微外科手术器械、0.1%肝素盐水。

手术步骤与手术配合见表 18-3-1。

表 18-3-1　颞顶部皮瓣移植术的手术步骤与手术配合

手术步骤	手术配合
1. 消毒皮肤，用亚甲蓝液定样，自耳屏前颞浅动脉搏动处向前方旁开 1cm 纵行切开皮肤、皮下组织	配合同本章第一节“常用手术切口”1～3
2. 找到颞浅动脉主干进行剥离	递弯蚊式钳探查、整形弯剪剥离
3. 按预先画好的切口线从头皮瓣的一侧切开至颞浅筋膜下	递 15 号刀切开，递干纱布拭血
4. 沿颞筋膜浅层分离至皮瓣另一侧，形成带蒂皮瓣	递组织钳提夹皮瓣一侧，递 15 号刀或刀柄锐性或钝性分离

续表

手术步骤	手术配合
5. 创面止血	配合同本章第一节"常用手术切口"5
6. 保护带蒂皮瓣	递温盐水纱布包裹皮瓣
7. 探查受区血管，于血管搏动点旁开 1cm 做纵行切口，游离颞浅血管	递无齿镊、15 号刀切开，递弯蚊式钳游离
8. 切除受区瘢痕组织或创面	递 15 号刀切开、弯蚊式钳探查、整形弯剪游离
9. 测定皮瓣长短、大小	徒手测定
10. 皮瓣断蒂	递 15 号刀切断，递动脉止血夹 1 个夹住皮瓣蒂处血管
11. 切断颞浅动脉，游离皮瓣	递弯蚊式钳夹住颞动脉，递组织剪剪断、5×12 圆针 3-0 丝线贯穿缝扎
12. 将受区及供区血管吻合	递 5mL 注射器抽吸 0.1%肝素盐水，连接 24 号套管针头冲洗血管断端；递显微镊、显微持针器、9-0～11-0 无损伤缝合线缝合血管
13. 缝合皮瓣，于皮瓣下放置引流条或引流管	递整形齿镊、6×17 角针 1 号丝线间断缝合；递橡皮片或细引流胶管，递小弯钳协助放管
14. 覆盖切口	递凡士林油纱布、干纱布覆盖，递绷带包扎固定

二、胸三角皮瓣带蒂移植术

(1)适应证　修复面、颈部皮肤缺损。

(2) 麻醉方式　全身麻醉或高位硬膜外麻醉。

(3)手术体位　仰卧位，头向对侧，肩部垫软枕。

(4)手术切口　胸壁切口。

(5)特殊用物　滚轴式取皮刀。

手术步骤与手术配合见表 18-3-2。

表 18-3-2　胸三角皮瓣带蒂移植术的手术步骤与手术配合

手术步骤	手术配合
1. 消毒皮肤、用亚甲蓝液定样；以胸骨旁线第 2 肋间或第 3 肋间至同侧肩峰为纵轴，沿纵轴两侧呈椭圆行切开皮肤、皮下组织及胸肌筋膜	配合同本章第一节"常用手术切口"1～3
2. 沿深筋膜平面剥离，将胸筋膜表面掀起皮瓣，自皮瓣远端向蒂部分离	递组织钳提夹皮缘，递 20 号刀锐性分离，递电凝器止血
3. 创面止血	配合同本章第一节"常用手术切口"5
4. 保护皮瓣	递温盐水纱布包裹皮瓣
5. 旋转皮瓣、修复受区皮瓣缺损	递整形镊、6×17 圆针 3-0 丝线缝合筋膜、角针间断缝合皮肤
6. 缝合供区皮肤	
①皮瓣宽度＜6cm(长：宽≤1：2)，潜行分离皮瓣周围组织，拉拢缝合皮下筋膜层，然后缝合皮肤	递弯蚊式钳分离皮缘，递 6×17 圆针 3-0 丝线间断缝合皮下筋膜层、带角针 3-0 单股尼龙线皮内缝合
②皮瓣宽度＞6～7cm(长：宽＞1：2)，胸部供区不能一期缝合，做全厚皮片游离植皮修复	配合同本章第二节"全厚皮片移植术(全层皮片)"
7. 覆盖切口	递凡士林油纱布、干纱布覆盖，递绷带包扎固定

三、髂腹股沟皮瓣移植术

(1)适应证　皮肤软组织缺损修复。
(2)麻醉方式　全身麻醉或硬膜外麻醉。
(3)手术体位　仰卧位，髂下垫软枕。
(4)特殊用物　滚轴式取皮刀、双关节咬骨钳(尖嘴)、骨锤、骨锉、骨刀、娥眉凿(5mm、10mm)，有齿直钳。
手术步骤与手术配合见表 18-3-3。

表 18-3-3　髂腹股沟皮瓣移植术的手术步骤与手术配合

手术步骤	手术配合
1. 用亚甲蓝液定样，标出腹股沟韧带、股动脉、股静脉的皮肤位置，以及髂浅动脉走行	递钢尺(毫米刻度)度量、直蚊式钳钳夹亚甲蓝小纱头或无菌牙签、亚甲蓝液定样
2. 平行于腹股沟韧带向上 2～3cm、向下 7～8cm，内侧至股血管、外侧至髂前上棘外 8～10cm 处切开皮肤、皮下组织及筋膜	递有齿镊、20 号刀切开，递干纱布拭血，递电凝器止血
3. 游离皮瓣移植	递组织钳掀起皮瓣
① 切开皮瓣内侧缘，探查浅筋膜脂肪层内的大隐静脉至股静脉处	递 15 号刀切开、组织钳提夹皮缘，递弯蚊式钳分离、探查，电凝止血
② 分离引流皮瓣的浅静脉 2～3cm	递弯蚊式钳、组织剪分离
③ 于股动脉搏动处切开深筋膜，分离旋髂浅动脉	递 15 号刀切开、甲状腺拉钩牵开、弯蚊式钳分离，递电凝器止血
④于深筋膜下向上分离 6cm 至髂浅动脉穿出深筋膜处	递无齿镊、弯蚊式钳及弯剪分离
⑤ 切开皮瓣远端，将皮瓣掀起至缝匠肌外侧缘	递 15 号刀切开、组织钳掀起
⑥ 切开深筋膜，切断至缝匠肌的肌支	递 15 号刀切开深筋膜，递弯蚊式钳钳夹肌支血管、切断，递 1 号丝线结扎
⑦切开皮瓣的上、下边，完全掀起皮瓣，断蒂	递 15 号刀切开、组织钳提夹掀起皮瓣，递动脉夹夹住皮瓣蒂外血管、刀切断
4. 带蒂皮瓣移植	
①切开皮瓣远端，向内侧掀起皮瓣	递 15 号刀切开、组织钳掀起
② 切开缝匠肌外侧缘处深筋膜，分离旋髂浅动脉，结扎切断肌支	递 15 号刀切开深筋膜，递弯蚊式钳钳夹肌支血管、切断，递 1 号丝线结扎
③切开皮瓣上、下边，将皮瓣完全掀起	递 15 号刀切开、组织钳提夹掀起皮瓣
5. 带髂骨的腹股沟皮瓣移植	
①切开皮瓣远端时，向深层切开深筋膜及肌肉(缝匠肌、阔筋膜张肌及臀中肌)，保留 2cm 肌袖在骨条上	递有齿镊、15 号刀切开
②截髂骨条块	递摇摆锯或骨刀、骨锤凿骨，递骨蜡止血
③将皮瓣连同骨块一块掀起	递有齿直钳提夹骨块并掀起
6. 修复受区缺损，使受区与游离皮瓣或断蒂皮瓣血管吻合	递 5mL 注射器抽吸 0.1%肝素盐水，连接 24 号套管针头冲洗血管断端；递显微镊、显微持针器、9-0～11-0 无损伤缝合线缝合血管
7. 放置引流管或引流条	递橡皮片或细引流胶管，递小弯钳协助放管
8. 覆盖切口	递凡士林油纱布、干纱布覆盖，递绷带包扎固定

第四节 筋膜瓣移植手术

一、颞部筋膜瓣移植术

(1)适应证 颞浅带蒂筋膜瓣移植术，用于颜面部皮肤缺损修复及眉毛再造。颞浅游离筋膜瓣移植术，用于覆盖有关节、骨、肌腱外露而不宜选用厚皮瓣修复的受区，如手、手背、足跟、足背；下肢溃疡的修复或慢性骨髓炎清创后无效腔(死腔)的充填，以及作为面部或其他器官缺损再造的衬里。

(2) 麻醉方式 局部麻醉或全身麻醉。

(3)手术体位 仰卧位，头偏向一侧。

(4) 特殊用物 显微外科手术器械。

手术步骤与手术配合见表 18-4-1。

表 18-4-1 颞部筋膜瓣移植术的手术步骤与手术配合

手术步骤	手术配合
1. 消毒皮肤，用亚甲蓝液定样，自耳屏上方颞浅动脉处向颞顶部呈“T”形切开皮肤、皮下组织	配合同本章第一节“常用手术切口”1～3
2. 分离头皮毛囊深面与浅筋膜之间隙	递 10 号刀或刀柄、整形弯剪分离，递弯蚊式钳钳夹出血点，电凝器止血
3. 掀起两侧头皮瓣的足够范围	递整形有齿镊两把掀起皮瓣
4. 于颞浅筋膜表面标记切取的范围	递钢尺(毫米刻度)度量，递无菌牙签或直蚊式钳夹亚甲蓝小纱头、亚甲蓝液定样
5. 于颞肌肌膜浅面将颞浅筋膜自远端向蒂部掀起，形成轴型筋膜瓣	递整形有齿镊两把掀起颞肌，递湿盐水纱布包裹皮瓣
6. 移植皮瓣，修复受区	
①游离移植	
a. 断蒂	递弯蚊式钳分离颞浅动、静脉，递动脉血管夹两个分别夹住，递 15 号刀切断血管，递 5×14 圆针 0 号丝线贯穿缝扎蒂的远端
b. 游离颞浅筋膜瓣血管断端，与受区血管吻合	递 10mL 注射器抽吸 5mL 0.1%肝素盐水接 24 号套管针头冲洗游离血管断端；递显微镊、显微剪修剪断端，递显微持针器、9-0～11-0 无损伤缝合线端-端吻合
②带蒂移植：旋转皮瓣与受区移植	递整形有齿镊、6×17 角针 3-0 丝线间断缝合
7. 冲洗切口	递抗生素溶液冲洗，递干纱布拭干，递乙醇纱球消毒皮肤
8. 覆盖切口	分别递凡士林油纱布、干纱布、棉垫覆盖，递绷带包扎固定

二、肩胛筋膜瓣移植术

(1)适应证 手、足部皮肤，皮下组织缺损修复等。

(2) 麻醉方式 全身麻醉。

(3)手术体位 俯卧位、侧卧位、半侧卧位。

手术步骤与手术配合见表 18-4-2。

表 18-4-2 肩胛筋膜瓣移植术的手术步骤与手术配合

手术步骤	手术配合
1. 消毒皮肤,用亚甲蓝液定样;以肩胛骨外缘上部三边孔至肩胛下角为纵轴,沿纵轴两侧呈"T"或"S"形切开皮肤、皮下组织	配合同本章第一节"常用手术切口"1~3
2. 于切口两侧掀起筋膜表面皮肤	递有齿镊 2 把掀起
3. 分离筋膜瓣,上达三边孔、下至筋膜瓣下缘	递无齿镊、15 号刀或刀柄、整形弯剪分离,递湿纱布拭血、蚊式钳钳夹出血点,递电凝器止血;递直蚊式钳夹持亚甲蓝小纱头做标记
4. 于大圆肌腱膜表面掀起筋膜瓣	递整形有齿镊 2 把掀起筋膜瓣
5. 于三边孔处切断、结扎旋肩胛动脉在三边孔内的肌支	递蚊式钳分离、钳夹肌支,递 15 号刀切断
6. 修复受区,行供、受区带蒂筋膜瓣或断蒂后吻合血管游离移植	配合同本章第四节"颞部筋膜瓣移植术"6~8

三、胸部筋膜瓣移植术

(1)适应证 面颈部皮肤缺损的修复,颈部食管、咽、喉缺损的再造,以及胸壁缺损的修复。

(2)麻醉方式 全身麻醉。

(3)手术体位 仰卧位。

手术步骤与手术配合见表 18-4-3。

表 18-4-3 胸部筋膜瓣移植术的手术步骤与手术配合

手术步骤	手术配合
1. 于一侧上胸部,自锁骨下缘第 4 肋间、胸骨外缘旁开 2cm,以及三角肌区的范围切开皮肤、皮下组织及深筋膜	配合同本章第一节"常用手术切口"1~3
2. 于深筋膜深面,自远端三角肌区向胸骨外侧分离至胸骨外缘旁开 2cm、动脉穿出处 1cm 处	递 15 号刀切开、弯蚊式钳钳夹,递电凝器止血
3. 剥离筋膜瓣	递 15 号刀锐性或刀柄钝性剥离
4. 将切口远端胸大肌表面肌膜与深筋膜一同掀起	递组织钳 2 把钳夹掀起皮瓣,递电凝器止血或递 3-0 丝线结扎
5. 修复受区	
6. 受供区做带蒂筋膜瓣移植术	配合同本节"颞部筋膜瓣移植术"6~8

第五节 肌皮瓣移植手术

一、上端血管蒂全胸锁乳突肌肌皮瓣移植术

(1)适应证 修复同侧中下部面的皮肤软组织或凹陷性缺损。

(2)麻醉方式 全身麻醉。

(3)手术体位 仰卧位。

手术步骤与手术配合见表 18-5-1。

表 18-5-1 上端血管蒂全胸锁乳突肌肌皮瓣移植术的手术步骤与手术配合

手术步骤	手术配合
1. 消毒皮肤;用亚甲蓝液定样,自乳突下 4cm 沿胸锁乳突肌向下至锁骨,前后缘不超过肌缘 3cm 切开皮瓣蒂部皮肤、颈阔肌及颈浅筋膜	配合同本章第一节"常用手术切口"1～3
2. 分离筋膜下组织,显露胸锁乳突肌前后缘	递小甲状腺拉钩牵开、显露,递无齿镊、15 号刀或刀柄、整形弯剪分离,递蚊式钳钳夹出血点,递电凝器止血
3. 切开皮瓣的前侧及下端切口	递 10 号刀切开
4. 分离、切断胸锁乳突肌的两个肌头,由前到后、从上到下切开皮瓣周缘	递组织钳两把提夹皮缘,递弯蚊式钳分离、钳夹,递 10 号刀切断
5. 边分离边将深筋膜、肌肉及皮下组织缝合固定至蒂部止,防止皮瓣与皮下组织滑脱	递整形镊、6×17 圆针 0 号丝线间断缝合
6. 将颈深筋膜浅层与胸锁乳突肌一同向上掀起	递弯蚊式钳掀起皮瓣
7. 转移肌皮瓣至受区,并缝合	递整形有齿镊、6×17 角针 3-0 丝线缝合
8. 修复供区	
①做游离皮片移植	配合同本章第二节"皮片移植手术"
②或于供区后侧做一外三角形"V-Y"推进皮瓣	递整形有齿镊提夹皮缘、15 号刀切开,递弯蚊式钳或整形弯剪稍做皮缘分离,递 6×17 角针 0 号丝线拉拢缝合
9. 冲洗、覆盖切口	配合同本章第一节"常用手术切口"6～9

二、上斜方肌肌皮瓣移植术

(1)适应证 颌面部畸形伴颌骨缺损的修复。
(2)麻醉方式 全身麻醉。
(3)手术体位 俯卧位。
手术步骤与手术配合见表 18-5-2。

表 18-5-2 上斜方肌肌皮瓣移植术的手术步骤与手术配合

手术步骤	手术配合
1. 消毒皮肤;用亚甲蓝液定样;以肩锁关节为中心,前至斜方肌前缘,后平行于前切口,上至乳突区,下至肩峰切开皮肤、皮下组织及深筋膜	配合同本章第一节"常用手术切口"1～3
2. 在深筋膜层分离皮瓣远端至颈肩角处,形成筋膜瓣	递整形镊,15 号刀或刀柄、整形弯剪分离,递弯蚊式钳钳夹出血点,递电凝器止血
3. 分离、切断斜方肌,于该肌深面层进行分离,形成肌皮瓣	递小甲状腺拉钩牵开,递组织钳两把提夹皮缘、弯蚊式钳分离、10 号刀切断
4. 将皮肤与筋膜缝合(边分离边缝合)	递整形齿镊、6×17 角针 0 号丝线间断缝合
5. 做皮下隧道;或切开皮肤,将肌皮瓣转移至受区	递 10 号刀切开皮肤、弯蚊式钳分离皮下隧道,并将皮瓣转移
6. 拉拢缝合供区皮肤或游离植皮修复	递整形有齿镊、6×17 角针 0 号丝线间断缝合
7. 冲洗、覆盖切口	配合同本章第一节"常用手术切口"6～9

第六节 皮管手术(以皮管成形术为例)

(1)适应证 耳鼻等器官不全缺损的修复或再造;拇指或手指再造;外生殖器(阴茎、会阴)再造;头、面、颈或下肢较大面积缺损的修复。

(2)麻醉方式　局部麻醉或全身麻醉。

(3)手术体位　按手术部位需要。

(4)特殊用物　鼓式取皮机、疏松纱布敷料。

皮管成形术的手术步骤与手术配合见表18-6-1。

表18-6-1　皮管成形术的手术步骤与手术配合

手术步骤	手术配合
1. 消毒皮肤;用亚甲蓝液定样,做两条平行切口,切开皮肤、皮下组织及深筋膜	配合同本章第一节"常用手术切口"1～3
2. 于深筋膜浅面,劈裂剥离至对侧切口线,再切开对侧皮肤、皮下脂肪组织,两侧相通	递组织钳提夹一侧皮缘、10号刀或整形弯剪剥离,电凝器止血
3. 剪去皮瓣边缘突出的脂肪颗粒	递组织剪修剪
4. 将皮瓣卷成管形,于皮管两端缝牵引线	递6×17角针1号丝线缝合两针做牵引
5. 缝合皮管皮下	递整形无齿镊、5×14圆针3-0丝线间断缝合
6. 缝合皮管	递整形有齿镊、6×17角针3-0或5-0丝线间断缝合
7. 必要时可放置引流管	递引流条或引流管,递弯蚊式钳协助置管
8. 修复供区创面	
① 创面宽度<7～8cm,游离切口线两侧皮下组织或在边缘做辅助切口,缝合创面	递弯蚊式钳提夹皮缘、15号刀稍做皮缘游离或做辅助切口;递6×17角针1号丝线间断缝合供区皮肤
②创面宽度>8cm,移植中厚皮片或全厚皮片修复供区	配合同本章第二节"中厚皮片移植术(断层皮片)"或"全厚皮片移植术(全层皮片)"
9. 冲洗切口	递20mL注射器抽吸抗生素液冲洗,递干纱布拭干
10. 覆盖切口	分别递凡士林油纱布覆盖皮管与供区切口缝合区;于皮管下放置干纱布3～4层,两侧以疏松纱布敷料衬垫,其高度超过皮管,于皮管上覆盖2～3层纱布,递胶布顺皮管长轴固定

第七节　皮肤软组织扩张手术

一、扩张器置入术(一期手术)

(1)适应证　瘢痕性秃发、鼻缺损、面颈部瘢痕等皮肤软组织修复和器官再造。

(2)麻醉方式　局部麻醉或全身麻醉。

(3)手术体位　按手术部位需要。

(4)手术切口　根据扩张器埋置部位而定,按扩张器的边缘平行切开皮肤直达剥离面(头皮至帽状腱膜深面;额部至额肌深面;躯干、四肢至深筋膜浅面;耳后至筋膜浅面;颈部至颈阔肌浅面)。

(5)特殊用物　扩张器。

手术步骤与手术配合见表18-7-1。

表18-7-1　扩张器置入术(一期手术)的手术步骤与手术配合

手术步骤	手术配合
1. 消毒皮肤	递海绵钳夹持乙醇纱球消毒皮肤
2. 皮肤用亚甲蓝液定样	递钢尺(毫米刻度)度量,递无菌牙签或直蚊式钳夹亚甲蓝小纱头、亚甲蓝液定样
3. 沿扩张器边缘平行切开皮肤至剥离面	递整形有齿镊、15号或11号刀切开

续表

手术步骤	手术配合
4. 剥离、扩大埋置的腔隙	递扁桃体剪锐性剥离或递4号刀柄钝性分离，递弯蚊式钳钳夹出血点，递电凝器止血或递0号丝线结扎
5. 创面止血	递电凝器止血或0号丝线结扎，递温热生理盐水填塞腔隙5～10min止血
6. 置入扩张器	
① 检查扩张器是否渗漏	将扩张器注入生理盐水20mL进行检查
②放置扩张器	递扩张器(注意：注射壶置入时注射面向上，导管不能成锐角)
7. 于扩张器下放置引流管	递剪有数个侧孔的负压引流管，递弯蚊式钳协助置管
8. 固定扩张器，距切口边缘0.5～1cm处将表面组织与深部组织缝合	递整形镊、6×17圆针0号线缝合数针
9. 分层缝合切口	6×17圆针0号丝线间断缝合、角针1号丝线缝合皮肤；再次注入生理盐水5～10mL，检查负压引流
10. 覆盖切口	递纱布覆盖，适当加压包扎

二、扩张器取出或扩张器皮瓣转移术(二期手术)

手术步骤与手术配合见表18-7-2。

表18-7-2　扩张器取出或扩张器皮瓣转移术(二期手术)的手术步骤与手术配合

手术步骤	手术配合
1. 沿原先埋置扩张器切口边缘切开皮肤、皮下组织至纤维包膜表面	递整形有齿镊、15号或11号刀切开
2. 切开或分开纤维包膜	递弯蚊式钳分开或15号刀切开纤维包膜一小口，递整形弯剪剪开全部切口
3. 取出扩张器及注射壶	先取出扩张器，递4号刀柄顺导管钝性剥离取出注射壶
4. 切除扩张器基底部周边形成的纤维环	递整形镊、10号刀或整形弯剪切除纤维环
5. 修复受区，将扩张皮瓣转移至受区并缝合	递整形镊、6×17圆针、0号丝线间断缝合皮下组织，递有齿镊、6×17角针缝合皮肤
6. 放置引流管，冲洗切口	递引流片或负压引流管，递弯蚊式钳协助放置
7. 覆盖切口，加压包扎	递凡士林油纱布、纱布覆盖，适当加压包扎

第八节　常见的矫形手术

一、眼睑外翻矫正术(以皮片移植为例)

(1)适应证　瘢痕性眼睑外翻。

(2)麻醉方式　局部麻醉。

(3)手术体位　仰卧位。

手术步骤与手术配合见表18-8-1。

表 18-8-1　眼睑外翻矫正术(以皮片移植为例)的手术步骤与手术配合

手术步骤	手术配合
1. 消毒皮肤,用亚甲蓝液定样,距睑缘下 3～4mm 处沿睑缘全长切开皮肤	配合同本章第一节"常用手术切口"1～3
2. 沿眼轮匝肌平面充分游离、松解外翻的下睑组织至睑缘复位	递眼科镊、眼科弯剪松解眼轮匝肌,递盐水棉签拭血
3. 创面止血	递温热生理盐水纱布止血,局部药液中加入 0.1%肾上腺素止血
4. 按创面大小、形状,供区皮肤用亚甲蓝液定样	递钢尺(毫米刻度)度量,无菌牙签或直蚊式钳夹亚甲蓝小纱头、亚甲蓝液定样
5. 取全厚皮片或中厚皮片移植	配合同本章第二节"全厚皮片移植术(全层皮片)"
6. 缝合皮片	递 4×10 角针 3-0 丝线一针一线间断缝合(线不剪断)
7. 冲洗结膜囊内血块	递冲洗器抽吸生理盐水冲洗
8. 覆盖切口、加压包扎	递凡士林油纱布、纱布、棉片覆盖,用留下的线头打包加压包扎;予眼睑内涂抗生素眼膏
9. 眼睑内涂抗生素眼膏,用纱布包扎	

(陈雅琴)

二、重睑成形术

(1)适应证　单睑。

(2)麻醉方式　局部麻醉。

(3)手术体位　仰卧位。

手术步骤与手术配合见表 18-8-2。

表 18-8-2　重睑成形术的手术步骤与手术配合

手术步骤	手术配合
1. 消毒面部皮肤	递海绵钳夹持 75%乙醇纱布消毒面部皮肤 3 遍
2. 铺无菌单、巾	递治疗巾、中单、整形单,递布巾钳固定、显露术区
3. 手术切口设计	递亚甲蓝液、无菌牙签、钢尺(毫米刻度)定样
4. 局部浸润麻醉	递 0.5%盐酸利多卡因 40mL+1∶200000 盐酸肾上腺素
5. 沿设计线切开皮肤并分离组织	递 11 号刀片、眼科镊、眼科弯剪
6. 充分暴露手术区,去除多余皮肤和脂肪	递双爪钩上下牵拉组织,显露术野
7. 创面彻底止血	递双极电凝器、盐水纱布
8. 缝合切口	递 7-0 单丝线缝合
9. 包扎伤口	递凡士林纱布或红霉素眼膏置于切口上,递纱布覆盖切口外层,递胶布固定

三、眼袋切除术

(1)适应证　下睑皮肤、皮下组织、肌肉及眶膈松弛,眶后脂肪肥大者。

(2)麻醉方式　局部麻醉。

(3)手术体位　仰卧位。

手术步骤与手术配合见表 18-8-3。

表 18-8-3 眼袋切除术的手术步骤与手术配合

手术步骤	手术配合
1. 消毒面部皮肤	递海绵钳夹持 75%乙醇纱布消毒面部皮肤 3 遍
2. 铺无菌单	递治疗巾、中单、整形单,递布巾钳固定显露术区
3. 眼袋手术切口设计	递亚甲蓝液、无菌牙签、钢尺、干鱼纱
4. 注射局麻药	递 0.5%的盐酸利多卡因 40mL+1:200000 盐酸肾上腺素
5. 沿设计线切开皮肤并分离	递眼科镊、11 号刀切开,递眼科剪分离切口
6. 暴露术野,去除多余的皮肤和脂肪	递双爪钩两个牵拉上、下两侧皮肤
7. 创面止血	递双极电凝器
8. 缝合切口、包扎	递 7-0 单丝线缝合,递凡士林纱布或红霉素眼膏置于切口上,递纱布覆盖切口外层,递胶布固定外层纱布

四、切眉术

(1)适应证 衰老、疾病、烧伤、烫伤所致的眉下垂、眉缺失、眉毛移位,或因眉毛稀疏色淡、杂乱无章、眉型不佳影响容貌者。

(2)麻醉方式 局部麻醉。

(3)手术体位 仰卧位。

(4)手术方式

①眉上切除:主要适合于上睑皮肤松弛,眉毛结构及形态正常,其位置过低者。切口设计为眉毛上缘 1mm 处。通常根据皮肤松弛程度及眉下移程度,决定去除眉上皮肤形状、大小及眉毛部分。

②眉下切除:主要适合于文眉位置过高或者上睑皮肤松弛者。

③眉全部切除术:主要适用于整个眉部由于反复洗眉产生瘢痕、眉毛稀疏、文眉后颜色不退(通常为淡咖啡色或深蓝色)。通常表现为粗大的黑毛虫横躺到眶上缘,经过激光等手段洗眉后颜色不能退除,必须将眉毛全部切除。切除后 8 天,可行画眉,术后 1~3 个月进行重新文眉。

④眉中央交叉切除术:主要适合于眉外侧下垂及外眼角下移,通常在外侧上睑皮肤松弛者,而有些甚至出现三角眼;其眉外侧有瘢痕,而且色素沉着,但是眉头及眉中间位置及形态正常者。

手术步骤与手术配合见表 18-8-4。

表 18-8-4 切眉术的手术步骤与手术配合

手术步骤	手术配合
1. 消毒面部皮肤	递海绵钳夹持 75%乙醇纱布消毒面部皮肤 3 遍
2. 铺无菌单	递治疗巾、中单、整形单,递布巾钳固定、显露术区
3. 眉形切口设计	递亚甲蓝液、无菌牙签、钢尺(毫米刻度)定样
4. 眉部浸润麻醉	递配制好的局麻药
5. 切皮:用手术刀垂直于皮肤沿眉弓处皮肤一定的弧度切开眉缘(注意与眉毛的生长方向平行,尽量减少对眉毛毛囊的破坏)	递整形齿镊、15 号刀切开,递盐水纱布拭血
6. 创面止血	递纱布压迫止血,出血点用双极电凝器止血
7. 剥离切口两侧,使组织薄厚相当,调节眉毛形态	递眼科弯剪刀、眼科齿镊
8. 缝合皮下组织(减轻张力),真皮层加缝几针,缝皮	递 5-0 可吸收线、6-0 单丝线
9. 清洁创面,包扎固定	递凡士林纱布、普通纱布包扎

五、交叉唇瓣转移术

(1)适应证　上唇或下唇组织缺损、唇部继发畸形者。

(2)麻醉方式　局部麻醉＋镇静或局部麻醉。

(3)手术体位　仰卧位。

手术步骤与手术配合见表 18-8-5。

表 18-8-5　交叉唇瓣转移术的手术步骤手术配合

手术步骤	手术配合
1. 消毒面部皮肤	递海绵钳夹持 75％乙醇纱布消毒面部皮肤 3 遍
2. 铺无菌单	递治疗巾、中单、整形单，递布巾钳固定，显露术区
3. 消毒口腔	递蚊式钳夹持 0.02％碘伏液纱球消毒口腔
4. 手术切口设计	递亚甲蓝液、无菌牙签、钢尺、干鱼纱定样
5. 局部浸润麻醉	递局麻药 0.5％盐酸利多卡因 20mL＋2 滴 1∶200000 盐酸肾上腺素
6. 沿设计线切开白唇，切口至口瘢痕轮匝肌表面，切除瘢痕，创面止血	递小齿镊、15 号刀切开，递生理盐水鱼纱、双极电凝器止血
7. 测量上唇缺损大小及下唇拟转移的组织瓣范围	递亚甲蓝液标记
8. 切开皮肤，用小直剪刀剥离组织；将供区直接拉拢缝合，分层缝合红唇及皮肤	递手术刀、眼科直剪刀、可吸收缝线
9. 缝合皮下组织、红唇黏膜组织	递 6-0 单丝缝线
10. 清洁术野	递生理盐水纱布擦净血渍

（齐凤美）

六、小口开大术

麻醉方式　局部麻醉或全身麻醉。

手术体位　仰卧位。

1. 滑行唇红瓣口角成形

适用于一侧口角唇红部发生粘连，粘连性瘢痕切除后唇红部缺损创面＜1～1.5cm 者。

手术步骤与手术配合见表 18-8-6。

表 18-8-6　滑行唇红瓣口角成形的手术步骤与手术配合

手术步骤	手术配合
1. 患侧按健侧口角位置用亚甲蓝液定样	配合同本章第一节“常用手术切口”1～2
2. 沿定样部位至口腔黏膜，水平切开皮肤	递整形有齿镊、15 号刀切开
3. 切除瘢痕组织	递 15 号刀切除，递弯蚊式钳止血、5-0 丝线结扎，将瘢痕组织放于弯盘内
4. 切开上、下唇正常唇红缘和口内黏膜，形成上、下两个唇红组织瓣，并固定于口角外侧正常皮肤上	递 15 号刀切开，递 5×14 角针 3-0 丝线褥式缝合上、下唇组织瓣各 1 针
5. 将组织瓣与唇红缘及口内黏膜缝合	递整形有齿镊、5×14 角针 3-0 丝线间断缝合

2. 唇黏膜推进方形口角法

适用于烧伤后口周有环形瘢痕、张口困难者。

手术步骤与手术配合见表 18-8-7。

表 18-8-7 唇黏膜推进方形口角法的手术步骤与手术配合

手术步骤	手术配合
1. 用亚甲蓝液定样，绘制口唇外侧轮廓	配合同本章第一节“常用手术切口”1～2
2. 沿绘出的上、下唇红缘切开皮肤	递整形有齿镊、15 号刀切开
3. 切除瘢痕组织，两侧口角各留一三角皮瓣	递整形有齿镊、15 号刀切除，将切除的瘢痕组织放入弯盘内，递弯蚊式钳止血、5-0 丝线结扎
4. 充分游离口腔内黏膜创缘	递整形镊、15 号刀锐性游离
5. 平行切开口角处黏膜 1～2cm	递 15 号刀切开
6. 拉出口腔黏膜并与上、下唇皮肤创缘缝合，形成唇红	递整形镊、5×14 角针 3-0 丝线间断缝合
7. 旋转口角处三角皮瓣至口内，并与黏膜创缘缝合，形成口角	递整形有齿镊、5×14 角针 3-0 丝线缝合成口角

（陈雅琴）

七、面部凹陷自体脂肪充填术

(1)适应证 颜面萎缩、凹陷性瘢痕、眼睑下陷、鼻唇沟过深等。

(2)麻醉方式 局部麻醉镇静或局部麻醉。

(3)手术体位 仰卧位、俯卧位(若髂腰部或臀部提供脂肪)。

(4)特殊用物 离心机、大棉垫、20mL 注射器。

手术步骤与手术配合见表 18-8-8。

表 18-8-8 面部凹陷自体脂肪充填术的手术步骤与手术配合

手术步骤	手术配合
1. 消毒面部皮肤	递海绵钳夹持 75%乙醇纱布消毒面部皮肤 3 遍
2. 消毒腹部供区	递海绵钳夹持 0.5%碘伏纱布消毒供区皮肤两遍
3. 铺无菌单	递治疗巾、中单、整形单，递布巾钳固定，显露术区、供区
4. 勾画供区吸脂范围	递亚甲蓝液、无菌牙签、干纱布做标记
5. 术者于供区注射肿胀液(2%利多卡因400mg+盐酸肾上腺素 1mg，1mL＋碳酸氢钠 0.5g，10mL＋生理盐水 1000mL)	递配置好的吸脂麻醉药(不可超极量)、20mL 注射器
6. 相应部位进针抽取一定量的脂肪	递 11 号刀片在进针处切一小口，将吸脂针安在 20mL 注射器上、保存好吸出的脂肪
7. 缝合取脂处的皮肤	递 5×12 角针 3-0 丝线
8. 离心、清洗脂肪	将装有脂肪的 20mL 注射器放入离心机内
9. 术区设计(根据凹陷部位，选择隐蔽处注射)	递亚甲蓝液、无菌牙签、干纱布做标记
10. 切口处局部浸润麻醉	递局麻药，5mL 注射器
11. 凹陷部位脂肪注射	递清洗后的脂肪、注射针头，记录脂肪量
12. 术区、供区包扎固定	递生理盐水纱布、75%乙醇纱布擦净创面，递凡士林纱布、普纱、棉垫包扎伤口

八、唇鼻部继发畸形矫治术

(1)适应证 红唇、白唇形态异常，患侧或双侧鼻翼塌陷，鼻尖不正，鼻小柱偏斜，鼻孔过大或过小者。

(2)麻醉方式　局部麻醉或全身麻醉。

(3)手术体位　仰卧位。

唇鼻部矫正唇弓成形术的手术步骤与手术配合见表18-8-9。

表18-8-9　唇鼻部矫正唇弓成形术的手术步骤与手术配合

手术步骤	手术配合
1. 消毒面部皮肤	递海绵钳夹持75%乙醇纱布消毒面部皮肤3遍
2. 铺无菌单	递治疗巾、中单、整形单，递布巾钳固定显露术区
3. 消毒口、鼻腔	递蚊式钳夹持0.02%碘伏纱球消毒口、鼻腔
4. 唇部矫形	
①唇部手术切口设计	递亚甲蓝液、无菌牙签、钢尺(毫米刻度)、干鱼纱定样
②唇部浸润麻醉	递配置好的局麻药(2%利多卡因200mg+盐酸肾上腺素4滴+生理盐水30mL)
③切开皮肤、皮下组织	递15号刀片、眼科牙镊，递生理盐水鱼纱拭血
④保持术野清晰	递弯蚊式钳夹住小血管，双极电凝器止血、递生理盐水纱布擦拭
⑤剥离上唇组织	递眼科直剪刀
⑥缝合皮下组织	递镶金持针钳、5-0快吸收缝线、6-0单丝尼龙缝线
5. 鼻部矫形	
①鼻部手术切口设计	递亚甲蓝液、无菌牙签、钢尺(毫米刻度)定样
②鼻部浸润麻醉	递配制好的局麻药
③鼻部皮肤切口	递11号刀片、眼科牙镊、生理盐水鱼纱
④剥离鼻部组织，修整，缝合	递弯、钝头眼科剪刀，递可吸收缝线、单丝尼龙线
6. 将皮肤切口对齐后用多抹棒黏合	递多抹棒
7. 在鼻孔内放置鼻塞	递鼻塞，用5mL螺旋注射器抽吸稀释碘伏打湿使其膨胀起支撑作用

(齐凤美)

九、驼峰鼻矫正术

(1)适应证　鼻长径过长、鼻下端肥大、鼻尖呈钩状下垂者。

(2)麻醉方式　局部麻醉或局部麻醉镇静。

(3)手术体位　仰卧位。

手术步骤与手术配合见表18-8-10。

表18-8-10　驼峰鼻矫正术的手术步骤与手术配合

手术步骤	手术配合
1. 消毒面部皮肤	递海绵钳夹持75%乙醇纱布消毒面部皮肤3遍
2. 铺无菌单	递治疗巾、中单、整形单，递布巾钳固定、显露术区
3. 消毒鼻腔、唇上部	递弯蚊式钳稀释碘伏纱球
4. 标记驼峰位置，填塞鼻腔	递亚甲蓝液、无菌牙签设计切口线，递纱球填塞
5. 局部浸润麻醉	递0.5%利多卡因+1∶200000盐酸肾上腺素
6. 切开右侧鼻孔内侧缘皮肤并牵引	递整形齿镊、11号刀切开，递3-0丝线缝合做牵引

续表

手术步骤	手术配合
7. 自鼻头部皮下剥离至鼻背筋膜下，形成腔隙时凿除鼻背部突起骨质	递剥离子、骨凿和骨锤
8. 磨平骨折线，冲洗鼻背筋膜下腔隙，彻底止血，间断缝合	递骨锉磨骨，递干净生理盐水冲洗，递5-0可吸收线缝合
9. 鼻腔内填塞，用石膏固定	递碘仿纱条、鼻部石膏托

十、上、下颌根尖下截骨矫形术

(1)适应证 上颌前牙及牙槽突的前突畸形，与上颌骨前突并存有开颌现象的下颌前突畸形者。

(2)手术体位 仰卧位。

(3)麻醉方式 全身麻醉(经鼻插管)。

(4)特殊用物 动力系统，各型号磨球，锯片，打孔钻，钛钉，钉板固定系统，4-0，3-0钢丝，拔牙器械，高频电刀，冷光源，止血装置，显影纱条。

手术步骤与手术配合见表18-8-11。

表18-8-11 上、下颌根尖下截骨矫形术的手术步骤与手术配合

手术步骤	手术配合
1. 消毒面部皮肤	递海绵钳夹持75%乙醇纱布消毒面部皮肤3遍
2. 铺无菌单	递治疗巾、中单、整形单，递布巾钳固定、显露术区
3. 消毒口腔、填塞咽后壁	递蚊式钳夹持0.02%碘伏液纱球消毒口腔，递甲状腺拉钩拉开，递鱼纱填塞咽后壁
4. 行局部浸润麻醉	递0.5%利多卡因+1：200000盐酸肾上腺素
5. 上颌根尖下截骨矫形	
①于双侧上颌第二前磨牙之间做唇龈黏膜切口	递长齿镊、15号刀切开，递生理盐水纱垫拭血、双极电凝器止血
②于骨膜下剥离，显露上颌骨前壁、梨状孔外下缘、鼻底、鼻腔侧壁、鼻中隔黏膜	递颌面外科用剥离子、高频电刀止血
③拔除双侧第二前磨牙	递拔牙器械，将拔下的牙齿核对完整后常规存放
④在拔牙区垂直骨切开处，潜行剥离颊侧黏骨膜至牙槽嵴顶及腭侧黏骨膜	递剥离子、15号刀，递双极电凝器止血
⑤骨面上间隔钻孔标记第二前磨牙区的垂直截骨界限；沿尖牙根上方至少5mm处转向前至梨状孔边缘，用牙科钻将标记好的骨孔连接在一起，形成两条平行的骨切开线	递动力系统、球形磨钻及细牙科钻打孔、切开
⑥从前鼻棘处向后凿断鼻中隔软骨连接，用骨刀撬动，向下折断，降下上颌前部骨块；将双侧第二前磨牙的邻牙用钢丝结扎固定	递骨凿、骨锤凿软骨，递钢丝及钢丝剪
⑦将骨缘打磨平整，用钉板将钛钉固定	递中号磨球、钉板固定系统、板镊、板钳
6. 下颌根尖下截骨矫形	
①双侧下颌第二前磨牙之间做唇龈黏膜切口；距前庭沟5mm，于下颌前庭沟黏膜转折处靠唇侧6mm切开	递长齿镊、15号刀切开，递生理盐水纱垫拭血、双极电凝器止血
②剥离、暴露切口区域的骨面，保护双侧颏神经，剥离双侧第二前磨牙区的黏骨膜	递电刀止血；递剥离子剥离并保护神经，避免损伤

续表

手术步骤	手术配合
③拔除双侧第二前磨牙	递拔牙器械，将拔下的牙齿常规保存
④垂直切开拔牙区，形成两条骨切开线，去除截除骨质；用磨球横行标记骨切开线，位于尖牙根尖下至少5mm	递动力系统、磨球标记骨切线
⑤游离下颌骨段，去除影响骨块	递来复锯截骨，止血装置
7. 用干净生理盐水冲洗创面、缝合	递干净生理盐水冲洗，递拔除咽后壁纱布；递4-0、5-0可吸收缝线，3-0丝线缝合

（赵军霞）

十一、下颌角矫形术

(1)适应证　单侧或双侧下颌角突出两侧不对称，下颌角明显肥大、外翻者。

(2)麻醉方式　全身麻醉(经鼻插管)。

(3)手术体位　仰卧位。

(4)特殊用物　颌面外科器械、动力系统、下颌角骨凿、止血装置、显影纱条、高频电刀、冷光源。

下颌角弧形截骨术的手术步骤与手术配合见表18-8-12。

表18-8-12　下颌角弧形截骨术的手术步骤与手术配合

手术步骤	手术配合
1. 消毒面部皮肤	递海绵钳夹持75%乙醇纱布消毒面部皮肤3遍
2. 铺无菌单	递治疗巾、中单、整形单，递布巾钳固定、显露术区
3. 消毒口腔，填塞咽后壁	递蚊式钳夹持0.02%碘伏液纱球消毒口腔，递湿鱼纱填塞
4. 局部浸润麻醉	递大甲状腺拉钩牵拉口角，暴露进针部位，注射局麻药(0.5%利多卡因40mL+1∶200000盐酸肾上腺素)
5. 以一侧咬合平面到第二前磨牙颊龈沟偏颊侧5mm为切口线切开黏膜	递中镊、15号刀切开，递盐水纱垫拭血
6. 切开黏膜下肌肉及骨膜，沿骨膜下剥离，充分暴露术区	递电刀边切边止血，递剥离子剥离，递盐水纱布填充
7. 打磨下颌骨外板，在下颌角处打磨出设计好的弧形截骨线	递橄榄形磨球及小球钻
8. 填塞下颌角底部(保护作用)，在口周涂抹油膏	递湿润的盐水纱条1根、眼膏
9. 沿截骨线截骨并凿断取出保存	递摆动锯锯片(用纱布缠绕锯片，保护患者口唇)、下颌角骨凿和骨锤
10. 将截骨面打磨平整，创面压迫止血	递磨球、止血装置、盐水纱布
11. 同法行对侧手术	方法同上
12. 冲洗创面，止血，放置引流管	递稀释碘伏、生理盐水、双极电凝器及引流管
13. 间断缝合骨膜及黏膜下肌肉	递中镊、4-0可吸收线
14. 间断缝合黏膜切口，取出咽后壁纱布	递1号丝线，清点纱布
15. 加压包扎	递普纱、棉垫、绷带

十二、颧骨矫形术

(1)适应证 颧骨高耸、颧骨颧弓肥大者。
(2)麻醉方式 全身麻醉(经鼻插管)。
(3)手术体位 仰卧位。
(4)特殊用物 颌面外科器械、动力系统、钛钉、钛板固定系统、高频电刀、止血装置、双极电凝器。
双侧颧骨“L”形截骨小钛板内固定术的手术步骤及手术配合见表 18-8-13。

表 18-8-13 双侧颧骨“L”形截骨小钛板内固定术的手术步骤与手术配合

手术步骤	手术配合
1. 消毒面部皮肤	递海绵钳夹持 75%乙醇纱布消毒面部皮肤 3 遍
2. 铺无菌单	递治疗巾、中单、整形单,递布巾钳固定显露术区
3. 消毒口腔,填塞咽后壁	递蚊式钳夹持 0.02%碘伏液纱球消毒口腔
4. 手术切口设计	递亚甲蓝液、无菌牙签定样
5. 局部浸润麻醉	递 0.5%利多卡因加 1∶200000 盐酸肾上腺素局部浸润麻醉
6. 取双侧上颌骨尖牙至第二前磨牙间唇龈沟偏唇侧 5mm 为切口线,沿切口线切开黏膜及黏膜下肌肉	递中镊、15 号刀切开,递生理盐水纱垫拭血
7. 切开骨膜,用剥离子沿骨膜下剥离,充分显露颧骨	递电刀边切边止血,递剥离子剥离
8. 设计“L”形截骨线	
9. 沿截骨线截骨,凿去骨片宽约 4mm,经口内或颞部入路凿断颧弓根部,使之降低至合适位置	递细牙科钻、动力系统做切口线,递来复锯截骨,递骨凿、骨锤凿骨,递纱布填塞术腔止血
10. 同法行对侧手术	方法同上
11. 取出纱布,彻底止血,观察双侧颧骨高度及外形	递中镊取纱布、双极电凝器止血
12. 打磨截骨边缘	递小磨球打磨截骨边缘至平整
13. 钛板塑形,钻孔,固定上颌截骨处	递板钳和板镊将选好的钛板塑形,递打孔钻钻孔,递钛钉、钛板固定系统固定
14. 彻底冲洗术腔,放置负压引流管各 1 根	递稀释碘伏及生理盐水冲洗液,递负压引流管 2 根
15. 间断缝合骨膜及黏膜下肌肉,取出咽后壁填塞	递 4-0 可吸收线、1 号丝线缝合,清点纱布

十三、隆鼻术

(1)适应证 鼻梁低平、鼻头肥大、鼻尖低矮、鼻部美容需求者。
(2)麻醉方式 局部麻醉。
(3)手术体位 仰卧位。
(4)特殊用物 硅胶假体、碘仿纱条、小木板。
耳郭软骨游离移植鼻尖成形术的手术步骤与手术配合见表 18-8-14。

表 18-8-14 耳郭软骨游离移植鼻尖成形术的手术步骤与手术配合

手术步骤	手术配合
1. 消毒面部	递海绵钳夹持75%乙醇纱布消毒面部皮肤3遍
2. 铺无菌单	递治疗巾、中单、整形单，递布巾钳固定显露术区
3. 鼻腔消毒	递蚊式钳夹持0.02%碘伏液纱球消毒鼻腔
4. 标记面部重要标志线，设计手术切口	递亚甲蓝液、无菌牙签、钢尺(毫米刻度)定样
5. 沿设计区域浸润麻醉	递配制好的局麻药
6. 切开一侧耳甲腔皮肤，于皮下锐、钝性结合剥离，显露耳郭软骨，切取适量大小的耳郭软骨备用	递整形镊、15号刀切开，递眼科弯剪刀，递干净生理盐水纱布包好耳郭软骨
7. 术区彻底止血，缝合	递双极电凝器止血、5-0丝线间断缝合
8. 打包加压包扎	递凡士林纱布、碎干鱼纱、平纱
9. 沿一侧鼻孔内侧缘切开皮肤，于鼻背筋膜下钝性剥离、形成腔隙	递11号刀切开，递眼科弯剪刀、弯蚊式钳剥离
10. 修剪硅胶假体，将假体置于鼻背筋膜下腔隙内	递11号刀、小木板，递弯蚊式钳协助修剪
11. 修剪耳郭软骨，置于鼻尖处皮肤下方，缝合固定	递眼科直剪刀修耳软骨，递4×12角针、0号丝线
12. 缝合鼻孔内侧缘切口，用碘仿纱条减张	递碘仿纱条、7-0单丝尼龙线

十四、耳畸形矫形术

(1)适应证　重度耳郭发育不全、外耳道闭锁或狭窄，中耳畸形、菜花耳、招风耳、卷曲耳、杯状耳、隐耳、巨大耳者。

(2)麻醉方式　局部麻醉。

(3)手术体位　仰卧位。

1. 杯状耳矫形术

手术步骤与手术配合见表18-8-15。

表 18-8-15 杯状耳矫形术的手术步骤与手术配合

手术步骤	手术配合
1. 皮肤消毒	递海绵钳夹持2%碘酒纱布消毒术区皮肤，递75%乙醇纱布脱碘2遍
2. 铺无菌单	递治疗巾、中单、整形单，递布巾钳固定显露术区
3. 设计手术切口	递亚甲蓝液、无菌牙签定样
4. 切口做局部浸润麻醉	递0.5%利多卡因40mL+盐酸肾上腺素4滴
5. 自耳软骨前外侧面切开皮肤，做潜行向下分离，并在其表面用手术刀尖划痕	递整形镊、15号手术刀切开，递眼科弯剪刀分离，递生理盐水鱼纱
6. 创面止血	递弯蚊式血管钳、双极电凝器、生理盐水鱼纱
7. 将耳软骨向后反折间断缝合3针以形成对耳轮，缝合皮肤	递3-0丝线、整形牙镊、线剪
8. 覆盖切口	递凡士林油纱条填塞耳郭凹陷部分，递棉垫、绷带加压包扎

2. 菜花耳矫形术

手术步骤与手术配合见表18-8-16。

表 18-8-16 菜花耳矫形术的手术步骤与手术配合

手术步骤	手术配合
1. 皮肤消毒至局部浸润麻醉同上页“杯状耳矫形术”1～4	配合同“杯状耳矫形术”1～4
2. 自耳轮缘处局部切开、剥离，显露耳轮上半部的软骨；将卷曲的软骨剥离、切开，呈花瓣状；使卷曲的软骨舒展，取自边缘的耳软骨块修成条状后连接、缝合固定	递整形镊，15 号刀切开、眼科弯剪刀剥离
3. 缝合皮下组织、皮肤	递 5-0 可吸收线缝合皮下组织、6-0 单丝线缝皮
4. 于耳轮角处设计一“Z”形切口	递亚甲蓝液定样
5. 沿切口做局部浸润麻醉	递局麻药
6. 行“Z”字改形，延长外耳轮，使耳郭高度提高	递整形镊、15 号刀切开，递眼科弯剪刀协助
7. 创面止血	递弯蚊式钳、双极电凝器
8. 缝合皮肤	递 6-0 单丝尼龙线
9. 覆盖切口	递凡士林油纱、普纱、棉垫覆盖，递绷带固定

十五、斜颈矫正术

(1)适应证 患侧胸锁乳突肌纤维化和挛缩。

(2)麻醉方式 局部麻醉(不合作患儿需全身麻醉)。

(3)手术体位 仰卧位，健侧颈部过伸位。

手术步骤与手术配合见表 18-8-17。

表 18-8-17 斜颈矫正术的手术步骤与手术配合

手术步骤	手术配合
1. 患侧颈部消毒	递海绵钳夹持 0.5%碘伏纱布消毒 2 遍
2. 铺无菌单	递治疗巾、中单、整形单，递布巾钳固定显露术区
3. 设计手术切口	递亚甲蓝液、无菌牙签、干鱼纱沿左侧锁骨上窝标记
4. 局部浸润麻醉	递局麻药(0.25%利多卡因+1∶200000 盐酸肾上腺素)
5. 沿设计线切开皮肤、皮下组织	递 15 号刀片、整形牙镊，递盐水鱼纱拭血
6. 钝性分离颈阔肌，暴露视野，患侧胸锁乳突肌变白、质韧、弹性差	递组织剪刀分离、甲状腺拉钩牵拉两侧皮肤显露术野
7. 分离胸锁乳突肌周围组织，将肌肉锁骨头分段断开，部分肌肉断开肌肉断端缝扎止血	递大弯血管钳分别夹住肌肉两端，递 10 号刀片切断肌肉，递 6×14 圆针 4 号丝线缝扎
8. 冲洗创面，彻底止血	递干净生理盐水，递双极电凝器电凝出血点止血
9. 放置引流管	递橡皮引流条 1 根
10. 缝合皮下组织、表层皮肤	递 5-0 可吸收线缝合皮下组织、6-0 单丝缝合表皮
11. 加压包扎	递凡士林纱布、平纱包扎，递胶布固定

(齐凤美)

十六、腋臭切除术

(1)适应证 腋臭者(即腋窝皮肤大汗腺分泌物经细菌作用而产生的一种不良体味)。

(2)麻醉方式 局部麻醉镇静或局部麻醉。

(3)手术体位 仰卧位，双侧上肢外展。

手术步骤与手术配合见表 18-8-18。

表 18-8-18　腋臭切除术的手术步骤与手术配合

手术步骤	手术配合
1. 消毒胸部、腋窝、上臂术野皮肤	递海绵钳夹持 0.5%碘伏纱布消毒两遍
2. 铺无菌单	递治疗巾、中单、整形单，递布巾钳固定显露术区
3. 设计手术切口和皮瓣剥离范围	递亚甲蓝液、无菌牙签、干纱布定样
4. 沿设计区域浸润麻醉	递局麻药(0.5%利多卡因+1∶200000 盐酸肾上腺素)
5. 沿设计线切开皮肤，梭形全层切除腋窝中部部分皮肤	递 15 号刀切开，递整形镊、盐水纱布拭血
6. 自切口两侧皮下剥离至设计范围，掀起腋窝形成皮瓣	递甲状腺拉钩、小弯血管钳
7. 以剪刀剪除、破坏皮肤大汗腺，彻底止血	递组织剪、弯蚊式血管钳、双极电凝器
8. 于切口两侧分别做附加切口，形成两个对偶三角瓣，将两皮瓣交叉后形成"Z"字改形，然后间断缝合皮内及皮肤	递整形镊、15 号刀切开，递盐水纱布拭血，递 5-0 可吸收线缝皮内、6-0 单丝线缝皮肤，递线剪刀剪线
9. 放置引流条	递橡皮引流条每侧 1 根
10. 打包加压包扎	递凡士林纱布、鱼纱、棉垫加压包扎双侧腋窝，递绷带缠绕固定

（赵军霞）

十七、隆乳术

(1)适应证　哺乳期后乳腺萎缩、先天性乳房发育不良者。

(2)麻醉方式　全身麻醉或局部麻醉镇静。

(3)手术体位　仰卧位，双侧上肢外展。

(4)特殊用物　吸脂机、吸脂针、注水机、注水管、20mL 注射器多个。

自体脂肪颗粒注射隆乳术的手术步骤与手术配合见表 18-8-19。

表 18-8-19　自体脂肪颗粒注射隆乳术的手术步骤与手术配合

手术步骤	手术配合
1. 消毒术区(乳房区)、供区(腹部)皮肤	递海绵钳夹持 2%碘伏酒纱布消毒术区皮肤，递 75%乙醇纱布脱碘 2 遍
2. 铺无菌单	递治疗巾、中单、整形单，递布巾钳固定显露术区
3. 供区注射吸脂麻醉药	递吸脂麻醉药(2%利多卡因 400mg+盐酸肾上腺素 1mg，1mL+碳酸氢钠 0.5g，10mL+生理盐水 1000mL)
4. 沿乳房下皱襞及乳房外上方靠近腋窝处做进针点	递 11 号刀切开
5. 于皮下脂肪层均匀抽吸脂肪	递 20mL 注射器连接 2.5mm 或 3.0mm 吸脂针
6. 洗涤脂肪颗粒	递 20mL 注射器抽吸干净生理盐水反复洗涤抽吸的脂肪
7. 检查供区脂肪抽吸是否均匀，并确认	递负压吸引器继续抽吸至平整
8. 乳房区域局部浸润麻醉	递 1%利多卡因+1∶200000 盐酸肾上腺素
9. 于双侧乳房下缘做一小切口	递 11 号刀切开
10. 脂肪注射，并记录两侧注射量	递备用脂肪，连接 2mm 吸脂针

续表

手术步骤	手术配合
11. 缝合乳房区、腹部吸脂部位的切口	递整形镊、角针 3-0 丝线缝合
12. 供区、术区加压包扎	递凡士林油纱、普纱、棉垫、胸带

十八、男性乳腺肥大矫形术

(1)适应证 性激素比例失调，雌激素浓度相对增高，乳腺组织异常增生、发育导致的男性乳腺发育的良性疾病。

(2)麻醉方式 全身麻醉或局部麻醉镇静。

(3)手术体位 仰卧位，双上肢外展。

(4)特殊用物 高频电刀、吸脂机、吸脂针等。

手术步骤与手术配合见表 18-8-20。

表 18-8-20 男性乳腺肥大矫形术的手术步骤与手术配合

手术步骤	手术配合
1. 术野消毒	递海绵钳夹持碘伏纱布消毒 3 遍
2. 铺无菌单	递中单、治疗巾、整形单，递布巾钳固定
3. 标记双侧乳房吸脂范围	递亚甲蓝液、无菌牙签、钢尺、干鱼纱
4. 术区局部浸润麻醉	递配置好的局麻药(0.5%利多卡因+1：200000 盐酸肾上腺素)
5. 沿乳晕做切口，均匀抽吸双侧乳房脂肪	递 11 号刀切开，用 2.5mm 及 3.0mm 吸脂针抽吸
6. 切除肥大的乳腺体	
①标记双侧乳晕下半部的弧形切口线	递亚甲蓝液设计
②沿切口线依次切开皮肤及皮下组织，以电刀将腺体与周围组织分离并切除	递整形镊、15 号刀切开，递电刀切除，递弯蚊式钳牵拉、显露
③腺体送病理	选择腺体的白色部分送病理
7. 创面彻底止血	递双极电凝器、生理盐水纱垫
8. 调整双侧胸部形态，使之对称	递吸脂针抽吸脂肪使之对称
9. 冲洗切口，留置引流管并缝合固定	递无菌生理盐水、引流管、6×14 角针 1 号丝线
10. 缝合皮下组织及皮内	递 4-0 可吸收缝线缝合皮下组织、5-0 可吸收缝线连续缝合皮内
11. 包扎、固定切口	递凡士林纱布、普纱、棉垫、绷带、胸带

(齐凤美)

十九、乳房下垂矫形术

(1)适应证 中、重度乳房下垂产生躯体症状(如颈、肩、背疼痛，乳房下皱襞糜烂)、无心理障碍的乳房下垂需要者。

(2)麻醉方式 全身麻醉。

(3)手术体位 仰卧位，双侧上臂外展。

(4)特殊用物 高频电刀、乳晕环、电子秤、负压引流装置、溃疡绸(根据需要将白色丝绸剪成小块+溃疡油)。

手术步骤与手术配合见表 18-8-21。

表 18-8-21　乳房下垂矫形术的手术步骤与手术配合

手术步骤	手术配合
1. 消毒术区皮肤	递海绵钳夹持碘伏纱布消毒术区皮肤两遍
2. 铺无菌单(胸腹联合)	递治疗巾、中单、整形单,递布巾钳固定、显露术区
3. 用亚甲蓝液设计切口标志、乳晕环做标记	递亚甲蓝液、无菌牙签、乳晕环、干纱布,记录乳晕环大小
4. 注射吸脂麻醉药(两侧同时进行)	递配制好的局麻药(0.25%利多卡因+1∶200000 盐酸肾上腺素)
5. 切开皮肤并锐性剥离,沿剥离的真皮外缘用电刀切开乳腺组织	递整形牙镊、15 号刀片切开表皮,递生理盐水纱垫拭血,递高频电刀切开乳腺组织
6. 钳夹、切除乳腺组织,并将切除的乳腺组织交巡回护士称重	递艾利斯钳钳夹、高频电刀切除;巡回护士接取切下之组织放于电子秤上称量,准确记录重量并标明左、右侧
7. 术区严格止血	递弯蚊式钳、双极电凝器止血,递生理盐水纱垫拭血
8. 缝合外环切口	递眼科镊、3-0 缝合线、线剪
9. 用乳晕环测量大小,观察两侧乳房是否对称	递乳晕环
10. 冲洗创面,放置引流管,做负压引流	递生理盐水、负压引流装置
11. 缝合内、外环	递 5-0 可吸收线、6-0 单丝线进行缝合
12. 将溃疡绸盖在新形成的乳晕边缘上,加压包扎	递溃疡绸、纱布、棉垫、绷带包扎

(赵军霞)

二十、腹壁整形术

(1)适应证　腹壁脂肪堆积、腹壁肌肉松弛、腹部皮肤过多者。

(2)麻醉方式　全身麻醉。

(3)手术体位　仰卧位,屈膝屈髋位。

(4)特殊用物　大皮瓣包、8×20 角针、8×20 圆针、高频电刀。

手术步骤与手术配合见表 18-8-22。

表 18-8-22　腹壁整形术的手术步骤与手术配合

手术步骤	手术配合
1. 消毒术野皮肤	递海绵钳夹持 2%碘酒纱布消毒 1 遍,递 75%乙醇纱布脱碘两遍,递 2%碘伏消毒会阴
2. 铺无菌单	递治疗巾、中单、整形单,递布巾钳固定、显露术区
3. 设计术区皮瓣	递亚甲蓝液、干鱼纱定样
4. 局部浸润麻醉	递局麻药
5. 于下腹部与耻骨上方之间、两侧髂骨水平做一切口	递整形镊、10 号或 20 号刀切开,递生理盐水纱布拭血,电凝器止血
6. 于脐周做一个环行切口使肚脐呈游离状,缝合 1 针牵引	递 11 号刀切开、8×20 角针 7 号丝线缝牵引线
7. 切开真皮至脂肪层,并分离;夹住真皮脂肪层牵拉皮瓣,暴露术野	递蚊式钳、组织剪刀、电刀切开、分离,递盐水纱垫压迫止血,大出血点用电凝器止血
8. 沿切口将腹部皮肤向上分离、掀起直到肋缘,观察术野区出血	递高频电刀切开分离,递 7×17 圆针、0 号或 1 号线缝扎止血
9. 标记肚脐新的位置	递亚甲蓝液标记、11 号刀切出其位置
10. 剪断牵引线,彻底止血,反复冲洗创面	递生理盐水冲洗

续表

手术步骤	手术配合
11. 将肚脐从新切口处拉出，缝合固定	递中弯钳、7×17 角针 0 号线缝合固定
12. 向下拉紧已掀起的皮肤，切除多余的皮肤和脂肪，放置引流管，皮下缝合	徒手操作，递 20 号刀切除多余皮肤，递负压引流装置，递 8×20 角针 1 号、4 号丝线缝合

（齐凤美）

二十一、先天性并指畸形矫治术

(1)适应证 两个以上手指部分或全部组织先天性病理相连者。

(2)麻醉方式 全身麻醉。

(3)手术体位 仰卧位，患肢外展。

(4)特殊用物 手外科器械包、驱血带（按患者年龄准备）、溃疡油纱。

手术步骤与手术配合见表 18-8-23。

表 18-8-23 先天性并指畸形矫治术的手术步骤与手术配合

手术步骤	手术配合
1. 消毒患肢、供皮区（腹部）	递海绵钳加持碘伏纱布各消毒两遍
2. 于术区、供皮区无菌铺单	递中单、治疗巾、整形单，递布巾钳固定暴露手术区域
3. 标记手术切口	递亚甲蓝液、无菌牙签、干鱼纱定样
4. 于患肢绑驱血带，记录时间	递驱血带、生理盐水鱼纱、绷带
5. 局部浸润麻醉	递局麻药（0.5%利多卡因 40mL＋遵医嘱加肾上腺素，若影响血供可不加）
6. 按设计线切开患指皮肤	递小齿镊、15 号刀、小弯直剪切开，递鱼纱擦拭渗血、双极电凝器止血
7. 于术区加压包扎，松驱血带	递大量鱼纱按压，松驱血带
8. 腹部取皮	
①设计腹部切口	递亚甲蓝液、钢尺
②取皮区做浸润麻醉	递局麻药、干鱼纱
③按设计范围取皮	递整形镊、15 号刀切取，递组织剪、眼科直剪协助
④冲洗取皮区	递装有无菌生理盐水 20mL 注射器（不带针头）
⑤对位缝合取皮区	递 5×12 角针 0 号丝线缝合
⑥包扎取皮区切口	递凡士林油纱、普纱、棉垫覆盖包扎
9. 准备皮片，修剪脂肪	递组织剪、两把弯蚊式血管钳
10. 于组织缺损区植皮	递取好的中厚皮片，递 5×12 角针 3-0 丝线缝合
11. 冲洗、包扎、石膏固定	递 20mL 注射器干净生理盐水冲洗，递凡士林油纱覆盖、鱼纱加压、棉垫包扎，递石膏绷带

二十二、踇趾外翻矫正术

(1)适应证 踇趾向外偏斜，超过生理性踇趾外翻角度者。

(2)麻醉方式 局部麻醉镇静或局部麻醉。

(3)手术体位 仰卧位。

(4)特殊用物　下肢驱血带、电动骨钻、骨凿。

手术步骤与手术配合见表 18-8-24。

表 18-8-24　䠀趾外翻矫正术的手术步骤与手术配合

手术步骤	手术配合
1. 消毒术野	递海绵钳夹持碘伏纱布消毒两遍
2. 铺无菌单	递治疗巾、中单、整形单,递布巾钳固定、显露术区
3. 设计切口:沿趾关节内侧于近端标记横行切口,长约 1cm	递亚甲蓝液、无菌牙签、干纱布定样
4. 沿设计区域浸润麻醉	递局麻药(0.5%利多卡因+1∶200000 盐酸肾上腺素)
5. 大腿上驱血带、计时	递驱血带、橡胶管及止血钳
6. 沿设计线切开皮肤、皮下组织至趾关节囊	递整形齿镊、15 号刀切开,递盐水纱布擦拭
7. 切至骨膜表面,以剥离子于骨膜浅面剥离趾关节区域	递双爪钩牵拉皮下,显露术野;递骨膜剥离子剥离骨面
8. 凿除增生骨赘,用金刚砂骨锉磨平骨面	递骨凿、骨锤及金刚砂骨锉
9. 以电动骨钻横行截断趾关节近端骨质,用磨头打磨边缘,使骨段端平滑	递电动骨钻、摆锯锯片及磨球
10. 将截断后的远端趾骨骨质向外平推使之与近端错位约 1/3 对合	徒手操作
11. 松小腿驱血带,彻底止血	递多块干鱼纱压迫止血、双极电凝止血
12. 缝合关节囊及皮下组织	递眼科齿镊、3-0 可吸收线缝合
13. 缝合皮肤,加压包扎	递 5-0 丝线缝合,递凡士林纱布、普纱包扎,递绷带固定

(赵军霞)

二十三、肘部瘢痕组织切除游离植皮术

(1)麻醉方式　全身麻醉。

(2)手术体位　仰卧位。

手术步骤与手术配合见表 18-8-25。

表 18-8-25　肘部瘢痕组织切除游离植皮术的手术步骤与手术配合

手术步骤	手术配合
1. 抬高患肢驱血	递治疗巾 1 块、驱血带驱血
2. 沿瘢痕边缘用亚甲蓝液定样	递直蚊式钳钳夹亚甲蓝液小纱头定样
3. 沿瘢痕切口线切开皮肤至皮下脂肪层,并将创缘两侧做辅助切口成锯齿形	递整形有齿镊、10 号刀切开,电凝器止血
4. 切除瘢痕,横行切开肌膜,解除挛缩	递组织钳提夹瘢痕、15 号刀切除
5. 松止血带,创面止血	递温热盐水纱布压迫止血或电凝器止血
6. 取中厚皮片	配合同本章第二节“中厚皮片移植术(断层皮片)”
7. 缝合受区移植皮片四周	递整形有齿镊、5×14 角针 1 号丝线间断缝合(线不剪断)
8. 覆盖切口、加压包扎	递凡士林油纱布、干纱布、棉垫覆盖,用留下的线头打包加压包扎
9. 打包包扎	将留下的线分成数组,将棉花或压软的纱布逐层堆在移植的皮片上达适当厚度,然后将留置线交叉绑扎
10. 将石膏托外固定于伸直位	配合同第十三章“石膏绷带的使用”

二十四、手部瘢痕组织切除游离植皮术

(1)麻醉方式　全身麻醉。

(2)手术体位　仰卧位。

手术步骤与手术配合见表 18-8-26。

表 18-8-26　手部瘢痕组织切除游离植皮术的手术步骤与手术配合

手术步骤	手术配合
1. 消毒皮肤,抬高患肢驱血,用亚甲蓝液定样	配合同本节“肘部瘢痕组织切除游离植皮术”1～3
2. 沿皮纹切开手背、手指、指蹼皮肤,锯齿状切开大小鱼际	递整形有齿镊、15 号刀切开
3. 沿手的近端向远端切除瘢痕	递组织钳提夹、15 号刀切除
4. 沿深筋膜浅面分离,保留皮下大静脉,尺神经、桡神经	递组织钳提起皮缘、15 号刀或整形弯剪锐性分离
5. 修整指蹼与虎口	整形有齿镊、15 号刀修整
6. 松开驱血带,创面止血	配合同本章第一节“常用手术切口”4
7. 行中厚皮片移植术	配合同本章第二节“中厚皮片移植术(断层皮片)”,将驱血带卷好备用
8. 用石膏固定功能位	配合同本节“肘部瘢痕组织切除游离植皮术”6～9

二十五、颈部瘢痕组织切除游离植皮术

(1)麻醉方式　全身麻醉。

(2)手术体位　仰卧位,肩下垫一枕头,头部后伸。

手术步骤与手术配合见表 18-8-27。

表 18-8-27　颈部瘢痕组织切除游离植皮术的手术步骤与手术配合

手术步骤	手术配合
1. 消毒皮肤,用亚甲蓝液定样	配合同本章第一节“常用手术切口”1～2
2. 沿瘢痕切口设计的最上方横行切开皮肤	递整形有齿镊、15 号刀切开
3. 切除瘢痕,松解挛缩组织,保留颈外静脉	递组织钳提夹瘢痕,递 15 号刀切除、松解
4. 修剪创面	递整形镊、整形弯剪修剪遗留瘢痕
5. 创面止血	递干纱布、温热盐水纱布压迫止血或电凝器止血
6. 取中厚皮片	配合同本章第二节“中厚皮片移植术(断层皮片)”
7. 将皮片横行铺在受区创面上并缝合	递 5×14 角针 1 号丝线间断横行缝合,将留下的长线头打包包扎;将颌颈角处皮片与创底之间横行连续缝一固定线,喉结上、下各做褥式缝合 1～2 针
8. 冲洗皮片下积血	递 20mL 注射器抽吸生理盐水冲洗
9. 覆盖、包扎切口	递凡士林油纱布、纱布、棉片加压包扎固定

(陈雅琴)

二十六、处女膜修复术

(1)适应证　处女膜不完整者。

(2)手术体位　截石位。

(3)麻醉方式　局部麻醉。

手术步骤与手术配合见表18-8-28。

表18-8-28　处女膜修复术的手术步骤与手术配合

手术步骤	手术配合
1. 消毒会阴部	递海绵钳夹持0.5%碘伏纱布消毒两遍
2. 铺无菌单	递治疗巾、中单、整形单，递布巾钳固定、显露术野
3. 小阴唇浸润麻醉	递0.5%利多卡因局麻药、干纱布
4. 暴露阴道外口，见处女膜破裂点	递3-0丝线圆针缝合1针作牵引
5. 处女膜切缘处浸润麻醉	递0.5%利多卡因局麻药、干纱布
6. 沿处女膜缘切开黏膜全层，并略做分离	递整形镊、15号刀切开，递组织剪刀分离，递湿纱布拭血
7. 创面彻底止血	递双极电凝器止血
8. 缝合黏膜下层及黏膜层	递18cm金持针钳、6-0可吸收线缝合
9. 切口涂红霉素眼膏	递红霉素眼膏

二十七、阴道紧缩术

(1)适应证　阴道松弛、张力性尿失禁、陈旧性阴道裂伤伴阴道扩张感染、子宫脱垂伴有阴道前后壁膨出者。

(2)麻醉方式　局部麻醉。

(3)手术体位　截石位。

(4)特殊用物　丁字带。

手术步骤与手术配合见表18-8-29。

表18-8-29　阴道紧缩术的手术步骤与手术配合

手术步骤	手术配合
1. 消毒术野皮肤	递海绵钳夹持0.5%碘伏纱布消毒两遍
2. 铺无菌单	递治疗巾、中单、整形单，递布巾钳固定显露术区
3. 于阴道口后壁做一切口设计	递亚甲蓝液、无菌牙签画线，干纱布
4. 局部浸润麻醉	递0.5%利多卡因
5. 沿设计线切开，于阴道黏膜下层分离至肌层至阴道内3～5cm	递长齿镊、15号刀切开，递盐水纱布擦拭
6. 创面充分止血	递双极电凝器止血
7. 缝合肛提肌(阴道可容纳1指余)	递2-0可吸收线逐层横行褥式缝合肛提肌
8. 纵行缝合阴道壁黏膜，肛诊阴性	递中镊、5-0可吸收线缝合
9. 于阴道填塞抗生素纱布	递红霉素纱布1块
10. 用丁字带固定	递丁字带

二十八、阴茎延长术

(1)适应证　生理性阴茎短小者。

(2)麻醉方式　全身麻醉。

(3)手术体位 仰卧位,单侧上肢外展(静脉输液)。
(4)特殊用物 阴茎延长特殊器械包。
手术步骤与手术配合见表 18-8-30。

表 18-8-30 阴茎延长术的手术步骤与手术配合

手术步骤	手术配合
1. 消毒术野皮肤	递海绵钳夹持碘伏纱布消毒术区皮肤 3 遍
2. 铺无菌单(胸腹联合)	递治疗巾、中单、整形单,递布巾钳固定显露术区
3. 设计切口线,测量阴茎静态长度及牵拉后长度	递亚甲蓝液、无菌牙签、钢尺,递干纱布测量
4. 局部浸润麻醉	递局麻药(0.5%利多卡因 40mL)及纱垫
5. 沿切口线切开皮肤	递整形齿镊、15 号刀切开
6. 分离筋膜和疏松结缔组织,离段浅悬韧带	递组织剪刀、眼科弯剪刀分离,递小甲状腺拉钩牵开、显露
7. 创面彻底止血	递血管钳及生理盐水纱垫拭血,递双极电凝器止血
8. 冲洗切口	递生理盐水注射器冲洗
9. 对位缝合皮下组织	递 3-0 圆针可吸收缝线
10. 分层间断对位缝合	递 5-0 圆针可吸收缝线
11. 于切口上端放置引流管并固定	递引流管,递线剪将引流管中间劈开,递 0 号丝线缝合固定
12. 缝合皮肤	递 6-0 尼龙线缝合
13. 测量阴茎术后静态长度及牵拉长度	递钢尺
14. 包扎术区	递凡士林油纱布、"Y"形普纱、棉垫覆盖

二十九、阴茎增粗术

(1)适应证 阴茎细小者。
(2)麻醉方式 全身麻醉。
(3)手术体位 仰卧位。
(4)特殊用物 吸脂针。
自体脂肪移植阴茎增粗术的手术步骤与手术配合见表 18-8-31。

表 18-8-31 自体脂肪移植阴茎增粗术的手术步骤与手术配合

手术步骤	手术配合
1. 消毒术野皮肤	递海绵钳夹持碘伏纱布消毒术区皮肤 3 遍
2. 铺无菌单(胸腹联合)	递治疗巾、中单、整形单,递布巾钳固定显露术区
3. 设计腹部脂肪抽吸部位	递亚甲蓝液、无菌牙签、干纱布
4. 局部浸润麻醉	递局麻药(0.5%利多卡因+1：200000 盐酸肾上腺素)及纱垫
5. 抽吸脂肪,妥善保管	递 20mL 注射器和吸脂针,将装有脂肪的注射器垂直向下竖立放置
6. 清洗脂肪	递生理盐水,将注射器中的脂肪反复漂洗,竖立放置弯盘中,做好标记备用
7. 注射脂肪(阴茎海绵体浅层)	递亚甲蓝液
8. 自阴茎背部注射自体脂肪	递 5mL 螺口注射器,推注备用脂肪,准确记录注射数量
9. 擦拭术区,包扎	递生理盐水纱布、纱布

(赵军霞)

第十九章

妇科手术的护理配合

第一节　常用手术切口

一、腹部正中切口

手术步骤与手术配合见表 19-1-1。

表 19-1-1　腹部正中切口的手术步骤与手术配合

手术步骤	手术配合
1. 消毒皮肤	递碘伏纱球消毒皮肤
2. 贴手术薄膜，铺无菌单	递海绵钳夹持消毒垫拭干切口周围皮肤，贴手术薄膜，铺治疗巾显露手术切口，递布巾钳固定后铺腹单
3. 于耻骨联合上方沿中线向上延长至脐切开皮肤、皮下组织	递 20 号刀切开，递干纱垫拭血、直钳钳夹 3-0 丝线结扎或电凝器止血；递甲状腺拉钩牵开术野，递干纱布 2 块保护切口，递布巾钳固定
4. 纵向切开腹白线，分离筋膜及肌肉	递电刀切开，递中弯钳分离并钳夹出血点，递 2-0 丝线结扎或电凝器止血
5. 切开腹膜，显露腹腔	递有齿镊、中弯钳夹住腹膜，递 10 号刀划开一小口、电刀切开扩大，递直钳夹住腹膜切缘固定于切口保护垫上
6. 探查腹腔	递湿纱垫保护切口，递盐水给术者湿手探查；准备深部手术器械
7. 关腹	关腹前清点器械、纱布、纱垫、缝针等手术用物
8. 缝合切口	
①缝合腹膜	递中弯钳提起腹膜，递甲状腺拉钩牵开、显露术野；递无齿镊、1-0 号可吸收缝线连续缝合
②冲洗切口	递生理盐水冲洗，换干净吸引器头吸引，更换干净物品，协助医生更换手套；再次清点手术用物
③缝合筋膜	递海绵钳夹持乙醇纱球消毒皮肤切口，递 51 圆针 2-0 丝线间断缝合
④缝合皮下组织	递 51 圆针可吸收 3-0 丝线缝合
⑤缝合皮肤	递 4-0 角针不可吸收线皮内缝合或角针可吸收 3-0 丝线间断缝合
9. 覆盖切口	递海绵钳夹持乙醇消毒垫消毒皮肤；再次核对用物；递纱布覆盖切口

二、腹部横切口

手术步骤与手术配合见表 19-1-2。

表 19-1-2 腹部横切口的手术步骤与手术配合

手术步骤	手术配合
1. 消毒皮肤	递海绵钳夹持碘伏纱球消毒皮肤
2. 贴手术薄膜,铺无菌单	递海绵钳夹持干消毒垫拭干切口周围皮肤,递手术薄膜贴于切口皮肤上,铺治疗巾显露手术切口,递布巾钳固定后铺腹单
3. 于耻骨联合上方易于辨认的皮肤皱褶处切开皮肤及皮下组织	递 20 号刀切开,递干纱布拭血,直钳钳夹 3-0 丝线结扎或电凝器止血;递甲状腺拉钩牵开术野
4. 于中线处向两侧剥离腱膜并剪开	递组织剪剪开
5. 沿肌肉走行分离腹直肌及腹横肌	递中弯钳钝性分离
6. 打开腹膜,显露腹腔	递干纱垫两块保护切口、布巾钳固定,递无齿镊、中弯钳夹住腹膜,递 10 号刀划开一小口、电刀扩大;递直钳夹住腹膜切缘固定于切口护皮垫上
7. 探查腹腔	递湿纱布保护切口,递盐水给术者湿手探查;准备深部手术器械
8. 关腹	关腹前清点器械、纱布、纱垫、缝针等手术用物
9. 缝合切口	
①缝合腹膜	递中弯钳提起腹膜、甲状腺拉钩牵开术野;递无齿镊、1-0 号可吸收缝线连续缝合
②冲洗切口	递生理盐水冲洗,换干净吸引器头吸净,更换干净物品,协助医生更换手套;再次清点手术用物
③缝合肌肉	递 9×28 圆针 3-0 丝线间断缝合肌肉
④缝合筋膜	递 9×28 圆针 2-0 可吸收缝线缝合筋膜
⑤缝合皮下组织	递乙醇消毒皮肤,递 6×17 圆针 3-0 可吸收线缝合
⑥缝合皮肤	递有齿镊、4-0 角针不可吸收线皮内缝合或 9×28 角针 3-0 号丝线缝合皮肤
10. 覆盖切口	递海绵钳夹持乙醇纱球消毒皮肤;再次核对用物;递无菌纱布覆盖切口

三、耻骨上方或髂间横切口

手术步骤与手术配合见表 19-1-3。

表 19-1-3 耻骨上方或髂间横切口的手术步骤与手术配合

手术步骤	手术配合
1. 消毒皮肤	递海绵钳夹持碘伏纱球消毒皮肤
2. 贴手术薄膜,铺无菌单	递海绵钳夹持干消毒垫拭干切口周围皮肤,递手术薄膜贴于切口皮肤上,铺治疗巾显露手术切口,递布巾钳固定后铺腹单
3. 沿一侧髂前上棘到另一侧髂前上棘呈一个上凸的弧形曲线切开皮肤、皮下组织、浅筋膜及腹外肌腱膜	递 20 号刀切开,递干纱垫拭血,直钳钳夹 3-0 丝线结扎或电凝器止血;递甲状腺拉钩牵开术野,递干纱垫两块保护切口,递布巾钳固定
4. 切开肌肉	递中弯钳横行夹住肌肉,递 10 号刀或电刀切断、2-0 号丝线结扎或电凝器止血
5. 横行切开腹横肌筋膜及腹膜,显露腹腔	递无齿镊、中弯钳夹提腹膜中段,递 10 号刀划一小口,递中弯钳夹住腹膜切缘,递组织剪剪开腹横肌筋膜及腹膜;递直钳夹住腹膜与切口护皮垫固定
6. 探查腹腔	递盐水给术者湿手进行探查;准备深部手术器械

续表

手术步骤	手术配合
7. 关腹	关腹前清点器械、纱布、纱垫、缝针等手术用物
8. 缝合切口	
① 缝合腹膜及腹横肌腱膜	递中弯钳提起腹膜、甲状腺拉钩牵开显露术野；递有齿镊，1-0 号可吸收缝线将腹膜和腹横肌筋膜连在一起做间断缝合
② 冲洗切口	递生理盐水冲洗，换干净吸引器头吸引，更换干净物品，协助医生更换手套；再次清点手术用物
③ 缝合筋膜	递海绵钳夹持乙醇纱球消毒皮肤切口，递 9×28 圆针 2-0 丝线间断缝合
④ 缝合皮下组织	递 6×17 圆针 3-0 可吸收线缝合
⑤ 缝合皮肤	递 4-0 角针不可吸收线皮内缝合或角针 3-0 丝线间断缝合
9. 覆盖切口	递海绵钳夹持乙醇纱球消毒皮肤；再次核对用物；递纱布覆盖切口

第二节　子 宫 手 术

一、开腹子宫切除术(经腹子宫全切除术)

(1)适应证　子宫肌瘤、子宫腺肌病、子宫内膜重度不典型增生等。

(2)麻醉方式　全身麻醉、硬膜外麻醉或腰硬膜外联合麻醉。

(3)手术体位　仰卧位。

(4)手术切口　腹部横切口或正中切口。

(5)特殊用物　妇科有齿血管钳、双爪钳、阴道纱布 1 块。

手术步骤与手术配合见表 19-2-1。

表 19-2-1　开腹子宫全切除术(经腹子宫全切除术)的手术步骤与手术配合

手术步骤	手术配合
1. 同本章第一节“腹部正中切口”1～6，探查腹腔	配合同本章第一节“腹部正中切口”1～6
2. 标记右侧圆韧带并切断，于腹膜下形成一菱形切口	递腹腔深拉钩、压肠板牵开术野，递双爪钳将子宫拉出；递中弯钳 2 把钳夹圆韧带，递 1/2 弧 9×11 圆针 1-0 丝线缝扎其远端(线不剪断)、蚊式钳夹住线尾，递 2-0 线缝扎近子宫端(剪去线尾)，递电刀切断
3. 分离右侧阔韧带前叶，由右到左分离膀胱的腹膜	递长平镊、组织剪分离
4. 标记左侧圆韧带，分离左侧阔韧带及脏腹膜	配合同右侧
5. 切开膀胱腹膜，切开阔韧带后叶	递长镊、长梅氏剪分离后腹膜，切开阔韧带后叶
6. 切断右侧子宫血管并缝扎	递妇科有齿血管钳或长弯钳钳夹子宫血管，再递长弯钳两把钳夹近子宫端，递 10 号刀切断；分别递1/2弧 9×11 圆针1-0和 2-0 丝线缝扎
7. 切断左侧子宫血管并缝扎	配合同右侧
8. 切断双侧主韧带	递妇科有齿血管钳或长弯钳钳夹、10 号刀切断；分别递 1/2 弧 9×11 圆针 1-0 和 2-0 丝线缝扎
9. 切断双侧子宫骶韧带	递妇科有齿血管钳或长弯钳夹住、10 号刀切断；分别递 1/2 弧9×11 圆针 1-0 丝线缝扎
10. 切断子宫颈阴道穹窿处	递 10 号刀切断，组织钳钳夹穹窿处；递长镊或中弯钳夹持乙醇纱布塞于阴道内

续表

手术步骤	手术配合
11. 缝合残端	递 1-0 号可吸收缝线缝合残端；将子宫及接触子宫颈的用物放于弯盘内，用无菌巾包裹放于污染器械区域
12. 冲洗切口，缝合后腹膜并止血	递生理盐水冲洗，递长镊，6×17 圆针 3-0 丝线缝合；出血递中弯钳钳夹 2-0 丝线缝扎
13. 关腹同本章第一节“腹部正中切口”7～9	配合同本章第一节“腹部正中切口”7～9

二、阴式子宫切除术

(1)适应证　子宫肌瘤、子宫肌腺病。

(2)麻醉方式　硬膜外麻醉。

(3)手术体位　膀胱截石位。

(4)特殊用物　重锤拉钩、阴道拉钩、窥具、海绵钳、宫颈钳。

手术步骤与手术配合见表 19-2-2。

表 19-2-2　阴式子宫切除术的手术步骤与手术配合

手术步骤	手术配合
1. 消毒会阴和阴道，铺无菌单	递海绵钳夹持碘伏纱球，第 1 块消毒会阴部皮肤，第 2 块消毒阴道；臀下垫无菌大单，铺无菌单显露手术切口，双下肢分别铺盖双层小、大单，铺腹单
2. 排尿后，固定小阴唇	递阴道拉钩和小“S”形拉钩暴露术野，递 6×17 角针 3-0 号丝线将小阴唇缝于无菌巾上，递金属导尿管排尿
3. 距子宫颈 1cm 阴道前壁膀胱沟下弧形切开至子宫颈两侧，深达子宫颈筋膜；沿子宫颈向上钝性分离，上推膀胱及尿道，向后环行切开子宫颈黏膜，下推直肠	递 Allis 钳两把牵拉子宫颈、电刀切开，递纱垫或组织剪钝性分离组织
4. 切断左侧子宫骶韧带	递中弯钳两把钳夹韧带、组织剪剪断，递 1/2 弧 8×20 圆针1-0和 2-0 号丝线缝扎
5. 切断右侧子宫骶韧带	方法同左侧
6. 切开膀胱腹膜反折及后穹窿，缝扎双侧子宫血管	递长镊、组织剪剪开反折，递妇科有齿血管钳或长弯钳钳夹子宫血管，再递长弯钳 2 把夹近子宫端，递 10 号刀切断；分别递 1/2 弧 8×20 圆针 1-0 号丝线缝扎
7. 切断双侧阔韧带、圆韧带、卵巢固有韧带和输卵管	递妇科有齿血管钳或长弯钳钳夹、10 号刀切断；分别递 1/2 弧 8×20 圆针 1-0 和 2-0 号丝线缝扎
8. 取出子宫，缝合残端	递 1-0 号可吸收缝线缝合残端
9. 冲洗术野，止血；必要时，放置引流管	递生理盐水冲洗，递长镊、7×17 圆针 3-0 号丝线缝扎止血

三、子宫肌瘤剔除术

(1)适应证　子宫肌瘤。

(2)麻醉方式　硬膜外麻醉或全身麻醉。

(3)手术体位　仰卧位。

(4)手术切口　腹部横切口或正中切口。

手术步骤与手术配合见表 19-2-3。

表 19-2-3　子宫肌瘤剔除术的手术步骤与手术配合

手术步骤	手术配合
1. 同本章第一节"腹部横切口"1～7，探查腹腔	配合同本章第一节"腹部横切口"1～7；递腹腔深拉钩、压肠板牵开、显露术野
2. 拉出子宫	递双爪钳夹住肌瘤部将子宫拉出
3. 剔除肌瘤	
①将肌瘤处的子宫壁纵行切开，露出肌瘤	递电刀或 10 号刀轻轻切开
②分离肌瘤周围组织	递中弯钳钝性分离
③将肌瘤沿一个方向轴拧转，将残余的结缔组织拧转成小蒂，切断之	递双爪钳或大巾钳夹住肌瘤拧转；递中弯钳钳夹蒂部、组织剪剪断，递 2-0 号丝线结扎
4. 缝合子宫缺损	递长镊、0 号可吸收线间断缝合
5. 关腹同本章第一节"腹部横切口"8～10	配合同本章第一节"腹部横切口"8～10

四、子宫颈锥切术

(1)适应证　子宫颈内乳头病变(CINⅡ～Ⅲ)。

(2)麻醉方式　静脉全身麻醉。

(3)手术体位　截石位，头低 20°。

(4)物品准备　锥切器械、碘酒棉棒、碘仿纱条、油纱。

手术步骤与手术配合见表 19-2-4。

表 19-2-4　子宫颈锥切术的手术步骤与手术配合

手术步骤	手术配合
1. 消毒会阴和阴道	递海绵钳夹持络合碘海绵 2 块，1 块消毒会阴部皮肤，另 1 块消毒阴道
2. 铺无菌巾	臀下垫无菌大单，腹部铺无菌巾，腿上铺双层大单后铺腹单
3. 导尿，显露术野，着色	递棉棍蘸络合碘消毒尿道口，递金属导尿管导尿，递窥具显露术野，递络合碘消毒垫消毒子宫颈和阴道，递碘酒棉棍涂子宫颈着色
4. 于子宫颈处打水垫	递 10mL 空针抽取肾上腺素盐水
5. 环行切除子宫颈黏膜	递 Allis 钳钳夹子宫颈，从细到粗递扩子宫棒，递 11 号刀切子宫颈，递电刀止血
6. 缝合，止血、冲洗后放置碘仿纱条 1 根	递 1-0 可吸收线于子宫颈两端分别行"8"字缝合，递 20mL 注射器吸取生理盐水冲洗阴道，递碘仿纱条 1 根
7. 导尿，标记标本	递金属导尿管导尿，递针线在标本 12 点处标记

第三节　卵巢手术

一、卵巢囊肿剔除术

(1)适应证　卵巢囊肿。

(2)麻醉方式　硬膜外麻醉。

(3)手术体位　仰卧位。

(4)手术切口　腹部横切口或正中切口。

手术步骤与手术配合见表 19-3-1。

表 19-3-1 卵巢囊肿剔除术的手术步骤与手术配合

手术步骤	手术配合
1. 同本章第一节"腹部横切口"1～6,探查腹腔	配合同本章第一节"腹部横切口"1～6
2. 将囊肿拉出腹腔	递腹腔深拉钩、压肠板牵开术野,递双爪钳将囊肿拉出
3. 切开囊肿壁	递长镊、10 号刀划一小口
4. 分离、取出囊肿	递弯蚊式钳钳夹切缘,递湿纱布包裹手指钝性分离出囊肿,电凝器止血
5. 缝合囊壁切口	递长镊、圆针 3-0 可吸收缝线缝合
6. 探查对侧卵巢,必要时楔形切除部分卵巢做病理检查	递长镊、无齿海绵钳探查;必要时,递 3-0 可吸收线缝合切口
7. 关腹同本章第一节"腹部横切口"7～10	配合同本章第一节"腹部横切口"7～10

二、卵巢癌细胞减灭术(肿瘤缩减术)

(1)适应证 卵巢癌。

(2)麻醉方式 全身麻醉。

(3)手术体位 仰卧位。

(4)手术切口 腹部正中切口。

(5)特殊用物 腹腔自动牵开器、胸腔自动牵开器、扁桃体血管钳、小直角钳、阑尾钳、蒂氏拉钩(深、浅)、耙钩、静脉拉钩、有齿直钳、心耳钳、束带。

手术步骤与手术配合见表 19-3-2。

表 19-3-2 卵巢癌细胞减灭术(肿瘤缩减术)的手术步骤与手术配合

手术步骤	手术配合
1. 于腹部正中上至脐上 3～4cm 切开,显露腹腔	配合同本章第一节"腹部正中切口"1～5
2. 探查腹腔(包括肝、胃、肠、膀胱、输尿管等有无转移灶及粘连,以确认手术范围)	递盐水给术者湿手进行探查,递湿盐水纱垫两块保护切口;放置胸腔自动牵开器,充分显露腹腔
3. 按全子宫、双附件切除法切除全子宫、双附件	递长有齿直钳(22cm)钳夹、牵引双侧子宫角,递 7 号丝线结扎;其余配合同本章第二节"开腹子宫全切除术(经腹子宫全切除术)"3～10
4. 切除大网膜	递中弯钳分离、钳夹,递组织剪剪断,递 4 号丝线结扎
5. 清扫淋巴结	
① 于髂血管处分离输尿管,防止其误伤	递长镊、直角钳、长梅氏剪分离,递中弯钳夹持束带穿过、牵开输尿管并用蚊式钳牵引
② 分离、显露髂动脉	递长镊、长梅氏剪分离
③ 从右向左或从左向右依次清扫髂内、外,髂总动脉,腹主动脉,闭孔周围淋巴结(同样方法清扫对侧);最后清扫骶区淋巴结	递耙钩牵开、显露术野,递扁桃体血管钳夹取淋巴结;必要时,递海绵钳(无齿)、小直角钳夹取淋巴结,递中弯钳带 3-0 丝线结扎;若遇大血管,先递静脉拉钩牵开,将切除淋巴结依次交与标本员
6. 切除阑尾	递长镊、Allis 钳夹提阑尾,递 6×17 圆针 2-0 丝线缝阑尾荷包,递电刀切除阑尾根部,收紧荷包;将接触阑尾之用物放在指定污染区
7. 于腹腔下放置引流管	递中弯钳夹 T 管;台下医生将引流管从阴道引出,同时取出阴道纱布
8. 冲洗腹腔,彻底止血,缝合后腹膜	递生理盐水冲洗,电凝器止血,递长镊、6×17 圆针 3-0 号丝线缝合后腹膜
9. 关腹同本章第一节"腹部正中切口"7～9	配合同本章第一节"腹部正中切口"7～9

第四节 输卵管及阴道手术

一、宫外孕术(腹腔镜)

(1)适应证 宫外孕。
(2)麻醉方式 全身麻醉或硬膜外麻醉。
(3)手术体位 仰卧位。
(4)手术切口 腹部正中切口。
手术步骤与手术配合见表19-4-1。

表19-4-1 宫外孕术(腹腔镜)的手术步骤与手术配合

手术步骤	手术配合
1. 消毒皮肤	递海绵钳夹持碘伏纱球消毒皮肤
2. 贴手术薄膜,铺无菌单	递手术薄膜贴于切口皮肤上,铺治疗巾显露手术切口,递布巾钳固定后铺腹单
3. 沿腹部切口切开皮肤、皮下组织至腹膜	配合同本章第一节"腹部正中切口"1~4
4. 扩大腹膜切口,探查病变	递甲状腺拉钩牵开、显露术野,递组织剪扩大切口;递海绵钳(无齿)夹住输卵管出血部位,递吸引器头吸净腹腔内积血,将血块取出放入弯盘内
5. 清除病变部位	递腹腔自动拉钩牵开术野,递中弯钳剥离病变部位组织、残端,递3-0可吸收缝线缝扎;递长镊夹持圆韧带覆盖于表面,预防粘连
6. 探查腹腔,检查对侧附件、卵巢有无病变	递长镊、海绵钳(无齿)探查
7. 冲洗腹腔,清除盆腔积血,避免术后发热和粘连	递生理盐水冲洗腹腔,递吸引器头吸净
8. 关腹同本章第一节"腹部正中切口"7~9	配合同本章第一节"腹部正中切口"7~9

二、输卵管切开术(腹腔镜)

(1)适应证 输卵管妊娠、输卵管积血。
(2)麻醉方式 硬膜外麻醉。
(3)手术体位 仰卧位。
(4)手术切口 腹部横切口或正中切口。
(5)特殊用物 整形尖镊、整形弯剪。
手术步骤与手术配合见表19-4-2。

表19-4-2 输卵管切开术(腹腔镜)的手术步骤与手术配合

手术步骤	手术配合
1. 同本章第一节"腹部横切口"1~7,探查腹腔	配合同本章第一节"腹部横切口"1~7
2. 拉出输卵管	递长镊提拉输卵管至视野内
3. 分离、取出输卵管内容物	
① 于输卵管管壁注射盐水,有利分离	递5mL注射器抽吸生理盐水注入输卵管,使其管壁膨胀
② 将输卵管切开一小口	递整形镊、15号刀
③ 分离、取出输卵管内容物,缝合输卵管切口	递弯蚊式钳分离,取出内容物后放入弯盘内;递整形尖镊、5-0或6-0的可吸收缝线缝合
4. 冲洗切口,检查有无残余血块或出血点	递盐水冲洗切口,递长镊夹持纱布擦拭检查
5. 关腹同本章第一节"腹部横切口"8~10	配合同本章第一节"腹部横切口"8~10

三、阴式子宫切除术+阴道前、后壁修补术

(1)适应证 子宫脱垂,阴道前、后壁松弛。

(2)麻醉方式 硬膜外麻醉。

(3)手术体位 膀胱截石位。

(4)手术切口 阴道壁切口。

(5)特殊用物 重锤拉钩、阴道拉钩2个、窥阴器、宫颈钳、金属导尿管、烟卷引流条、14F双腔气囊导尿管、凡士林油纱条。

手术步骤与手术配合见表19-4-3。

表19-4-3 阴式子宫切除术+阴道前、后壁修补术的手术步骤与手术配合

手术步骤	手术配合
1. 消毒会阴和阴道	递海绵钳夹持络合碘海绵两块,1块消毒会阴部皮肤,另1块刷洗阴道
2. 铺无菌巾	臀下垫无菌大单,腹部铺无菌巾,腿上铺双层小、大单后铺腹单
3. 牵开小阴唇,显露术野	递有齿镊、9×28角针1号丝线将阴唇缝于布单上牵开;递重锤拉钩拉开阴道后壁、组织钳钳夹子宫颈向外牵引
4. 排空膀胱尿液,并测定膀胱底部位置	递金属导尿管排尿、定位,用弯盘盛尿
5. 于膀胱与子宫颈交界下方的阴道黏膜做一横切口,并环行延长	递20号刀切开
6. 分离阴道黏膜,将膀胱向上推开,显露膀胱子宫颈韧带	递中弯钳分离,递湿纱布向上推开
7. 剪开子宫颈韧带,显露膀胱腹膜反折	递梅氏剪剪开,递7号丝线结扎,递阴道拉钩牵开、显露
8. 剪开腹膜,于腹膜中点做一标记	递中弯钳提起腹膜、组织剪剪一小口,向两侧延长;递6×17圆针1号丝线缝1针标记线、蚊式钳牵引末端
9. 剪开后穹窿,进入子宫直肠窝时剪开腹膜一小口并做一标记	递组织剪剪开,递6×17圆针1号丝线缝1针标记线、蚊式钳牵引末端
10. 切开子宫骶韧带及主韧带(双侧)	递双爪钳牵引子宫颈、暴露子宫骶韧带,递妇科有齿血管钳或中弯钳钳夹、20号刀切断,递1/2弧9×11圆针7号丝线缝扎、4号丝线结扎加固(同法处理主韧带)
11. 分离、切断子宫动、静脉(双侧)	递妇科有齿直钳钳夹住、15号刀切断,递1/2弧9×11圆针7号丝线缝扎、4号丝线结扎加固
12. 分离、切断圆韧带(双侧)	递中弯钳分离、钳夹,递20号刀切断,递1/2弧9×11圆针7号丝线缝扎
13. 分离、切断卵巢固有韧带,切下子宫	递长弯钳钳夹韧带、20号刀切断,将子宫放入弯盘内,递0号可吸收线缝合残端
14. 修补前壁	
①于阴道前壁做三角形切口	递长镊、20号刀切开
②剥离阴道黏膜	递梅氏剪和盐水纱布剥离
③分离膀胱表层及筋膜,并剪去多余的阴道黏膜	递4号刀柄或20号刀背面分离,递无齿镊、组织剪剪去多余阴道黏膜
④缝合阴道黏膜	递圆针0号可吸收缝线缝合
15. 将阴道前壁及前壁腹膜与韧带残端缝合,呈两个半环状,固定韧带残端于腹膜两侧,并在中间放置引流条	递6×17圆针1号丝线做荷包缝合,递中弯钳放置烟卷引流条

续表

手术步骤	手术配合
16. 修补后壁	
① 于后壁及皮肤交界处做切口	递 20 号刀切开
② 向上钝性分离阴道后壁	递组织剪、湿纱布钝性分离
③ 缝合后壁、会阴皮肤	递圆针 0 号可吸收缝线缝合后壁、6×17 角针 1 号线缝合会阴部皮肤
17. 填塞阴道，留置导尿管	递凡士林油纱条填塞阴道，压迫止血，留置 14F 双腔气囊导尿管

四、人工阴道成形术

(1)适应证　先天性阴道缺损、阴道闭锁。

(2)麻醉方式　全身麻醉或硬膜外麻醉。

(3)手术体位　膀胱截石位。

(4)手术切口　会阴部切口。

(5)特殊用物　人工羊膜 1 份，阴道拉钩，阴道窥具(上、下叶可分离)，阴道模具大、中、小(有机玻璃)各 1 个，阴茎套，窄纱条 1 根。

手术步骤与手术配合见表 19-4-4。

表 19-4-4　人工阴道成形术的手术步骤与手术配合

手术步骤	手术配合
1. 准备羊膜	将准备好的人工羊膜边缘用蚊式钳夹住，铺开后包裹在套有阴茎套的窥具上，羊膜粗糙面在外，光滑面在内
2. 消毒会阴和阴道	递海绵钳夹持络合碘海绵两块，1 块消毒会阴部皮肤，另 1 块消毒阴道
3. 铺无菌巾	臀下垫无菌大单，腹部铺无菌巾，腿上铺双层小、大单后铺腹单
4. 将小阴唇分别缝在两侧大阴唇上，显露术野；将切口保护巾缝在阴道与肛门之间的会阴体上，避免肛门细菌污染，以利于手术操作	递有齿镊、6×7 角针 3-0 丝线缝合
5. 排空膀胱	递消毒棉签消毒尿道口；递金属导尿管，递液状石蜡润滑；用弯盘盛尿，用吸引器吸去
6. 于尿道口与会阴前庭之间的黏膜处垂直穿刺、注射生理盐水，并在该处做一横切口	递 20mL 注射器连接 8 号长针头穿刺并注入生理盐水 200mL；递 15 号刀做一“U”形小切口，递组织钳提夹切缘
7. 钝性分离阴道，使尿道、膀胱与直肠之间形成一空隙(深 9cm，宽约 3 横指)	钝性分离，同时术者左手再戴上 1 只手套以示指伸入肛门做指引，同时放导尿管引导，以免损伤直肠和尿道
8. 放入阴道模具	递阴道模具放入，大小合适后取出；递羊膜连同窥具伸入管腔，填塞窄纱条，直至填满
9. 封闭阴道口	将阴茎套口扎紧，递 6×17 圆针 2-0 号丝线间断缝合两侧小阴唇，留置 14F 双腔气囊导尿管

(张　捷　周　力)

第二十章

眼科手术的护理配合

第一节 眼睑手术

一、眼睑脓肿切开术

(1)适应证　眼睑皮肤红肿,出现脓头或脓点,触之有波动感。

(2)麻醉方式　结膜囊滴0.5%丁卡因+脓肿周围皮肤浸润麻醉,禁止用注射浸润麻醉。

(3)手术体位　仰卧位。

(4)特殊用物　0.5%丁卡因、橡皮引流条。

手术步骤与手术配合见表20-1-1。

表20-1-1　眼睑脓肿切开术的手术步骤与手术配合

手术步骤	手术配合
1. 于脓肿最高处并与睑缘平行切开皮肤	递结膜有齿镊提夹脓肿边缘的皮肤、11号刀切开
2. 放出脓液	递无菌棉棒蘸净脓液
3. 置橡皮条引流	递结膜有齿镊夹持切缘,递弯蚊式钳将橡皮引流条置于切口内
4. 缝合皮肤	递角针5-0丝线缝合
5. 覆盖切口	递斜视钩将金霉素或四环素眼膏均匀涂在切口上,递眼垫、纱布覆盖,递胶布固定

二、倒睫与乱睫矫治术

(1)适应证　单纯睫毛倒长或乱生,无合并睑内翻。

(2)麻醉方式　眼睑皮肤+上睑穹窿部结膜下浸润麻醉。

(3)手术体位　仰卧位。

(4)特殊用物　睑板垫。

手术步骤与手术配合见表20-1-2。

表20-1-2　倒睫与乱睫矫治术的手术步骤与手术配合

手术步骤	手术配合
1. 于穹窿部放睑板垫保护角膜	递睑板垫插入
2. 距睑缘5mm处切开皮肤	递结膜有齿镊提夹眼睑皮肤、11号刀切开,递生理盐水棉棒拭血
3. 分离皮下组织,于睑板前剪除眼轮匝肌	递结膜有齿镊夹起切缘,递结膜剪分离皮下组织并剪除眼轮匝肌

续表

手术步骤	手术配合
4. 从切口最高处缝合皮肤	递结膜有齿镊提夹眼睑，递角针 5-0 丝线缝合
5. 覆盖切口	递斜视钩将金霉素或四环素眼膏涂于切口，递眼垫、纱布覆盖，递胶布固定

三、睑内翻矫正术

(1)适应证　上、下睑中央部的轻度瘢痕性睑内翻而无深在瘢痕。

(2)麻醉方式　表面麻醉＋穹窿部结膜下浸润麻醉＋眼睑皮肤浸润麻醉。

(3)手术体位　仰卧位。

(4)特殊用物　睑板垫。

手术步骤与手术配合见表 20-1-3。

表 20-1-3　睑内翻矫正术的手术步骤与手术配合

手术步骤	手术配合
1. 于穹窿部放睑板垫，保护角膜	递睑板垫插入、垫起眼睑
2. 距睑缘 3mm、与睑缘平行处并延长至内、外眦角切开皮肤和皮下组织	递 11 号刀切开皮肤，递生理盐水棉棒拭血
3. 剥离、显露眼轮匝肌	递结膜有齿镊提夹切缘，递结膜剪做创缘内上、下剥离显露眼轮匝肌，递生理盐水棉棒拭血
4. 切除一窄条眼轮匝肌纤维	递结膜有齿镊提夹眼轮匝肌纤维一侧，递结膜剪剪除一窄条，递生理盐水棉棒拭血
5. 削薄睑板	递结膜有齿镊提夹睑板，递 11 号刀将弯厚的睑板削薄至正常睑板厚度
6. 缝合皮肤	递眼科有齿镊、角针 5-0 丝线缝合 5 针；递弯蚊式钳先结扎中央的缝线，然后在 5 针之间各加缝 1 针，扎紧；递剪刀剪除缝线
7. 覆盖切口	递斜视钩将眼膏涂于切口，递眼垫、纱布覆盖，递胶布固定

四、唇黏膜瓣移植眼睑缘间再造术

(1)适应证　烧伤所致的眼睑内翻、倒睫；严重瘢痕沙眼所致倒睫经多次手术不能矫正；部分或全部眼睑缘间组织缺损。

(2)麻醉方式　眼睑边缘浸润麻醉(麻醉药：0.5％普鲁卡因＋2％利多卡因，1∶1 比例)。

(3)手术体位　仰卧位。

(4)特殊用物　凡士林油纱条、0.5％碘伏、睑板垫。

手术步骤与手术配合见表 20-1-4。

表 20-1-4　唇黏膜瓣移植眼睑缘间再造术的手术步骤与手术配合

手术步骤	手术配合
1. 于睑结膜面放睑板垫支撑眼睑，以保护角膜	递眼睑垫插入
2. 自睑缘间组织缺损部的皮肤缘与睑结膜交界处，深度2～3mm、长度取决于眼睑缘间缺损，切开皮肤、皮下组织	递结膜有齿镊夹持切缘、11 号刀切开，递生理盐水棉棒压迫止血
3. 切除唇黏膜	
①唇黏膜下注射，使其挺起	递 0.5％碘伏液消毒唇黏膜，递 5mL 注射器抽吸麻醉药做唇黏膜下注射

续表

手术步骤	手术配合
②于唇黏膜上做 2 条平行切口，其间距为 4mm，深达黏膜下薄肌层，切口两端做箭头样相交	递结膜有齿镊、11 号刀切开
4. 剪取带薄肌层的唇黏膜瓣	递固定镊夹持黏膜瓣上、下缘，递眼科弯剪剪取
5. 缝合唇部创面	递角针 5-0 丝线连续缝合
6. 移植口唇黏膜	
①缝合眼轮匝肌	递结膜有齿镊将剪取的唇黏膜瓣立即植入眼睑缘间缺损的切口内；递眼科镊、圆针 5-0 丝线做褥式缝合眼轮匝肌
②将唇黏膜瓣上缘与切口上缘皮肤，唇黏膜瓣下缘与切口下缘结膜及睑板结节缝合	递眼科有齿镊、角针 5-0 丝线间断缝合
7. 覆盖切口	递斜视钩将金霉素眼膏涂于切口，递眼垫、纱布覆盖，递胶布固定，递绷带包扎

五、上睑下垂矫正术

(1)适应证　凡提上睑肌肌力在 4mm 以上，先天性、老年性及外伤性或其他类型的上睑下垂。

(2)麻醉方式　表面麻醉及局部浸润麻醉，另加额神经阻滞麻醉。

(3)手术体位　仰卧位。

(4)特殊用物　睑板垫。

手术步骤与手术配合见表 20-1-5。

表 20-1-5　上睑下垂矫正术的手术步骤与手术配合

手术步骤	手术配合
1. 皮肤切口用亚甲蓝液定样	递无菌牙签蘸少许亚甲蓝液画出术眼的上睑皱襞(术眼的上睑皱襞应与对侧健眼的上睑皱襞的弧度距睑缘的距离一致)
2. 于睑缘中外 1/3 和中内 1/3 交界处做牵引线	递眼科有齿镊、角针 5-0 丝线缝牵引线两针
3. 切开皮肤和皮下组织	递 11 号刀逐层切开，深达睑板
4. 分离眼轮匝肌、提上睑肌腱膜	递结膜剪分离，递生理盐水棉棒拭血
5. 于睑板上缘上方外眦部剪开腱膜	递眼睑钩牵开切口，递结膜剪纵行剪开腱膜
6. 剪除提上睑肌	递结膜有齿镊提夹提上睑肌腱膜，递结膜剪分离、剪断肌肉
7. 固定提上睑肌	递圆针 5-0 丝线将提上睑肌残端缝于睑板上
8. 处理皮肤切口：于皮肤切口的下唇剪去一细条眼轮匝肌、切口的上唇剪去一条多余的皮肤	递结膜有齿镊提起切缘、眼科弯剪剪除
9. 缝合切口	递眼科有齿镊、角针 5-0 丝线间断缝合
10. 覆盖切口	递 5mL 注射器抽吸庆大霉素 2 万单位＋地塞米松 5mg 半球注射；递斜视钩将金霉素眼膏涂于切口上，递眼垫、纱布覆盖，递绷带包扎

六、上或下直肌徙后术

(1)适应证　上直肌徙后术适用于病眼上直肌强或下直肌弱，或另眼下斜肌弱的上斜视；下直肌徙后术适用于病眼下直肌强或上直肌弱，或另眼上斜肌弱的下斜视。

(2)麻醉方式　表面麻醉及局部浸润麻醉；儿童需全身麻醉。

(3)手术体位　仰卧位。

(4)特殊用物　斜视钩。

手术步骤与手术配合见表 20-1-6。

表 20-1-6　上或下直肌徙后术的手术步骤与手术配合

手术步骤	手术配合
1. 开睑	递开睑器撑开上、下睑，或递角针 3-0 丝线各缝合 1 针固定于敷料单上
2. 距角膜 1.5mm 处，其范围从 10：30～1：30，再向右面放射状剪开球结膜，长度各为 5～7mm	递结膜有齿镊提夹球结膜、结膜剪剪开
3. 分离球结膜与筋膜的联系	递结膜剪分离
4. 显露上直肌	递结膜有齿镊提夹上直肌附着点的两侧、结膜剪各剪去一小孔，并垂直分离巩膜充分显露上直肌
5. 沿上直肌向后分离巩膜与筋膜的联系	递结膜弯剪分离
6. 分离上直肌与巩膜的联系	递斜视钩从一侧小孔伸入，顶着巩膜在上直肌下滑动，从对侧小孔穿出，钩住整个上直肌
7. 预置缝线，切断上直肌	递结膜有齿镊夹起上直肌附着点后 1.5mm 处的两侧、圆针 5-0 丝线做预置缝线两针，递结膜剪从附着点处剪断上直肌
8. 将预置缝线固定在新附着点上	递圆规测量巩膜上徙后的距离
9. 缝合球结膜	递眼科有齿镊、角针 5-0 丝线缝合
10. 覆盖切口	递 5mL 注射器抽吸庆大霉素 2 万单位＋地塞米松 5mg 半球注射；递斜视钩将金霉素眼膏涂于切口上，递眼垫、纱布覆盖，递绷带包扎

（龚　珊　宋　烽）

七、斜视矫正术

(1)适应证　先天性斜视、斜视角恒定、非调节性斜视。

(2)麻醉方式　1%丁卡因眼球表面麻醉＋0.5%利多卡因结膜下浸润麻醉＋2%利多卡因球后阻滞麻醉。不能配合者，可采用全身麻醉。

(3)手术体位　仰卧位。

(4)手术切口　根据斜视方向的不同，选择不同的眼内切口。

(5)特殊用物　斜视钩、圆规、钢尺、手电筒。

手术步骤与手术配合见表 20-1-7。

表 20-1-7　斜视矫正术手术步骤与手术配合

手术步骤	手术配合
1. 开睑	递开睑器撑开下、上眼睑；或递角针 3-0 丝线各缝合 1 针，递蚊式钳固定在敷料单上
2. 在 3、6、9、12 点处缝合固定眼肌，显露术野	递结膜镊夹持眼肌，递 4×10 圆针 5-0 丝线缝牵引线，递蚊式钳牵引
3. 在角膜中 1/3 外与内 1/3 交界处的结膜上做切口，剪开结膜囊达巩膜，显露眼肌	递眼科镊、11 号刀切开结膜缘，递棉棒拭血
4. 分离肌肉与前囊之间的联系，将直肌全部钩在斜视钩上，做肌肉截除术	递斜视钩拉起需要截除的肌肉，递 4×10 圆针 5-0 丝线在肌腱远处做肌肉缝线、15 号刀切除
5. 缝合结膜囊	递眼科镊、4×10 圆针 5-0 丝线缝合
6. 覆盖切口	递眼垫覆盖、绷带包扎

（马晓军）

第二节 泪器手术

一、泪道探通术

(1)适应证 溢泪,压挤泪囊部有黏液或脓性分泌物自泪点溢出,冲洗泪道不通;新生儿泪囊炎经药物治疗泪道仍不通。

(2)麻醉方式 表面麻醉。

(3)手术体位 仰卧位。

(4)特殊用物 泪点扩张器、泪道探针。

手术步骤与手术配合见表 20-2-1。

表 20-2-1 泪道探通术的手术步骤与手术配合

手术步骤	手术配合
1. 扩大泪点	用手指把下睑推向下外方;递泪点扩张器垂直插入泪点,并水平转向鼻侧扩大泪点
2. 插入探针,判断阻塞部位	递 0 号、1 号探针垂直插入泪点,在泪小管内徐徐向前推进,碰到有弹性的抵抗时,提示泪小管有阻塞,如稍用力能通过,继续进针,依据进针长短判断阻塞部位
3. 留置探针,扩张泪道	一般留针 30min 左右,再拔针
4. 冲洗泪道	递 10mL 注射器抽吸生理盐水冲洗泪道,递抗生素眼液注入泪道

二、泪小管泪囊吻合术

(1)适应证 泪小管中段或末段阻塞;总泪小管阻塞。

(2)禁忌证 泪囊急性炎症。

(3)麻醉方式 局部浸润麻醉。

(4)手术体位 仰卧位。

(5)特殊用物 眼科剪、眼科镊、15 号刀片、泪道探针。

手术步骤与手术配合见表 20-2-2。

表 20-2-2 泪小管泪囊吻合术的手术步骤与手术配合

手术步骤	手术配合
1. 于内眦鼻侧、内眦韧带上方弧形切开皮肤、皮下组织	递眼科有齿镊、15 号刀切开,递生理盐水棉棒拭血
2. 分离切口缘至内眦韧带,分离薄筋膜,显露肌层	递弯蚊式钳提起切缘、结膜剪锐性分离
3. 剪断内眦韧带,放置泪囊扩张器	递结膜剪剪断,递泪囊扩张器置入
4. 分离眼轮匝肌纤维,掀起泪隔,显露泪囊前壁	递结膜有齿镊提夹眼轮匝肌、结膜剪锐性分离,递蚊式钳掀开泪隔,递生理盐水棉棒拭血
5. 切开泪小管阻塞部	递泪道探针插入泪点,探查泪小管阻塞部;递结膜弯剪垂直剪断
6. 纵行切开泪囊前壁。若中段阻塞,切口在泪囊中部;若末段或总泪小管阻塞,切口偏鼻侧	递蚊式钳夹持泪囊、15 号刀切开
7. 吻合泪小管、泪囊	递结膜有齿镊提夹泪小管断端与泪囊下部,递圆针 8-0 丝线端-端吻合,其上部做端-侧吻合

续表

手术步骤	手术配合
8. 缝合切口，依次缝合泪隔、内眦韧带及皮肤	递结膜有齿镊提夹、5-0 丝线依次缝合
9. 覆盖切口	递金霉素眼膏涂于切口上，递纱布覆盖、胶布固定

三、泪囊肿物摘除及眼睑成形术

(1)适应证　泪囊肿物较大突出于泪囊窝、已涉及眼睑时，在彻底摘除肿物的同时，应施行眼睑成形术。

(2)禁忌证　结膜及睑部皮肤急性炎症。

(3)麻醉方式　局部浸润麻醉＋神经阻滞麻醉；必要时，采用全身麻醉。

(4)手术体位　仰卧位。

(5)特殊用物　骨膜剥离子、小刮匙、咬骨钳。

手术步骤与手术配合见表 20-2-3。

表 20-2-3　泪囊肿物摘除及眼睑成形术的手术步骤与手术配合

手术步骤	手术配合
1. 外眦切口用亚甲蓝液定样	递无菌牙签蘸亚甲蓝液画出切除肿瘤部位的标记线
2. 切开外眦，剪断外眦韧带下支	递 11 号刀切开，递结膜有齿镊提夹切缘、结膜剪剪断
3. 距肿物 5mm 切开皮肤、皮下组织及眼轮匝肌至骨膜	递 11 号刀切开
4. 沿下穹窿结膜向眶下缘及外侧游离下眼睑及鼻根部皮瓣，形成眶下缘的长矩形皮瓣	递结膜有齿镊提起结膜、结膜剪游离，递生理盐水棉棒拭血
5. 距下眼缘 2mm 处做一与睑缘相平行的切口，切口越过外眦部；距睑缘 4～5mm 处再做一与睑缘平行的切口	递结膜有齿镊、11 号刀切开皮肤
6. 缝合长矩形皮瓣与鼻侧皮肤	递角针 3-0 丝线缝合
7. 覆盖切口	递金霉素眼膏涂于切口，递眼垫覆盖、胶布固定

四、泪囊鼻腔吻合术

(1)适应证　慢性泪囊炎鼻泪管阻塞。

(2)禁忌证　急性泪囊炎。

(3)麻醉方式　局部浸润麻醉＋神经阻滞麻醉，中鼻道和鼻甲放置麻黄碱和丁卡因浸润麻醉。

(4)手术体位　仰卧位。

(5)特殊用物　泪囊扩张器，骨膜剥离子，咬骨钳，泪囊探针，泪囊牵开器，骨锤，骨凿，枪状镊，二齿拉钩，3-0、5-0、6-0 丝线。

手术步骤与手术配合见表 20-2-4。

表 20-2-4　泪囊鼻腔吻合术的手术步骤与手术配合

手术步骤	手术配合
1. 切开皮肤、皮下组织	递 15 号刀切开，递生理盐水棉棒拭血
2. 分离、切断内眦韧带	递结膜有齿镊提夹切缘、弯蚊式钳分离、结膜剪剪断
3. 切开、分离骨膜，暴露泪骨前的脊泪囊窝	递 11 号刀切开、骨膜剥离子剥离，递生理盐水棉棒拭血
4. 于泪骨骨板做骨孔	递弯蚊式钳将薄的泪骨骨板压破、造成一骨孔，递小咬骨钳将孔扩大

续表

手术步骤	手术配合
5. 呈“I”形切开泪囊及鼻黏膜	递11号刀切开
6. 吻合泪囊及囊鼻黏膜	递结膜有齿镊、角针5-0丝线做对端缝合
7. 缝合内眦韧带及皮下组织	递结膜有齿镊提夹、圆针5-0丝线缝合
8. 缝合皮肤	递结膜有齿镊、角针5-0丝线缝合
9. 覆盖切口	递乙醇棉棒擦拭切口，递乙醇纱卷压于切口处，递眼垫、纱布覆盖，递绷带包扎

五、泪腺部分切除术

(1)适应证　泪腺脱垂。

(2)禁忌证　泪腺炎。

(3)麻醉方式　局部眶深部，眉及其周围组织皮下，眼轮匝肌浸润麻醉。

(4)手术体位　仰卧位。

(5)特殊用物　四爪钩。

手术步骤与手术配合见表20-2-5。

表20-2-5　泪腺部分切除术的手术步骤与手术配合

手术步骤	手术配合
1. 自眉弓下眶中部向颞侧延长约2cm，稍呈弧形切开皮肤、皮下组织	递11号刀切开
2. 分离皮下组织	递结膜剪分离
3. 切开眼轮匝肌，并分离至眶隔	递11号刀切开、结膜剪分离
4. 切开眶隔，切除泪腺及水肿的眶脂肪	递弯蚊式钳向眶内稍加压，泪腺自眶隔薄弱松弛处涌出；递11号刀切开
5. 固定眶隔	递弯蚊式钳将眶隔相互叠加、角针3-0丝线褥式缝合
6. 缝合眼轮匝肌及皮肤	递眼科镊、圆针5-0丝线缝合
7. 覆盖切口	递金霉素眼膏涂于切口，递纱布覆盖、胶布固定

六、泪囊摘除术

(1)适应证　慢性泪囊炎，泪囊甚小伴严重萎缩性鼻炎，年老体弱不宜行泪囊鼻腔吻合术；泪囊太小做吻合术有困难；严重角膜溃疡、眼球穿通伤以及须做内眼手术者；结核性泪囊炎、泪囊肿瘤。

(2)麻醉方式　① 浸润麻醉(泪点部、泪囊区皮下、泪囊顶部、鼻泪管上口)：2%利多卡因2～3mL。②表面麻醉(下鼻道内)：1%丁卡因+0.5%麻黄碱棉片10min。

(3)手术体位　仰卧位。

(4)手术切口　内眦皮肤切口。

(5)特殊用物　鼻镜、枪状镊、各号探针、6-0可吸收线、棉片，鼻泪管手术器械。

手术步骤与手术配合见表20-2-6。

表20-2-6　泪囊摘除术的手术步骤与手术配合

手术步骤	手术配合
1. 于内眦切开皮肤，切断内眦韧带，暴露泪囊	递结膜有齿镊、15号刀切开，递眼睑撑开器
2. 分离泪筋膜、泪囊壁。分离泪总管后侧时，从上至下潜行分离；拉开泪筋膜，将泪囊自泪囊窝与骨壁分开	递骨膜分离器向两侧分离，递血管钳协助牵拉

续表

手术步骤	手术配合
3. 切断泪总管(尽可能远离泪囊)	递血管钳夹住泪总管、剪刀剪断
4. 检查摘除的泪囊是否完整;若有组织残留,应刮除	递眼科刮匙刮净鼻泪管上口处
5. 烧灼鼻泪管、泪总管断端及泪囊窝空腔	递3%碘酊或硝酸银棉签烧灼
6. 探查鼻泪管	递探针插入鼻泪管,直达下鼻道
7. 缝合内眦韧带、泪筋膜、皮肤切口	递结膜有齿镊、4×10圆针3-0丝线缝合内眦韧带、6-0可吸收线间断缝合泪筋膜、3-0丝线缝合皮肤
8. 覆盖切口	递金霉素眼膏涂于切口,递纱布覆盖。于泪囊摘除部放一压迫枕加压包扎

注:1. 术野暴露小,巡回护士应及时调整无影灯的照明,便于手术操作。
2. 术前冲洗泪道,挤尽泪囊分泌物。填塞棉片时,嘱患者忍耐、配合操作、不要乱动。
3. 泪囊标本保留,送病理。

第三节　结膜手术

一、角膜缘球结膜切除术

(1)适应证　沙眼性血管翳;角膜移植术的术前准备;蚕食性角膜溃疡的治疗。

(2)麻醉方式　表面麻醉及结膜下浸润麻醉。

(3)手术体位　仰卧位。

(4)特殊用物　角膜镊。

手术步骤与手术配合见表20-3-1。

表20-3-1　角膜缘球结膜切除术的手术步骤与手术配合

手术步骤	手术配合
1. 开睑	递开睑器撑开上、下睑
2. 距角膜缘3mm处做一与角膜缘平行的球结膜切口(长度占角膜周长的1/4～1/2),剪开球结膜	递结膜有齿镊提起球结膜,结膜剪剪开
3. 与第一个切口平行、等长再做一切口,去除部分球结膜	递结膜有齿镊提起球结膜切缘、结膜剪剪除,递生理盐水棉棒拭血
4. 创面止血	点燃酒精灯,递烧灼器止血
5. 缝合游离缘的球结膜	递结膜有齿镊、圆针5-0丝线缝合
6. 覆盖切口	递金霉素眼膏涂于切口,递眼垫、纱布覆盖术眼,递绷带包扎

二、周边虹膜切除术

(1)适应证　原发性瞳孔或非瞳孔阻滞性闭角型青光眼、继发性瞳孔阻滞性青光眼。

(2)麻醉方式　①表面麻醉(0.5%丁卡因点眼2次);②结膜下注射(2%利多卡因0.5mL)。必要时,采用全身麻醉。

(3)手术体位　仰卧位。

(4)手术切口　球结膜切口。

(5)特殊用物 虹膜剪、虹膜复位器、显微手术器械、显微镜、10-0 不可吸收线、11 号刀片。

手术步骤与手术配合见表 20-3-2。

表 20-3-2 周边虹膜切除术的手术步骤与手术配合

手术步骤	手术配合
1. 开睑	递开睑器撑开上、下眼睑
2. 沿鼻上象限的角巩膜缘做球结膜切开，分离至角巩膜缘后 3～4mm	递结膜有齿镊提夹、结膜剪剪开
3. 于角巩膜灰蓝半月区中间做平行于角巩膜缘的切口；前房穿刺，切开角巩膜，使其外口长 3mm、内口长2.5～3mm	递结膜有齿镊提夹、11 号刀切开
4. 紧贴角巩膜缘剪除脱出的周边部虹膜	递虹膜镊夹持脱出的虹膜、虹膜剪剪除
5. 冲洗角巩膜缘切口，巩膜复位	递生理盐水注射器冲洗，递虹膜复位器将虹膜瓣复位
6. 缝合球结膜（角巩膜切口无须缝合），覆盖切口	递带针 10-0 不可吸收线缝合；递金霉素眼膏涂于术眼上，递眼垫、纱布覆盖包扎

注：1. 通过手术或激光在虹膜的周边部切除一个小口，其目的是使后房水直接通过这个切除口流进前房，达到解除由瞳孔阻滞导致的周边虹膜向前隆起阻塞前房角，以恢复前房角的排水途径。

2. 须降低眼压者，术前应给予 20%甘露醇 250mL 静脉滴注。

三、翼状胬肉切除术

(1)适应证 进行性翼状胬肉；胬肉部分或全部遮盖瞳孔；翼状胬肉影响眼球运动；翼状胬肉有碍美观；作为白内障或角膜移植前的先行治疗。

(2)麻醉方式 表面麻醉＋结膜下浸润麻醉。

(3)手术体位 仰卧位。

(4)特殊用物 安全刀片、虹膜复位器，10-0 不可吸收线。

手术步骤与手术配合见表 20-3-3。

表 20-3-3 翼状胬肉切除术的手术步骤与手术配合

手术步骤	手术配合
1. 开睑	递开睑器撑开上、下眼睑
2. 沿翼状胬肉头部切割至角膜前弹力层下面的实质浅层，并越过角巩缘分离至巩膜	递结膜有齿镊夹持胬肉，递直蚊式钳夹持小块安全刀片切割、分离
3. 去除胬肉与结膜下组织	递结膜剪分离、剪除
4. 切除胬肉头颈部及部分结膜	递结膜有齿镊夹持胬肉、结膜剪剪除
5. 于内直肌止端前浅层的巩膜上、距角膜缘 4mm 处缝合固定球结膜，暴露角巩膜创缘	递虹膜复位器将球结膜铺平；递结膜齿镊、圆针8-0丝线将其缝合固定
6. 覆盖切口	递金霉素眼膏涂于切口，递眼垫、纱布覆盖术眼，递绷带包扎

注：术前 1 周，应用抗生素点眼。

四、全睑球粘连的矫正术

(1)适应证 整个上眼睑或下眼睑完全与眼球粘连，睑缘完全丧失，甚至眼睑部分缺损；残余部分结膜囊的严重烧伤后遗症。

(2)麻醉方式 表面麻醉＋局部浸润麻醉＋球后睫状神经节阻滞麻醉。

(3)手术体位 仰卧位。

(4)特殊用物 睑板垫。

手术步骤与手术配合见表20-3-4。

表20-3-4　全睑球粘连的矫正术的手术步骤与手术配合

手术步骤	手术配合
1. 沿外眦切开皮肤、皮下组织	递结膜有齿镊提夹上或下睑、11号刀切开
2. 沿粘连处切割、剥下全部粘连性瘢痕	递结膜有齿镊提夹、11号刀切割，递生理盐水棉棒拭血
3. 分离上睑至眼球赤道部以后、下睑至眶缘，剪断瘢痕	递结膜有齿镊提夹，递结膜剪锐性分离并剪断瘢痕
4. 依据结膜缺损面积大小，取相应两块唇瓣	配合同本章第一节"唇黏膜瓣移植眼睑缘间再造术"3～5
5. 修补球结膜缺损，将唇黏膜瓣与直肌赤道部浅层缝合固定	递结膜有齿镊提夹一块唇黏膜、角针6-0不可吸收缝线缝合固定(先将赤道部两侧各缝1针、然后再固定其余部分)
6. 将唇黏膜缝于睑结膜及穹窿部创面上，修补睑结膜	递斜视钩翻转眼睑、有齿镊提夹，递6-0可吸收缝线缝合
7. 缝合上、下睑切口	递有齿镊、角针5-0丝线双重缝合
8. 覆盖切口	递5mL注射器抽吸庆大霉素2万单位+地塞米松5mg球后注射；递斜视钩将金霉素眼膏涂于切口上，递眼垫、纱布覆盖，递绷带包扎

第四节　晶状体和视网膜手术

一、白内障摘除、人工晶状体置入术

(1)适应证　除晶状体脱位或明显的半脱位外所有白内障(无论晶状体核的硬度、瞳孔大小、眼内状态)。

(2)麻醉方式　表面麻醉(球结膜下)+眼睑浸润麻醉+眼轮匝肌阻滞和球后麻醉。

(3)手术体位　仰卧位。

(4)特殊用物　4½截囊针、黏弹剂。

手术步骤与手术配合见表20-4-1。

表20-4-1　白内障摘除、人工晶状体置入术的手术步骤与手术配合

手术步骤	手术配合
1. 开睑	递开睑器撑开上、下眼睑，或递角针5-0丝线上、下眼睑各缝合1针牵开
2. 牵开上直肌	递结膜有齿镊提夹、角针5-0丝线缝牵引线1针，递弯蚊式钳固定于敷料上
3. 沿10点钟～2点钟方向自角膜缘剪开球结膜	递结膜有齿镊轻轻提夹上方结膜、结膜剪剪开
4. 创面止血	递生理盐水棉棒拭血，点燃酒精灯，递烧灼器止血
5. 先于角巩膜缘后界自10点钟～2点钟，深达1/2巩膜，弧长9～11mm做垂直角巩膜缘板层切口；再做前房穿刺小切口	递结膜有齿镊提夹、11号刀切开
6. 将黏弹物质和眼用平衡液注入前房虹膜平面	递注射器及黏弹物质
7. 经前房穿刺切口插入截囊针，行前房截囊	递4½小针头做一截囊针，针尖向下、放射状由周边向中央旋转截囊针，环行撕开前囊
8. 扩大角巩膜缘切口	递11号刀扩大前房穿刺口，递角膜剪剪开下叶，将整个切口扩大约4个钟点
9. 娩出晶状体核	递斜视钩压在巩膜切口上方，向视神经方向加压、抬高核上基，向虹膜水平方向加压、促使核通过切口娩出

续表

手术步骤	手术配合
10. 缝合切口一侧或两端，中间部分留下6.5～7.0mm宽置入人工晶状体	晶状体核娩出后，递圆针10-0不可吸收缝线间断缝合
11. 抽吸游离皮质	递10mL注射器连接上灌注针头进入前房，抽出游离的皮质
12. 拆开缝线	递结膜镊提起缝线、结膜剪剪除
13. 置入人工晶状体	递人工晶状体(术前测好度数的晶状体)，递晶状体镊夹着下襻通过切口置入囊袋内，递晶状体置入钩旋转晶状体至合适位置
14. 缝合切口	递显微无齿镊、10-0不可吸收缝线缝合，抽出黏弹物质
15. 缝合固定球结膜	递结膜有齿镊提起球结膜、圆针5-0丝线缝合
16. 覆盖切口	递金霉素眼膏涂于术眼上，递眼垫、纱布覆盖，递绷带包扎

二、晶状体乳化术

(1)适应证　50岁以下的白内障；术后要求眼球的牢固性、稳定性和康复性快的白内障病例；慢性葡萄膜或青光眼患者的白内障摘除；拟行人工晶状体置入，要保留完整后囊。

(2)麻醉方式　表面麻醉＋浸润麻醉＋眼轮匝肌及球后阻滞麻醉。

(3)手术体位　仰卧位。

(4)特殊用物　各种型号的超声刀、截囊针、黏弹剂、超声乳化仪及管道。

手术步骤与手术配合见表20-4-2。

表20-4-2　晶状体乳化术的手术步骤与手术配合

手术步骤	手术配合
1. 开睑	递开睑器撑开上、下眼睑
2. 缝上直肌牵引线	递结膜有齿镊提夹、圆针5-0丝线缝扎，将线尾固定于敷料上；点燃酒精灯，递烧灼器止血
3. 以穹窿部为基础，切开球结膜，形成7mm宽的结膜瓣	递结膜有齿镊提夹、结膜剪剪开
4. 距角巩膜缘后3～7mm切开角巩膜缘，做一前房穿刺切口	递18号超声刀切开
5. 截囊	递4½小针头从前房穿刺口进入，环行撕开晶状体前囊
6. 由核中心至周围做晶状体核乳化	递超声头蚀刻粉碎、乳化、吸出，递虹膜复位器协助转动晶状体核
7. 吸出皮质	递10mL注射器连接灌注针头伸入前房内吸净皮质
8. 整复切口	不需缝合切口。递虹膜复位器结膜复位，递5mL注射器抽吸庆大霉素2万单位＋地塞米松5mg球后注射
9. 覆盖切口	递金霉素眼膏涂于术眼上，递眼垫、纱布覆盖，递绷带包扎

三、白内障、青光眼联合术

(1)适应证　青光眼伴白内障、需白内障手术且青光眼药物不能控制的。

(2)麻醉方式　表面麻醉＋局部浸润麻醉＋眼轮匝肌球后阻滞麻醉。

(3)手术体位　仰卧位。

(4)特殊用物　咬切器、黏弹物质。

手术步骤与手术配合见表20-4-3。

表 20-4-3　白内障、青光眼联合术的手术步骤与手术配合

手术步骤	手术配合
1. 开睑	递开睑器撑开上、下眼睑
2. 缝上直肌牵引线，固定眼球	递结膜有齿镊提夹、圆针 5-0 丝线缝扎 1 针，将线尾固定于敷料上；点燃酒精灯，递烧灼器止血
3. 以穹窿部为基底切开球结膜，分离球筋膜	递结膜有齿镊提夹结膜，递结膜剪剪开、分离
4. 从预定的巩膜瓣和两侧角巩膜缘做角结膜切开，深达 1/2 巩膜、长 9～10mm	递显微无齿镊提夹、11 号刀切开
5. 层剥巩膜，做成巩膜瓣	配合同本节“小梁切除术”4
6. 行白内障摘除术，置入人工晶状体	配合同本节“白内障摘除、人工晶状体置入术”6～13
7. 在巩膜瓣根部做 2 个放射状切口，切除小梁及虹膜周边	递显微有齿镊提起巩膜瓣、11 号刀切开，递结膜剪剪除小梁，递显微剪剪去虹膜周边组织
8. 缝合切口	递结膜有齿镊、圆针 10-0 不可吸收缝线间断缝合球结膜
9. 覆盖切口	递 5mL 注射器抽吸庆大霉素 2 万单位＋地塞米松 5mg 球后注射；递金霉素眼膏涂于术眼上，递眼垫、纱布覆盖，递绷带包扎

四、小梁切除术

(1)适应证　慢性单纯性青光眼，急、慢性闭角型青光眼，继发性青光眼，先天性青光眼。

(2)麻醉方式　表面麻醉(球结膜下)＋球后麻醉。

(3)手术体位　仰卧位。

(4)特殊用物　巩膜咬切器、保险刀片、20%甘露醇、10-0 不可吸收线。

手术步骤与手术配合见表 20-4-4。

表 20-4-4　小梁切除术的手术步骤与手术配合

手术步骤	手术配合
1. 开睑	递开睑器撑开上、下眼睑
2. 缝上直肌牵引线	递结膜有齿镊提夹、圆针 5-0 丝线缝扎 1 针，将线尾固定于敷料上；点燃酒精灯，递烧灼器止血
3. 距鼻上角巩膜缘 3～4mm 处弧形剪开结膜筋膜	递结膜有齿镊提夹球结膜、结膜剪剪开
4. 制作正方形巩膜瓣	
①从鼻上方角巩膜缘做 2 个放射状切口	递 11 号刀切开
②沿角巩膜缘方向分离巩膜瓣(约 1/2 巩膜厚度)，将瓣反置于角膜上	递结膜镊提夹切缘、结膜剪分离
5. 切除带小梁网的深层巩膜瓣	递显微无齿镊轻提巩膜瓣、结膜剪剪除
6. 紧贴角巩膜缘左侧巩膜表面切除虹膜根部	递虹膜镊夹持虹膜根部拖出，递虹膜剪剪除根部虹膜
7. 恢复巩膜瓣，缝合固定	递虹膜复位器将巩膜瓣复位，递圆针 10-0 不可吸收缝线缝合两个游离角
8. 覆盖切口	递 5mL 注射器抽吸庆大霉素 2 万单位＋地塞米松 5mg 球后注射；递金霉素眼膏涂于术眼上，递眼垫、纱布覆盖，递绷带包扎

五、睫状体冷凝术

(1)适应证　新生血管性青光眼虹膜、小梁均有新生血管；绝对期青光眼为保留已失明的眼球而缓解疼痛；

外伤，开角、闭角型青光眼。

(2)麻醉方式　球结膜下浸润麻醉＋球周或球后麻醉。

(3)手术体位　仰卧位。

(4)特殊用物　冷冻头、冷凝器、二氧化碳、5-0 丝线。

手术步骤与手术配合见表 20-4-5。

表 20-4-5　睫状体冷凝术的手术步骤与手术配合

手术步骤	手术配合
1. 开睑	递开睑器撑开上、下睑
2. 睫状体冷凝术	
①半周睫状体冷凝术	
a. 剪开球结膜，形成以角膜缘或穹窿部为基底的球结膜瓣，分离、显露巩膜	递结膜有齿镊提夹球结膜、结膜剪呈 180°剪开
b. 距角膜缘 2～2.5mm 处平行角巩膜做一排8～12个冷冻点，冷冻时间 60s	递冷冻头冷冻
②全周睫状体冷凝术	递结膜剪剪开、分离
a. 全周或分段剪开球结膜，分离、显露巩膜	
b. 做 8 个冷冻点	递冷冻头冷冻
③全周边视网膜冷冻睫体冷凝术	递结膜剪剪开、分离
a. 距角巩膜缘 8mm 处全周切开球结膜，并向穹窿部分离，显露巩膜	
b. 牵引 4 条直肌	递弯有齿镊夹持 1 号丝线穿过牵引
c. 距角巩膜缘 8～15mm 处做 2 排冷冻点，冷冻时间 30s，同时做睫状体冷冻	递冷冻头冷冻
3. 缝合球结膜	递结膜有齿镊、圆针 5-0 丝线缝合
4.覆盖切口	递 5mL 注射器抽吸庆大霉素 2 万单位＋地塞米松 5mg 球后注射；递金霉素眼膏涂于术眼上，递眼垫、纱布覆盖，递绷带包扎

六、巩膜外加压联合环扎术

(1)适应证　赤道部-锯齿缘同 1 周多发的各种裂孔；玻璃体牵拉，视网膜固定皱褶；无晶体眼视网膜手术失败或复发的病例，广泛视网膜脱离。

(2)麻醉方式　局部麻醉＋结膜下浸润麻醉＋球后麻醉。

(3)手术体位　仰卧位。

(4)特殊用物　硅胶海绵、环扎带、硅胶管(小段)、冷冻头、间接检眼镜、视网膜电凝器。

手术步骤与手术配合见表 20-4-6。

表 20-4-6　巩膜外加压联合环扎术的手术步骤与手术配合

手术步骤	手术配合
1. 开睑	递开睑器撑开上、下眼睑
2. 沿角膜缘环行剪开球结膜，暴露巩膜	递结膜有齿镊提夹结膜、结膜剪剪开，点燃酒精灯，递烧灼器止血
3. 牵引 4 条直肌	递斜视钩分别勾起 4 条直肌，递眼科弯有齿镊夹持 1 号丝线穿过并分别固定
4. 在双目间接检眼镜监视下，封闭裂口	递冷冻头冷凝裂孔
5. 加压联合环扎	

续表

手术步骤	手术配合
①将硅胶海绵缝合固定于裂孔外巩膜上	根据裂孔及病变情况，递硅胶轮胎或硅胶海绵，递圆针 6-0 不吸收线褥式缝合
②将环扎带穿过 4 条直肌置于硅胶海绵上，备加压	递环扎带，递眼科有齿镊提夹环扎带依次穿过 4 条直肌，递蚊式钳牵引
③于赤道部每个象限两直肌间、巩膜上缝合一对结扎线，拉紧固定	递眼科镊、圆针 6-0 不可吸收缝线褥式缝合一对缝线；递一小段细硅胶管，递弯蚊式钳穿过之，将缝线拉出、扎紧、固定，剪除多余部分
6. 覆盖切口	递 5mL 注射器抽吸庆大霉素 2 万单位＋地塞米松 5mg 球后注射；递 1%阿托品眼液、金霉素眼膏用于术眼上，递眼垫、纱布覆盖，递绷带包扎
7. 若行冷冻术	
①裂孔定位	递检眼镜，递小孔单覆盖，关闭无影灯，拉好窗帘
②冷凝封闭裂孔	备二氧化碳和冷凝器，打开电源，温度调节至 75℃

七、玻璃体手术

(1)适应证　玻璃体混浊；增殖性玻璃体视网膜病变；眼内异物；玻璃体肿瘤或寄生虫；复杂的视网膜脱离。

(2)麻醉方式　局部麻醉＋球后睫状神经节阻滞麻醉；必要时行全身麻醉。

(3)手术体位　仰卧位。

(4)特殊用物　角膜接触镜。

手术步骤与手术配合见表 20-4-7。

表 20-4-7　玻璃体手术的手术步骤与手术配合

手术步骤	手术配合
1. 开睑	递结膜有齿镊，递圆针 5-0 丝线牵开上、下眼睑
2. 距角膜 2mm 处剪开球结膜	递结膜有齿镊提夹、结膜剪剪开
3. 分离筋膜囊	递结膜有齿镊夹起结膜切缘、结膜剪钝性分离
4. 牵引 4 条直肌	递斜视钩勾出 4 条直肌，递眼科有齿镊夹持 1 号丝线依次穿过 4 条直肌，递直蚊式钳夹线尾
5. 距角膜缘 4mm 处于鼻上、颞上、颞下做 3 个切口，切开巩膜	递穿刺刀切开
6. 做预置缝线，于颞下切口安放注液管入玻璃体腔	递结膜有齿镊、圆针 6-0 不可吸收缝线缝合 1 针，递蚊式钳牵引；待注液管放置后，结扎缝线固定
7. 于角膜上放置角膜接触镜	递 6-0 可吸收缝线缝一金属环，注上甲基纤维素，放置各种度数的角膜接触镜
8. 插入纤维导光束及玻璃体切割刀头	右手持切割刀头进入巩膜切口，左手持纤维导光束深入至巩膜切口
9. 行玻璃体切割或视网膜铺平	递金属环上所需的角膜接触镜，进行切割
10. 缝合巩膜切口	眼内操作完毕，按顺序拔出切割头、纤维导光束；递巩膜塞塞住切口，递 6-0 可吸收缝线"8"字缝合；最后收紧注液管头处的预置缝线，结扎，剪断
11. 缝合球结膜	递结膜有齿镊将球结膜复位；递眼科镊、圆针 5-0 可吸收缝线间断缝合
12. 覆盖切口	递 5mL 注射器抽吸庆大霉素 2 万单位＋地塞米松 5mg 球后注射；递 1%阿托品眼液、金霉素眼膏用于术眼，递眼垫、纱布覆盖，递绷带包扎

八、玻璃体入路视神经减压术

(1)适应证 视网膜中央静脉阻塞(CRVO),中央静脉阻塞视力<0.1。

(2)手术体位 仰卧位,头下枕一薄海绵垫。

(3)麻醉方式 球后注射(2%利多卡因+0.75%丁哌卡因,比例为3:2或1:1混合液);术中镇静或全身麻醉。

(4)手术切口 球结膜360°环行切口。

(5)特殊用物 显微镜、玻璃体切割机、MVR穿刺刀、黏弹物质(2%甲基纤维素、透明质酸钠)、各种度数的角膜接触镜、导光纤维、6-0可吸收缝线。

手术步骤与手术配合见表20-4-8。

表20-4-8 玻璃体入路视神经减压术的手术步骤与手术配合

手术步骤	手术配合
1. 同本节"玻璃体手术"1~9,环行切开球结膜	配合同本节"玻璃体手术"1~9
2. 切开视神经	递穿刺刀穿过巩膜切口进入玻璃体达视神经处将其切开
3. 清除玻璃体腔积血	递玻切头插入巩膜切口内清除,拨出导光纤、玻切头
4. 缝合巩膜切口	递巩膜塞塞住切口,递6-0可吸收线缝合;最后抽出注射针头,收紧预置缝线并结扎
5. 缝合球结膜	递结膜有齿镊、5-0可吸收线间断缝合
6. 球结膜下注射,覆盖切口	递5mL注射器抽吸庆大霉素2万单位+地塞米松5mg球后注射;递1%阿托品眼液、金霉素眼膏用于术眼,递纱布覆盖,递绷带包扎

注:1. 术前3d开始给予抗生素眼液滴眼。

2. 术前认真检查显微镜光亮度和性能,正确连接仪器、设备;检查二氧化碳瓶中的气体容量,及时补充;合理摆放好各种机器,方便医生操作。

3. 巡回护士应坚守岗位,按要求及时调整灌注液高度,维持眼压,防止意外。

4. 术后将玻切头用蒸馏水冲洗干净;精细有刃手术器械应单独清洗,浸泡于多酶液中5min;尖端应用硅胶管保护,防止碰撞。

5. 角膜混浊、严重眼外伤、眼球趋向萎缩、视功能已丧失者,不宜做此类手术。

第五节 眼外伤手术

一、角膜裂伤缝合的外伤性白内障冲洗吸出术

(1)适应证 角膜裂伤;伤口内无眼内组织嵌入;晶状体前囊破裂、后囊完整,晶状体皮质大量进入前房,前房变浅消失;眼球完整,视功能部分存在。

(2)麻醉方式 结膜下、球后或球周局部麻醉。

(3)手术体位 仰卧位。

手术步骤与手术配合见表20-5-1。

表20-5-1 角膜裂伤缝合的外伤性白内障冲洗吸出术的手术步骤与手术配合

手术步骤	手术配合
1. 开睑	递开睑器撑开上、下眼睑
2. 牵引直肌	递结膜有齿镊提夹直肌、圆针5-0丝线做一牵引线固定于敷料上
3. 注入黏弹物质,使前房加深	递注射器抽吸透明质酸钠从切口处注入
4. 缝合角膜裂伤创面	递角膜镊、10-0不可吸收缝线缝合

续表

手术步骤	手术配合
5. 做一结膜瓣，切开角膜缘	递结膜有齿镊提夹、结膜剪剪开，递 11 号刀沿角膜缘切开
6. 截囊	递蚊式钳将 4 ½小针头折弯，伸入前房划破晶状体前囊
7. 吸出囊膜、晶状体核及皮质	递冲洗针头伸入前房，递 10mL 注射器抽吸
8. 覆盖切口	递 5mL 注射器抽吸庆大霉素 4 万单位＋地塞米松 5mg 半球注射；递金霉素眼膏涂于切口上，递眼垫、纱布覆盖，递绷带包扎

二、睫状体脱离直接缝合术

(1)适应证　睫状体脱离。

(2)麻醉方式　局部麻醉。

(3)手术体位　仰卧位。

(4)术前准备　术前进行临床各项检查，证实诊断；术前 B 超检查；术前 UBM 检查。

手术步骤与手术配合见表 20-5-2。

表 20-5-2　睫状体脱离直接缝合术的手术步骤与手术配合

手术步骤	手术配合
1. 开睑	递开睑器撑开上、下眼睑
2. 做一结膜瓣	递结膜有齿镊提夹、结膜剪剪开结膜
3. 于角膜缘 3mm 和1/2板层巩膜切开(深层超过睫状体脱离两端，使睫状体组织显露于切口)，做一巩膜瓣	递眼科有齿镊提夹、11 号刀切开
4. 缝合睫状体与深层巩膜下唇	递结膜有齿镊提夹、10-0 不可吸收缝线间断缝合
5. 缝合浅层巩膜、球结膜	递结膜有齿镊提夹、10-0 不可吸收缝线间断缝合浅层巩膜、5-0 丝线缝合球结膜
6. 覆盖切口	递 5mL 注射器抽吸庆大霉素 2 万单位＋地塞米松 5mg 半球注射；递金霉素眼膏涂于切口上，递眼垫、纱布覆盖，递绷带包扎

三、眼内异物取出术

(1)适应证　眼内异物。

(2)麻醉方式　表面麻醉＋球结膜下麻醉＋球后麻醉。

(3)手术体位　仰卧位。

(4)特殊用物　电磁铁、16 号钝针头、各种型号异物钳。

手术步骤与手术配合见表 20-5-3。

表 20-5-3　眼内异物取出术的手术步骤与手术配合

手术步骤	手术配合
1. 开睑	递开睑器撑开上、下眼睑
2. 距角巩膜缘 4～5mm 处睫状体平坦部做纵行切口	递 11 号刀切开
3. 吸出异物	
①如异物为金属，且在玻璃体内，在间接检眼镜观察下吸出	递软铁棒接近异物，打开电磁铁、踩脚踏开关
②如为非磁性异物，在异物切口处抽出	递 5mL 注射器连接 16 号钝针头用力抽吸

续表

手术步骤	手术配合
4. 缝合巩膜切口及球结膜	递结膜有齿镊，圆针 6-0 可吸收线缝合巩膜、5-0 丝线缝合球结膜
5. 覆盖切口	递 5mL 注射器抽吸庆大霉素 2 万单位＋地塞米松 5mg 半球注射；递 1%阿托品液或金霉素眼膏用于术眼上，递眼垫、纱布覆盖，递绷带包扎

四、眼球摘除术

（1）适应证　眼球各种严重病伤，视力完全丧失，经治疗恢复无望。

（2）麻醉方式　表面麻醉＋球结膜下麻醉＋球后麻醉；必要时可采用基础麻醉。

（3）手术体位　仰卧位。

（4）特殊用物　视神经剪、视神经保护器、热盐水。

手术步骤与手术配合见表 20-5-4。

表 20-5-4　眼球摘除术的手术步骤与手术配合

手术步骤	手术配合
1. 开睑	递开睑器撑开上、下眼睑
2. 切开球结膜	递结膜有齿镊提夹、结膜剪剪开
3. 沿巩膜向后分离球结膜，直至 4 条直肌附着点	递结膜有齿镊夹持、结膜剪分离
4. 远离直肌附着点 3～4mm，依次剪断内、下、外、上眼外肌，剪断 2 条斜肌	递结膜有齿镊提夹附着点，递斜视钩勾起直肌、结膜剪剪断，递生理盐水棉棒拭血
5. 剪断视神经	递弯蚊式钳夹住内直肌残端向外牵引眼球；递视神经剪剪断，将标本放入弯盘内
6. 压迫创面止血	递热盐水纱布填入球结膜囊内压迫止血
7. 缝合球结膜	递结膜有齿镊、圆针 5-0 丝线连续缝合球结膜
8. 覆盖切口	递 5mL 注射器抽吸庆大霉素 2 万单位＋地塞米松 5mg 半球注射；递金霉素眼膏涂于眼上，递眼垫、纱布覆盖，递绷带包扎

五、眼球摘除及羟基磷灰石置入术

（1）适应证　同本节“眼球摘除术”。

（2）麻醉方式　表面麻醉（0.5%丁卡因滴结膜囊 3 次）＋球后、球结膜、眼直肌麻醉（2%利多卡因 2～3mL）。小儿或不能配合者，可采取全身麻醉。

（3）手术体位　仰卧位。

（4）手术切口　球结膜 360°切口。

（5）特殊用物　刮匙、视神经剪、热盐水、羟基磷灰石置入物。

手术步骤与手术配合见表 20-5-5。

表 20-5-5　眼球摘除及羟基磷灰石置入术的手术步骤与手术配合

手术步骤	手术配合
1. 同本节“眼球摘除手术”1～6，显露筋膜囊	配合同本节“眼球摘除术”1～6
2. 将置入物放入筋膜囊：将残留的巩膜包盖置入物前面，塞入筋膜囊内，其后面裸露，以利于日后血管长入置入物中	递羟基磷灰石置入物（义眼胎）

续表

手术步骤	手术配合
3. 关闭筋膜囊、球结膜	递结膜有齿镊、圆针 5-0 丝线连续缝合
4. 覆盖切口	递 5mL 注射器抽吸庆大霉素 2 万单位＋地塞米松 5mg 半球注射；递金霉素眼膏涂于术眼上，递眼垫、纱布覆盖，递绷带包扎

注：1. 羟基磷灰石置入物为珊瑚状 Coral-type 物质，模仿网织骨多孔结构，置入后可防止移位和脱出。
2. 眼球摘除，对患者身心打击大，应做好安慰解释工作。
3. 术中牵拉直肌和塞入义眼胎时，患者感疼痛不适，应嘱其放松做深呼吸，以减轻痛苦。
4. 眼球摘除时，应尽量多保留一些球结膜、筋膜囊，便于包裹置入物。
5. 传递置入物时，应提醒医生擦净手套上的血迹；不可将置入物放在敷料面上，以免黏附纤维。

六、眶切开探查术

(1)适应证　眶内可触及包块，性质不明；眼球突出，有神经受压情况；眼球显突出，不明原因。

(2)麻醉方式　局部浸润麻醉＋附近神经阻滞麻醉。

(3)手术体位　仰卧位。

(4)特殊用物　脑压板、骨膜剥离子、小刮匙、双极电凝器。

手术步骤与手术配合见表 20-5-6。

表 20-5-6　眶切开探查术的手术步骤与手术配合

手术步骤	手术配合
1. 切开皮肤、皮下组织	递眼科有齿镊、15 号刀切开，递弯蚊式钳钳夹出血点、双极电凝器止血
2. 分离皮下组织，暴露骨膜	递双头钩或眼睑拉钩牵开切口，递弯蚊式钳分离
3. 剥离骨膜至眶隔膜	递 15 号刀切开骨膜、骨膜剥离子剥离
4. 切开病变处眶隔膜，探查病变区位置	递眼科镊、结膜剪剪开
5. 切除病变组织	递结膜有齿镊提夹病变组织，递脑压板压住其他软组织，递结膜剪分离、剪除病变组织，递双极电凝器止血
6. 缝合骨膜	递眼科镊、3-0 丝线缝合切口
7. 缝合皮下组织和皮肤	递眼科镊、3-0 丝线缝合切口
8. 覆盖切口	递金霉素眼膏涂于切口处，递纱布覆盖、绷带包扎

（龚　珊　宋　烽）

第二十一章

耳鼻咽喉科手术的护理配合

第一节　常用手术切口

耳鼻咽喉科常用耳部手术切口，手术步骤与手术配合见表21-1-1。

表21-1-1　耳部手术切口的手术步骤及手术配合

手术步骤	手术配合
1. 耳内表面麻醉，消毒皮肤	消毒前耳内滴2%丁卡因5～6滴；递海绵钳夹持1%碘酊、75%乙醇纱球消毒(如鼓膜穿孔，用0.1%硫柳汞酊、75%乙醇纱球消毒)
2. 局部麻醉	备2%利多卡因10mL＋肾上腺素10滴；递注射器抽吸麻醉药耳部浸润
3. 取骨衣、筋膜、皮肤等移植皮片，并缝合供区切口(若鼓膜穿孔，应根据具体需要切取)	递7号刀柄15号刀片、小组织剪、耳尖镊切取移植片后，并置于尼龙布上保存备用；递4×12角针3-0丝线缝合
4. 于耳内切开皮肤、皮下组织	递耳扩张器扩张外耳道，递7号刀柄15号刀片切开，递小纱条拭血，递粗耳道吸引器头吸引
5. 剥离耳道皮肤及骨性外耳道后壁，修薄皮片，牵开切口	递中耳剥离子或鼻中隔黏膜刀剥离，递固定镊、小弯剪修薄外耳道皮片，递乳突牵开器牵开切口
6. 耳道皮片复位，充填外耳道，清除积血，缝合切口，加压包扎	递耳尖镊、中耳剥离子复位，递枪状镊夹持含有磺胺粉之碘仿纱条填塞外耳道；更换粗耳吸引器头吸净积血；递蘸有75%乙醇的纱条消毒切口皮肤，递有齿镊、3×10角针3-0丝线缝合；递纱条、纱布、绷带包扎，递胶布固定

(高建萍　宋　烽)

第二节　耳部手术

一、外耳手术

1. 耳前瘘管切除术

(1)适应证　耳前瘘管反复感染。

(2)麻醉方式　局部麻醉(麻醉药：2%普鲁卡因20mL＋肾上腺素20滴)；小儿全身麻醉。

(3)手术体位　仰卧位，头偏向对侧。

(4)手术切口　耳前外侧切口。

(5)特殊用物　亚甲蓝液、平头针。

手术步骤与手术配合见表21-2-1。

表 21-2-1　耳前瘘管切除术的手术步骤与手术配合

手术步骤	手术配合
1. 消毒皮肤	递海绵钳夹持1%碘伏纱球消毒皮肤
2. 局部浸润麻醉	递20mL注射器连接7号针头抽吸麻药局部注射
3. 先于瘘管内注入亚甲蓝液充盈瘘管	递5mL注射器连接6号针头抽吸亚甲蓝液注入瘘管内
4. 于瘘管口周围梭形切开皮肤、皮下组织	递有齿镊提夹皮缘，递15号刀沿瘘管皮缘切开
5. 沿管道周围仔细分离至瘘管根部，并切除	递组织钳提夹瘘管，递小组织剪沿亚甲蓝显影处分离、剪除瘘管
6. 缝合皮下组织及皮肤	递有齿镊、6×14圆针1号丝线缝合皮下，递6×14角针0号丝线缝合皮肤
7. 若手术腔较深，放置引流条	递小胶片引流条
8. 覆盖切口	递纱布覆盖

2. 外耳道成形术

(1)适应证　外伤、感染引起耳道瘢痕畸形，耳郭发育不全，小耳畸形，骨性外耳道闭锁，中耳畸形等。

(2)麻醉方式　局部麻醉(麻醉药：2%普鲁卡因20mL＋肾上腺素20滴)，小儿全身麻醉。

(3)手术体位　仰卧位，头偏向对侧。

(4)手术切口　外耳道切口。

(5)特殊用物　电凝器、电钻、显微镜、内耳手术器械1套。

手术步骤与手术配合见表21-2-2。

表 21-2-2　外耳道成形术的手术步骤及手术配合

手术步骤	手术配合
1. 消毒皮肤	递海绵钳夹持1%碘伏纱球消毒皮肤
2. 局部浸润麻醉	递20mL注射器连接7号针头抽吸麻药局部注射
3. 于耳内切开皮肤、皮下组织	递有齿镊、15号刀切开，递小纱条拭血，递细吸引器头吸引，递电凝器止血
4. 若外耳道成形	
①扩大外耳道，将空隙中的纤维组织清除干净	递有齿镊提夹、小组织剪分离外耳道，递小纱布或电凝器止血
②取耳后皮肤植入外耳道	递有齿镊、15号刀切取耳后皮肤，递眼科弯剪剪去脂肪层，递4×10圆针3-0丝线缝合皮片
5. 剥离耳道皮肤及骨性耳道壁，修薄皮片，牵开切口	递中耳剥离子或鼻中隔黏膜刀剥离，递固定镊、小组织剪修薄外耳道皮片
6. 若骨性外耳道闭锁、中耳畸形，须做中耳探查	
①扩大外耳道	递乳突牵开器牵开外耳道，递小骨锤、骨凿凿除闭锁的骨质，扩大耳道腔
②暴露畸形听骨，探查听骨链	递耳尖镊、中耳刮匙清除碎骨，递内耳直针、钩针探查听骨链
③分离黏膜，清除病变组织	递中耳黏膜刀分离黏膜，递中耳组织咬骨钳、中耳刮匙清除病变组织
④固定镫骨，矫形听骨	递枪状镊、中耳剥离子复位，修整镫骨；递中耳尖镊夹持棉片压迫止血，递细吸引器头吸引
⑤探查鼓膜，如鼓膜不完整时做植皮整复术	递有齿镊、11号刀切取耳后皮肤，递眼科弯剪剪去皮肤脂肪层，递4×12角针5-0丝线缝合
7. 清除积血，放置引流条，缝合切口	递吸引器头吸净积血，递小纱条压迫止血，放置碘仿纱条，递4×10角针3-0丝线缝合皮肤
8. 覆盖、加压包扎切口	递小纱条、纱布覆盖，递胶布固定

二、内耳手术(以面神经减压术为例)

(1)适应证 特发性面神经麻痹、中耳炎引起的面瘫。

(2)麻醉方式 局部麻醉(麻醉药:2%普鲁卡因 20mL+肾上腺素 20 滴)或全身麻醉。

(3)手术体位 仰卧位,头偏向对侧。

(4)手术切口 耳后切口。

(5)特殊用物 乳突凿开器械、电钻、耳部手术器械、小刮匙、5-0 丝线、显微镜。

手术步骤与手术配合见表 21-2-3。

表 21-2-3 面神经减压术的手术步骤及手术配合

手术步骤	手术配合
1. 消毒皮肤	递海绵钳夹持 1%碘伏纱球消毒皮肤
2. 局部浸润麻醉	递 20mL 注射器连接 7 号针头抽吸麻药局部注射
3. 耳后切口:距耳郭后缘 1cm 向上至乳突尖部做一弧形切口,直达骨面	递有齿镊、11 号刀切开皮肤,蚊式钳或电凝器止血,0 号丝线结扎
4. 进入鼓室,凿开乳突外骨壁,清除小房,凿开鼓窦,扩大鼓窦入口	递骨膜剥离子剥离骨膜,递小骨锤、骨凿凿开鼓室腔,安装钻头钻开鼓室,清除内容物
5. 暴露面神经及鼓室段,用磨钻扩大骨孔,清除肉芽组织	递磨钻给主刀医生,同时调节好显微镜;递中耳刮匙清除肉芽组织,松解神经
6. 检查鼓室腔	递小纱条擦拭止血
7. 取耳道后壁皮肤,切成带鼓膜之耳道鼓膜皮瓣,覆盖在鼓窦入口及鼓窦处,保护神经	递 15 号刀、耳尖有齿镊取皮,递眼科弯剪剪薄皮片覆盖于神经表面
8. 清除积血,充填耳道	递吸引器头吸净积血,递凡士林纱布覆盖皮片、碘仿纱条填充加压
9. 缝合切口	递 4×12 圆针 3-0 丝线缝合皮下组织、4×12 角针 3-0 丝线缝合皮肤
10. 覆盖切口	递小纱条、纱布覆盖,递胶布固定

三、鼓膜置管术

(1)适应证 鼓室积液、中耳炎。

(2)麻醉方式 局部麻醉(麻醉药:2%普鲁卡因 20mL+肾上腺素 20 滴);小儿全身麻醉。

(3)手术体位 仰卧位,患耳在上。

(4)手术切口 耳鼓膜切口。

(5)特殊用物 耳"T"管、显微镜。

手术步骤与手术配合见表 21-2-4。

表 21-2-4 鼓膜置管术的手术步骤与手术配合

手术步骤	手术配合
1. 消毒皮肤	递海绵钳夹持 1%碘伏纱球消毒皮肤
2. 局部浸润麻醉	递 20mL 注射器连接 7 号针头抽吸麻醉药局部注射
3."十"字切开鼓膜	准备显微镜,递耳科枪状镊、11 号刀切开
4. 吸引鼓膜内分泌液	将吸引器头端套 2cm 长 8F 导尿管,吸净分泌物
5. 鼓膜置管	递枪状镊夹持"T"管送入鼓膜内
6. 清除积血,检查切口	递吸引器头吸净积血,递小纱条、纱布包扎,递胶布固定

(马晓军)

四、鼓膜修补术

(1)适应证　慢性化脓性中耳炎所致的鼓膜紧张部穿孔，干耳2个月以上，其中包括鼓室黏膜表面稍湿润但无脓性分泌物；外伤性鼓膜穿孔，经观察3个月不能自愈；鼓室内无鳞状上皮及隐匿性胆脂瘤；听力检查示听骨链及两窗功能正常，咽鼓管功能良好。

(2)麻醉方式　局部麻醉(2%利多卡因10mL＋盐酸肾上腺素10滴)；若儿童、手术过度紧张或不能合作者，可全身麻醉。

(3)手术体位　仰卧位，头偏向健侧。

(4)手术切口　①耳内切口。②耳后切口：沿耳后沟自耳轮脚上方，向下切到外耳道口的下缘，切开皮肤、皮下组织，在颞肌的浅面，向前剥离到外耳道显露鼓膜。此切口较耳内切口更为表浅，特别适用于鼓膜大穿孔者。

(5)特殊用物　显微镜及显微镜套、尼龙布、小纱条(俗称“小鱼”)、棉片、碘仿纱条、耳用红霉素明胶海绵、5-0带针缝线、绷带、球后注射针头。

手术步骤与手术配合见表21-2-5。

表21-2-5　鼓膜修补术的手术步骤及手术配合

手术步骤	手术配合
1. 鼓膜穿孔患者行鼓膜表面麻醉	递2%丁卡因滴入耳内5～6滴，以减少消毒时消毒液的刺激
2. 皮肤消毒	递海绵钳夹持75%乙醇纱球消毒
3. 局部浸润和神经阻滞麻醉	递20mL注射器连接球后注射针头抽吸麻醉药注射
4. 切开皮肤、皮下组织	递有齿镊提夹皮缘、7号刀柄11号刀切开，递小纱条拭血，递粗耳道吸引器头吸引
5. 准备移植床及修补鼓膜(以夹层法为例)	
①做耳内切口：自外耳道骨部和软骨部交界处12点开始，沿外耳道上壁向外经耳屏和耳轮脚之间向外上方延长	递有齿镊提夹皮缘、7号刀柄11号刀切开，递小纱条拭血，递粗耳道吸引器头吸引
②紧贴骨面将切缘内侧外耳道皮肤向鼓环侧分离，直至鼓环处剥离外耳道皮肤	递小剥离子弧形剥离
③分离鼓膜残留的上皮层与纤维层	递小剥离子剥离
④铺放移植组织	
按缺损大小剪裁、平铺移植组织，将耳道鼓膜瓣复原，覆盖于移植组织的外侧面。对鼓膜穿孔较大者，在穿孔相对应的鼓室腔内放入适当大小的吸收性明胶海绵块，以支持移植组织	递剪刀修剪；递镊子夹住一侧边缘送入残留鼓膜纤维层及锤骨柄的外侧面上，铺平；递枪状镊夹持吸收性明胶海绵填塞
6. 填塞及缝合	将红霉素明胶海绵块放置移植物及残留鼓膜的外侧面，再填入碘仿纱条；递5-0带针缝线间断缝合，递敷料、绷带包扎耳部

注：鼓膜修补方法有外植法、内植法和夹层法3种，每种方法的移植床准备各有不同。

五、鼓室成形术

(1)适应证　慢性化脓性中耳炎所致的鼓膜紧张部穿孔，干耳2个月以上，其中包括鼓室黏膜表面稍湿润；外伤性鼓膜穿孔，经观察3个月不能自愈；听力检查示传导性耳聋、两窗功能正常，咽鼓管功能良好。

(2)麻醉方式　局部麻醉(麻醉药：2%普鲁卡因20mL＋肾上腺素20滴)。

(3)手术体位　仰卧位，头转向健侧。

(4)手术切口 耳内切口。

(5)特殊用物 内耳手术器械、显微镜、尼龙布、小纱条(2cm×5cm)、耳用红霉素、吸收性明胶海绵、止血棉片(含2%丁卡因10mL+肾上腺素10滴,用于压迫止血)、碘仿纱条、绷带、球后注射针头。

手术步骤与手术配合见表21-2-6。

表21-2-6 鼓室成形术的手术步骤与手术配合

手术步骤	手术配合
1. 鼓膜穿孔患者行鼓膜表面麻醉	递2mL注射器连接球后注射针头抽吸2%丁卡因,滴入耳内5~6滴
2. 消毒皮肤	同本章第一节"常用手术切口"1
3. 局部浸润	递5mL注射器连接23号针头抽吸局麻药注射
4. 若有鼓膜穿孔	
①切取骨衣、筋膜、皮肤等移植片	递15号刀切开、有齿镊提夹切缘;递小组织剪截取,并将其放置于尼龙布上备用
②缝合切取移植片处缺损	递有齿镊、4×12角针5-0丝线缝合
5. 扩张外耳道	递耳扩张器扩张
6. 于耳内切开皮肤、皮下组织	递15号刀切开、小纱条拭血、粗吸引器头吸引
7. 剥离耳道皮肤及骨性耳道壁,修薄皮片,牵开切口	递中耳剥离子或鼻中隔黏膜刀剥离,递固定镊、小剪刀修薄外耳道皮片,递乳突牵开器牵开、显露
8. 继续分离外耳道皮片,进入中耳腔	递中耳剥离子分离、小纱条或棉片拭血、中耳吸引器头吸引
9. 显微镜直视下,准备人工鼓膜移植床	关闭无影灯。递直角钩刀及中耳黏膜刀处理、准备移植床;递耳尖镊夹持棉片止血
10. 暴露听小骨,探查听骨链	递小骨锤、2号或3号圆凿凿除骨壁,递耳尖镊、中耳刮匙清除碎骨;递内耳直针、钩针探查听骨链
11. 清除骨室内病变组织	递正中掀开器、镰状刀及中耳黏膜刀分离黏膜及病变组织,递中耳组织咬钳、中耳组织剪及中耳刮匙清除病灶,耳尖镊夹持棉片压迫止血,细耳吸引器头吸引
12. 处理听骨	递耳尖镊、直针及膝状针进行处理,递枪状镊夹持明胶海绵填充固定
13. 移植人工鼓膜	递枪状镊、中耳剥离器及鼓膜铺平器安放移植片,递耳尖镊夹持放置吸收性明胶海绵
14. 耳道皮片复位,充填外耳道	递枪状镊、中耳剥离子复位,递枪状镊夹持含磺胺粉之碘仿纱条填塞外耳道
15. 清除积血,缝合切口	更换粗吸引器头,吸净积血;递蘸有75%乙醇的纱条消毒切口皮肤,递4×10角针5-0丝线缝合切口
16. 覆盖、加压包扎切口	递小纱条、纱布包扎,递胶布固定

六、耳硬化症镫骨术

(1)适应证 气导听力损失30dB以上,骨导差距15dB以上,语言识别率>60%,其语言识别率的骨、气导差距在20dB以上或500Hz三个频率音叉检查至少有两个林纳试验是阴性的;混合性耳聋,晚期耳硬化症;内耳开窗术后窗洞再次封闭等。

(2)麻醉方式 局部麻醉或全身麻醉。

(3)手术体位 仰卧位,头转向健侧,同侧肩部稍垫高。

(4)手术切口 ①耳内切口。②耳道内切口:于松弛部之上向外并弧形向下至6点处做向外并弧形向上切口,两切口相交于距骨环5~7mm处。

(5)特殊用物　显微镜及显微镜套、电钻及电钻套、球后注射针头、输液器、尼龙布、小鱼、棉片、碘仿纱条、耳用红霉素明胶海绵、5-0带针缝线、绷带。

手术步骤与手术配合见表21-2-7。

表21-2-7　耳硬化症镫骨术的手术步骤与手术配合

手术步骤	手术配合
1. 鼓膜穿孔者行骨膜表面麻醉	递2mL注射器连接7号针头抽吸2%丁卡因，滴入耳内5～6滴
2. 消毒皮肤	同本章第一节“常用手术切口”1
3. 局部浸润	递5mL注射器连接球后注射针头抽吸局麻药注射
4. 耳内切口：于外耳道上壁12点处沿后壁做弧形切口，向下达外耳道下壁6点处	递7号刀柄15号刀片切开，递纱布拭血
5. 分离皮瓣，掀起鼓膜，显露鼓室	钝性分离外耳道皮瓣，当分离至骨环后，将鼓膜的纤维环自鼓沟中分出
6. 凿除部分鼓环及外耳道上壁骨质，显露镫骨全貌	递小骨锤、2号圆凿或3号圆凿
7. 探查镫骨	递直针或弯针按压砧骨长突；观察镫骨是否固定，如镫骨脚已在撼动时折断，此时可出现镫骨活动的假象
8. 做足板钻孔	在镫骨上结构切除之前，先做足板钻孔，既可避免因足板滑动而造成钻孔失败，又可避免在切除镫骨上结构时误将足板一并钩出而引起内耳负压吸引伤
9. 切断镫骨肌腱	递镰状刀或微型剪刀在近椎隆起处将其切断，注意勿损伤面神经
10. 分离砧镫关节	递细弯针分离砧镫关节。为避免造成安装人工镫骨的困难，应使关节盘附于镫骨头上
11. 切断镫骨前后脚	递微型小锯在镫砧骨之间伸入，在前脚上、中1/3之间锯断；递断脚器或锄状小刀在镫骨后脚连接足板处的后面折断后脚，并钩出
12. 测量砧骨与足板间的距离	递特制的测量器，使其针芯露出并调节适当长度，将针芯端抵于足板上，测量足板与砧骨长脚的距离
13. 切除足板	递足板钩插入钻孔，上、下两次挑开足板呈横行裂断，递板钩将足板分前、后两块分别取出
14. 覆盖前庭窗及安装人工镫骨	递软骨膜、脂肪或静脉片作为前庭窗之覆盖物
15. 检查、矫正人工镫骨赝复物的位置	递细针轻按砧骨长脚观察人工镫骨能否上下随之活动或观察圆窗龛内液体有无光反射波动
16. 皮瓣复位	递明胶海绵和碘仿纱条填塞外耳道，递针线缝合切口

七、乳突根治术

(1)适应证　胆脂瘤型中耳炎破坏范围广泛及慢性化脓性中耳炎骨质破坏已无重建听力条件；胆脂瘤型中耳炎合并原发性颅内并发症岩骨炎、化脓性迷路炎、面神经麻痹；结核性中耳乳突炎伴骨质破坏或死骨形成；中耳乳突肿瘤未能彻底清除，如颈静脉球体瘤、面神经纤维瘤、中耳癌。

(2)麻醉方式　局部麻醉。

(3)手术体位　仰卧位，头偏向健侧。

(4)手术切口　耳内切口。

(5)特殊用物　电钻及电钻套、大乳突牵开器、乳突咬骨钳、5-0带针缝线、碘仿纱条、绷带、耳用红霉素明胶海绵、显微镜及镜套。

手术步骤与手术配合见表21-2-8。

表 21-2-8 乳突根治术的手术步骤及手术配合

手术步骤	手术配合
1. 同本节“鼓室成形术”2～3 和 6～7	配合同本节“鼓室成形术”2～3 和 6～7，递大乳突牵开器显露术野
2. 凿开骨窦	递电钻磨开或递小骨锤、2 号圆凿和 3 号圆凿凿开
3. 凿去病变破坏腔	递小骨锤、3 号和 4 号圆凿凿开，递耳尖镊、中耳刮匙清除碎骨
4. 清除乳突粘连及病变组织	递中耳剥离子分离，递乳突刮匙、中耳刮匙、中耳咬骨钳清除病变组织；递耳尖镊夹持棉片止血，递细耳吸引器头吸引
5. 凿低面神经嵴	递小骨锤、2 号平凿或电钻凿除
6. 清除上鼓室、乳突腔及中耳腔病变组织	递直针、钩针剥离，递细耳吸引器头吸血，递中耳刮匙、中耳组织咬骨钳清除病变组织，递耳尖镊夹持棉片止血
7. 清除额咽管病变组织	递耳咽管刮匙、中耳刮匙清除
8. 必要时，取耳后或大腿皮肤行乳突腔植皮	递 22 号刀切开，递有齿镊提夹皮缘、眼科弯剪切取
9. 耳道皮片复位，覆盖、包扎切口	配合同本节“鼓室成形术”14～16

八、感音神经性耳聋电子耳蜗置入术

(1)适应证　耳毒性药物的中毒性聋、头颅外伤所致的语后聋、成人遗传性聋、双侧进行性梅尼埃病等引起的全聋或极度感音神经性聋；耳蜗微音电位消失，内耳无先天性畸形；健康状况良好，有足够精力和时间进行术后康复训练等。若有进行性神经疾病、脑血管疾病、精神病和双眼全盲患者，均不宜做耳蜗置入手术。

(2)麻醉方式　气管内插管全麻。

(3)手术体位　仰卧位，头下垫耳垫，头偏向对侧，术耳在上。

(4)手术切口　耳后弧形切口。

(5)特殊用物　显微镜及显微镜套，电钻及电钻套，球后注射针头，冲洗器，15 号刀片，圆/角针 4-0 缝线各 1 根，2-0 可吸收缝线 1 根。

手术步骤与手术配合见表 21-2-9。

表 21-2-9 感音神经性耳聋电子耳蜗置入术的手术步骤与手术配合

手术步骤	手术配合
1. 距耳后沟 2～2.5cm，上平耳郭附着处上缘，下至乳突尖，弧形切开皮肤、皮下组织及深筋膜，并沿深筋膜浅面分离皮瓣	递有齿镊、15 号刀切开、分离
2. 沿骨面向前、向后剥离骨膜，显露外耳道上嵴和骨性外耳道后壁外缘	递剥离子剥离
3. 将乳突腔轮廓化	递电钻将骨性外耳道后壁磨薄，使外耳道软组织暴露于术腔
4. 于面神经垂直段起始部前方，沿骨窝下方和骨索神经后内方开放后鼓室外侧壁，显露蜗窗膜	递细螺纹电钻磨除
5. 磨除容纳接收器的骨窝及通过电极的隧道(以不显露硬脑膜为宜)	递粗、细螺纹电钻磨除
6. 安装接收器和电极	将两极自隧道通入乳突腔，将接收器放入骨窝内
7. 将肌膜瓣翻入乳突腔，并贴附在骨性外耳道乳突腔内，以营养薄骨板	递耳尖镊协助皮瓣翻入
8. 缝合、覆盖切口	递角针 4-0 缝线缝合，递碘仿纱条填塞外耳道、纱布覆盖，递绷带单耳包扎

九、经乙状窦后入路听神经瘤切除术

(1)适应证　各种肿瘤主体在桥小脑角池肿瘤，包括听功能和面神经功能较好或已丧失(因手术进路远离中、内耳结构，有利于保护听力)。

(2)麻醉方式　气管插管全麻＋局部麻醉(麻醉药：0.5%普鲁卡因 50mL＋肾上腺素 10 滴)。

(3)手术体位　仰卧位，头转向健侧，头下枕下耳垫或健侧卧位(45°～90°)。

(4)手术切口　耳后乳突切口。

(5)特殊用物　电钻、显微镜、内耳器械、棉片、头皮夹、冲洗球、20%甘露醇、明胶海绵。

手术步骤与手术配合见表 21-2-10。

表 21-2-10　经乙状窦后入路听神经瘤切除术的手术步骤及手术配合

手术步骤	手术配合
1. 消毒头皮、耳郭及面颊、颈枕部皮肤	递海绵钳夹持碘伏纱球消毒；按常规包头、铺巾
2. 局部麻醉	递 20mL 注射器抽吸麻醉药做注射
3. 耳后发际内倒“L”形切口，上自耳郭附着线上方向后4～5cm 折向下延伸至乳突尖后方约 2cm 处止于乳突尖平面以下 1～2cm 切开头皮，深至骨面；将皮肤与软组织同时由颅骨面上分离、翻向前方	递 10 号刀切开，递头皮夹钳夹持头皮止血、干纱布拭血
4. 颅骨开窗：以颞线延长线为上界，颞骨顶切迹与乳突尖连线为前界，于顶、枕、颞交界处截除 3cm×4cm 骨块，显露颅后窝侧方的硬脑膜。其上部可见横窦，前方可及乙状窦的后边缘	递颅骨电钻、3 号粗螺纹钻头磨除颅骨，递冲洗器抽吸生理盐水冲洗局部降温
5. 快速输入 250mL 20%甘露醇 30min 后，弧形或放射形切开硬脑膜，并与横窦和乙状窦保持 2mm 以上距离，避免致伤出血；牵开硬脑膜，显露桥小脑角池	递枪状镊、5×12 圆针 1 号丝线缝合 2 针，递弯蚊式钳夹线尾，牵开硬脑膜；递脑压板、脑棉片；在脑棉片的保护下，递耳吸引器头吸出部分脑脊液
6. 分离肿瘤周围组织	递小神经拉钩、耳剥离子交替分离瘤体
7. 切除肿瘤	递枪状镊、双极电凝器切断与其相连的血管，剪断枢侧，再向前方将内耳道内肿瘤蒂部显露，将肿瘤全部切除
8. 冲洗、缝合切口	递冲洗器抽吸生理盐水冲洗、吸引器头吸引；清点纱布、棉片数目
9. 缝合硬脑膜。复查颞骨鳞部及乳突侧的骨创缘有无开放的气房，并封闭，然后将骨板复位	递枪状镊、5×12 圆针 1 号丝线对位缝合，并用筋膜组织覆盖缝合切口
10. 缝合皮肤	递有齿镊夹持筋膜组织覆盖、8×24 角针 1 号丝线缝合皮肤
11. 覆盖切口	递厚棉垫加压包扎耳后区(耳后皮瓣不放引流)

第三节　鼻部手术

一、鼻侧切开术

(1)适应证　鼻腔内较大的良性肿瘤(纤维瘤、血管瘤及鼻咽纤维血管瘤)；鼻腔早期恶性肿瘤，局限在鼻腔外侧壁及鼻中隔；筛窦、蝶窦、上颌窦较大的肿瘤，鼻内途径不能彻底切除；鼻内筛窦切除术不能彻底处理的筛窦病变或其并发症(颅内或眶内并发症的筛窦炎)；已行鼻内筛窦手术症状无改善或合并慢性额窦炎。

(2)麻醉方式　局部或全身麻醉(局麻药：0.5%普鲁卡因 50mL＋肾上腺素 10 滴)。

(3)手术体位 仰卧位,头下垫一头圈。

(4)手术切口 鼻旁切口。

(5)特殊用物 碘仿纱条、小纱条、温生理盐水、金霉素眼膏、庆大霉素、骨蜡、吸收性明胶海绵、双极电凝器。

手术步骤与手术配合见表 21-3-1。

表 21-3-1 鼻侧切开术的手术步骤及手术配合

手术步骤	手术配合
1. 消毒面部皮肤	递海绵钳夹持乙醇纱球消毒
2. 缝合眼睑	递 3-0 丝线将术侧上、下眼睑对合缝 1 针
3. 于切口皮下、骨膜下做浸润麻醉,同时阻滞筛前、筛后神经	递 20mL 注射器抽吸麻醉药做注射
4. 自内眦与鼻背部中间上方 0.5cm 处起,沿上颌沟内侧向下直达鼻根部切开皮肤,显露骨膜;如肿瘤较大,可将切口向上延至眉弓内侧,向下经鼻孔下转向内方,于鼻前庭边缘切开鼻孔	递 15 号刀切开,递双极电凝器止血
5. 沿鼻骨下缘分离鼻腔外侧壁软组织,显露鼻骨、泪骨、上颌骨、鼻额窦以及鼻腔眶缘等周围骨质	递剥离子剥离
6. 沿两侧内眦连线凿去鼻骨及部分上颌骨额突	递小骨锤、骨平凿截骨,递小纱条止血、骨蜡止血
7. 扩大梨状孔边缘,切开鼻腔黏膜,清除鼻腔病变组织	递咬骨钳扩大,递 7 号刀柄 15 号刀片切开,递取瘤钳摘除肿瘤
8. 用庆大霉素液冲洗切口、彻底止血	递庆大霉素盐水、温生理盐水冲洗,递干纱条压迫止血
9. 创腔填塞	递枪状镊夹持明胶海绵铺于骨创面,再递碘仿纱条填塞创面和鼻腔。若手术范围波及鼻咽部,用碘仿纱布做成栓子栓塞鼻孔
10. 缝合切口	递无齿镊、5×12 圆针 1 号丝线间断缝合鼻腔黏膜、皮下组织;递有齿镊、5×12 角针 3-0 丝线间断缝合皮肤
11. 覆盖切口	递纱布、小棉垫覆盖,递胶布固定

二、上颌窦根治术

(1)适应证 慢性上颌窦炎,长期有黄绿色臭脓或米汤样稀脓,反复穿刺无效;X 线片诊断上颌窦黏膜肥厚及有息肉样变;上颌窦内有黏膜下囊肿或含齿囊肿;上颌窦异物或疑有恶性肿瘤;齿原性上颌窦炎并齿槽瘘。

(2)麻醉方式 局部麻醉+表面麻醉(浸润麻醉药:1%普鲁卡因 20mL+肾上腺素 4~6 滴;表面麻醉药:1%丁卡因 10mL+肾上腺素 10 滴)。

(3)手术体位 仰卧位,头下垫一头圈。

(4)手术切口 唇龈穹窿部切口。

(5)特殊用物 上颌窦止血气囊、凡士林纱条、上颌窦纱布压球碘仿纱条、吸收性明胶海绵。

手术步骤与手术配合见表 21-3-2。

表 21-3-2 上颌窦根治术的手术步骤与手术配合

手术步骤	手术配合
1. 消毒皮肤及口腔内唇龈穹窿	递海绵钳夹持 75%乙醇纱球消毒皮肤,递 0.5%碘伏消毒口腔内黏膜
2. 上颌窦浸润阻滞麻醉,鼻腔黏膜表面麻醉	递 20mL 注射器抽吸麻醉药局部注射;递枪状镊夹持浸有麻醉药的棉片置于鼻黏膜表面麻醉

续表

手术步骤	手术配合
3. 于唇龈穹窿部切开黏膜、骨膜达骨面	递甲状腺拉钩牵开上唇、10号刀切开，递干纱布拭血、吸引器头吸引
4. 剥离骨膜，牵开、显露上颌骨的犬齿窝区骨面	递骨膜剥离子剥离、甲状腺拉钩牵开
5. 凿开上颌窦前壁	递小骨锤、圆凿凿开，递上颌窦咬骨钳扩大，递上颌窦止血钳止血
6. 剥离、清除上颌窦内病变黏膜	递上颌窦黏膜剥离子剥离，递纱条止血、吸引器头吸引；递咬骨钳或环状组织钳清除病变黏膜
7. 创面填塞止血	递热盐水纱条或干纱条填塞止血
8. 凿开下鼻道外侧骨壁，扩大、修整创缘	递小骨锤、7号圆凿凿开，递11号刀切开，递咬骨钳扩大、修整
9. 自窦内切开黏膜，并翻入窦底，使鼻腔和上颌窦相通	递11号刀切开，递弯蚊式钳将黏膜翻入
10. 清除窦腔内积血、纱条	递弯蚊式钳将纱条取出，递盐水纱条拭血、吸引器头吸引
11. 置入上颌窦止血气囊，压迫窦内腔止血	递5mL注射器气囊内充气置入上颌窦压迫止血，递7号丝线扎紧止血气囊管口
12. 填塞鼻腔	递鼻镜、鼻镊将凡士林纱条置入鼻腔
13. 将上颌窦前壁骨衣及软组织复位	递弯蚊式钳或鼻黏膜剥离子复位，递5×12圆针1号丝线缝合
14. 于切口对应之面颊部置上颌窦纱布压球，加压固定	递上颌窦纱布压球，将固定带系于患者耳后，同时递胶布将上颌窦止血气囊管固定于面颊部

（高建萍　宋　烽）

三、鼻中隔偏曲矫正术

(1)适应证　鼻中隔偏曲影响神经，鼻塞严重；高位鼻中隔偏曲影响鼻窦引流或引起反射性头痛；鼻中隔骨嵴或骨嵴常致鼻出血；鼻中隔呈“C”形偏曲，一侧下鼻甲代偿性肥大，影响咽鼓管功能；鼻中隔偏向一侧，另一侧下鼻甲有萎缩趋向；作为某些鼻腔、鼻窦手术的前置手术，如施行内镜鼻窦手术前，有时先行鼻中隔偏曲矫正术等。

(2)麻醉方式　表面麻醉(1%丁卡因20mL＋肾上腺素20滴)＋局部浸润麻醉。

(3)手术体位　半坐位。

(4)手术切口　鼻中隔前部黏膜与皮肤交接部的皮肤处做“C”形或“L”形切口。

(5)特殊用物　1%丁卡因肾上腺素棉片、肾上腺素棉片、凡士林纱条或膨胀海绵、球后注射针头、庆大霉素、冷光源、头灯。

手术步骤与手术配合见表21-3-3。

表21-3-3　鼻中隔偏曲矫正术的手术步骤与手术配合

手术步骤	手术配合
1. 消毒皮肤	递海绵钳夹持碘伏纱球消毒
2. 鼻黏膜表面麻醉	递枪状镊夹持1%丁卡因肾上腺素棉片置于鼻腔顶部、鼻腔后端、鼻底部，分别麻醉筛前神经、蝶腭神经、腭前神经
3. 于骨膜下做局部浸润麻醉	递10mL注射器抽吸麻醉药做鼻中隔黏膜下浸润麻醉
4. 切开鼻黏膜	递鼻镜扩张鼻孔，递15号刀切开黏膜，递棉片止血
5. 分离骨黏膜，暴露软骨	递鼻中隔剥离子分离骨膜
6. 切除部分中隔软骨、筛骨垂直板	递鼻中隔旋刀切除大部分中隔软骨；递鼻中隔咬骨钳咬除部分偏曲的筛骨及犁骨；递小骨锤、鱼尾凿凿除鼻中隔骨棘
7. 缝合鼻黏膜	递4×12圆针3-0丝线缝合
8. 覆盖切口	递枪状镊夹持凡士林纱条填塞

四、内镜下鼻中隔矫正术

(1)适应证 鼻中隔偏曲影响呼吸,或引起鼻塞及反射性头痛,或矫正偏曲为鼻息肉摘除提供宽阔术野。

(2)麻醉方式 表面麻醉(1%利多卡因 20mL+肾上腺素 2mL)+局部浸润麻醉(2%利多卡因 5mL+肾上腺素 3~4 滴)。

(3)手术体位 半坐位。

(4)手术切口 鼻中隔黏膜切口。

(5)特殊用物 鼻内镜成像系统、1%丁卡因肾上腺素棉片。

手术步骤与手术配合见表 21-3-4。

表 21-3-4 内镜下鼻中隔矫正术的手术步骤与手术配合

手术步骤	手术配合
1. 消毒皮肤	递海绵钳夹持碘伏纱球消毒
2. 铺单	递治疗巾两块包头、布巾钳 1 把固定;再顺次递两块治疗巾、3 个中孔巾
3. 连接并固定鼻内镜导线	准备内镜套、热盐水或乙醇,镜面防雾
4. 鼻腔黏膜表面麻醉	递枪状镊持 1%丁卡因肾上腺素棉片
5. 于鼻中隔黏膜下做局部浸润麻醉	递 10mL 注射器接 5 号针头抽吸表面麻醉药 5mL
6. 鼻中隔黏膜切口,分离同侧骨膜	递 15 号刀片切开,递棉片止血,递鼻中隔剥离子分离骨膜
7. 鼻中隔软骨切口,分离对侧黏骨膜	递 15 号刀或软骨刀切开,递鼻中隔剥离子分离
8. 切除偏曲部分的鼻中隔骨性结构	递鼻中隔扩张器撑开双侧黏膜,递鼻中隔旋转刀切除鼻中隔软骨,递鼻中隔咬骨钳咬除弯曲之筛骨垂直板及犁骨;递小骨锤、鱼尾凿或平凿凿除膨大之鼻嵴
9. 复位鼻中隔黏膜,缝合切口	递 3×20 圆针、0 号线缝合 2~3 针
10. 填塞双侧鼻腔	递枪状镊夹持凡士林纱条填塞

五、鼻息肉摘除术

(1)适应证 鼻息肉。

(2)麻醉方式 表面麻醉(1%丁卡因 20mL+肾上腺素 5 滴)。

(3)手术体位 坐位。

(4)手术切口 鼻黏膜切口。

(5)特殊用物 1%丁卡因肾上腺素棉片、肾上腺素棉片、凡士林纱条。

手术步骤与手术配合见表 21-3-5。

表 21-3-5 鼻息肉摘除术的手术步骤与手术配合

手术步骤	手术配合
1. 消毒皮肤	递海绵钳夹持碘伏纱球消毒
2. 鼻黏膜表面麻醉	递鼻镜扩张鼻孔,递枪状镊夹持 1%丁卡因肾上腺素棉片置于鼻息肉周围及鼻腔黏膜表面
3. 鼻息肉摘除	准备好鼻息肉圈套器,安装钢丝;将鼻息肉圈套器向上移至息肉根蒂部,收紧钢丝摘除息肉
4. 覆盖切口	递枪状镊夹持凡士林纱条填塞

六、内镜下鼻息肉摘除、鼻窦功能性开放术

(1)适应证　鼻息肉、鼻窦炎引起鼻塞、流涕、头痛等症状。

(2)麻醉方式　表面麻醉(1%利多卡因 20mL＋肾上腺素 2mL)＋局部浸润/阻滞麻醉(2%利多卡因 5mL＋肾上腺素 6～8 滴)。

(3)手术体位　半坐位。

(4)手术切口　鼻中隔黏膜切口。

(5)特殊用物　鼻内镜成像系统、1%丁卡因肾上腺素棉片。

手术步骤与手术配合见表 21-3-6。

表 21-3-6　内镜下鼻息肉摘除、鼻窦功能性开放术的手术步骤与手术配合

手术步骤	手术配合
1. 消毒皮肤	递海绵钳夹持碘伏原液纱球消毒
2. 铺单	递两块治疗巾包头、布巾钳 1 把固定;再顺次递两块治疗巾、3 块中孔巾
3. 连接并固定鼻内镜导线、吸引器	准备内镜套、热盐水或乙醇,镜面防雾
4. 鼻腔黏膜表面麻醉	递 0°镜,递枪状镊持 1%丁卡因肾上腺素棉片
5. 于鼻中隔黏膜下做局部浸润麻醉	递 10mL 注射器接 5 号针头抽表面麻醉药 5mL
6. 摘除鼻腔息肉	递切割吸引器或圈套器摘除息肉
7. 切除钩突	递鼻内镜镰状刀切除、筛窦咬骨钳咬除
8. 开放/切除前组筛窦	递筛窦咬骨钳开放、切除前组筛窦及病变组织
9. 开放上颌窦	递弯头吸引器、筛窦咬骨钳开放上颌窦开口(可能需用 30°或 70°镜)
10. 开放额窦	递筛窦咬骨钳开放额窦
11. 开放/切除后组筛窦	递筛窦咬骨钳开放、清除后组筛窦气房及病变组织
12. 开放蝶窦	递筛窦咬骨钳开放蝶窦
13. 检查、修整鼻腔黏膜	递切割吸引器或黏膜钳修整鼻腔黏膜至光整
14. 填塞双侧鼻腔	递枪状镊夹持凡士林纱条填塞

(周　萍　马晓军)

七、中鼻甲部分切除术

(1)适应证　中鼻甲肥大、中鼻甲息肉样变,或中鼻甲骨质肥大影响呼吸、嗅觉。

(2)麻醉方式　表面麻醉(1%丁卡因 20mL＋肾上腺素 20 滴)。

(3)手术体位　坐位。

(4)手术切口　鼻黏膜切口。

(5)特殊用物　鼻息肉圈套器、1%丁卡因肾上腺素棉片、肾上腺素棉片。

手术步骤与手术配合见表 21-3-7。

表 21-3-7 中鼻甲部分切除术的手术步骤与手术配合

手术步骤	手术配合
1. 消毒皮肤	递海绵钳夹持碘伏纱球消毒
2. 鼻黏膜表面麻醉	递枪状镊夹持1%丁卡因肾上腺素棉片置于中鼻甲表面及前端、后端
3. 套除肥大的中鼻甲前、后端	递鼻镜扩张鼻孔;递鼻甲剪剪开中鼻甲中段黏膜,再递鼻息肉圈套器套除肥大鼻甲
4. 检查切口,清除积血	递枪状镊、鼻镜检查,递肾上腺素棉片止血
5. 覆盖切口	递枪状镊夹持凡士林纱条填塞

八、下鼻甲部分切除术

(1)适应证 下鼻甲肥大。

(2)麻醉方式 表面麻醉(1%丁卡因 20mL+肾上腺素 20 滴),局部浸润麻醉(麻醉药:2%普鲁卡因 10mL+肾上腺素 5 滴)。

(3)手术体位 坐位。

(4)手术切口 鼻黏膜切口。

(5)特殊用物 鼻甲剪、鼻息肉圈套器、1%丁卡因肾上腺素棉片、肾上腺素棉片、凡士林纱条。

手术步骤与手术配合见表 21-3-8。

表 21-3-8 下鼻甲部分切除术的手术步骤与手术配合

手术步骤	手术配合
1. 消毒皮肤	递海绵钳夹持碘伏纱球消毒
2. 鼻黏膜表面麻醉	递枪状镊夹持1%丁卡因肾上腺素棉片置于鼻腔黏膜
3. 于下鼻甲黏膜下做局部浸润麻醉	递 10mL 注射器连接 6 号长针头抽吸麻醉药做鼻中隔黏膜下浸润麻醉
4. 扩张鼻孔,切开鼻黏膜	递鼻镜扩张鼻孔,递 15 号刀切开黏膜,递棉片止血
5. 剪除鼻甲前端的肥厚黏膜,切除部分下鼻甲	递下鼻甲剪剪除鼻甲前端的肥厚黏膜
6. 检查切口,清除积血,缝合鼻黏膜	递肾上腺素棉片止血,递 4×12 圆针 3-0 丝线缝合鼻黏膜
7. 覆盖切口	递枪状镊夹持凡士林纱条填塞

(马晓军)

第四节 咽喉部手术

一、扁桃体摘除术

慢性扁桃体炎是临床上最常见的疾病之一。在儿童多表现为腭扁桃体的增生肥大,在成人多表现为炎性改变。按麻醉方法不同可分为局部麻醉下扁桃体摘除术和全身麻醉下扁桃体摘除术。

适应证:慢性扁桃体炎反复急性发作或经保守治疗无效,伴邻近器官疾病(鼻炎、咽鼓管炎、慢性咽炎等);扁桃体结石、扁桃体息肉;经确诊扁桃体为病灶致身体其他器官发生疾病(风湿病、肾炎、心肌炎);扁桃体过度肥大,影响呼吸、吞咽、睡眠或语音等生理功能;某些手术(茎突过长截短术、腭咽成形术)的前期。

1. 局部麻醉下扁桃体摘除术

(1)麻醉方式 局部麻醉(麻醉药:2%利多卡因 20mL+肾上腺素 4~5 滴)。

(2)手术体位 半坐位。

(3)手术切口 沿咽腭部前、后柱黏膜做弧形切口。

(4)特殊用物 扁桃体注射器、注射针头、12号刀片、冷光源、头灯。

手术步骤与手术配合见表21-4-1。

表21-4-1 局部麻醉下扁桃体摘除术的手术步骤与手术配合

手术步骤	手术配合
1. 消毒口周皮肤	递海绵钳夹持碘伏纱球消毒皮肤
2. 局部麻醉	递压舌板将舌背压下,递扁桃体注射器连接注射针头抽吸麻醉药注射
3. 沿前、后柱黏膜切开咽腭部	递扁桃体爪钳夹持扁桃体、12号刀切开,递吸引器头吸引
4. 沿被膜剥离扁桃体上级及前柱、后柱	递扁桃体钳分离上级,递扁桃体剥离子剥离前、后柱
5. 摘除一侧扁桃体	递扁桃体圈套器经扁桃体爪钳套入,将扁桃体圈套器向下套住扁桃体带部,收紧钢丝圈,摘除扁桃体;递扁桃体钳夹持棉球压迫止血
6. 检查扁桃体有无缺损及出血点	递拉钩牵开舌腭弓检查扁桃体窝、出血点,递扁桃体钳夹持4号丝线结扎、扁桃体剪剪线
7. 摘除对侧扁桃体	配合同上

2. 全身麻醉下扁桃体摘除及腺样体刮除术

(1)麻醉方式 全身麻醉。

(2)手术体位 仰卧位,肩部垫高,头向后仰。

(3)手术切口 沿咽腭部前后柱黏膜做弧形切口。

(4)特殊用物 全麻开口器、腺样体刮匙、腺样体压球。

手术步骤与手术配合见表21-4-2。

表21-4-2 全身麻醉下扁桃体摘除与腺样体刮除术的手术步骤及手术配合

手术步骤	手术配合
1. 消毒口周皮肤	递海绵钳夹持碘伏纱球消毒皮肤
2. 放置全麻开口器,连接给氧皮管及吸引器皮管	连接好给氧皮管及吸引器皮管,打开氧气开关和吸引器开关,调节输氧量
3. 摘除双侧扁桃体	配合同上“局部麻醉下扁桃体摘除术”3~7
4. 刮除腺样体	递腺样体刮匙
5. 创面止血	递纱条压迫止血
6. 检查切口出血情况	递扁桃体钳夹持盐水纱布擦拭
7. 拔除气管插管	吸净口腔分泌物,检查切口有无出血,拔除气管插管

二、气管切开术

(1)适应证 各种原因造成呼吸困难(喉阻塞、急性喉炎、喉异物、两侧声带外展麻痹、喉气管瘢痕狭窄及邻近器官疾病压迫或累及喉气管造成呼吸困难等)、下呼吸道分泌物积聚、呼吸功能减退、呼吸停止等以及某些疾病的辅助治疗手段(如口、咽喉手术)。

(2)麻醉方式 局部麻醉(麻醉药:1%普鲁卡因10mL+肾上腺素2滴);必要时,可全身麻醉,但除外昏迷或休克患者。

(3)手术体位 仰卧位,肩部垫高,头向后仰;不能仰卧时,可取坐位或半坐位。

(4)手术切口 颈前正中垂直切口或横切口。

(5)特殊用物　气管套管、气管扩张器、11 号刀片、球后注射针头、14F 硅胶吸痰管。

手术步骤与手术配合见表 21-4-3。

表 21-4-3　气管切开术的手术步骤与手术配合

手术步骤	手术配合
1. 消毒皮肤	递海绵钳夹碘伏纱球消毒
2. 局部浸润麻醉	递 10mL 注射器连接针头抽吸麻醉药注射，备好氧气
3. 于颈前正中，上自环状软骨下缘，下至胸骨上切迹稍上切开皮肤、皮下组织	递 10 号刀切开，递直钳止血、干纱布止血，递 1 号丝线结扎
4. 分离、牵开颈浅筋膜	递 10 号刀切开，递尖弯剪或直钳分离、扩大切口，递甲状腺拉钩牵开，递盐水纱布拭血
5. 沿颈前白线钝性分离舌骨下诸肌，暴露甲状腺峡部	递尖弯剪分离，递弯蚊式钳止血，递 4 号丝线结扎
6. 暴露、切开气管软骨环	递 11 号刀纵行切开，递 14F 吸痰管吸引管内分泌物
7. 插入气管套管	递气管扩张器撑开气管切口，顺势将带芯气管套管插入，并迅速拔出套管芯；备吸引管吸引
8. 检查切口出血情况	递盐水纱布拭血、弯蚊式钳止血，递 1 号丝线结扎
9. 缝合切口	递有齿镊、5×14 角针 1 号丝线缝合
10. 固定气管套管，覆盖切口	将气管套管带子系于患者颈部，避免气管套管松脱造成意外；递湿纱布 1 层覆盖切口

三、喉全切除术

(1)适应证　声门癌，声门上、下癌，以及其他各型喉癌及下咽癌放疗后复发癌，声门闭合不全导致长期误吸。

(2)麻醉方式　全身麻醉或颈丛麻醉＋局部浸润麻醉(浸润麻醉药：1％普鲁卡因)。

(3)手术体位　仰卧位，头向后仰，肩部垫高。

(4)手术切口　颈前正中直切口，或“T”、横“I”、“U”形切口。

(5)特殊用物　气管“U”形管、气管套管(带套囊)、胃管、乳胶管、电凝器等。

手术步骤与手术配合见表 21-4-4。

表 21-4-4　喉全切除术的手术步骤与手术配合

手术步骤	手术配合
1. 切口周围浸润麻醉	递 10mL 注射器连接针头抽吸麻醉药局部注射
2. 上自一侧乳突尖，向下内侧走向达环甲膜平面中线，向对侧延长至乳突下方，切开皮肤、皮下组织及颈阔肌	递海绵钳夹持碘伏纱球消毒，22 号刀切开，直钳止血，干纱布拭血，递 1 号丝线结扎或电凝器止血
3. 牵开切口，显露喉周围肌肉	递甲状腺拉钩牵开、显露
4. 离断喉外肌群	递鼻黏膜剥离子或扁桃体剥离子分离肌肉，递小弯钳夹持、扁桃体剪或 15 号刀离断，递 4 号丝线结扎
5. 剪断、切除舌骨体，松动喉体	递骨剪剪断，递盐水纱布拭血
6. 游离、结扎两侧喉上动脉	递 KD 钳夹持 KD 粒剥离、直角钳游离动脉，递中弯钳钳夹、15 号刀切断，递 4 号丝线结扎或 6×17 圆针 4 号丝线贯穿缝扎(同样方法处理对侧动脉)
7. 离断两侧甲状软骨、肌肉及软骨上角	递单爪钩勾出软骨角、组织剪剪断，递中弯钳夹持肌肉、15 号刀切断，递 1 号丝线结扎(同样方法处理对侧)

续表

手术步骤	手术配合
8. 分离出气管、食管间隙，切开环气管韧带，离断气管并缝合在皮肤上	递KD钳夹持KD粒或中弯钳分离；递中弯钳夹持纱布带穿过气管食管间隙，递组织钳夹持提起、15号刀切断气管，递5×14角针1号丝线缝合于皮肤上
9. 游离喉体，将喉体后面与食管分离	递扁桃体剪分离，递中弯钳止血，递1号丝线结扎；递组织钳提起喉体、中弯钳或KD钳夹持KD粒钝性分离
10. 剪开喉咽黏膜，进入喉腔，将喉体完全游离后取下	递组织钳提夹黏膜，递扁桃体剪剪开、分离出喉体，将取下之喉体放入弯盘内，递盐水纱布拭血、吸引器头吸引
11. 缝合切口	递无齿镊，递7×20圆针7、4号丝线分别缝合肌肉、皮下组织，递6×17角针1号丝线缝合皮肤

四、腭垂(悬雍垂)腭咽成形术

(1)适应证　鼾声响度>60dB；睡眠期每次憋气持续10～20s以上，每小时睡眠至少呼吸暂停10次以上；除鼾声过响外，晨起头胀迷糊，白天易瞌睡，经仪器检查证实存在睡眠期憋气和低氧血症；有典型症状，咽腔狭小，血气分析血氧饱和度<90%；呼吸道紊乱指数≥20；呼吸道梗阻引起心律失常及血流动力学改变。

(2)麻醉方式　气管插管全麻或局部浸润麻醉。

(3)手术体位　仰卧位，肩部略垫高，头下垫头圈。

(4)手术切口　舌腭弓根部切口。

(5)特殊用物　12号刀片，3-0或4-0可吸收缝线，单/双极电凝器，冷光源及头灯，玻璃接头，12F或14F硅胶吸痰管。

手术步骤与手术配合见表21-4-5。

表21-4-5　腭垂腭咽成形术的手术步骤与手术配合

手术步骤	手术配合
1. 消毒口周皮肤	递海绵钳夹持碘伏纱球消毒皮肤
2. 于舌腭弓根部切开黏膜；沿舌腭弓外缘0.5cm处呈弧形至软腭(切开线距拟定的软腭切除的边界外移0.5cm)，向内切开腭垂边缘，向下切开咽腭弓与扁桃体交接处黏膜	递长7号刀柄、12号刀片切开舌腭弓根部黏膜
3. 剥离、切除扁桃体	递扁桃体剥离子从舌腭弓、软腭和咽腭弓上，做黏膜和黏膜下组织的钝性剥离，保留肌肉组织；递长扁桃体剪剪除拟定切除的软腭部分
4. 抓住腭咽肌内侧1/3向外牵拉	递3-0或4-0可吸收线将其缝在腭舌肌上、肌肉之间做间接缝合，将腭弓拉拢，封闭扁桃体窝
5. 将软腭黏膜从鼻咽侧向前提到口腔侧	递3-0或4-0可吸收线缝合提拉，切除多余的软腭黏膜
6. 酌情切除下垂过长的腭垂	递长扁桃体剪部分切除或全部切除。若咽后壁有过多的黏膜，可于咽后壁外侧做半圆形切口，切除多余黏膜
7. 分离切缘内侧的黏膜	递3-0或4-0可吸收线将黏膜向外牵拉与切缘外侧部黏膜缝合

(高建萍　宋　烽)

参 考 文 献

[1]　宋烽，王建荣.手术室护理管理学.北京：人民军医出版社，2004：328-356.

第二十二章

口腔科手术的护理配合

第一节　常用手术切口

这里介绍腺体切除手术切口，手术步骤与手术配合见表22-1-1。

表22-1-1　腺体切除手术切口的手术步骤与手术配合

手术步骤	手术配合
1. 消毒皮肤、颈部、颏下及口腔黏膜	递海绵钳夹持0.5%碘伏纱球消毒皮肤、口腔黏膜
2. 局部浸润麻醉	备0.5%普鲁卡因50mL+盐酸肾上腺素10滴，递注射器抽吸麻醉药局部注射
3. 切开皮肤、皮下组织及筋膜	递7号刀柄10号刀片切开，递弯钳钳夹、电凝器止血或1号丝线结扎，递干纱布拭血
4. 分离腺体	递甲状腺拉钩牵开、中弯钳分离，递4号丝线结扎
5. 冲洗切口，放引流条	递生理盐水冲洗，递中弯钳协助放置橡皮引流条
6. 缝合肌肉及皮下组织	递无齿镊、8×24圆针1号丝线间断缝合
7. 缝合皮肤，覆盖切口	递有齿镊、3×10角针3-0丝线间断缝合，递纱布、棉垫覆盖，递绷带加压包扎

第二节　唇、腭裂修复手术

一、唇裂修补术

(1)适应证　先天性唇裂。
(2)麻醉方式　全身麻醉或局部麻醉。
(3)手术体位　仰卧位，头下垫一头圈，固定头部。
(4)手术切口　根据不同程度的唇裂而定(矩形定点或三角皮瓣定点或旋转推移皮瓣定点切口)。
(5)特殊用物　圆规(毫米刻度)、钢尺、唇夹、15cm细乳胶管、不锈钢唇弓、牙签、11号刀片、亚甲蓝液。
手术步骤与手术配合见表22-2-1。

表22-2-1　唇裂修补术的手术步骤与手术配合

手术步骤	手术配合
1. 消毒面部皮肤及口腔	递海绵钳夹持75%乙醇纱球消毒
2. 皮肤用亚甲蓝液定样	递圆规、钢尺定点度量设计，递牙签或皮内针头蘸亚甲蓝液刺入皮肤内做标记线，便于切开和缝合

续表

手术步骤	手术配合
3. 固定舌体	递干纱布1块将舌拉出，于上、下齿间置一小纱布
4. 按定样画线切开	递一棉球填塞患侧鼻腔，防止血液流入咽腔。用唇夹或手指捏紧术侧上唇，而后递11号刀片按标记线做全层或2/3层切开
5. 止血	递蚊式钳止血，必要时可递双极电凝器止血；除上唇动脉外，不做结扎（即钳夹充分止血，在缝合时放开止血钳，不做结扎）；也可递温热生理盐水止血
6. 做潜行减张剥离	递剥离器沿骨膜上一直游离到鼻翼基部周围，松解鼻翼，以减少缝合后上唇的张力，并有助于改正鼻塌陷的畸形；游离后的创面暂时填入生理盐水纱布止血
7. 缝合黏膜	递整形镊，递3×10圆针5-0丝线做间断缝合口腔侧黏膜创缘；递6-0普理灵线或5-0丝线先在定点处缝1针，然后依次间断缝合皮肤侧
8. 切开黏膜和部分肌层，修复红唇	递7号刀柄11号刀片切开；递3×10圆针5-0丝线做间断交叉换位缝合，以利修整后获得较丰满的外形
9. 戴唇弓做减张固定	缝合完毕后，取出两侧前庭沟鼻翼基内部的盐水纱布，吸净鼻腔和口腔内的分泌物，戴上唇弓以减轻切口张力

二、腭裂修补术

(1)适应证　软腭裂、硬软腭裂或硬软腭部穿孔。

(2)麻醉方式　局部麻醉＋全身麻醉。

(3)手术体位　仰卧位，头向后仰，头部与肩部呈60°。

(4)手术切口　沿犁骨侧裂隙切口。

(5)特殊用物　碘仿纱条、腭护板、细钢丝、小鱼、球后注射针头、12号刀片。

手术步骤与手术配合见表22-2-2。

表22-2-2　腭裂修补术的手术步骤与手术配合

手术步骤	手术配合
1. 消毒皮肤及口腔	递海绵钳夹持75%乙醇纱球消毒面部皮肤、0.2%碘伏消毒口腔
2. 设计切口，于两侧腭侧、离齿槽嵴1～2mm处，前起尖牙的腭侧，后及上颌结节，并弯向后外方达舌腭弓外侧，做一侧纵行切口，深达骨面	切开组织前，递1块纱布塞于口内，防止血液流入咽腔。递15号刀片切开，出血时可递含有肾上腺素的小鱼或小方纱填塞压迫止血
3. 剥离腭后孔周围的软组织，凿断翼钩	递剥离子剥离，在翼板附近扪及突起的翼钩，从而减少两侧软腭相对缝合后的张力，避免在此处裂开穿孔
4. 沿硬腭裂隙边缘剖开，剪断腭腱膜	递11号或12号刀片剖开，并向后剖开软腭，直达悬雍垂顶端
5. 缝合硬、软腭交界处的腭腱膜部的鼻黏膜、软腭及口腔黏膜	递3×10圆针0号线缝合直至腭垂顶端，同法缝合软腭肌层；递1号丝线缝合软腭的口腔黏膜，间断缝合硬腭部的骨黏膜
6. 填塞碘仿纱条	递碘仿纱条轻轻地填塞在两侧松弛切口中，碘仿纱条；递碘仿纱布覆盖创面1～2层；递腭护板戴入，递细钢丝固定。取出咽腔纱布吸净口腔分泌物

第三节 腮腺手术

(1)适应证 慢性腮腺炎反复发作，导管扩张或腺体破坏明显、非手术治疗效果不佳；淋巴上皮病变；腮腺实质结石；腮腺部良性肿瘤或低度恶性肿瘤，而面神经受侵犯的病例。

(2)麻醉方式 全身麻醉或局部麻醉。

(3)手术体位 仰卧位，头后仰，头偏向健侧。

(4)手术切口 颌面"S"形切口。

(5)特殊用物 亚甲蓝液、橡皮片。

腮腺摘除术的手术步骤与手术配合见表22-3-1。

表22-3-1 腮腺摘除术的手术步骤与手术配合

手术步骤	手术配合
1. 消毒皮肤	递海绵钳夹持碘伏纱球消毒
2. 沿耳屏前做纵行切开，向下绕过耳垂达下颌支后凹的上部，继而向下延伸，在下颌角下2cm处转向前方，平行下颌骨下缘向前延伸2～3cm，呈"S"形切开皮肤、皮下组织、颈阔肌及腮腺筋膜	递20号刀切开，递弯蚊式钳止血、3-0丝线结扎，递干纱布拭血
3. 游离腮腺前缘，显露腮腺组织	递组织钳提夹皮缘、15号刀锐性剥离
4. 切开咀嚼肌筋膜	递15号刀切开，递弯蚊式钳止血、3-0丝线结扎
5. 游离面神经等各神经支	递神经剥离子分离；递深单头拉钩牵开神经，显露术野
6. 结扎、切断腮腺管	递直角钳钳夹腮腺管、1号丝线双重结扎、15号刀切断
7. 剥离、切除腮腺浅支	递神经剥离子剥离、15号刀切除
8. 将面神经诸支拉开，切除腮腺组织深叶	递橡皮片，递直蚊式钳钳夹末端牵引，递盐水纱布保护，递静脉拉钩拉开神经，递15号刀剥离、切除
9. 冲洗切口，放置引流片	递生理盐水冲洗；放置橡皮引流条，递中弯钳协助置入
10. 缝合肌肉及皮下组织	递无齿镊、6×17圆针3-0丝线间断缝合
11. 缝合皮肤	递有齿镊、5×14角针3-0丝线间断缝合
12. 覆盖切口	递纱布、棉垫覆盖，递绷带加压包扎

第四节 颌面手术

一、上颌骨切除术

(1)适应证 良性肿瘤已破坏一侧上颌骨(如上颌骨纤维性骨营养不良、骨巨细胞瘤或细胞瘤)；恶性肿瘤已侵及上颌窦或原发于上颌窦；上颌骨坏死等。

(2)麻醉方式 气管插管全麻。

(3)手术体位 仰卧位，头后仰，肩部抬高。

(4)手术切口 前庭沟基部切口。

(5)特殊用物 线锯条、钢丝、腭护板、亚甲蓝液、碘仿纱条、骨蜡。

手术步骤与手术配合见表22-4-1。

表 22-4-1　上颌骨切除术的手术步骤与手术配合

手术步骤	手术配合
1. 沿上唇正中线向上至鼻小柱转向鼻翼，再沿鼻外侧缘向上至眼内眦下约 1cm 转向外，沿睑下 2～3cm 至颧骨上切开上唇全层，颊部皮肤、皮下组织至骨膜	递 20 号刀切开，递弯蚊式钳止血、3-0 丝线结扎，递干纱布拭血
2. 分离面部软组织	递 4 号刀柄钝性分离
3. 切开唇颊沟骨膜上并暴露上颌骨鼻突、颧突梨状窝及眶下缘	递 15 号刀切开，递组织钳提夹切缘、15 号刀潜行游离皮瓣，递弯蚊式钳止血、1 号丝线结扎
4. 剥离鼻黏膜及眼眶内容物	递鼻黏膜剥离子剥离
5. 锯断颧突	递线锯锯断，递 5mL 注射器抽吸盐水局部湿润降温
6. 凿断鼻突	递小骨锤、骨凿凿断，递骨蜡止血
7. 拔除同侧中切牙	递拔牙钳拔除
8. 切开硬腭，与唇颊黏膜切口相交	递无齿镊、15 号刀切开
9. 凿断齿槽突及硬腭	递小骨锤、骨凿凿断
10. 摘除上颌骨	递有齿直钳夹持上颌骨，递扁桃体剪剪断软组织，递弯蚊式钳止血、1 号丝线结扎
11. 创面止血	递热盐水纱布填塞止血
12. 刮除筛窦内黏膜	递刮匙刮除
13. 冲洗切口，缝合游离皮片	递温生理盐水冲洗，递 5×12 角针 3-0 丝线间断缝合
14. 填塞上颌骨空腔	递中弯钳夹持碘仿纱条填塞
15. 缝合颊部皮瓣与上唇的皮下组织、皮肤	递无齿镊、5×12 圆针 1 号丝线间断缝合皮下组织；递有齿镊、3×10 角针 3-0 丝线间断缝合皮肤
16. 安置腭护板	递细钢丝将腭护板固定于牙上、有齿直钳协助，递钢丝剪剪断多余部分
17. 覆盖切口	递纱布、棉垫覆盖

二、下颌骨切除术

(1)适应证　下颌骨良性肿瘤已侵及一侧下颌体及升支部；位于下颌体及升支部的临界瘤，病灶已接近中线；下颌骨原发性恶性肿瘤，未超过中线，无远处脏器转移，软组织恶性肿瘤侵犯一侧下颌骨等。

(2)麻醉方式　气管插管全麻。

(3)手术体位　仰卧位，头偏向一侧。

(4)手术切口　颌面部切口。

(5)特殊用物　线锯条、线锯柄、细钢丝、骨蜡、热盐水。

手术步骤与手术配合见表 22-4-2。

表 22-4-2　下颌骨切除术的手术步骤与手术配合

手术步骤	手术配合
1. 自耳垂下 1cm 始，沿升支缘及下颌骨角转向下颌下缘 1cm，向前到颏中部切开皮肤、皮下组织及颈阔肌	递 20 号刀切开，递弯蚊式钳止血、3-0 丝线结扎，递干纱布拭血
2. 切断颌外动脉及面前静脉	递弯蚊式钳分离、钳夹，递 15 号刀切断，递 4 号丝线结扎
3. 切开肌肉附着处及骨膜，剥离骨膜至乙状迹处	递 20 号刀切开，递骨膜剥离子剥离

续表

手术步骤	手术配合
4. 切断颏动脉	递无齿镊、弯蚊式钳钳夹，递15号刀切断，递4号丝线结扎
5. 切开口腔内颊及舌两侧黏膜	递15号刀切开，递盐水纱布拭血
6. 锯断下颌骨并止血	递中弯钳将线锯从下颌骨前方穿过、锯断，递有齿直钳夹住断端，递骨蜡止血
7. 切断下颌骨内侧肌肉，并分离	递20号刀切断并分离
8. 切断下齿槽动脉	递弯蚊式钳钳夹、15号刀切断，递4号丝线结扎
9. 切断喙突及髁状突的肌肉，摘除下颌骨	递20号刀切断，递中弯钳止血、1号丝线结扎
10. 创面止血，冲洗、放置引流条	递热盐水纱布填塞压迫止血，递温盐水冲洗，递中弯钳放置引流条
11. 缝合口腔黏膜及皮下组织	递无齿镊、5×12圆针3-0丝线间断缝合
12. 缝合皮肤	递有齿镊、3×10角针3-0丝线间断缝合
13. 覆盖切口	递纱布、棉垫覆盖

三、颌-颈联合根治术

(1)适应证　下颌骨原发恶性肿瘤已有颈淋巴转移或疑颈淋巴结肿大但下颌癌瘤分化程度低或侵犯范围广；有颈淋巴结转移可能，尚无远处转移，全身情况尚好；可完全切除原发癌及颈部转移癌者；下唇、舌、下牙龈、口底癌瘤，下颌骨疑有或已有转移等。

(2)麻醉方式　气管插管、静脉复合全身麻醉。

(3)手术体位　仰卧位，头下垫头圈，头偏向健侧、伸颈后仰，肩背部垫肩垫。

(4)手术切口

①颈淋巴结清扫术：a."T"形切口，自颏下中点至乳突做一大弧形切口，其中部最低点在下颌骨下缘2～2.5cm。b. 矩形切口，先做颏下中点至乳突的颌下弧形切口，在乳突处沿斜方肌前缘向下，达该肌前缘中、下1/3交界处或距锁骨上3～4cm处向下向前，过锁骨中点至锁骨下2cm处。c. 平行切口，自颏下中点至乳突的颌下弧形切口和与之平行的距锁骨上3～4cm的相当于胸锁关节至斜方肌前缘的近弧形切口。

②颌-颈联合根治术下唇切口：在下唇正中做垂直切口，全层切开下唇及下部软组织并达骨面，使之与原颌下切口相连。

(5)特殊用物　电锯或线锯、持骨钳、线锯条、骨蜡、热盐水、细乳胶引流管。

手术步骤与手术配合见表22-4-3。

表22-4-3　颌-颈联合根治术的手术步骤与手术配合

手术步骤	手术配合
1. 消毒皮肤及口腔	配合同本章第一节"腺体切除手术切口"1
2. 自颏下中点至乳突弧形切开皮肤、皮下组织及颈阔肌	递22号刀切开，递中弯钳钳夹、电凝器止血，递干纱布拭血
3. 切断胸锁乳突肌下端口	递中弯钳分离、钳夹，递扁桃体剪剪断，递7号丝线结扎
4. 结扎、切断颈内静脉近心端	递中弯钳钳夹，递7号、4号丝线结扎，递15号刀切断，递5×12圆针4号丝线结扎近心端
5. 清扫肩锁、枕、颈前颏下、颌下三角区淋巴结	递甲状腺拉钩牵开、显露术野，递无齿镊、扁桃体钳分离、钳夹，递扁桃体剪剪除，递4号丝线结扎
6. 结扎、切断颈内静脉远心端	递中弯钳分离、钳夹，递7号、4号丝线结扎，递15号刀切断，递5×12圆针4号丝线结扎远心端
7. 切开下唇，显露下颌骨	递10号刀切开，递小甲状腺拉钩牵开、显露
8. 分离骨膜，锯断下颌骨	递15号刀切开，递骨膜剥离子剥离，递电锯(或线锯)截骨，递骨蜡止血

续表

手术步骤	手术配合
9. 切除下颌骨，清扫颈部组织	递持骨器夹持术侧颌骨断端、扁桃体剪剪断，递骨膜剥离子剥离关节
10. 缝合口腔黏膜	递无齿镊、圆针 3-0 可吸收缝线或 0 号丝线缝合
11. 冲洗切口，放置引流管	递生理盐水冲洗，递中弯钳放置细乳胶引流管
12. 缝合肌肉及皮下组织	递无齿镊、5×12 圆针 1 号丝线间断缝合
13. 缝合皮肤	递有齿镊、3×10 角针 0 号丝线间断缝合
14. 覆盖切口	递纱布、棉垫覆盖，递绷带加压包扎

四、颌下腺摘除术

(1)适应证　慢性颌下腺炎长期反复发作，经保守治疗无效或腺体已有纤维组织形成，腺体功能低下；结石位于导管近心端或腺体内；外伤、炎症或其他原因引起颌下腺瘘经久不愈；颌下囊肿及肿瘤。

(2)麻醉方式　局部浸润麻醉(麻醉药：0.5%普鲁卡因 10mL＋2%利多卡因 10mL＋肾上腺素 4 滴)。

(3)手术体位　仰卧位，肩下垫一肩垫，头稍后仰并偏向健侧。

(4)手术切口　颌下弧形切口。

手术步骤与手术配合见表 22-4-4。

表 22-4-4　颌下腺摘除术的手术步骤与手术配合

手术步骤	手术配合
1. 消毒皮肤	递海绵钳夹持 75%乙醇纱球消毒
2. 局部浸润麻醉	递 10mL 注射器抽吸麻醉药局部注射
3. 距下颌骨下缘 1.5～2cm 处，沿下颌角下方向前，长约 6cm 弧形切开皮肤、皮下组织	递 7 号刀柄 15 号刀切开，递弯钳止血、3-0 丝线结扎，递干纱布拭血
4. 切开颈阔肌、颈深筋膜，显露颌下腺	递 15 号刀切开，递弯蚊式钳止血、3-0 丝线结扎，递干纱布拭血
5. 沿颈深筋膜深面自上而下垂直性分离，显露颌外动脉、面前静脉	递弯蚊式钳分离、钳夹，递 15 号刀切断，递 4 号丝线双重结扎
6. 游离颌下腺浅部	递甲状腺拉钩牵开，递骨膜剥离子剥离，递弯蚊式钳钝性分离
7. 游离颌下腺深部，切断腺体	递骨膜剥离子剥离，递中弯钳分离、钳夹，递 15 号刀切断，递 4 号丝线双重结扎
8. 冲洗切口，放置引流条	递生理盐水冲洗，递蚊式钳放置橡皮引流条
9. 缝合肌层、皮下组织	递无齿镊、6×17 圆针 1 号丝线间断缝合
10. 缝合皮肤	递有齿镊、3×10 角针 3-0 号丝线间断缝合
11. 覆盖切口	递纱条、棉垫覆盖，递弹力绷带加压包扎

五、舌癌切除、前臂桡侧游离皮瓣移植舌重建术

(1)适应证　舌大部分及口底部分缺损。

(2)麻醉方式　气管插管全麻。

(3)手术体位　仰卧位，手臂外展置于一侧手术架上。

(4)手术切口　受区和供区两组同时进行。

(5)特殊用物　气囊止血带、亚甲蓝液、显微镜、显微血管器械、0.1%肝素盐水、9-0 无损伤线、碘仿纱布、凡士林纱布、右旋糖酐-40、罂粟碱。

手术步骤与手术配合见表22-4-5。

表22-4-5　舌癌切除、前臂桡侧游离皮瓣移植舌重建术的手术步骤与手术配合

手术步骤	手术配合
供区：	
1. 于左侧上肢桡侧腕横纹处设计皮瓣，长6～7cm、宽5～6cm	递画唇笔或球后针头蘸亚甲蓝液定样
2. 上驱血带(压力30～40kPa)	递治疗巾1块、驱血带驱血
3. 消毒皮肤	递海绵钳夹持乙醇纱球消毒
4. 切开皮肤、皮下组织至浅筋膜	递10号刀切开，递弯蚊式钳钳夹、电凝器止血
5. 离断桡动脉(受区准备完毕)，皮瓣断蒂	递弯蚊式钳钳夹、15号刀切断，递4号丝线结扎，递5mL注射器连接22号套管针头抽吸0.1%肝素盐水做血管冲洗(去除血块，防止血栓形成)
6. 缝合创面	
①处理近心端血管，结扎桡动脉及其伴行静脉	递弯蚊式钳钳夹、眼科剪剪断，递4号丝线结扎
②切取同侧上臂内侧全厚皮片	配合同第十八章第二节“皮片移植手术”
受区：	
1. 切除原发灶	配合同本节“颌-颈联合根治术”1～9
2. 解剖甲状腺上动脉、颈外静脉、舌静脉	递无齿镊、弯蚊式钳分离，递电凝器止血，递干纱布拭血
3. 于口腔与颌下之间做一隧道，并扩大	递甲状腺拉钩牵开、中弯钳分离隧道；将干纱布卷成条状，递蚊式钳将其穿过隧道来回拉2～3次
4. 舌再造术	
①将游离皮瓣的血管蒂经口腔通过隧道，拉至颌下区或颈部	递显微镊、显微剪及显微血管钳分离外膜，递小血管钳夹阻断血管
②在显微镜下吻合血管	递圆针9-0无损伤缝合线连续缝合，递0.1%肝素盐水间断冲洗血管腔
③将口腔内创缘与游离皮瓣缝合	递6×17圆针0号丝线缝合
5. 开放血流	递显微镊夹持纱布轻拭，递温生理盐水冲洗，递纱布止血(如有血管痉挛，用罂粟碱或氯丙嗪药液浸湿)
6. 缝合皮瓣，再造舌成形	递无齿镊、8×24圆针4号丝线间断缝合皮下组织及皮肤，逐层缝合边缘(缝线不剪断)
7. 固定再造舌	递碘仿纱布、凡士林纱布置于皮瓣皮肤表面，将留线分束、打结、加压固定
8. 冲洗切口，放置引流管	递生理盐水冲洗，递电凝器止血，递小弯钳放置引流管
9. 缝合颈部切口	递无齿镊、8×24圆针1号丝线间断缝合肌层、皮下组织，递有齿镊、3×10角针1号丝线间断缝合皮肤
10. 覆盖切口	递纱布、棉垫覆盖，递绷带适当加压包扎

六、下颌骨微型钢板内固定术

(1)适应证　颌面骨各种线性骨折、植骨块的固定；正颌外科各种截骨块的固定；颅外Lefotr型前徙术；鼻额部植骨术内的固定；下颌骨肿瘤切除植骨；下颌重建及下颌整形。

(2)麻醉方式　①颌面部骨折：气管插管全麻。②下颌骨骨折：下牙槽神经＋舌神经＋颊长神经阻滞麻醉(局麻药：0.5%普鲁卡因50mL＋肾上腺素10滴)。

(3)手术体位　仰卧位。

(4)手术切口　根据病变部位，可选用口内切口，如下颌前庭沟底黏膜切口。

(5)特殊用物　电钻、微型电钻头、细钢丝、牙弓夹板。

手术步骤与手术配合见表22-4-6。

表22-4-6　下颌骨微型钢板内固定术的手术步骤与手术配合

手术步骤	手术配合
1. 消毒皮肤及口腔黏膜	递海绵钳夹持乙醇纱球消毒口周皮肤、0.2%碘伏消毒口腔黏膜
2. 口腔内黏膜神经阻滞麻醉	递10mL注射器连接球后注射针头抽吸麻醉药注射
3. 切开下颌前庭沟底黏膜	递甲状腺拉钩牵开下唇，递15号刀切开，递弯蚊式钳钳夹、1号丝线结扎，递干纱布拭血
4. 剥离骨膜，显露骨折部位	递骨膜剥离子剥离骨折断端
5. 骨折复位(新鲜骨折可用手法复位)	递有齿直钳2把夹持、对合、固定骨折断端(颌间复位)
6. 钢板固定，选择形状合适的钢板	钢板塑型后置于骨面，递电钻、微型钻头钻孔、钢板、螺钉内固定
7. 冲洗、缝合黏膜切口	递庆大霉素、生理盐水冲洗切口，递无齿镊、5×12圆针1号丝线间断全层缝合口内切口、6-0普理灵线缝合口外切口
8. 安装牙弓夹板	递钢丝、钢针、钢丝剪固定牙弓夹板

(高建萍　宋　烽)

参考文献

[1]　宋烽，王建荣.手术室护理管理学.北京：人民军医出版社，2004：362-374.

第二十三章

小儿外科手术的护理配合

第一节　新生儿手术

一、先天性食管闭锁一期吻合术

(1)适应证　先天性食管闭锁Ⅲ型,食管闭锁气管瘘。

(2)麻醉方式　气管插管全麻。

(3)手术体位　左侧卧位,暴露右侧胸部切口。

(4)手术切口　右胸侧后切口。

(5)特殊用物　新生儿胸腔牵开器、小直角钳、束带、针状电刀。皮肤消毒用0.5%碘伏;手术时要注意保温,可用电温毯或温水袋,但术中要严密观察体温变化和加温部位的皮肤情况,防止烫伤。

手术步骤与手术配合见表23-1-1。

表23-1-1　先天性食管闭锁一期吻合术的手术步骤与手术配合

手术步骤	手术配合
1. 沿右侧肩胛内缘绕肩胛角折向乳头下方切开皮肤及皮下组织,经第4肋间进入胸膜外腔	递10号刀、电刀切开,边切边止血;递干纱布擦血
2. 分离壁层胸膜,暴露后纵隔,显露奇静脉	递KD钳夹持KD粒分离胸膜,递盐水纱垫保护周围组织;递新生儿胸腔牵开器牵开肋间肌,暴露术野
3. 结扎、切断奇静脉,分离、暴露近端食管盲端	递小直角钳分离并钳夹奇静脉、15号刀切断,递1号丝线结扎,仔细切开覆盖的纵隔胸膜,暴露出两端食管段
4. 于气管隆嵴处分离远端食管及食管气管瘘	递小直角钳分离出远端食管气管瘘,递束带提拉、直角钳钳夹并切断,递5×14圆针1号丝线缝合气管端瘘口
5. 切开近端食管盲端,将近、远两端食管后壁吻合。如食管两端距离较远,则广泛游离两端,使吻合处无张力,易于吻合	递长镊、圆针5-0可吸收缝线间断全层缝合;必要时递长梅氏剪锐性游离
6. 间断吻合食管前壁	由麻醉医生将6号无菌新生儿喂养管经鼻插过吻合口进入患儿胃中(鼻胃管要用胶布牢固固定),递圆针5-0可吸收缝线间断吻合
7. 冲洗切口	清点物品,递温盐水冲洗胸膜外腔
8. 关闭胸腔	递肋骨合拢器或布巾钳关闭第4肋间,递9×28圆针7号丝线在胸膜外贯穿第3、5肋间缝合4针,将第4、5肋结扎紧使切口不漏气
9. 缝合各层组织	递无齿镊、6×17圆针1号丝线缝合第4肋间肌膜胸壁肌肉及肩胛角;递圆针5-0可吸收缝线间断缝合皮下组织、角针5-0可吸收缝线行皮内缝合
10. 覆盖切口	递吸水纱、普通纱布覆盖,递胶布固定

二、先天性食管闭锁颈部食管造口术

(1)适应证　先天性食管闭锁Ⅱ型,食管闭锁两端距离较远,食管近端短而无法直接吻合。

(2)麻醉方式　气管插管全麻。

(3)手术体位　仰卧位,头偏向左侧并用胶布将头固定在头圈上,肩下垫高暴露出右侧颈部。

(4)手术切口　颈下横纹中线偏右切口。

(5)特殊用物　16 号肛管。

手术步骤与手术配合见表 23-1-2。

表 23-1-2　先天性食管闭锁颈部食管造口术的手术步骤与手术配合

手术步骤	手术配合
1. 于颈下横纹中线偏右,长约 4cm,切开皮肤、皮下组织及颈阔肌,暴露胸锁乳突肌内缘	颈部切口两侧用干纱垫保护。递 10 号刀切皮,递电刀逐层切开,递直蚊式钳钳夹、电凝器止血
2. 纵行切开深筋膜,向外拉开胸锁乳突肌、甲状腺及颈动脉鞘,暴露近端食管盲端	递甲状腺拉钩拉开皮肤、皮下组织及胸锁乳突肌,递小拉钩小心拉开颈动脉鞘,暴露术野
3. 从气管旁分离出近端食管盲端,并悬吊牵引	麻醉医生经患儿口插入无菌肛管达近端食管盲端;递小直角钳分离,递长镊、5×14 圆针 1-0 号丝线缝合牵引线 1 针,递直蚊式钳钳夹线尾悬吊牵引
4. 将食管盲端提出切口外,将近端食管壁固定于颈前深筋膜	递长镊提出食管,递 5×14 圆针 0 号丝线间断缝合固定
5. 切开食管盲端并与皮肤切口缝合造口	递 15 号刀切开食管盲端,递 5×14 圆针 0 号丝线将盲端口与切口皮肤间断缝合造口
6. 覆盖切口	递无菌凡士林纱布一层覆盖瘘口,递吸水纱布、普通纱布覆盖在凡士林纱布上,递胶布固定

三、先天性食管闭锁延期吻合术

(1)适应证　先天性食管闭锁Ⅲ型,食管闭锁两端距离较远者,并有食管气管漏,不宜一次吻合。

(2)麻醉方式　气管插管全麻。

(3)手术体位　胃造口时,仰卧位;结扎气管瘘时,右侧卧位。

(4)手术切口　胃造口切口为左肋缘下腹直肌外缘横切口;结扎气管瘘为右侧第 4 肋间横切口。

(5)特殊用物　新生儿胸腔牵开器、金属导丝 1 根、14F 导尿管、16 号或 18 号肛管。

手术步骤与手术配合见表 23-1-3。

表 23-1-3　先天性食管闭锁延期吻合术的手术步骤与手术配合

手术步骤	手术配合
1. 切开皮肤及皮下组织,逐层进入腹腔	递干纱垫两块保护切口两侧,递 10 号刀切皮,递电刀逐层切开并止血
2. 行胃造口术	切口两侧用湿纱布垫保护。递腹腔拉钩拉开腹壁
①于胃前壁缝牵引线	递无齿海绵钳提出胃大弯,递 6×17 圆针 1 号丝线在胃前壁缝牵引线两针,递蚊式钳钳夹线尾
②切开胃壁	递长镊提起胃壁、电刀切开
③插入 14F 导尿管直达食管远端盲端做造口	递 14F 导尿管插入做造口
④内翻缝合胃壁切口	递 6×17 圆针 1 号线内翻缝合胃壁切口,并牢固缝合固定远端尿管
⑤将造口管周胃壁与腹膜缝合	递 6×17 圆针 1 号丝线缝合,共缝合 3 层;胃造口切口暂时先用纱布垫覆盖,再覆盖治疗巾

续表

手术步骤	手术配合
3. 行气管瘘结扎术	变换患儿体位，侧卧位，右侧在上（预先将此部位消毒好，右侧手臂用无菌治疗巾包裹）
①经第4肋间切口	递10号刀及电刀切开
②仔细分离胸膜，进入胸腔	递KD钳夹持KD粒（花生米）；递新生儿胸腔牵开器撑开肋间肌进入胸腔。切口两侧用湿纱垫保护
③分离、暴露气管分叉处及食管远端，结扎食管气管瘘	递长镊、小直角钳分离，以手摸到气管插管及食管插管为标准；递小弯钳（14cm）钳夹，递中弯钳带4号丝线双重结扎食管气管瘘
4. 分离食管近端，留置延期食管吻合导线	麻醉医生经口插入16号或18号无菌肛管直达食管近端，递7×17圆针1-0涤纶线经食管末端扎入肛管内（注意针尾与肛管要垂直，以防针尾刮伤食管）；麻醉医生经口将肛管拉出口腔，将针及涤纶线一端带出体外
5. 将食管两端用1-0涤纶编织线贯穿	递金属导丝1根（要比14F导尿管长），从胃造口中穿出直达食管远端；递剪刀剪开一小孔，先将1-0涤纶编织线的一端系于金属导丝圆头下，再将金属导丝从胃造口中拔出，带出涤纶线，将涤纶线两端相互打结（口腔端与胃瘘端）形成环状导线
6. 关闭切口	将胃造口管拉入胃中（离开食管远端）固定于皮肤；清点物品；递9×28圆针4号丝线缝合胸壁、6×17角针1号丝线缝合皮肤，递乙醇纱球擦拭切口后递敷料覆盖

注：术后3d经牵引线两端各带入一个2.5mL的水囊，行水囊扩张、延长食管盲端。每天3次牵拉两端水囊，使食管两端不断接近，1周后两囊相接触，1个月后去除水囊，以后逐渐用一线带入双线、四线、八线，使食管吻合口逐渐扩张至吻合口直径1cm、可经口喂奶后方可拔除胃造瘘管。

四、先天性肥厚性幽门狭窄环脐切口幽门环方肌切开术

(1)适应证　先天性肥厚性幽门狭窄。

(2)麻醉方式　气管插管＋单次硬膜外麻醉。

(3)手术体位　仰卧位，将患儿固定在新生儿“T”形卧位架上。

(4)手术切口　以脐为中心半圆形切口。

(5)特殊用物　吸收性明胶海绵。

手术步骤与手术配合见表23-1-4。

表23-1-4　先天性肥厚性幽门狭窄环脐切口幽门环方肌切开术的手术步骤与手术配合

手术步骤	手术配合
1. 于术野贴手术薄膜	递手术薄膜，递干纱垫1块协助贴膜
2. 于脐上1cm处以脐为中心半圆形切开皮肤及皮下组织	递10号刀切皮，递电刀切开皮下组织
3. 纵行切开腹白线及腹膜，显露胃组织	递电刀切开，递小甲状腺拉钩牵开腹壁显露
4. 将胃幽门部提出切口外	递长镊、无齿海绵钳将胃幽门部提出切口外，递湿纱垫围绕保护
5. 切开、松解幽门环肌（幽门管为色白、质硬、光滑的包块，一般约为2cm×1.5cm大小）	
①沿幽门包块前上方无血管区纵行切开浆膜及环肌浅层肌纤维，切口近端可超过包块0.5cm，切口远端应在距离肿块边缘0.2cm处终止	递15号刀切开，递电凝器止血
②切口内横向分离环肌，直到幽门管黏膜膨出达浆膜面	递幽门分离钳伸入切口横向分离

续表

手术步骤	手术配合
6. 检验幽门畅通情况，将胃内气体挤入十二指肠，当气体通过顺畅，又无气泡及肠液外溢时证明松解成功	徒手操作
7. 检查切口内有无出血点	递长镊、湿纱布醮拭检查；如有渗血，将吸收性明胶海绵剪成切口大小填塞止血
8. 缝合、覆盖切口	递长镊或递海绵钳将幽门部还纳入腹腔；清点物品后，递 8×14 圆针 1 号丝线连续缝合腹膜，并间断缝合腹白线；递角针 5-0 可吸收缝线皮内连续缝合，递乙醇纱球擦拭切口，递敷料覆盖

五、先天性肥厚性幽门狭窄腹腔镜幽门环肌切开术

(1)适应证　先天性肥厚性幽门狭窄。

(2)麻醉方式　气管插管全麻＋单次硬膜外麻醉。

(3)手术体位　仰卧位。

(4)手术切口　脐上＋左上腹＋右上腹小切口。

(5)特殊用物　腹腔镜全套手术器械及仪器、二氧化碳气体。

手术步骤与手术配合见表 23-1-5。

表 23-1-5　先天性肥厚性幽门狭窄腹腔镜幽门环肌切开术的手术步骤与手术配合

手术步骤	手术配合
1. 沿脐上正中线切开皮肤 3mm，插入气腹针(Veress)灌注二氧化碳气体	递 11 号刀在脐上切一小口，递弯蚊式钳 2 把提起切口两侧皮下组织，将气腹针从切口内刺入腹腔内，缓慢灌注二氧化碳气体(巡回护士接通灌注管，调整好二氧化碳气体流量、压力后，打开送气开关)
2. 置入曲卡(Tract)及腹腔镜	待腹腔压力达到 1.2～1.5kPa、进气量达到 1.5～2L 时气腹建立；拔出气腹针，递第 1 枚 ϕ4mm 曲卡给术者由原切口插入腹腔(注意不可穿刺过度，防止损伤内脏组织)，取出套管芯置入 30°腔镜镜头
3. 在上腹左、右侧肋弓水平线中点置入第 2、第 3 枚曲卡(Tract)	在腹腔镜监视下递 11 号刀切开皮肤 0.5～1.0cm 两个切口，递第 2、第 3 枚 ϕ4mm 曲卡插入
4. 探查寻找肥厚性幽门并切开浆肌层，在腹腔镜监视下探查腹腔，找到橄榄形的肥大幽门肿块，抓住位于幽门上方的无血管区组织固定不动	递无损伤抓钳 1 把由右上腹曲卡内置入腹腔；递幽门切开刀由左上腹曲卡内置入腹腔，自幽门的十二指肠端向胃端纵行切开幽门浆肌层
5. 分离幽门肌全层	递幽门分离器，取出幽门刀换上幽门分离器插入幽门切口内扩开切口，再更换幽门分离钳钝性分离幽门肌全层，直到肉眼可见幽门黏膜层自切口膨出与浆膜平齐
6. 检查幽门通畅情况	递吸引器吸净腹腔内渗液；从胃管内注入气体，检查切口处有无穿破和出血点、胃体是否鼓胀、气体能否顺利通过幽门入十二指肠后，可去除操作器械，排出腹腔内二氧化碳气体
7. 缝合、覆盖切口	递乙醇纱球擦拭切口，递圆针 5-0 可吸收缝线逐层缝合 3 个切口的腹膜层、腱鞘层，递创可贴拉紧、对合切口，递敷料覆盖

六、先天性脐膨出脐成形术

(1)适应证　先天性脐膨出(膨出物可还纳回腹腔的)。

(2)麻醉方式　气管插管全麻＋单次硬膜外麻醉。

(3)手术体位　仰卧位。

(4)手术切口　环脐膨出切口。

(5)特殊用物 针状电刀。

手术步骤与手术配合见表 23-1-6。

表 23-1-6 先天性脐膨出脐成形术的手术步骤与手术配合

手术步骤	手术配合
1. 环绕脐膨出的基底皮缘圆形切开皮缘及皮下组织	递 10 号刀切开(尽量保留正常皮肤),递针状电刀边凝血边切开
2. 切开腹膜,结扎脐动、静脉及残留脐尿管	递组织钳提起脐带,递 10 号刀小心切开腹膜层,递蚊式钳钳夹、1 号丝线依次结扎脐动、静脉及残留的脐尿管
3. 分离并切除囊膜	递长镊、弯蚊式钳小心分离囊膜与膨出的内脏间的粘连,递小组织剪剪除膨出的囊膜组织
4. 将全部肠管提出切口外检查,确定无其他畸形	递长镊、无齿海绵钳将肠管拉出切口外,递湿纱垫保护,递无齿镊两把协助检查
5. 扩大腹腔容积,还纳肠管	递小组织剪沿切口各方向适当分离腹肌及皮下组织,做腹壁减张,扩大腹腔容积;依序还纳肠管
6. 解剖、分离、缝合腹壁各层	递小弯钳(14cm)逐层解剖分离腹壁各层,递 6×17 圆针 4 号丝线逐层间断缝合腹膜及腹直肌前、后鞘
7. 脐成形	
①在脐位置皮缘左侧做一楔形皮瓣切除,各边长约 2cm	递有齿镊、10 号刀切除
②右侧距皮缘 1cm 处做三角形皮瓣切除,各边长 2cm	递有齿镊、10 号刀切除
③中间留出 1cm 宽的皮条,切除皮条下脂肪	递无齿镊、小组织剪剪除皮条下脂肪
④将皮条缝合固定于腹直肌鞘	递无齿镊、5×14 角针 1 号丝线贯穿缝合固定
⑤对合缝合楔形缺口	递有齿镊、5×14 角针 1 号丝线缝合
8. 覆盖切口	递海绵钳夹持乙醇纱球擦拭切口,递敷料覆盖

七、先天性巨大腹壁裂自制还纳袋还纳术

(1)适应证 先天性巨大腹壁裂,无法一次将脱出的脏器还纳回腹腔。

(2)麻醉方式 气管插管全麻+单次硬膜外麻醉。

(3)手术体位 仰卧位。

(4)手术切口 延长腹壁裂口。

(5)特殊用物 无菌尼龙纱布(可用密度较高的尼龙纱巾)、手术薄膜、无菌软尺或钢尺。

手术步骤与手术配合见表 23-1-7。

表 23-1-7 先天性巨大腹壁裂自制还纳袋还纳术的手术步骤与手术配合

手术步骤	手术配合
1. 测量腹腔脱出物的大小(图 23-1-1),准备制作还纳袋材料	递 0.5%络合碘消毒腹壁皮肤及脱出的内脏;常规铺巾后,递尺测量脱出内脏的大小;选择手术薄膜及尼龙纱布(其大小要以能包裹脱出的内脏为宜)
2. 制作还纳袋(图 23-1-2,图 23-1-3)	递尼龙纱布、手术薄膜各 1 块,将两者平整的粘贴在一起,递线剪剪裁成长方形
3. 包裹脱出的内脏,用光滑的手术薄膜面将脱出的内脏包裹住,用线剪剪去多余部分的边缘	递圆针 1-0 涤纶编织线将对折边及顶边连续缝合成袋,在还纳袋顶部两端各留置一牵引线,并将两线端相互打结形成提兜状
4. 沿腹壁裂口上、下切开延长至腹直肌内缘	递针状电刀切开延长,递小弯钳游离

续表

手术步骤	手术配合
5. 将还纳袋与腹壁裂口缝合(图 23-1-4)	将还纳袋套住脱出的内脏，递 6×17 圆针 0 号涤纶线将袋口边缘与腹壁切口内缘间断缝合

注：缝合后的还纳袋的缝合线边缘要在袋外，袋子里面是光滑的手术薄膜层，外面是尼龙纱层，平整光滑的里面保护内脏组织无损伤，并方便还纳组织入腹腔，富有韧性的尼龙纱层又增加了还纳袋的强度(尼龙纱可提前灭菌备用)。

术后治疗：术后返回病房患儿仰卧，将牵引线向上悬吊牵引(图 23-1-5)，每天 1 次向下挤压还纳袋，将内脏逐渐挤压还纳回腹腔，同时折叠袋口并结扎袋顶部剩余空间(图 23-1-6)。经过几天牵拉还纳后，腹腔扩大、内脏全部还纳回腹腔后，再行二期关腹手术，手术步骤与手术配合见表 23-1-8。

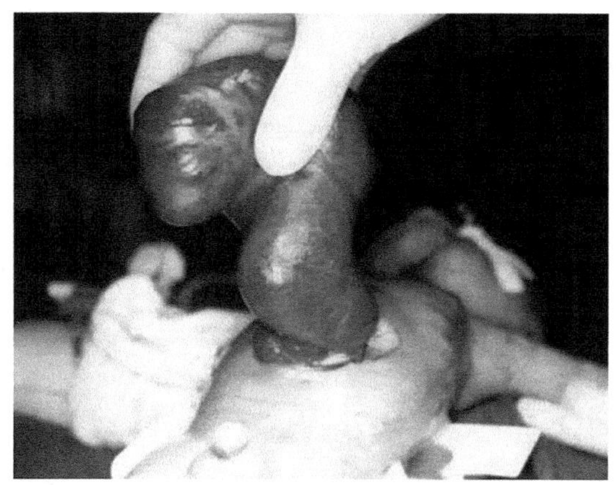

图 23-1-1　测量腹腔脱出物的大小

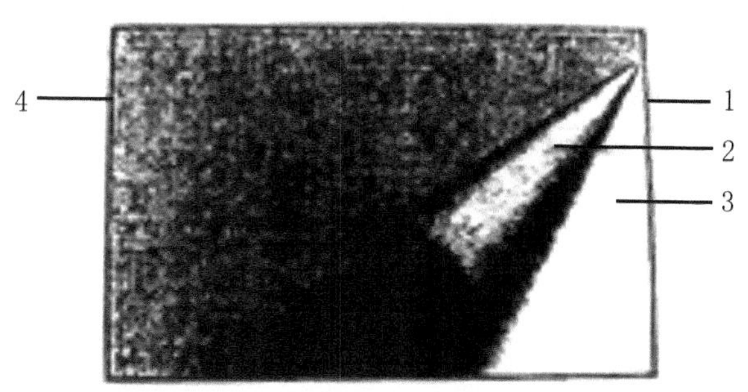

图 23-1-2　将尼龙纱布与手术薄膜平整黏合

1—A 边；2—尼龙纱布；3—手术薄膜；4—B 边

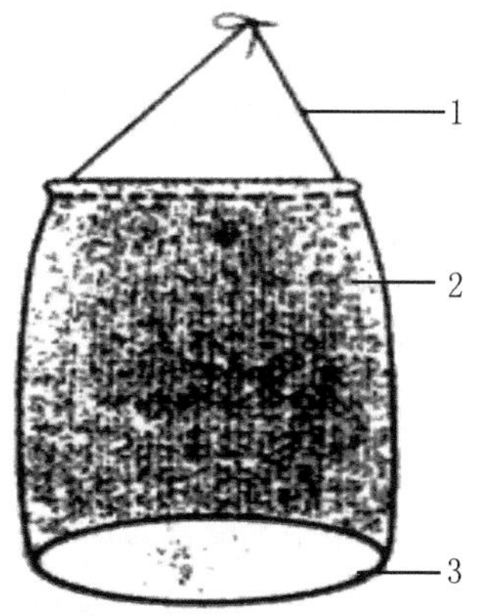

图 23-1-3　对边缝合成袋状(袋口向下)

1—牵引线；2—尼龙纱布面；3—手术薄膜面

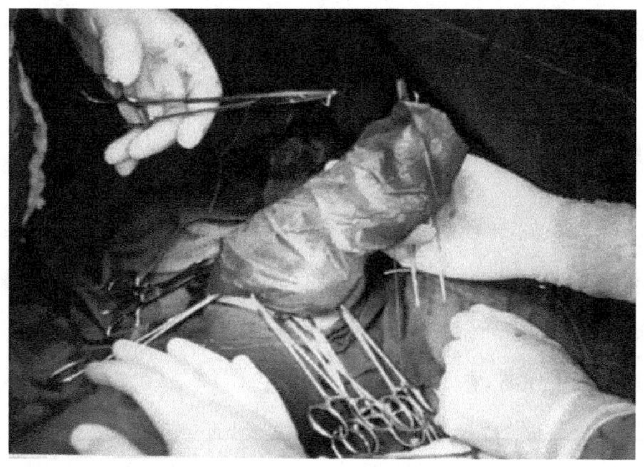

图 23-1-4　缝合成袋

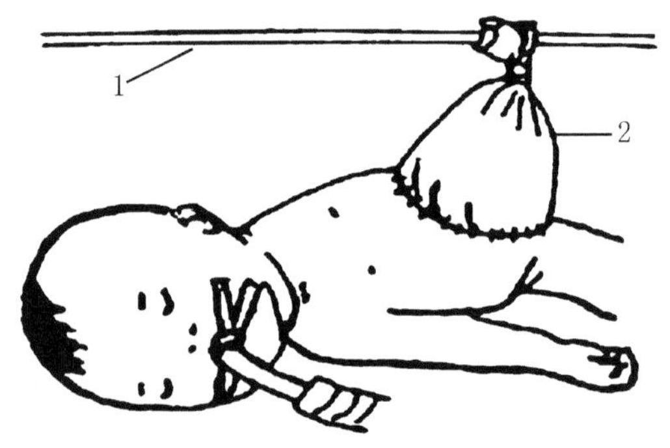

图 23-1-5 将肠管纳入袋内后悬吊固定
1—固定绳；2—还纳袋

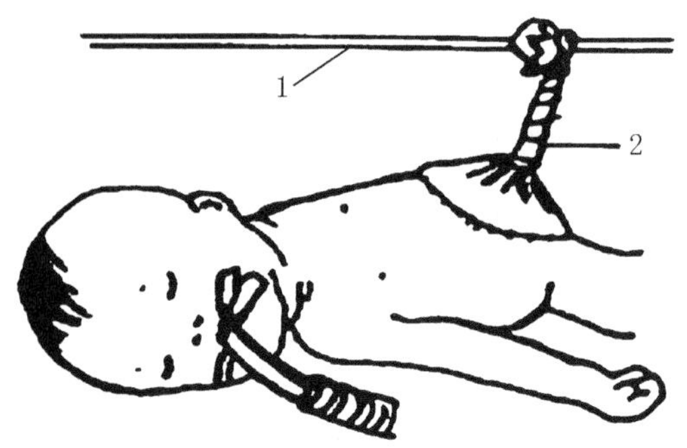

图 23-1-6 逐日向腹腔内挤压肠管并结扎袋底
1—固定绳；2—每天结扎后的标志线

表 23-1-8 先天性巨大腹壁裂二期关腹术的手术步骤与手术配合

手术步骤	手术配合
1. 沿皮肤边缘去除多余的还纳袋	常规消毒铺巾；递有齿镊、线剪剪除多余的还纳袋
2. 游离腹壁切缘各层	递小弯钳游离
3. 将两侧腹直肌和皮肤对合	递无齿镊、6×17 圆针 4 号丝线缝合
4. 缝合皮肤	递有齿镊、6×17 角针 1 号丝线间断缝合
5. 覆盖切口	递敷料覆盖

八、先天性脊膜膨出修补术

(1)适应证 先天性腰骶部脊膜膨出，无下肢瘫痪或大小便失禁。
(2)麻醉方式 气管插管全麻。
(3)手术体位 上身侧卧、下身俯卧位。
(4)手术切口 在脊膜膨出物上方横向梭形切口。
(5)特殊用物 针状电刀、带线棉片。
手术步骤与手术配合见表 23-1-9。

表 23-1-9 先天性脊膜膨出修补术的手术步骤与手术配合

手术步骤	手术配合
1. 自脊膜膨出物上方横向梭形切开皮肤、皮下组织	递 10 号刀切皮、针状电刀切开皮下组织
2. 沿囊壁向下分离组织达肌膜(背部达腰背筋膜或棘上韧带)，沿肌膜层向囊颈分离至椎板缺口	递组织钳提夹皮缘、弯蚊式钳分离
3. 充分分离囊壁暴露出囊颈，用电刀围绕囊颈四周分离	递湿纱垫包裹住膨出物
4. 切开囊顶部探查	递 10 号刀选择囊壁透明较薄处切开
5. 沿无神经粘连之处分离扩大切口	递小弯钳(14cm)；递盐水棉片覆盖囊颈处硬膜下腔，防止血液流入
①若囊内无神经组织，则切断囊颈的脊膜	递无损伤镊、小组织剪切断
②若囊内有神经节组织，将其与囊壁分离，在无张力的情况下放回椎管内	递无损伤镊提夹、弯蚊式钳分离或小组织剪锐性分离

续表

手术步骤	手术配合
③必要时，剪开粘连于神经组织的部分囊壁，将其保留在神经组织上，防止损伤	递无损伤镊提夹、小组织剪剪开
6. 缝合囊颈（保留足够的硬脊膜使缝合后不会压迫神经组织）	递5×14圆针1号丝线间断缝合囊颈两层（可重叠缝合），骨孔不必修补
7. 缝合脊膜，并用腰背筋膜加固	递无损伤镊、5×14圆针1号丝线间断缝合
8. 缝合椎旁肌肉	递无齿镊、8×24圆针4号丝线缝合数针，如分开距离较远无法对合，可将切口两侧肌膜松解后再相互缝合
9. 缝合、覆盖切口	递无齿镊、5×14圆针1号丝线缝合皮下组织、角针缝合皮肤（不放引流）；递乙醇纱球消毒，递敷料覆盖

九、新生儿巨结肠术环钳法（张氏法）

(1)适应证　新生儿先天性巨结肠。

(2)麻醉方式　基础麻醉＋单次硬膜外麻醉。

(3)手术体位　①仰卧位（双下肢用无菌绷带包扎，置于无菌单上）；②截石位。

(4)手术切口　下腹部横切口＋肛门切口。

(5)特殊用物　巨结肠套筒1套、巨结肠环钳、小线、肛管、导尿管、绷带、针状电刀。

手术步骤与手术配合见表23-1-10。

表23-1-10　新生儿巨结肠术——环钳法的手术步骤与手术配合

手术步骤	手术配合
1. 手术消毒范围	上至剑突，下至双下肢上1/3处，双下肢用无菌治疗巾及绷带包扎
2. 插入导尿管	在患儿身下铺无菌单后，器械护士递无菌弯盘、6F导尿管、一次性引流袋、5mL注射器、液状石蜡纱布、小弯钳（16cm）及直蚊式钳各1把
3. 做肛门标志	递小弯钳（16cm）撑开肛门，递直蚊式钳夹在肛门齿状线上作为标志；常规覆盖手术治疗巾及敷料
4. 自腹部横纹切开皮肤、皮下组织	递10号刀切皮，递电刀切开皮下，递电凝器止血，递干纱布垫擦血
5. 切断并结扎脐尿管韧带	递小弯钳分离、钳夹，递4号丝线结扎
6. 逐层切开腹壁达腹腔	递小甲状腺拉钩牵开切口、电刀切开
7. 探查腹腔，取活检	切口两侧用盐水纱垫保护，递“S”形拉钩拉开腹腔；递海绵钳（无齿）探查结肠，递5×14圆针1号丝线在结肠扩张段远端缝牵引线1针，递直蚊式钳牵引；递长镊、15号刀切取活检组织，快速送冷冻检查（检验有无神经节细胞存在）；递5×14圆针1号线缝合结肠切口作为标志
8. 分离直肠后隧道	
①切开左、右侧结肠后腹膜，直肠周围腹膜	递长镊，电刀切开左、右侧结肠后腹膜；递组织剪剪开直肠周围腹膜
②分离、结扎直肠后血管	递中弯钳分离，递1号丝线结扎止血（分离中要注意保护好输尿管、输精管）
③分离直肠后壁至肛门齿状线标志处（以手指沿直肠后隧道摸到肛门齿状线处钳夹的标志钳为准）	递KD钳钳夹KD粒分离
9. 分离、切断、结扎乙状结肠系膜血管	递中弯钳分离、钳夹，递梅氏剪剪断及1号丝线结扎
10. 处理活检结果证明有正常神经节细胞及神经纤维的结肠处的乙状结肠系膜	递肠钳两把钳夹结肠、电刀切断并在切断面热凝止血灭菌

续表

手术步骤	手术配合
11. 巨结肠套筒的应用	
①将远端肠管的断端贯穿荷包缝合内翻	递长镊、6×17 圆针 1 号丝线荷包缝合
②将近端肠管断端贯穿缝合置入巨结肠套筒中(套筒分大、中、小,可根据患儿大小选择)	递长镊、6×17 圆针 1 号丝线贯穿缝合;递小线将肠管与套筒绑扎牢固(注意将肠管血管靠向套筒背板,防止损伤)
③将套筒置入直肠后隧道达肛门口(注意肠管不能扭转),将肠管带出肛门	徒手操作
12. 变换体位,准备行肛门手术操作	用盐水纱垫覆盖肠管,腹部切口暂时盖上无菌单;将患儿双下肢上翘成截石位,暴露肛门;在手术区铺治疗巾 1 块,上面放置持针钳、有齿镊、11 号刀、线剪、5×14 圆针 1 号线、有齿海绵钳、血管钳、弯盘、纱垫各 1 个
13. 肛门成形术	
①于肛门口后缘及齿状线上各缝牵引线 1 针	递 6×17 角针 4 号丝线缝牵引线,递蚊式钳牵引
②于肛门后壁两线间横行切开后壁(助手从腹部将套筒顶住肛门后壁便于术者切开),露出金属套筒,将套筒完全拉出	递 11 号刀切开
③取下套筒,将结肠后壁与肛门切口下缘间断缝合	递线剪剪断套筒上的小线,取下套筒;递 5×14 圆针 4 号丝线间断缝合
④切除拖出之结肠残余部分,将断端与肛门后壁切缘全层缝合	递无齿镊、组织剪剪除残余部分结肠,递 6×17 圆针 4 号丝线全层缝合
⑤将直肠残端翻出肛门	递海绵钳(有齿)插入原直肠夹住直肠盲端顶部,递小弯钳(16cm)从腹部夹住直肠残端顶部协助海绵钳同时将直肠残端翻出肛门
14. 巨结肠环钳的使用	用套筒背板保护环钳后叶(防止后叶上的齿扎伤肠管),将其插入拖出之结肠,再将上叶置入,两叶合并前拉平钳中之肠管(翻出的直肠全层及结肠前壁),拧紧环钳,助手在腹内摸到环钳顶闭紧;递 15 号刀切除肛门口多余的肠管,拆除牵引线
15. 将患儿恢复仰卧位	撤除、处理肛门所用器械、敷料等;术者更换手术衣、手套后,将患儿恢复仰卧位,腹部以下盖以无菌单
16. 将腹腔内拖出之结肠、直肠固定在膀胱后上方、环钳的顶部	递长镊、6×17 圆针 1 号丝线缝合固定 3 针
17. 关闭腹壁切口	清点物品后,递 6×17 圆针 1 号丝线连续缝合后腹膜、肠系膜及腹膜;递 4 号丝线间断缝合腹肌、5×14 圆针 0 号丝线缝合皮下组织、角针 5-0 可吸收线皮内缝合;递海绵钳夹持乙醇纱球擦拭切口,递敷料覆盖

十、先天性巨结肠腹腔镜 Soave 根治术

(1)适应证　新生儿及婴儿先天性巨结肠常见型或短段型。

(2)麻醉方式　气管插管＋单次硬膜外麻醉。

(3)手术体位　先仰卧位,头低脚高;截石位,患儿消毒范围从剑突下至膝关节上,双下肢用无菌治疗巾及绷带包裹。

(4)手术切口　腹腔镜切口＋肛门环行切口。

(5)特殊用物　腹腔镜手术器械及仪器,二氧化碳气体,钛夹,针状电刀,1∶200000 肾上腺素生理盐水。

手术步骤与手术配合见表 23-1-11。

表 23-1-11 先天性巨结肠腹腔镜 Soave 根治术的手术步骤与手术配合

手术步骤	手术配合
1. 插气囊导管	常规消毒铺巾后留置导尿管，递 8F 导尿管、润滑剂、10mL 盐水注射器、一次性引流袋
2. 于右上腹切开 3mm 切口置入气腹针，建立气腹[压力 1.6kPa(12mmHg)，流量 2.8L/min]	递 11 号刀切开，递弯蚊式钳 2 把提起切口皮缘，将气腹针插入腹腔，接通二氧化碳气体向腹腔内灌气；当气腹建立后拔出气腹针置入 ϕ4mm 曲卡达腹腔后，取出套管芯置入腹腔镜
3. 在左上腹及右下腹各切开 3mm 小口并分别置入曲卡	在腹腔镜监视观察下，递 ϕ4mm 曲卡置入左上腹切口；递 ϕ5.5mm 曲卡置入右下腹切口
4. 探查腹腔并分离乙状结肠痉挛段	递抓钳、止血钳及电刀等器械分别置入左上腹及右下腹曲卡内，探查腹腔寻找痉挛段位置
5. 分离移行段远端肠系膜，环行分离直肠浆肌层直达盆腔底部，切开盆底直肠周围腹膜反折	递无损伤抓钳抓住乙状结肠移行段的近端，递电凝器紧贴肠壁分离，遇到大血管递钛夹夹闭；递吸引器头吸净腹腔内积血积液并检查无出血后，撤出腹腔镜内器械，排出腹腔内二氧化碳气体，递纱球将切口暂时覆盖
6. 更换体位，拟行肛门成形术	将患儿双下肢分开向上贴近腹部、暴露出会阴部，递乙醇纱球擦拭肛门
7. 牵开肛门，并于齿状线上 1cm 处行直肠黏膜注射，减少出血	递有齿镊、6×17 角针 1-0 丝线绕肛门缝 12 针牵引线牵开肛门；递干纱布 1 块、20mL 肾上腺素生理盐水注射器做直肠黏膜下注射
8. 环行切开直肠黏膜，在近端切缘缝牵引线	递针状电刀环行切开，递无齿镊、6×17 圆针 1-0 丝线缝牵引线 16 根(线不剪断)向下牵拉直肠
9. 向上分离直肠肌鞘 4～5cm 至腹腔内直肠游离处止，翻转、切断直肠肌鞘	递弯蚊式钳及 KD 粒向上分离黏膜、电刀环行切断，使直肠完全游离
10. 从直肠肌鞘内将痉挛段、移行段的直肠近端和乙状结肠全部拖出肛门口外并切除	由肛门牵引线拖出肠管，递电刀切除
11. 将近端正常结肠断端与齿状线上残余的直肠黏膜远端吻合	递无齿镊、圆针 5-0 可吸收缝线行端-端吻合
12. 再次探查腹腔	腹腔再次充气，递曲卡、腹腔镜头；用腹腔镜检查腹腔内无肠扭转、出血等情况后，撤出腹腔镜及曲卡等
13. 缝合腹壁切口	递无齿镊、圆针 5-0 可吸收缝线逐个缝合腹壁切口(腹膜层及肌层)；递乙醇纱球擦拭切口；徒手将皮肤切口合拢，递创可贴绷紧粘贴

十一、经肛门巨结肠根治术

(1)适应证　先天性巨结肠常见型及短段型。

(2)麻醉方式　气管插管全麻。

(3)手术体位　仰卧截石位，臀部下方用 10cm 左右卧位卷垫高。

(4)手术切口　肛周环行切口。

(5)特殊用物　6F 气囊导尿管、一次性尿液引流袋、4 列无菌绷带、1∶200000 肾上腺素生理盐水、10mL 注射器、24 号针头、15 号手术刀片、针状电刀、圆针 4-0 可吸收缝线、角针5-0可吸收缝线、变温毯，将室温调整为 26～28℃。

手术步骤与手术配合见表 23-1-12。

表 23-1-12 经肛门巨结肠根治术的手术步骤与手术配合

手术步骤	手术配合
1. 常规会阴部备皮、插导尿管	将患儿双脚用无菌纱布及绷带包裹，从无菌腹部孔中提出，向上牵引成截石位(图 23-1-7)；递两把组织钳将双脚固定在麻醉护架前的敷料上；插入 6F 气囊导尿管，并连接一次性尿液引流袋

续表

手术步骤	手术配合
2. 牵引暴露肛门，在肛门内填塞无菌绷带	递 5×12 角针 1 号丝线在肛门两侧旁开 2cm 处各缝一自制牵引线，将肛门充分暴露（图 23-1-8）；递无菌绷带逐段填塞入肛门内（防止肠液外流），绷带远端留在肛门外
3. 行肛门直肠端全层牵引	递 5×12 圆针 0 号丝线在距肛门 3～5cm 处齿状线上方，行直肠壁全层牵引线缝合，先在 12、6、3、9 点处各缝 1 针，再在各点间加缝 1 针（约 8 针），递蚊式钳钳夹牵引线端
4. 局部注射肾上腺素盐水	递 10mL 注射器抽取 1∶200000 肾上腺素生理盐水，在齿状线上 0.5～1cm 处直肠黏膜下注射，使组织层次清楚并减少出血
5. 取直肠活检送快速冷冻	递 15 号手术刀在结肠扩张段远端切取组织活检并送快速冷冻以检验有无神经节细胞，用黑丝线缝合作为标志
6. 全层切开直肠壁	在直肠牵引线牵拉下，递针状电刀在齿状线上 0.5～1cm 处环行切开直肠黏膜（图 23-1-9），分离直肠黏膜 2.5～3cm，递电刀切断直肠肌鞘；递电凝器止血，协助术者用小拉钩拉开肛周组织，充分暴露术野
7. 游离并拖出结肠至结肠扩张段近端（图 23-1-10）并取组织活检送快速冷冻	递针状电刀继续向上分离直肠达腹膜反褶处，切开腹膜；用 1 号丝线结扎直肠上动脉及乙状结肠系膜血管直至结肠扩张段近端，在结肠扩张段近端切取少许肠组织；递盐水纱布包裹送快速冷冻活检，检验有无神经节细胞，以确认其正常肠管部位。此时应随时清洁电刀头以免影响止血效果
8. 切除扩张段结肠并将结肠近端与肛门吻合成形	待活检报告确认正常肠管部位后，切除扩张段结肠，递电刀止血，递圆针 4-0 可吸收线沿肛周将正常结肠与肛门全层吻合成形。此时应注意拖出的结肠不得扭曲，并注意肠管血供。拆除肛门牵引线，切口用凡士林纱布及纱布覆盖

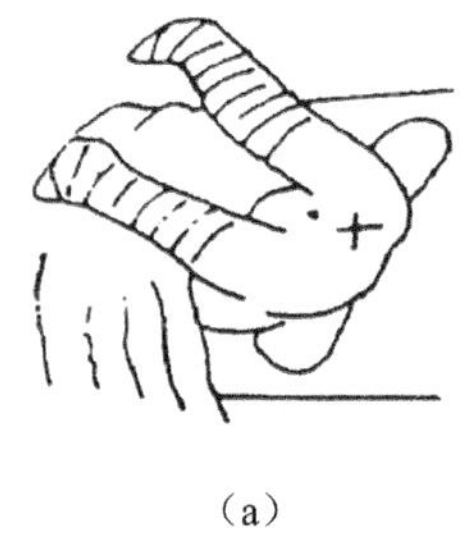
(a)

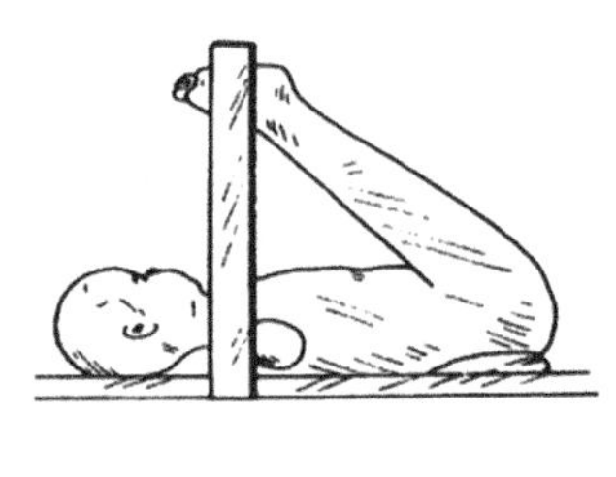
(b)

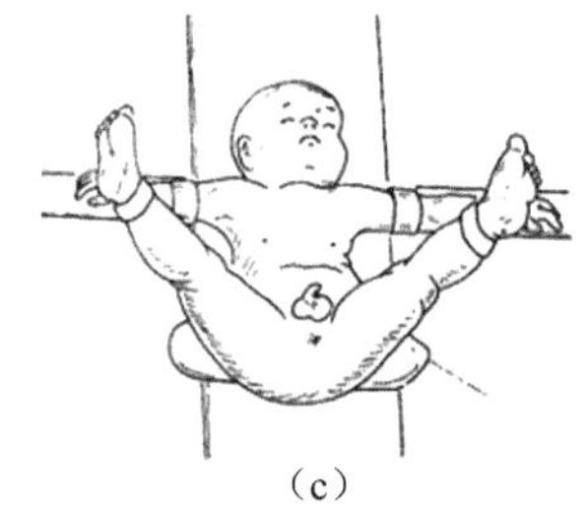
(c)

图 23-1-7 截石位

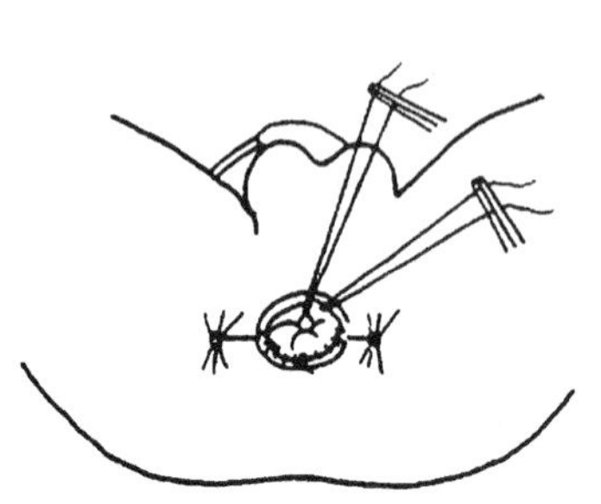
图 23-1-8 肛门牵引线

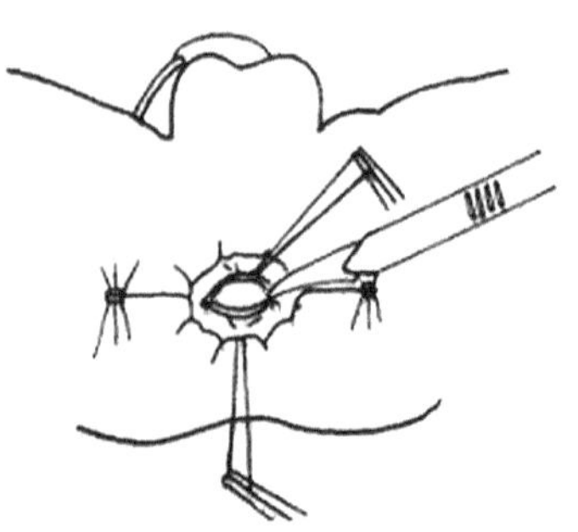
图 23-1-9 肛周环行切开

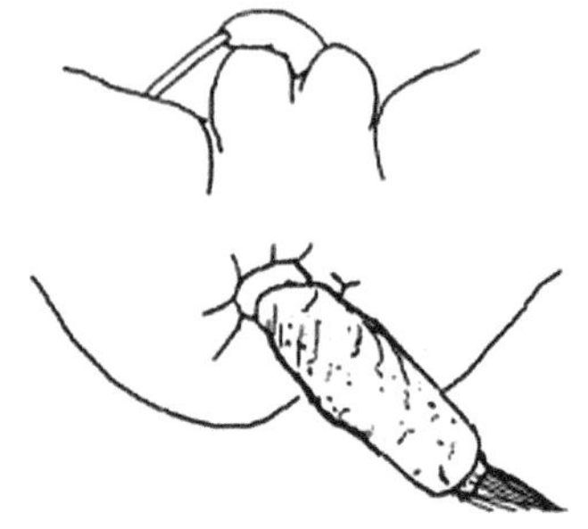
图 23-1-10 拖出扩张段结肠

第二节　胸、腹部外科手术

一、腹股沟斜疝修补术

(1)适应证　反复发作的腹股沟斜疝。

(2)麻醉方式　静脉麻醉。

(3)手术体位　仰卧位,头后倾,臀部稍垫高,双下肢外展,固定在手术床两侧。

(4)手术切口　下腹横纹切口(左侧或右侧)。

(5)特殊用物　0.5%普鲁卡因。

手术步骤与手术配合见表23-2-1。

表23-2-1　腹股沟斜疝修补术的手术步骤与手术配合

手术步骤	手术配合
1. 于下腹横纹切开皮肤及皮下组织,显露出腹股沟韧带、髂下腹神经及髂腹股沟神经	递10号刀切开,递小甲状腺拉钩牵开、显露
2. 探查腹股沟外环,显露精索	递小弯钳或徒手探查
3. 于精索内侧前方寻找疝囊,分离疝囊与精索的粘连,提出疝囊	递弯蚊式钳寻找、分离、提出疝囊,递3号刀柄将疝囊内容物推向腹腔
4. 切开疝囊,检查囊内有无精索、睾丸或肠管	递10号刀切开疝囊,递无齿镊协助检查
5. 封闭疝囊壁,有利分离	递弯蚊式钳3～4把将疝囊各边提起,递10mL注射器抽取0.5%普鲁卡因经疝囊后壁注射
6. 分离疝囊颈至腹膜外脂肪,结扎疝囊	递无齿镊、梅氏剪分离,递弯蚊式钳钳夹疝囊远端、4号丝线结扎;递5×14圆针4号丝线缝扎内环口外的疝囊颈,向上缩紧内环并固定疝囊颈
7. 缝合腹外斜肌腱膜(外环处留小孔能容一小指,检查睾丸是否拉入阴囊)	递无齿镊、6×17圆针4号丝线间断缝合
8. 缝合浅筋膜、皮肤	递无齿镊、角针5-0可吸收缝线连续缝合筋膜,皮肤切口做皮内缝合
9. 覆盖切口	递海绵钳夹持乙醇纱球擦拭切口,递敷料覆盖

二、右侧膈疝修补术(经腹手术)

(1)适应证　先天性膈疝。

(2)麻醉方式　气管插管全麻。

(3)手术体位　仰卧位。

(4)手术切口　右侧肋缘下横切口。

(5)特殊用物　针状电刀、8F导尿管。

手术步骤与手术配合见表23-2-2。

表23-2-2　右侧膈疝修补术(经腹手术)的手术步骤与手术配合

手术步骤	手术配合
1. 于右侧肋缘下横切口达左腹直肌外缘切开腹壁各层	递有齿镊、10号刀切皮,递电刀切开腹壁各层,边切边凝血,递甲状拉钩牵开肋缘
2. 切开腹膜,显露膈肌右后疝孔,可见到疝孔内嵌入肠管、肝或胃等	递电刀切开、小"S"形拉钩牵开、显露,递长镊夹持湿纱垫保护肠管

续表

手术步骤	手术配合
3. 处理膈疝及嵌入之内容物，充分暴露疝孔（可见疝孔周围有完整的膈肌组织）	递长镊将8F导尿管插入疝孔内，使空气进入胸腔内，改善其负压状态；用手指或递无齿海绵钳从疝孔内拉出嵌顿之肠管等内脏组织
4. 修补膈疝孔前、后缘	递无齿镊、7×17圆针7号丝线单针褥式缝合疝孔5～6针，递直蚊式钳牵引（暂不结扎）；递8F导尿管放入疝孔内排出胸腔气体（由麻醉师加正压使肺膨胀），同时结扎褥式缝线并拔出排气的导尿管；再递6×17圆针4号丝线加固缝合1层
5. 缝合、覆盖切口	清点物品数目；递6×17圆针4号丝线连续缝合腹膜、间断缝合肌层；圆针5-0可吸收缝线缝合皮下组织、角针5-0可吸收缝线皮内缝合；递乙醇纱球擦拭切口后递敷料覆盖

三、左侧膈疝修补术（经胸手术）

(1)适应证　膈疝，疑有肠管粘连需要行膈肌修补术。

(2)麻醉方式　气管插管全麻。

(3)手术体位　右侧卧位。

(4)手术切口　左侧第7肋间斜切口。

(5)特殊用物　针状电刀、胸腔闭式引流管、闭式引流瓶。

手术步骤与手术配合见表23-2-3。

表23-2-3　左侧膈疝修补术（经胸手术）的手术步骤与手术配合

手术步骤	手术配合
1. 于术野贴手术薄膜	递手术薄膜，递干纱垫1块协助贴膜
2. 沿左侧第7肋间斜行切开皮肤、肋间肌，进入胸腔	递21号刀切皮，递电刀逐层切开胸壁
3. 探查胸壁内嵌入物	递小儿胸腔牵开器牵开胸腔，递湿纱垫保护切口周围，递长镊探查
4. 分离粘连内脏组织，将小肠、结肠、胃、脾经疝孔还纳回腹腔，显露疝孔	递长镊、小弯钳（14cm）分离，递电凝器止血，递无齿海绵钳按正常排列顺序将肠内容物还纳回腹腔
5. 缝合疝孔前、后缘	递无齿镊、7×17圆针7号丝线间断褥式缝合疝孔5针，并拉紧缝线结扎；再递圆针4号丝线加固缝合1层
6. 放置胸腔闭式引流管	清点物品数目；递11号刀切开皮肤一小口，递小弯钳（16cm）分离肋间肌放置胸腔闭式引流管，递9×28角针1号丝线缝合1针固定引流管于皮肤上
7. 关闭胸腔	麻醉医生加压膨肺排出胸腔内气体；递肋骨合拢器或布巾钳将第7、8肋骨合拢
8. 缝合肋间肌、胸肌	递无齿镊、9×28圆针7号丝线贯穿肋间肌缝合并扎紧、4号丝线间断缝合胸肌
9. 缝合皮下组织、皮肤	递无齿镊、9×28圆针1号丝线缝合皮下组织、角针5-0可吸收线连续皮内缝合
10. 覆盖切口	递乙醇纱球擦拭切口，递敷料覆盖，连接闭式引流瓶

四、单纯胃食管反流经腹胃食管折叠术

(1)适应证　反复胃食管反流者。

(2)麻醉方式　气管插管全麻。

(3)手术体位　仰卧位。

(4)手术切口　上腹横切口。

(5)特殊用物　针状电刀、26 号 或 28 号肛管、硅胶导尿管。

手术步骤与手术配合见表 23-2-4。

表 23-2-4　单纯胃食管反流经腹胃食管折叠术的手术步骤与手术配合

手术步骤	手术配合
1. 经上腹横切口进入腹腔	递 21 号刀切皮，递电刀逐层切开，边切边凝，递蚊式钳钳夹止血；递长镊、湿纱布垫保护切口周围，递“S”形拉钩牵拉腹壁、显露术野
2. 分离、剪开肝三角韧带及圆韧带，并显露出胃底及贲门	递长镊、组织剪锐性分离并剪开韧带，掀开肝左叶，显露出胃底及贲门
3. 切开胃、肠腹膜反折	递电刀切开
4. 分离食管远端，并向下牵拉食管	递长镊、直角钳分离，递硅胶导尿管绕过、牵拉食管，递蚊式钳夹住尿管尾端
5. 行胃底折叠术	
①经口插肛管入胃内，防止在做胃底折叠时造成食管贲门狭窄	麻醉医生经患儿口腔下入 26 号或 28 号肛管达胃内
②将胃底自食管后方向前包绕食管下端 5cm，在食管前形成“围脖”状，并缝合固定	递长镊、6×17 圆针 1 号丝线相互缝合固定
6. 修补膈肌裂孔	递长镊、8×24 圆针用 7 号丝线连续缝合膈肌裂孔
7. 将胃底折叠部与膈肌裂孔脚固定	递 8×24 圆针 4 号丝线间断缝合固定
8. 放回肝左叶，关闭腹腔	清点物品数目；放回肝左叶，逐层关闭腹壁切口

五、食管长段狭窄胸骨后结肠代食管术

(1)适应证　食管长段狭窄。

(2)麻醉方式　气管插管全麻。

(3)手术体位　仰卧位，头后仰并偏向左侧。

(4)手术切口　右侧锁骨上横切口、上腹部横切口。

(5)特殊用物　套筒，28 号肛管，蕈状引流管，消毒铺巾分颈部及腹部两部分。

手术步骤与手术配合见表 23-2-5。

表 23-2-5　食管长段狭窄胸骨后结肠代食管术的手术步骤与手术配合

手术步骤	手术配合
1. 自右侧锁骨中线至胸骨上窝横行切开皮肤及皮下组织	递有齿镊、10 号刀切皮，递电刀切开皮下组织，边切边凝血
2. 切开颈阔肌，显露右侧胸锁乳突肌及颈前甲状胸骨肌	递电刀切开肌层，递甲状腺拉钩牵开、显露
3. 沿胸锁乳突肌内缘分离暴露颈动脉鞘达脊柱	递无齿镊、小直角钳分离
4. 沿脊柱前右侧分离出食管	麻醉医生经口腔插入 28 号肛管入食管近端盲端；递长镊、中弯钳分离、钳夹，递电凝器或 0 号丝线结扎止血
5. 分离食管后壁，游离食管闭锁段	递直角钳引导 8F 导尿管绕过后壁，递蚊式钳钳夹尿管尾端提起尿管；递梅氏剪锐性游离食管，递中弯钳协助钳夹出血点，递电凝器止血
6. 切断闭锁端食管，将食管近端盲端提出切口外	递中弯钳钳夹、电刀切断闭锁端食管，递圆针 5-0 可吸收缝线缝合食管远端；递 5×14 圆针 0 号丝线缝合近端，留出 4 针作牵引线；将食管提出切口外，递湿纱布包裹保护，递治疗巾覆盖术野
7. 行腹部横切口，两端至肋缘腋前线切开腹壁，进入腹腔	显露腹部术野，递乙醇纱球擦拭皮肤；递有齿镊、21 号刀切皮，递电刀逐层切开，递“S”形拉钩牵开腹肌；递长镊夹持湿纱布保护内脏组织

续表

手术步骤	手术配合
8. 切开肝曲、脾曲韧带，以血管长度为标准选肝曲左侧及脾曲以下达到颈部之长度	递长镊、电刀切开，递中弯钳协助钳夹止血
9. 分离结肠中动脉左支及脾曲下血管弓（要保护横结肠血管弓及大网膜血管）	递长镊、长弯钳分离血管弓，递中弯钳钳夹欲切断之血管及肠管，测试其血供；递电刀切断，递1号丝线结扎
10. 切断横结肠脾曲及降结肠脾曲下，切断横结肠两端，间置出横结肠	递电刀切断结肠脾曲；递肠钳（齿口套有胶管）钳夹横结肠，肠管下垫盐水纱布，递电刀切断；递圆针4-0可吸收缝线端-端缝合结肠断端、5×14圆针1号丝线缝合浆肌层加固、6×17圆针4号线修补肠系膜
11. 切开胃结肠网膜血管，切断左侧胃网膜血管，并将该血管与胃分离	递长镊、中弯钳分离、钳夹血管，递组织剪剪断，递1号丝线结扎
12. 将该间置肠管及血管从胃后穿过小网膜，套入套筒内	递无齿海绵钳钳夹肠管纳入套筒中，用小线绑扎2道
13. 胸骨后食管再造	
①于剑突后切开膈肌，钝性分离至前纵隔，在胸骨后形成一能容纳肠管的隧道	递电刀切开，用手指钝性分离，形成隧道
②将套筒及肠管从膈下胸骨后孔插入，经隧道从胸骨上窝孔穿出	递无齿海绵钳进入隧道分离并从胸骨上窝穿出，递电刀切开筋膜并扩大切口，递海绵钳从胸骨上窝孔协助肠管穿出
14. 将颈部食管端与结肠端吻合成形	递无齿镊、圆针4-0可吸收缝线内翻缝合两层，并将结肠固定于锁骨筋膜处
15. 缝合锁骨上切口的肌膜及皮肤	递有齿镊、6×17角针1号丝线间断缝合，切口放置橡皮片引流
16. 将间置结肠远端与胃小弯端-侧吻合，防止扭曲折叠，并注意血管不可有张力	于腹部切口内拉直间置结肠远端；递中弯钳钳夹、10号刀切除多余之结肠；递圆针4-0可吸收缝线行端-侧吻合两层
17. 胃造口	递电刀在胃壁切一小口，递中弯钳协助放置蕈状引流管，递圆针4-0可吸收缝线缝合四周固定
18. 关闭腹腔	清点物品数目，逐层缝合腹壁切口

六、先天性胆总管囊肿空肠间置代胆道加矩形瓣术

(1)适应证　先天性胆总管囊性扩张症。

(2)麻醉方式　基础强化＋单次硬膜外麻醉。

(3)手术体位　仰卧位，腰部垫高。

(4)手术切口　右肋缘下横切口。

(5)特殊用物　针状电刀、培养管、硅胶引流管、8F硅胶支架管。

手术步骤与手术配合见表23-2-6。

表23-2-6　空肠间置代胆道加矩形瓣术的手术步骤与手术配合

手术步骤	手术配合
1. 于术野贴手术薄膜	递手术薄膜，递干纱垫1块协助贴膜
2. 于肋缘下左至腹直肌外缘，右至腋前线弧形横切口切开腹壁，进入腹腔	递有齿镊、21号刀切皮，递电刀逐层切开，边切边凝血；递干纱垫擦拭，递甲状腺拉钩牵开腹肌、显露术野
3. 探查肝、胆囊、十二指肠、胆总管囊肿的大小、血供及软硬度	递“S”形拉钩牵开腹壁，递生理盐水浸湿术者双手探查
4. 穿刺囊肿，证实扩张胆总管	递长镊、湿纱垫保护周围组织，防止胆汁污染；递20mL注射器连接16号针头穿刺囊肿，见到胆汁可证明为扩张的胆总管
5. 抽出囊液，测量囊肿容量，并送培养	直接用穿刺的注射器抽吸囊液，递无菌培养试管留取囊液送培养

续表

手术步骤	手术配合
6. 分离、切除胆囊	递组织钳提夹胆囊、中弯钳顺行分离，递弯蚊式钳分离、钳夹胆囊动脉，递1号丝线结扎；递电刀逆行切除胆囊，递圆针4-0可吸收缝线缝合胆囊床
7. 切开胆总管，探查肝总管、胆囊管开口及通向十二指肠的开口	递长镊、梅氏剪剪开胆囊前壁，吸净胆囊内残液，显露出3个管口，递圆头探针经各管口探查
8. 全层切除扩张的胆总管囊壁的前壁、右侧壁，切除游离的胆囊、胆囊管(其余部分只切除黏膜部分，防止损伤肝动脉、门静脉)	递电刀切除，边切边凝血
9. 肝总管周围囊壁保留1cm，其余剪除，形成漏斗状，准备与间置空肠吻合	递长镊、梅氏剪剪除
10. 距离十二指肠1cm处缝合、结扎，进入十二指肠的胆总管端后再予切断	递长镊、6×17圆针4号丝线贯穿缝合，递4号丝线结扎；递电刀切断胆总管，断端再加固缝合2针
11. 折叠缝合肝及十二指肠韧带剥离面，防止出现无效腔(死腔)	递6×17圆针4号丝线折叠缝合
12. 在距离屈氏韧带15～25cm处，选择空肠系膜血管搏动明显的(有Ⅱ级动、静脉)肠段15cm，游离空肠襻，形成间置空肠	递弯蚊式钳分离肠系膜分支血管，递0号丝线结扎；递肠钳钳夹肠管两端、电刀切断，形成间置空肠
13. 将近端空肠与远端空肠行原位端-端吻合，缝合肠系膜缺损	递长镊、圆针5-0可吸收缝线行空肠端-端吻合、肠系膜对合缝合
14. 将带有血管蒂的间置空肠襻从横结肠系膜右侧无血管区穿过，提到十二指肠降段前方；将间置空肠远端与十二指肠降段最低点行端-侧吻合	递海绵钳(无齿)将间置肠管提出，递5×14圆针1号丝线按肠管顺蠕动方向行端-侧吻合
15. 做抗反流矩形瓣	
①切开空肠襻与十二指肠对应面的浆肌层	递长镊、15号刀小心切开
②剥离间置肠管的浆膜层(长度是从吻合口向近端切开长达5cm，宽度是半周空肠壁)	递3号刀柄钝性剥离
③切除剥离出的浆膜层，显露出黏膜层(注意不要分破肠管黏膜层)	递长镊提夹剥离出的浆膜层、组织剪剪除
④将间置空肠暴露出的黏膜面平整地贴在十二指肠管壁上并固定(当十二指肠压力增高时会自动凸向间置空肠内，形成一矩形瓣防止食物反流进入胆囊)	递长镊2把协助将两肠管相贴，递圆针5-0可吸收缝线缝合固定四周
16. 将间置空肠与肝总管行端-侧吻合(从间置空肠与十二指肠吻合口到空肠近端8cm处)	递圆针5-0可吸收缝线行端-侧吻合，外层递5×14圆针0号丝线加固
17. 于间置空肠的近端口放置减压引流管(深度达肝肠吻合口)	递8F硅胶支架管1根，递中弯钳协助放管；递5×14圆针1号丝线荷包内翻缝合，并将间置空肠近端固定于切口下腹膜上；引流管自切口引出
18. 缝合横结肠系膜裂孔，于文氏孔处放引流管	递6×17圆针0号丝线间断缝合；递硅胶引流管1根，递中弯钳协助放管；递15号刀于右下腹切一小口、中弯钳扩大，于腹壁引出硅胶引流管远端
19. 关腹	清点物品数目，逐层缝合腹壁。递纱布覆盖切口；将引流管与引流袋连接，用胶布固定，防止脱落

第三节 肛门手术

一、先天性低位无肛“十”字切开术

(1)适应证 新生儿先天性低位无肛,闭锁段<1cm。

(2)麻醉方式 局部麻醉。

(3)手术体位 截石位,臀部垫高。

(4)手术切口 肛门“十”字切口。

(5)特殊用物 笔式电刺激仪、13 号或 15 号粗针头 1 个、10mL 注射器 2 支、0.25%普鲁卡因、半卷 6 列无菌绷带。

手术步骤与手术配合见表 23-3-1。

表 23-3-1 先天性低位无肛“十”字切开术的手术步骤与手术配合

手术步骤	手术配合
1. 选择肛门括约肌收缩中心点	递笔式无菌电刺激仪刺激肛门部位,选择括约肌收缩中心点,递 13 号或 15 号粗针头穿刺,见到胎便后确定为中心点
2. 肛周麻醉	递干纱布 1 块,递 10mL 注射器抽取 0.25%普鲁卡因肛周注射
3. 于肛门括约肌收缩中心点“×”形切开皮肤长 1.5~2cm 达括约肌层	递有齿镊、11 号刀切皮,递针状电刀逐层切开皮下组织及肌层
4. 于括约肌中心处分离,显露直肠盲端,并牵引	递无齿镊、弯蚊式钳分离,递组织钳牵开、显露;递 5×14 圆针 1 号丝线在直肠盲端中心位置上缝 4 针牵引线,递直蚊式钳钳夹线尾
5. 于牵引线中心全层“十”字形切开直肠盲端	递无齿镊钳夹湿纱垫围绕直肠周围保护切口,防止胎便污染;递电刀切开,弯盘盛接胎便,腹部稍加压排净胎便;递无齿镊、半卷 6 列无菌绷带塞入直肠内,留出绷带头端(防止胎便流出污染切口);更换污染的器械,加铺无菌巾,术者更换污染手套
6. 将肛门缝合成形(成形后的肛门能容纳一示指)	递无齿镊、角针 5-0 可吸收缝线将直肠切口肌皮瓣与皮肤切口皮瓣对合间断缝合 1 周;缝合完毕,递有齿镊拉出直肠内绷带卷

二、中位无肛尿道瘘 Pena 术

(1)适应证 中位无肛合并尿道瘘,行肠造口术后。

(2)麻醉方式 气管插管全麻+单次硬膜外麻醉。

(3)手术体位 蛙式俯卧位(于耻骨联合处垫体位枕垫高臀部,与手术床成 120°夹角);平卧位。

(4)手术切口 臀部正中切口+膀胱造口。

(5)特殊用物 小号自动拉钩、膀胱穿刺针、尖头电刀、笔式电刺激仪、肛管、14F 双腔气囊导尿管、14F 导尿管、可弯压圆探针;术前经尿管留置导尿管,经结肠造口远端留置肛管。

手术步骤与手术配合见表 23-3-2。

表 23-3-2 中位无肛尿道瘘——Pena 术的手术步骤与手术配合

手术步骤	手术配合
1. 于臀部正中切口,上至尾骨、下至肛窝劈开尾骨直肠肌、尾骨肛门肌及深层肛门括约肌复合体	递有齿镊、10 号刀切皮,递电刀逐层切开皮下组织及肌层,边切边止血,同时递笔式电刺激仪不断地刺激引导正中线位置
2. 暴露直肠末端	递小号自动拉钩牵开切口,显露直肠末端;巡回护士将氧气管连接结肠瘘口远端的肛管并充气,以显示直肠末端

续表

手术步骤	手术配合
3. 横向切开直肠后壁，并牵开	递无齿镊、电刀横向切开，递5×14圆针1号丝线在直肠后壁缝牵引线两针，递弯蚊式钳钳夹线尾并牵开
4. 探查、显露直肠前壁尿道瘘口	递探针探查，递小神经拉钩牵开尿道瘘口显露出尿道内导尿管；递弯蚊式钳夹出导尿管头，并递5×12圆针0号丝线在其上缝扎留置1条丝线(长50cm)；递长镊将导尿管及丝线一并从瘘口送入膀胱
5. 环绕尿道瘘口切开直肠前壁，修补尿道瘘口	递15号刀切开，递弯蚊式钳将切缘翻向瘘口，递圆针5-0可吸收缝线内翻缝合切缘覆盖尿道瘘口
6. 分离直肠末端及前壁，于尿道瘘缝合口上端切断直肠末端	递长镊、5×14圆针0号丝线在直肠末端缝牵引线数针，递蚊式钳钳夹线尾；提拉牵引线，递小弯钳分离、钳夹直肠末端及前壁，递电刀切断直肠
7. 加固缝合直肠后尿道瘘口，切断其周边残余直肠壁黏膜	递圆针5-0可吸收缝线加固缝合，递长镊、组织剪剪除残余直肠壁黏膜
8. 游离直肠末端，并提出切口外，延长直肠	递长镊、组织剪游离直肠，递小弯钳协助钳夹止血；递弯蚊式钳夹持牵引线将直肠提出切口外，递15号刀分段松解直肠壁纤维膜，将直肠延长
9. 沿直肠末端向上纵行切除部分直肠壁，将直肠肛门端修剪成尾状	递无齿镊、小组织剪切除并修剪直肠壁，递圆针5-0可吸收缝线缝合直肠侧壁切口，使直肠肛门端直径达到1.5cm
10. 将修剪后的直肠末端从外括约肌环内穿出拉至皮肤切口会阴端	递小弯钳(14cm)从浅层外括约肌环向上穿入，逐渐扩张至ϕ1.5cm后将末端拉出
11. 将直肠末端切缘与肛门皮肤固定	递角针5-0可吸收缝线间断缝合肛门与直肠
12. 纵行缝合骶尾部切口	递圆针5-0可吸收缝线间断缝合、角针5-0可吸收缝线皮内缝合皮肤
13. 覆盖切口	递乙醇纱球擦拭切口，递自粘敷料覆盖
14. 更换患儿体位	撤除铺单，将患儿翻转仰卧位，重新将腹下区消毒、铺单
15. 行膀胱造口术	
①充盈膀胱	递20mL注射器抽取生理盐水，经尿管将膀胱充盈
②于腹部横纹正中切一小口，约1cm，并穿刺	递11号刀切一小口，递膀胱穿刺针穿刺膀胱，拔出针芯
③吸引出膀胱内留置的导尿管头及留置线	见尿后，通过吸引器头吸出
④沿膀胱穿刺针外套管插入14F导尿管并固定	递14F双腔气囊导尿管经外套管插入膀胱后，拔出外套管，递20mL注射器抽吸注射用水5～10mL注入气囊，固定导尿管；将膀胱造口内的留置线与尿道口端的导尿管相互打结，作为术后扩张尿道用(无尿道狭窄则拔除)；递一次性尿袋1个，连接膀胱造口
⑤覆盖膀胱造口	递"Y"形开口纱布2块覆盖切口

三、高位无肛膀胱瘘经腹、会阴术

(1)适应证　先天性高位无肛伴有膀胱瘘。

(2)麻醉方式　气管插管全麻＋硬膜外麻醉。

(3)手术体位　先俯卧位，再仰卧位，最后膀胱截石位。俯卧位时，臀部垫高。

(4)手术切口　臀中沟切口＋下腹横纹肌切口＋肛门切口。

(5)特殊用物　手术敷料及手术器械2套、膀胱穿刺针、针状电刀、电刺激仪、肛管、14F气囊导尿管、8F导尿管、各型号尿道探子、1-0单股涤纶线(长50cm)。

手术步骤与手术配合见表23-3-3。

表 23-3-3 高位无肛膀胱瘘经腹、会阴术的手术步骤与手术配合

手术步骤	手术配合
1. 臀中沟切口	
①于臀中沟上达尾骨、下至肛窝纵行切开皮肤、皮下组织，暴露出尾骨及肛提肌	递有齿镊、10 号刀切皮，递针状电刀切开皮下组织，递小甲状腺拉钩牵开、显露
②横断骶尾关节，并将骶尾部附着的肌肉连同尾骨一起翻开，并留置牵引线	递电刀切断、有齿直钳钳夹并翻开骶尾关节及其肌肉；递5×14圆针 1 号丝线缝牵引线 2 针
③于肛窝处探查、寻找肛门括约肌中心点	递电刺激仪刺激寻找肛门括约肌中心，递小弯钳(14cm)自中心点分离、撑开(弯钳不取出)
④于翻开的尾骨肛提肌肌瓣前，经耻骨直肠肌环内逐渐深入达括约肌中心，在括约肌、肛提肌复合体中分离出直肠隧道	递细尿道探子在电刺激仪引导下经耻骨直肠肌环内探入，直至与肛门括约肌中心点的小弯钳会合
⑤扩张隧道，直径达 1.5cm	递不同型号尿道探子逐渐扩张隧道
⑥于隧道内置肛管	递 ϕ1.5cm 肛管插入
⑦沿尿道后壁分离骶前至膀胱间隙，对合骶尾关节并固定，固定隧道内肛管	递小弯钳分离，递有齿直钳钳夹、对合骶尾关节，递 6×17 圆针 1 号丝线缝合固定
⑧缝合、覆盖切口	递有齿镊、6×17 角针 1 号丝线间断缝合皮肤，并用缝合线固定肛管，递纱布覆盖切口、胶布粘贴
2. 下腹横纹肌切口	撤除手术铺单，将患儿翻转为仰卧位，重新消毒、铺巾，并将患儿双下肢用治疗巾及无菌绷带包扎后放置在无菌单上
①经尿道插入导尿管，充盈膀胱	递 8F 导尿管 1 根，递液状石蜡润滑后插入尿管；递 20mL 注射器抽吸生理盐水充盈膀胱
②做下腹部横纹肌切口	递有齿镊、10 号刀切皮，递针状电刀切开皮下组织并止血
③分离、牵开腹肌，显露膀胱	递小弯钳分离，递甲状腺拉钩牵开腹肌、显露膀胱
④切开膀胱并造口。吸出导尿管头并在其上缝留置线，长约 50cm	递 15 号刀将膀胱切一小口；递单孔吸引器头从造口内吸出膀胱内的导尿管头；递有齿镊夹住尿管顶端、6×17 角针 1-0 单股涤纶线缝合留置线，递弯蚊式钳夹住线尾暂时固定于布巾上；放置 14F 气囊导尿管，递 20mL 注射器抽取 10～15mL 生理盐水充盈气囊
⑤经尿道拔出导尿管，引出留置线一端，并在切口处将其两端打结	徒手操作
⑥切开腹膜，进入腹腔	递电刀切开、"S"形拉钩牵开腹壁
⑦提出乙状结肠，沿肠壁切口两端牵引线纵行切开乙状结肠，排空胎便	递无齿海绵钳提出乙状结肠并用湿盐水纱布围绕；递无齿镊、5×14 圆针 1 号丝线缝牵引线 2 根，递弯蚊式钳钳夹牵引；递电刀纵行切开肠壁，弯盘放在切口下盛接胎便，挤压肠管排空胎便，同时检查有无尿道瘘
⑧缝合肠壁切口	递无齿镊撤除污染的纱布及弯盘；递海绵钳夹持 0.5%的络合碘纱球擦拭切口；递圆针 5-0 可吸收缝线缝合肠壁切口，共缝合两层
⑨将直肠末端剪裁成尾状，使直肠末端口直径达到 1.5cm	递长镊、组织剪纵行剪除直肠末端多余部分，递 5×14 圆针 1 号丝线间断缝合缺口
⑩将直肠末端口与腹腔内肛管端吻合，并穿过预制的括约肌后隧道到达肛门	递"S"形拉钩牵开膀胱后壁显露出自肛门插入的肛管头端，递小弯钳(16cm)夹住肛管头提到腹腔内；递 5×14 圆针 1 号丝线将直肠端与肛管端吻合
⑪保护直肠端吻合口	递无菌塑料薄膜紧紧包裹肛管与直肠吻合口外层，于肛管外面再用 4 号丝线绑扎牢固以保护直肠端口
⑫经预造隧道将直肠拉到肛门口	递治疗巾 1 块铺于肛门前方，徒手缓慢拉动肛管远端将直肠拉出
⑬缝合腹腔切口	清点物品数目。将膀胱引流管与膀胱内尼龙留置线放到切口中央逐层缝合腹壁

续表

手术步骤	手术配合
3. 更换体位成蛙式截石位	递线剪剪除肛管固定线、拔除肛管；将患儿双下肢从布单内掏出，摆成蛙式截石位，暴露出肛门
4. 将直肠与肛门缝合成形	
①将内层直肠肌与肛门外括约肌缝合	递无齿镊、圆针 5-0 可吸收缝线间断缝合
②将外层直肠口与肛门皮肤缝合	递有齿镊、角针 5-0 可吸收缝线间断缝合(共缝合两层)

四、肛门失禁股薄肌转移肛门成形术

(1)适应证　先天性肛门松弛，大小便失禁，括约肌无功能。

(2)麻醉方式　硬膜外麻醉。

(3)手术体位　仰卧位，双下肢外展，小腿屈曲用无菌巾包扎。

(4)手术切口　股薄肌中段切口＋胫骨内髁后切口。

(5)特殊用物　二爪或四爪拉钩、骨膜剥离子、针状电刀。

手术步骤与手术配合见表 23-3-4。

表 23-3-4　肛门失禁股薄肌转移肛门成形术的手术步骤与手术配合

手术步骤	手术配合
1. 股薄肌中段切口	
①于双侧股薄肌中段切开皮肤、皮下组织	递 10 号刀切开皮肤，递针状电刀切开皮下组织，边切边凝血
②分离股薄肌	递四爪拉钩牵开切口，递小弯钳(16cm)及骨膜剥离子向下钝性分离
2. 胫骨内髁后切口	
①于胫骨内髁后切开皮肤、皮下组织	递 10 号刀切皮，递针状电刀切开皮下组织，边切边凝血
②分离出股薄肌止点并切断(分离过程中防止损伤闭孔神经及深动脉的分支)	递小弯钳、组织剪分离，递 10 号刀切断肌止点
3. 从股薄肌中段切口处拉出股薄肌	递组织钳钳夹股薄肌断端拉出
4. 由胫骨内髁后切口向股会阴纹方向钝性游离出一条能通过股薄肌的隧道	递小弯钳(16cm)、骨膜剥离子、KD 钳夹持 KD 粒钝性分离，并将股薄肌暂时存放在隧道内
5. 于肛门两侧 2cm 处各做 5cm 纵切口，前达耻骨，后达坐骨，做环肛门隧道	递有齿镊、10 号刀切开，递小弯钳(16cm)环绕切口肛门分离出皮下隧道
6. 于股会阴纹处做 3cm 切口，将股薄肌从隧道内经此切口拉出	递 10 号刀切开，递小弯钳分别向左、右肛门旁分离隧道；递无齿海绵钳将股薄肌拉出
7. 分离、暴露坐骨结节及耻骨支，对半劈开股薄肌	递骨膜剥离子分离，递电刀将股薄肌远端 1/2 处切开分为两股
8. 将股薄肌环绕肛门固定	
①一股从肛门前方环绕至同侧坐骨	递有齿镊、6×17 圆针 1-0 涤纶编织线将股薄肌缝合于坐骨结节骨膜处
②另一股从肛门后方环绕至对侧耻骨	递有齿镊、6×17 圆针 1-0 涤纶编织线缝合于耻骨支骨膜上(缝合要牢固，防止股薄肌止点端脱落)
9. 缝合切口	递海绵钳夹持乙醇纱球擦拭各切口皮肤，常规缝合

第四节　小儿矫形手术

一、胸腔镜下漏斗胸矫形术(NUSS)

(1)适应证　先天性漏斗胸。

(2)麻醉方式　气管插管全麻。

(3)手术体位　仰卧位。

(4)手术切口　经左、右侧胸部腋前线至腋中线第5、6肋间隙做约2cm长的切口。

(5)特殊用物　胸腔镜监视系统、胸腔镜器械、漏斗胸矫形器械(引导器、弯杠器、金属支架、固定槽)、11号手术刀片、针状电刀、角针5-0可吸收缝线、4-0圆针可吸收线。

手术步骤与手术配合见表23-4-1。

表23-4-1　胸腔镜下漏斗胸矫形术(NUSS)的手术步骤与手术配合

手术步骤	手术配合
1. 切开皮肤及皮下组织,置入气腹针并充入二氧化碳气体	递11号刀沿左、右侧胸部,腋前线至腋中线第5、6肋间隙各行一2cm长的切口,并于右侧腋中线第8、9肋间置入气腹针。接通输气管线,气腹压力为1.6～1.87kPa(12～14mmHg),流量为2.5～3L/min
2. 置入曲卡及胸腔镜,进行胸腔探查	待充气完成后,拔出气腹针,更换5mm曲卡,并经曲卡放入胸腔镜进行胸腔探查
3. 预弯金属支架板(图23-4-1,图23-4-2)	根据患儿胸廓宽窄,挑选出合适的金属支架板;递弯板器将其弯成弓形
4. 用引导器将金属支架板从心包前方、胸骨下方引出到达对侧皮下(图23-4-3)	递引导器其尖端经右侧切口放入经胸骨下方于左侧切口穿出;将丝带穿入引导器孔内,并打结;递弓形金属支架板经导入器导致对侧切口穿出(导入时弓形面向上)
5. 用转板器翻转弓形金属支架板顶起凹陷的胸骨部分	将弓形金属支架板向下反转,使其弓形面向上顶起凹陷的胸骨,用胸腔镜探查胸腔内有无活动出血后,排出胸腔内二氧化碳气体,撤出胸腔镜及曲卡
6. 连接两端金属支架固定卡槽并缝合固定(图23-4-4)	递2个固定卡槽将金属支架的两端插到固定卡槽内,将固定槽固定在两端的肋骨上方;递7×7圆针涤纶线固定卡槽孔,将固定卡槽缝合固定在第4、6肋骨骨膜上
7. 清点物品,放置引流管(如胸膜未损伤,不需放胸腔闭式引流管),关闭切口	清点物品无误后,在腋中线第8肋间置入18号胸腔引流管;递角针1号丝线缝合固定引流管;递胸腔闭式引流瓶并接通。两端切口逐层缝合,递带角针4-0可吸收线行皮内缝合;递凡士林纱布覆盖切口,并在上面加盖5cm×5cm敷料

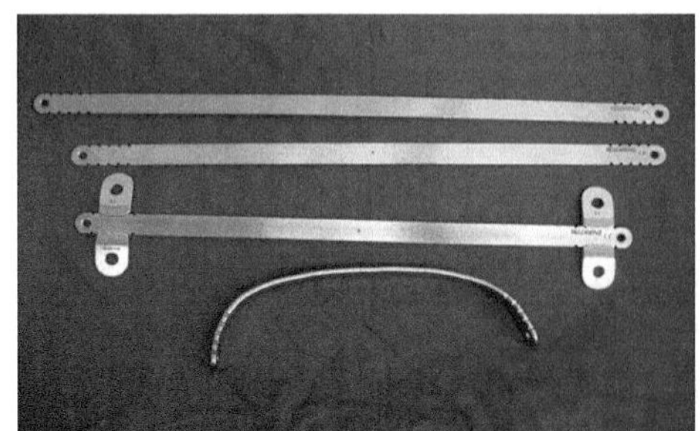

图23-4-1　各种长度的金属支架及弯成弓形的金属支架

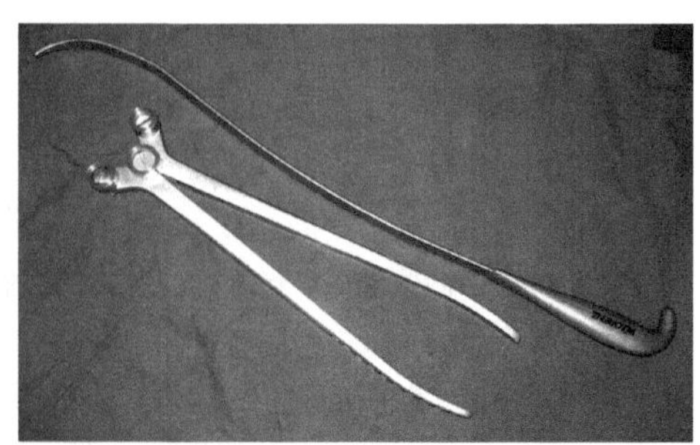

图23-4-2　引导器及弯板器

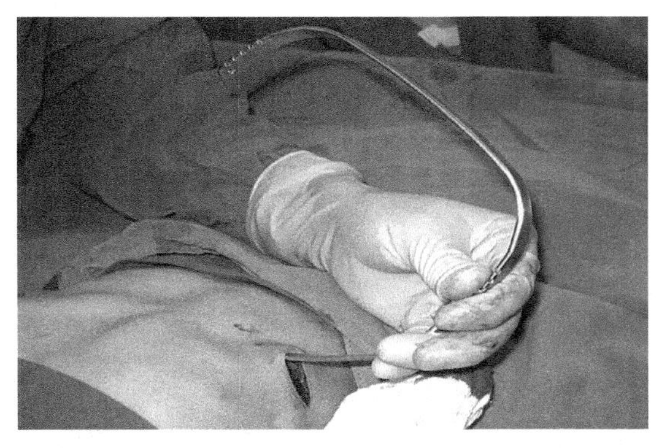

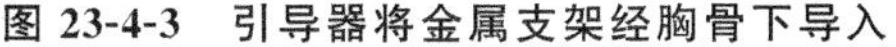

图 23-4-3　引导器将金属支架经胸骨下导入

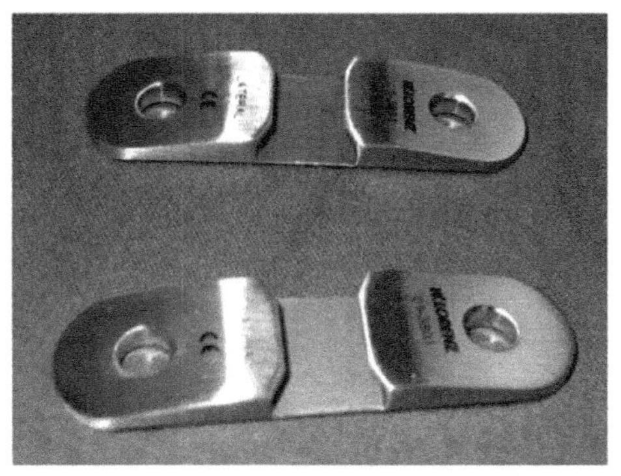

图 23-4-4　金属支架两端的固定卡槽

二、先天性漏斗胸胸肋"V"形截骨矫形术

(1)适应证　先天性漏斗胸。

(2)麻醉方式　气管插管全麻,也可配合单次硬膜外麻醉。

(3)手术体位　仰卧位。

(4)手术切口　胸骨正中纵行切口。

(5)特殊用物　小儿胸壁畸形矫形手术器械1套,特制克氏针、引流片、胸腔引流管、负压引流瓶、角针5-0可吸收线、7×7圆针涤纶缝线。

手术步骤与手术配合见表23-4-2。

表 23-4-2　先天性漏斗胸胸肋"V"形截骨矫形术的手术步骤与手术配合

手术步骤	手术配合
1. 纵行切开皮肤及皮下组织,剥离并显露出胸骨、肋骨、剑突	递21号刀切开皮肤及皮下组织;递电刀及纱布游离胸壁两侧软组织、胸大肌,递二爪拉钩拉开肌肉组织,暴露凹陷区胸骨、肋骨及剑突
2. 游离纵隔胸膜	递布巾钳将剑突提起,术者用右手示指沿剑突钝性分离胸骨后粘连,慢慢将纵隔胸膜向两侧推开至胸骨外缘,观察胸膜有否破损
3. 逐一剥离每一个畸形的肋软骨骨膜,暴露出肋软骨	递电刀沿肋软骨走行方向顺行切开骨膜;递骨膜剥离器及肋骨起子剥离骨膜,内侧至胸骨外缘,外侧至硬肋。在剥离肋软骨骨膜时,切断肋软骨后递布巾钳钳夹肋软骨断端向上轻轻提起骨膜剥离器即可完整剥离骨膜
4. 逐一将肋软骨切断	递肋骨起子抬起肋软骨,递21号刀在近硬肋1～2cm处切断肋软骨
5. 胸骨"V"形截骨成形,以抬高凹陷处胸骨	递胸骨锯在胸骨凹陷起始处"V"形截骨;术者用手指垫起凹陷的胸骨及肋软骨,此时胸骨可抬平;递7×7圆针涤纶线缝合截骨处
6. 用特制克氏针横穿胸骨	递特制克氏针1根,术者以左手示指插入胸骨下方,拇指在上夹住胸骨,右手握住特制克氏针柄(三角环端)横行穿入胸骨体内直达对侧胸壁上面,使克氏针两端分别架在硬肋上,三角环端要架在两根硬肋上;递剪剪除过长的克氏针
7. 切除过长的肋软骨并缝合成形。缝合固定克氏针两端,并逐一缝合肋骨骨膜	递钢尺测量矫形后两端肋软骨的长度;递手术刀逐一将多余的畸形肋软骨部分切除;递7×7圆针涤纶线将肋软骨对端吻合;再递弯针器及尖嘴钳将克氏针两端弯成弧形压在硬肋上;递7×7圆针涤纶线将针与硬肋骨膜缝合固定,形成一牢固的整体面;递圆针1号丝线逐一对合缝合肋骨骨膜
8. 清点物品,放置引流管,并逐层关闭切口	清点物品后,对合胸壁软组织及胸大肌;递圆针4号丝线缝合。在胸骨后放置一根引流管,并接通闭式引流瓶;皮下放置橡皮片引流;递角针4-0可吸收线行皮内缝合,递乙醇棉球擦拭切口后递纱布覆盖

专用手术器械及手术图解如图23-4-5所示。

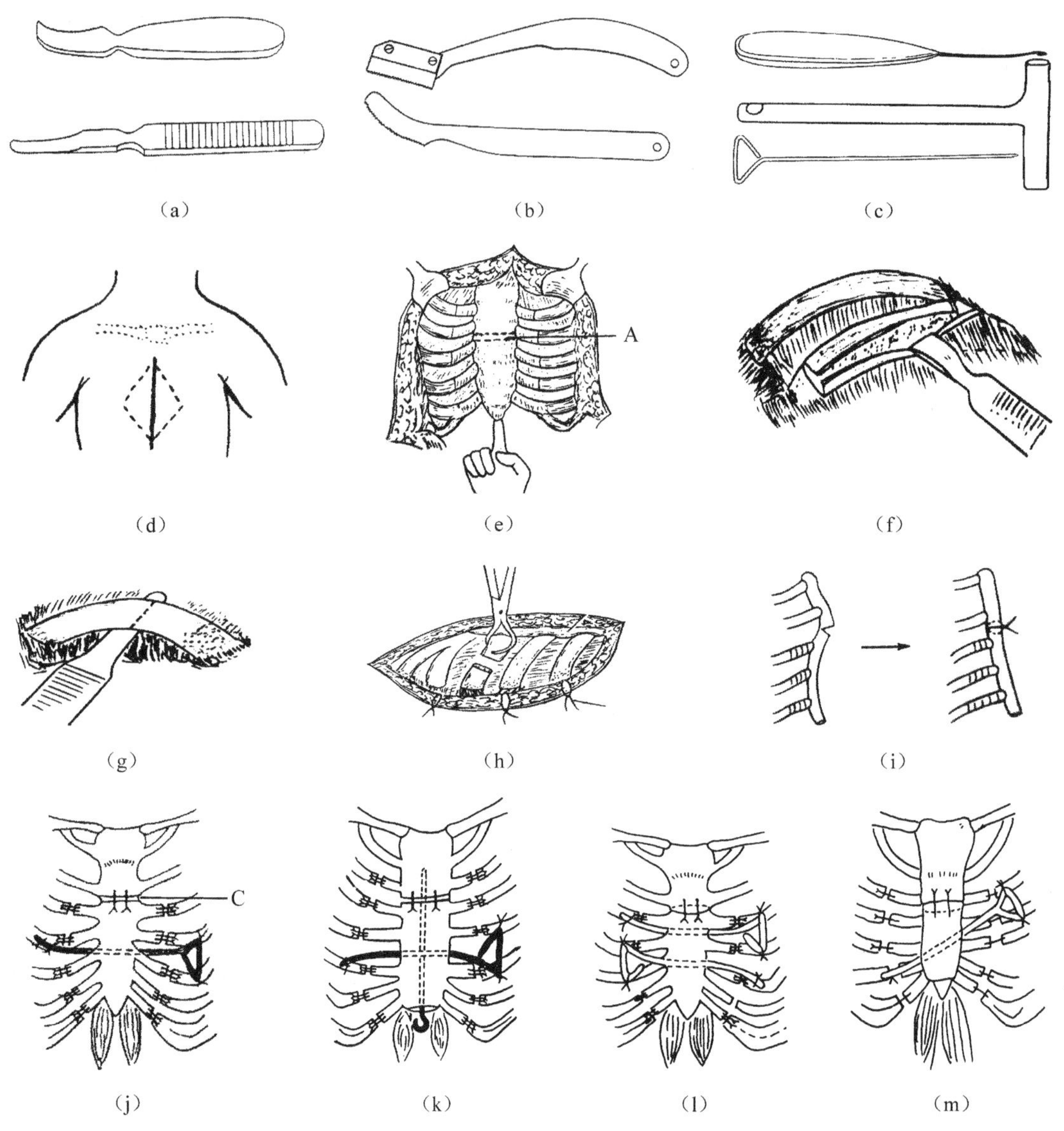

图 23-4-5　专用手术器械及手术图解

(a)骨膜锥子、骨膜剥离器；(b)胸骨手锯；(c)导线钩针、弯针器、固定针；(d)胸骨正中纵行切口；(e)A 为"V"形截骨处；(f)剥离肋软骨骨膜；(g)切断肋软骨部位；(h)用巾钳提起肋软骨，剥离骨膜；(i)胸骨"V"形截骨侧面观；(j)C 为胸骨截骨缝合处"普通型"单针固定；(k)"广泛型"横竖针并用固定；(l)"广泛型"双针并行固定；(m)"不规则型"钢针斜固定

三、选择性脊神经后根切断术(SPR)

(1)适应证　低体重儿、早产并发的脑瘫。最适合智力正常、双下肢痉挛性瘫痪、无肌肉挛缩、希望改善步态和耐力的先天性脑瘫痉挛患儿，以无张力障碍和尚未做过其他矫形手术的为好；其次是"全身受累"型患儿，因痉挛而难于坐起，会阴卫生不易保持，也可考虑 SPR 治疗。

(2)麻醉方式　气管插管全麻。

(3)手术体位　俯卧位(按常规脊柱后路手术卧位)。

(4)手术切口　腰骶部后正中切口。

(5)特殊用物　除常规准备椎板切除所需成套器械外，还需蚊式钳 14～16 把，精细显微拉钩、显微镊、显微剪各1把，钝头神经剥离钩2～3把，神经剥离子2把，带线棉片20～30条，2mm×150mm乳胶牵引皮条20～30条，5mm×150mm乳胶牵引皮条10条(可用乳胶手套剪成)，笔式神经刺激仪或诱发电位仪1台，手术放大镜或显微镜1台(视术者需要而定)。

手术步骤与手术配合见表23-4-3。

表23-4-3　选择性脊神经后根切断术(SPR)的手术步骤与手术配合

手术步骤	手术配合
1. 常规消毒、铺巾	于术野贴手术薄膜，将电刀及神经刺激仪导线与仪器接通
2. 行腰骶部后正中切口，显露 L_1～S_1椎板与棘突，并切除 L_1～S_1椎板	递21号刀切开皮肤；递电刀止血，递自动拉钩牵开皮肤及皮下组织；递骨膜剥离器剥离棘上韧带及棘间韧带并显露出 L_1～S_1椎板与棘突；递咬骨钳咬除棘突；递椎板咬骨钳切除 L_1～L_5椎板(切除范围不超过两侧关节突，必要时可切除部分 S_1椎板)
3. 在硬膜上做牵引线，切开硬膜显露脊神经	递5×12圆针0号线做硬膜牵引约4针。切开硬膜前，为防止脑脊液流失过多而引发脑疝，巡回护士要及时将手术床摇到头低脚高位；切开硬膜后，器械护士及时递上生理盐水棉片覆盖保护脊神经
4. 将 L_2～S_1各神经的前后根剥离分开	递钝头神经拉钩仔细寻找 L_2～S_1两侧神经根的出口，再向上找到各前、后两根的汇合点；递手术显微镜或放大镜及显微手术器械先将 L_2～S_1各神经的前、后根分开，再递5mm×150mm乳胶牵引皮条将后根牵开进行保护，递蚊式钳固定牵引皮条
5. 把左右神经后根分成若干小束	递2把神经剥离子仔细将后根神经分成若干小束(一般分为5束左右)；递细牵引皮条逐个分别牵开固定。在分离神经时，注意随时用生理盐水棉片止血或用凝血酶止血
6. 用笔式神经刺激仪逐个测试神经小束的阈值	将神经小束分好后，递笔式神经刺激仪电极，术者用电极两极轻轻挑起各神经小束，逐个用笔式神经刺激仪进行阈值测试；台下笔式神经刺激仪操作人员一边进行仪器检测，一边用手触摸患儿下肢并直接观察患儿下肢肌肉开始出现收缩时的阈值，及时记录下来，并同时报告给术者
7. 将神经小束按阈值高低进行选择性切除	一般将阈值最低的小束用显微剪刀剪断并切除一小段，但要尽量避免切除小束过多，一般切断神经应占神经束的1/3。注意保留阈值较高的小束，以保证不影响感觉功能或肌力
8. 清点物品后逐层缝合硬膜、皮肤及皮下组织	术后及时清点棉片、纱布数量，防止遗留在切口内。递庆大霉素生理盐水冲洗切口，递5×12圆针0号丝线连续缝合关闭硬膜、7×7圆针涤纶线缝合肌层、6×17圆针1号丝线缝合皮下组织、带角针4-0号可吸收线缝合皮内，递乙醇纱布及加厚的敷料覆盖切口

术中注意事项：

①术前、术中切忌使用肌松剂，否则会影响术中观察肌肉收缩情况。

②气管插管等刺激可能引起支气管痉挛，从而造成不可逆转的发病。故插管时，应特别注意。

③笔式神经刺激仪电极探头及导线，应低温蒸汽灭菌(不可高压灭菌)，备用2条；术前准备及术中使用时，应注意保护探头及导线，防止损伤而导致仪器的灵敏度降低。

④摆放卧位时，将手术器械托盘适当调高，上移至患儿臀部；铺无菌单时，患儿腿部留出一定空间，以方便术中进行神经检测时，台下操作员能够及时观察和检测到患儿下肢肌肉的收缩情况。

⑤ SPR手术要求技术难度大，操作必须准确、精细、轻柔，切忌动作粗暴。手术人员也不宜过多，一般为主刀医生1名、助手1名、器械护士1名。

⑥切开硬膜之前，及时变更手术床的倾斜度，呈头低脚高位，以防止脑脊液流失而引发脑疝。

⑦牵引皮条应在术前准备好，防止在手术台上临时制作造成忙乱和延误时间；牵引皮条的两侧一定要光滑，不能有毛刺或凹凸不平，以防牵拉时刮伤神经。

⑧术中对神经根的保护非常重要。应及时递生理盐水棉片覆盖神经，防止神经过久暴露干燥；术后及时清点棉片数量，防止遗留在切口内。

⑨笔式神经刺激仪操作员应经过专职培训，负责仪器的使用及调试，掌握仪器性能及正确使用方法，及时

为术者提供准确的信息，确保手术成功。

四、包皮环切术

(1)适应证 包皮嵌顿、包皮口狭小、包皮严重狭窄患者。

(2)麻醉方式 局部麻醉或基础麻醉+局部麻醉。

(3)手术体位 仰卧位。

(4)特殊用物 4.5号小针头1个、5-0角针快吸收缝线2根、自粘弹力绷带(20cm×5cm)、“美皮贴”1个。

手术步骤与手术配合见表23-4-4。

表23-4-4 包皮环切术手术步骤与手术配合

手术步骤	手术配合
1. 沿阴茎根部阻滞麻醉	递注射器抽1%利多卡因10mL，换4号针头进行阻滞麻醉
2. 做切口标记：沿冠状沟远端0.5～1cm于包皮外板做一环行标记线	递甲紫棉棍涂抹标记线
3. 沿标记线环行切开包皮外板，分离扩大包皮口，垂直剪开包皮内外板直至松开狭窄环	递10号刀切开，递弯蚊式钳、双极电凝器充分止血；递弯蚊式钳扩大包皮口，递剪刀剪开包皮内外板直至松开狭窄环
4. 分离粘连的内板，清除包皮垢	递弯蚊式钳分离、清除包皮垢，递纱布擦拭
5. 距冠状沟0.8～1cm环行切开包皮内板(系带处勿保留过多)	递15号刀切开，递双极电凝器止血
6. 剪除多余的包皮内外板	递整形弯剪剪除，递弯蚊式钳、双极电凝器止血
7. 于阴茎背侧包皮正中及系带处各缝一牵引线，防止阴茎扭转	递整形镊、5-0角针快吸收缝线，暂不剪线
8. 于阴茎左右两侧各缝一牵引线	递整形镊、5-0角针快吸收缝线，暂不剪线
9. 于两条牵引线之间，分别加针缝合1～2针。缝合时进针尽量靠近皮缘，打结要紧，防脱落	递整形镊、5-0角针快吸收缝线，一并剪线。如有出血，加针缝合止血
10. 加压包扎切口，防止出血	递海绵钳夹持碘伏纱球消毒，递“美皮贴”敷料缠绕阴茎1圈、吸水纱稍加压外包绕1圈，最后递自粘弹力绷带包裹

(雷庆绯)

参 考 文 献

[1] 张金哲.实用小儿外科新型手术图解.南宁：广西科技出版社，1996：18-217.

[2] 陈永卫，侯大为，张钦明，等.腹腔镜Soave根治术治疗新生儿及小婴儿巨结肠.中国现代手术学杂志，2000，4(2)：97-100.

[3] 李火金，杜江榕，周峰.腹腔镜手术治疗小儿先天性肥厚性幽门狭窄.中国现代手术学杂志，2000，4(2)：101-103.

[4] 陈永卫，侯大为，陈幼容.腹腔镜幽门环肌切开术治疗先天性肥厚性幽门狭窄.中华小儿外科杂志，1999，20(6)：343-344.

[5] 徐林，纪树荣，洪毅，等.选择性腰骶神经后根切断治疗儿童脑瘫痉挛.中华小儿外科杂志，1993，14(1)：9-11.

[6] 上海第一医学院各附属医院、上海市肿瘤医院手术室.手术室护理工作手册，1977：332-353.

第二十四章

显微外科手术的护理配合

第一节　显微血管端-端吻合术

手术步骤与手术配合见表24-1-1。

表24-1-1　显微血管端-端吻合术的手术步骤与手术配合

手术步骤	手术配合
1. 适当切除血管断端附近的外膜，修剪血管断端，上血管夹	递显微镊、眼科剪或显微剪修剪，递血管夹2个夹住血管两端
2. 在血管断端做轻度机械扩张，并用肝素盐水冲洗血管腔	递血管扩张器做血管扩张，用10mL磨平针头注射器抽吸肝素盐水冲洗管腔
3. 吻合血管	递一塑料垫片做垫背，递显微镊、显微针持夹9-0～11-0的尼龙线做间断缝合，递肝素盐水冲洗，递纱块吸血
4. 建立血循环，检查吻合口是否漏血	松开血管夹，递棉片轻拭吻合口，递生理盐水冲洗

第二节　断指(肢)再植手术

详见第十三章第五节。

第三节　吻合血管的手指再造手术

一、第2足趾移植拇(手)指再造术

(1)适应证　拇指、手指缺如。

(2)麻醉方式　硬膜外麻醉或腰硬联合麻醉。

(3)手术体位　仰卧位。

(4)特殊用物　手术显微镜、6-0～12-0尼龙线/聚丙烯线、胶圈、安全刀片(剃须刀片)。

手术步骤与手术配合见表24-3-1。

表24-3-1　第2足趾移植拇(手)指再造术的手术步骤与手术配合

手术步骤	手术配合
1. 将患肢抬高30°约3min，止血带充气，压力40kPa，不驱血	协助医生抬高患肢、上止血带；递乙醇纱球消毒皮肤

续表

手术步骤	手术配合
2. 自第 1 和第 2 趾蹼起,分别于足背和足底做两个"V"形切口切开皮肤、皮下组织	递干纱垫 2 块予切口拭血,递 15 号刀切开,递电凝器止血
3. 分离皮瓣,暴露大隐静脉及足背静脉弓	递二齿拉钩牵开切口,递湿纱垫拭血,递 20 号刀分离皮瓣,递电凝器止血
4. 游离静脉,确定回流第 2 足趾血液的静脉	递弯蚊式钳分离,递 1 号丝线结扎血管分支
5. 游离足背动脉	递弯蚊式钳游离,递胶圈把动脉牵向内侧、蚊式钳夹住末端
6. 切断踇短肌腱的远端	递弯蚊式钳挑起伸肌腱、20 号刀切断
7. 游离跖骨动脉,结扎其交通支	递弯蚊式钳游离、钳夹,递眼科弯剪剪断,递 1 号丝线结扎
8. 处理足底深支:分离第 1 跖背动脉 0.5cm,并切断远端	递弯蚊式钳分离、钳夹其远端,递眼科剪剪断,递 1 号丝线结扎
9. 游离趾神经,于跖趾关节近侧 2cm 处切断	递整形镊、15 号刀锐性游离,递直蚊式钳钳夹小块安全刀片切断
10. 游离趾伸肌腱	递弯蚊式钳分离,递 15 号刀切断
11. 处理跖骨	递骨膜剥离子剥离骨膜,递电动骨锯锯断跖骨,递布巾钳提起跖骨远端,递 20 号刀切断骨干周围的软组织
12. 切开足底皮肤、皮下组织	递有齿镊、20 号刀切开,递电凝器止血
13. 游离、切断趾屈肌腱	递二齿拉钩牵开、弯蚊式钳挑起趾屈肌腱,递 15 号刀切断;递电刀切断周围的残余软组织
14. 放松止血带,检查游离足趾的血供	递湿纱垫覆盖足部手术创面,放松止血带,观察足趾趾端的颜色
15. 切断足趾动、静脉,切取足趾	递弯蚊式钳钳夹动脉近端,递眼科剪剪断,递 1 号丝线结扎(同法处理静脉)
16. 缝合皮下组织,放置引流条	递双极电凝器彻底止血,递有齿镊、7×20 圆针 1 号丝线间断缝合;递橡皮引流条做皮下引流,递弯蚊式钳协助
17. 缝合皮肤	有齿镊、7×20 角针 1 号丝线间断缝合
18. 覆盖切口	递敷料覆盖
附:受区手术配合	
①自拇指残端沿矢状面纵行切口	递 15 号刀切开,递蚊式钳止血或电凝器止血
②解剖指神经	递弯蚊式钳分离指神经,递湿纱布保护
③游离屈伸肌腱,并拉出切口外	递弯蚊式钳游离,并将其拉出切口外
④切开深筋膜,暴露近端动、静脉	递 15 号刀切开,递弯蚊式钳分离、显露
⑤于浅筋膜下与伸肌腱之间做皮下隧道	递弯蚊式钳分离、骨膜剥离子的柄扩大隧道
⑥骨架的建立	
a. 固定趾骨	递骨钻、克氏针做贯穿固定,递钢丝钳咬断末端
b. 将跖趾关节囊近侧缘与掌骨颈周围的软组织缝合	递无齿镊、5×14 圆针 1 号丝线间断缝合
⑦缝合肌腱	递有齿手科镊、5-0 肌腱缝线缝合
⑧吻合神经	递显微镊、显微持针钳夹 8-0 尼龙线/聚丙烯线间断缝合
⑨吻合血管	配合同本章第一节"显微血管端-端吻合术"
⑩缝合皮肤切口	递有齿手科镊、5×12 角针 1 号丝线间断缝合
⑪覆盖切口	递敷料覆盖

二、踇甲皮瓣移植拇指再造术

(1)适应证　拇指Ⅲ～Ⅳ度缺损;拇指皮肤套脱状撕脱伤及拇指近节中1/3水平的缺损。

(2)麻醉方式　臂丛神经阻滞麻醉+硬膜外麻醉。

(3)手术体位　仰卧位,上肢外展。

(4)特殊用物　手术显微镜。

手术步骤与手术配合见表24-3-2。

表24-3-2　踇甲皮瓣移植拇指再造术的手术步骤与手术配合

手术步骤	手术配合
分两组进行:	
1. 于拇指残端上做掌、背侧的皮侧纵行切口	递组织钳夹持乙醇纱球消毒皮肤,递干纱垫2块予切口拭血,递15号刀切开,递单齿拉钩牵开两侧皮瓣
2. 分离、暴露拇指尺侧、指掌固有神经或指掌侧总神经	更换湿纱条。递无齿手科镊、弯蚊式钳分离神经,递15号刀切去其末端的假性神经瘤
3. 于腕桡侧从第2掌骨底至桡骨茎突近3cm处做一斜切口	递组织钳夹持乙醇纱球消毒,递15号刀切开,递弯蚊式钳或双极电凝器止血
4. 暴露桡动脉、头静脉、桡神经的浅支	递弯蚊式钳分离,递二齿拉钩牵开、显露
5. 于两切口之间做一隧道	递中弯钳做潜行分离
6. 将近节指骨或掌骨残端上的瘢痕做“十”字形切开、剥离,显露骨残端	递15号刀切开,递小骨膜剥离子剥离,递咬骨钳咬去硬化的骨骺,递半圆凿扩大骨髓腔
7. 将截取的髂骨条做创面植骨	递骨剪修剪髂骨条,递骨钻、克氏针内固定,递钢丝钳咬断克氏针末端
8. 供趾于同侧踇趾胫侧至趾端做“Λ”形切口	递组织钳夹持乙醇纱球消毒,递15号刀切开,递弯蚊式钳或双极电凝器止血
9. 分离、暴露趾背静脉、动脉,足背静脉弓,大隐静脉	递皮肤拉钩牵开、弯蚊式钳分离,递湿纱条拭血
10. 游离趾背、趾底动脉,切断其小分支	递弯蚊式钳游离、钳夹,递眼科剪剪断,递1号丝线结扎动脉小分支
11. 切去踇甲皮瓣甲床及趾甲	递小平凿、骨锤削下
12. 剥离整个踇甲皮瓣	递直蚊式钳夹安全刀片切断神经;递显微血管钳钳夹足背动脉及大隐静脉的近端,递眼科剪剪断,递1号丝线结扎,递4×10圆针0号丝线缝扎
13. 将足部创面用中厚皮片移植覆盖	配合同第十八章第二节“皮片移植手术”
14. 将皮瓣移至受区,并将神经血管蒂通过隧道拉至腕部切口	递中弯钳拉出
15. 将踇甲皮瓣绕拇指残端上的植骨条固定	递无齿手科镊、6×17圆针1号丝线缝合数针固定
16. 吻合血管神经	递显微镊、显微持针钳夹持11-0尼龙线间断缝合神经,9-0尼龙线间断缝合静脉、动脉;递肝素盐水冲洗
17. 缝合切口	递组织钳夹持乙醇纱球消毒,递有齿手科镊、6×17圆针1号丝线间断缝合皮下组织、角针0号丝线间断缝合皮肤
18. 对合皮肤	递有齿镊2把对合
19. 覆盖切口	递纱条覆盖,递绷带包扎

第四节 吻合血管的皮瓣移植手术

一、股前外侧皮瓣移植术

(1)适应证 游离移植:足踝部软组织缺损、小腿中下段组织缺损、前臂软组织缺损、足跟组织缺损及足底部软组织缺损造成骨骼或神经、血管暴露,带蒂移植:逆行岛状皮瓣可修复腘窝及膝关节周围软组织缺损,顺行岛状皮瓣可修复髂部周围软组织缺损及阴茎再造。

(2)麻醉方式 硬膜外麻醉或脊麻+硬膜外联合麻醉。

(3)手术体位 仰卧位。

(4)特殊用物 手术显微镜、显微器械、9-0～11-0 尼龙线、2%利多卡因。

手术步骤与手术配合见表 24-4-1。

表 24-4-1 股前外侧皮瓣移植术的手术步骤与手术配合

手术步骤	手术配合
1. 在旋股外侧动脉降支及其第 1 肌皮动脉的体表投影位置做一椭圆形切口,切开皮肤、皮下组织至深筋膜	递组织钳夹持乙醇纱球消毒皮肤;递干纱垫 2 块予切口拭血,递 22 号刀切开皮瓣外侧,递弯蚊式钳钳夹或电凝器止血;递有齿镊、8×20 角针 1 号丝线将皮肤和深筋膜缝合固定,以避免皮肤撕脱
2. 游离旋股外侧动脉降支及其肌皮动脉穿支	更换湿纱垫,递甲状腺拉钩牵开皮瓣,递弯蚊式钳分离血管,递四爪拉钩牵开股直肌与股外侧肌,暴露血管蒂;递无齿手科镊、眼科剪给术者,递弯蚊式钳给助手,游离沿途血管分支;递 5-0 丝线结扎;递 2%利多卡因纱布湿敷血管蒂
3. 受区准备就绪,将血管断蒂	递弯蚊式钳钳夹血管、眼科剪剪断,递 4 号丝线结扎近端
4. 与受区血管吻合	配合同本章第一节"显微血管端-端吻合术"
5. 如修复腘窝或膝关节周围的软组织缺损,则将旋股外侧动脉降支及膝外上动脉断离后,再将离断的膝外上动脉与旋股外侧动脉降支吻合	递弯蚊式钳钳夹血管、眼科剪剪断,旋股外侧动脉降支上血管夹,远端及膝外上动脉的近端用 4 号丝线结扎;递显微镊、显微持针钳夹 9-0 尼龙线将膝外上动脉远端及股外侧动脉降支的近端吻合,递肝素盐水冲洗
6. 缝合切口	
①供区	递无齿镊、8×20 圆针 7 号丝线间断缝合肌膜;递有齿镊、8×20 圆(角)针 1 号丝线间断缝合皮下组织(皮肤)
②受区	递有齿镊、6×17 圆(角)针 1 号丝线间断缝合皮下组织/皮肤;视需要递硅胶管予皮下引流
7. 对合皮肤	递有齿镊 2 把对合
8. 覆盖切口	递敷料覆盖

二、背阔肌皮瓣移植术

(1)适应证 四肢软组织缺损,肌腱、骨外露创面,骨髓炎创面的修复及乳房再造者。

(2)麻醉方式 气管内麻醉。

(3)手术体位 侧卧位或向前半侧卧位。

(4)特殊用物 手术显微镜、显微器械,动、静脉夹,血管吊索,钝头剥离剪,9-0～11-0 无损伤缝合线,温生理盐水,肝素,罂粟碱,低分子右旋糖酐注射液,2%利多卡因。

手术步骤与手术配合见表 24-4-2。

表 24-4-2　背阔肌皮瓣移植术的手术步骤与手术配合

手术步骤	手术配合
1. 设计皮瓣：沿胸背动、静脉，神经的体表投影与下方的骶髂关节上缘做一连线；在此轴线两侧按需要设计皮瓣的大小和形态	递皮肤画线笔标记切口，递组织钳夹持乙醇纱球消毒皮肤；递干纱垫2块予切口拭血
2. 探查近侧血管蒂，明确胸背动脉的走向	徒手操作
3. 按设计线全层切开皮瓣前缘切口，由前向后切开背阔肌、皮下组织	递22号刀切开皮瓣、皮肤，递电刀逐层切开，递电凝器止血
①在季肋下方和腰筋膜区，背阔肌移行为腱膜并与腹外斜肌交错在一起	递电刀边切开边止血；递有齿镊，8×20角针1号线将皮肤和深筋膜缝合固定，以免皮肤撕脱
②结扎第9～11肋间处的后肋间动脉外侧支及腰动脉的后支	弯蚊式钳钳夹带线结扎止血
4. 游离胸背动静脉血管蒂，结扎到大圆肌的分支和旋肩胛动脉，使皮瓣获得较长的血管蒂	更换湿纱垫，递甲状腺拉钩牵开两侧软组织，递蚊式钳分离血管，递血管吊索悬掉血管蒂；递无齿手科镊给术者钳夹血管外膜组织、游离沿途血管分支5-0丝线结扎；递2%利多卡因纱布湿敷血管蒂
5. 受区准备就绪，血管断蒂	递蚊式钳钳夹血管、显微剪刀剪断，递4号线结扎血管残端
6. 与受区血管吻合	配合同本章第一节“显微血管端-端吻合术”
7. 缝合切口	
①供区：若供区无法直接闭合创面，须行腹部取皮，游离植皮，闭合供区创面	递无齿镊、8×20圆针4/7号丝线间断缝合残端肌肉、腱膜；递有齿镊、8×20圆(角)针1号丝线间断缝合皮下组织(皮肤)；若植皮，配合同第十八章第二节“皮片移植手术”
②受区	递有齿镊、6×17圆(角)针1号丝线间断缝合皮下组织(皮肤)，递半胶管予皮下引流
8. 对合皮肤	递有齿镊两把对合
9. 覆盖切口	递敷料覆盖

三、腹直肌皮瓣移植术

(1)适应证　口腔、头颈部软组织缺损，胸壁软组织缺损，胸骨外露，乳房再造者。

(2)麻醉方式　气管内麻醉。

(3)手术体位　仰卧位。

(4)特殊用物　同本节“背阔肌皮瓣移植术”。

手术步骤与手术配合见表24-4-3。

表 24-4-3　腹直肌皮瓣移植术的手术步骤与手术配合

手术步骤	手术配合
1. 沿设计线切开腹部皮肤、皮下组织，将其从腹外斜肌筋膜上翻起，直达腹直肌外缘，辨认肌皮穿支	递组织钳夹持乙醇纱球消毒皮肤；递干纱垫两块予切口拭血，递22号刀切开皮瓣皮肤切口，递电凝器止血
2. 切开腹直肌前鞘，纵行切开前鞘，显露腹直肌，以利解剖肌肉和血管蒂	递22号刀切开，递湿纱垫拭血，递电凝器止血
3. 向上分离腹直肌，由上而下解剖，将肌皮瓣从后鞘上翻起，避免损伤腹横筋膜	递有齿镊、8×20角针1号线将皮肤和深筋膜缝合固定，以免皮肤撕脱
4. 在弓形线水平、腹直肌深面寻找腹壁下深血管，并顺血管走行向外、向下分离，直至髂血管起点处，以切取最大长度的血管蒂	递弯蚊式钳、15号刀锐性分离，递双极电凝器止血，更换湿纱垫，递甲状腺拉钩牵开两侧软组织，递蚊式钳分离血管，递血管吊索悬掉血管；递无齿手科镊给术者钳夹血管外膜组织、游离沿途血管分支5-0丝线结扎；递2%利多卡因纱布湿敷血管蒂

续表

手术步骤	手术配合
5. 受区准备就绪，血管断蒂	递蚊式钳钳夹血管、显微剪刀剪断，递4号线结扎血管残端
6. 与受区血管吻合	配合同本章第一节“显微血管端-端吻合术”
7. 缝合切口	
①供区：逐层关闭弓形线以下的前鞘；缝合弓形线以上内、外筋膜套，关闭前鞘；对位缝合弓形线水平的前、后鞘，增加关闭力量。必要时，可用合成网架或对侧肌鞘加固腹壁支持力量，防止腹壁疝形成	递无齿镊、8×20圆针4/7号丝线间断缝合残余筋膜鞘，修复前鞘；递有齿镊、8×20圆(角)针1号丝线间断缝合皮下组织(皮肤)
②受区	递有齿镊、6×17圆(角)针1号丝线间断缝合皮下组织(皮肤)，递半胶管予皮下引流
8. 覆盖切口	递敷料覆盖

四、股薄肌皮瓣移植术

(1)适应证　前臂缺血性肌肉挛缩及外伤性肌肉缺损须重建，臂丛及周围神经损伤后的功能重建，骨髓炎、瘢痕、溃疡或肿瘤切除所致的皮肤肌肉缺损需组织充填修复以及舌再造者。

(2)麻醉方式　根据需要可选择腰硬联合麻醉或气管内麻醉。

(3)手术体位　仰卧位。

(4)特殊用物　同本节“背阔肌皮瓣移植术”。

手术步骤与手术配合见表24-4-4。

表24-4-4　股薄肌皮瓣移植术的手术步骤与手术配合

手术步骤	手术配合
1. 在肌皮瓣的近端前缘切开皮肤，在深筋膜下、耻骨结节下方识别长收肌和股薄肌	递组织钳夹持乙醇纱球消毒皮肤；递干纱垫2块予切口拭血，递22号刀切开皮瓣皮肤切口，递电凝器止血
2. 牵开长收肌，或在长收肌深面、短收肌浅面、股薄肌上1/4与下3/4交界处切断长收肌(此时可见在股薄肌前缘深面进入股薄肌的神经血管束)	递小弯钳、22号刀切断；递有齿镊、8×20角针1号线将皮肤和深筋膜缝合固定，以免皮肤撕脱；递弯蚊式钳、15号刀锐性分离，递双极电凝器止血
3. 沿神经血管束向近端继续游离至股深动脉或旋股内侧动脉及其伴行静脉的起始处	更换湿纱垫，递甲状腺拉钩牵开，递蚊式钳分离血管，递血管吊索悬掉血管蒂；递无齿手科镊给术者钳夹血管外膜组织、游离沿途血管分支5-0丝线结扎；递2%利多卡因纱布湿敷血管蒂
4. 确认血管蒂正常后切取游离皮瓣。在膝关节内侧缝匠肌止点处找到股薄肌的止点腱，切断该腱止点，并由远向近掀起肌皮瓣，游离到拟切断的肌肉近端部分或起点，将近端肌肉切断	递组织钳夹持乙醇纱球消毒皮肤；递22号刀切开皮肤，递湿纱垫覆盖切口和皮瓣组织，递电刀止血、切开；递8×20圆针7号线缝合股薄肌远、近端牵引线
5. 根据受区对血管蒂长度的需要，在适当位置切断血管蒂及闭孔神经	递蚊式钳钳夹血管、显微剪刀剪断，递4号线结扎血管残端；递2%利多卡因封闭闭孔神经近端，递显微剪刀剪断
6. 受区准备就绪，将肌皮瓣转移至受区，并做固定	递无齿镊、2-0抗菌微荞缝线缝合固定股薄肌远近端、6×17角针1号丝线间断缝合皮瓣组织数针临时固定
7. 与受区血管吻合	配合同本章第一节“显微血管端-端吻合术”
8. 缝合切口	
①供区	递无齿镊、8×20圆针4号丝线间断缝合皮下组织；递有齿镊、8×20角针1号丝线间断缝合皮肤
②受区	递有齿镊、6×17圆(角)针1号丝线间断缝合皮下(皮肤)，递半胶管予皮下引流

续表

手术步骤	手术配合
9. 对合皮肤	递有齿镊两把对合
10. 覆盖切口	递敷料覆盖

五、前臂皮瓣移植术

(1)适应证　颜面部和手部创面的修复者。

(2)麻醉方式　臂丛神经阻滞麻醉或气管内麻醉。

(3)手术体位　仰卧位。

(4)特殊用物　同本节“背阔肌皮瓣移植术”。

手术步骤与手术配合见表 24-4-5。

表 24-4-5　前臂皮瓣移植术的手术步骤与手术配合

手术步骤	手术配合
1. 沿皮瓣设计线切开皮瓣下侧缘，显露桡动、静脉，头静脉；附加纵切口	递组织钳夹持乙醇纱球消毒皮肤；递干纱垫两块予切口拭血，递 22 号刀切开皮瓣皮肤切口，递电凝器止血；递有齿镊、8×20角针 1 号线将皮肤和深筋膜缝合固定，以免皮肤撕脱
2. 剥离血管至所需血管蒂的长度，结扎、切断(便于之后的操作)	递弯蚊式钳、15 号刀锐性分离，递钢尺测量足够长度血管蒂，递 15 号刀切断，递 1 号线结扎，递双极电凝器止血
3. 切开皮瓣的两侧缘达肌膜浅面，用小圆刀锐性推剥皮瓣，尺侧达桡侧屈腕肌腱浅面，桡侧达肱桡肌腱浅面；提起远端血管蒂和皮瓣下端	递 15 号刀切开皮瓣并做锐性分离，递小弯钳提起血管蒂和皮瓣下端
4. 沿桡动脉走行自下而上剥离至皮瓣上侧缘，切开皮瓣上侧缘，根据需要向上剥离血管至所需长度	更换湿纱垫，递皮肤拉钩牵开、蚊式钳分离血管；递无齿手科镊给术者钳夹血管外膜组织、游离沿途血管分支，递 5-0 丝线结扎；递 2%利多卡因纱布湿敷血管蒂
5. 受区准备就绪，血管断蒂	递蚊式钳钳夹血管、显微剪刀剪断，递 4 号线结扎血管残端
6. 与受区血管吻合	配合同本章第一节“显微血管端-端吻合术”
7. 缝合切口	
①供区：若供区无法直接闭合创面，须行腹部取皮，游离植皮闭合供区创面	递有齿镊、8×20 圆(角)针 1 号丝线间断缝合皮下组织(皮肤)；若植皮，配合同第十八章第二节“皮片移植手术”
②受区	递有齿镊、6×17 圆(角)针 1 号丝线间断缝合皮下组织(皮肤)，递半胶管予皮下引流
8. 对合皮肤	递有齿镊两把对合
9. 覆盖切口	递敷料覆盖

第五节　吻合血管的骨移植手术

一、吻合血管的旋髂深动脉蒂髂骨瓣游离移植术

(1)适应证　四肢、下颌骨大块缺损；骨和皮肤同时缺损。

(2)麻醉方式　气管插管全麻。

(3)手术体位　仰卧位，供区垫高 45°。

(4)特殊用物　手术显微镜、显微器械、电动摇摆锯、9-0 尼龙线、0.1%肝素盐水。

手术步骤与手术配合见表24-5-1。

表24-5-1 吻合血管的旋髂深动脉蒂髂骨瓣游离移植术的手术步骤与手术配合

手术步骤	手术配合
1. 于腹股沟韧带上2cm，平行于腹肌沟韧带朝向髂前上棘，并沿髂嵴做一弧形切口	递干纱垫两块予切口拭血，递22号刀切皮，递电刀切开皮下组织，递中弯钳钳夹、电凝器止血
2. 切开腹外斜肌腱膜，分离腹内斜肌、腹横肌	递22号刀或电刀切开，递4号刀柄分离，递湿纱垫拭血；递甲状腺拉钩牵开、显露
3. 切开腹横肌膜，暴露髂外动、静脉，旋髂深动、静脉	递组织剪剪开，递双头腹部拉钩牵开、显露
4. 沿股动、静脉行程游离股动脉	递弯蚊式钳游离
5. 剪断腹股沟韧带，游离旋髂深动、静脉，结扎血管小分支	递组织剪剪断韧带，递弯蚊式钳钳夹分支小血管，递1号丝线结扎
6. 按所需大小切取髂骨块	配合同第十三章第十二节"取骨条块术"2
7. 缝合供区	递无齿镊、8×20圆针4号丝线间断缝合肌膜；递有齿镊、8×20圆(角针)1号丝线间断缝合皮下组织/皮肤
8. 受区准备就绪，切断血管带	递弯蚊式钳钳夹带蒂血管近端、眼科剪剪断，递1号丝线结扎
9. 将骨块移植至受区，固定髂骨块	递尖嘴咬骨钳、钢丝固定
10. 吻合血管	配合同本章第一节"显微血管端-端吻合术"
11. 缝合切口	递无齿手科镊、6×17圆针1号丝线间断缝合皮下组织，递胶片引流条，递有齿镊、6×17角针0号丝线间断缝合皮肤

二、吻合血管的腓骨游离移植术

(1)适应证　先天性、外伤性或肿瘤切除后的四肢骨缺损；骨髓炎引起的长骨骨缺损、股骨头缺血坏死；股骨、跟骨及其他部位的骨坏死。

(2)麻醉方式　硬膜外麻醉+臂丛神经阻滞麻醉。

(3)手术体位　先半侧卧位，腓骨切取后根据需要改为仰卧位或其他体位。

(4)特殊用物　手术显微镜、9-0尼龙线。

手术步骤与手术配合见表24-5-2。

表24-5-2 吻合血管的腓骨游离移植术的手术步骤与手术配合

手术步骤	手术配合
1. 于腓骨头尖后侧起向前至腓骨颈再沿腓骨外侧向下切开至所需长度，切开皮肤、皮下组织至小腿筋膜	递干纱垫两块予切口拭血，递22号刀切皮，递电刀逐层切开，递弯蚊式钳钳夹、电凝器止血；递甲状腺拉钩牵开，递湿纱垫拭血
2. 分离股二头肌，分离腓总神经	递中弯钳分离肌肉，递弯蚊式钳分离神经，递湿纱条保护神经
3. 分离比目鱼肌和腓骨长肌，腓动、静脉	递中弯钳分离肌肉，递弯蚊式钳分离血管，递1号丝线结扎出血点
4. 切断比目鱼肌的起点	递组织剪剪断
5. 分离、切断、结扎腓骨血管向下至腓肠肌、比目鱼肌的血管支	递三爪拉钩牵开两侧肌肉，递弯蚊式钳分离腓动脉及腓骨滋养血管，递3-0丝线结扎其他血管分支
6. 根据所需在腓骨上、下选择好截骨平面，并锯断	递线锯及线锯柄，递注射器抽吸盐水冲洗，以局部降温；递骨蜡予骨创面止血
7. 切取带有血管肌肉鞘的游离腓骨	递中弯钳分离、钳夹腓骨内侧的肌肉和骨间膜，递组织剪剪断，递电凝器止血

续表

手术步骤	手术配合
8. 将游离的腓骨转至受区进行移植	
①骨固定	递钢丝、尖嘴咬骨钳协助固定
②吻合血管	配合同本章第一节“显微血管端-端吻合术”
9. 缝合供、受区切口	递无齿镊、8×20 圆针 4 号丝线间断缝合肌膜，放置胶片引流；递有齿镊、7×20 圆针 1 号丝线间断缝合皮下组织、8×20 角针 1 号丝线间断缝合皮肤

第六节　显微周围神经外科手术

一、正中神经探查修复术

(1)适应证　正中神经离断伤；正中神经闭合伤后观察一段时间无恢复。

(2)麻醉方式　臂丛神经阻滞麻醉。

(3)手术体位　仰卧位，患肢外展 90°、掌心朝上置于手术台旁小桌上。

(4)特殊用物　手术显微器械、显微放大镜、安全刀片、电动气压止血带。

手术步骤与手术配合见表 24-6-1。

表 24-6-1　正中神经探查修复术的手术步骤与手术配合

手术步骤	手术配合
1. 抬高患肢 30°，用驱血带驱血	递治疗巾 1 块包裹患肢，递驱血带驱血
2. 根据受伤部位，于肘窝正中向前臂中线，远侧切至腕部，横过腕横纹，沿掌上横纹切开皮肤、皮下组织	递干纱垫两块予切口拭血，递 22 号刀切开
3. 牵开皮瓣，在掌部切开掌腱膜，在前臂于掌长肌与桡侧腕屈肌之间切开筋膜，将指浅屈肌向尺侧牵开、桡侧腕屈肌向桡侧牵开	递二齿拉钩牵开皮瓣，递 15 号刀切开掌腱膜及筋膜；递无齿镊、8×20 圆针 7 号丝线缝牵引线 2 针，暴露切口
4. 暴露、游离正中神经：切断腕横韧带，在腕横韧带深面游离正中神经，解除所有神经压迫因素，游离至无张力缝合	递 15 号刀切断腕横韧带，递无齿镊、弯蚊式钳游离正中神经
5. 若有瘢痕组织缩窄或神经瘤，应将神经束切断，游离至无张力	递直蚊式钳钳夹小块安全刀片切断神经，递 9-0 尼龙线缝扎神经束断端做牵引，递弯蚊式钳夹线尾
6. 修复神经	递显微镊、显微持针钳钳夹 9-0 或 10-0 尼龙线缝合
7. 冲洗切口，放松止血带，彻底止血	递组织钳提起皮瓣，递盐水冲洗切口，递干纱垫擦干、压迫，递弯蚊式钳钳夹出血点，递电凝器止血
8. 缝合切口：依次缝合筋膜、皮下组织及皮肤	递无齿镊、8×20 圆针 7 号丝线间断缝合筋膜、7×20圆针 1 号丝线缝合皮下组织；递有齿镊，6×17 角针 1 号丝线间断缝合皮肤
9. 覆盖切口	递纱条、棉垫覆盖切口

二、桡神经探查修复术

(1)适应证　桡神经离断伤；疑有桡神经严重伤，观察一段时间无恢复者。

(2)麻醉方式　臂丛神经阻滞麻醉。

(3)手术体位　仰卧位，上臂外展 90°，患肢外展置于手术台旁小桌上。

(4)特殊用物 手术显微器械、显微放大镜、安全刀片、引流胶片、胶圈、电动气压止血带。

手术步骤与手术配合见表24-6-2。

表24-6-2 桡神经探查修复术的手术步骤与手术配合

手术步骤	手术配合
1. 抬高患肢30°,用驱血带驱血	递治疗巾1块包裹患肢,递驱血带驱血
2. 自三角肌后缘起,沿肱三头肌长头与肱桡肌内前缘向下至肘关节切开皮肤、皮下组织	递组织钳夹持乙醇纱球消毒皮肤,递两块纱垫予切口拭血,递22号刀切开,递弯蚊式钳钳夹、电凝器止血
3. 牵开皮瓣,切开深筋膜	递二齿拉钩牵开皮瓣、15号刀切开
4. 分离肱三头肌长头与外侧头沟间隙,并牵开;分离、显露肱三头肌长头外侧头的桡神经及伴行的肱深动脉	递弯蚊式钳分离,递甲状腺拉钩牵开;递弯蚊式钳分离桡神经,递胶圈提吊,递直蚊式钳牵引
5. 分离肱桡肌与肱肌,暴露其深面的桡神经	递蚊式钳分离,递无齿镊、8×20圆针7号丝线缝肱三头肌外侧头;递弯蚊式钳钳夹线牵拉,暴露桡神经
6. 探查桡神经,解除所有神经压迫因素,游离至无张力	递弯蚊式钳分离,递显微剪修剪
7. 对有瘢痕组织缩窄或神经瘤的应将神经束切断,游离至无张力	递直蚊式钳夹持小块安全刀片切断,递9-0尼龙线缝扎神经束断端做牵引,递蚊式钳钳夹线尾
8. 神经修复,将神经两断端做束膜缝合	递显微镊、显微持针钳钳夹9-0或10-0尼龙线缝合
9. 冲洗切口,彻底止血	递组织钳提起皮瓣,递生理盐水冲洗切口,递干纱垫擦干,递弯蚊式钳钳夹、电凝器止血
10. 缝合切口	配合同本节"正中神经探查修复术"8

三、带血管的腓肠神经移植术

(1)适应证 神经干缺损10cm以上;神经缺损的同时伴有附近主要动脉缺损。

(2)麻醉方式 供区,硬膜外麻醉;受区,视情况部位而定。

(3)手术体位 俯卧位。

(4)特殊用物 手术显微器械、显微镜、小块安全刀片、6-0血管缝合线、9-0尼龙线、钢尺(毫米刻度)。

手术步骤与手术配合见表24-6-3。

表24-6-3 带血管的腓肠神经移植术的手术步骤与手术配合

手术步骤	手术配合
1. 受区准备	
① 在显微镜下游离神经,将神经两端充分游离	配合同本节"正中神经探查修复术"
② 测量神经缺损的长度	递钢尺测量
③ 沿神经走向解剖出主要动、静脉,浅静脉以备吻合	递无齿镊、眼科剪游离出主要的血管,递蚊式钳钳夹、电凝器止血
④ 测量血管缺损的长度	递钢尺测量
2. 供区:切取带血管神经	
①从外踝至跟腱连线中点、腘窝中点切开皮肤、皮下组织,暴露腓肠神经	递干纱垫两块予切口拭血,递22号刀切开,递弯蚊式钳钳夹、电凝器止血;递甲状腺拉钩牵开、暴露术野
②解剖出腓肠神经上、下端并切断	递无齿手科镊、组织剪解剖神经,递直蚊式钳夹安全刀片切断
③距腓肠神经后2cm处纵行切开筋膜至肌膜下,将腓肠神经连同周围的皮下脂肪、筋膜、小隐静脉一并向前游离至腓骨后缘	递15号刀切开,递甲状腺拉钩牵开、暴露切口,递4号刀柄钝性分离

续表

手术步骤	手术配合
④解剖腓动、静脉：先解剖出此血管的近端，再纵行切开拇长屈肌，再向远端解剖	递血管镊、小弯钳解剖血管，递1号丝线结扎四周的血管分支
⑤切断远端的血管蒂，形成以近端腓动、静脉为蒂的腓肠神经段（同法切断近端）	递血管夹两个夹住远端血管蒂、组织剪剪断，递4号丝线结扎远端、4号丝线结扎近端（线不剪断做牵拉）
3. 神经、血管吻合	
①血管吻合：在显微镜下做端-端吻合或将腓血管嵌入受区血管缺损处做血管移植	递显微镊、6-0血管缝合线吻合，边缝合边用肝素盐水冲洗血管
②神经缝合：开放血管，恢复血循环；待腓肠神经外膜或两端出血后，将神经与受区神经缺损的两端缝合	松开血管夹，递显微弯钳夹腓肠神经外膜出血点，递3-0号丝线结扎；递显微镊、显微持针钳钳夹9-0尼龙线行间断缝合
4. 缝合供、受区切口	配合同本章第五节“吻合血管的腓骨游离移植术”9

四、锁骨上臂丛神经探查修复术

(1)适应证　臂丛神经开放性损伤、切割伤、枪弹伤、手术伤及药物性损伤；臂丛神经撞伤、压砸伤、牵拉伤、明确为节前损伤；对闭合性节后损伤保守治疗无效。

(2)麻醉方式　气管插管全麻。

(3)手术体位　仰卧位，头偏向健侧，患侧肩部垫高，患肢外展或置于胸腹部。

(4)特殊用物　显微手术器械、显微放大镜、9-0～10-0尼龙线。

手术步骤与手术配合见表24-6-4。

表24-6-4　锁骨上臂丛神经探查修复术的手术步骤与手术配合

手术步骤	手术配合
1. 自胸锁乳突肌后缘中点起，沿该肌后缘垂直向下再在锁骨上缘横行向外达锁骨中点切开皮肤及颈阔肌，如遇颈外静脉，将其牵开	递组织钳夹持乙醇纱球消毒皮肤，递纱垫两块予切口拭血，递22号刀切开，递弯蚊式钳钳夹、电凝器止血
2. 游离肩胛舌骨肌并切断，在肌肉断端各缝1针做牵引，暴露切口	递中弯钳游离，递15号刀切断，递无齿镊，8×20圆针7号丝线缝牵引线2针，递弯蚊式钳钳夹线尾
3. 沿皮肤切口方向切开软组织和脂肪层，仔细分离颈横动、静脉	递电刀切开，递无齿镊、弯蚊式钳分离颈横动、静脉，递弯蚊式钳带4号丝线结扎、5×12圆针1号丝线缝扎
4. 分离、寻找前斜角肌，将其向内上牵开充分暴露臂丛神经根	递弯蚊式钳分离、寻找，递甲状腺拉钩牵开、显露术野
5. 在显微镜下进行臂丛神经探查，松解粘连	分别递弯蚊式钳、无齿镊、15号刀、组织剪探查、松解神经，递电凝器止血或3-0号丝线结扎止血
6. 臂丛神经断裂或巨大神经瘤	
①在显微镜下将近、远两端充分暴露，切除断端瘢痕、神经瘤组织至神经断面有神经乳头止	递直蚊式钳夹小块安全刀片切断
②分离神经外膜，行无张力下缝合，如不能直接缝合，行神经移植	递无齿手科镊、弯蚊式钳分离；递显微镊、显微持针钳钳夹9-0～10-0尼龙线缝合
7. 冲洗切口，彻底止血	递生理盐水冲洗切口，递干纱垫擦干，递弯蚊式钳钳夹、电凝器止血
8. 缝合切口：逐层缝合肩胛舌骨肌、皮下组织及皮肤	递无齿镊、8×20圆针4号丝线间断缝合肩胛舌骨肌、7×20圆针1号丝线缝合皮下组织；递有齿镊、6×17角针1号丝线间断缝合皮肤
9. 覆盖切口	递纱布、棉垫覆盖切口

五、坐骨神经探查修复术

(1)适应证 坐骨神经离断伤;疑坐骨神经严重损伤,观察一段时间无恢复者。

(2)麻醉方式 腰硬联合麻醉。

(3)手术体位 俯卧位。

(4)特殊用物 手术显微镜、显微手术器械(剪刀、持针钳、镊子、血管夹、钝针头)、安全刀片、引流胶片、电动气压止血带、9-0 尼龙线。

手术步骤与手术配合见表 24-6-5。

表 24-6-5 坐骨神经探查修复术的手术步骤与手术配合

手术步骤	手术配合
1. 抬高患肢,用驱血带止血	递治疗巾一块包裹患肢,递驱血带驱血
2. 做大腿后侧正中切口,切开皮肤、皮下组织	递组织钳夹持乙醇棉球消毒皮肤,递纱布两块予切口拭血,递 22 号刀切开,递弯蚊式钳钳夹、电凝器止血,递乳突拉钩牵开、显露视野
3. 牵开皮瓣,切开深筋膜	递甲状腺拉钩牵开皮瓣,递 15 号刀切开
4. 沿股二头肌与半腱肌、半膜肌之间进入并牵开;分离、显露深面的坐骨神经及其远端分支(胫神经及腓总神经)	递弯蚊式钳分离并用甲状腺拉钩牵开;递弯蚊式钳分离坐骨神经及其分支,递胶圈提吊
5. 探查坐骨神经,解除所有压迫因素,游离至无张力	递弯蚊式钳分离,递显微剪修剪
6. 切断瘢痕缩窄组织或神经瘤的神经束,游离至无张力	递蚊式钳夹持小块组织,递安全刀片切断,递 9-0 尼龙线缝扎神经束断端做牵引,递蚊式钳钳夹线尾
7. 修复神经,将神经两断端做束膜缝合	递显微镊子、显微持针钳夹 9-0 尼龙线缝合
8. 冲洗切口,彻底止血	递组织钳提起皮瓣,递生理盐水冲洗切口,递干纱垫擦干,递蚊式钳钳夹、电凝器止血
9. 缝合切口:依次缝合筋膜、皮下组织及皮肤	递有齿手科镊、圆针 1 号线间断缝合皮下组织 递海绵钳夹持乙醇棉球消毒皮肤,递有齿手科镊、6×17 角针 1 号丝线间断缝合皮肤
10. 覆盖切口	递组织钳夹持乙醇棉球消毒皮肤,递敷料覆盖

六、肘管减压尺神经探查前置术

(1)适应证 肘管综合征。

(2)麻醉方式 臂丛神经阻滞麻醉。

(3)手术体位 仰卧位。

(4)特殊用物 手术显微镜、显微手术器械(剪刀、持针钳、镊子)、安全刀片、引流胶片、胶圈、电动气压止血带。

手术步骤与手术配合见表 24-6-6。

表 24-6-6 肘管减压尺神经探查前置术的手术步骤与手术配合

手术步骤	手术配合
1. 抬高患肢,用驱血带止血	递治疗巾一块包裹患肢,递驱血带驱血
2. 做肘关节内侧切口,切开皮肤、皮下组织	递组织钳夹持乙醇棉球消毒皮肤,递纱布两块予切口拭血,递 22 号刀切开,递弯蚊式钳钳夹、电凝器止血,递乳突拉钩牵开、显露视野
3. 牵开皮瓣,切开深筋膜,切开肘管	递甲状腺拉钩牵开皮瓣,递 15 号刀切开

续表

手术步骤	手术配合
4. 显露肘管中的尺神经	递弯蚊式钳分离尺神经，递胶圈提吊
5. 探查尺神经，解除所有压迫因素	递弯蚊式钳分离，递显微剪修剪
6. 对有神经外膜增厚或瘢痕组织缩窄，应行外膜松解或切除瘢痕以解除压迫	递显微镊、安全刀片行外膜纵行切开减压或切除瘢痕组织
7. 将松解后的尺神经前置于皮下组织	递 15 号刀切开，递有齿手科镊修剪筋膜瓣，递圆针 0 号线将尺神经前移并固定于筋膜下
8. 冲洗切口，彻底止血	递组织钳提起皮瓣，递生理盐水冲洗切口，递干纱垫擦干，递蚊式钳钳夹、电凝器止血
9. 缝合切口：依次缝合筋膜、皮下组织及皮肤	递有齿手科镊、圆针 1 号丝线间断缝合皮下组织；递海绵钳夹持乙醇棉球消毒皮肤，递有齿手科镊、6×17 角针 1 号丝线间断缝合皮肤
10. 覆盖切口	递组织钳夹持乙醇棉球消毒皮肤，递敷料覆盖

第七节　显微淋巴外科手术

一、腹股沟淋巴管静脉吻合术

(1)适应证　乳糜尿、下肢淋巴水肿。

(2)麻醉方式　局部麻醉。

(3)手术体位　仰卧位。

(4)特殊用物　手术显微镜、显微手术器械(剪刀、持针钳、镊子、血管夹、钝针头)、0.1%肝素盐水、11-0 尼龙线。

手术步骤与手术配合见表 24-7-1。

表 24-7-1　腹股沟淋巴管静脉吻合术的手术步骤与手术配合

手术步骤	手术配合
1. 于腹股沟处切开皮肤、皮下组织，暴露大隐静脉，股动、静脉鞘	递组织钳夹持乙醇纱球消毒皮肤，递纱垫两块予切口拭血，递 15 号刀切开，递电凝器止血，递乳突拉钩牵开、显露术野
2. 游离大隐静脉及其分支	更换湿纱垫。递 15 号刀分离皮下脂肪，递弯蚊式钳分离，递 5-0 丝线结扎做标志
3. 于股动、静脉鞘内寻找走行于两者之间的深淋巴管	递显微镊、显微弯钳游离寻找淋巴管
4. 吻合淋巴管	
①在显微镜下，钳夹、切断大隐静脉及淋巴管的末端	递血管夹 4 个夹住，递显微剪剪断，递 0.1%肝素盐水冲洗管腔
②扩张静脉及淋巴管	递显微扩张器扩张
③行淋巴管-静脉吻合术	递线剪剪一椭圆形线板做背景。递显微镊、显微持针钳钳夹 11-0 尼龙线做间断缝合，其间递 0.1%肝素盐水冲洗管腔
5. 缝合切口	
①冲洗切口，检查吻合口有无液体漏出	递生理盐水冲洗，递棉片轻拭吻合口
②缝合皮下组织	递海绵钳夹持乙醇纱球消毒皮肤，递有齿手科镊、6×17圆针 1 号丝线间断缝合皮下组织
③缝合皮肤	递有齿手科镊、6×17 角针 1 号丝线间断缝合皮肤
6. 对合皮肤	递有齿镊两把对合皮肤
7. 覆盖切口	递组织钳夹持乙醇纱球消毒皮肤，递敷料覆盖

二、淋巴结静脉吻合术

(1)适应证　肢体阻塞性淋巴水肿，近端淋巴管无法利用，远端淋巴管无法吻合。
(2)麻醉方式　硬膜外麻醉。
(3)手术体位　仰卧位。
(4)特殊用物　手术显微镜、9-0～10-0 尼龙线。
手术步骤与手术配合见表 24-7-2。

表 24-7-2　淋巴结静脉吻合术的手术步骤与手术配合

手术步骤	手术配合
1. 于术野贴手术薄膜	递手术薄膜，递干纱垫 1 块协助贴膜
2. 于腹股沟切开皮肤、皮下组织	递干纱垫两块予切口拭血，递 10 号刀切开，递双极电凝器止血
3. 分离、暴露腹股沟淋巴结，纵行切开淋巴结	递甲状腺拉钩牵开，递弯蚊式钳分离，递 15 号刀切开，递无齿镊协助
4. 刮除淋巴结中的淋巴组织	递 15 号刀刮除
5. 游离邻近大隐静脉及分支，做大隐静脉开窗	递弯蚊式钳游离，递 1 号丝线结扎分支血管，递血管夹两把钳夹大隐静脉两侧；递 11 号刀在静脉上划一小窗，递肝素盐水冲洗
6. 将淋巴结的包膜与静脉做吻合	递显微镊、显微持针钳钳夹 9-0 尼龙线做间断缝合
7. 缝合切口	
①冲洗切口	递生理盐水冲洗，清点物品数目
②缝合皮下组织及皮肤	递组织钳夹持乙醇纱球消毒皮肤，递有齿镊、6×17 圆(角)针 1 号丝线间断缝合皮下组织/皮肤
③对合皮肤	递有齿镊两把对合皮肤
8. 覆盖切口	递敷料覆盖

三、淋巴管移位吻合术

(1)适应证　肢体有阻塞性淋巴水肿。
(2)麻醉方式　硬膜外麻醉。
(3)手术体位　仰卧位。
(4)特殊用物　手术显微镜、0.1%亚甲蓝液、软皮尺。
手术步骤与手术配合见表 24-7-3。

表 24-7-3　淋巴管移位吻合术的手术步骤与手术配合

手术步骤	手术配合
1. 于术野贴手术薄膜	递手术薄膜，递干纱垫 1 块协助贴膜
2. 于患侧膝下皮组织内注射 0.1%亚甲蓝溶液	递 5mL 注射器抽吸 2～3mL 亚甲蓝液行皮下注射
3. 距注射上方 5～8cm 沿大隐静脉走向切开皮肤	递干纱垫两块予切口拭血，递 22 号刀切开，递双极电凝器止血
4. 在显微镜下分离皮下组织直至腹股沟下，寻找被染蓝的淋巴管	递弯蚊式钳分离、钳夹
5. 测量健侧腹股沟下通过耻骨联合至患侧股上部被染色的淋巴管之间的距离	递皮尺测量
6. 在健侧于小腿踝上部皮下注射 0.1%亚甲蓝液	递 5mL 注射器抽吸 2～3mL 亚甲蓝液行皮下注射

续表

手术步骤	手术配合
7. 于小腿下1/3处沿大隐静脉走向切开皮肤	递有齿镊、22号刀切开皮肤
8. 在大隐静脉附近寻找染有蓝色的淋巴管3～4条	递无齿手科镊、弯蚊式钳分离、寻找
9. 测量长度(踝上部及膝部被染淋巴管)	递软皮尺测量
10. 切断并结扎远端的大隐静脉及淋巴管	递弯蚊式钳钳夹，递眼科剪剪断，递4号丝线结扎远端，递5×12圆针1号丝线缝扎
11. 游离大隐静脉及淋巴管至腹股沟处	递无齿镊、弯蚊式钳分离
12. 在耻骨上横行切开皮肤，使其两侧切口相通	递22号刀切开皮肤
13. 掀起健侧大隐静脉及淋巴管；在显微镜下，将移位的大隐静脉与患侧大隐静脉的一个分支吻合	递血管夹夹住两侧静脉，递眼科剪修剪静脉，递肝素盐水冲洗管腔，递显微镊、显微持针钳钳夹8-0尼龙线间断缝合
14. 吻合两侧淋巴管	递显微镊、显微持针钳钳夹9-0尼龙线间断缝合
15. 缝合切口	递有齿手科镊、6×17圆(角)针1号丝线间断缝合皮下组织/皮肤
16. 对合皮肤	递有齿镊两把对合皮肤
17. 覆盖切口	递敷料覆盖

四、前臂动、静脉内瘘成形术

(1)适应证　肾功能不全需血液透析者。

(2)麻醉方式　局部麻醉。

(3)手术体位　仰卧位。

(4)特殊用物　手术显微镜、显微手术器械(剪刀、持针钳、镊子、血管夹、钝针头)、0.1%肝素盐水、11-0尼龙线。

手术步骤与手术配合见表24-7-4。

表24-7-4　前臂动、静脉内瘘成形术的手术步骤与手术配合

手术步骤	手术配合
1. 于前臂远端处切开皮肤、皮下组织，显露头静脉与桡动脉	递组织钳夹持乙醇棉球消毒皮肤，递纱布两块予切口拭血；递15号刀切开，递电凝器止血；递乳突拉钩牵开显露术野
2. 游离桡动脉分支及头静脉属支并结扎切断	更换湿纱垫，递15号刀分离皮下脂肪，递弯蚊式钳分离，递5-0丝线结扎
3. 结扎切断头静脉远端，冲洗管腔，扩张管腔	递4号线结扎、组织剪剪断静脉；递0.1%肝素盐水冲洗管腔，递显微弯蚊式钳扩张管腔
4. 阻断桡动脉两端血流，于管壁上开侧孔，冲洗管腔	递动脉夹阻断动脉两个、15号刀及1mL注射器开侧孔，递0.1%肝素盐水冲洗管腔
5. 修建动、静脉吻合口外膜	递显微器械修剪动、静脉吻合口血管外膜
6. 行动、静脉端-侧吻合	递显微镊、显微持针钳、显微剪及8-0尼龙线行连续缝合，其间递0.1%肝素盐水冲洗管腔
7. 缝合切口	
①冲洗切口，检查吻合口有无液体漏出	递生理盐水冲洗
②缝合皮下组织	递有齿手科镊、圆针1号线间断缝合皮下组织
③缝合皮肤	递组织钳夹持乙醇棉球消毒皮肤，递有齿手科镊、角针1号线间断缝合皮肤
8. 对合皮肤	递有齿镊两把对合皮肤
9. 覆盖切口	递组织钳夹持乙醇棉球消毒皮肤，递敷料覆盖

第八节 管道显微外科手术

一、输精管吻合术

(1)适应证 输精管结扎术后因各种原因需要再通;因其他手术误伤输精管。

(2)麻醉方式 局部麻醉。

(3)手术体位 仰卧位。

(4)特殊用物 手术显微镜、显微手术器械、输精管固定钳。

手术步骤与手术配合见表 24-8-1。

表 24-8-1 输精管吻合术的手术步骤与手术配合

手术步骤	手术配合
1. 于阴囊处切开皮肤	递组织钳夹持乙醇纱球消毒皮肤,递干纱垫两块予切口拭血;递 11 号刀在皮肤上划一小孔,递弯蚊式钳扩大
2. 游离、切断输精管	递输精管固定钳钳夹输精管结扎处的结节并将其拉出切口外
3. 检查输精管是否通畅	递 11 号刀切开结节或瘢痕,递弯蚊式钳游离、钳夹结节两端的输精管并切断
4. 扩张远端输精管	递 6 号钝针头插入远端管腔,注入生理盐水,递扩张器扩张
5. 吻合输精管	递显微镊、显微持针钳夹 9-0 尼龙线间断缝合
6. 缝合皮肤	递有齿手科镊、5×14 角针 1 号丝线间断缝合皮肤
7. 同法吻合对侧输精管	

二、输卵管吻合术

(1)适应证 输卵管结扎术后因某种原因需要再通且无手术禁忌。

(2)麻醉方式 硬膜外麻醉。

(3)手术体位 仰卧位。

(4)特殊用物 手术放大镜、硬膜外导管 1 条、尖头镊、尖头持针钳、防黏液。

手术步骤与手术配合见表 24-8-2。

表 24-8-2 输卵管吻合术的手术步骤与手术配合

手术步骤	手术配合
1. 于术野贴手术薄膜	递手术薄膜,递干纱垫 1 块协助贴膜
2. 于耻骨上 2 横指处纵行切开皮肤、皮下组织	递干纱垫两块予切口拭血,递 22 号刀切开,递中弯钳钳夹、电凝器止血
3. 切开腹直肌筋膜,分离腹直肌	递 22 号刀在腹直肌筋膜处切一小口,递组织剪扩大;递 4 号刀柄钝性分离腹直肌,递甲状腺拉钩牵开
4. 切开腹膜	更换有圈湿纱垫,递中弯钳两把分别夹住腹膜两侧,递 22 号刀切一小口,递组织剪扩大
5. 提吊腹膜	递无齿镊、8×20 圆针 7 号缝吊腹膜 3 针
6. 探查	递生理盐水湿手
7. 悬吊圆韧带	递无齿镊、8×20 圆针 7 号丝线缝吊一侧圆韧带

续表

手术步骤	手术配合
8. 提吊输卵管，寻找结扎部位	递组织钳提起输卵管，递无齿镊、眼科剪修剪结扎部位
9. 行输卵管通水试验	递20mL注射器、6号钝针头抽吸肝素盐水注入输卵管的两侧断端
10. 吻合输卵管	递硬膜外管做支架，递尖头镊、尖持针钳夹8-0尼龙线间断缝合；递眼科直剪剪线，递肝素盐水冲洗吻合处，防血液凝固
11. 缝合切口	
①冲洗腹腔，检查出血	递生理盐水冲洗腹腔，清点手术物品数目
②缝合腹膜及腹直肌前鞘	递有齿镊、线剪剪去提吊腹膜的线，在腹腔内放入200mL防黏液；递中弯钳数把钳吊腹膜，递无齿镊、圆针1-0可吸收缝线连续缝合腹膜及腹直肌前鞘
③缝合皮下组织	递有齿镊、12×28圆针1号丝线间断缝合，递组织钳夹持乙醇纱球消毒皮肤
④缝合皮肤	递有齿镊、角针4-0可吸收缝线行皮内缝合
12. 覆盖切口	递组织钳夹持乙醇纱球消毒皮肤，递敷料覆盖

第九节　阴茎再造手术

一、阴股沟双皮管阴茎再造术

(1)适应证　该术式适用于阴股沟区完好患者，阴股沟主要供血动脉为阴部外动脉，其不能满足皮瓣全长生长血供。手术一般分为两期：一期为皮瓣管成形术，二期为阴茎成形术。

(2)麻醉方式　持续硬膜外麻醉。

(3)手术体位　截石位。

(4)特殊用物　弹性绷带、5-0可吸收线、凡士林纱布、胶片引流条。

手术步骤与手术配合见表24-9-1。

表24-9-1　阴股沟双皮管阴茎再造术的手术步骤与手术配合

手术步骤	手术配合
1. 一期皮瓣管成形术	
①取截石位，消毒后留置导尿管	递消毒液消毒会阴部及供区皮肤
②沿左、右两侧阴股沟，平耻骨联合的皮肤设计两个平行切口，长15～17cm，宽7～8cm	递画线笔按要求设计并画取供皮区
③按设计切开两个平行切口，在深筋膜下或表面分离，形成双蒂皮瓣，彻底止血	递乙醇纱球消毒皮肤，递22号刀沿标志线切开皮肤、皮下组织，递干纱垫拭血，递电刀止血
④将双蒂皮瓣卷缝合成管状	递5-0可吸收线将皮瓣间断缝合
⑤游离供区两侧皮下组织，直接拉拢缝合	递剪刀、血管钳做锐性分离，递6×17圆针、1号丝线逐层缝合
⑥放置引流	递橡皮条两条分别放置于臀部的皮管蒂部及三角缝合区
⑦处理切口	递凡士林纱布将皮管和供区之间隔开；递纱布卷放置皮管两侧稍做固定，递弹性、黏性敷料轻加压包扎
2. 二期阴茎成形术	
①取截石位，消毒会阴部、皮瓣管周围皮肤后铺巾	递消毒液消毒手术部位，铺巾

续表

手术步骤	手术配合
②离断两皮瓣管远端的蒂部，纵行切开皮瓣管形成两单蒂皮瓣，将蒂部供区直接缝合	递乙醇纱球消毒皮肤，递15号刀纵行切开皮管；递6×17圆针、1号丝线直接缝合
③选择血供相对较好的一侧皮瓣，在距其内缘3cm处切除1cm宽的表皮	递钢尺和画线笔按要求设取表皮；递剪刀在标示处剪开切除表皮
④将切除的表皮皮面朝内卷成管状作为尿道，管内置14F导尿管	递14F导尿管，递5-0可吸收线间断缝合真皮层形成尿道
⑤将皮瓣外侧部分作为阴茎体的一部分，将皮瓣段尿道旋转至正常阴茎根部受区并与原尿道吻合	递剪刀修剪皮瓣；递5-0可吸收线吻合尿道
⑥将另一侧皮瓣旋转至受区，包绕于尿道吻合口并与对侧皮瓣两侧缘对合、缝合形成阴茎体，完成阴茎再造	递3-0可吸收线缝合皮瓣
⑦放置引流条	递胶片引流条放置于阴茎体根部
⑧包扎切口，并观察皮瓣血供。择时置入支撑物	阴茎取30°抬高，用绷带做成“丁”字带并适度加压包扎

二、前臂游离皮瓣一期阴茎再造术

(1)适应证 前臂皮肤健康，阴茎外伤次全或全缺损、阴茎严重发育不良而不能正常性交及变性者。

(2)麻醉方式 气管内麻醉。

(3)手术体位 仰卧位。

(4)特殊用物 钢尺、画线笔、肋骨切除仪(骨膜剥离器、咬骨钳、肋骨剪、冬菇管、7-0血管缝线、6-0无损伤线、血管吻合器械)。

手术步骤与手术配合见表24-9-2。

表24-9-2 前臂游离皮瓣一期阴茎再造术的手术步骤与手术配合

手术步骤	手术配合
1. 行耻骨上膀胱造口，行尿流改道	递乙醇纱球消毒皮肤，递15号刀在耻骨上膀胱处切以小口，蕈状管造口
2. 取肋骨及肋软骨，长9～10cm、宽1.5cm，作阴茎支撑物备用	递乙醇纱球消毒皮肤，递22号刀切开，递骨膜剥离器剥离；递钢尺测量肋骨剪剪下肋骨，递咬骨钳咬平残端，取下的肋骨用湿盐水纱布包裹保护
3. 绘制前壁桡动脉、头静脉体表标志：皮瓣要将桡动脉和头静脉包括在内。皮瓣纵轴为肱骨，外上髁与桡动脉于腕横纹交点连线去皮后行皮片植皮	递画线笔先在患者前壁做好皮瓣设计；递剪刀修剪皮片，递6×17角针、0号丝线缝皮
4. 设计前臂皮瓣，再造尿道	
①尺侧部分做尿道：取宽2.5～3.5cm、长13～14cm，保留一条贵要静脉的皮瓣作尿道	递画线笔、钢尺测量所需皮瓣宽、长度。注意保留贵要静脉
②桡侧部分做阴茎体部：取宽10～12cm	递画线笔、钢尺按所需规格设计好皮瓣、蒂部、桡动脉、桡静脉、头静脉
③中间部分做尿道：宽约1cm，去上皮区	递剪刀或22号刀剪去皮瓣上皮区
5. 预制阴茎体：将尺侧皮瓣皮肤向内翻转，制成尿道；将桡侧皮肤向外翻转，将尿道包埋在桡侧皮瓣内，并将肋骨包埋在皮瓣内，制成阴茎体	协助医生将皮瓣皮肤按要求摆置，将肋骨包埋在皮瓣内；递6×17圆针1号丝线缝合皮下组织、6×17角针0号丝线缝合皮肤，制成阴茎体

续表

手术步骤	手术配合
6. 解剖受区尿道口，再造阴茎体移植区：解剖股动脉及股静脉的分支，将大隐静脉的属支与头静脉、贵要静脉及桡静脉吻合，将股深动脉或腹壁浅动脉与桡动脉端-端吻合	递血管吻合器械、7-0血管缝合线吻合血管
7. 于腹股沟韧带下方行皮下隧道与会阴相通，作为移植皮瓣血管的隧道	递血管钳做皮下隧道
8. 将预制的阴茎体游离、移植到会阴部，将蒂部血管通过隧道抵股动脉搏动区，将预制阴茎体定位缝合，插导尿管	协助医生将预制的阴茎体游离移植，递7×20角针1号丝线将假体与会阴部做定位缝合，递液状石蜡润滑16F双腔导尿管
9. 先吻合假体动、静脉，证明血管吻合良好后，再吻合尿道	递7-0血管缝合线吻合动、静脉，递6-0可吸收线吻合尿道
10. 将阴茎支撑物与会阴部组织缝合固定，缝合皮肤	递6×17圆针1号丝线缝合皮下组织、6×17角针0号丝线缝合皮肤

三、腹壁双血管蒂岛状筋膜皮瓣一期阴茎再造术

(1)适应证　适用于腹壁皮下脂肪较薄者。

(2)麻醉方式　腰硬联合麻醉或气管插管全麻。

(3)手术体位　仰卧位。

(4)特殊用物　画线笔、肋骨切除仪(骨膜剥离器、咬骨钳、肋骨剪)、血管吻合器械、彩色多普勒超声血管仪。

手术步骤与手术配合见表24-9-3。

表24-9-3　腹壁双血管蒂岛状筋膜皮瓣一期阴茎再造术的手术步骤与手术配合

手术步骤	手术配合
1. 行耻骨上膀胱造口，先行尿流改道	递乙醇纱球消毒皮肤，递15号刀在耻骨上膀胱处切以小口，蕈状管造口
2. 截取肋骨、肋软骨，长9～10cm、宽1.5cm，作阴茎支撑物备用	递乙醇纱球消毒皮肤，递22号刀切开，递骨膜剥离器剥离；递钢尺测量、肋骨剪剪下肋骨，递咬骨钳咬平残端，取下的肋骨用湿盐水纱布包裹保护
3. 按照腹壁浅动脉、旋髂浅动脉的走向标记皮瓣范围	递画线笔、钢尺做标记
4. 设计岛状皮瓣：于一侧腹股沟韧带下方，以腹动脉搏动点为起点，设计“乒乓球拍样”岛状皮瓣 ①柄部为蒂：长度为腹股沟韧带股动脉区到会阴部的距离，再加2～3cm(约10cm×3cm) ②板部为瓣：正方形，边长12～14cm ③外侧为尿道：皮瓣3cm ④内侧再造阴茎体	配合方法同本节“前臂游离皮瓣一期阴茎再造术”
5. 两部中间留有1cm宽的去上皮区，该区作为尿道	递钢尺测量
6. 切开皮瓣远端及外侧缘，沿深筋膜下向下分离至腹股沟韧带掀开皮瓣，按血管走向标记皮瓣蒂部	递干纱垫两块于皮瓣两侧，递乙醇纱球消毒皮肤；递22号刀切除上皮，将该区作为尿道；递电凝器止血；递画线笔做好皮瓣蒂部的标志
7. 切开皮肤内侧缘及蒂部两侧，切开深度达皮下脂肪层，向两侧掀开皮肤，其下方形成筋膜蒂	递乙醇纱球消毒皮肤，递22号刀切开，掀开皮肤用盐水湿纱保护

续表

手术步骤	手术配合
8. 阴茎体的预制：将外侧皮瓣皮肤向内翻转，制成尿道；将内侧皮肤向外翻转，将尿道包埋在桡侧皮瓣内，并将肋骨包埋在皮瓣内，制成阴茎体	协助医生按要求摆置皮瓣，将肋骨包埋在皮瓣内；递 6×17 圆针 1 号丝线缝合皮下组织、6×17 角针 0 号丝线缝合皮肤，形成阴茎体
9. 将尿道远端长出部分向外反折与阴茎体远端缝合形成龟头	递 6-0 可吸收线间断缝合
10. 距残端离尿道 1.5cm 处环行切开皮肤，形成新鲜创面，然后切开尿道口与皮瓣蒂部之间的皮肤，将阴茎体转为至原阴茎根部。通过再造的尿道将一条导尿管自尿道残端置入膀胱，将尿道吻合	递乙醇纱球消毒皮肤，递 22 号刀切开，递纱布拭血、电凝器止血；递 14F 双腔导尿管，递液状石蜡润滑后置入膀胱；递 6-0 可吸收线吻合尿道
11. 将阴茎支撑物与会阴组织缝合固定，缝合皮肤	递 6×17 圆针 1 号丝线缝合皮下组织、6×17 角针 0 号丝线缝合皮肤

四、脐旁岛状皮瓣转移一期阴茎再造术

(1)适应证　腹部皮肤良好，无炎症、瘢痕，皮下脂肪不过于臃肿者。

(2)麻醉方式　气管插管全麻。

(3)手术体位　仰卧位。

(4)特殊用物　彩色多普勒超声血管仪、画线笔、骨膜剥离器、咬骨钳、肋骨剪、7-0 血管缝线、6-0 可吸收缝线。

手术步骤与手术配合见表 24-9-4。

表 24-9-4　脐旁岛状皮瓣转移一期阴茎再造术的手术步骤与手术配合

手术步骤	手术配合
1. 行耻骨上膀胱造口，行尿流改道	递乙醇纱球消毒皮肤，递 15 号刀在耻骨上膀胱处切以小口，蕈状管造口
2. 截取肋骨、肋软骨，长 9～10cm、宽 1.5cm，作阴茎支撑物备用	递乙醇纱球消毒皮肤，递 22 号刀切开，递骨膜剥离器剥离；递钢尺测量、肋骨剪剪下肋骨，递咬骨钳咬平残端，取下的肋骨用湿盐水纱布包裹保护
3. 脐旁左侧岛状皮瓣的设计：用彩色多普勒超声血管仪测定腹壁下血管及皮下穿刺支的走向，并用画线笔标记	递保护套套住彩色多普勒超声血管仪探头，测定后递画线笔标记血管走向
4. 设计旗形皮瓣：以左腹股沟韧带中点股动脉搏动处为起点，垂直向上约 10cm 为下缘、脐旁 2cm 为内缘 ①旗杆即蒂，为腹壁下血管 ②旗面为瓣，脐旁皮肤穿支为皮瓣营养血管 ③皮瓣内外部分按上法比例分别为阴茎体和尿道，皮瓣长 10～12cm、宽 12～14cm	配合同本节“腹壁双血管蒂岛状筋膜皮瓣一期阴茎再造术”
5. 皮瓣的切除：留中间皮瓣约 1cm 宽的去上皮区，该区作为尿道	递刀切开腹直肌前鞘，递中弯分离出腹壁下动脉、静脉血管束；递血管仪器细心分离出 2～3 支脐旁皮动脉

（吴　敏　马育璇　李　平　王洪刚　王　东）

参考文献

[1] 汪良能,高学书.整形外科学[M].北京:人民卫生出版社,2001,33-41.

[2] 彭东林,刘经燕,朱小明,等.脐旁岛状皮瓣转移一期阴茎再造[J].赣南医学院学报,2008,4(8):608-609.

[3] 李文鹏,江华.阴茎再造术的进展[J].中华男科学杂志,2004,10(12):937-940.

[4] 潘勇,郭树忠.阴茎再造的临床方法和进展[J].中国美容医学,2005,4(2):246-249.

[5] 胡志奇,罗力生,罗锦辉,等.五种不同阴茎再造术应用体会.实用美容整形外科,2000,11(2):71-73.

[6] 刑新.前臂游离皮瓣移植阴茎再造术式的发展与演变[J].中国美容医学,2004,6(3):319-321.

第二十五章

腔镜外科手术的护理配合

第一节　普通外科腹腔镜技术

一、腹腔镜下胆囊切除术

(1)适应证　胆囊炎、胆囊结石、胆囊息肉、胆囊腺肌病。

(2)麻醉方式　全身麻醉。

(3)手术体位　仰卧位。

(4)手术切口　①脐孔内下缘或内上缘;②上腹正中线剑突下 3cm 处;③右锁骨中线右肋缘下 3cm 处;右腋前线肋缘下。

(5)特殊用物　腹腔镜器械及设备、超声刀、标本袋。

手术步骤与手术配合见表 25-1-1。

表 25-1-1　腹腔镜下胆囊切除术的手术步骤与手术配合

手术步骤	手术配合
1. 消毒皮肤,贴手术薄膜	递海绵钳夹持碘伏纱球消毒皮肤;递手术薄膜,递干纱垫 1 块协助贴手术薄膜
2. 准备腹腔镜物品	连接、检查、调节腹腔镜摄像系统、二氧化碳气腹系统及电切割系统
3. 做第 1 切口	
①于脐孔内下缘切开皮肤一小口	递 11 号刀切开,递小弯钳 1 把,递干纱垫 1 块拭血
②提起脐孔周围腹壁组织,于脐孔切口插入气腹针,建立二氧化碳气腹	递布巾钳两把提起腹壁;递气腹针插入,连接二氧化碳输入管。取头高脚低、向左倾斜 30°体位,以利用重力因素使小肠向左下腹部移位,显露胆囊
③置入穿刺套管,经穿刺套管插入观察镜,观察腹腔、胆囊情况	取出气腹针,递 10mm 穿刺套管插入,递观察镜经此套管插入观察
4. 在内镜监视下同法依次做第 2、第 3、第 4 切口	递 15 号刀;第 2 切口给 5mm 或 10mm 穿刺套管,第 3 和第 4 切口给 5mm 或 2mm 穿刺套管
5. 分离胆囊管及血管,显露胆囊三角;游离胆囊管及胆囊动脉;在胆囊管,胆囊动脉用钛夹施夹器分别上钛夹 2～3 个,用带电凝剪刀分别切断胆囊管与胆囊动脉	递有齿爪钳钳夹胆囊底部,递剥离钩;递施夹器上钛夹;递带电凝剪刀剪断
6. 切除胆囊,处理胆肝床区	递剥离钩分离胆囊床,递小纱球条或吸引器吸净液体,递电凝器电凝止血
7. 取出胆囊。用抓钳抓住胆囊颈部从脐部切口提出	递抓钳钳夹胆囊颈部
8. 彻底检查手术野,冲洗腹腔	递冲洗吸引器,灌入生理盐水;清点物品数目

续表

手术步骤	手术配合
9. 放出腹腔内二氧化碳气体，拔除穿刺套管	取回内镜及器械
10. 缝合切口	递海绵钳夹持乙醇纱球消毒皮肤；递有齿镊、3-0 可吸收缝线缝合 10mm 切口皮下各层，皮肤和 5mm 或 2mm 切口用乙醇纱球消毒后递免缝胶布（创可贴）覆盖

二、腹腔镜下胆囊息肉摘除、取石术（保胆手术）

（1）适应证　胆囊息肉、胆囊结石、胆囊腺瘤等胆囊良性疾病，并且胆囊收缩功能良好。

（2）麻醉方式　全身麻醉。

（3）手术体位　仰卧位。

（4）手术切口　①脐孔下缘或上缘；②上腹正中线剑突下 3cm 处；③右锁骨中线或右肋缘下 3cm 处、右腋前线肋缘下；④根据胆囊的底部位置选择套针穿刺孔。

（5）特殊用物　腹腔镜器械及设备、胆道镜设备、冲洗灌注器、16 号注射针头 1 个、7 号丝线 1 条、套石网篮、取石钳、标本袋。

手术步骤与手术配合见表 25-1-2。

表 25-1-2　腹腔镜下胆囊息肉摘除、取石术（保胆手术）的手术步骤与手术配合

手术步骤	手术配合
1. 消毒皮肤，贴手术薄膜	递海绵钳夹持碘伏纱球消毒皮肤；递手术薄膜，递干纱垫 1 块协助贴手术薄膜
2. 准备腹腔镜物品	连接、检查、调节腹腔镜摄像系统、二氧化碳气腹系统及电切割系统
3. 准备胆道镜（软质镜或硬质镜）物品	连接、检查、调节胆道镜，冲洗灌注系统
4. 做第 1 切口	
①于脐孔下缘切开皮肤一小口	递 15 号刀切开，递小弯钳 1 把，递干纱垫 1 块拭血
②提起脐孔周围腹壁组织，于脐孔切口插入气腹针，建立二氧化碳气腹	递布巾钳 2 把提起腹壁，递气腹针插入，连接二氧化碳输入管。取头高脚低位、向左倾斜 30°，利用重力使小肠向左下腹部移位，显露胆囊部
③置入穿刺套管，经穿刺套管插入观察镜，观察腹腔、胆囊情况	取出气腹针，递 10mm 穿刺套管插入，递观察镜经此套管插入观察
5. 内镜监视下同法依次做第 2、第 3 切口置入穿刺套管	递 15 号刀，第 2、第 3 切口均递 5mm 穿刺套管各 1 个
6. 于胆囊底部缝一吊线	递抓钳，递 4-0 带针缝线经穿刺套管在胆囊底部缝 1 针
7. 根据胆囊底部对应位置经皮肤将提线钩针刺入腹腔，钩取胆囊牵引吊线经腹壁引出体外，牵引胆囊	递提线钩针钩取胆囊牵引线，递小弯钳夹体外牵引线牵引胆囊
8. 于胆囊底部切一个小切口，吸引胆囊内胆汁	递抓钳将一纱布垫在胆囊颈部，防止切开胆囊时结石或息肉冲入小网膜囊；递电凝钩切开、抓钳协助，递吸引器吸引
9. 取出第 3 切口穿刺套管，换插 22F 筋膜扩张器，经扩张器将胆道镜插入胆囊底部小切口内，观察胆囊	取回穿刺套管，递 22F 筋膜扩张器；递胆道镜进入胆囊内观察
10. 保胆摘息肉术：经套管置入异物钳，经胆囊底部小切口将胆囊息肉摘除	递异物钳；取回异物钳，将取出组织送病理检查
11. 保胆取石术：将标本袋置入胆囊底部下方，用取石钳将胆囊内结石逐粒取出放入标本袋（或用套石网篮套石）	递标本袋，递取石钳（或套石网篮）取出装有结石的标本袋（或套石网篮）

续表

手术步骤	手术配合
12. 退出胆道镜,取出22F扩张器,换插5mm穿刺套管。冲洗胆囊内部,吸尽胆囊内液体,检查胆囊内腔,缝合胆囊底部切口	取回内镜和扩张器。递5mm穿刺套管,递生理盐水冲洗、吸引器吸引胆囊内液体;递5-0可吸收缝线间断缝合
13. 彻底检查手术野、冲洗腹腔	递冲洗吸引器,灌入生理盐水;清点物品数目
14. 放出腹腔内二氧化碳气体,拔除穿刺管	取回内镜及器械
15. 缝合切口	递海绵钳夹乙醇纱球消毒皮肤,递持针钳、有齿镊、3-0可吸收线缝合10mm切口皮下各层;递免缝胶布(创可贴)覆盖皮肤和5mm或2mm切口

三、腹腔镜下阑尾切除术

(1)适应证　阑尾炎。
(2)麻醉方式　全身麻醉。
(3)手术体位　仰卧位。
(4)手术切口　①脐孔内下缘;②下腹部脐左下方;③右下腹麦氏点内下方。
(5)特殊用物　内圈套结扎线。
手术步骤与手术配合见表25-1-3。

表25-1-3　腹腔镜下阑尾切除术的手术步骤与手术配合

手术步骤	手术配合
1. 同本节"腹腔镜下胆囊切除术"1～3,观察腹腔阑尾情况	配合同本节"腹腔镜下胆囊切除术"1～3
2. 在内镜监视下依次做第2、第3切口,置入穿刺套管	递11号刀挑开皮肤,递2mm或3mm穿刺套管。取头高脚低、向左倾斜30°体位
3. 分离阑尾系膜	递抓钳,递剥离钩
4. 处理阑尾动脉:分离阑尾动脉,用施夹器分别上2～3个钛夹,并电凝切断阑尾动脉	递施夹器,递电凝剪
5. 处理阑尾根部,用血管钳压榨阑尾根部,用内圈套线将阑尾基底部结扎两道,于结扎线远端置入钛夹钳夹	递血管钳压榨阑尾根部;递内圈套结扎线结扎;递施夹器
6. 切除阑尾:于结扎线与钛夹之间剪断阑尾,残端用电凝剪烧灼	递电凝剪
7. 清除腹腔内积液,用抓钳钳夹阑尾置入标本袋内从切口提出	递冲洗吸引器,递标本袋置入腹腔
8. 同本节"腹腔镜下胆囊切除术"8～10	配合同本节"腹腔镜下胆囊切除术"8～10

四、腹腔镜下腹膜前尼龙网疝修补术

(1)适应证　腹股沟斜疝、腹股沟直疝、股疝。
(2)麻醉方式　全身麻醉或硬膜外麻醉。
(3)手术体位　仰卧位。
(4)手术切口　①脐孔内下缘;②耻骨联合上1cm;③第1与第2切口连线中点。
(5)特殊用物　球囊扩张器、内镜疝装钉器、尼龙网片。
手术步骤与手术配合见表25-1-4。

表 25-1-4　腹腔镜下腹膜前尼龙网疝修补术的手术步骤与手术配合

手术步骤	手术配合
1. 消毒皮肤	递海绵钳钳夹碘酊、乙醇纱球消毒皮肤；连接、检查、调节腹腔镜摄像系统、二氧化碳气腹系统和电切割系统
2. 在脐孔内下缘处做一个 10mm 的小切口，用小弯钳撑开肌肉穿过腹白线至腹膜前与腹直肌后鞘之间	递 11 号刀切开皮肤，递小弯钳分离
3. 将球囊扩张器置入腹膜前间隙；向球囊扩张器内注入生理盐水 300～500mL，制造一个手术空间	递球囊扩张器，向球囊扩张器内灌入生理盐水
4. 放出球囊扩张器内液体，取出球囊扩张器	取回球囊扩张器
5. 置入 10mm 穿刺套管，注入气体	递 10mm 穿刺套管
6. 从 10mm 套管插入内镜，在内镜的监视下做第 2 和第 3 切口	递内镜，递 11 号刀切开皮肤，递 10mm 和 5mm 穿刺套管
7. 分离、结扎疝囊，将疝囊与输精管和精索血管分离，用抓钳将疝囊提起，用结扎套线将疝囊颈扎紧	递分离钳、分离钩，递抓钳，递结扎套线
8. 分离脂肪组织，显露耻骨结节及耻骨梳韧带，暴露内环，将疝囊从精索上剥下剪除	递电凝钩、分离钳，递电凝剪
9. 将尼龙网片覆盖在直疝间隙、斜疝间隙及股疝间隙薄弱处	用抓钳将卷起的 9cm×5cm 尼龙网片置入转换器递给术者经切口套管插入
10. 用钉装器将尼龙网片固定，防止尼龙网片移动	递内镜疝装器
11. 检查手术野以下的手术步骤同本章第二节“腹腔镜下精索静脉高位结扎术”5～6	配合同本章第二节“腹腔镜下精索静脉高位结扎术”5～6

五、腹腔镜下甲状腺切除术

(1)适应证　单侧甲状腺腺瘤、囊性腺瘤、囊性增生性良性病变，瘤体直径＜6cm，恶性肿瘤与周围重要器官无浸润，甲状腺功能亢进的腺体重量不超过 90g，并且无严重心肺疾病等影响手术安全性的并发症。

(2)麻醉方式　气管插管全麻。

(3)手术体位　仰卧位，垫高肩部，头稍后仰。

(4)手术切口　①双侧乳头连线胸骨旁处；②左侧乳晕上缘处；③右侧乳晕上缘处。

(5)特殊用物　腹腔镜设备与手术器械、微型操作套管、持针钳、带电凝剪刀、5mm 超声刀头、钝性塑料导棒分离器、施夹器、钛夹。

手术步骤与手术配合见表 25-1-5。

表 25-1-5　腹腔镜下甲状腺切除术的手术步骤与手术配合

手术步骤	手术配合
1. 常规消毒皮肤	递海绵钳夹持碘伏纱球依次消毒皮肤
2. 贴手术薄膜，铺无菌手术单并用缝线固定	递手术薄膜，递干纱布 1 块协助贴手术薄膜；依次递甲状腺手术专用手术单以及其他无菌手术单；递持针钳夹持缝针丝线固定手术单
3. 准备腔镜手术用物，配制肾上腺素生理盐水	连接、检查、安装及调节腹腔镜设备、二氧化碳系统以及超声刀；用注射器抽吸 0.5mg 盐酸肾上腺素注射液加入 250mL 生理盐水中
4. 于双侧乳头连线胸骨旁皮肤做一个 10mm 切口，分离皮下间隙，于切口内置入 10mm 穿刺套管，于穿刺套管周围做荷包缝合并收紧荷包	递 15 号刀片切开，递小弯钳 1 把，递纱垫 1 块拭血；递 10mm 穿刺套管，递持针钳钳夹 6×17 角针 1 号丝线；递小弯钳钳夹荷包吊线

续表

手术步骤	手术配合
5. 建立操作空间	
①经 10mm 穿刺套管通道进入，在胸前皮下疏松结缔组织内边进针边注入肾上腺素生理盐水做水压分离	递 10mL 注射器抽吸含肾上腺素的生理盐水；连接二氧化碳气腹针经穿刺通道进入
②钝性分离皮下疏松结缔组织	递钝性塑料导棒分离器
③于 10mm 穿刺套管内置入气腹针并连接二氧化碳气腹系统，注入二氧化碳气体	递二氧化碳气腹针并连接二氧化碳系统，注入二氧化碳气体，压力设定 0.8kPa(6mmHg)
④于 10mm 穿刺套管内置入 30°内镜观察	递 30°内镜观察，取回气腹针
⑤内镜引导下在右乳晕上缘皮肤处做一个 5mm 切口，于切口内置入 5mm 穿刺套管	递 15 号刀切开切口部皮肤，递小弯钳 1 把，递纱垫 1 块拭血；递 5mm 穿刺套管
⑥内镜引导下在左乳晕上缘皮肤处做 10mm 切口，于切口内置入 10mm 穿刺套管	递 15 号刀切开切口部皮肤，递小弯钳 1 把，递干纱垫 1 块拭血；递 10mm 穿刺套管
6. 分离颈前腔隙：在颈阔肌、颈前肌群间的颈深筋膜间，边进针边注入肾上腺素生理盐水进行水压分离，以增大工作腔隙	递气腹针；递 10mL 注射器抽吸含肾上腺素生理盐水；递钝性塑料导棒分离器
7. 处理颈前肌群	
①从左侧乳晕上缘 10mm 穿刺套管内置入抓持钳，钳夹提起颈正中浅筋膜颈前肌群	递抓持钳
②从右侧乳晕上缘 10mm 穿刺套管处置入钝性分离器，钝性分离肿物侧甲状腺前肌群和甲状腺包膜间间隙，用超声刀切开颈白线和甲状腺肿瘤旁的颈前肌群	递钝性分离器；递超声刀或递带电凝剪刀
8. 处理甲状腺血管，依次分离、钳夹甲状腺下动、静脉，甲状腺中动、静脉，甲状腺峡部上动、静脉；用钛夹钳夹血管，用超声刀切断	递无损伤抓持钳，递钝性分离器；递 5mm 超声刀，备钛夹及钛夹钳；递施夹器上钛夹，递带电凝剪刀剪断；递吸引器头吸净液体或抓钳钳夹纱条拭血（注意：此时要做好中转开放手术准备）
9. 切除肿瘤	
① 甲状腺肿瘤切除：提起甲状腺肿瘤瘤体，用超声刀将甲状腺肿瘤剔除，检查肿瘤床部位有无出血	递抓持钳钳夹并提起甲状腺瘤体；递超声刀分离、剔除甲状腺肿瘤；递纱条拭血
② 甲状腺部分切除：将甲状腺向上、向内侧翻转，离断 Berry 韧带及甲状腺峡部，切除甲状腺部分腺体	递抓钳；递钝性塑料导棒分离器；递超声刀
③双侧甲状腺次全切除 a. 在腺体上做“8”字缝一牵引线，在体外牵拉协助暴露腺体 b. 从甲状腺下极开始进行钝性分离，离断 Berry 韧带及甲状腺峡部，切除甲状腺大部分腺体，保留靠近后背部少量腺体 （同样的方法切除另一侧腺体）	递持针器夹持 8×24 圆针 4 号丝线；递抓钳，递小弯钳 1 把钳夹 4 号牵引线做体外牵拉；递抓钳和钝性塑料导棒分离器；递超声刀切除
10. 取出甲状腺肿瘤或组织：用抓持钳钳夹抓持瘤体放进标本袋内，经胸骨旁 10 mm穿刺套管处向外提出	递标本袋；取回装有切除组织的标本袋，将切除组织送病理检查
11. 彻底检查手术野有无出血点，用生理盐水冲洗腔隙	灌入生理盐水冲洗创面；递冲洗吸引器头吸净液体，递电凝刀电凝止血；清点手术器械、物品数目
12. 依次缝合颈白线和颈前肌群，修复甲状腺前肌群	递持针钳夹持带针 3-0 可吸收缝线，递抓钳、剪刀协助
13. 经右侧乳晕切口置入引流管，并做固定	递负压引流管，递持针钳夹持 6×17 角针 1 号丝线固定；将引流管接负压引流球瓶
14. 放出腔隙内二氧化碳气体，拔除穿刺套管	取回内镜及器械

续表

手术步骤	手术配合
15. 依次缝合各层切口	递海绵钳夹持乙醇纱球消毒切口周围皮肤；递有齿镊、持针钳夹持6×17圆针1号丝线缝合各切口及皮下组织
16. 消毒、覆盖切口	再次消毒皮肤，递免缝胶布贴切口，递纱块、棉垫或敷料覆盖
17. 胸前壁以弹性网状绷带加压包扎	递弹性网状绷带加压包扎

（马向红）

六、腹腔镜下直肠癌根治术

(1)适应证　直肠癌、Dukes B期结直肠癌。

(2)麻醉方式　全身麻醉。

(3)手术体位　截石位，臀部垫高。

(4)手术切口　①脐孔内下缘；②肛周切口。

(5)特殊用物　鞋带。

手术步骤与手术配合见表25-1-6。

表25-1-6　腹腔镜下直肠癌根治术的手术步骤与手术配合

手术步骤	手术配合
1. 消毒会阴部和腹壁	递海绵钳夹持0.5%碘伏纱球消毒会阴部；更换消毒钳，夹持碘伏消毒腹部皮肤
2. 铺无菌巾	于臀下垫双层无菌中单、铺腿套，其余常规铺巾
3. 留置双腔气囊导尿管	递14F双腔气囊导尿管、液状石蜡，递注射器抽吸盐水10mL充盈气囊，连接尿袋
4. 腹部手术部分——腹腔镜	
①进入腹腔，观察有无腹水、转移灶，肿物与周围组织有无粘连，初步判定能否行腹腔镜手术	配合同本节“腹腔镜下胆囊切除术”1～3
②在内镜监视下，于两侧腹壁戳操作孔3～4个，插入操作器械	递11号刀切一小口；递10～12mm穿刺套管插入主操作孔、5mm穿刺套管插入其余操作孔
③于病变近端结扎、阻断肠管，防止肿瘤扩散，并以此进行牵引	递长嘴无创抓钳、鞋带结扎
④分离乙状结肠、直肠两侧腹膜，游离乙状结肠系膜	递抓钳夹住鞋带牵拉；递分离钳、电分离钩或剪刀游离侧腹膜
⑤切断肠系膜，清除周围疏松组织及淋巴结，切断血管及系膜	递分离钳、电分离钩，递Endo-GIA直接切断血管和系膜；或递钛夹钳夹、剪刀剪断；或递打结器、7号丝线结扎
⑥游离直肠，游离骶前及直肠周围，夹闭、切断直肠侧韧带	递电分离钩游离；遇血管，递钛夹夹闭、剪刀剪断
⑦在拟做人工肛门部位，于套管周围做一4～6cm纵行切口，切除左下腹皮肤、腹外斜肌腱膜	递10号刀切开，递小弯钳止血，递1号丝线结扎或电凝器止血；拔出套管
⑧拉出乙状结肠肠襻，切断肠管	递血管钳夹住结扎乙状结肠的鞋带，向外拉出肠管；递肠钳、有齿直钳夹住肠管，递10号刀切断；递碘伏纱球消毒残端，递纱球及刀一并放入弯盘内
⑨缝合近端肠管，做人工肛门；结扎远端，向会阴部切口中移去	递无菌避孕套套住远端肠管，递7号丝线结扎
⑩待关闭盆底腹膜后，再充入少量二氧化碳气体，检查缝合情况	递冲洗器，灌入生理盐水；清点物品数目
⑪关闭腹部切口	配合同本节“腹腔镜下胆囊切除术”8～10
5. 会阴部手术部分——开放手术	配合同第十二章第五节“经腹会阴部直肠癌根治术”4

（曹艳冰）

第二节　泌尿外科腹腔镜技术

一、经腹膜腔腹腔镜手术

1. 腹腔镜下精索静脉高位结扎术

(1)适应证　原发性精索静脉曲张。

(2)麻醉方式　全身麻醉。

(3)手术体位　仰卧位。

(4)手术切口　①脐孔内下缘;②左下腹髂前上棘内 20mm 处;③脐与耻骨联合连线中点。

手术步骤与手术配合见表 25-2-1。

表 25-2-1　腹腔镜下精索静脉高位结扎术的手术步骤与手术配合

手术步骤	手术配合
1. 同本章第一节“腹腔镜下胆囊切除术”1～3,观察腹腔情况	配合同本章第一节“腹腔镜下胆囊切除术”1～3
2. 在内镜监视下依次做第 2、第 3 切口,置入穿刺套管	递 15 号刀,递 10mm 或 5mm 穿刺套管
3. 于内环近端探查并分离精索静脉,剪开腹膜,分离、显露精索静脉	递分离棒、分离钳于穿刺套管置入,递电凝剪刀,递分离钳
4. 结扎精索内静脉,较粗大的精索静脉在近端及远端各用钛夹施夹器上钛夹,在两个钛夹之间剪断;较细的精索静脉用钛夹钳夹后不予切断	递施夹器上钛夹,递电凝剪剪断
5. 检查手术野	清点物品数目
6. 同本章第一节“腹腔镜下胆囊切除术”9～10	配合同本章第一节“腹腔镜下胆囊切除术”9～10

2. 腹腔镜下隐睾切除术

(1)适应证　腹腔内隐睾。

(2)麻醉方式　全身麻醉。

(3)手术体位　仰卧位。

(4)手术切口　①脐孔内下缘;②患侧髂前上棘内 20mm 处;③脐下正中 50mm 处。

手术步骤与手术配合见表 25-2-2。

表 25-2-2　腹腔镜下隐睾切除术的手术步骤与手术配合

手术步骤	手术配合
1. 同本节“腹腔镜下精索静脉高位结扎术”1～2	配合同本节“腹腔镜下精索静脉高位结扎术”1～2
2. 在膀胱底两侧至内环之间分离精索,探查睾丸位置	递分离钳、分离棒分离
3. 剪开腹膜,暴露睾丸	递剪刀剪开腹膜
4. 分离睾丸周围疏松组织,游离睾丸及部分精索,用钛夹钳夹精索近端和远端,在两个钛夹之间剪断精索	递分离钳、分离棒钝性分离,递钛夹、施夹器,递电凝剪剪断精索
5. 取出睾丸,用抓钳钳夹睾丸放入标本袋内从切口提出	递抓钳抓住睾丸,递标本袋从穿刺套管置入腹腔
6. 同本章第一节“腹腔镜下胆囊切除术”9～10	配合同本章第一节“腹腔镜下胆囊切除术”9～10

3. 腹腔镜下盆腔淋巴结清扫术

(1)适应证　前列腺癌疑有盆腔淋巴结转移，睾丸肿瘤疑有盆腔淋巴结转移。

(2)麻醉方式　全身麻醉。

(3)手术体位　仰卧位，头低脚高，臀部垫高。

(4)手术切口　①脐孔内下缘；②脐与左髂前上棘连线中点；③脐与右髂前上棘中点；④脐与耻骨联合连线中点。

(5)特殊用物　腹腔镜手术器械、高频电刀或超声刀、标本袋。

手术步骤与手术配合见表 25-2-3。

表 25-2-3　腹腔镜下盆腔淋巴结清扫术的手术步骤与手术配合

手术步骤	手术配合
1. 同本章第一节“腹腔镜下胆囊切除术”1～2	配合同本章第一节“腹腔镜下胆囊切除术”1～2
2. 内镜监视下依次做第 2、第 3、第 4 切口，置入穿刺套管	递 15 号刀片切开；递 10mm 或 5 mm 穿刺套管
3. 在膀胱与髂外动脉之间剪开后腹膜	递抓钳提起组织；递超声刀或带电凝剪刀剪开后腹膜
4. 以髂外动脉为标记，分离髂内动脉及髂外动脉之间的脂肪，其中的淋巴结，切除范围达闭孔部	递分离棒；递抓钳及带电凝分离钳
5. 切除对侧髂内、外动脉之间脂肪及淋巴结(方法同上)	配合同上
6. 将切除的淋巴结组织放入标本袋内，从 10mm 套管取出	递标本袋从 10mm 套管放入腹腔内，装取标本，将收集袋内淋巴结组织送病理检查
7. 同本章第一节“腹腔镜下胆囊切除术”9～10	配合同本章第一节“腹腔镜下胆囊切除术”9～10

二、经腹膜外腹腔镜手术

1. 腹腔镜下肾上腺肿瘤切除术

(1)适应证　嗜铬细胞瘤、醛固酮腺瘤、皮质醇增多症、肾上腺增生。

(2)麻醉方式　气管插管全麻。

(3)手术体位　侧卧位，升高腰挢。

(4)手术切口　腋中线髂嵴上 2 横指处切开皮肤长约 12mm；肋腰点；腋前线肋下缘分别做穿刺工作通道。

(5)特殊用物　球囊扩张器、高频电刀、PK 刀或超声刀。

手术步骤与手术配合见表 25-2-4。

表 25-2-4　腹腔镜下肾上腺肿瘤切除术的手术步骤与手术配合

手术步骤	手术配合
1. 消毒皮肤，贴手术薄膜	递海绵钳夹持碘伏纱球消毒皮肤两遍；递手术薄膜，递干纱布 1 块协助贴膜
2. 准备腔镜手术用物	连接、检查、安装及调节腔镜设备
3. 在腋中线髂嵴上 2 横指切开皮肤、皮下肌膜	递 15 号刀切开皮肤；递小弯钳，递干纱布拭血
4. 钝性分离肌肉至腰背筋膜，撑开腰背筋膜，以示指伸入腹膜后间隙分离疏松组织。放入球囊扩张器，向水囊内注入生理盐水 800～1200mL，压迫止血，维持 3～5min 后从专用带套水囊通道插入腔镜观察辨认镜下解剖标志	徒手分离 递专用带套管水囊，并从带套水囊入水通道向水囊内注入生理盐水停留 5min 后放出液体；递腔镜从套管插入观察已分离的腹膜后间隙空间

续表

手术步骤	手术配合
5. 退出观察镜，排出水囊内液体，取出水囊	取回观察镜，递吸引器头吸出专用带套管水囊内的生理盐水，取回水囊
6. 置入10mm穿刺套管，注入二氧化碳气体，用丝线缝扎套管旁皮肤并收紧切口，减少二氧化碳气体泄漏	递10mm穿刺套管，连接二氧化碳气体输入管，注入二氧化碳气体；递持针钳钳夹9×28角针7号丝线，递小弯钳1把夹持
7. 置入腔镜观察腹膜后情况	递腹腔镜
8. 在内镜监视下，在肋腰点做一个10mm切口，置入10mm穿刺套管；在腋前线肋下交界处皮肤做一5mm切口，置入套管做器械工作通道	递15号刀片切开肋腰点处皮肤，分别递10mm、5mm穿刺套管
9. 钝性分离肾周脂肪组织，暴露肾上极	递钝性分离棒、抓钳，递剪刀剪开肾周筋膜及肾周脂肪
10. 探查肾上极内上方，显露肾上腺，依次分离、切断肾上腺动、静脉血管（根据肿瘤大小及病变情况行单纯肿瘤切除或肾上腺切除）	递抓钳、钝性分离器，备钛夹及钛夹钳钳夹血管；递PK刀或电凝剪刀或超声刀切断
11. 提起肾上腺肿瘤瘤体，分离、切除肾上腺肿瘤	递抓钳夹持肾上腺组织；递钝性分离器，递剪刀或超声刀切除肾上腺肿瘤或肾上腺组织
12. 检查术野及肿瘤床部位有无出血，充分止血	递生理盐水冲洗，递电凝器止血
13. 取出肾上腺肿瘤：用抓钳钳夹、抓持瘤体放进标本袋，经10mm穿刺套管处取出	递标本袋、抓钳；取回装有切除的组织的标本袋，将切除的组织送病理检查
14. 用生理盐水冲洗腔隙，置入吸收性明胶海绵压迫肾上腺窝，放置引流管	递生理盐水冲洗，递冲洗吸引器头吸净液体；递吸收性明胶海绵压迫止血；递负压引流管，连接负压引流球
15. 放出腔隙内二氧化碳气体，拆除穿刺套管旁缝线，退出手术器械	降低二氧化碳灌注压力，递线剪剪线。清点手术器械和物品数目；取回手术器械及穿刺套管
16. 依次缝合切口组织	递海绵钳夹持乙醇纱球消毒切口周围皮肤，递有齿镊、持针钳钳夹7×17圆针1号丝线缝合各切口及皮下组织
17. 覆盖切口	递海绵钳夹持乙醇纱球消毒皮肤，递免缝胶布贴切口，递纱块、棉垫或敷料贴覆盖

（马向红）

2. 经腹膜后间隙腹腔镜下肾囊肿去顶术

(1)适应证　单纯性肾囊肿、多发性肾囊肿。

(2)麻醉方式　全身麻醉。

(3)手术体位　侧卧位，升高腰桥。

(4)手术切口　①腋中线肋下至髂嵴连线中点；②腋前线与肋下交界处；③肋腰点。

(5)特殊用物　球囊扩张器。

手术步骤与手术配合见表25-2-5。

表25-2-5　经腹膜后间隙腹腔镜下肾囊肿去顶术的手术步骤与手术配合

手术步骤	手术配合
1. 消毒皮肤	递海绵钳夹持碘伏纱球消毒皮肤；连接、检查、调节腹腔镜摄像系统、二氧化碳气腹系统及电切割系统
2. 做第1切口，切口长10mm，切开皮肤、皮下组织	递15号刀切开，递小弯钳1把，递干纱垫1块拭血
3. 钝性分离肌层至腹膜后间隙	递弯血管钳撑开，递甲状腺拉钩牵开切口
4. 置入球囊扩张器，撑开腹膜后间隙，建立腹膜后空间	递球囊扩张器，向球囊扩张器内灌入生理盐水800～1000mL，停留5min放出液体；取回球囊扩张器

续表

手术步骤	手术配合
5. 在第1切口置入穿刺套管，向腹膜后间隙注入二氧化碳气体	递10mm穿刺套管于第1切口置入，连接二氧化碳气体输入管，注入二氧化碳气体
6. 置入内镜观察腹膜后腔	递内镜观察
7. 在内镜监视下先在肋腰点做一10mm切口，置入套管；再在腋前线肋下交界处做一5mm切口，置入套管	递15号刀切开肋腰点部皮肤，递5mm或10mm穿刺套管
8. 钝性分离肾周脂肪，暴露肾囊肿	递钝性分离棒、分离钳分离肾周围脂肪；递剪刀及抓钳剪开肾周筋膜
9. 在肾囊肿表面用电灼将囊肿戳穿，扩大切口，吸除囊内液体	递电刀戳穿囊肿；递吸引器头将囊内液体吸净
10. 将肾囊肿去顶，在距肾实质约5mm处剪除囊壁组织，并用钳提出体外	递电凝剪剪除囊壁组织，递抓钳将囊壁组织提出体外
11. 处理残留囊壁	递电凝剪烧灼，递抓钳钳夹碘酊、乙醇及生理盐水纱球依次涂抹残腔或递无水乙醇浸泡残腔5min，递吸引器头吸净乙醇
12. 检查手术野，彻底止血	递电凝钳将渗血点电凝止血
13. 冲洗腹膜后腔，吸净液体，放置负压引流管	递生理盐水冲洗，递冲洗吸引器头吸净液体，递负压引流管
14. 放出腹膜后腔二氧化碳气体，取出穿刺套管	清点物品数目
15. 缝合切口	递海绵钳夹乙醇纱球消毒皮肤，递有齿镊，递持针钳夹持9×28圆针4号丝线缝合肌肉、9×28角针1号丝线缝合皮肤
16. 覆盖切口	递海绵钳钳夹乙醇纱球消毒皮肤，递敷料覆盖切口

3. 经腹膜后间隙腹腔镜下肾切除术

(1)适应证　各种原因所致的无功能肾，肾盂肿瘤。

(2)麻醉方式　气管插管全麻。

(3)手术体位　侧卧位、升高腰桥。

(4)手术切口　同上页“经腹膜后间隙腹腔镜下肾囊肿去顶术”。

手术步骤与手术配合见表25-2-6。

表25-2-6　经腹膜后间隙腹腔镜下肾切除术的手术步骤与手术配合

手术步骤	手术配合
1. 同上页“经腹膜后间隙腹腔镜下肾囊肿去顶术”1～7，完成手术切口	配合同上页“经腹膜后间隙腹腔镜下肾囊肿去顶术”1～7
2. 剪开肾周脂肪，游离肾脏，分离肾蒂部组织，充分显露肾蒂血管	递电凝剪剪开，递分离钳分离或超声刀分离
3. 结扎肾蒂血管	递切割缝合器结扎肾蒂血管
4. 分离切断输尿管，在输尿管上段钳夹钛夹，在两个钛夹之间剪断输尿管	递钛夹施夹器将输尿管钳夹，递电凝剪剪断输尿管
5. 分离肾周围组织，充分显露肾脏	递分离棒、电凝剪分离肾周围组织
6. 将肾脏置入标本袋内剪碎从切口提出	递标本袋从穿刺套管置入后腹腔，递组织剪剪碎肾脏
7. 检查手术野以下手术步骤同上页“经腹膜后间隙腹腔镜下肾囊肿去顶术”12～16	配合同上页“经腹膜后间隙腹腔镜下肾囊肿去顶术”12～16

4. 经腹膜后间隙腹腔镜下肾癌根治术

(1)适应证　局限性肾肿瘤(分期为$T_1N_0M_0$～$T_2N_0M_0$)。

(2)麻醉方式　气管插管全麻。

(3)手术体位 侧卧位，升高腰桥。

(4)手术切口 ①腋中线肋下至髂嵴连线中点；②腋前线与肋下交界处；③肋腰点。

(5)特殊用物 超声刀、扩张球囊。

手术步骤与手术配合见表25-2-7。

表25-2-7 经腹膜后间隙腹腔镜下肾癌根治术的手术步骤与手术配合

手术步骤	手术配合
1. 消毒皮肤	递消毒钳夹持碘伏消毒皮肤；连接、检查、调节腹腔镜摄像系统、二氧化碳气腹系统及超声刀
2. 于皮肤做一切口，长1cm，切开皮肤、皮下组织	递15号刀切开，递16cm弯钳1把，递干纱垫拭血
3. 钝性分离肌层至腹膜后间隙	递中弯钳撑开，递小甲状腺拉钩牵开切口
4. 建立腹膜后空间：置入扩张球囊(图25-12-3)，撑开腹膜后间隙(图25-12-4)	递扩张球囊，向球囊内充气600～800mL，停留5min；取回扩张球囊
5. 放置Trocar 3个： 于腋中线髂嵴上2指处置入12mm Trocar 于腋后线、腋前线与肋缘交界处各置5mm Trocar	递12mm Trocar，连接二氧化碳气体输入管，注入二氧化碳气体；递15号刀切开肋腰点部皮肤，递5mm Trocar两个
6. 置入内镜观察	递内镜头
7. 沿腹壁背侧肾筋膜外向上分离，显露肾脏背侧、肾上极、腹侧、下极，肾动、静脉，输尿管上段，完整切除肾周脂肪囊(图25-12-5)	递超声刀和吸引器分别经5mm Trocar进行分离
8. 充分游离、显露肾动静脉2～3cm，用Hemo-lok钳分别钳夹后切断	递超声刀游离肾动静脉，递Hemo-lok钳阻断、剪刀剪断
9. 进一步游离切断肾周残余连接的组织，完全游离切除肾脏	递超声刀游离
10. 留置引流管，延长腋后线切口，取出肾脏	递引流管引流，递酒精消毒皮肤延长切口，递标本袋经此切口放入；递弯钳将肾脏放入标本袋后取出
11. 缝合肾脏	递酒精消毒皮肤，递有齿镊、9×28角针4号线缝合

(王 尉 吴 鹏)

5. 经腹膜后间隙腹腔镜下输尿管上段切开取石术

(1)适应证 输尿管上段结石合并积液。

(2)麻醉方式 全身麻醉。

(3)手术体位 侧卧位，升高腰桥。

(4)手术切口 同本节"经腹膜后间隙腹腔镜下肾囊肿去顶术"。

(5)特殊用物 输尿管切开专用手术刀、导丝、输尿管导管、双丁管。

手术步骤与手术配合见表25-2-8。

表25-2-8 经腹膜后间隙腹腔镜下输尿管上段切开取石术的手术步骤与手术配合

手术步骤	手术配合
1. 同本节"经腹膜后间隙腹腔镜下肾囊肿去顶术"1～7，完成手术切口	配合同本节"经腹膜后间隙腹腔镜下肾囊肿去顶术"1～7
2. 分离肾周脂肪，沿肾下极探查输尿管，显露结石段并将输尿管吊起固定	递分离钳分离肾周围脂肪，递阑尾钳或硅胶管吊起固定输尿管
3. 在结石表面纵行切开输尿管，用分离钳将结石剥离	递腹腔镜专用15号刀切开输尿管，递分离钳分离结石
4. 取出结石，用异物钳将结石钳夹从输尿管取出后于切口拉出体外，并用吸引器吸净流出的尿液	递异物钳将结石提出体外，递吸引管吸净流出尿液

续表

手术步骤	手术配合
5. 探查输尿管中段、下段是否通畅，放置内支架(双丁管)	递输尿管导管从输尿管切口插入至膀胱，取回输尿管导管；递双丁管套入导丝推入输尿管做内引流
6. 缝合输尿管切口	递带针 4-0 可吸收缝合线缝合输尿管切口，剪刀剪线
7. 检查手术野以下手术步骤同本节“经腹膜后间隙腹腔镜下肾囊肿去顶术”12～16	配合同本节“经腹膜后间隙腹腔镜下肾囊肿去顶术”12～16

第三节　妇科腹腔镜技术

一、腹腔镜辅助下阴式全子宫切除术

(1)适应证　子宫肌瘤、子宫腺肌病。

(2)麻醉方式　全身麻醉。

(3)手术体位　膀胱截石位＋头低臀高位(双侧肩部以肩托固定)。

(4)手术切口　①脐缘；②右侧麦氏点处及左侧相对应点。

(5)特殊用物　腹腔镜器械、全自动气腹机、大布巾钳、超声刀或工作站、宫颈钳、举宫器、14F 超滑型双腔气囊导尿管。

手术步骤与手术配合见表 25-3-1。

表 25-3-1　腹腔镜辅助下阴式全子宫切除术的手术步骤与手术配合

手术步骤	手术配合
1. 冲洗会阴部、阴道	递海绵钳夹持 0.05%碘伏纱球冲洗会阴部、阴道
2. 消毒会阴部、阴道及腹部皮肤	递海绵钳夹持碘伏纱块，第 1 块消毒会阴部、第 2 块消毒阴道；更换海绵钳后夹持碘酒、乙醇纱球消毒腹部皮肤
3. 铺无菌手术巾	臀下垫无菌大单，双下肢分别铺盖双层大单，腹部铺无菌巾及铺腹单
4. 经尿道留置 14F 气囊导尿管，排空膀胱内尿液	递 14F 超滑型气囊导尿管，递 10mL 注射器抽吸生理盐水充盈气囊，连接引流袋
5. 准备腹腔镜器械	连接、检查、调节腹腔镜摄像系统、二氧化碳气腹系统、冲洗吸引系统及电切割系统
6. 经阴道置入窥阴器撑开阴道，暴露子宫颈。夹持子宫颈前唇，消毒子宫颈后置入子宫颈探条探测子宫大小、深度，置入举宫器	递窥阴器牵开、显露；递宫颈钳两把提夹，递海绵钳夹持碘伏消毒纱块；递子宫颈探条，递举宫器
7. 做第 1 个切口：消毒脐及脐周皮肤，用大布巾钳钳夹脐轮两侧皮肤，在脐轮下缘弧形(或纵行)切一小口，长约 10mm	递海绵钳夹持消毒纱球消毒皮肤；递大布巾钳两把提起腹壁后；递 11 号刀切开，递小弯钳 1 把，递纱垫 1 块拭血
8. 建立人工气腹	
①将气腹针呈 80°左右插入腹腔内，注入二氧化碳气体	递气腹针插入，连接二氧化碳气体输入管，注入二氧化碳气体。将手术床调整为头低臀高位；将气腹机调为高流量，压力为 1.73～1.87kPa(13～14mmHg)
②退出气腹针，将穿刺套管呈 80°插入(此时大布巾钳尽量提起腹壁，有突破感后将针芯拔出，气体冲出表明已进入腹腔)。放置腹腔镜头进行观察	取回气腹针，递穿刺套管(Trocar)插入；取回大布巾钳；递腹腔镜镜头，连接光源进行观察

续表

手术步骤	手术配合
9. 在内镜监视下做第 2、第 3 个手术切口，置入穿刺套管，做相应器械操作通道	递 11 号刀切开，分别递两个 5mm 穿刺套管
10. 依次电凝切断圆韧带、输卵管峡段和卵巢固有韧带、阔韧带	递双极电凝器、电刀切断；递超声刀或工作站代替双极电刀切开、止血
11. 于膀胱子宫交界下方黏膜上做一横切口，下推膀胱，在前穹窿顶托标志处剪开与子宫交界部	递腹腔镜剪刀切开；递腹腔镜弯钳钝性分离
12. 拔出腹腔镜器械，转至会阴部	退出腔镜器械、举宫器，放入阴道拉钩；递小“S”形拉钩拉开阴道上方
①依次分离、切断子宫骶韧带，主韧带，子宫动、静脉血管，子宫旁组织（按阴式全子宫切除法）	递 Auis 钳夹持子宫颈做牵引；递中弯钳钳夹、组织剪剪断，递1/2弧 28 胖圆针 1-0 号丝线缝扎或结扎，递 2-0 号丝线结扎加固
②切除子宫，用缝线缝合阴道残端，于阴道内放引流管	递 10 号刀切断，将取出的子宫送病检；递持针器夹持圆针 0 号可吸收线缝合；递中弯钳夹持“T”形管放置引流
13. 在内镜下检查盆腔内有无脏器损伤或出血。冲洗并吸净腹腔血块和冲洗液，缝合盆腹膜，放置引流管	协助术者更换手套，递腹腔镜，递抓钳协助检查；递生理盐水冲洗、吸引器头吸净液体；递持针钳夹持 2-0 可吸收缝线；递负压引流管，连接负压引流球
14. 退出腹腔镜及手术器械，放出腹腔内二氧化碳气体，退出穿刺套管	清点手术器械和物品数目；取回腹腔镜、手术器械及穿刺套管
15. 缝合切口，覆盖切口	递海绵钳夹持碘伏纱球消毒皮肤；递有齿镊、持针钳夹持 32 角针 3-0 号丝线缝合皮肤，递敷料贴覆盖切口

（张 捷 周 力 马向红）

二、腹腔镜下全子宫切除术

(1)适应证 子宫肌瘤、子宫腺肌病等。

(2)麻醉方式 全麻。

(3)手术体位 膀胱截石位＋头低臀高位(双侧肩部以肩托固定)。

(4)手术切口 ①脐缘；②右侧麦氏点处及左侧相对应点。

(5)特殊用物 腹腔镜器械、全自动气腹机、大布巾钳、超声刀或工作站、宫颈钳、举宫器、14F 超滑型双腔气囊导尿管。

手术步骤与手术配合见表 25-3-2。

表 25-3-2 腹腔镜下全子宫切除术手术步骤与手术配合

手术步骤	手术配合
1. 同本节“腹腔镜辅助下阴式全子宫切除术”1～9	配合同本节“腹腔镜辅助下阴式全子宫切除术”1～9
2. 切断骨盆漏斗韧带及双侧阔韧带达子宫颈内口水平，打开膀胱腹膜反折，下推膀胱	递双极电凝器或超声刀或工作站电凝、切断
3. 打开双侧宫旁组织，切断双侧子宫血管	递双极电凝器或超声刀或工作站电凝、切断
4. 逐次切断双侧主韧带及子宫骶韧带，环行切断子宫颈阴道穹窿处	递双极电凝器或超声刀或工作站电凝、切断；递电铲或电钩切开
5. 自阴道取出子宫	递阴道拉钩、小“S”形拉钩拉开阴道；取出子宫后，递无菌纱垫填塞阴道，避免漏气
6. 缝合残端，放置引流	递腹腔镜针持钳夹 1-0 可吸收线连续缝合阴道残端，取出纱垫，递“T”形管于阴道内放置引流
7. 同本节“腹腔镜辅助下阴式全子宫切除术”13～15	配合同本节“腹腔镜辅助下阴式全子宫切除术”13～15

三、腹腔镜下子宫肌瘤剔除术

(1)适应证 子宫肌瘤。

(2)麻醉方式 全身麻醉。

(3)手术体位 膀胱截石位+头低臀高位(双侧肩部以肩托固定)。

(4)手术切口 ①脐缘下;②右侧麦氏点处及左侧相对应点。

(5)特殊用物 腹腔镜器械、垂体后叶素、长穿刺针、有齿爪钳、单极电钩或超声刀、举宫器、组织粉碎器。

手术步骤与手术配合见表25-3-3。

表25-3-3 腹腔镜下子宫肌瘤剔除术的手术步骤与手术配合

手术步骤	手术配合
1. 同本节“腹腔镜辅助下阴式全子宫切除术”1～9	配合同本节“腹腔镜辅助下阴式全子宫切除术”1～9
2. 将已稀释的垂体后叶素注射液注入子宫肌瘤肌层,深达肌瘤假包膜	递有稀释的垂体后叶素注射液的注射器,安装长穿刺针头
3. 切开肌瘤表面浆肌层;分离肌瘤周围包膜,用抓钳钳夹子宫肌瘤并钝性分离,完整分离剔除瘤体	递有齿爪钳提夹,递单极电钩或电铲逐层切开
4. 修复子宫创面,缝合创缘	递持针器夹持1-0可吸收线间断或连续“8”字缝合
5. 取出瘤体。若子宫肌瘤较大则扩大切口,插入12mm穿刺套管,置入组织粉碎器将瘤体粉碎后取出	递有小孔肌瘤钻,不用扩大切口
6. 同本节“腹腔镜辅助下阴式全子宫切除术”13～15	配合同本节“腹腔镜辅助下阴式全子宫切除术”13～15

(马向红)

四、腹腔镜下子宫内膜癌分期术

(1)适应证 子宫内膜癌及早期卵巢癌患者。

(2)麻醉方式 全身麻醉。

(3)手术体位 截石位,头低脚高。

(4)手术切口 ①脐缘;②右侧麦氏点处及左侧相对应点。

(5)物品准备 腹腔镜子宫常规及特殊器械,外科工作站。

手术步骤与手术配合见表25-3-4。

表25-3-4 腹腔镜下子宫内膜癌分期术的手术步骤与手术配合

手术步骤	手术配合
1. 同本节“腹腔镜辅助下阴式全子宫切除术”1～9	配合同本节“腹腔镜辅助下阴式全子宫切除术”1～9
2. 留取腹水或腹腔冲洗液	递吸引器吸至吸引器瓶中留取
3. 切除子宫同本节“腹腔镜下全子宫切除术”2～5	配合同本节“腹腔镜全子宫切除术”2～5
4. 沿左侧髂外动脉打开左侧盆壁腹膜,由远及近、由外及内清扫盆腔淋巴结。远端以旋髂深静脉为界,近端以髂血管分叉上2cm为界,外侧以腰大肌为界,内侧以髂内动脉为界,底部以闭孔神经为界(同法处理对侧)	递弯钳夹住腹壁做牵引,递剪刀分离淋巴结,递腹腔镜大勺取出淋巴结,分清标本来源,做好标记
5. 放置“T”形管引流	递弯钳夹住“T”形管于阴道内放置
6. 同本节“腹腔镜辅助下阴式全子宫切除术”13～15	配合同本节“腹腔镜辅助下阴式全子宫切除术”13～15

五、腹腔镜辅助下根治性子宫颈切除术

(1)适应证 有生育要求的原位子宫颈癌患者。

(2)麻醉方式 全身麻醉。

(3)手术体位 截石位,头低脚高。

(4)手术切口 ①脐缘;②右侧麦氏点处及左侧相对应点。

(5)物品准备 同腹腔镜辅助下全子宫切除术,另备阴式手术器械。

手术步骤与手术配合同见表25-3-5。

表25-3-5 腹腔镜辅助下根治性子宫颈切除术的手术步骤与手术配合

手术步骤	手术配合
1. 步骤同本节"腹腔镜辅助下阴式全子宫切除术"1～9	配合同本节"腹腔镜辅助下阴式全子宫切除术"1～9
2. 探查,沿右髂外动脉打开右侧盆壁腹膜,沿髂外动静脉由外及内、由远及近清扫右侧髂血管淋巴结。远端以旋髂深静脉为界,近端以髂外血管分叉上2cm为界,外侧以腰大肌为界,底部以闭孔神经为界	递弯钳、剪刀打开腹膜,递腹腔镜大勺夹取淋巴结
3. 同法处理对侧	方法同右侧
4. 暴露子宫颈,再次消毒子宫颈阴道	递阴道拉钩暴露子宫颈,递络合碘消毒纱球消毒
5. 1∶10000稀释肾上腺素盐水子宫颈周围阴道黏膜下注射	递10mL空针吸取肾上腺素盐水
6. 距阴道黏膜子宫颈附着处2cm切开阴道黏膜,上推膀胱,下推直肠,两侧推开膀胱侧窝	递Allis钳钳夹阴道,递弯钳钳夹纱垫分离
7. 缝扎双侧膀胱子宫颈韧带及部分子宫骶韧带,距离子宫颈内口0.8cm处横行截断子宫颈	递弯钳钳夹韧带,递28胖圆针1-0号丝线缝扎,递电刀止血
8. 缝合阴道黏膜与子宫颈残端,行子宫颈成形术	递1-0可吸收线连续缝合
9. 冲洗,于子宫颈口内置碘仿纱条,填塞阴道,压迫止血	递生理盐水冲洗,递弯钳钳夹碘仿纱条,用凡士林油纱包裹一块纱布做成油纱卷填塞
10. 于所切子宫颈标本12点处缝一针定位线	递针线标记标本
11. 同本节"腹腔镜辅助下全子宫切除术"13～15	配合同本节"腹腔镜辅助下全子宫切除术"13～15

六、腹腔镜下卵巢囊肿剔除术

(1)适应证 卵巢瘤样病变、卵巢良性肿瘤。

(2)麻醉方式 全身麻醉。

(3)手术体位 膀胱截石位+头低臀高位(双侧肩部以肩托固定)。

(4)手术切口 ①脐缘下;②右侧麦氏点处及左侧相对应点。

(5)特殊用物 超声刀、导尿管、举宫器、标本袋。

手术步骤与手术配合见表25-3-6。

表25-3-6 腹腔镜下卵巢囊肿剔除术的手术步骤与手术配合

手术步骤	手术配合
1. 消毒皮肤,建立手术器械操作通道	配合同本节"腹腔镜辅助下阴式全子宫切除术"1～9
2. 提夹卵巢韧带,暴露卵巢;于卵巢包膜上做一纵行小切口(尽可能不切破卵巢囊肿)	递有齿爪钳提夹、显露,递单极电凝剪刀或超声刀切开

续表

手术步骤	手术配合
3. 暴露囊肿壁，钝性分离卵巢与囊肿壁间隙	递腔镜血管钳两把钝性分离
4. 扩大卵巢包膜切口，完整剥离卵巢囊肿	递有齿爪钳两把分别钳夹卵巢包膜边缘及囊肿壁，递超声刀电凝卵巢出血点
5. 较大的卵巢囊肿，在取出囊肿前可穿刺抽出囊肿内液体，取出囊肿组织	递穿刺针连接 50mL 注射器抽吸；递冲洗吸引器；递抓钳夹持卵巢囊肿装入标本袋经腹壁穿刺套管孔取出
6. 卵巢剥离面电凝止血、冲洗	递双极电凝器止血，递冲洗器抽吸生理盐水冲洗
7. 同本节“腹腔镜辅助下阴式全子宫切除术”13～15	配合同本节“腹腔镜辅助下阴式全子宫切除术”13～15

（张　捷　周　力）

七、腹腔镜下输卵管手术

(1)适应证　输卵管妊娠，输卵管妊娠破裂，不孕症，要求绝育。

(2)麻醉方式　全身麻醉。

(3)手术体位　膀胱截石位＋头低臀高位(双侧肩部以肩托固定)。

(4)手术切口　①脐缘下；②右侧麦氏点处及左侧相对应点。

(5)特殊用物　亚甲蓝液、超声刀、举宫器(附带通水管)、鳄鱼嘴状钳、“Y”形吸引管、带有操作孔的腹腔镜、硅胶圈、专用输卵管套扎钳等。

手术步骤与手术配合见表 25-3-7。

表 25-3-7　腹腔镜下输卵管手术的手术步骤与手术配合

手术步骤	手术配合
1. 消毒皮肤，建立手术器械操作通道	配合同本节“腹腔镜辅助下阴式全子宫切除术”1～9
2. 输卵管开窗或输卵管切除术	
①内镜下探查腹腔，如盆腔内有大量积血或血块，则彻底吸净；盆腔粘连，则分离粘连，充分暴露病变的输卵管	递腹腔镜，递抓钳提夹探查；递冲洗吸引器连接生理盐水彻底吸净液体；递单极电凝针止血
②于输卵管妊娠部位纵行剪开输卵管壁 10～15mm	递电凝剪剪开，递单极电凝针止血
③钳夹或吸出胚胎组织及血块	递勺状钳取出或“Y”形吸引管吸出胚胎组织及血块，收集取出组织送病检
④用生理盐水冲洗输卵管管腔，检查出血点，彻底止血	递生理盐水及冲洗吸引器
⑤若为输卵管峡部妊娠，做输卵管电凝切除	递抓钳提起输卵管伞端，递双极电凝钳钳夹输卵管、电凝输卵管系膜，递剪刀或超声刀切断病变输卵管
3. 输卵管矫形术	
①经子宫颈注入亚甲蓝液，探测双侧输卵管阻塞情况	递 20mL 注射器抽吸亚甲蓝液
②分离、松解粘连组织，扩张伞端开口	递分离器、超声刀分离
③输卵管造口或成形，切开粘连部位、扩张伞端开口	递电凝剪；递鳄鱼嘴状钳扩张输卵管伞端
④检测输卵管是否通畅	递 20mL 注射器抽吸亚甲蓝液
⑤同本节“腹腔镜辅助下阴式全子宫切除术”13～15	配合同本节“腹腔镜辅助下阴式全子宫切除术”13～15

（马向红）

附 25A 确认套管针进入腹腔的方法

①突破感。

②吸出试验：通过气腹针注入约 5mL 生理盐水，如在腹腔内则不能吸出。

③压力试验：通气时腹腔内压不超过 1.33～2.67kPa(10～20mmHg)。

（张 捷 周 力）

第四节 胆道镜技术

本节仅介绍术中胆道镜应用。

适应证：胆管内结石、胆管内多发性小结石、未明确诊断的胆道疾病。

手术步骤与手术配合见表 25-4-1。

表 25-4-1 术中胆道镜应用的手术步骤与手术配合

手术步骤	手术配合
1. 在胆总管切开部位之两侧各做牵引缝线并吊起	递持针钳夹持 6×14 圆针 1 号丝线缝切口两侧各 1 针，递小弯钳 2 把夹持牵引线
2. 在两缝线之间沿着胆囊管纵轴做一小切口	递 15 号刀切开胆总管，并及时传递虹吸管吸引溢出的胆汁
3. 将纤维胆道镜从胆总管切口插入，探查胆总管上段，左、右肝管开口，左、右肝管，胆总管下段，十二指肠开口	递胆道镜从切口置入，连接冷光源
4. 根据探查结果做出相应的手术操作	
①结石：用套石网篮或取石钳将结石取出	递套石网篮或取石钳从胆道镜操作孔插入，将结石取出
②新生物：用活检钳将新生物取出	递活检钳从胆道镜操作孔入，将新生物取出
5. 退出胆道镜	取回胆道镜
6. 放置“T”形引流管并缝合切口	递“T”形引流管，递 3-0 可吸收缝线缝合“T”形引流管周围胆总管切口
7. 检查缝合处是否有渗漏和是否通畅	递注射器吸入生理盐水通过“T”形管注入胆管内检查
8. 固定“T”形引流管	递有齿镊、持针钳夹持 9×28 角针 1 号丝线将引流管固定于皮肤，并接引流袋

第五节 胸腔镜技术

一、胸腔镜下心脏二尖瓣置换术

(1)适应证　二尖瓣脱垂；二尖瓣狭窄或关闭不全。

(2)麻醉方式　双腔气管插管静吸复合全麻＋体外循环。

(3)手术体位　仰卧位，右侧躯体抬高 30°，右肩背下垫高、右上肢屈肘抬高摆放在患者头部上方的托手架上。

(4)手术切口　①观察孔：右侧腋中线第 5 肋间。②主操作切口：右侧锁骨中线第 4 肋间。③辅助操作切口：腋前线第 3 肋间。

(5)特殊用物　30°角胸腔镜手术系统及器械全套，一次性胸外除颤电极片，另备胸骨锯、测瓣器、相应瓣膜、切口保护套、二尖瓣微创拉钩。

手术步骤与手术配合见表25-5-1。

表25-5-1 胸腔镜下心脏二尖瓣置换术的手术步骤与手术配合

手术步骤	手术配合
1. 消毒胸腹部至大腿上1/3皮肤，铺无菌手术巾，于胸部和右侧腹股沟贴手术薄膜	递海绵钳钳夹碘伏纱球消毒皮肤，递手术巾，递手术薄膜两块，协助贴膜
2. 准备胸腔镜手术物品及器械	连接、检查、调节胸腔镜摄像系统、电切割系统，准备好微创器械
3. 右侧颈静脉插管引流上半身静脉血	递穿刺针、导丝、扩张管，递11号刀；递颈静脉插管，递9×24角针7号丝线固定
4. 暴露右侧股动静脉：沿腹股沟韧带中点下方2cm处向下做3～4cm直切口，切开皮肤、皮下组织及筋膜	递3条5-0血管缝线缝荷包；递细线引、小阻断管、小弯钳，待固定
5. 股静脉插管	递穿刺针、长导丝、扩张管，递11号刀；递股静脉插管
6. 股动脉插管	递穿刺针、短导丝、扩张管，递11号刀；递股动脉插管，递7号丝线固定导管，递布巾钳固定
7. 开始体外循环	
8. 在右侧腋中线第5肋间做一切口，依次切开胸壁各层组织，置入10.6mm穿刺套管经该套管放入胸腔镜	递15号刀切开皮肤，递10.6mm穿刺套管，递胸腔镜于穿刺套管内置入，观察胸腔
9. 在右侧锁骨中线第4肋间做一约3cm切口，依次切开胸壁各层组织，置入HK50/40～25/25硅胶切口保护套	递15号刀切开皮肤，递HK50/40～25/25硅胶切口保护套
10. 在右侧腋前线第3肋间做一切口，置入HK40/30～15/20硅胶切口保护套，经该切口置入抓钳或微创镊子	递15号刀切开皮肤，递HK40/30～15/20硅胶切口保护套
11. 镜下引导纵行切开心包，显露心脏	递血管钳夹起心包，递电刀笔切开心包，递3-0涤纶线悬吊心包
12. 于主动脉根部缝荷包线，插冠状动脉灌注针	递3-0血管缝线带垫片双头针缝荷包，递细线引，递细阻断管、小弯钳固定，递冠状动脉灌注管经荷包中央插入主动脉后收紧缝线、固定插管
13. 于右上肺静脉近心包处设置荷包线，于荷包中央切开肺静脉，插左心减压管	递4-0血管缝线双头针缝荷包，递细线引，递细阻断管、小弯钳固定，递11号刀切开，递左心减压管插入左房内后收紧缝线、固定插管
14. 阻断主动脉，灌注心肌保护液	递内镜主动脉阻断钳(Endo Gortic clamp)，经第三操作孔阻断升主动脉
15. 经房间沟左右心房交界面做左心房切口：牵开心房切口，显露左房腔	递无损伤镊夹持左心房、11号刀于左心房壁上做纵向长切口，递长组织剪扩大切口，递二尖瓣微创拉钩牵开、显露或在左房切口边缘用3-0涤纶线悬吊牵引
16. 距前瓣叶基部2～3mm处切除二尖瓣	递11号刀切开，递长组织剪沿瓣环剪除瓣膜
17. 二尖瓣置换	
①按二尖瓣环的3个弧形间断缝合	递带垫片6×14双头针2-0涤纶线褥式缝合10～15针，依次排列在缝线固定圈上
②测量瓣环，选择适当型号的人工瓣膜	递测瓣器测量，递人工瓣膜
③将缝线按3等份缝在人工瓣缝合环上，瓣膜就位，固定	递针线缝合，递小弯钳夹住缝线尾部；缝完全程后人工瓣膜就位，打结，递推结器
④检查瓣膜开放情况	递直角钳或试瓣器检查
18. 关闭左房切口	递双头针3-0血管缝线两条连续缝合左房切口

续表

手术步骤	手术配合
19. 开放主动脉，心脏复跳后撤离体外循环	同第十六章第二节“撤离体外循环”
20. 检查切口出血情况，核对器械，缝合心包，留置胸腔引流管	递止血纱，递 2-0 涤纶线缝合心包，递胸腔引流管
21. 手术完毕，退出胸腔镜，依次关闭胸腔切口及腹股沟切口	再次清点器械、物品，递 1-0 或 3-0 可吸收线连续缝合，逐层关闭切口

（吴展华 谢 庆）

二、胸腔镜下心包开窗术

(1)适应证 各种原因引起的黏液性心包炎。

(2)麻醉方式 全身麻醉。

(3)手术体位 侧卧位。

(4)手术切口 ①腋后线第 6 肋间；②腋前线第 3 肋间；③腋前线第 7 肋间。

手术步骤与手术配合见表 25-5-2。

表 25-5-2 胸腔镜下心包开窗术的手术步骤与手术配合

手术步骤	手术配合
1. 同本节“胸腔镜下肺大疱切除术”1～2	配合同本节“胸腔镜下肺大疱切除术”1～2
2. 于腋后线第 6 肋间做一 10mm 切口，置入10mm 穿刺套管	递 15 号刀切开皮肤，递 10mm 穿刺套管
3. 于穿刺套管内置入胸腔镜观察胸腔，检查心包积液情况	递胸腔镜观察胸腔
4. 做第 2 和第 3 切口，置入穿刺套管建立器械工作通道	递 15 号刀切开皮肤，递 10mm 穿刺套管
5. 避开膈神经提起心包，剪开心包，吸除心包内液体	递抓钳从第 2 切口置入提起心包，递电凝剪从第 3 切口置入剪开心包，虹吸吸出心包内积液送细菌学和细胞学检查
6. 心包切缘充分止血	递电刀电凝止血
7. 彻底检查手术野，冲洗胸腔	递生理盐水冲洗，递冲洗吸引器头吸净胸腔内液体
8. 恢复双肺通气；术侧肺完全膨胀后，于第 3 切口内置入胸腔管，其管端朝向心包	清点物品数目，取回胸腔镜及器械，递胸腔引流管
9. 配合同本节“胸腔镜下肺大疱切除术”10～11	配合同本节“胸腔镜下肺大疱切除术”10～11

三、胸腔镜下动脉导管结扎术

(1)适应证 单纯性动脉导管未闭儿童。

(2)麻醉方式 气管插管全麻。

(3)手术体位 侧卧位。

(4)手术切口 ①第 3 肋间后部；②第 4 肋间腋前线；③第 4 肋间腋中线。

手术步骤与手术配合见表 25-5-3。

表 25-5-3 胸腔镜下动脉导管结扎术的手术步骤与手术配合

手术步骤	手术配合
1. 同本节“胸腔镜下肺大疱切除术”1～2	配合同本节“胸腔镜下肺大疱切除术”1～2
2. 于第 3 肋间后部做一个 5mm 切口置入穿刺套管	递 15 号刀切开皮肤，递 5mm 穿刺套管

续表

手术步骤	手术配合
3. 于穿刺套管内置入内镜探查胸腔	递胸腔镜
4. 在内镜监视下做第 2 和第 3 个切口	递 15 号刀切开皮肤，递 5mm 穿刺套管于第 2 切口置入，递 10mm 穿刺套管于第 3 切口置入
5. 暴露动脉导管	递 60°肺拉钩将肺上叶压向下方
6. 确定动脉导管，剪开后纵隔胸膜	递电凝剪剪开后纵隔胸膜
7. 解剖、游离动脉导管与周围组织，分离动脉导管交接处血管组织，将动脉导管完全游离	递抓钳、分离钩
8. 结扎动脉导管，在第 2 切口置入钛夹施夹器，于动脉导管与主动脉连接处及靠近主动脉处各上 1 只钛夹结扎	递钛夹施夹器于第 2 切口通道置入，结扎动脉导管
9. 检查确认动脉导管完全阻断后去除肺拉钩	取回肺拉钩，递生理盐水冲洗胸腔
10. 彻底检查术野，冲洗胸腔	递冲洗吸引器头吸净胸腔内液体，清点物品数目
11. 恢复术侧肺通气，肺膨胀后于第 3 切口放置 2mm 胸腔引流管	递胸腔引流管
12. 同本节“胸腔镜下肺大疱切除术”10～11	配合同本节“胸腔镜下肺大疱切除术”10～11

四、胸腔镜下肺大疱切除术

(1)适应证　肺大疱。

(2)麻醉方式　气管插管全麻。

(3)手术体位　侧卧位，腰桥顶起第 7～9 肋间(双侧肺大疱切除手术，完成一侧手术后，再翻身进行另一侧手术)。

(4)手术切口　①腋中线第 8 或第 9 肋间；②腋前线第 3 或第 4 肋间；③肩胛线第 6 或第 7 肋间；④根据探查的结果而增加相应的切口。

手术步骤与手术配合见表 25-5-4。

表 25-5-4　胸腔镜下肺大疱切除术的手术步骤与手术配合

手术步骤	手术配合
1. 消毒皮肤，于术野贴手术薄膜	递海绵钳夹持碘伏纱球消毒皮肤，递手术薄膜，递干纱球垫 1 块协助贴膜
2. 准备胸腔镜物品	连接、检查及调节胸腔镜摄像系统、电切割系统和手术器械
3. 在腋中线第 8 或第 9 肋间做一个 12～15mm 长切口，依次切开胸壁各层组织，置入 10.5mm 穿刺套管	递 15 号刀切开皮肤，递小弯钳，递 10.5mm 穿刺套管
4. 于穿刺套管内放入胸腔镜	递胸腔镜于穿刺套管内置入观察胸腔
5. 在内镜的监视下于腋前线第 3 肋或第 4 肋间做一切口，置入 10.5mm 穿刺套管，经该套管置入肺钳，钳夹肺叶组织	递 15 号刀切开皮肤，递小弯钳，递 10.5mm 穿刺套管，递胸腔镜用肺钳
6. 于肩胛线第 6 或第 7 肋间做一切口，置入 10.5mm 套管，经该套管放入胸腔镜操作器械	递 15 号刀切开皮肤，递小弯钳分离、钳夹，递 10.5mm 穿刺套管
7. 根据胸腔镜探查结果，明确肺大疱位置数量及有蒂或宽基底大疱而做出具体的处理	
①单个肺大疱：在肺大疱根部钳夹、结扎或缝扎	递直角钳钳夹肺大疱根部，递 4 号或 7 号丝线或套索结扎，递推结器

续表

手术步骤	手术配合
②宽基底或多个大疱互相融合：用 Endo-GIA 处理切除肺大疱，连续缝合创面	递 Endo-GIA 切除肺大疱；递持针钳、5-0 聚丙烯线 8 字缝合缝合创面
8. 彻底检查手术野，冲洗胸腔	递生理盐水冲洗胸腔，递冲洗吸引器头吸净胸腔内液体，清点物品数目
9. 肺膨胀后于腋中线第 8 或第 9 肋间和腋前线第 3 或第 4 肋间切口分别置入胸腔引流管	递胸腔引流管，递大弯钳协助置管
10. 固定胸腔引流管	递有齿镊，递持针钳夹持 9×28 角针 7 号丝线缝合切口并固定引流管
11. 缝合、覆盖切口	递海绵钳钳夹乙醇纱球消毒皮肤；递有齿镊、持针钳、3-0 可吸收缝线缝合皮下各层；皮肤层递免缝切口贴覆盖，递敷料覆盖切口

五、胸腔镜下胸交感神经切除术

(1)适应证　雷诺现象、手汗症。

(2)麻醉方式　气管插管全麻。

(3)手术体位　侧卧位(完成一侧手术后再翻身进行另一侧手术)。

(4)手术切口　①腋中线第 6 肋间；②腋前线第 3 肋间；③腋中线第 4 肋间。

手术步骤与手术配合见表 25-5-5。

表 25-5-5　胸腔镜下胸交感神经切除术的手术步骤与手术配合

手术步骤	手术配合
1. 同本节“胸腔镜下肺大疱切除术”1～2	配合同本节“胸腔镜下肺大疱切除术”1～2
2. 在腋中线第 6 肋间处做一个 12mm 长切口，依次切开胸壁各层组织，置入 10.5mm 穿刺套管	递 15 号刀切开皮肤，递小弯钳，递 10.5mm 穿刺套管
3. 于穿刺套管内插入内镜观察胸腔，找出交感神经干所在位置	递胸腔镜观察胸腔
4. 在内镜监视下做第 2 和第 3 个切口，置入穿刺套管建立器械操作通道	递 15 号刀，在第 2 和第 3 个切口处切开皮肤，递 5mm 穿刺管套
5. 提起交感神经干表面的胸膜，剪开胸膜，完全暴露 C_2～C_5 交感神经干	递抓钳从第 3 切口放入提起交感神经干，递剪刀从第 2 切口放入剪开胸膜
6. 分离切断 C_2 与 C_1，C_5 与 C_6 交感神经干及与肋间神经之间的交通支	递分离铲
7. 彻底检查手术野，冲洗胸腔	递生理盐水冲洗，递冲洗吸引器吸净胸腔内液体
8. 肺膨胀后于第 3 切口放入胸腔引流管	递胸腔引流管
9. 同本节“胸腔镜下肺大疱切除术”10～11	配合同本节“胸腔镜下肺大疱切除术”10～11

六、胸腔镜下食管癌根治术

(1)适应证　早期食管癌，病变部位于上、中、下段(主动脉弓向下至肺静脉，肺静脉至贲门)，病变长度在 3cm 以内，胸部 CT 显示肿瘤无明显外侵。

(2)麻醉方式　双腔支气管导管气管插管全麻。

(3)手术体位　①左侧卧位，右上肢固定于麻醉架上(做胸段食管游离术)；②仰卧位(腹部切口做胃游离术，颈部切口做食管胃颈部端-侧吻合术)。

(4)手术切口

①胸部切口：一般采用4个切口，每个切口长约1.0cm。右腋后线与右肩胛线第6肋间；右腋中线与腋后线中点第7肋间；右腋前线与腋中线第6肋间；右腋前线与右锁骨中线第4肋间。第1个切口为放置胸腔镜镜头切口，第2、3切口作为操作切口，第4个切口作为肺牵引暴露切口。

②腹部切口：上腹部正中切口。

③颈部切口：左颈部胸锁乳突肌前缘下段切口。

(5)特殊用物　直线自动切割缝合器、自动牵开器、五爪形肺叶牵开器、超声刀、胸腔镜带吸引电凝钩、连发钛夹、剖胸包、剖腹包、灭菌安全套、8F导尿管。

手术步骤与手术配合见表25-5-6。

表25-5-6　胸腔镜下食管癌根治术的手术步骤与手术配合

手术步骤	手术配合
1. 消毒胸部皮肤，铺无菌手术巾，贴手术薄膜并与皮肤固定在术野周边	递海绵钳夹持碘伏纱球消毒皮肤；递无菌手术巾；递手术薄膜，递干纱垫1块协助贴膜
2. 准备胸腔镜手术物品及腹部、颈部手术器械	连接、检查、调节胸腔镜摄像系统、电切割系统，并准备好胸、腹、颈部手术器械
3. 胸腔镜下游离食管	
①于右腋后线与右肩胛线第6肋间皮肤处做一个约1cm切口，置入11mm穿刺套管	递15号刀切开皮肤，递小弯钳1把，递干纱垫1块拭血，递11mm穿刺套管
②经穿刺套管内置胸腔镜，探查胸腔情况。在内镜监视下，分别做胸部3个切口，于切口处置入穿刺套管	递0°或30°胸腔镜头探查胸腔；递15号刀切开皮肤，递小弯钳1把，递干纱垫1块拭血；分别递10mm穿刺套管于各切口置入
③探查胸腔后，向前方牵开肺叶，暴露后纵隔	递五爪形肺叶牵开器牵开、显露
④沿脊柱前纵行切开纵隔胸膜，游离奇静脉弓，结扎奇静脉，用直线自动切割缝合器切断奇静脉弓	递超声刀切开；递抓钳、7号丝线双重结扎奇静脉；递推结器协助打结；递直线自动切割缝合器切断
⑤分离松解右下肺韧带，并游离下段食管；吊起食管，在气管隆突下方将食管吊带穿过食管后牵拉食管	递钝性分离器分离，递抓钳协助；递8F导尿管悬吊食管
⑥自下而上分离食管，夹闭、切断供应食管血管	递电凝钩或剪刀锐性分离，递施夹器上钛夹夹闭，递超声刀切断血管
⑦分离隆突以上食管段，清除食管周围淋巴结	递分离钳分离；递剪刀切除并收集淋巴结送病检
⑧游离食管范围条索组织，上至胸膜顶，下至食管膈肌裂孔	递分离器或电凝钩分离、切断条索组织
⑨游离完成，将食管放回食管床。向胸腔内注入生理盐水。麻醉医生通过麻醉机呼吸气囊气道加压2.94～3.43kPa(30～35cmH_2O)膨胀右侧肺叶，以帮助外科医生检查肺漏气情况及气管、支气管有无损伤	递五爪形肺叶牵开器将肺叶向下压；递生理盐水灌注检测有无渗漏，若发现渗漏，用4-0可吸收线做连续缝合；递冲洗吸引器头吸净胸腔内液体
⑩彻底止血。肺膨胀后，于右腋中线第7肋间切口放置胸腔闭式引流管并固定；退出胸腔镜器械，拔除切口穿刺套管	清点手术物品数目。递胸腔闭式引流管，递大弯钳协助置管；递持针钳夹持9×28角针7号丝线缝合切口并固定引流管，连接水封瓶。取回胸腔镜器械
⑪缝合、覆盖切口	递海绵钳夹持乙醇纱球消毒皮肤；递有齿镊、持针钳夹带针3-0可吸收缝线缝合皮下各层，皮肤层递免缝切口贴及敷料覆盖(注意：胸腔镜下食管游离完成后，将患者置于仰卧位)
4. 腹部和颈部手术	(腹部组和颈部组手术医生同时进行手术)
①消毒腹部和颈部皮肤	递海绵钳夹持碘酒、乙醇纱球消毒腹部、颈部皮肤；递无菌巾，递手术薄膜，递干纱垫1块协助贴膜
②腹部手术——开腹游离胃体	

续表

手术步骤	手术配合
a. 沿上腹部正中线切开皮肤、皮下组织，切开腹白线及腹膜，显露腹腔	递乙醇消毒皮肤；递20号刀切开，递小弯钳1把，递干纱垫两块拭血，递电刀止血
b. 游离胃底、胃体至幽门，分别结扎胃短动脉、胃短静脉、胃左动脉、胃左静脉，并游离膈肌食管裂孔，将食管下段拖入腹腔	递腹部拉钩牵开，递中弯钳、剪刀锐性分离或电凝分离；分别递4号丝线结扎或持针钳夹持6×14圆针4号丝线加固缝扎止血
c. 于贲门处关闭贲门，切断食管与贲门连接，结扎食管下端并用灭菌安全套套牢，防肠管内容物溢出	递直线切割缝合器关闭、切断贲门；递中弯钳夹持双7号丝线结扎食管下端，递小弯钳钳夹线尾；递灭菌安全套套住食管
③颈部手术——行食管胃颈部端-侧吻合术	
a. 切开左侧胸锁乳突肌前缘皮肤、皮下组织	递乙醇消毒皮肤，递20号刀切开，递小弯钳1把，递干纱垫两块拭血
b. 分离胸锁乳突肌至左颈动脉鞘，于左颈动脉内侧游离颈下段食管，并过带提吊食管	递电凝器或超声刀锐性分离，递甲状腺拉钩两个牵开、显露术野；递吊带将食管吊起
c. 用胶管将胃从腹部经食管床拖至颈部，在食管上段切断食管，并行胃底、食管上段吻合(后壁行胃底浆肌层与食管肌层包埋缝合)	递大弯钳将食管提至颈部，递刀或组织剪剪断，收集切除组织送病检；递持针钳夹持6×14圆针4号丝线间断缝合或4-0可吸收缝线连续缝合
d. 于胃体下部与食管裂孔处缝合固定2针，以防胃缩至胸腔	递持针钳夹持6×14圆针1号丝线缝扎
e. 冲洗颈部切口，放置引流胶片，缝合切口	清点物品数目。递生理盐水冲洗，递胶片引流；递7×17圆针1号丝线缝合皮下组织，皮肤层递免缝胶布贴，并递敷料覆盖切口
5. 冲洗腹腔，逐层缝合腹部切口，覆盖切口	清点物品数目。递生理盐水冲洗腹腔，逐层缝合，递敷料覆盖

七、胸-腹腔镜联合食管癌根治术

(1)适应证　食管癌。

(2)麻醉方式　气管插管全麻。

(3)手术体位　左侧卧位或左侧(侧120°)俯卧位，仰卧位。

(4)手术切口　右胸入路。

(5)特殊用物　①内镜摄像显示系统，包括显示器、摄像系统、冷光源、气腹机；②胸腔镜、腹腔镜器械及相关操作器械、Hemo-lok钳；③超声刀系统；④常规食管癌开放手术器械；⑤血管缝线及各类止血材料；⑥各种型号的一次性切割缝合器。

手术步骤与手术配合见表25-5-7。

表25-5-7　胸-腹腔镜联合食管癌根治术的手术步骤与手术配合

手术步骤	手术配合
胸腔镜部分	体位：左侧卧位或左侧(侧120°)俯卧位，背侧靠近手术床缘。内镜系统置于患者左侧头端
1. 术前器械清点	洗手护士与巡回护士按常规开胸术进行术前器械清点，消毒，铺巾
2. 连接、测试腔镜设备	配合手术医生连接内镜系统、电刀、超声刀、吸引器等设备，并进行相关测试
3. 右胸入路	
①消毒皮肤，于术野贴手术薄膜	递海绵钳夹持乙醇纱球消毒；递含碘伏手术薄膜，递干纱垫1块协助贴膜
②经腋前线第7肋间做一小切口	递有齿镊、11号刀切皮，递电刀切凝后给10mm 30°胸腔镜镜头
③经腋前线第4肋间、右肩胛线第5肋间、腋后线第7或8肋间做一小切口	分别置入分离钳、肺叶钳和超声刀或10mm 30°镜头

续表

手术步骤	手术配合
4. 游离胸段食管，清扫食管周边的淋巴结，分离其周围组织，暴露奇静脉	在分离至根部时递推线器行7号丝线结扎，两端分别递Hemo-lok钳加强固定，递分离剪剪断奇静脉(或用45mm切割缝合器闭合切断)；再递Hemo-lok钳夹闭合右支气管动脉，递分离剪剪断右支气管动脉
5. 清扫淋巴结：游离胸段食管并打开膈肌，清扫食管胸上、中、下、旁、隆突下，左、右喉返神经旁淋巴结	递腔镜用的分离钳、分离剪、止血用超声刀或加长电刀
6. 冲洗胸腔	递吸引管
7. 放置胸腔闭式引流管	彻底止血后递36号胸腔闭式引流管
8. 关闭胸腔	及时回收胸腔镜器械，共同清点器械物品，无误后关闭胸部操作孔
腹腔镜部分	体位：平卧位，头高脚低30°或平卧位，双下肢张开45°，颈下垫软枕
1. 术前器械清点	洗手护士与巡回护士按常规腹腔手术进行术前器械清点，消毒，铺巾
2. 连接、测试腔镜设备	配合手术医生连接内镜系统、电刀、超声刀、吸引器等设备，并进行相关测试
3. 手术切口	
①消毒皮肤，于术野贴手术薄膜	递海绵钳夹持乙醇纱球消毒；递含碘伏手术薄膜，递干纱垫1块协助贴膜
②按腹腔镜下胃肠手术方式，分别在脐下方，左、右肋弓下，锁骨中线和腋前线做2个10mm和2个5mm切口	递气腹针，其进入腹腔后充二氧化碳气体，压力维持在1.6～1.8kPa(12～14mmHg)；分别置入5mm或10mm 30°腹腔镜头，递分离钳、抓钳和超声刀
4. 游离胃，清扫胃左血管周围淋巴结	递超声刀游离胃，递Hemo-lok钳夹闭合胃左动、静脉，保留胃网膜右血管；递腔镜用的分离钳、分离剪，递超声刀或加长电刀止血
5. 游离食管腹段与右胸腔相通	递11号刀在脐上切一4cm的小切口，将食管-胃拉出，打开膈肌裂孔
6. 游离并切断颈段食管	
①切开颈部切口	递11号刀
②游离并切断颈段食管	递分离钳、分离剪、抓钳，递超声刀止血
7. 胃、食管端-侧吻合，将胃拉至颈部，按食管癌根治术常规	用吻合器则递适用型号的一次性吻合器；用手工行胃、食管端-侧吻合则按食管癌根治术常规配合，巡回护士配合调整胃管和营养管并妥善固定
8. 关闭颈部和腹部切口	冲洗腹腔及颈部。巡回护士与器械护士共同清点器械与物品，关闭颈部和腹部切口

（王　玫）

第六节　膝(踝)关节镜技术

一、膝关节镜下盘状半月板部分切除术

(1)适应证　盘状半月板破裂。

(2)麻醉方式　硬膜外麻醉。

(3)手术体位　仰卧位，操作时将患肢轻度外展，屈膝垂于床旁。

(4)手术切口　①膝前内侧入口：于内侧关节线上1cm与髌腱内侧缘1cm交界处。②膝前外侧入口：于外侧膝关节线上1cm与髌腱外侧缘1cm的交界处。③膝外上侧入口：于髌骨外上角上方2.5cm股四头肌腱外缘。④膝后内侧入口：于内侧副韧带后方、后内侧关节线上1cm，股骨后内髁缘后1cm处。

(5)特殊用物　关节镜检查仪器及镜头(图25-6-1)、电脑气压止血带、带导管手术薄膜。

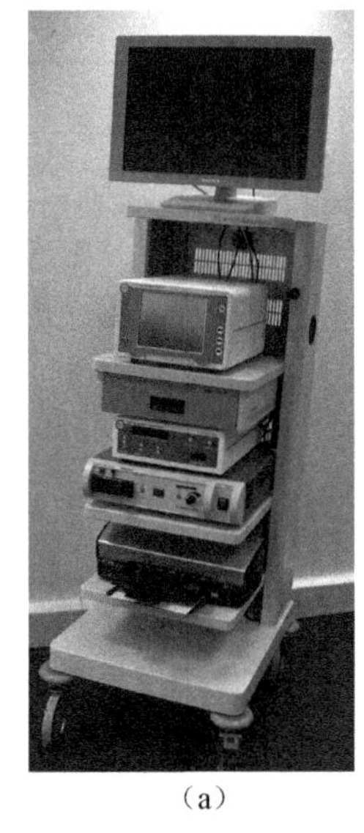
(a)

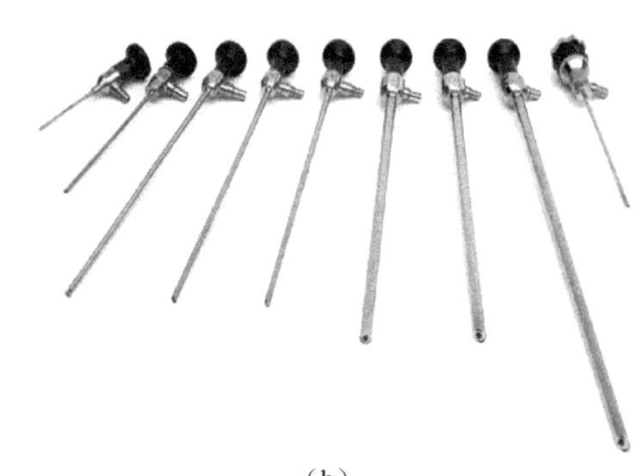
(b)

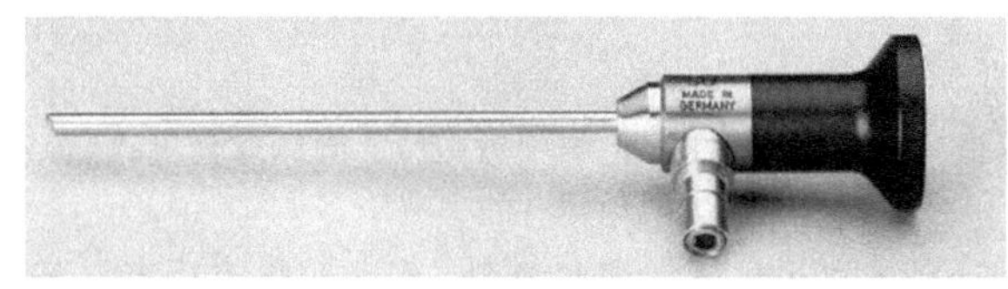

(c)

图 25-6-1 关节镜检查仪器及镜头

手术步骤与手术配合见表 25-6-1。

表 25-6-1 膝关节镜下盘状半月板部分切除术的手术步骤与手术配合

手术步骤	手术配合
1. 消毒皮肤,患肢上止血带,于术野贴手术薄膜	递消毒钳夹持乙醇纱球再次消毒;递手术薄膜,递干纱垫 1 块协助贴膜
2. 准备膝关节镜物品	连接、检查、调节关节镜摄像系统及灌注系统、冷光源、动力系统
3. 抬高下肢,准备驱血	递治疗巾、驱血带
4. 膝前外、前内入口,于皮肤切一小口,置入关节镜	递 30°镜头,校正白平衡;递 11 号刀切开,递套管、穿刺器
5. 观察关节腔,关节腔充分灌注,确保镜下术野清晰	递进出水胶管,连接灌注管与输液袋(生理盐水 3000mL/袋),开放输液管开关持续灌注
6. 在关节镜监视下,探查半月板损伤情况,测试其张力	递探勾探查,牵拉半月板测试张力
7. 切除前部外侧盘状半月板	递直蓝剪钳(或左右弯)修剪半月板,递 90°蓝剪钳修整前缘
8. 切除后方盘状半月板残块,保留约 8mm 宽的半月板外缘	递蓝剪钳切除,递活检钳或髓核钳取出残块
9. 充分灌注关节腔,检查手术创面,彻底吸引	生理盐水持续冲洗,吸引关节腔冲洗液
10. 缝合切口,加压包扎	退出镜头;递消毒钳夹持酒精纱球消毒皮肤,递 6×17 角针 1 号线皮内缝合;递棉垫、弹力绷带加压包扎

二、膝关节镜下交叉韧带重建术

(1)适应证 前交叉韧带完全断裂、职业和特殊要求运动员。

(2)麻醉方式 硬膜外麻醉。

(3)手术体位 仰卧位,患膝 90°自然垂放。

(4)手术切口 ①膝前内、前外侧入口;②平胫骨结节内侧 1cm 做一切口。

(5)特殊用物 电脑气压止血带、带导管手术薄膜。

1. 膝关节镜下前交叉韧带重建术

手术步骤与手术配合见表25-6-2。

表25-6-2 膝关节镜下前交叉韧带重建术的手术步骤与手术配合

手术步骤	手术配合
1. 膝前内、前外侧入口,观察关节腔	配合同本节“膝关节镜下盘状半月板部分切除术”1～5
2. 常规检查,先行半月板修复	递蓝剪钳修整、咬切半月板
3. 明确前交叉韧带断裂:髁间窝外侧壁及平台前侧清创,切除残余的大部分韧带和增生滑膜,清晰显露韧带重建入口处	递电动刨削系统清理滑膜
4. 移植物的准备:“骨-腱-骨”①	
①髌腱旁正中纵切口:上起髌尖部,下至胫骨结节处,长7～8cm,逐层切开到髌腱	递20号刀切开皮肤,递有齿镊两把协助
②根据髌腱宽度切取髌腱中1/3部的“骨-腱-骨”复合体	递骨刀、骨锤凿取骨腱骨
③修整“骨-腱-骨”复合体	递尖嘴咬骨钳修整骨头
④将两端头骨块放入测量套管,并顺利通过	递ϕ9mm测量套管(最常用)
⑤在两端骨块中点(距骨边缘约0.5cm)垂直骨皮质分别钻孔ϕ1.5mm,并穿过牵引导线	递1.5mm克氏针,递电钻钻孔;递2号可吸收缝线缝牵引线,不剪线
5. 前交叉韧带重建	
①定位、钻胫骨隧道:前内侧入口行胫骨隧道定位(隧道内口位于外侧半月板前角延长线上、胫骨髁间棘之间、后交叉韧带前7mm,隧道外口位于胫骨隆起的内侧2cm)。隧道与胫骨轴成55°,隧道直径与移植物直径相同	递定位器调至55°,电钻装2mm克氏针
②撤出定位器,留置克氏针	递钻头钥匙,拔出定位器
③钻制骨道:沿克氏针放入ϕ9mm空心钻(钻头直径大小与移植物相同)	递9mm空心钻头、电钻
④钻入导针:股骨隧道内口位于髁间窝前交叉足迹(右膝9点、左膝3点),导针从大腿前外侧穿出,隧道直径与移植物直径相同	递固定器,电钻装上带鼻孔长导针
⑤清理骨道内残渣,检查骨道四壁的完整性	递刨削刀或髓核钳清理骨道
⑥在关节镜监视下,将“骨-腱-骨”的牵引线穿入导针尾部的纫线孔内,引导针线从胫骨隧道引入股骨隧道,将移植物通过胫骨、股骨隧道	递准备好的移植物
⑦放入导针,沿导针拧入可吸收挤压螺钉,固定	递导针(1.2mm克氏针),将股骨骨道内的骨块装上可吸收挤压螺钉
⑧屈膝30°拉紧移植物,固定胫骨骨道内的骨块	递导针(1.2mm克氏针),将胫骨骨道内的骨块装上可吸收挤压螺钉
6. Lachman试验、前抽屉试验阴性,冲洗关节腔	
7. 缝合切口,患肢全长用棉垫弹力绷带加压包扎	递消毒钳夹持乙醇纱球消毒皮肤,递6×17角针1号线皮内缝合,递棉垫、弹力绷带加压包扎

①“骨-腱-骨”是目前最常用的移植物(图25-6-2),取髌腱中1/3作为移植物,其张力是正常ACL的1.5～2倍,刚度是3倍,两端的骨块易于固定和早期愈合。

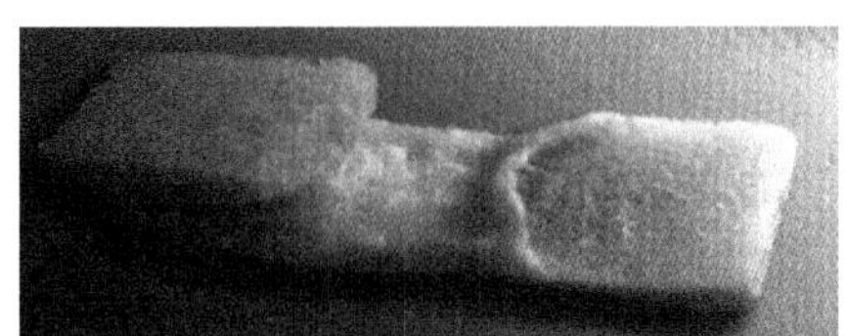

图 25-6-2 骨-腱-骨

2. 膝关节镜下后交叉韧带重建术

手术步骤与手术配合见表 25-6-3。

表 25-6-3 膝关节镜下后交叉韧带重建术的手术步骤与手术配合

手术步骤	手术配合
1. 膝前内、前外侧入口,修复半月板	配合同本节“膝关节镜下前交叉韧带重建术”1～2
2. 明确后交叉韧带断裂:镜下探查,明确诊断,排除合并伤。行髁间窝内侧壁及平台后侧清创,适当切除残余的韧带和增生滑膜,清晰显露韧带重建入口处	递电动刨削系统清理滑膜
3. 移植物准备	
①于侧胫骨结节内侧缘半腱肌腱附着处纵行切开皮肤长约 1.5cm	递有齿镊、20 号刀切开皮肤
②显露半腱肌腱,将开口肌腱剥离器套入半腱肌腱,顺肌腱向近端推剥至肌腱肌腹交界处,向前下拉紧肌腱远端,向后上推压旋转肌腱剥离器切断肌腱	递小拉钩牵开、显露,递中弯钳撑开;递开口螺旋肌腱剥离器、组织剪游离
③清理残余肌肉组织	递 20 号刀刮除肌肉组织
④对折肌腱,用套辫法缝合肌腱两侧	递 2 号可吸收线连续套缝
4. 后交叉韧带重建	
①定位、钻胫骨隧道:屈膝 90°,后交叉韧带用胫骨定位器定位,自胫骨结节内侧缘 1cm、平台下 3.0cm,至平台后缘中线或后缘中线下 0.5cm 钻取 ϕ8～10mm 的胫骨隧道	递胫骨定位器调至 55°,ϕ2mm 克氏针电钻隧道;递 ϕ8～10mm 胫骨空心钻头
②钻股骨隧道:后交叉韧带用股骨定位器定位,于股骨髁内上方至髁间窝内侧壁后交叉附着点前缘中点钻取 ϕ8～10mm 的股骨隧道	递股骨定位器调至 55°,ϕ2mm 克氏针电钻隧道;递 ϕ8～10mm 股骨空心钻头
③将 ϕ0.8mm、长约 30cm 的钢丝对折,由胫骨隧道外口穿入、胫前内侧口穿出	递 ϕ0.8mm、长约 30cm 的钢丝 3 股
④将第 2 根同样的钢丝由股骨隧道外口穿入、膝前内侧口穿出	递 ϕ0.8mm、长约 30cm 的钢丝 3 股
⑤移植物牵引出隧道口:将移植物近端牵引线穿入第 1 根钢丝套圈,拉回钢丝,将重建韧带由胫骨隧道入;在推线器辅助下,牵引线引导移植物通过胫骨隧道与股骨隧道后牵引出隧道口,从股骨隧道外口牵出	递准备好的移植物
⑥胫骨隧道外口安装可吸收空心挤压螺钉:屈膝 70°,胫骨平台前移时拉紧牵引线,于胫骨隧道外口拧入可吸收空心挤压螺钉,螺钉末端与隧道内口平齐	递导针(1.2mm 克氏针)、8mm×30mm 或 9mm 可吸收空心挤压螺钉,安装
⑦股骨隧道内口安装可吸收空心挤压螺钉:于股骨隧道外口向内口方向拧入,与髁间窝内侧壁平齐	递导针(1.2mm 克氏针)、7mm×25mm 可吸收空心挤压螺钉,安装
5. 探查张力,冲洗关节腔,缝合切口	配合同本节“膝关节镜下前交叉韧带重建术”6～7

三、踝关节镜检查术

(1)适应证　距骨剥脱性骨软骨炎、游离体、滑膜炎、关节炎等。

(2)麻醉方式　硬膜外麻醉。

(3)手术体位　仰卧位。

(4)手术切口　①前外侧入口;②前内侧入口;③后外侧入口。

(5)特殊用物　电脑气压止血带、2.7mm关节镜头。

手术步骤与手术配合见表25-6-4。

表25-6-4　踝关节镜检查术的手术步骤与手术配合

手术步骤	手术配合
1. 消毒皮肤,患肢上止血带,于术野贴手术薄膜	递消毒钳夹持酒精纱球再次消毒,递手术薄膜,递干纱垫1块协助贴膜
2. 准备踝关节镜物品	连接、检查、调节关节镜摄像系统,冷光源、动力系统、灌注系统
3. 抬高下肢,准备驱血	递治疗巾、驱血带
4. 踝关节入路有3个	
①前外侧入口:位于第3腓骨肌肌腱外侧的胫距关节水平	递2.7mm镜头,校正白平衡
②前内侧入口:位于胫前肌肌腱内侧的关节线上	
③后外侧入口:位于关节线水平、跟腱的外侧	
5. 做好牵引	递绷带
6. 于选定的前内侧入口处,向关节中点穿入腰穿针,注入20mL盐水,扩大关节间隙	递9号腰穿针,递20mL注射器注生理盐水
7. 于关节线上做一个5mm的纵行切口	递11号刀切开;递与注射器连接的扩张管,经内侧入口注水维持关节膨胀
8. 钝穿刺锥和套管经前外侧关节囊进入关节腔中部	递套管、钝穿刺器
9. 清除滑膜部分:从两个入口交替用关节镜观察及切除滑膜	递刨削刀清除
10. 关节镜检查结束,充分冲洗关节腔	
11. 退出镜头,缝合切口	递消毒钳夹持乙醇纱球消毒皮肤,递6×17角针1号线皮内缝合,递棉垫、弹力绷带加压包扎

（郑　颖）

第七节　椎间盘镜技术

本节仅介绍椎间盘镜下髓核摘除术。

(1)适应证　椎间盘突出症。

(2)麻醉方式　全身麻醉。

(3)手术体位　俯卧位。

(4)手术切口　以定位标志为中心,于后正中旁开1.5cm处做一1.6cm切口。

(5)特殊用物　椎间盘镜手术系统及器械全套、C-臂X线机(可透过X线的手术床)。

手术步骤与手术配合见表25-7-1。

表 25-7-1 椎间盘镜下髓核摘除术的手术步骤与手术配合

手术步骤	手术配合
1. 消毒皮肤，于术野贴手术薄膜	递海绵钳夹持碘伏纱球消毒；递手术薄膜，递干纱垫 1 块协助贴膜
2. 准备椎间盘镜物品	连接、检查、调节好内镜手术系统
3. 在 C-臂 X 线机监视下，在椎间盘间隙上方插入 2.0 号克氏针	递 2.0 号克氏针
4. 在克氏针入口处做一平行于中线的切口	取回克氏针，递 15 号刀切开皮肤
5. X 线辅助将定位针从切口插入至一个椎体板下缘、穿透腰背筋膜	递定位针从切口插入
6. 沿定位针插入第 1 号肌肉扩张管至椎板下缘，用 C-臂 X 线机辅助定位将肌肉扩张管置于骨膜平面	递 5.3mm 肌肉扩张管，取回定位针
7. 扩张组织，将第 2、3、4 号肌肉扩张管沿第 1 号肌肉扩张管依次插入至椎板	按顺序递 9.4mm、12.8mm 及 14.6mm 肌肉扩张管
8. 建立工作通道管	递通道管，递自由臂与通道管连接，并将其接到手术床导轨上
9. 放置椎间盘内镜	递椎间盘内镜插入通道管并锁定，固定自由臂
10. 剥离椎板间隙软组织，扩大通道管操作空间	递髓核钳剥离软组织，递电凝钩止血
11. 椎板开窗	递椎板咬骨钳
12. 剥离、切除黄韧带	递小弯刮匙将黄韧带打开，递髓核钳或枪状钳咬除黄韧带
13. 剥离神经根，分离、剪断硬膜外静脉	递神经剥离匙、提钩形吸引管或递双极电凝剪剪断硬膜外静脉
14. 摘除椎间盘髓核	递神经拉钩保护神经根，递 11 号刀片切开纤维环，递髓核钳摘除突出髓核
15. 检查手术创面，确认神经根完全松解	递生理盐水冲洗椎间隙
16. 退出椎间盘镜	清点器械、纱球等数目
17. 缝合切口	递乙醇纱球消毒皮肤，递持针钳夹持 8×28 角针 1 号线缝合皮肤
18. 覆盖切口	递海绵钳夹持乙醇纱球消毒，递敷料覆盖切口

第八节 膀胱镜技术

一、膀胱镜检查术

(1)适应证 经常规、B 超、X 线等检查仍不能明确诊断的膀胱、尿道及上尿路疾病，血尿原因及出血部位的确定，膀胱肿瘤的部位、数目、大小及性质的确定，膀胱内异物、结石的确定及取出。

(2)麻醉方式 局部麻醉或硬膜外麻醉。

(3)手术体位 膀胱截石位。

(4)特殊用物 膀胱镜、膀胱活检钳、膀胱异物钳、碎石钳、输尿管导管等。

手术步骤与手术配合见表 25-8-1。

表 25-8-1 膀胱镜检查术的手术步骤与手术配合

手术步骤	手术配合
1. 消毒会阴部皮肤，铺无菌手术巾	递海绵钳夹持消毒纱球消毒会阴部皮肤，递无菌手术巾
2. 局部黏膜麻醉	

续表

手术步骤	手术配合
①男性患者：经尿道口注入10～20mL局部麻醉药液，停留约5min	递吸有2%利多卡因20mL注射器
②女性患者：以无菌棉签浸2%利多卡因插入尿道	递蘸有2%利多卡因的棉签涂于尿道黏膜
3. 以生理盐水冲洗膀胱及其附属配件，清除附着的消毒剂，避免其对尿道黏膜的刺激	递生理盐水冲洗(若为环氧乙烷消毒，此步骤省略)
4. 调节冷光源导光纤维束的亮度及连接膀胱镜灌注管	连接膀胱镜冷光源导光纤维束，连接膀胱镜灌注管(注意：灌注管内不能有气泡，以免进入膀胱影响医生的视野)
5. 润滑膀胱镜镜鞘	递润滑剂(液状石蜡)
6. 经尿道口插入膀胱镜，取出闭孔器，换上观察镜，观察膀胱内情况	取回闭孔器，递观察镜
7. 根据病情的具体情况做相应的技术操作	
①输尿管逆行插管：以输尿管导管经操作器行输尿管插管	递输尿管导管，分清楚左、右不同颜色，插管成功后用试管分别收集左或右肾盂尿液送实验室检查
②膀胱内新生物活检：以膀胱镜活检钳从操作器中进入膀胱，夹取新生物送病理检查	递膀胱镜活检钳，将取出的膀胱内新生物收集放入专用瓶内送病理检查
③膀胱内异物取出：以异物钳从操作器中进入膀胱将异物取出	递膀胱镜异物钳
④膀胱碎石术：退出膀胱镜，换上已接入70°观察镜的碎石钳经尿道口进入膀胱内，将膀胱内结石钳碎，以Ellik冲洗器将碎石冲出	取回膀胱镜放置于器械台上，递碎石钳并连接好纤维导光束及冲洗连接管
8. 手术完毕，将膀胱内液体排空，取出膀胱观察镜，换闭孔器，退出膀胱镜	取回膀胱镜，递闭孔器，关闭冷光源，小心放好导光纤维束

二、荧光膀胱镜下经尿道膀胱肿瘤电切术

(1)适应证　非肌层浸润性膀胱癌。

(2)麻醉方式　硬膜外阻滞。

(3)手术体位　截石位。

(4)特殊用物　镜头30°、70°，膀胱活检钳，电切镜，细电切攀。

手术步骤与手术配合见表25-8-2。

表25-8-2　荧光膀胱镜下经尿道膀胱肿瘤电切术手术步骤与手术配合

手术步骤	手术配合
1. 消毒皮肤	配合同本节“膀胱镜检查术”1
2. D-LIHGT系统行膀胱镜检	开启D-LIHGT系统，连接导光纤维束，调节冷光源光源亮度，连接摄像系统，准备好电切镜
3. 润滑电切镜鞘，直视下沿尿道走行方向缓慢进入	递润滑剂
4. 辨认荧光阳性区域，电切有荧光反应的肿瘤组织和可疑病变区域(方法同TURB术)	开启荧光光源，协助术者随时取出粘在电切环上的组织碎片
5. 再次荧光镜检查，将发荧光的组织全部切除或电灼，送病理检查	递Ellik冲洗并协助，收集组织碎片送病理 取回电切镜，关闭所有机器电源
6. 放置22F三腔导尿管	递导尿管、尿袋，递注射器抽取20mL生理盐水注入气囊

第九节 输尿管镜技术

(1)适应证

①用于检查:不明原因的输尿管狭窄或梗阻;上尿路原位癌;突发性上尿路血尿;肾盂或输尿管肿瘤非根治性切除术后定期检查;上尿路造影发现未确诊的充盈缺损。

②用于治疗:输尿管结石;肾盂、输尿管异物(肾造瘘管、输尿管支架管断裂);输尿管狭窄。

(2)麻醉方式 硬膜外麻醉。

(3)手术体位 膀胱截石位。

(4)特殊用物 输尿管镜,输尿管开口扩张器(金属橄榄头扩张器、气囊扩张器),碎石器(弹道碎石器、液电碎石器、激光碎石器),输尿管导管,双J管,导丝,套石网篮,液压灌注泵及生理盐水,C-臂X线机。

一、输尿管镜检查术

手术步骤与手术配合见表25-9-1。

表25-9-1 输尿管镜检查术的手术步骤与手术配合

手术步骤	手术配合
1. 消毒皮肤	配合同本节“膀胱镜检查术”1
2. 铺无菌巾、C-臂X线机保护套	递无菌巾和无菌C-臂X线机保护套
3. 冲洗输尿管镜及配件	递生理盐水
4. 检查、调试输尿管镜、冷光源、液压灌注泵、C-臂X线机等性能	连接输尿管镜系统及调节液压灌注泵,设定灌注压力13.3～20kPa、流量200mL/min。术中灌注液必须随时添加,不能让胶管内抽入空气,以免影响视野
5. 插输尿管镜,润滑输尿管镜,按尿道走向进入膀胱寻找输尿管开口,在输尿管镜直视下插入导丝于输尿管内,将输尿管镜沿导丝插入输尿管内。如果输尿管开口狭窄,输尿管镜不能直接插入输尿管内,须行输尿管开口扩张术,退出输尿管镜而留下导丝,换上膀胱镜从尿道口插入,用金属橄榄头扩张器或气囊扩张器扩张输尿管开口	递润滑剂,递导丝在输尿管镜直视下插入输尿管内;取回输尿管镜,递膀胱镜,按术者要求递金属橄榄头扩张器或气囊扩张器扩张输尿管开口
6. 输尿管开口扩张后,退出膀胱镜,插入输尿管镜进入输尿管,到达病变部位进行诊断性或治疗性的操作	取回膀胱镜及扩张器置于手术器械台上,递输尿管镜
①输尿管镜下取石或碎石术	
a. 小结石:用输尿管镜取石钳或套石网篮将结石取出或套出	递输尿管镜取石钳或套石网篮
b. 较大结石:用碎石器进行碎石,将结石击碎后再用取石钳取出,或将结石粉碎后待自然排出	递碎石器从输尿管镜插入碎石,递取石钳取出结石
c. 插入输尿管双J导管做内引流	递导丝从输尿管镜插入至肾盂,递双J管沿导丝将双J管插入并递上推管将双J管推至合适位置,取回退出的导丝
②肾盂、输尿管异物取出术	递异物钳从输尿管镜工作通道插入,钳夹取出异物
③输尿管狭窄扩张术	
a. 用气囊扩张器经输尿管镜插入至狭窄部位,向囊内注入生理盐水扩张狭窄部;扩张后放出气囊内液体,退出气囊扩张器,放置输尿管内支架管	递气囊扩张器,用加压注射器缓慢注入生理盐水于气囊,速度约0.5mL/min,充液后保持10min,再放出气囊内液体;递输尿管内支架管

续表

手术步骤	手术配合
b. 沿导丝将输尿管镜向上推进超过狭窄部，观察狭窄部以上输尿管情况，放置输尿管内支架管	根据术者需要递输尿管内支架管
④输尿管镜下取活检术：用异物钳经输尿管镜将输尿管新生物钳夹取出，插入输尿管导管做内引流	递异物钳，将取出的新生物组织收集放入专用瓶内，送病理检查；递输尿管导管插入
7. 手术结束，退出输尿管镜，留置导尿管	取回输尿管镜，递气囊导尿管，关闭冷光源及灌注系统，递双腔气囊导尿管，连接引流袋

二、输尿管镜下钬激光碎石术

特殊用物：输尿管镜、钬激光机器、激光光纤、Guide-Wire（斑马导丝）。

手术步骤与手术配合见表 25-9-2。

表 25-9-2　输尿管镜下钬激光碎石术的手术步骤与手术配合

手术步骤	手术配合
1. 进入膀胱，观察输尿管开口	协助消毒、铺无菌巾。连接好光源、摄像系统；开启水泵，用专用水泵水管连接冲洗盐水
2. 将输尿管镜进入输尿管，检查、确认结石位置	递输尿管镜、输尿管导管，递液状石蜡润滑；查看结石位置
3. 通过输尿管镜工作通道，将激光光纤送达结石处，触及激光进行碎石	递激光光纤，开启钬激光，调好参数，连接激光头，碎石
4. 取结石。将输尿管上段较大不能往下取出的结石推入肾内，用体外冲击波碎石术（ESWL）或采用经皮肾镜取石术（PCNL）取出	递取石钳或套石篮取小结石，递小杯或干纱布装碎石
5. 于输尿管内放置双 J 管	递导丝从输尿管镜插入至肾盂，递双 J 管沿导丝插入并递上顶管将双 J 管推至合适的位置，取回退回导丝
6. 放置气囊导尿管	递导尿管、尿袋，递注射器抽取 20mL 生理盐水注入气囊固定，关闭所有机器电源

三、纤维输尿管软镜钬激光碎石术

特殊用物：硬式输尿管镜、软式输尿管镜、钬激光机器、激光光纤、输尿管扩张器（扩张导管、扩张鞘）。

手术步骤与手术配合见表 25-9-3。

表 25-9-3　纤维输尿管软镜钬激光碎石术的手术步骤与手术配合

手术步骤	手术配合
1. 插入硬式输尿管镜，将导丝放于输尿管结石以下或者肾盂内，保留导丝，退出输尿管镜	协助消毒、铺无菌巾。连接好光源、摄像系统；开启水泵，用专用水泵水管连接冲洗盐水；递润滑过的输尿管硬镜及导丝
2. 拉直导丝，根据进镜长度将输尿管扩张器插入输尿管的预定位置，保留导丝，抽出扩张导管，保留扩张鞘	递输尿管扩张导管和扩张鞘，递液状石蜡润滑；取回输尿管硬镜和扩张导管
3. 将软式输尿管镜沿扩张鞘插入至预定目标，调整扩张鞘位置，激光碎石	递软式输尿管镜，递液状石蜡润滑；开启钬激光，调好参数，连接激光光纤，碎石

续表

手术步骤	手术配合
4. 取结石	递取石钳或套石篮取石，递小杯或干纱布装碎石
5. 碎石完毕，保留导丝，退出软式输尿管镜和扩张鞘，沿导丝留置双J管	取回软式输尿管镜、扩张鞘；递双J管和顶管；取回导丝和顶管；递导尿管、尿袋，递注射器抽取20mL生理盐水注入气囊固定；关闭所有机器电源

（王 尉 吴 鹏）

第十节 经皮肾镜技术

(1)适应证 各种梗阻性及不明原因的肾积液；手术后上尿路梗阻、狭窄、闭锁，感染积脓；ESWL术后石街或肾内残留结石；多发性结石、铸型结石或鹿角型结石，尤其是经开放手术后复发性结石。

(2)麻醉方式 单独经皮造口术，局部麻醉；经皮肾镜取石或经皮肾镜碎石，全身麻醉或硬膜外麻醉。

(3)手术体位 俯卧位或侧卧位。

(4)手术切口 第12肋下腋后线皮肤穿刺进入。

(5)特殊用物 18号穿刺针、筋膜扩张器1套(8F～30F)、导丝、输尿管导管、C-臂X线机、肾镜、取石钳、冷光源、导光纤维束、灌注泵、造口管等。

一、经皮肾镜造口术(PCN)

手术步骤与手术配合见表25-10-1。

表25-10-1 经皮肾镜造口术的手术步骤与手术配合

手术步骤	手术配合
1. 消毒皮肤	递海绵钳夹持碘伏纱球消毒皮肤
2. 铺无菌巾、无菌C-臂X线机保护套	递无菌巾，递无菌C-臂X线机保护套
3. 经皮穿刺进入肾内，拔出针芯，有尿液流出	递穿刺针穿刺，取回穿刺针芯
4. 探查肾盏，经C-臂X线机透视观察肾盂、肾盏情况，穿刺针位置	递装有36%泛影葡胺10～30mL的注射器从穿刺针注入
5. 将导丝从穿刺针鞘中插入肾内，退出穿刺针鞘，导丝留在穿刺针孔内	递导丝，取回穿刺套管针鞘
6. 扩张肾造口通道至所需直径	依次递6～30F筋膜扩张器套入导丝做通道扩张
7. 退出扩张管，留置扩张管鞘，从鞘内插入造口管进入肾收集系统，X线下证实PVC管放置位置	递PVC管沿导丝从鞘内插入至肾收集系统内
8. 固定造口管，缝合皮肤，覆盖切口	递有齿镊，递持针钳夹持9×24角针4号丝线在造口旁穿过皮肤，并缠绕打结固定造口管；造口管引出端连接引流袋，递敷料覆盖切口

二、经皮肾镜取石(碎石)术(PCNL)

手术步骤与手术配合见表25-10-2。

表25-10-2 经皮肾镜取石(碎石)术的手术步骤与手术配合

手术步骤	手术配合
1. 同本节“经皮肾镜造口术”1～5	配合同本节“经皮肾镜造口术”1～5
2. 将导丝在C-臂X线机下经肾盂插入输尿管内做安全导丝，退出扩张管芯，留置扩张管鞘	递导丝、扩张管，取回扩张管芯放于手术器械台上

续表

手术步骤	手术配合
3. 将肾镜从扩张管鞘插入，观察肾内情况	将肾镜与导光纤维束连接，调节冷光源亮度及连接灌洗液管
4. 视肾内结石大小和形态决定取石方法	
① 套石法：用套石网篮将结石套住拉出	递套石网篮
② 钳石法：用取石钳将结石钳夹取出	递鳄嘴式取石钳或三爪取石钳
③碎石法：用弹道碎石器或超声碎石器或激光碎石器将结石击碎，<3mm 结石可随冲洗液流出，大的结石用取石钳取出	递弹道碎石器；递取石钳将结石取出并将结石碎块收集
5. 退出肾镜	取回肾镜并摆放于手术器械台上
6. 沿安全导丝放置有多个侧孔的造瘘管，将其前端进入输尿管上段以扩张肾盂输尿管连接部	递造口管
7. 将导丝退出，缝合戳孔并固定造口管接引流袋	接导丝，递持针钳夹持 9×24 角针 4 号丝线缝合固定造口管，并连接引流袋
8. 覆盖切口	递敷料贴覆盖

三、经皮肾微造口取石术

(1)适应证　肾结石，输尿管上段结石，肾结石有开放手术史再复发或残留结石，体外冲击波治疗失败的上尿路结石。

(2)麻醉方式　全身麻醉。

(3)手术体位　膀胱截石位，行输尿管插管后改俯卧位。

(4)手术切口　第 12 肋下缘与腋后线交界处作为穿刺点。

(5)特殊用物　C-臂 X 线机、输尿管镜、气压弹道碎石器、液压灌注泵、斑马导丝、5F 输尿管导管、输尿管取石钳、筋膜扩张器 1 套、18 号经皮肾穿刺针、76%泛影葡胺造影剂。

手术步骤与手术配合见表 25-10-3。

表 25-10-3　经皮肾微造口取石术的手术步骤与手术配合

手术步骤	手术配合
1. 膀胱截石位做患侧输尿管插管。消毒会阴部，铺无菌手术巾	递海绵钳夹持碘伏纱块消毒，递无菌手术巾，铺单
2. 经尿道将输尿管镜插入膀胱，探查输尿管开口	递输尿管镜，连接冷光源及摄像系统，连接生理盐水灌注管
3. 将 5F 输尿管导管插入患侧输尿管膀胱开口至输尿管上段或肾盂，退出输尿管镜，留置输尿管导管	递 5F 输尿管导管从输尿管镜工作通道插入，插管成功后取回输尿管镜
4. 经尿道插入 16F 双腔气囊导尿管并与留置输尿管一起固定，尿管接引流袋，用双层无菌手术单包裹输尿管导管	递 16F 双腔气囊导尿管，递液状石蜡润滑；10mL 注射器抽吸生理盐水注入双腔气囊导尿管水囊固定导尿管，连接引流袋
5. 更换手术体位	将患者改为俯卧位，腹部垫软枕限制肾脏随呼吸的活动度
6. 消毒腰部皮肤，铺无菌手术巾及贴带导水管的手术薄膜	递海绵钳夹持乙醇纱块消毒皮肤；递无菌手术巾和带导水管的手术薄膜
7. 在 C-臂 X 线机透视下行经皮肾穿刺，穿刺针刺入肾脏后取出针芯，见液体流出显示穿刺成功；从穿刺针鞘插入斑马导丝，使之进入输尿管上段或盘曲在肾盂内	选择穿刺点。递注射器抽吸已稀释泛影葡胺 10mL 从输尿管导管注入，进行逆行肾造影。递 18 号经皮肾穿刺针，穿刺成功后取回穿刺针芯；递斑马导丝从针鞘插入
8. 切开穿刺点皮肤、皮下组织及肌肉	递 15 号刀切开
9. 退出穿刺针鞘，用筋膜扩张器套在斑马导丝上，扩张穿刺道，由 8F 管逐级扩张至 16F 管，留置 Peel-away 外鞘作为工作通道	取回穿刺针鞘，依次递 8F、10F、12F、14F、16F 筋膜扩张器，套入导丝扩张穿刺道，将 16F 筋膜扩张器套入 Peel-away 鞘

续表

手术步骤	手术配合
10. 输尿管镜通过 Peel-away 鞘进入肾内观察，寻找结石及导丝位置。从输尿管镜工作通道插入气压弹道碎石探杆，将结石击碎	递输尿管镜，递气压弹道碎石探杆碎石
11. 结石被击碎后，退出气压弹道碎石探杆，插入取石钳，钳夹取净肾内结石	取回气压弹道碎石探杆；递输尿管取石钳取石
12. 将双 J 管套在导丝外，插入输尿管内做支架引流，退出导丝、输尿管镜	取回输尿管取石钳；递导丝从输尿管镜工作通道插入，递双 J 管插入；递推管将双 J 管插入肾盂；取回导丝、推管及输尿管镜
13. 从 Peel-away 外鞘将肾造口引流管插入肾盂，退出外鞘	递肾造口管，取回 Peel-away 鞘
14. 在肾造口管旁皮肤缝合 2 针，固定肾造口管连接引流袋	递海绵钳夹持乙醇纱球消毒切口周围皮肤；递有齿镊、持针钳夹持 9×28 角针 4 号丝线间断缝合造口旁皮肤，连接引流袋
15. 消毒皮肤、覆盖切口	再次消毒皮肤，递纱布块、棉垫或敷料覆盖切口

第十一节　经尿道前列腺手术

一、经尿道钬激光前列腺剜除术

(1)适应证　良性前列腺增生症、前列腺增生合并膀胱结石。

(2)麻醉方式　硬膜外麻醉。

(3)手术体位　膀胱截石位。

(4)特殊用物　钬激光器(Holmium 100W)、直工作通道膀胱镜、石英裸光纤(Slinline 550μm)、26F 连续灌洗型钬激光专用切割镜、组织粉碎器(Morcellater)、生理盐水灌注液、Ellik 冲洗器、三腔气囊导尿管、引流袋。

手术步骤与手术配合见表 25-11-1。

表 25-11-1　经尿道钬激光前列腺剜除术的手术步骤与手术配合

手术步骤	手术配合
1. 消毒会阴部皮肤	递海绵钳夹持碘伏纱球消毒会阴部
2. 铺无菌手术巾	递无菌手术巾，臀部垫无菌夹单，双下肢分别套无菌三角袋，会阴部铺圆孔手术巾
3. 调节钬激光器	连接钬激光器光源、摄像系统和灌洗液连接管至钬激光专用切割镜
4. 经尿道直视下将钬激光专用切割镜插入膀胱，观察尿道、膀胱及前列腺情况	递钬激光专用切割镜，连接生理盐水灌注管，灌注压力为 0.59～0.98kPa(60～100mmH_2O)
5. 若合并膀胱结石，则先行膀胱内碎石术。用钬激光切割镜将膀胱结石粉碎后，换上膀胱镜并用生理盐水将膀胱内结石碎块冲洗干净	递激光纤维从切割镜工作通道插入，连接钬激光发生器，调节至“Stand by”显示；取回钬激光专用切割镜，递膀胱镜、Ellik 冲洗器连接生理盐水冲洗膀胱，收集结石碎块，退出膀胱镜
6. 插入钬激光专用切割镜、激光纤维，剜除前列腺组织(先剜除前列腺中叶，再剜除前列腺侧叶)	递钬激光专用切割镜；递激光纤维从切割镜工作通道插入；再次检查钬激光发生器，并调节至“Stand by”显示
7. 将剜除的前列腺组织推入膀胱。创面止血，退出钬激光专用切割镜	取回钬激光专用切割镜及激光纤维
8. 换上膀胱镜，经尿道插入膀胱从膀胱镜工作通道插入组织粉碎器，将已剜除的前列腺组织粉碎并用冲洗吸引器吸出	递膀胱镜，连接生理盐水灌注管；递组织粉碎器插入，递负压吸引管连接组织粉碎器的流出通道；收集吸出的前列腺组织碎块送病检
9. 检查膀胱壁有无损伤、前列腺窝有无渗血、膀胱内有无组织碎块残留	递生理盐水灌注液冲洗膀胱

续表

手术步骤	手术配合
10. 依次退出组织粉碎器、膀胱镜	关闭钬激光发生器，取回石英裸光纤、组织粉碎器和膀胱镜
11. 经尿道插入三腔气囊导尿管并固定，连接引流袋	递三腔气囊导尿管，递液状石蜡润滑；递注射器抽吸生理盐水 30mL 注入气囊固定；递引流袋

二、经尿道前列腺电切术（TURP）

（1）适应证　前列腺增生症。

（2）麻醉方式　硬膜外麻醉。

（3）手术体位　膀胱截石位。

（4）特殊用物　电切镜，10°、30°观察镜，电切镜镜鞘，闭孔器，电切环，操作把手，高频电发生器及连接线，冷光源及导光纤维束，Ellik 冲洗器，灌注液，非电解质溶液（5%葡萄糖溶液或 5%甘露醇溶液或 4%甘氨酸溶液）10000～30 000mL，3%高渗盐水 200mL（出现水中毒时抢救用）。

手术步骤与手术配合见表 25-11-2。

表 25-11-2　经尿道前列腺电切术的手术步骤与手术配合

手术步骤	手术配合
1. 消毒会阴部皮肤，铺无菌手术巾	配合同本章第八节“膀胱镜技术”
2. 用生理盐水将电切镜冲洗后放置于手术器械台上	递生理盐水冲洗电切镜
3. 检查电切镜和配件的性能，连接导光纤维，调节冷光源亮度，调节高频电发生器电凝、电切功率	连接导光纤维束调节冷光源亮度，将电切镜连接线连接于高频电发生器上并调节电凝、电切的输出功率，电凝输出功率设置 50W，电切输出功率设置100～150W。连接膀胱灌洗管，如高压冲洗膀胱灌洗筒内液面距患者 80cm 处；低压冲洗灌洗筒内液面距患者 40cm 处
4. 润滑电切镜镜鞘后，直视下沿尿道走行方向缓慢置入电切镜	递润滑剂
5. 观察膀胱内前列腺组织增生情况并用电切镜切除前列腺增生组织	协助术者随时取出粘在电切环上的组织碎片
6. 电切完毕，彻底止血，检查电切面，对出血点做彻底的电凝止血，用 Ellik 冲洗器清除残留在膀胱内的组织碎片和血块	递 Ellik 冲洗器并协助吸净膀胱内组织碎片，并收集送病理检查
7. 用电切镜观察证实无出血点后，退出电切镜	取回电切镜，关闭冷光源及高频电发生器
8. 经尿道置入三腔气囊导尿管，于气囊内注入生理盐水 30mL，牵拉气囊导尿管使其压迫膀胱颈部防止前列腺窝渗血	递三腔气囊导尿管，递 50mL 注射器抽取生理盐水

附 25B　经尿道前列腺汽化电切术（TUVP）

经尿道前列腺汽化电切术（TUVP）是经尿道前列腺电切术（TURP）的改良方法。主要是电切环在材料和形态上的改良，高频电发生器的电切输出功率高达 280～300W，使在电切割前列腺组织的同时组织有汽化，创面有深 3～7mm 的组织发生凝固、坏死，以减少术中的出血和灌洗液的吸收，使术中并发症大大减少。

手术特殊器械为汽化电切环，手术步骤及配合同“TURP”。应注意的是：高频电发生器的电切输出功率调节设置在 280～300W，电凝输出功率调节设置在 50W。

（马向红）

附 25C 经尿道前列腺等离子体双极电切术(PKRP)

经尿道前列腺等离子体双极电切术(PKRP)是一种新型腔镜前列腺切除方法(附图 25C-1)。其原理是等离子射频发生器释放射频能量,将导体介质(生理盐水)转化为一围绕双极电极的高电粒子的高聚能等离子区,从而打断靶组织内的有机分子键,使之破裂、汽化。由于切割功率为 140~160W、凝固功率为 60~80W,靶组织表面的温度为 40~70℃,作用范围局限在电极之间,故切割精确、止血效果好;同时,导体介质为生理盐水,可有效防止水中毒(TURP 综合征)。

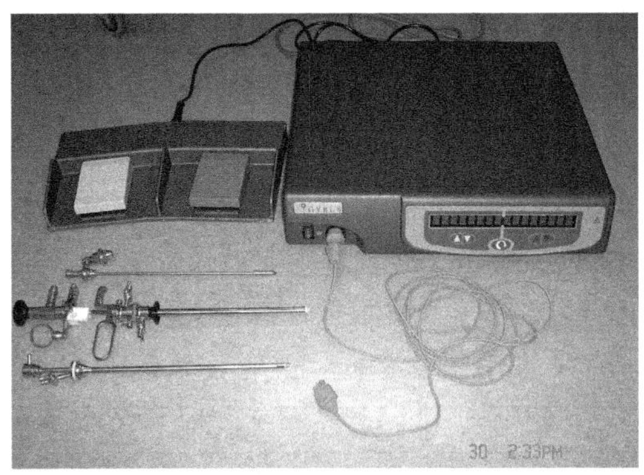

附图 25C-1 等离子双极电刀

(常后婵)

附 25D 经尿道前列腺高强度聚能超声刀切除术(HIFU)

内容详见第六章第二节“高强度聚能超声刀”。

(王 尉 何恢绪)

第十二节 尿道内切开治疗尿道狭窄手术

(1)适应证 单纯性尿道狭窄。

(2)麻醉方式 硬膜外阻滞。

(3)手术体位 截石位。

(4)特殊用物 尿道镜、镜头(0°、30°)、冷刀(镜鞘、闭孔器、操作把手、内切开刀)、输尿管导管、导光束。

手术步骤与手术配合见表 25-12-1、图 25-12-1~图 25-12-5。

表 25-12-1 尿道内切开治疗尿道狭窄手术的手术步骤与手术配合

手术步骤	手术配合
1. 常规消毒、铺巾	递碘伏消毒液消毒,协助铺无菌巾
2. 置入冷刀镜鞘,观察尿道,寻找狭窄部位	连接好光源、显示器、水管。递润滑过的镜鞘
3. 直视下插入 3F~5F 输尿管导管	看到狭窄部,递输尿管导管
4. 放射状切开狭窄部位	递冷刀切开狭窄部
5. 尿道内切开器进入膀胱,检查膀胱、狭窄环、狭窄段	递 30°镜
6. 置入 18F~20F 气囊导尿管	递导尿管、尿袋,递注射器抽取 20mL 生理盐水注入气囊固定;取回尿道镜,关闭所有机器电源

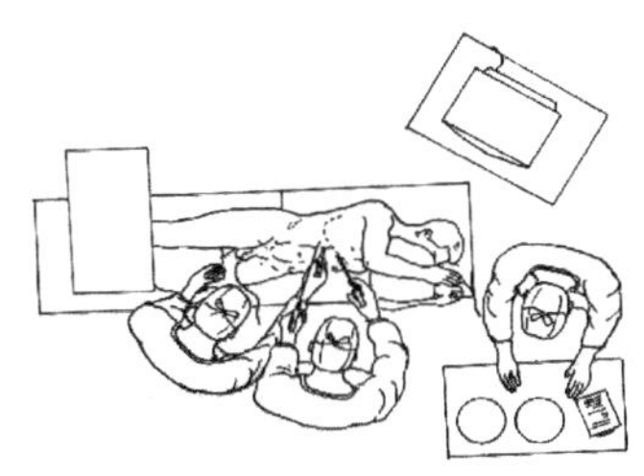
(a) 手术人员站位

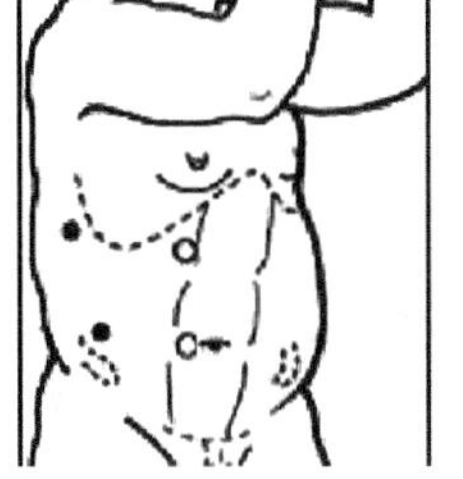
(b) 手术切口通道

图 25-12-1 经腹腔入路泌尿外科腔镜路径

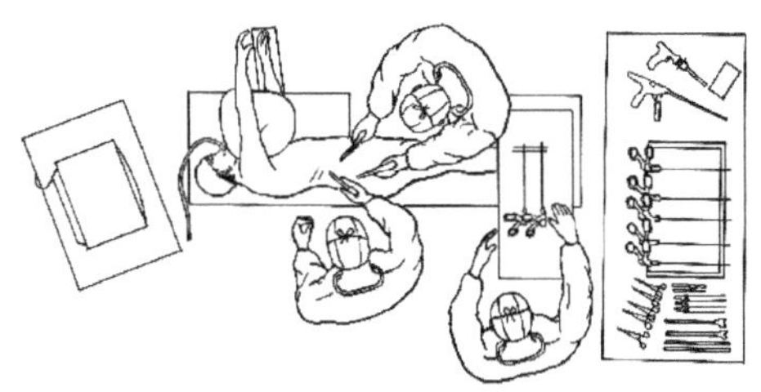
(a) 手术人员站位

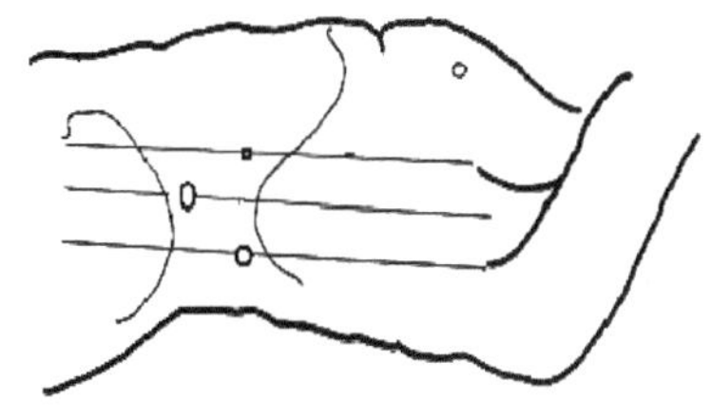
(b) 手术切口通道

图 25-12-2 经腹膜后入路泌尿外科腔镜路径

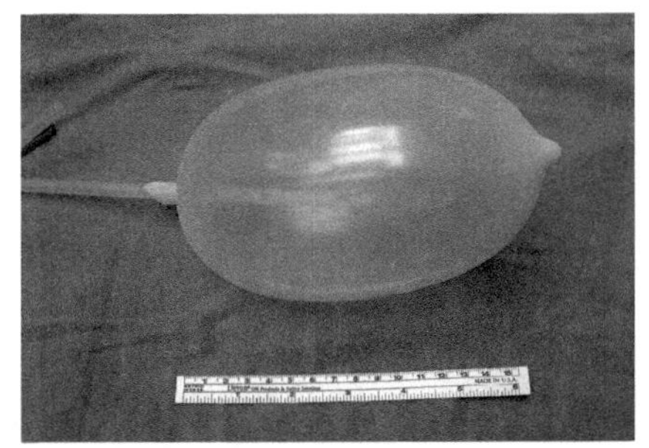
图 25-12-3 扩张球囊

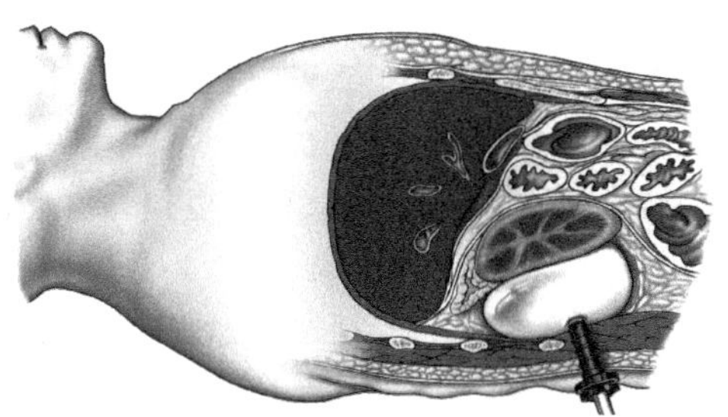
图 25-12-4 腹膜后间隙形成法

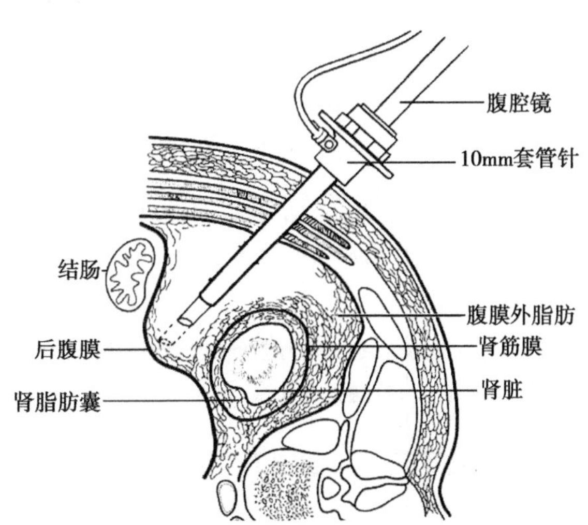

图 25-12-5 腹腔镜分离腹膜后间隙

（王 尉 吴 鹏）

第二十六章 器官移植手术的护理配合

第一节 心脏移植手术

心脏移植按手术方式的不同又分为原位心脏移植和异位心脏移植。原位心脏移植的优点是左、右心房可直接吻合，其排列形状与自然情况相似，不会出现明显扭曲或梗阻；异位心脏移植的优点是受体心脏仍然保留，功能有限，但毕竟仍有一定的功能，当供心植入后，由于某种原因心功能受到影响时，在这阶段受体本身的心脏可以支持以维持生命，使受体得以等待适合的供心而获得再次移植的机会，但其技术比原位移植复杂，应用端-侧吻合多，吻合口易扭曲或受压梗阻。

(1)适应证　成人终末期心脏病和冠心病预期寿命＜12个月，年龄＜60岁；儿童心肌病或难以矫治的、手术无法切除的心脏肿瘤；先天性心脏病。

(2)麻醉方式　全身麻醉。

(3)手术体位　仰位卧，胸背后垫一小薄枕。

(4)手术切口　前正中切口，侧“丁”字形。

(5)特殊用物　无菌冰块、各种型号的心血管缝线。

一、原位心脏移植术

手术步骤与手术配合见表26-1-1。

表26-1-1　原位心脏移植术的手术步骤与手术配合

手术步骤	手术配合
1. 导尿	插14F～16F气囊导尿管；连接一段长胶管接引流瓶或连接精密计尿器，以便术中观察尿量
2. 消毒皮肤，范围上至下颌、下至膝关节、两侧至腋后线	递海绵钳夹持碘伏纱球消毒皮肤，常规铺巾
3. 开胸，切开心包	配合同第十六章第一节“胸骨正中切口”1～7
4. 建立体外循环	配合同第十六章第二节“全身体外循环动、静脉插管术”
5. 切除病变心脏	
①阻断升主动脉	递主动脉阻断钳阻断，收紧上、下腔索带
②于右心耳根部切开右心房，依次切除右心房、房间隔及左心房前壁	递无损伤镊、梅氏剪剪除
③于半月瓣上方切断主动脉、肺动脉，移去受体心脏	递长镊、组织剪剪断，备标本碗装已切下心脏并送检
④修剪切口	递无损伤镊、梅氏剪修剪
6. 植入供体心脏：修整受心与供心的吻合部并缝合	递心脏镊、剪刀修剪

续表

手术步骤	手术配合
①放置左心引流管，先吻合左心房，后吻合右心房	递血管镊、圆针4-0聚丙烯线吻合；术者打结时用盐水冲手（有利将结打紧）；递无菌冰屑置于心脏周围
②游离主、肺动脉之间组织，使之完全分开	递血管镊、组织剪游离
③吻合主动脉，最后吻合肺动脉	递血管镊、圆针4-0～5-0聚丙烯线连续缝合
7. 心脏复苏	递排气针头；CPB复温32℃时，未自动复跳，递除颤器电击复跳
8. 检查吻合口止血情况	递冲洗器，递圆针3-0、4-0、5-0聚丙烯线修补吻合口
9. 拔除主动脉和腔静脉插管	配合同第十六章第二节“心脏辅助循环动、静脉管撤离术”
10. 于心肌前壁安装心脏起搏导线	递长镊、5-0聚丙烯缝线固定起搏器导体
11. 放置引流管，关胸	配合同第十六章第一节“胸骨正中切口”8～14

二、异位心脏移植术

异位心脏移植术可分左心并列和全心并列移植术2种，手术步骤与手术配合见表26-1-2。

表26-1-2　异位心脏移植术的手术步骤与手术配合

手术步骤	手术配合
1. 做前正中切口，切除心脏	配合同本节“原位心脏移植术”1～5
2. 剪开右侧膈神经前方的心包	递心脏镊、甲状腺剪剪开
3. 供心与受心吻合	
①右心并列移植术：依次行供、受体左心房-主动脉端-端吻合，供体肺动脉与受体右心房吻合	递血管镊、圆针3-0聚丙烯线缝合（术者打结时用盐水冲手）
②全心并列移植术：依次行供、受体左心房-主动脉端-端吻合，供体肺动脉与受体右心房吻合，供体肺动脉与受体肺动脉搭桥吻合	递人造血管，递圆针3-0聚丙烯线缝合
③移植过程中，供、受心均经灌注停搏液，并持续降温	
4. 心脏复苏及关胸同本节“原位心脏移植术”	配合同本节“原位心脏移植术”7～10

三、供心切取术

(1)手术体位　仰卧位。

(2)手术切口　胸骨正中切口。

手术步骤与手术配合见表26-1-3。

表26-1-3　供心切取术的手术步骤与手术配合

手术步骤	手术配合
1. 消毒皮肤，范围上至颌下、下至耻骨联合	递海绵钳夹持碘伏纱球消毒，将大腹单铺开
2. 做胸骨正中切口，剪开心包	配合同第十六章第一节“胸骨正中切口”1～7
3. 游离升主动脉、肺动脉，分离上、下腔静脉，预置结扎线	递镊子、剪刀游离，递电凝器止血（注意勿损伤窦房结）；递10号丝线2条做过带，递18F～20F气囊导管、粗索带、5mm塑料引流管
4. 采取血标本	递20mL注射器抽吸胸腔内渗血注入配型试管内
5. 全身肝素化(3mg/kg)或于右心耳内注入肝素(300U/kg)	递升主动脉灌注套管针做肺动脉插管，连接灌注管后排气进行加压灌注

续表

手术步骤	手术配合
6. 于右房界沟上方 4cm 处结扎上腔静脉，钳闭下腔静脉	递大弯钳钳夹下腔静脉两端，结扎预置线
7. 阻断升主动脉，于其根部灌注心肌保护液 1L，并立即剪开下腔静脉和右上肺静脉引流	递冰屑浸泡心包腔，灌注心脏停搏液；递镊子、剪刀剪开
8. 切断上、下腔静脉	递血管镊、组织剪剪断
9. 于无名动脉处离断升主动脉，于左、右肺动脉交叉处切断肺动脉，再于左、右肺动脉开口处切断肺静脉，最后剪断残余的组织，取下心脏	递组织剪剪断；递双重消毒薄膜袋内盛 4℃ Euro-Collins 液中保存供心，用束带扎紧袋口，放入冰桶内
10. 缝合切口	递 10×34 角针 10 号丝线交叉缝合数针

四、供心修整术

手术步骤与手术配合见表 26-1-4。

表 26-1-4 供心修整术的手术步骤与手术配合

手术步骤	手术配合
1. 展开无菌操作台	台上备灌注盆，盆内置入无菌冰屑；准备修整器械，1 号、4 号丝线，4-0聚丙烯线
2. 取出供心放于操作台，修整供心，剪除左心房后壁结缔组织，将主动脉与肺动脉分离出来，修剪左、右心房，取心肌标本做电镜检查	递尖镊、剪刀修剪供心，并灌注；用湿盐水纱布包裹心脏表面，放入 4℃ Euro-Collins 液中保存备用

附 26A 全心房心脏移除术-全心房切除的改良术式

①完整切下左、右心房。

②受者的上、下腔静脉分别与供心房的上、下腔静脉端-端吻合。

③受者的左、右肺动脉各形成单一的开口分别在左心房后壁吻合。

第二节 心肺联合移植手术

(1)适应证 肺血管病变：继发性肺动脉高压；原发性肺动脉高压；肺实质性病变；肺囊性纤维病变；肺气肿等；心脏疾病引起不可逆的肺部病变，如继发性肺动脉高压、晚期特发性心肌病。

(2)麻醉方式 全身麻醉。

(3)手术体位 仰卧位。

(4)手术切口 前正中切口。

(5)特殊用物 同本章第一节“原位心脏移植术”，普胸手术器械增加 1 套。

手术步骤与手术配合见表 26-2-1。

表 26-2-1 心肺联合移植术的手术步骤与手术配合

手术步骤	手术配合
1. 同本章第一节“原位心脏移植术”1～5，切除病变心脏	配合同本章第一节“原位心脏移植术”1～5
2. 切除左肺	

续表

手术步骤	手术配合
① 游离左、右肺动脉，支气管	递肺叶钳钳夹肺叶，递无损伤长镊、剪刀游离
② 切断左肺肺动脉、静脉	递无损伤镊钳夹、梅氏剪剪断
③ 切断气管	递长镊夹持小纱垫保护气管切口周围；递气管钳夹持、20 号刀切断，递 10 号丝线结扎，封闭气管；常规处理气管残端，切下标本立即送检
3. 切除右肺	配合同切除左肺。双侧肺切除后，接触支气管的器械视为污染，应撤除，更换另一套手术器械
4. 供体心肺植入	
①供-受体左、右主支气管吻合	递无损伤镊、圆针 3-0 聚丙烯线间断端-端吻合；吻合完毕，注水并膨肺检查吻合口有无漏气
② 吻合右心房	
a. 于供心右房做一纵行切口	递 20 号刀切一小口
b. 将供心右房切口与受心右房切口缝合	递血管镊、圆针 4-0 聚丙烯线连续缝合
c. 吻合主动脉	递长镊、圆针 4-0 聚丙烯线端-端吻合
5. 吻合完毕后，彻底排空残留气体	备圆针 3-0 聚丙烯线缝补漏口，自主或自动复跳
6. 创面止血	递长镊，递氩气刀、止血纱或生物止血胶创面止血
7. 拔主动脉管，上、下腔静脉插管，安装心脏起搏导体	配合同本章第一节“原位心脏移植术”8～10

第三节　肺移植手术

一、单肺移植术

(1)适应证　慢性阻塞性肺疾病，肺纤维化，慢性阻塞性肺气肿，年龄＜60 岁；严重的终末期肺疾病，生活受限，预期寿命 12～24 个月，年龄＜60 岁。

(2)麻醉方式　全身麻醉。

(3)手术体位　左(右)侧卧位。

(4)手术切口　后外侧切口，第 4、5 肋间进胸。

(5)特殊用物　中号胸腔牵开器 2 个、无菌冰块、各种型号血管缝合线。

手术步骤与手术配合见表 26-3-1。

表 26-3-1　单肺移植术的手术步骤与手术配合

手术步骤	手术配合
1. 同第十五章第一节“后外侧切口”1～6，进入胸腔(消毒范围包括同侧腹股沟区皮肤)	配合同第十五章第一节“后外侧切口”1～6
2. 游离肺动、静脉	递长镊、心包剪、扁桃体大弯钳游离，递 10 号丝线结扎
3. 游离、切断支气管(近隆突处切断一侧主支气管)，移去肺脏	递长镊、气管钳钳夹，递长梅氏剪剪断；递碘伏棉球消毒支气管近端断面，递圆碗盛接肺
4. 吻合心房袖：于肺静脉近侧钳夹左心房，拆除肺静脉近侧结扎线，连接上、下肺静脉，形成一个宽大的左房袖，将肺静脉结扎处形成一个宽大的左房袖	递主动脉钳钳夹、梅氏剪剪开，递无损伤血管镊、圆针 4-0 聚丙烯线连续缝合

续表

手术步骤	手术配合
5. 吻合肺动脉	递无损伤血管镊、圆针 5-0 聚丙烯线连续缝合，递 18 号针头排气
6. 吻合支气管	递无损伤血管镊、圆针 4-0 聚丙烯线连续缝合或“8”字缝合
7. 自胸骨后拉出预先游离的带蒂大网膜，自肺门下方完全包绕支气管吻合口	递无齿镊、6×17 圆针 1 号丝线间断缝合
8. 开放左房支气管，移植肺通气、复温	备圆针 4-0 和 5-0 聚丙烯线修补吻合口，递温盐水放置腔内
9. 放置双管引流，关胸	配合同第十五章第一节“后外侧切口”7～14

二、供肺切取术

(1)手术体位 仰卧位。

(2)手术切口 胸骨正中切口，向颈部伸延 4cm。

手术步骤与手术配合见表 26-3-2。

表 26-3-2 供肺切取术的手术步骤与手术配合

手术步骤	手术配合
1. 同第十六章第一节“胸骨正中切口”1～7，进入胸腔	配合同第第十六章第一节“胸骨正中切口”1～7
2. 纵行切开两侧胸膜，垂直向下切开心包至纵隔	递 24 号刀切开
3. 分离主动脉，气管，上、下腔静脉，并一一阻断	递肾蒂钳分离，套阻断带
4. 解剖供侧肺动、静脉	递长镊、组织剪解剖
5. 阻断循环前，行肺动脉插管，全身肝素化	递升主动脉套管针插入肺动脉；巡回护士配合台上连接灌注管后行注气加压排气灌注
6. 切断下腔静脉，切开左心耳	递无损伤血管钳钳夹、组织剪剪断，递大量冰屑置于心脏表面
7. 于隆突上方 5～6 个软骨环水平以上结扎、切断气管	递双 10 号线结扎，递 24 号刀切断
8. 钝性剥离气管，移出双肺大块切除，连同食管、主动脉管一块切除	递索引带将气管、食管结扎或用夹闭器夹闭；切除组织放入装有 4℃的 Euro-Collin 液的无菌塑料袋中，再置于有冰屑的冰桶中保存
9. 缝合切口	递 10×34 角针 10 号丝线交叉缝合数针

第四节 胰腺移植手术

一、胰腺移植术

(1)适应证 单纯胰腺移植，尿毒症前期肾病(GFR＞30mL/min)、慢性胰腺炎全胰切除后等；胰肾同期联合移植，合并终末期肾衰竭(GFR＜30mL/min)。

(2)麻醉方式 全身麻醉＋硬膜外麻醉。

(3)手术体位 仰卧位，左腰后垫一沙袋。

(4)手术切口 腹部旁正中切口。

(5)特殊用物 0.1%肝素盐水、血管吻合器械。

手术步骤与手术配合见表 26-4-1。

表 26-4-1　胰腺移植术的手术步骤与手术配合

手术步骤	手术配合
1. 同第十二章第一节“腹部旁正中切口”1～7，探查腹腔	配合同第十二章第一节“腹部旁正中切口”1～7
2. 游离髂总动脉，髂外动、静脉	递长镊，递梅氏剪、长弯钳游离，递8F导尿管牵引，递小弯钳钳夹尿管末端
3. 血管重建术	
①静脉血注入体循环：节段性胰移植，将脾静脉、动脉分别与髂静脉、动脉吻合	递Satinsky钳钳夹部分或全部管壁，递长镊夹提，递膝状剪剪去一小块血管壁，形成椭圆形缺损
②静脉血注入门静脉：全胰移植，将供胰的门静脉与受者的髂静脉做端-侧吻合	递圆针5-0无损伤缝合线端-侧吻合；在缝合最后1～2针前，递0.1%肝素盐水注射器冲洗血管腔
③动脉重建采用含有腹腔动脉和肠系膜上动脉的腹主动脉袖片与髂总或髂外动脉做端-侧吻合	递血管镊、圆针5-0无损伤缝合线端-侧吻合
4. 胰液肠管内引流：将供胰胰管或十二指肠与受者空肠近端Roux-en-Y空肠襻吻合（或直接与近端空肠吻合或与膀胱吻合）；于胰管内置支架管，并经空肠襻和腹壁引出体外	去除血管断端的肠钳，递长镊将胰腺切面置入空肠内；递圆针3-0可吸收线或5×14圆针1号丝线吻合；递硬膜外管做支架
5. 放置烟卷及胶管引流	递长镊、中弯钳协助置入烟卷及胶管引流条，烟卷引流条末端用别针扣住固定
6. 关腹	配合同第十二章第一节“腹部旁正中切口”8～12

二、供胰切取术

(1)手术体位　仰卧位。

(2)手术切口　大“十”字切口。

手术步骤与手术配合见表26-4-2。

表 26-4-2　供胰切取术的手术步骤与手术配合

手术步骤	手术配合
1. 下腹旁正中大“十”字切口，进入腹腔	递22号刀切开，递干纱垫两块拭血
2. 提起横结肠翻向头侧，向下拨开小肠，在横结肠根部解剖出肠系膜上静脉，并插入灌注管	递梅氏剪分离，递中弯钳带双10号丝线绕过血管，递14F胃管插管灌注
3. 打开后腹膜，游离腹主动脉，下段插管做原位整块局部灌注，用4℃灌注液灌注	递梅氏剪、大弯钳游离，递中弯钳带双10号丝线绕过血管（粗索线、改装的18F～24F气囊导尿管，用20mL无菌盐水充气囊）；递ϕ0.5～0.8mm（16F胃管）塑料管插入切开下腔前壁引流灌注液
4. 游离全胰、脾、双肾、输尿管，整块切取（以腹主动脉、门静脉和下腔静脉为血管蒂）双侧肾及全胰十二指肠节段和脾	递大弯钳分离、钳夹，递组织剪刀剪除
5. 保存整块切取的供体	将整块切取的供胰、脾、肾装进盛有UW保存液的消毒塑料袋中，共3层；分别将袋口扎紧，置入内有冰块的冰桶内保存

三、供胰、脾修整术

手术步骤与手术配合见表26-4-3。

表 26-4-3 供胰、脾修整术的手术步骤与手术配合

手术步骤	手术配合
1. 供胰修整	
①离断、结扎肝动脉、胃左动脉；结扎胆总管；结扎肠系膜上动、静脉	台上备无菌灌注盆，内置无菌冰屑、UW液；递血管镊、小弯钳、梅氏剪游离，递1号、4号丝线结扎血管，递动脉血管夹做标记
②将腹腔动脉和肠系膜上动脉开口处的腹主动脉剪成袖片状，保留十二指肠节段8cm	递无齿镊、梅氏剪修剪，0.1%氯己定液冲洗肠腔
③封闭十二指肠远、近两端	递无齿镊、6×17圆针1号丝线缝合
2. 将供脾修整成楔形，修剪脾门区脂肪组织，分离出脾动脉、脾静脉主干，切除胰尾，结扎周围韧带	递尖镊、弯蚊式钳分离；递梅氏剪修剪；递温盐水纱布包裹供体胰脾表面，放入盛有4℃UW灌注液中保存备用

第五节 脾移植手术

(1)适应证 重症血友病，缺乏抗血友病球蛋白即第Ⅷ凝血因子活性部分；放射病；多器官联合移植。

(2)麻醉方式 硬膜外麻醉＋蛛网膜下隙麻醉。

(3)手术体位 仰卧位。

(4)手术切口 左(右)下腹髂窝弧形切口。

(5)特殊用物 腹部血管吻合器械1套，4-0、5-0聚丙烯线，无菌冰块。

手术步骤与手术配合见表26-5-1。

表 26-5-1 脾移植术的手术步骤与手术配合

手术步骤	手术配合
1. 下腹髂窝弧形切口，进入腹膜外，将腹膜推向对侧	递20号刀切开，递中弯钳分离，递湿纱垫包裹手指推开腹膜，递拉钩牵开术野
2. 游离、牵开同侧输尿管	递长弯钳分离，递8F导尿管提吊牵开
3. 分离髂外静脉、髂内动脉(髂内动脉过小可改用髂外动脉)	递小弯钳分离、钳夹
4. 结扎、切断髂内动脉远端，近端上阻断钳	递梅氏剪剪断，递4号丝线结扎远端，递5×12圆针1号丝线缝扎，递Satinsky钳阻断近端
5. 于髂外静脉壁剪一小口，供脾静脉与受者髂外静脉做端-侧吻合	递Satinsky钳钳夹髂外静脉侧壁，递长镊提夹、膝状剪剪去一小块血管壁；递尖头血管镊、圆针5-0聚丙烯线两角定点缝合，递蚊式钳牵引线尾，然后直接单层端-侧吻合；递肝素盐水冲洗管腔
6. 包裹脾后置于冰屑塑料袋内，露出脾蒂	递纱垫包裹，递无菌塑料袋盛装
7. 供脾动脉与受者髂内动脉端-端吻合	递6-0聚丙烯线两定点缝合提吊、单层端-端缝合
8. 将脾放正，固定于后腹膜，防止脾血管扭曲	递长镊、8×20圆针4号丝线缝合固定数针
9. 开放脾静脉、脾动脉，创面止血	递血管夹、5-0聚丙烯线备用，视需要递氩气刀、止血纱止血
10. 放置引流管	递烟卷及负压引流管
11. 关腹	配合同第十四章第一节“下腹部斜切口”5～6

注：自体脾移植，脾脏切除后，留25%正常脾放回腹膜后，间断缝合在肾前方囊壁。

第六节　肝脏移植手术

一、经典式原位肝移植术

(1)适应证　慢性肝硬化(坏死性肝硬化、原发胆汁性肝硬化、酒精性肝硬化);急性肝衰竭(急性病毒性肝炎、药物中毒);原发性肝脏恶性肿瘤(胆管癌、肝细胞癌);硬化性胆管炎、胆道闭锁、先天性代谢性障碍等疾病;肝良性肿瘤(巨大、多发性血管瘤、多囊肝)。

(2)麻醉方式　全身麻醉。

(3)手术体位　仰卧位。

(4)手术切口　双肋缘下"Λ"切口。

(5)特殊用物　血液回收机。

手术步骤与手术配合见表26-6-1。

表26-6-1　经典式原位肝移植术的手术步骤与手术配合

手术步骤	手术配合
1. 取上腹部双侧肋缘下"Λ"形切开皮肤至腹膜,进入腹腔	递干纱布两块置于切口两侧拭血,递22号刀切皮,递电刀逐层切开,递电凝器止血,递腹腔自动牵开器显露术野
2. 探查腹腔	递生理盐水给术者浸湿双手,递长镊协助探查
3. 切断肝、十二指肠韧带	递长弯钳分离、钳夹,递组织剪剪断,递7号丝线结扎
4. 游离、切断胆总管	递长弯钳、直角钳游离、钳夹,递梅氏剪剪断,递5×12圆针1号丝线缝扎
5. 游离门静脉后壁	手指钝性游离;递中弯钳带8F导尿管围绕门静脉做标志,递蚊式钳牵引
6. 游离肝动脉,直至肝总动脉0.5cm处	递长弯钳分离
7. 切断肝胃和十二指肠间韧带、粘连	递梅氏剪锐性分离,递长弯钳钳夹、剪断,递4号丝线结扎
8. 剪开后腹膜,显露肝下下腔静脉	递长镊、长梅氏剪剪开,递大"S"形拉钩牵开、显露
9. 剪开镰状韧带至左、右冠状韧带处	递长镊、电刀切开
10. 游离左肝外叶	术者用手指自左肝外叶脏面插入,然后转向膈面,手指穿通左冠状韧带中段无血管区
11. 切断左三角韧带	递长弯钳双重钳夹、15号刀切断,递8×20圆针4号丝线结扎,递7号丝线再结扎
12. 游离左冠状韧带至第2肝门	递长镊、长弯钳游离、钳夹,递梅氏剪剪断,递1号丝线结扎止血
13. 游离右半肝,切断右冠状韧带至第2肝门上、下腔静脉边缘,显露肝上、下腔静脉,门静脉,肝动脉	递长镊、长弯钳分离、钳夹,递梅氏剪剪断,递1号丝线结扎止血
14. 建立门静脉循环	备粗索带、5-0聚丙烯线、特制的抗凝Sclastic管和转流管
①左大隐静脉和门静脉、左侧腋静脉转流	
a. 依次游离大隐静脉及腋静脉	递长弯钳、梅氏剪游离,递长镊、20号刀切开,递1号及4号丝线结扎止血
b. 插入上腔静脉和左髂静脉转流管	分别递9mm和7mm转流管并用2U/mL肝素盐水封管备转流
c. 插入门静脉转流管	递9mm转流管
② 若患者有严重的门脉高压和极丰富的侧支循环导致肝脏游离十分困难时,可先建立体外静脉转流	配合同第十六章第二节"体外循环的建立"

续表

手术步骤	手术配合
15. 根据供肝情况决定切除全肝	
①结扎、切断肝固有动脉、门静脉	递萨氏钳钳夹,递中弯钳带7号丝线结扎,递1号丝线结扎动脉
②结扎、切断肝下下腔静脉	递萨氏钳钳夹,递中弯钳带7号丝线结扎;于肾动脉平面上方再钳夹萨氏钳1把,递长梅氏剪剪断
③于近膈处钳夹肝上、下腔静脉,移出病肝;开始进行无肝期的静脉体外转流,直至门静脉吻合前	递萨氏钳、心耳钳双重钳夹,递梅氏剪剪断,将病肝放入盛器内
16. 创面彻底止血,仔细处理膈静脉、镰状韧带、冠状韧带、三角韧带等残端	递1号可吸引线将肝后下腔静脉窝和游离的右半肝遗留的膈脚和后腹膜的创面进行连续性缝合止血
17. 再次游离切断的几条血管及胆管远端,并达一定长度,待吻合	递长镊、长弯钳游离
18. 将供肝置入右膈下原位	递无菌冰屑敷于供肝表面
19. 行肝上、下腔静脉端-端吻合	递长镊、无损伤血管钳钳夹,递肝素盐水冲洗吻合口,递3-0或4-0聚丙烯线缝合(最后1针不收紧,用于排气)
20. 行肝下下腔静脉端-端吻合	递5-0聚丙烯线按吻合肝上、下腔方法吻合
21. 停止转流,拔出门静脉插管	递Satinsky钳钳夹门静脉
22. 行门静脉端-端吻合	递长镊、无损伤血管钳、6-0聚丙烯线缝合(最后1针不收紧);递肝素盐水冲洗吻合口,自吻合口注入150～200mL常温林格液,使之从肝下下腔静脉吻合口溢出,冲出残余保存液、积血及气泡
23. 依次开放门静脉、肝下下腔静脉、肝上下腔静脉,仔细检查吻合口出血情况,并予修补	松开阻断钳,备6-0聚丙烯线修补漏口
24. 行肝总动脉端-端吻合	递血管夹钳夹近端血管,递7-0聚丙烯线端-端吻合
25. 胆道重建	
①于胆总管前壁切一小口	递长镊、15号刀切开
②插入"T"形管做减压和支撑支架	递18F"T"形管,递中弯钳协助置管
③行胆总管端-端吻合	递长镊、圆针6-0聚丙烯线间断缝合
26. 将供肝镰状韧带及隔膜与患者前腹膜、膈肌固定	递8×24圆针4号丝线缝合固定数针
27. 创面止血,于双膈下置入双套管引流管、肝下置烟卷引流条1～2条,关腹	递长镊,递氩气刀、止血纱止血,递引流管3根;其余配合同第十二章第一节"手术常用切口"

1. 供肝切取术

手术步骤与手术配合见表26-6-2。

表26-6-2 供肝切取术的手术步骤与手术配合

手术步骤	手术配合
1. 在腹部行大"十"字切口,进入腹腔	递22号刀全层切开
2. 将横结肠翻向头侧、小肠向下拨开,在横结肠系膜根部解剖出肠系膜上静脉,行肠系膜上静脉插管灌注	助手牵开肠管、显露术野。递血管镊、长弯钳分离,递中弯钳带双10号丝线过血管(暂不打结);递14F胃管插管,第一步灌注4℃肾灌注液(100mL/min,量1500～2000mL),第二步灌注UW液(量500～1 000mL)
3. 行腹主动脉插管灌注	配合同肠系膜上静脉插管方法(灌注管为16F胃管)
4. 剪开胸腔,在膈肌水平阻断胸主动脉	递组织剪剪开,递大弯钳阻断

续表

手术步骤	手术配合
5. 取血标本	递 20mL 注射器
6. 处理胆囊(洗胆囊)	递 50mL 注射器吸出胆汁，再递 50mL 灌注液注入冲洗(反复 2 次)，针眼处用中弯钳钳夹、10 号丝线结扎
7. 待肝颜色呈黄白色后，依次离断食管及胸主动脉，于双肾静脉水平剪断肝下下腔静脉	递组织剪剪断
8. 于肠系膜上静脉与脾静脉交界处切断	递长梅氏剪剪断
9. 近十二指肠切断肝十二指肠韧带及肝周围韧带，结扎胃右动脉、胃十二指肠动脉和冠状静脉；确定肝右动脉无畸形后，剥离肝总动脉直至腹腔动脉根部	递组织剪剪断，递长弯钳协助置管
10. 游离胆总管，靠近远端双重结扎后切断	递组织剪、长弯钳分离，递中弯钳带 10 号丝线结扎
11. 移出肝脏	递大圆碗盛接(内盛碎冰)，倒灌注液于盛器内
12. 再次冲洗胆道	递 50mL 注射器抽吸灌注液冲洗
13. 保存肝脏	递无菌大薄膜袋装肝脏，并将盛器内的灌注液注入薄膜袋内保存肝脏，密封后再包上 2 个袋，放于冰壶内

2. 供肝修整术

要求：室温<20℃，取出供肝，置于盛满 4℃ UW 液或平衡液的大碗内，碗周边放有冰块，保持低温状态。

手术步骤与手术配合见表 26-6-3。

表 26-6-3 供肝修整术的手术步骤与手术配合

手术步骤	手术配合
1. 物品准备	备 1-0 丝线、6-0 聚丙烯线、输血器各 1 条；将无菌冰块置于修肝盆周边，倒入少量生理盐水
2. 取出供肝，置入修肝盛器内	巡回护士打开塑料袋外边 2 层，外翻袋口，由术者取出内层盛肝的塑料袋，将肝及内盛 UW 液一并倒入大碗内
3. 找出肝动脉、门静脉、下腔静脉和肝总管，并做标记	递蚊式钳分离，递 1-0 号丝线做标记，递整形尖镊协助
4. 结扎门静脉的侧支、肝下下腔静脉腰支等残端	递蚊式钳钳夹，递 1-0 号丝线结扎，递整形尖镊协助
5. 灌注肝脏	接过术者递给的输血器插头，插入 UW 液中，低温灌注(4℃)
6. 沿左、右肝冠状韧带附着的膈肌边缘剪去其余肌肉，仅留其腱部	递有齿镊提夹、梅氏剪剪去，递 8×24 圆针 1 号丝线结扎边缘 1 周
7. 剪去多余的心包缘	递血管镊、梅氏剪剪去
8. 修整吻合端血管壁	递血管镊、整形剪修剪，递 6-0 聚丙烯线缝合血管
9. 修整完毕，重新置入低温 UW 液中，等待植入	递无菌塑料袋盛装，放入 4℃ UW 保存液，扎紧袋口

二、活体肝移植术(含肝中静脉移植术)

(1)适应证 慢性终末期肝病、急性肝衰竭、遗传性代谢肝病、肝脏恶性肿瘤、胆汁淤积性疾病。

(2)麻醉方式 全身麻醉。

(3)手术体位 仰卧位。

(4)手术切口 双侧肋缘下“人”字形切口

(5)特殊用物 彩超仪、超声吸引刀、悬吊式腹部拉钩。

1. 受体手术

手术步骤与手术配合见表 26-6-4。

表 26-6-4　活体肝移植受体手术的手术步骤及手术配合

手术步骤	手术配合
1. 取双侧肋缘下"人"字形切口切开皮肤至腹膜，进入腹腔	递干纱两块置于切口两侧拭血，递有齿镊及 22 号刀切皮，递电刀逐层切开，递电凝器止血，递腹腔自动牵开器显露术野
2. 探查腹腔，摘除病肝(同本节"经典式原位肝移植术")	提供生理盐水给术者洗手，递长镊、湿纱垫协助探查腹腔；切除病肝配合同本节"经典式原位肝移植术"
3. 肝床进行彻底止血，阻断下腔静脉血流	递长镊、电刀止血，递萨氏钳钳夹阻断下腔静脉血流 3～5min，期间注意观察血压、心率变化；如无特殊情况，递心耳钳阻断下腔静脉血流
4. 原位放置供肝，端-端吻合右肝静脉	用碎冰屑保护供肝，递长镊、5-0 聚丙烯线连续缝合，递 20mL 注射器抽取肝素盐水冲洗吻合口。吻合期间，经门静脉灌注 4℃乳酸林格液，灌注高度为 1m
5. 端-端吻合门静脉	递血管长镊、血管针持钳夹 5-0 聚丙烯线连续缝合，结扎时留 0.5cm；递肝素盐水冲洗吻合口，吻合后壁后，自吻合口插管注入 4℃乳酸林格液，将其内血栓冲出
6. 开放下腔静脉	递温盐水复温肝脏，撤走灌洗装置，探查吻合口，准备补充缝合止血的聚丙烯线
7. 修整肝动脉，进行端-端吻合	递动脉夹夹住动脉，递显微血管镊、显微针持钳夹聚丙烯线 8-0 或 7-0 缝线间断缝合，递 20mL 注射器抽取肝素盐水冲洗吻合口，递胶钳(蚊式钳前面套胶管)夹住线尾牵引
8. 缝合胆道	递血管镊、血管针持钳夹 6-0 聚丙烯线间断缝合，递 20mL 注射器抽取肝素盐水冲洗吻合口，递胶钳夹住线尾牵引
9. 检查肝血流灌注情况，彻底止血，放置引流管	递超声探头探查肝血流情况，递电刀止血，递干净纱布擦拭检查有无出血；递引流管两条，递中弯牵引放置引流管
10. 清点手术物品，关闭切口	清点手术物品；递关腹器械、0 号 PDS 关闭腹腔，逐层关闭切口；递中、大号敷贴，引流袋

2. 供体手术

手术步骤与手术配合见表 26-6-5。

表 26-6-5　活体肝移植供体手术的手术步骤及手术配合

手术步骤	手术配合
1. 取右上腹"L"形切口切开皮肤至腹膜，进入腹腔	递干纱两块置于切口两侧拭血，递有齿镊、22 号手术刀切皮，递电刀逐层切开，递电凝器止血，递腹腔自动牵开器显露术野
2. 腹腔探查	递生理盐水给术者洗手，递长镊、湿纱探查腹腔
3. 游离右半肝：切断肝结肠韧带、肝肾韧带、右三角韧带、右冠状韧带、肝静脉间隙、右肾上腺	递梅氏剪锐性分离，递长弯钳钳夹，剪断，递 1、4 号丝线结扎或缝扎，递长电刀头分离止血
4. 解剖下腔静脉的右侧，分离、结扎、切断肝后汇流到下腔静脉的肝短静脉，游离右肝静脉并放置吊带	递血管分离钳/分离直角钳/无创血管钳分离、钳夹，递梅氏剪剪断，递 0、1、4 号丝线结扎或缝扎；递血管吊带围绕右肝静脉做标志，递蚊式钳牵引
5. 游离胆囊：切开胆囊浆膜，逆行分离胆囊至胆囊三角，解剖、结扎、切断胆囊动脉，解剖、分离胆囊管	递中弯钳提起胆囊，递电刀沿胆囊边缘剥离胆囊，递长直角、中弯钳分别钳夹胆囊动脉，递 15 号刀切断，递 1、4 号丝线结扎两次
6. 胆道造影，确认胆囊的解剖分支开口	递硅胶管或导管针、造影剂
7. 在肝门右侧下缘切开浆膜，解剖出门静脉右支，并放置吊带；继之，在肝总管右侧解剖出右肝动脉，并放置吊带，结扎供应 S9 的分支	递血管分离钳/分离直角钳/无创血管钳分离、钳夹小血管，递梅氏剪剪断，递 0、1、4 号丝线结扎或缝扎，或递电刀钝性分离，递电凝器止血；递血管吊带围绕门静脉、肝动脉做标志，递蚊式钳牵引
8. 阻断门静脉右支和右肝动脉，确认左、右肝的分界线，并用电刀在肝膈面标记	递合适的阻断钳/夹临时阻断门静脉右支、右肝动脉，递电刀电凝标记分界线

续表

手术步骤	手术配合
9. 用B超确认中肝静脉的走行，用电刀在肝膈面标记，同时测量肝动脉、门静脉、右肝静脉的管径和血流情况	递B超探头，递电刀电凝标记分界线
10. 标记肝面切割线	递电刀电凝，标记切割线
11. 离断肝实质	递CUSA刀分离切割肝组织，递双极电凝镊电凝细小血管，递血管分离钳/分离直角钳/无创血管钳/小弯钳分离、钳夹，递梅氏剪剪断小血管，递0号、1号、4号丝线结扎或缝扎
12. 切断胆管、下腔静脉、肝动脉、门静脉和右肝静脉，取出供肝交予灌洗	递合适的肝静脉钳、阻断钳或静脉夹，递15号小圆刀切断；递灌洗导管，输入灌注液
13. 处理残端	递血管镊、血管针持钳夹5-0或6-0聚丙烯线缝合血管、胆管残端
14. 检查手术创面，放置引流管	递长镊，递电刀、双极电凝镊止血，递干净纱布擦拭检查有无出血；递引流管2条，递中弯钳牵引放置引流管
15. 清点手术物品，关闭切口	清点手术物品；递关腹器械、0号PDS关闭腹腔，逐层关闭切口；递中或大号敷贴、引流袋

（单云青）

第七节　小肠移植手术

根据移植物是否处于肠道连续性之中，小肠移植可分为原位移植和异位移植。

(1)适应证　短肠综合征患者不能再依赖肠外营养维持生命；因腹腔肿瘤须将肠与其他脏器一并切除；家族性广泛性小肠息肉。

(2)麻醉方式　全身麻醉。

(3)手术体位　仰卧位。

(4)手术切口　腹正中长切口，跨脐上下。

(5)特殊用物　氯己定(洗必泰)。

一、小肠原位移植术(以两步移植法为例)

手术步骤与手术配合见表26-7-1。

表26-7-1　小肠原位移植术的手术步骤与手术配合

手术步骤	手术配合
1. 同第十二章第一节“腹正中切口”1～5，进入腹腔	配合同第十二章第一节“腹正中切口”1～5
2. 分离残留的肠系膜上动脉、静脉(如已闭塞，则分离出一段腹主动脉和下腔静脉，供血管吻合用)	递长镊、中弯钳分离，递4号丝线结扎
3. 血管吻合	
①供肠肠系膜上静脉与受者肠系膜上静脉做端-端吻合或端-侧吻合	递无损伤动脉钳阻断，递长镊、血管剪修剪残端，递6-0聚丙烯线缝合，递肝素盐水冲洗吻合口
②供肠肠系膜上动脉与受者肠系膜上动脉或肾动脉平面以下腹主动脉做端-侧吻合	配合同上
4. 固定肠系膜	递长镊、8×24圆针4号丝线间断缝合
5. 供肠一期吻合	
①于供肠近端插管造口	递肠钳钳夹、15号刀切一小口，递梅氏剪剪开，递造口管

续表

手术步骤	手术配合
②将供肠远端与受者肠做吻合	递长镊、6×17圆针1号丝线端-侧或侧-侧缝合
③将肠末端提出外置造口	递6×17角针1号丝线缝合腹壁造口，递油纱布覆盖造口
6. 关腹	配合同第十二章第一节“腹正中切口”6～11

二、供肠切取术

切断肠管除用氯己定液冲洗外，还应用4℃含2g的0.5%甲硝唑(灭滴灵)100mL溶液做肠内灌注。

手术步骤与手术配合见表26-7-2。

表26-7-2 供肠切取术的手术步骤与手术配合

手术步骤	手术配合
1. 消毒皮肤	倾倒约100mL碘伏于腹壁，递海绵钳夹持纱布擦拭消毒
2. 做“十”字大切口，进入腹腔后，立即倒入大量无菌冰屑	递22号刀切开，用碗盛冰屑倒入
3. 沿降结肠旁切开后腹膜，于膈肌下游离出腹主动脉，并阻断	助手徒手将肠襻推向腹腔右侧；递22号刀切开，递大弯钳游离并阻断
4. 沿升结肠旁切开后腹膜，于髂动脉分叉处阻断腹主动脉	助手徒手将肠襻推向腹腔左侧；递22号刀切开，递大弯钳钳夹阻断
5. 于肠系膜上动脉逆行插入10F灌注管灌注(压力9.8kPa，1000mL以内)	递灌注管、4℃灌注液
6. 切断肝十二指肠韧带	递组织剪剪断
7. 封闭幽门下十二指肠及回肠并切断	递中弯钳带双10号丝线结扎封闭
8. 于腹主动脉插管的下方切断腹主动脉、下腔静脉	递大弯钳钳夹、组织剪剪断
9. 沿脊柱椎体前缘向上游离血管至膈肌下腹主动脉阻断平面以上	递梅氏剪分离
10. 沿腹膜后将腹主动脉、下腔静脉、胰、十二指肠、空肠及肾整块解剖取下	放入4℃保存液中的容器内，将肠系膜上动脉开口插入硅胶管，继续灌注至小肠及系膜无血色
11. 保存整块切取的供体组织	递无菌薄膜袋盛装，共3层；扎紧袋口，置入冰壶内保存

第八节 肾脏移植手术

一、肾移植术

(1)适应证 任何肾脏疾患，引起不可逆转的肾衰竭。

(2)麻醉方法 硬膜外麻醉＋蛛网膜下隙麻醉 。

(3)手术体位 仰卧位。

(4)手术切口 左(右)下腹弧形切口。

(5)手术部位 左(右)髂窝。

(6)特殊用物 无损伤血管器械1套、双J管、吸收性明胶海绵(或止血纱)、8F导尿管、16F气囊导尿管、0.1%肝素盐水、20号静脉套管针、输血器、液状石蜡。

手术步骤与手术配合见表26-8-1。

表 26-8-1　肾移植术的手术步骤与手术配合

手术步骤	手术配合
1. 插导尿管	递16F气囊导尿管,递15mL盐水充盈气囊;固定导尿管,并接输血器
2. 脐下腹直肌外缘切口,下至耻骨联合上缘,逐层切开至腹膜前	递22号刀切皮,递电刀逐层切开
3. 游离、显露髂外静脉和髂内动脉	递大"S"形拉钩两把牵开,递长镊、梅氏剪游离,递8F导尿管牵引已显露的髂内,髂外的动、静脉,递蚊式钳钳夹末端;递梅氏剪剪断小血管分支和淋巴管,并用1号丝线结扎
4. 包裹供肾,并置于含冰屑的薄膜袋内,露出肾蒂	递纱垫包裹,递无菌薄膜袋盛装
5. 肾静脉重建	
①于髂外静脉血管壁做一小切口	递Satinsky钳钳夹部分或全部管壁,递长镊夹提管壁,递膝状剪剪去一小块血管壁,形成椭圆形
②髂外静脉与肾静脉行端-侧吻合	递长镊、5-0无损伤缝合线端-侧吻合;在缝合最后1～2针前,递0.1%肝素盐水注射器冲洗血管腔
6. 肾动脉重建	
①离断髂内动脉,远端双重结扎,近端与供肾动脉吻合	递无损伤血管钳、心耳钳阻断肾动脉,递血管剪剪断,远端递7号、4号丝线双重结扎;递5-0或6-0聚丙烯线于两端各缝1针作为两定点,再采用连续或间断缝合法缝合(最后1针时用0.1%肝素盐水冲洗血管腔);去除心耳钳,递无损伤血管钳控制近肾门处肾动脉
②髂内动脉与肾动脉行端-端或端-侧吻合	吻合方法同上
7. 开放髂内动脉,观察吻合口的漏血情况	松去阻断钳,备5-0聚丙烯线修补漏血处吻合口,递明胶海绵止血;必要时用止血纱包裹肾脏止血
8. 输尿管膀胱吻合	
①剪开膀胱一小口	递组织钳两把提起膀胱侧前壁,递直角剪剪开
②插入双J管	递蚊式钳提起边缘,递梅氏剪修剪输尿管残端,插入双J管
③输尿管膀胱吻合	递长镊、5-0可吸收线间断缝合,递6×17圆针1号丝线加固外层3～4针
9. 放置引流管	递烟卷(或胶管)引流管(或胶管),递中弯钳协助置管
10. 缝合切口	配合同第十四章第一节"下腹部斜切口"5～6

二、供肾切取术

(1)手术体位　仰卧位,腰部垫高。

(2)手术切口　大"十"字切口。

手术步骤与手术配合见表 26-8-2。

表 26-8-2　供肾切取术的手术步骤与手术配合

手术步骤	手术配合
1. 消毒皮肤,上至剑突、下至耻骨联合,左、右至腋后线	倒100mL碘伏于腹壁上,递海绵钳夹持纱布擦拭消毒
2. 铺单	递一次性大孔巾1块
3. 大"十"字切开皮肤至腹腔	递22号刀切开
4. 游离左,右肾上、下、前、后,输尿管	递长弯钳、长组织剪游离;递弯蚊式钳两把钳夹输尿管,递组织剪剪断;助手协助牵开肠管显露术野

续表

手术步骤	手术配合
5. 切断腹主动脉和下腔静脉，将双肾取出	递大弯钳1把分离，递组织剪剪断；取下双肾后，放入内装4℃冰盐水碗内，用肝素灌注直至肾脏变灰白（密封后置于保温桶中保存）
6. 采血标本	递50mL注射器取血20mL
7. 关腹	递10×34三角针穿10号丝线缝合数针
8. 保存肾脏	将肾脏放入无菌塑料袋，共3层；扎紧袋口，放入4℃冰壶内保存

三、供肾修整术

手术步骤与手术配合见表26-8-3。

表26-8-3　供肾修整术的手术步骤与手术配合

手术步骤	手术配合
1. 展开无菌操作台	台上备好无菌冰屑，输血器，内装4℃灌注液的灌注盆，修肾器械，1号、0号丝线（如为右肾，则备5-0无损伤吻合线），装肾脏的无菌塑料袋
2. 取出供肾放于无菌台	巡回护士打开薄膜袋外层，最内层由术者取出置于操作台上
3. 剪去多余的肾周脂肪组织	递整形尖镊、组织剪剪除
4. 分离、修整供肾动脉、静脉	递整形尖镊、弯剪分离，递0号丝线结扎小分支血管，递5×12圆针3-0聚丙烯线吻合断端血管
5. 游离输尿管达一定长度	递整形尖镊、组织剪游离
6. 保存肾脏	修整完毕后接肾脏灌注液灌注；将肾脏放入无菌塑料袋，扎紧袋口，置于冰盒内保存待用

（单云青　马育璇）

第九节　角膜移植手术

一、板层角膜移植术

（1）适应证　化学或熔化金属烧伤所致的瘢痕性角膜，角膜上有大量新生血管及血管性纤维增生；角膜溃疡。

（2）麻醉方式　表面麻醉＋球结膜下和球睫状神经节阻滞麻醉。

（3）手术体位　仰卧位。

（4）特殊用物　显微镜、角膜环钻、虹膜复位器。

手术步骤与手术配合见表26-9-1。

表26-9-1　板层角膜移植术的手术步骤与手术配合

手术步骤	手术配合
1. 开睑	递开睑器撑开或递角针3-0丝线于上、下睑各缝1针牵开
2. 牵引上直肌	递结膜有齿镊夹起上直肌，递角针5-0丝线穿过上直肌缝扎1针，递弯蚊式钳钳夹线尾固定于敷料单上
3. 创面止血	点燃酒精灯，递烧灼器止血

续表

手术步骤	手术配合
4. 显微镜下轻旋环钻至一定深度，去除病变角膜	依病变区大小选不同型号环钻进行环切，递结膜有齿镊夹起环切的角膜边缘、11 号刀切下病变角膜
5. 根据病变区情况，截取移植板层角膜片	
①用抗生素液冲洗供区眼球	递 5mL 注射器抽吸庆大霉素盐水冲洗
②切除巩膜组织，并剥离至角膜缘	递 11 号刀切除、剥离
6. 缝合移植角膜片	递角膜镊将移植片与患眼角膜创面缘对拢，递角针 10-0 不可吸收线褥式缝合
7. 对合切口	递虹膜复位器推平切口面
8. 结膜下注射抗生素	递 5mL 注射器抽吸庆大霉素 2 万单位＋地塞米松 5mg 球后注射
9. 覆盖切口	递斜视钩将金霉素眼膏涂于切口上，递眼垫、纱布覆盖，递绷带包扎

二、全层穿透性角膜移植术

(1)适应证　角膜病变；角膜白斑；合并角膜病变以外的疾病(如烧伤、撕裂伤等)。

(2)麻醉方式　表面麻醉＋球后睫状神经节阻滞麻醉及眼轮匝肌麻醉。

(3)手术体位　仰卧位。

(4)特殊用物　环钻黏弹剂、角膜剪(左、右型)。

手术步骤与手术配合见表 26-9-2。

表 26-9-2　全层穿透性角膜移植术的手术步骤与手术配合

手术步骤	手术配合
1. 开睑	递开睑器撑开上、下眼睑
2. 缝上、下直肌固定线	递结膜有齿镊夹持上、下直肌，递角针 5-0 丝线缝扎 1 针固定于敷料单上
3. 环切角膜	根据患眼角膜病变区大小，选择合适的环钻，拇指与示指在角膜上轻旋环钻，匀速持续向下加压至角膜厚度的 1/2
4. 剪除病变角膜	递显微镊夹持环切角膜缘，递角膜剪环行剪开全层角膜
5. 植入角膜片	递虹膜复位器将角膜片移到植床
6. 缝合角膜	递角针 10-0 不可吸收线间断缝合，递棉棒蘸净表面水分，检查有无漏水，将皮质冲洗干净
7. 覆盖切口	递 5mL 注射器抽吸庆大霉素 2 万单位＋地塞米松 5mg 半球注射；递斜视钩将金霉素眼膏涂于切口上，递眼垫、纱布覆盖，递绷带包扎

(龚　珊　宋　烽)

第十节　卵巢移植手术

根据卵巢来源的不同，卵巢移植分为异种卵巢移植、同种异体卵巢移植和自体卵巢移植。自体卵巢移植是指将自体卵巢移植在盆腔以外的部位，常用移植部位：腋窝、乳房外侧及腹股沟区。这里介绍带血管自体卵巢移植术。

(1)适应证　因盆腔病变、意外创伤或手术损伤，造成原位卵巢无法保留或施行全部附件切除术后；严重更年期综合征；先天性卵巢发育不全(如 Turner 综合征)。

(2)麻醉方法　硬膜外麻醉。

(3)手术体位　仰卧位。

(4)手术切口　供区，腹直肌切口；受区，左(右)下腹切口。

(5)特殊用物　9-0 无损伤缝线。

手术步骤与手术配合见表 26-10-1。

表 26-10-1　带血管自体卵巢移植术的手术步骤与手术配合

手术步骤	手术配合
1. 供区准备	
①向上游离卵巢动、静脉，长 8～10cm	递长弯钳游离、钳夹分叉血管，递 4 号丝线结扎
②切断、结扎卵巢固有韧带和输卵管系膜	递长镊、长弯钳钳夹，递梅氏剪剪断，递 4 号丝线结扎
2. 受区准备	
①切开左(右)下腹至髂窝	递 22 号刀切皮，递电刀逐层切开
②游离髂动脉和静脉	递长弯钳分离、钳夹，递组织剪剪断，递 7 号丝线结扎
3. 取带血管蒂的卵巢	
①切断供区血管蒂	递长镊、萨氏钳钳夹，递组织剪剪断
②分离出动、静脉	递整形尖镊、显微血管钳分离，递 0.1%肝素盐水冲洗血管断端
4. 修整带血管蒂卵巢并与相应血管吻合(先吻合静脉，后吻合动脉)	递显微血管钳、显微剪修剪，递显微镊，递 0.1%肝素盐水冲洗管腔，递 9-0 无损伤线端-端吻合
5. 缝合切口同第十四章第一节“下腹部斜切口”5～6	配合同第十四章第一节“下腹部斜切口”5～6

第十一节　胚胎胸腺移植手术

一、胚胎胸腺移植术

(1)适应证　不能切除的各种晚期恶性肿瘤；各种癌肿化疗期间的辅助治疗；神经系统免疫性疾病(或自身免疫性疾病)；各种免疫缺陷性疾病；各种顽固性变态反应性疾病；免疫功能低下，身体虚弱的老年病患者。

(2)麻醉方式　硬膜外麻醉或全身麻醉。

(3)手术切口　腹正中切口。

(4)特殊用物　无菌冰屑。

手术步骤与手术配合见表 26-11-1。

表 26-11-1　胚胎胸腺移植术的手术步骤与手术配合

手术步骤	手术配合
1. 同第十二章第一节“腹正中切口”1～5，进入腹腔	配合同第十二章第一节“腹正中切口”1～5
2. 将大网膜置于腹腔外，修整呈一间隙袋状	递无齿镊、中弯钳分离，递梅氏剪修剪，递 9×28 圆针 4 号丝线缝合成袋状
3. 将供体胸腺剪成 0.5cm×0.1cm 薄片植入间隙袋	递无齿镊、剪刀修剪，递 6×17 圆针 1 号丝线缝合固定
4. 将大网膜送回腹腔	递长镊、中弯钳送回腹腔
5. 缝合切口同第十二章第一节“腹正中切口”6～11	配合同第十二章第一节“腹正中切口”6～11

二、供体胚胎胸腺切取术

取材为妊娠5～8个月引产死胎，手术步骤与手术配合见表26-11-2。

表26-11-2　供体胚胎胸腺切取术的手术步骤与手术配合

手术步骤	手术配合
1. 消毒、铺单	递海绵钳夹持乙醇消毒，常规铺巾
2. 切开胸骨，游离并切除胸腺	递有齿镊、20号刀切开，递小弯钳游离，递梅氏剪剪除，切下供体放入装有4℃冰盐水盆中清洗，并用UW灌注液灌注；灌注完毕装入无菌塑料袋中，放入装有冰屑的保温桶中保存

第十二节　脑与神经组织移植手术

一、脑与神经组织移植术

(1)适应证　帕金森病、小脑萎缩或遗传性小脑共济失调、扭转痉挛、大脑疾病及脊髓损伤。

(2)麻醉方式　局部麻醉或全身麻醉。

(3)手术体位　仰卧位或侧卧位。

(4)手术切口　根据手术部位，常用前额部切口和颅后窝正中切口。

(5)特殊用物　显微镜、吸收性明胶海绵。

手术步骤与手术配合见表26-12-1。

表26-12-1　脑与神经组织移植术的手术步骤与手术配合

手术步骤	手术配合
1. 颅后窝旁正中切口，长5～6cm，依次切开头皮，显露颅骨	递20号刀切开，递骨膜剥离子剥离，递乳突牵开器牵开切口
2. 钻骨孔1个，扩大骨窗2cm×2cm	递颅骨钻钻孔，递咬骨钳扩大骨窗，递骨蜡止血
3."十"字切开硬脑膜	递脑膜镊、11号刀切一小口，递组织剪扩大，递5×12圆针1号丝线缝牵引线
4. 植入移植物	递含有胚胎小脑浆或悬液5mL注射器，分4～6个靶点植入；递枪状镊夹持小块吸收性明胶海绵覆盖注射点，防止漏出
5. 缝合硬脑膜	递枪状镊、5×12圆针1号丝线缝合
6. 关颅	递有齿镊、8×24圆(角)针1号丝线逐层缝合头皮

二、供脑组织切取术

选择水囊引产或自动流产12周左右的胎儿为供体，热缺血<45min。矢状缝开颅，将胚胎小脑组织完整取出，剥离和清除胎脑上的蛛网膜和血管组织，并冲净血液；将胚胎小脑组织置入林格液中，制成细胞悬液备用。

（单云青　马育璇）

参　考　文　献

[1]　陈实.器官移植手术图谱.武汉：湖北科学技术出版社，2000：18-340.

[2]　杨辰垣.心血管外科手术图谱.武汉：湖北科学技术出版社，2000：187-191.

[3]　徐光亚，王善政.胸部外科手术图谱.济南：山东科学技术出版社，2000：259-264.

附录A

常用外科手术器械基数表

见附表 A-1～附表 A-56。

附表 A-1　甲状腺手术

手术器械	基数	手术器械	基数	手术器械	基数
海绵钳(无齿)	1	持针钳	2	大碗	2
(有齿)	2	刀柄(4 号、7 号)	各 1	弯盘	2
布巾钳	6	线剪	2	杯子	4
弯蚊式钳	12	组织剪	1	刀片(20 号)	2
中弯钳(18cm)	6	梅氏剪	1	刀片(15 号)	1
组织钳	4	无齿镊	1	KD 粒	1
有齿直钳	4	有齿镊	2	引流胶管(细)	1
直角钳	1	长镊	1		
KD 钳	1	吸引器头	1		
		甲状腺拉钩	2		

注:1. 组织剪指厚刃、弯剪。
2. 梅氏剪指薄刃、弯剪。
3. 手术敷料应单独包装送灭菌。
4. 根据条件选择一次性灭菌单包,如缝针、刀片、纱布纱垫、绷带、引流管、棉签、KD 粒等。
5. 下同。

附表 A-2　乳腺癌根治手术

手术器械	基数	手术器械	基数	手术器械	基数
海绵钳(无齿)	1	线剪	1	刀片(20 号)	2
(有齿)	2	组织剪	1	刀片(11 号、15 号)	各 1
布巾钳	6	梅氏剪	1	缝针	6
蚊式钳(弯)	6	无齿镊	1	绷带(或弹力绷带)	2
中弯钳(18cm)	12	有齿镊	2	纱布	30
组织钳	12	长镊	1	纱垫	20
直角钳	2	吸引器头(单孔)	1	加压纱线	10
持针钳	2	甲状腺拉钩	2	引流胶管(细)	1
刀柄(4 号、7 号)	各 1	双头腹部拉钩	2		
		大碗	2		
		弯盘	2		
		杯子	4		

附表 A-3　乳腺活检手术

手术器械	基数	手术器械	基数	手术器械	基数
海绵钳(无齿)	1	持针钳	2	甲状腺拉钩	2
(有齿)	1	刀柄(7 号、4 号)	各 1	小碗	1
布巾钳	6	线剪	1	弯盘	1
蚊式钳(弯)	6	组织剪	1	杯子	3

续表

手术器械	基数	手术器械	基数	手术器械	基数
中弯钳(16cm)	4	无齿镊	1	刀片(20号)	2
组织钳	4	有齿镊	2	刀片(10号)	1
		大碗	1	缝针	6

附表 A-4 剖腹探查手术

手术器械	基数	手术器械	基数	手术器械	基数
海绵钳(无齿)	1	线剪	1	压肠板	1
(有齿)	2	长线剪	1	大碗	2
布巾钳	8	组织剪	1	小碗	1
蚊式钳(弯)	8	梅氏剪	1	弯盘	2
中弯钳(18cm)	12	长梅氏剪	1	杯子	4
组织钳(粗齿)	2	有齿镊	2	刀片(20号)	2
(细齿)	2	长镊	2	刀片(15号)	1
有齿直钳(22cm)	4	吸引器头(直)	1	缝针	12
长弯钳(24cm,26cm)	6	(弯)	1	纱布	10
直角钳(22cm)	1	甲状腺拉钩	2	纱垫	10
KD钳	1	双头腹部拉钩	2		
肠钳	3	直角拉钩	2	KD粒	1
持针钳(18cm)	2	"S"形拉钩	2	束带	1
(22cm)	2	腹腔自动牵开器	1	导尿管(8F、10F)	各1
刀柄(4号、7号)	各1			阑尾钳	1

注:也用于可控膀胱术,另加膀胱拉钩2个。

附表 A-5 肝叶切除手术

手术器械	基数	手术器械	基数	手术器械	基数
海绵钳(无齿)	1	长持针钳(尖头)	2	大碗	2
(有齿)	1	刀柄(4号、7号)	各1	小碗	1
布巾钳	9	线剪	1	弯盘	2
蚊式钳(弯)	4	组织剪	1	杯子	4
小弯钳(14cm)	10	长组织剪	1	刀片(20号)	2
中弯钳(18cm)	30	梅氏钳	1	刀片(15号)	1
长弯钳	4	长梅氏剪	1	缝针	14
组织钳	4	有齿镊	2	纱布	20
KD钳	1	长镊	2	纱垫	10
有齿直钳	4	长尖镊(无齿)	1	棉垫	1
直角钳	2	(有齿)	1	棉绳	1
心耳钳	2	套管吸引器头(直)	1	鞋带	2
扁桃体钳	2	(弯)	1	绷带	1
无损伤血管钳	2	钢尺	1	血管索连胶管	2
三叶血管阻断钳	2			导尿管(8F、10F)	各1
持针钳	3				

注:需血管阻断,另备无菌冰屑、骨锤、宽骨刀、冰袋。

附表 A-6 阑尾切除手术

手术器械	基数	手术器械	基数	手术器械	基数
海绵钳(无齿)	1	组织剪	1	弯盘	2
(有齿)	2	有齿镊	2	杯子	4
布巾钳	6	长镊	2	刀片(20 号)	2
蚊式钳(弯)	6	吸引器头	1	缝针	6
中弯钳(18cm)	6	甲状腺拉钩	2	纱布	10
组织钳	2	直角拉钩	1	纱垫	6
阑尾钳	1	双头腹部拉钩	2	棉签	3 根
持针钳	2	压肠板	1		
刀柄(4 号)	1	大碗	2		
线剪	1				

附表 A-7 体腔大血管吻合手术(特殊器械)

手术器械	基数	手术器械	基数	手术器械	基数
心房钳	5	持针钳	2	棉绳	4
心耳钳(大、中、小)	3	心脏镊	2	鞋带	4
三叶血管阻断钳	4	套索(大、中、小)	3	束带	1
无损伤血管钳	5	圆规	1		
长尖镊(无齿)	1	卡尺	1		
(有齿)	1	钢尺	1		

附表 A-8 肛门手术

手术器械	基数	手术器械	基数	手术器械	基数
海绵钳(无齿、弯)	1	梅氏剪	1	刮匙	1
(有齿)	1	有齿镊	2	大碗	1
布巾钳	4	长镊	1	杯子	4
中弯钳	4	肛门拉钩	2	刀片(20 号)	2
组织钳	4	肛门窥镜	1	刀片(15 号)	1
蚊式钳(弯)	2	侧孔吸引器头	1	缝针	6
持针钳	2	圆探针	1	大纱布	10
刀柄(4 号、7 号)	各 1	纱球	6		
线剪	1	引流胶管(粗)	1		
组织剪	1				

注:肛瘘另备可弯圆探针、亚甲蓝液;环痔切除另备硬质实心胶塞、大头针。

附表 A-9 新生儿腹部手术

手术器械	基数	手术器械	基数	手术器械	基数
海绵钳(有齿)	1	梅氏剪	1	压肠板	1
(无齿)	1	组织剪	1	KD 粒	2
布巾钳	4	线剪	1	缝针	6
蚊式钳(弯)	8	吸引器头(单管)	1	刀片(10 号、15 号)	各 1
小弯钳(14cm)	6	(套管)	1	钢尺	1

续表

手术器械	基数	手术器械	基数	手术器械	基数
中弯钳(16cm)	2	甲状腺拉钩(小)	2	探针	1
组织钳	2	神经拉钩(小)	2	碗(大、小)	各 1
KD 钳	1	"S"形拉钩(小)	2	弯盘	2
持针钳(18cm)	1	腹腔自动牵开器(小)	2	杯子	1
(小)	1	有齿镊	1	纱布	10
(金把)	1	无齿镊	1	纱垫	10
刀柄(3 号、4 号)	各 1	无损伤镊	1		
眼科弯剪或整形剪	1	长镊	1		

附表 A-10 新生儿幽门手术

手术器械	基数	手术器械	基数	手术器械	基数
海绵钳(有齿)	1	持针钳(小)	2	缝针	6
(无齿)	1	刀柄(3 号)	1	大碗	1
蚊式钳(直)	2	线剪	1	弯盘	1
(弯)	8	组织剪	1	小杯	1
小弯钳(14cm)	4	有齿镊	1		
组织钳	2	无齿镊	1		
胃幽门分离钳	1	甲状腺拉钩(小)	2		

附表 A-11 小儿疝气手术

手术器械	基数	手术器械	基数	手术器械	基数
海绵钳(有齿)	1	刀柄(3 号)	1	弯盘	1
布巾钳	2	组织剪	1	杯子	4
蚊式钳(直)	2	线剪	1	刀片(10 号、11 号)	各 1
(弯)	8	有齿镊	1	缝针	6
小弯钳(14cm)	2	无齿镊	1	纱布	6
组织钳	1	纱垫	2		
持针钳(中、小)	各 1	大碗	1		

附表 A-12 小儿开腹手术

手术器械	基数	手术器械	基数	手术器械	基数
海绵钳(有齿)	1	肠钳	2	压肠板	1
(无齿)	1	持针钳(小)	2	双头腹部拉钩	2
布巾钳	4	(大)	3	甲状腺拉钩	2
弯蚊式钳	6	(金把)	2	小"S"形拉钩	2
小弯钳(14cm)	6	刀柄(3 号、4 号)	各 1	腹腔自动牵开器	1
中弯钳(16cm)	8	组织剪	1	KD 粒	1
(18cm)	6	线剪	1	束带	2
长弯钳(22cm)	4	胸科剪(梅氏剪)	1	杯子	1

续表

手术器械	基数	手术器械	基数	手术器械	基数
组织钳	4	有齿镊	2	弯盘	2
小直角钳	1	无齿镊	2	碗(大、小)	各 1
大直角钳	1	无损伤镊	2	缝针	8
直钳(20cm)	2	长镊	1	刀片(21 号)	2
KD 钳	1	吸引器头(单管)	1	刀片(10 号)	1
		(套管)	1		

附表 A-13　手外伤手术

手术器械	基数	手术器械	基数	手术器械	基数
海绵钳	2	有齿镊	2	电钻	1
布巾钳	3	无齿镊	1	钢丝钳	1
蚊式钳(弯)	6	持针钳	2	克氏针	数根
(直)	6	吸引器头	1	一字螺丝刀	1
小弯钳	4	双关节咬骨钳(尖嘴)	1	碗(大、小)	各 1
中弯钳	4	骨膜剥离子	2	弯盘	1
组织钳	2	神经剥离子	2	杯子	4
有齿直钳	1	甲状腺拉钩(小)	2	刀片(20 号)	2
刀柄(4 号、7 号)	各 1	双爪拉钩(小)	2	刀片(11 号、15 号)	各 1
线剪	1	刮匙	1	缝针	6
眼科弯剪	1	探针	1	纱布	20
眼科镊(有齿)	2	骨锉	1	绷带	1
(无齿)	2	手指锉	1		
组织剪	1	电锯	1		

附表 A-14　四肢手术

手术器械	基数	手术器械	基数	手术器械	基数
海绵钳	3	骨钩	2	鹰嘴咬骨钳	1
布巾钳	6	骨膜剥离子	2	方头咬骨钳	1
蚊式钳(弯)	2	双关节咬骨钳(尖嘴)	1	甲状腺拉钩	2
小弯钳	2	持骨钳	2	钢尺	1
中弯钳	8	骨把持器	1	碗(大、小)	各 1
组织钳	2	骨锤	1	弯盘	2
有齿直钳	2	骨锉	1	杯子	4
刀柄(4 号、7 号)	各 1	骨刀(大、中、小)	各 1	刀片(20 号)	2
线剪	1	骨撬	1	刀片(11 号)	1
组织剪	1	刮勺(大、中、小)	3	缝针	6
有齿镊	2	四爪拉钩(深)	2	纱布	10
无齿镊	2	(浅)	2	纱垫	6
持针钳	2			绷带	1
吸引器头	1				

附表 A-15　股骨骨折钢板内固定手术

手术器械	基数	手术器械	基数	手术器械	基数
四肢手术器械	1份				
钢板固定器	1	钻头导向器	1	螺钉	若干
胫骨牵开器	1	螺钉探针	1	骨栓	若干
电钻	1	娥眉凿	1	髓腔扩大器(大、中、小)	各1
钻头	1	丝攻	1		

附表 A-16　腰椎手术

手术器械	基数	手术器械	基数	手术器械	基数
海绵钳	3	吸引器头	2	单头刮匙(大、小)	各1
布巾钳	4	椎板拉钩	2	骨锉	1
蚊式钳(直)	2	神经根拉钩	2	骨锤	1
(弯)	2	椎板自动牵开器	1	骨刀(大、中、小)	各1
中弯钳	6	骨膜剥离子	2	甲状腺拉钩	2
组织钳	2	神经剥离子	3	碗(大、小)	各1
有齿直钳	2	棘突咬骨钳	1	弯盘	2
刀柄(4号、7号)	各1	双关节咬骨钳(方头)	1	杯子	4
线　剪	1	(鹰嘴)	1	刀片(20号)	2
组织剪	1	(尖嘴)	1	刀片(11号)	1
有齿镊	2	椎板咬骨钳(大、中、小)	各1	缝针	6
无齿镊	1	髓核钳	2	纱条	10
枪状镊	1			纱垫	6
持针钳	2			棉片	10

注:也用于颈椎手术,另加小弯钳(14cm)8把、前路拉钩2把。

附表 A-17　髋部手术

手术器械	基数	手术器械	基数	手术器械	基数
海绵钳	3	无齿镊	1	骨刀(大、中、小)	各1
布巾钳	8	有齿镊	2	一字螺丝刀	1
蚊式钳(直)	2	吸引器头	1	克氏针(粗)	3
(弯)	4	髂臼拉钩	2	钢丝钳	1
中弯钳	8	四爪拉钩	4	碗(大、小)	各1
有齿直钳	2	甲状腺拉钩	2	弯盘	2
组织钳	2	咬骨钳(鹰嘴)	1	杯子	4
持针钳	2	(尖嘴)	1	刀片(20号)	2
刀柄(4号、7号)	各1	骨膜剥离子	2	刀片(11号)	1
线剪	1	骨锤	1	缝针	6
组织剪	1	刮勺(大、小)	2	纱布	10
梅氏剪	1			纱垫	10

附表 A-18　韧带损伤修复手术

手术器械	基数	手术器械	基数	手术器械	基数
骨科手外伤手术器械	1 份				
螺丝刀(一字)	1	细钢丝	1	螺钉探针	1
(十字)	1	丝　攻	1	螺钉	若干
(内六角)	1	钻头导向器	1		

附表 A-19　断肢再植手术

手术器械	基数	手术器械	基数	手术器械	基数
骨科手外伤手术器械	1 份				
骨锤	1	克氏针	2	电钻	1
骨刀(大、中、小)	各 3	髓内针	3	老虎钳	1
		电锯	1		
血管吻合器械 1 份:					
无损伤血管钳	2	血管夹(大、中、小)	各 1	显微血管钳、剪、持针钳及冲洗针头	1

附表 A-20　骨移植手术

手术器械	基数	手术器械	基数	手术器械	基数
四肢手术器械	1 份				
娥眉凿	1	导向器	1	骨剪	1
胫骨牵开器	2	丝　攻	1	螺钉	若干
电钻	1	螺钉探针	1		
钻头	2	螺丝刀	1		

注:若取肋骨,另加肋骨剥离子、肋骨剪各 1;滑移、嵌入植骨,另加电锯、钢丝、尖嘴钢丝钳各 1。

附表 A-21　肾脏手术

手术器械	基数	手术器械	基数	手术器械	基数
海绵钳(有齿)	2	刀柄(4 号、7 号)	各 1	“S”形拉钩(大、小)	各 1
(无齿)	1	组织剪	1	压肠板	1
布巾钳	6	线剪	1	肾盂剥离子	2
蚊式钳(直)	2	长线剪	1	大碗	2
(弯)	2	梅氏剪	1	小碗	1
中弯钳(18cm)	12	长梅氏剪	1	弯盘	2
长弯钳	4	长镊	2	杯子	4
组织钳(粗齿)	2	心耳钳	1	刀片(20 号)	2
(细齿)	2	有齿镊	2	刀片(15 号)	1
阑尾钳	1	持针钳	3	KD 粒	1
直角钳(22cm)	1	长持针钳	2	缝针	8
KD 钳	1	吸引器头	1	束带	1
取石钳	3	胸腔自动牵开器	1	纱布	10 块
肾蒂钳(大、小)	各 2	肾盂拉钩	2	纱垫	10 块
肾部分切除另备:		甲状腺拉钩	2	引流胶管(粗)	1
无损伤血管钳	2	无菌冰屑、骨锉、宽骨刀			

注:也用于肾上腺,输尿管中、上段手术。

附表 A-22　前列腺手术

手术器械	基数	手术器械	基数	手术器械	基数
海绵钳(有齿)	2	持针钳(18cm)	2	甲状腺拉钩	2
(无齿)	1	(22cm)	2	“S”形拉钩	2
布巾钳	6	刀柄(4号、7号)	各1	压肠板	1
蚊式钳(直)	2	线剪(18cm)	1	大碗	2
(弯)	2	长线剪	1	小碗	1
中弯钳	10	组织剪(18cm)	1	弯盘	2
长弯钳	4	梅氏剪	1	杯子	4
大弯钳	2	长梅氏剪	1	刀片(20号)	2
组织钳(粗齿)	6	有齿镊	2	刀片(15号)	1
(细齿)	2	长镊	2	缝针	8
KD钳	1	吸引器头	1	纱条	4
长直角钳	1	膀胱拉钩	2	纱布	10
		腹部自动拉钩	1	纱垫	10
				引流胶管(粗)	1

注：也用于膀胱切除、膀胱切开取石手术。

附表 A-23　尿道手术

手术器械	基数	手术器械	基数	手术器械	基数
海绵钳(有齿)	1	整形剪(弯)	1	杯子	3
(无齿)	1	(直)	1	刀片(20号)	2
布巾钳	4	整形镊(有齿)	2	刀片(15号)	1
蚊式钳(直)	6	(无齿)	2	缝针	6
(弯)	8	尿道探子	1套	纱布	10
小弯钳(14cm)	2	金属导尿管(小)	1	导尿管(8F)	1
中弯钳	6	钢尺	1	硅胶管	1
组织钳	4	碗(大、小)	各1	网眼纱	1
持针钳	2	弯盘	2	小甲状腺拉钩	2
刀柄(4号、7号)	各1				

附表 A-24　睾丸手术

手术器械	基数	手术器械	基数	手术器械	基数
海绵钳(有齿)	1	刀柄(4号、7号)	各1	杯子	4
(无齿)	1	线剪	1	刀片(20号)	2
布巾钳	6	组织剪	1	刀片(15号)	1
蚊式钳(直)	4	无齿镊	2	缝针	6
(弯)	6	有齿镊	2	纱布	10
中弯钳	6	甲状腺拉钩	2	纱垫	4
组织钳	4	大碗	2		
持针钳	2	弯盘	1		

注：也用于睾丸鞘膜积液、输精管结扎等手术。

附表 A-25 开胸探查手术

手术器械	基数	手术器械	基数	手术器械	基数
海绵钳(有齿)	2	线剪	1	肋骨剥离子	1
(无齿)	1	长线剪	1	肋骨合拢器	1
布巾钳	4	组织剪	1	钢丝钳	1
蚊式钳(弯)	6	长梅氏剪	1	大碗	3
中弯钳	6	肋骨骨剪	1	小碗	1
长弯钳	2	有齿镊	2	弯盘	2
组织钳(粗齿)	2	长镊	2	杯子	4
(细齿)	2	持针钳	2	刀片(20号)	2
长直角钳	1	胸腔自动牵开器	1	刀片(15号)	1
微弯长钳	4	甲状腺拉钩	2	缝针	10
心耳钳	1	吸引器头(单孔)	1	纱布	10
肺叶钳	2	方头咬骨钳	1	纱垫	10
气管钳	1	骨膜剥离子	1		
刀柄(4号、7号)	各1				

附表 A-26 小儿开胸手术

手术器械	基数	手术器械	基数	手术器械	基数
海绵钳	1	组织剪	1	KD粒	2
布巾钳	6	梅氏剪	1	压舌板	1
蚊式钳(弯)	8	无齿镊	2	压肺板	2
小弯钳(14cm)	4	有齿镊	2	杯子	1
(16cm)	6	长　镊	2	弯盘	2
中弯钳(18cm)	4	无损伤镊	1	碗(大、小)	各1
直角钳	6	胸腔吸引器头	1	刀片(21号)	2
KD钳	1	单孔吸引器头	1	刀片(15号)	1
扁桃体钳	4	胸腔牵开器(大、中、小)	各1	缝针	8
肺叶钳	2	甲状腺拉钩	2	纱垫	10
持针钳	4	“S”形拉钩	2	纱布	10
组织钳	3	控制钩	1	胸腔引流管	1
刀柄(4号、7号)	各1	控制带	2		
线剪	1	束带	2		

附表 A-27 体外循环心脏手术

手术器械	基数	手术器械	基数	手术器械	基数
海绵钳	4	刀柄(4号、7号)	各1	线引(粗、细)	各1
布巾钳	4	线剪	2	不锈钢冰勺	1
蚊式钳(弯)	14	组织剪	2	阻断带	4
(直)	1	有齿镊	2	橡皮管(阻断用)	8
小弯钳	2	血管镊	3	左房引流管	1
中弯钳	6	长镊	2	胸骨锯	1
组织钳	8	血栓镊	1	涤纶补片	1

续表

手术器械	基数	手术器械	基数	手术器械	基数
大弯钳	2	胸腔吸引器头	2	刀片(23号)	2
小直角钳	1	心脏吸引器头	1	刀片(11号、15号)	各1
肾蒂钳(大、小)	各1	压舌板	1	缝针	10
心耳钳(大、小)	各1	胸腔自动牵开器(小或活页式)	1	纱布	20
夹管钳	5	猫耳拉钩	2	纱垫	10
钢丝钳	1	心房拉钩	2	带针胸骨钢丝	5
有齿直钳	8	静脉拉钩	2		
持针钳(普通)	2	甲状腺拉钩	2		
(金把)	4	肋骨骨膜剥离子	1		
横窦阻断钳	2				
心脏瓣膜置换术另加:					
持瓣钳	2	瓣膜剪	1	瓣膜钩	1

附表 A-28　冠状动脉搭桥手术

手术器械	基数	手术器械	基数	手术器械	基数
体外循环手术器械	1份				
无损伤侧壁钳(直、弯)	各1	前向剪	1	细吸引器头	1
显微持针钳	1	后向剪	1	冠脉探子(1.0mm,2.5mm)	各1
搭桥刀柄	1	90°剪	1		
		微血管镊	2		

注:若用大隐静脉,另备取大隐静脉手术器械1份

附表 A-29　开颅探查

手术器械	基数	手术器械	基数	手术器械	基数
海绵钳	2	头皮拉钩(弹簧式)	2	刮匙(大、中、小)	各1
布巾钳	6	蛇形拉钩(1×4)	1	脑室穿刺针	1
蚊式钳(弯)	10	线锯柄	2	有槽探针	1
中弯钳	2	线锯条	3	冲创器	1
组织钳	2	线锯导引	1	头皮夹钳	3
持针钳	3	脑压板	3	头皮夹(1×40)	1包
刀柄(4号、7号)	各1	吸引器头(带通条)	3	大碗	2
组织剪	1	咬骨钳(尖嘴)	1	小碗	1
脑膜剪(弯头)	1	(鹰嘴)	1	弯盘	2
梅氏剪	1	颅后凹咬骨钳	1	杯子	4
线剪	1	取瘤钳(镊)	各1	刀片(20号)	2
无齿镊	1	骨膜剥离子	2	刀片(11号)	1
有齿镊	2	神经剥离子	2	缝针	8
脑膜镊	1	乳突牵开器(大号)	1	脑棉片	20
枪状镊	2	颅骨钻	1	纱布	20
				纱垫	1

附表 A-30　颅骨修补手术

手术器械	基数	手术器械	基数	手术器械	基数
海绵钳	2	无齿镊	1	线锯条	3
布巾钳	6	有齿镊	2	脑压板(宽、中、窄)	各 1
蚊式钳(弯)	14	枪状镊	1	有槽探针	1
中弯钳	6	骨锤	1	脑室穿刺针	1
组织钳	4	骨凿	1	线锯导引	1
有齿直钳	2	骨刀	1	头皮夹	1 包
头皮夹钳	3	刮匙(中、小)	各 1	刀片(20 号)	2
持针钳	2	骨膜剥离子	2	(11 号)	1
刀柄(4 号、7 号)	各 1	吸引器头(带通条)	3	缝针	6
线剪	1	硬脑膜剥离子	2	纱布	10
组织剪	1	头皮拉钩(弹簧式)	2	脑棉片	10
梅氏剪	1	乳突牵开器	1	钢丝	若干
钢丝剪	1	双关节咬骨钳(鹰嘴)	1		
		颅骨钻孔器	1		

附表 A-31　脑室-腹腔分流手术

手术器械	基数	手术器械	基数	手术器械	基数
海绵钳	3	脑膜镊	1	钻头	2
布巾钳	6	枪状镊	1	有槽探针	1
蚊式钳(弯)	10	甲状腺拉钩	2	大碗	2
中弯钳	6	乳突牵开器	1	小碗	1
组织钳	2	脑科吸引器头(带通条)	3	弯盘	2
持针钳	2	鹰嘴咬骨钳	2	杯子	4
刀柄(4 号、7 号)	各 1	脑室穿刺针	1	脑棉片	10
线剪	1	硬脑膜剥离子	2	纱布	10
组织剪	1	骨膜剥离子	1	缝针	8
梅氏剪	1	手摇钻	1	通条(40cm、60cm)	各 1
有齿镊	2				

附表 A-32　剖宫产手术

手术器械	基数	手术器械	基数	手术器械	基数
海绵钳(有齿)	1	有齿镊	2	弯盘	2
(无齿) 弯	4	无齿镊	1	杯子	4
(无齿) 直	4				
布巾钳	6	长镊	1	刀片(20 号)	2
直钳	6	持针钳	2	缝针	8
中弯钳	10	甲状腺拉钩	2	纱布	10
组织钳	6	创缘拉钩	1	纱垫	10
刀柄(4 号)	1	吸引器头	1	吸球	1
线剪(长、短)	各 1	大碗	3	产钳	1
组织剪(长、短)	各 1	小碗	1		

附表 A-33　子宫切除手术

手术器械	基数	手术器械	基数	手术器械	基数
海绵钳(有齿)	1	长持针钳(24cm)	1	吸引器头	1
(无齿)	1	刀柄(4 号、7 号)	各 1	大碗	2
布巾钳	6	线剪	1	小碗	1
中弯钳	12	组织剪(长、短)	各 1	弯盘	2
长弯钳	4	梅氏剪	1	杯子	4
组织钳(粗齿)	8	有齿镊	2	刀片(20 号)	2
直钳(22cm)	2	长镊	2	刀片(15 号)	1
微弯长钳(22cm)	2	创缘拉钩	1	缝针	8
直角钳(22cm)	1	甲状腺拉钩	2	纱布	10
大直角钳	1	腹腔自动牵开器	1	纱垫	10
KD 钳	1	“S”形拉钩	2		
持针钳(18cm)	2	压肠板	1		

注:也用于卵巢囊肿切除,另加“S”形拉钩 2 个。

附表 A-34　阴道前后壁修补手术

手术器械	基数	手术器械	基数	手术器械	基数
海绵钳(有齿)	1	刀柄(4 号、7 号)	各 1	窥阴器	1
(无齿)	1	长线剪	1	大碗	2
布巾钳	6	梅氏剪	1	小碗	1
蚊式钳(弯)	6	长梅氏剪	1	弯盘	2
中弯钳	10	有齿镊	2	杯子	4
长弯钳	2	长镊	2	刀片(20 号)	2
组织钳	10	阴道拉钩(上、下)	2	刀片(15 号)	1
宫颈钳	2	重锤拉钩	1	缝针	8
持针钳	2	金属导尿管	1	纱布	10
		导尿管(8F)	1		

注:也用于阴式全宫切除、巴式腺囊肿切除等手术。

附表 A-35　输卵管复通手术

手术器械	基数	手术器械	基数	手术器械	基数
海绵钳	2	组织剪	1	显微器械:	
布巾钳	6	眼科弯剪	1	显微剪(弯)	1
蚊式钳(直)	4	无齿镊	1	深部显微镊(有平台)	1
(弯)	6	有齿镊	2	(无平台)	1
中弯钳	6	长镊	1	“S”形头深部显微镊	1
组织钳	4	眼科镊(无齿)	1	显微持针钳	1
阑尾钳	1	吸引器头	1	显微止血钳(弯)	1
持针钳	1	甲状腺拉钩	2	(直)	1
尖头持针钳	1	双头腹部拉钩(小)	2		
刀柄(4 号、7 号)	各 1	压肠板	1		
线剪	1				

附表 A-36 眼科手术基础包

手术器械	基数	手术器械	基数	手术器械	基数
海绵钳	1	持针钳(短、尖头)	1	弯盘	1
布巾钳	3	眼用垫板	1	杯子	2
蚊式钳(直、弯)	各 2	开睑器	1	钢尺	1
刀柄(7 号)	1	虹膜复位器	2	圆规	1
眼科剪(直)	1	眼睑拉钩	2	刀片(11 号)	1
(弯)	1	斜视钩	2	眼用棉签	1 包
固定镊	1	结膜缝针(4×10 角、圆)	各 1	纱布	4
眼科镊(直齿)	1	小碗	1		
(无齿)	1				

附表 A-37 鼻息肉摘除手术

手术器械	基数	手术器械	基数	手术器械	基数
海绵钳	1	鼻息肉钳	1	弯盘	1
布巾钳	1	活检钳	1	杯子	2
中弯钳	1	鼻息肉圈套器	1	刀片(12 号)	1
刀柄(7 号)	1	钢丝	2	纱布	6
鼻剪(上、下)	各 1	鼻窥	1	棉片	6
枪状镊	1	小碗	1	钢丝	2

附表 A-38 鼻中隔矫正手术

手术器械	基数	手术器械	基数	手术器械	基数
海绵钳	1	鼻中隔咬骨钳	1	鼻窥	1
布巾钳	2	鼻中隔回旋刀	1	小碗	1
蚊式钳(直)	2	鼻黏膜刀	1	弯盘	1
(弯)	2	鼻黏膜剥离子	1	杯子	4
刀柄(7 号)	1	鼻黏膜牵开器	1	刀片(11 号)	1
鼻剪	1	鼻息肉钳	1	缝针	4
组织剪	1	鼻甲钳	1	钢丝	1
枪状镊	1	小骨凿(平凿、鱼尾凿)	各 1	鼻棉片	10
持针钳	1	骨锤	1	纱布	6
吸引器头	1	鼻息肉圈套器	1		

附表 A-39 上颌窦根治手术

手术器械	基数	手术器械	基数	手术器械	基数
海绵钳	1	上颌窦拉钩	2	骨锤	1
布巾钳	4	上颌窦咬骨钳	1	长针头(5 号、9 号)	各 1
蚊式钳(直、弯)	各 2	上颌窦刮匙(各型)	1 套	小碗	1
刀柄(7 号)	1	鼻黏膜刀	1	弯盘	1
线剪	1	鼻黏膜剥离子	1	杯子	3
眼科剪(直)	1	鼻窥	1	刀片(10 号)	1
(弯)	1	吸引器头	1	(11 号)	1
眼科镊(有齿)	1	探针	1	缝针	4

续表

手术器械	基数	手术器械	基数	手术器械	基数
眼科镊(无齿)	1	骨凿(小)	1	纱布	6
枪状镊	1	娥眉凿(小)	1	棉球	6
持针钳	1	鱼尾凿	1		
口角拉钩	2				

附表 A-40　乳突根治手术

手术器械	基数	手术器械	基数	手术器械	基数
海绵钳	1	持针钳	1	鼻窥	1
布巾钳	6	吸引器头	1	探针	1
蚊式钳(直)	2	枪状咬骨钳	1	吸球	1
(弯)	2	乳突刮匙(1×5)	1套	小碗	1
刀柄(7号)	1	鼻黏膜剥离子	1	弯盘	2
线剪	1	鼻黏膜刀	1	杯子	3
梅氏剪	1	乳突牵开器	1	刀片(15号)	2
眼科剪(弯)	1	骨凿(小)	4	缝针	4
眼科镊(有齿)	1	娥眉凿(小)	1	纱布	10
(无齿)	1	鱼尾凿(小)	1		
枪状镊	1	骨锤	1		

附表 A-41　全喉切除手术

手术器械	基数	手术器械	基数	手术器械	基数
海绵钳	2	组织剪	1	扁桃体剥离子	1
布巾钳	6	梅氏剪	1	神经剥离子	1
蚊式钳(直)	6	视神经剪	1	鼻骨剥离子	1
(弯)	6	骨剪	1	气管扩张器	1
小弯钳	6	无齿镊	1	碗(大、小)	各1
中弯钳	6	有齿镊	2	弯盘	1
组织钳	2	膝状镊	1	杯子	3
直角钳	1	枪状镊	1	缝针	6
扁桃体钳	1	甲状腺拉钩(大)	2	刀片(20号)	2
持针钳(18cm)	2	(小)	2	(15号)	1
长持针钳(24cm)	1	台式开口器(1×4)	1套	纱布	20
刀柄(4号、7号)	各1	吸引器头	1		
线剪	1	枪式咬骨钳	1		

附表 A-42　全麻扁桃体＋腭咽成形手术

手术器械	基数	手术器械	基数	手术器械	基数
海绵钳	2	长吸引器头	1	小碗	1
布巾钳	2	扁桃体钳	1	弯盘	1
中弯钳	2	扁桃体抓钳	2	杯子	1
长弯钳	1	压舌板	1	扁桃体纱球	6

续表

手术器械	基数	手术器械	基数	手术器械	基数
组织钳	2	扁桃体圈套器	1	扁桃体棉球	2
小直角钳	1	扁桃体挤切器(1×4)	1	纱布	6
舌钳	1	扁桃体钢丝	2	刀片(12 号)	1
持针钳	1	扁桃体针头	1	缝针	2
刀柄(7 号)	1	增殖体刮除器	1		
线剪	1	戴维开口器(1×5)	1 套		
梅氏剪	1	扁桃体剥离器	1		

附表 A-43　颌面软组织手术

手术器械	基数	手术器械	基数	手术器械	基数
海绵钳	3	梅氏剪	1	钢尺	1
布巾钳	6	眼科剪(弯)	1	小碗	1
蚊式钳(直)	6	神经剥离子	2	弯盘	1
(弯)	6	有齿镊	2	杯子	3
中弯钳(16cm)	12	无齿镊	1	刀片(20 号)	2
(18cm)	8	长尖镊	1	(15 号)	1
组织钳	6	持针钳	2	缝针	8
小直角钳	1	吸引器头	2	纱布	20
刀柄(4 号、7 号)	各 1	甲状腺拉钩	2	纱垫	8
线剪	1	刮匙	1		
组织剪	1	探针	1		

附表 A-44　上、下颌骨手术

手术器械	基数	手术器械	基数	手术器械	基数
颌面手术器械	1 份				
有齿直钳	2	骨刀(中、小)	2	压舌板	1
舌钳	1	骨锤	1	直式开口器	1
拔牙钳	1	骨锉	1	侧式开口器	1
持骨钳	1	双关节咬骨钳(尖嘴)	1	线锯	2
咬骨剪	1	骨膜剥离子(大、小)	各 1	电动钻	1
长镊	1	扁桃体剥离子	1		
骨凿(大、小)	各 1	刮匙(大、中、小)	各 1		

附表 A-45　腭裂修复手术

手术器械	基数	手术器械	基数	手术器械	基数
海绵钳	2	整形剪(直)	1	直角压舌板	1
布巾钳	6	(弯)	1	骨锤	1
蚊式钳(直)	2	整形镊(有齿)	1	骨凿(小)	1
(弯)	8	(无齿)	1	钢尺	1
小弯钳	4	持针钳	2	小碗	1
中弯钳	2	吸引器头	2	弯盘	1
组织钳	4	口角拉钩	2	杯子	3

续表

手术器械	基数	手术器械	基数	手术器械	基数
刀柄(4 号、7 号)	各 2	戴维开口器(套)	1	刀片(15 号、11 号)	各 1
线剪	1	口腔黏膜剥离子	1	缝针	6
梅氏剪	1			纱布	10

附表 A-46 唇裂修复手术

手术器械	基数	手术器械	基数	手术器械	基数
海绵钳	2	无齿镊	1	大碗	1
布巾钳	6	显微镊	2	小碗	1
蚊式钳(直)	6	持针钳	2	弯盘	2
(弯)	6	吸引器头	2	杯子	3
小弯钳	2	口角拉钩	2	刀片(15 号)	2
组织钳	2	唇夹	1	(11 号)	1
刀柄(7 号)	2	压舌板	1	缝针	6
眼科小剪(直)	1	钢尺	1	纱布	10
(弯)	1	圆规	1	木质牙签	2

附表 A-47 取皮瓣手术

手术器械	基数	手术器械	基数	手术器械	基数
海绵钳(有齿)	1	眼科剪(弯)	1	弯盘	1
布巾钳	6	线剪	1	杯子	3
蚊式钳(弯)	6	整形镊(无齿)	1	绷带	1
弯钳(14cm)	2	(有齿)	1	棉垫	3
(18cm)	2	分规	1	刀片(20 号)	2
组织钳	4	钢尺	1	缝针	6
持针钳	2	牙签	2		
刀柄(4 号)	1	碗	1		
组织剪	1				

注:若取皮片,另备取皮刀、取皮刀片、木板。

附表 A-48 整形+皮瓣移植手术

手术器械	基数	手术器械	基数	手术器械	基数
海绵钳	2	整形镊(有齿)	1	刀片(15 号、11 号)	各 1
布巾钳	6	(无齿)	1	缝针	6
蚊式钳(直)	4	甲状腺拉钩(小)	2	引流条(细)	1
(弯)	12	双爪拉钩	2	纱布	20
中弯钳	2	吸引器头(小)	1	根据需要增加显微器械	
组织钳	2	钢尺	1	显微持针钳	2
持针钳(尖头)	2	碗	1	显微血管钳(弯、直)	各 1
刀柄(3 号、7 号)	各 1	弯盘	1	显微剪(弯、直)	各 1
整形剪(直)	1	杯子	3	显微镊(弯、直)	各 1
(弯)	1	分规	1	血管夹(各型)	4
有齿镊	1	木质牙签	2		
无齿镊	1	眼用棉签	1		

附表 A-49　腹腔镜手术

手术器械	基数	手术器械	基数	手术器械	基数
海绵钳	2	刀柄(7 号)	1	弯盘	1
布巾钳	6	组织剪	1	杯子	3
中弯钳	4	线剪	1	刀片(11 号)	1
组织钳	2	有齿镊	2	缝针	2
持针钳	1	大碗	1	纱布	6

另加：腹腔镜摄像系统(内镜、摄像头、摄像机、转换器、监视器、冷光源、导光纤维束)；气腹系统(二氧化碳气腹机、气腹针)；电切割系统(高频电刀、超声刀、氩气刀)；腹腔镜手术器械(穿刺套管、剥离钩、窥镜剪、抓钳、施夹器等)

附表 A-50　胸腔镜手术

手术器械	基数	手术器械	基数	手术器械	基数
海绵钳(有齿、无齿)	各 2	刀柄(4 号、7 号)	各 1	弯盘	2
布巾钳	6	组织剪	1	杯子	3
中弯钳	4	线剪	1	缝针	2
组织钳	2	有齿镊	2	纱布	6
持针钳	1	微弯钳	4		
		甲状腺拉钩	2		
		大碗	1		

另加：摄像系统(内镜、摄像头、摄像机、转换器、监视器、冷光源和导光纤维束)；电切割系统(高频电刀、氩气刀、激光刀、超声刀)；手术器械(穿刺套管、抓钳、分离钳、内镜剪、施夹器、内镜切割缝合器、爪形拉钩、推结器、持针钳等)

附表 A-51　膝关节镜手术

手术器械	基数	手术器械	基数	手术器械	基数
海绵钳	2	刀柄(7 号)	1	半月板拉钩	1
布巾钳	6	线剪	1	半月板刀	1
直钳	4	组织剪	1	大碗	1
中弯钳	4	有齿镊	2	弯盘	1
组织钳	2	无齿镊	1	杯子	3
		持针钳	1		

另加：关节镜摄像系统(内镜、摄像头、摄像机、转换器、监视器、冷光源、导光纤维束)；灌注系统(灌注泵)；关节镜手术器械(进水管针、关节镜套针、手术剪、刨刀、刮匙、髓核钳等)；腿架

附表 A-52　前列腺电切手术

手术器械	基数	手术器械	基数
海绵钳	1	大碗	1
布巾钳	4	杯子	3
直钳	1	弯盘	1
有齿镊	1	纱布	6
尿道扩张器(21F)	1	粗胶管(1m)	1

另加：冷光源、导光束、切割系统、冲洗球、冲洗瓶

附表 A-53　同种异体肾移植手术

手术器械	基数	手术器械	基数	手术器械	基数
1. 取肾手术器械					
海绵钳	1	刀柄(4 号)	2	大碗	1
蚊式钳(弯)	2	线剪	1	10×48 角针	2
大弯钳	2	组织剪	1	10 号丝线	1
2. 肾灌注器械					
蚊式钳	2	眼科剪(直)	1	眼科镊(直)	1
组织钳	4	(弯)	1	(弯)	1
3. 修肾器械					
蚊式钳	4	整形镊(尖头)	1	无菌塑料袋	2
持针钳(尖、细)	1	骨锤	1	束带	2
眼科剪(直)	1	骨刀	1	纱布	2
整形剪(弯)	1	大碗	1	纱垫	1
4. 植肾器械					
剖腹探查器械	1 份				
无损伤钳	1	持针钳(尖)	1	肾盂拉钩	2
阻断钳	4	(磁)	1	冲洗管	2
心耳钳(大、小)	各 1			冲洗针头	2
整形镊	4	膝状剪	1		
狗头夹(弯)	2				

附表 A-54　肝移植手术

手术器械	基数	手术器械	基数	手术器械	基数
1. 取肝器械					
海绵钳	1	组织剪(22cm)	1	10×34 角针	2
中弯钳	6	梅氏剪(24cm)	2	注射器(50mL)	3
长弯钳	4	束带	4	(10mL)	2
大弯钳	2	无菌塑料袋	3	灌注管(14 号、16 号胃管)	各 1
蚊式钳	4	吸引器头	1		
刀柄(4 号)	2	碗(大、小)	各 1	20 号刀片	2
线剪(22cm)	1			橡皮圈	4
2. 修肝器械					
整形尖镊	2	整形剪	1	22 号套管针	1
蚊式钳	8	梅氏剪	1	灌注管(14 号胃管)	1
中弯钳	2	骨锤	1	无菌塑料袋	2
动脉阻断钳(小)	2	骨刀(宽)	1	6-0 聚丙烯线	1
持针钳(尖、细)	1	大碗	1	1-0 丝线	1
线剪	1			纱垫	4
血管夹	2				

续表

手术器械	基数	手术器械	基数	手术器械	基数
3. 植肝器械					
剖腹探查手术器械	1 份				
蚊式钳	6	心脏剪(前剪)	1	“T”形管(12 号)	1
肝上阻断钳	1	眼科剪(弯)	1	阻断带	1
肝后阻断钳	2	长尖镊	2	棉绳	1
心耳钳(大)	2	圆盘拉钩	1 套	索带	4
无损伤血管钳	2	静脉拉钩	2	探针	1
动脉阻断钳	2	血管夹(弯)	4		
镶金持针钳(吻合血管用)	4	血管探子(小)	2		

附表 A-55　角膜移植手术

手术器械	基数	手术器械	基数	手术器械	基数
眼科手术器械	1 份				
角膜剪	1	长弯镊	1	冲洗头	1
撕囊镊	1	止血器	1	环钻(7～7.5)	各 1

附表 A-56　卵巢移植手术

手术器械	基数	手术器械	基数	手术器械	基数
剖宫产手术器械	1 份				
显微血管钳(直) (弯)	2 2	显微持针钳(18cm、镊式)	1	显微镊	2
		显微剪(镊式)	1		

附录B

常用外科手术敷料基数表

见附表 B-1。

附表 B-1　常用外科手术敷料基数表

名　称	治疗巾	大单	孔单	中单	桌布
腹包	6	2	1		
斜孔包	6	2	1	2	
脑孔包	6	2	1		1
四肢骨科包	3	2	1	1	1
髋部骨科包	5	2	1	1	1
会阴包	4	1	2		
眼科包	3		1		

注：现在市场上有一次性敷料包供应。国产包多采用无纺布材料制成，由于透气性及吸水性较差，多用于小手术；进口包则采用70%的无纺布，30%全棉成分，透气性及吸水性较好，但价格较贵，可视具体情况使用。